经导管主动脉瓣置换术实战技巧

PRACTICAL SKILLS IN TRANSCATHETER AORTIC VALVE REPLACEMENT

罗建方　李　捷　主编

中国出版集团有限公司

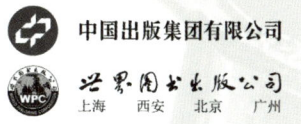

上海　西安　北京　广州

图书在版编目（CIP）数据

经导管主动脉瓣置换术实战技巧 / 罗建方, 李捷主编. -- 上海：上海世界图书出版公司, 2024. 11.

ISBN 978-7-5232-1688-0

Ⅰ. R654.2

中国国家版本馆CIP数据核字第2024YA2519号

书　　名	经导管主动脉瓣置换术实战技巧
	Jing Daoguan Zhudongmaiban Zhihuanshu Shizhan Jiqiao
主　　编	罗建方　李　捷
责任编辑	陈寅莹
装帧设计	有态度 设计工作室　联系方式 qq461084
出版发行	上海世界图书出版公司
地　　址	上海市广中路88号9-10楼
邮　　编	200083
网　　址	http://www.wpcsh.com
经　　销	新华书店
印　　刷	三河市金泰源印务有限公司
开　　本	889 mm × 1194 mm　1/16
印　　张	33.25
字　　数	800 千字
版　　次	2024 年 11 月第 1 版　2024 年 11 月第 1 次印刷
书　　号	ISBN 978-7-5232-1688-0/R·751
定　　价	328.00 元

版权所有　翻印必究

如发现印装质量问题，请与印刷厂联系

（质检科电话：0512—65965282）

主编简介

罗建方

主任医师，医学博士，博士生导师，FACC，FESC，FSCAI，"国之名医"。广东省人民医院心研所心内科副主任、广东省人民医院南海医院院长。

中华医学会心血管病学分会大血管学组副组长、中国医师协会心血管内科医师分会结构性心脏病学组副组长、广东省医师协会心血管内科医师分会常务委员、血管疾病多学科协作论坛暨岭南瓣膜会（VMDT）执行主席、亚太CTO俱乐部广州峰会共同执行主席、亚洲心脏病学会年会秘书长等。现任广东省人民医院心脏瓣膜病介入中心主任、广东省人民医院血管病诊疗中心主任、广东省冠心病防治研究重点实验室主任。

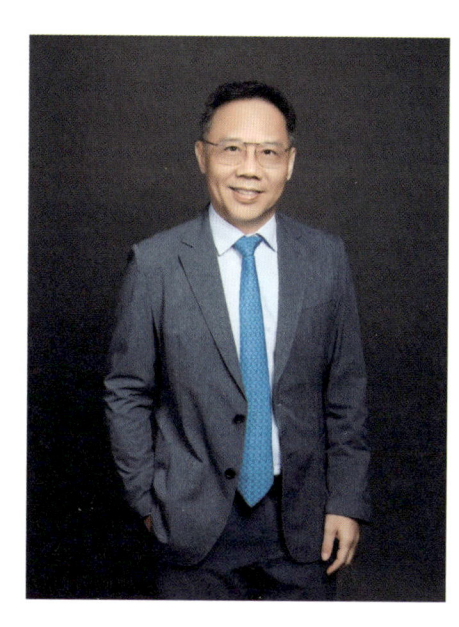

作为华南地区乃至全国的TAVR引领者和推广人，带领手术团队在全国超过100家中心进行手术带教。2018年牵头成立岭南瓣膜联盟，2023年牵头成立全国瓣膜中心广东省联盟，带领广东省各中心积极参与国家《经导管瓣膜治疗数据库》的建设，目前已有30家中心参与数据库的持续填报。每年定期举行血管疾病多学科协作论坛暨岭南瓣膜会，分享前沿技术；2024年增设"粤港论坛"，进一步促进大湾区瓣膜病介入治疗的交流和发展。

近三年发表SCI论文50余篇，主持在研国家级、省级、市级基金共5项，获发明专利6项、国家级奖项3项、省级奖项4项。主持"实现窦对齐技术的创新可回收经导管主动脉瓣释放系统"获2023年度广东省技术发明奖一等奖。作为核心专家参与《中国经导管主动脉瓣置换术临床路径专家共识（2021版）》《经导管二尖瓣缘对缘修复术的中国专家共识》和《单纯主动脉瓣反流经股动脉主动脉瓣置换中国专家共识2023》等的制定。主编《经导管主动脉瓣置换术实战技巧》。多次受邀在美国心脏病学会（ACC）年会、C3国际健康峰会、美国心脏协会（AHA）年会、德国LINC大会等国际大会发言交流。

主编简介

李捷

副主任医师，博士，硕士生导师。广东省人民医院瓣膜病介入诊疗中心副主任。毕业于中国协和医科大学临床医学专业。擅长经导管主动脉瓣置换，经导管二尖瓣及三尖瓣疾病的介入治疗，复杂冠脉介入治疗，主动脉疾病腔内隔绝术，颈动脉、肾动脉等周围血管病的介入治疗。

现任中国医师协会心血管病分会结构学组委员、中国结构性心脏病学会青年委员、广东省医师协会心血管病分会结构组委员、广东省介入性心脏病结构分会委员、大湾区心血管病分会结构分会副主委。参与举办多场心血管大会，任中国结构周秘书长，血管疾病多学科论坛秘书长。

近三年发表SCI文章20余篇。主持广州市重大专项一项，广州市科技计划一项；参与国自然及广东省重大科技计划两项，广东省自然科学基金一项。作为第二参与人获2023年度广东省技术发明奖一等奖。作为核心专家参与《中国经导管主动脉瓣置换术临床路径专家共识（2021版）》《经导管二尖瓣缘对缘修复术的中国专家共识》和《单纯主动脉瓣反流经股动脉主动脉瓣置换中国专家共识2023》等的制定。

编委名单

主　编　罗建方　李　捷

副主编　郑胜能　杨　珏　孙英皓　罗淞元　付　明

编　委　（按姓氏首字母排序）

陈姣华（广东省人民医院）	陈建英（广东医科大学附属医院）
陈秋雄（广东省中医院）	陈　瑜（湛江中心人民医院）
董豪坚（广东省人民医院）	范瑞新（广东省人民医院）
付　明（广东省人民医院）	郭晓纲（广东省人民医院）
黄文晖（广东省人民医院）	黄凯华（阳江市人民医院）
何文飞（广东省人民医院南海医院）	李　光（广东省人民医院）
李　怡（中山大学附属第一医院）	李　波（华南理工大学附属第六医院）
李　斌（桂林市人民医院）	刘　媛（广东省人民医院）
刘华东（深圳市人民医院）	雷晓明（广州市第一人民医院）
梁健球（佛山市第二人民医院）	罗淞元（广东省人民医院）
区文超（广州医科大学附属第二医院）	沈　旭（玉林市第二人民医院）
孙英皓（广东省人民医院）	谭冠昶（澳门镜湖医院）
王　斌（汕头大学医学院第一附属医院）	王慧勇（广州医科大学附属第一医院）
谢年谨（广东省人民医院）	许兆延（佛山市第一人民医院）
杨峻青（广东省人民医院）	杨　珏（广东省人民医院）
张励廷（中山市人民医院）	郑胜能（广东省人民医院）

序 言
preamble

  在医学的浩瀚星空中，每一项技术的创新与突破都是人类智慧与健康福祉的耀眼星辰。经导管主动脉瓣置换术（TAVR），作为心脏介入领域皇冠上的一颗明珠，自其诞生以来，便以其微创、高效的特点，为全球无数主动脉瓣疾病患者带来了生命的曙光。在此背景下，《经导管主动脉瓣置换术实战技巧》一书的问世，无疑是这一领域内的一座重要里程碑，它不仅凝聚了国内医学精英的智慧与经验，更为技术的交流与创新提供了桥梁。

  作为一位在心血管领域深耕多年的医生，我深感TAVR的出现，是对传统心脏外科手术的一次深刻变革。它突破了传统开胸手术的局限，以更小的创伤、更快的恢复速度，为高龄、体弱或手术风险高的患者提供了前所未有的新的治疗选择。然而，技术的先进性往往伴随着操作的复杂性与挑战性，如何精准掌握TAVR的实战技巧，确保手术的安全与效果，成为摆在每一位心脏介入医生面前的重大课题。

  本书正是基于这样的背景与需求应运而生。它不仅仅是一部技术操作的指南，更是一本融合了理论与实践、经验与创新的宝典。作者团队凭借深厚的学术底蕴和丰富的临床经验，将TAVR的每一个细节、每一个难点都剖析得淋漓尽致，既有深入浅出的理论阐述，又有生动具体的案例分析，使读者能够迅速把握手术的核心要领，提升实战能力。尤为值得一提的是，本书在强调技术操作的同时，也高度重视对手术并发症的处理以及挑战病例的手术策略。TAVR的成功不仅在于手术本身，更在于整个治疗过程的每一个环节。作者团队通过分享自己在患者评估、术前准备、术后护理及长期随访等方面的宝贵经验，为读者构建了一个全面、系统的知识体系，这对于提高TAVR的整体疗效、改善患者生活质量具有重要意义。

  总之，《经导管主动脉瓣置换术实战技巧》是一部集科学性、实用性、前瞻性于一体的精品力作，它不仅是心脏介入医生的必备工具书，也是推动TAVR普及与发展、造福广大患者的重要力量。我相信，随着本书的广泛传播与应用，TAVR必将迎来更加辉煌的明天，为人类的健康事业作出更卓越的贡献。

中国科学院院士

2024年10月30日

前 言
foreword

医学，自古便是人类追求健康与生命尊严的永恒课题。而在现代医学的璀璨星空中，心血管微创介入技术以其复杂性和挑战性，始终吸引着无数医者的目光。经导管主动脉瓣置换术作为心血管领域的一项革命性技术，其临床应用日益广泛，为众多患者带来了重获新生的希望。然而，技术的创新也伴随着操作上的难度与挑战。在这样的背景下，我们编写了这本《经导管主动脉瓣置换术实战技巧》，旨在为广大心血管医师提供一本具有实战指导意义的专业书籍。

本书梳理和总结了经导管主动脉瓣置换术的最新理论与实践经验，是一套全面、系统的手术操作指南。每一项技术的成熟与应用，都离不开实践经验的积累与传承。因此，在编写过程中，我们力求将理论与实践紧密结合，既介绍手术的基本理论，又详细解析手术操作的实战技巧，深入探讨手术中的每一个细节。我们精选多个典型的手术案例，通过详细剖析手术过程、分析手术难点、总结手术经验，使读者能够身临其境地感受手术的魅力与挑战。这些案例不仅展示了手术的成功经验，也揭示了手术中可能遇到的问题与风险，从而为读者提供参考与借鉴。

本书的编排与体例也充分考虑了读者的阅读体验。我们用清晰、简洁的语言，力求使读者能够轻松理解手术的相关知识。同时，我们还提供了大量的图表、示意图和手术视频，使读者能够更加直观地了解手术过程和细节。

我们衷心希望本书能够为读者提供有益的帮助和启示，推动经导管主动脉瓣置换术在临床实践中的广泛应用和发展，让更多的患者受益。同时，我们也期待与广大同仁共同交流、学习，推动心血管事业的繁荣发展。

目 录
Contents

第一章　解剖挑战病例　　001

- 01　Type0 型二叶瓣术中瓣叶切割 002
- 02　四叶瓣畸形主动脉瓣狭窄 009
- 03　二叶瓣大瓣环术中 ICE 辅助 015
- 04　二叶瓣合并敞口型流出道——自膨瓣移位的危险因素分析 022
- 05　Type1 型二叶瓣不对称钙化（左右不对称） 028
- 06　Type0 型二叶瓣不对称钙化（前后联合不对称） 036
- 07　Type0 型大瓣环抓捕器辅助过弓 044
- 08　球囊预扩张堵塞冠脉 051
- 09　Type0 型小结构右冠高风险病例 060
- 10　Type0 型右冠烟囱支架 067
- 11　瓣叶增厚的三叶瓣主动脉瓣狭窄 073
- 12　横位心 + 二叶瓣——长鞘 + 球扩瓣 078

第二章　AS 合并 CAD　　089

- 13　AS 合并 CAD——TAVR 术后 1 年 ACS 的介入治疗 090
- 14　AS 合并 CAD——运用 CT-FFR 指导 TAVR+PCI 098
- 15　CTFFR 及术中 QFR 在 AS 合并 CAD 的 TAVR 手术中的应用 108
- 16　AS 合并 CAD——TAVR 合并冠脉 CTO 的介入治疗 122

第三章　特殊合并症　　131

- 17　AS 合并 MS——单纯 TAVR 是否可行 132
- 18　AS 合并 MS——TAVR+PBMV 146
- 19　二尖瓣机械瓣置换术后 153
- 20　海德综合征 160
- 21　AS 合并瓦氏窦瘤 167
- 22　AS 合并瓦氏窦瘤应用 TG3 脑保护装置一例 175
- 23　生物瓣衰败伴瓣周漏——瓣周漏封堵后 V-IN-V TAVR 181
- 24　AS 合并主动脉缩窄——一站式颈动脉 TAVR+ 主缩 CP 支架植入 187
- 25　AS 合并胸主动脉瘤——一站式 TAVR+TEAVR 194
- 26　AS 合并血小板减少（ITP） 201
- 27　AS 合并血小板增多及下肢溃烂 210
- 28　当 TAVR 遇上"白色气球"——肾移植术后瓣膜团块样钙化 218
- 29　急性消化道出血，心衰，肺部感染——TAVR 手术时机 226

第四章　冠脉保护　　233

- 30　R-N 融合 Type1 型——抓捕器 + 左冠烟囱 234
- 31　L-N 融合 Type1 型——右冠烟囱 240
- 32　R-N 融合 Type1 型——左冠烟囱 246
- 33　L-N 融合 Type1 型——瓣膜 downsize 保护冠脉 253
- 34　R-N 融合 Type1 型——左冠延长导管保护 260
- 35　Type0 型二叶瓣——延迟冠脉闭塞 266
- 36　Type1 型二叶瓣左冠术中急性闭塞的处理 273
- 37　延长导管保护堵塞冠脉血流 282

第五章　跨瓣困难　289

38	升主动脉扩张 + 横位心——球囊瓣膜跨瓣困难	290
39	特殊的跨瓣技巧——指引 + 双导丝技术	297
40	抓捕器的使用技巧——打滑抓不住怎么办	304
41	跨瓣困难之双球囊"鞋拔子"技术	311
42	Type0 型横位心——导丝倒置改善瓣膜同轴	318
43	R-N 融合横位心——抓捕器的使用	325
44	Type0 型横位心——国产新一代瓣膜体验	331

第六章　纯反流　339

45	绿区纯反流——国产直筒型瓣膜体验	340
46	纯反流瓣膜——国产收腰型瓣膜体验	346
47	中度狭窄合并重度反流——到底是狭窄还是反流	351

第七章　ECMO 辅助　357

48	低流速低压差 AS 合并冠脉堵塞风险——ECMO 辅助 TAVR	358
49	重症 AS 合并解剖挑战——ECMO 术中辅助	366
50	升主动脉置换术后 EF21%——ECMO 辅助 TAVR	374
51	瓣环 35 合并 EF25% 的手术策略	381
52	低流速低压差并重度钙化 ECMO 辅助	388
53	ACS+ 三支钙化病变 +AS+ 腹主动脉瘤——多学科联动的重要性	393

第八章　入路选择　　403

54	颈动脉入路治疗 AS	404
55	颈动脉入路治疗 AR	411
56	腋动脉入路 TAVR	418

第九章　TAVR 术中并发症　　425

57	大鞘堵塞腹主动脉导致循环崩溃	426
58	TAVR 下肢并发症——髂动脉夹层植入裸支架	432
59	TAVR 并发症之腹膜后血肿	439
60	瓣叶撕裂导致飞瓣	448
61	TAVR 的主动脉夹层并发症	455

第十章　新器械及脑保护装置　　463

62	电动释放装置使用体验	464
63	Type0 型横位心——球扩瓣使用体验	472
64	脑保护装置 TG3 的运用	479
65	Type0 型二叶瓣中进口自膨瓣使用体验	486
66	自膨瓣 + 短瓣膜 + 完全可回收的应用体会	493
67	Type0 型 + 横位心 + 锐角弓——国产球扩瓣使用体验	499
68	纯反流的新利器——定位键 + 球扩瓣	505
69	脑保护 SENTINEL	512

CHAPTER 1

第一章
解剖挑战病例

01 Type0 型二叶瓣术中瓣叶切割

术前分析

患者，男，67岁。现病史：反复胸闷，气促2年，加重1个月。患者于2年前就诊，诊断：①冠心病，不稳定型心绞痛，心功能Ⅱ级；②心脏瓣膜病，主动脉瓣中度狭窄并关闭不全。予利尿，调脂及抗血小板聚集等治疗，病情好转。近1个月以来，患者自觉症状加重，为寻求进一步诊疗入院。

术前超声（图1-1-1）

AV：3.3 m/s，MPG：52.1 mmHg，AVA：0.86 cm²，LVEF：53%。

主动脉瓣重度狭窄并中度反流。

二尖瓣中度反流。

三尖瓣轻度反流。

轻度肺高压。

心腔及大血管 (mm)	主动脉	左房 37	RVOT 前后径 17	左室舒张末 52	左室收缩末
升主动脉 47	右房上下径	右室上下径	主肺动脉 22	室间隔 9	左室后壁 10
瓣口血流度 (m/s)	二尖瓣 E 峰	主动脉瓣 3.3	肺动脉瓣	三尖瓣 E 峰	
	二尖瓣 A 峰	峰值压差 100.8 mmHg	峰值压差	三尖瓣 A 峰	左室射血分数 53%
	PHT	平均压差 52.1 mmHg	平均压差		
组织多普勒	S' (cm/s)	E' (cm/s)	A' (cm/s)	E/E'	

超声描述：
左心增大，心房正位。心室右袢，房室连接关系一致。
室壁厚度正常，收缩期室壁增厚率正常，室壁运动协调。
升主动脉增宽，肺动脉内径正常，与左心室、右心室连接关系正常。CDFI：大动脉水平未见分流。
房间隔、室间隔回声连续。CDFI：房室水平未见分流。
主动脉瓣膜增厚，回声增强，可见钙化灶。呈功能性二叶瓣开合，启闭受限，最大流速5.0 m/s，平均流速3.3 m/s，最大压差100.8 mmHg，平均压差52.1 mmHg，瓣口面积0.86 cm²，主动脉窦管交界2.8 cm，窦部3.1 cm；肺动脉瓣、三尖瓣未见明显增厚及粘连。CDFI：可见TR、PR、MR、AR、AS之花色血流信号。
CW：可见TR、PR、MR、AR、AS之湍流血流频谱；PW/TDI：二尖瓣：E峰＜A峰。

图1-1-1 术前心脏超声

未见心包积液。
三维数据：EF 53%，EDV 124 mL，ESV 58 mL，SV 66 mL，EDSI 83%，ESSI 70%，DDI 5.2%，SDI 1.8%。

超声提示：
主动脉瓣钙化灶并重度狭窄，中量反流，拟为功能性二叶瓣；
二尖瓣中量反流，三尖瓣少量反流；
轻度肺动脉高压；
左室舒张功能减低；
左心增大，升主动脉增宽。

图1-1-1 （续）

根部解剖

根据术前CT分析（图1-1-2至图1-1-15），该病例为大横位Type0型二叶瓣，瓣环径23.1 mm，LVOT 22.6 mm，STJ 35.9 mm，左冠高度11.8 mm，右冠19.5 mm，考虑86°横位心角度，使用抓捕器辅助瓣膜过弓跨瓣，根据总体结构使用20 mm球囊预扩，术前预装VenusA 23号瓣膜。

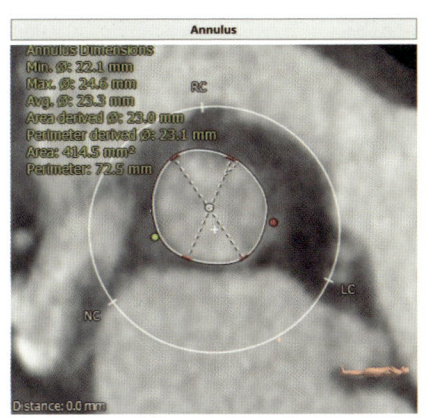

图1-1-2 瓣环平面

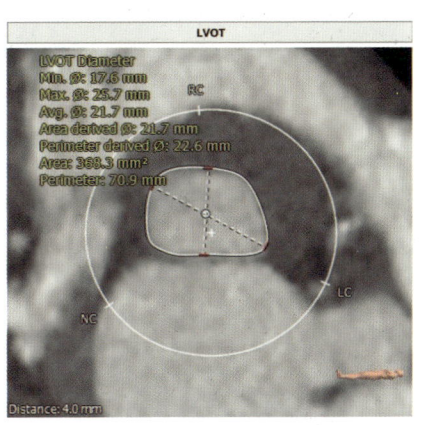

图1-1-3 流出道平面

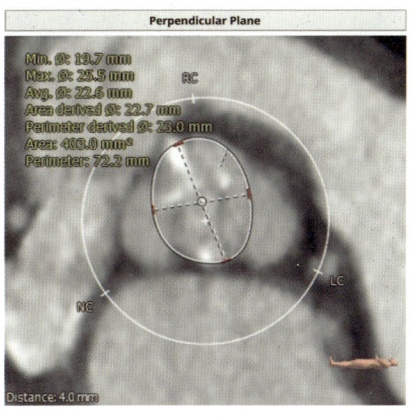

图1-1-4 瓣环上4 mm平面

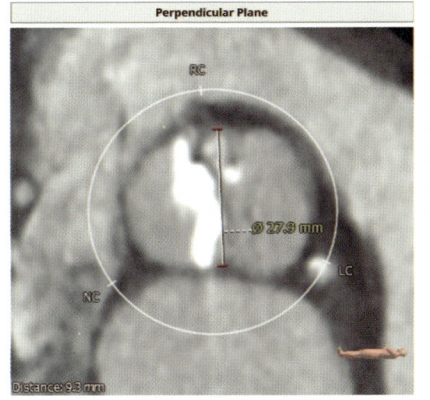

图1-1-5 中缝长度

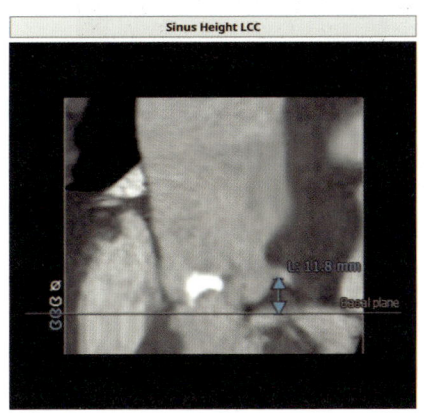

图1-1-6 左冠高度

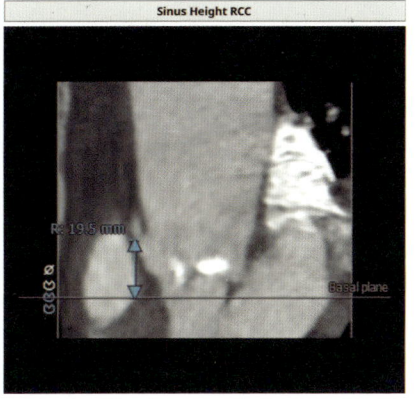

图1-1-7 右冠高度

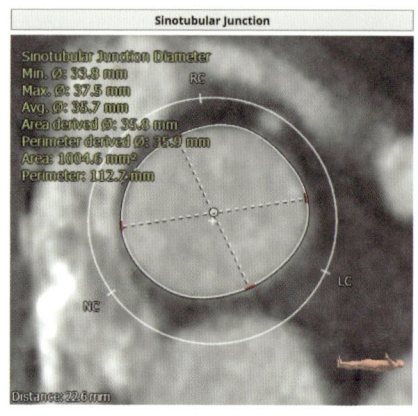
图1-1-8　窦管交界平面

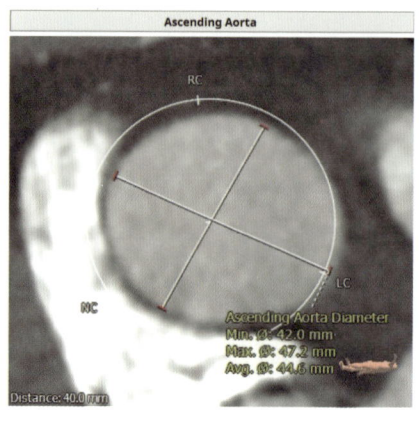
图1-1-9　瓣上40 mm升主平面

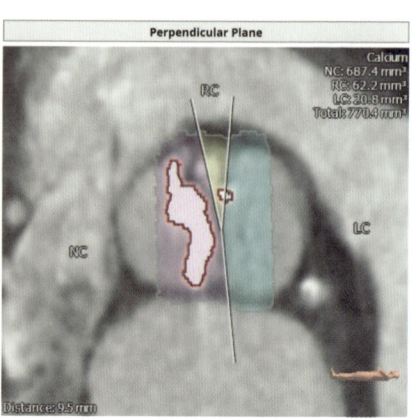
图1-1-10　钙化积分

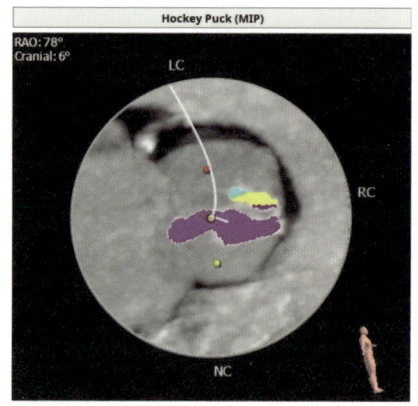
图1-1-11　钙化分布

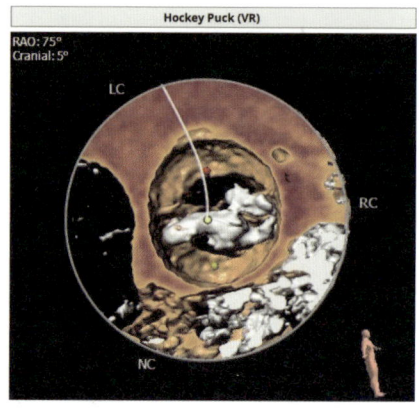
图1-1-12　腔内重建

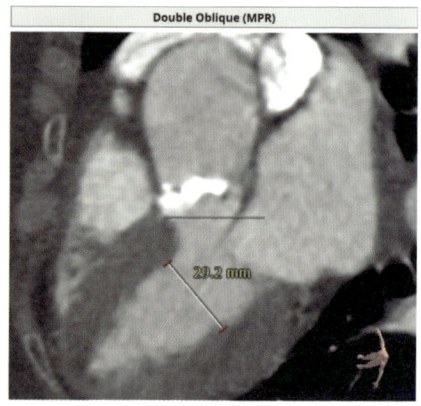
图1-1-13　左室大小

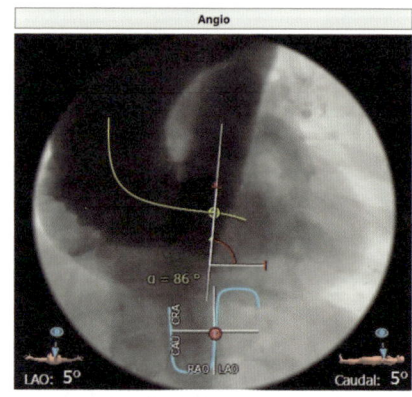
图1-1-14　横位心角度

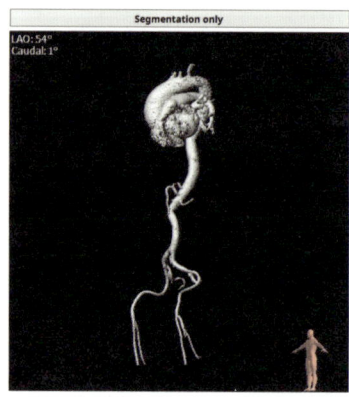
图1-1-15　全主动脉形态

（该图片来源于荷兰Pie medica imaging公司的3mensio术前评估软件）

手术过程

手术过程（图1-1-16至图1-1-27）。

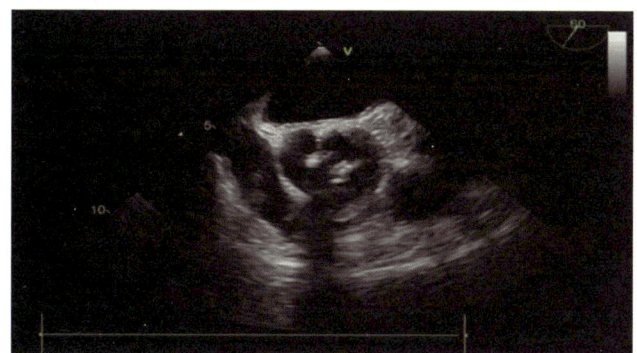

图1-1-16 术前床边经食管超声

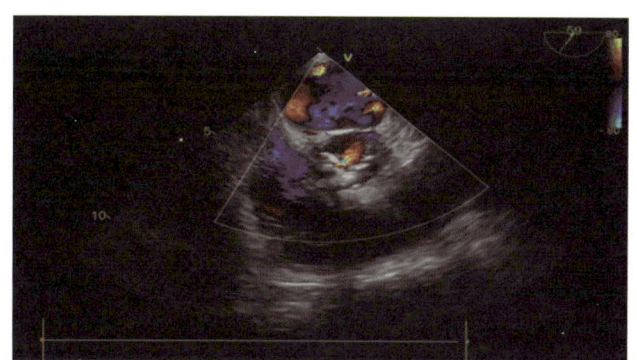

图1-1-17 术前床边经食管超声

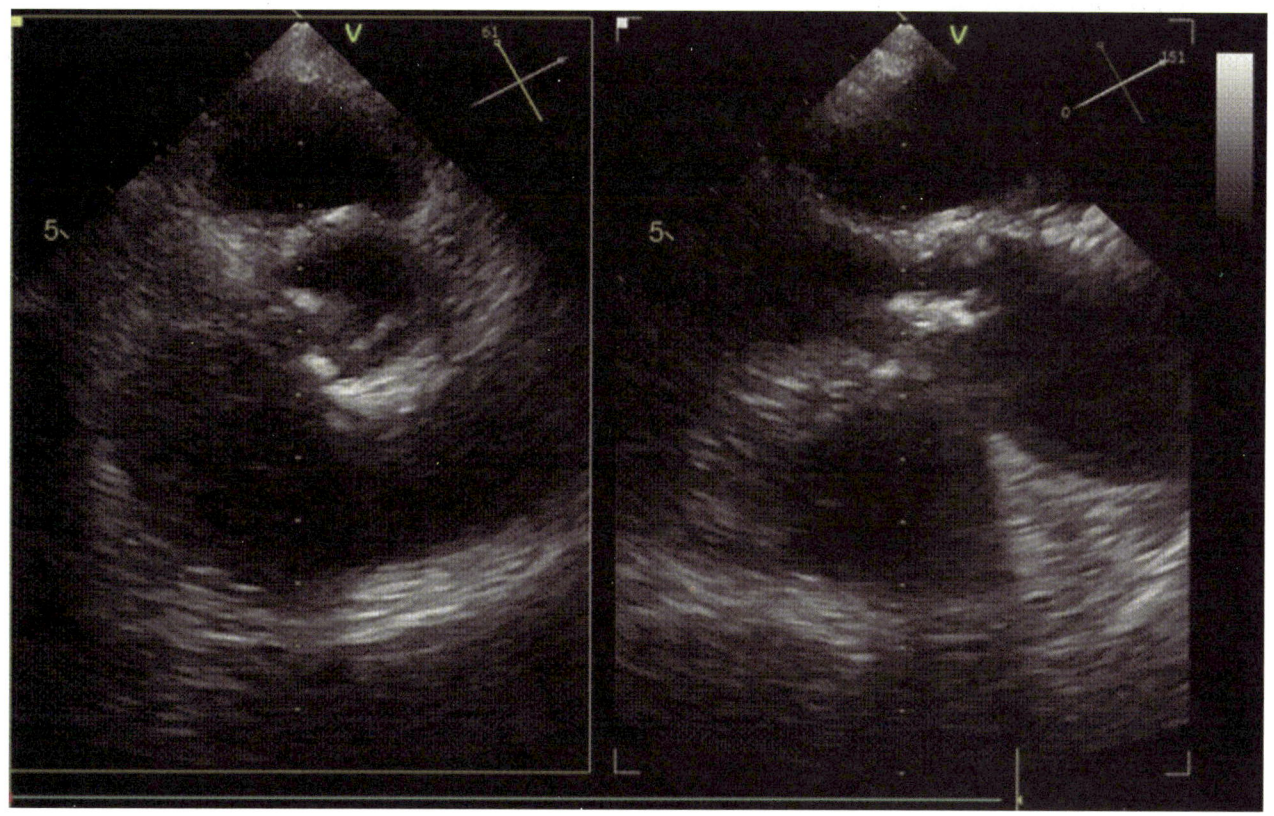

图1-1-18 术前床边经食管超声

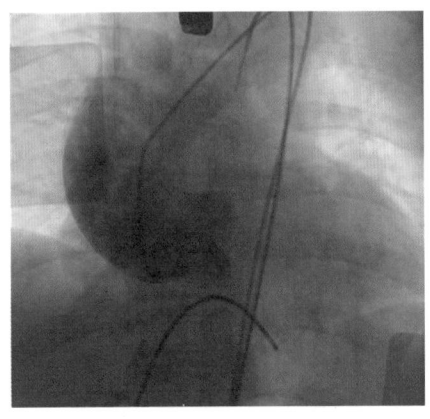
图1-1-19 根部造影

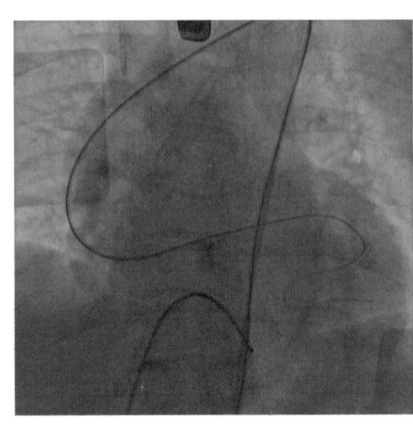
图1-1-20 导丝跨瓣

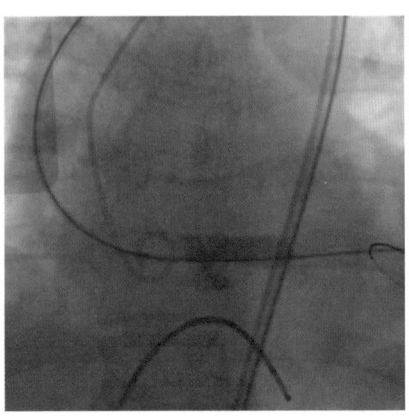
图1-1-21 Numed 20 mm预扩

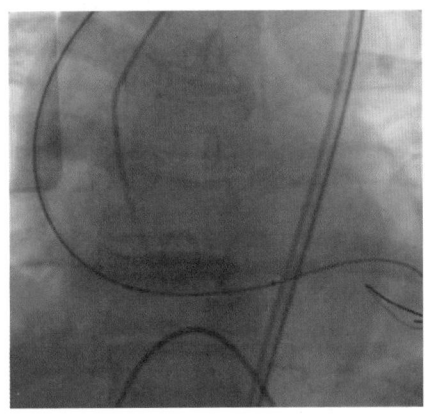
图1-1-22 Numed 20 mm球囊再次预扩

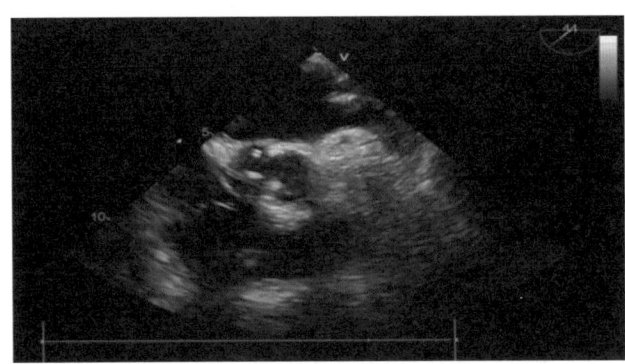
图1-1-23 球扩后复查超声

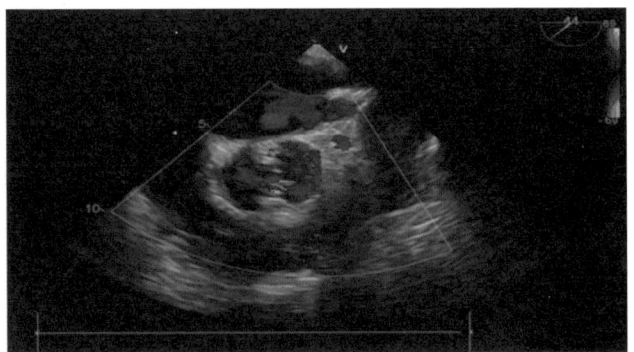
图1-1-24 超声可见发生瓣叶切割，无窦侧瓣叶切割，Type0结构形变为类三叶瓣结构

扫码看视频

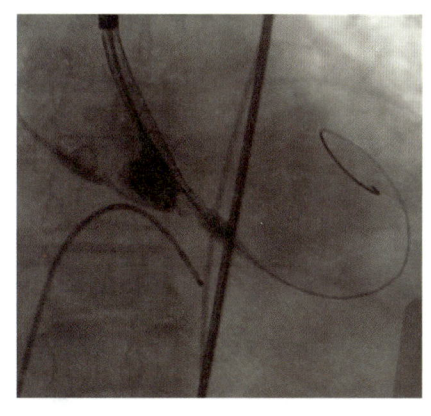 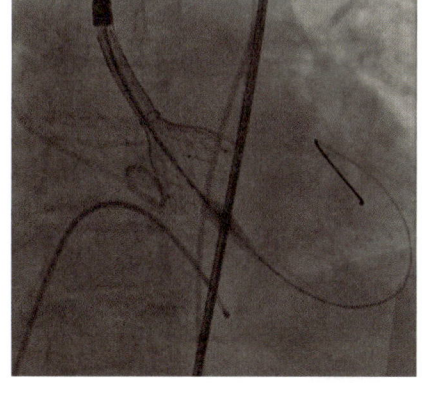 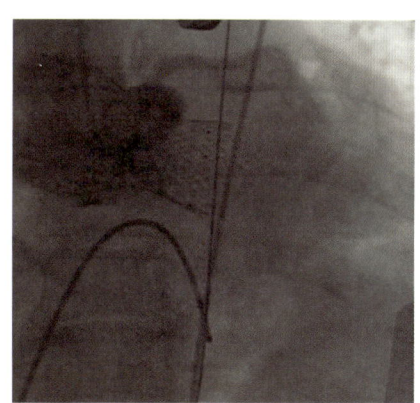

图1-1-25　更换VenusA 26号瓣膜　　图1-1-26　VenusA 26号完全释放　　图1-1-27　复查根部造影

术后

超声显示人工瓣膜工作良好，少量瓣周漏（图1-1-28），术后1周顺利出院，术后随访无并发症，恢复良好。

超声描述：
（床旁超声检查）
心脏各房室内径正常，心房正位。心室右袢，房室连接关系一致。
左室壁增厚，收缩期室壁增厚率正常，室壁运动协调。
主动脉、肺动脉内径正常，与左心室、右心室连接关系正常。CDFI：大动脉水平未见分流。
房间隔、室间隔回声连续。CDFI：房室水平未见分流。
主动脉瓣见支架生物瓣回声，瓣架固定，启闭良好，最大流速2.3 m/s，平均流速1.3 m/s，最大压差22 mmHg，平均压差9 mmHg；二尖瓣、肺动脉瓣、三尖瓣未见明显增厚及粘连。CDFI：可见TR、PR、MR、AR之花色血流信号。CW：可见TR、PR、MR、AR之湍流血流频谱；PW/TDI：二尖瓣：E峰＜A峰。未见心包积液。

超声提示：
床边仪器及患者体位条件限制，建议患者条件许可后进一步检查
主动脉瓣生物瓣置换术后，功能良好；
主动脉瓣少-中量瓣周漏，二尖瓣、三尖瓣少量反流；
左室舒张功能减低；
左室壁增厚。

图1-1-28　术后复查超声

病例点评

手术中发现的一个比较罕见的现象：瓣叶切割。瓣叶切割定义为特硬导丝或球囊，输送系统，破坏了瓣叶的原本结构，把原本完整的瓣叶切割裂开，从而导致瓣上结构的锚定力丧失。瓣叶切割常常发生在大弯侧瓣叶钙化重的情况下，横位心、条状钙化、钙化分布不均匀、联合部钙化融合等也是危险因素。DSA上通常是发现在交换特硬导丝后，或者球囊预扩张后，轨道位置发生明显的位移，此时结合食管超声，可以明确诊断瓣叶切割。瓣叶切割有利有弊，对于二叶瓣的患者，多数会改变瓣上结构的锚定力，比如Type0 二叶瓣变成类似三叶瓣结构，此时常用的downsize策略及高位释放策略需要重新考量，特别是高位释放，因为大弯侧瓣叶撕开，失去锚定力，高位释放容易发生瓣膜向升主动脉移位。对于部分三叶瓣的患者，瓣叶切割后导丝嵌入到钙化中心，会明显增加输送系统跨瓣难度。相对来说，瓣叶切割后瓣膜释放过程反而会比较稳定，不容易下滑。

据单中心统计，术中发生瓣膜切割发生率1%（8/650例），瓣叶切割情况会打乱手术节奏，术前预案变化，需按照球囊扩张情况及瓣叶切割结构特征的改变，重新选择瓣膜型号，制定释放策略。如遇患者球扩后循环崩溃，需要快速做出正确决策，保证手术安全有效进行。

02 四叶瓣畸形主动脉瓣狭窄

术前分析

患者，男，80岁，因"乏力半个月，咳嗽、咳痰1周"入院。确诊主动脉瓣狭窄4年余，未规范治疗；乙肝肝硬化4年余，COPD 4年。主动脉瓣听诊区闻及粗糙喷射性收缩期杂音。化验指标：肌酐：318 μmol/L；血糖：5.1 mmol/L；NT-proBNP：4671 pg/mL。

术前超声

AV：4.48 m/s，MPG：47 mmHg，AVA：1.0 cm^2，LVEF：64%。

主动脉瓣重度狭窄并中度反流。

二尖瓣中度狭窄并中度反流。

三尖瓣中度反流。

轻度肺高压。

根部解剖

根据术前CT分析（图1-2-1至图1-2-14），该病例为四叶瓣，可见右窦分为2个较小的冠窦，有脊结构；瓣环大小24 mm，LOVT 22.9 mm，钙化分布于左右窦边缘及无窦底部延续到流出道。手术策略上：右窦2个较小窦可视为同一个进行释放，右股入路作为主入路，选用22 mm球囊预扩，优选Venus A 26号瓣膜。

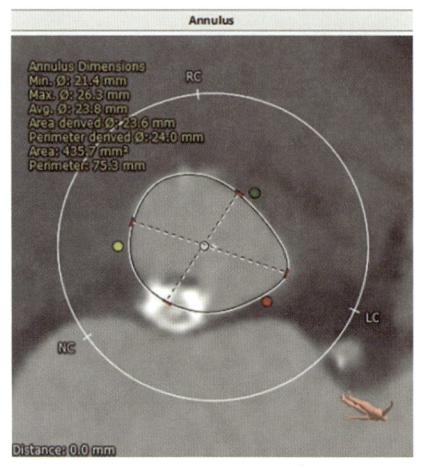

图1-2-1 主动脉瓣环平面

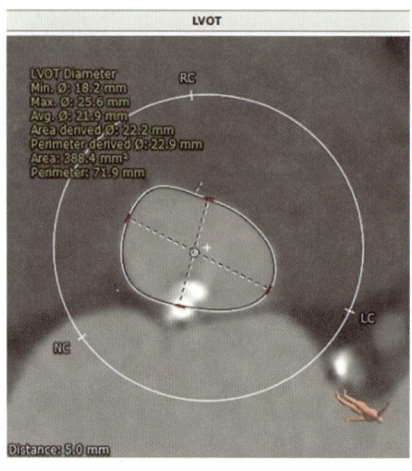

图1-2-2 左室流出道平面

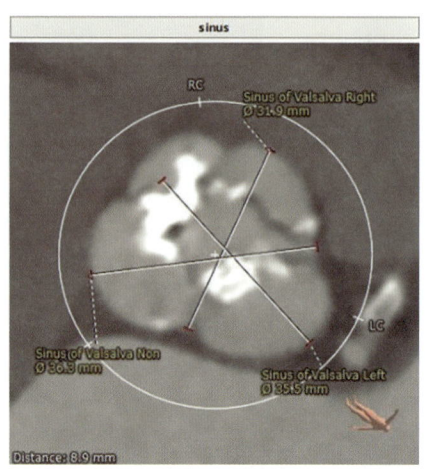

图1-2-3 法式窦

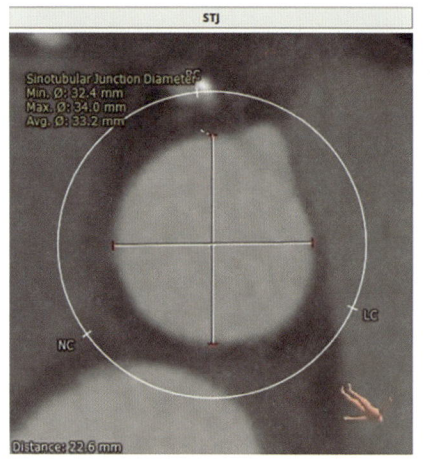

图1-2-4 窦管交界平面

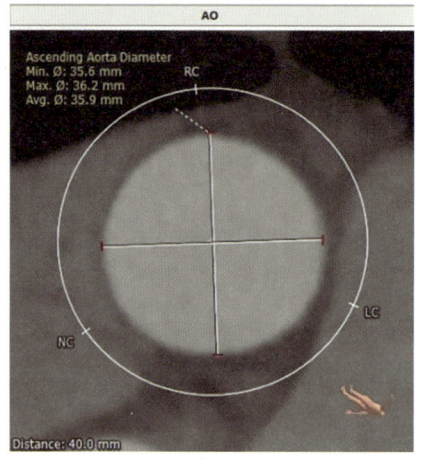

图1-2-5 升主动脉

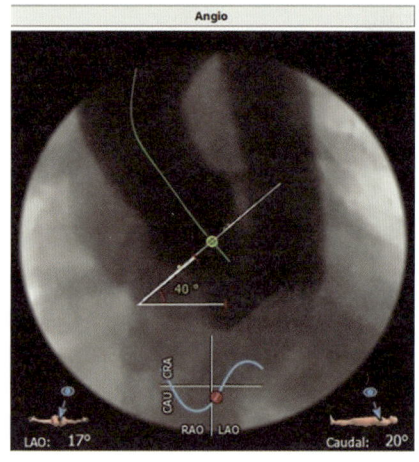

图1-2-6 心脏角度

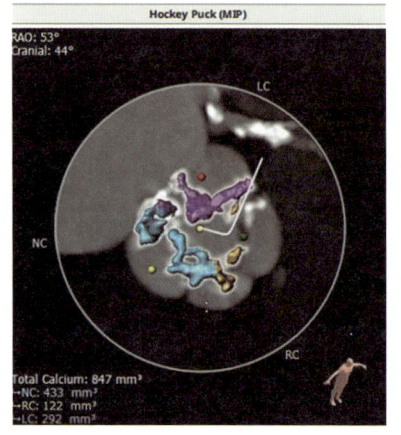

图1-2-7 钙化情况

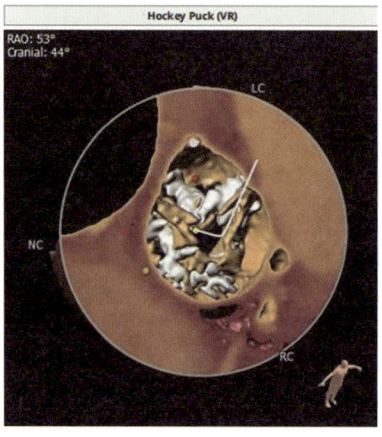

图1-2-8 钙化情况

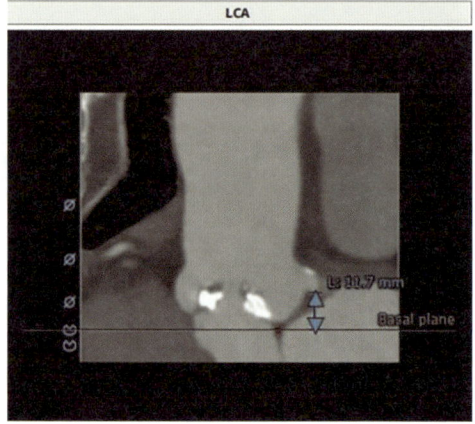

图1-2-9 左冠高度

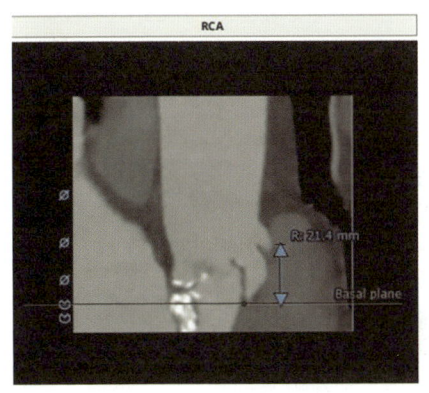
图1-2-10　右冠高度

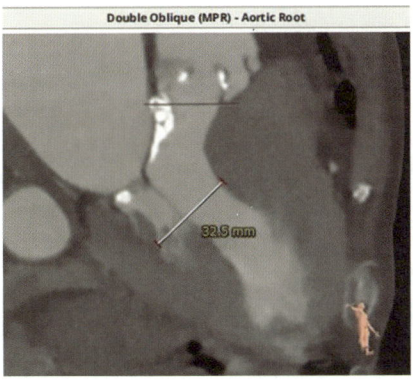
图1-2-11　心室大小

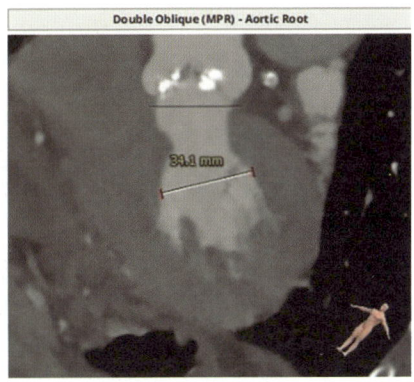
图1-2-12　心室大小

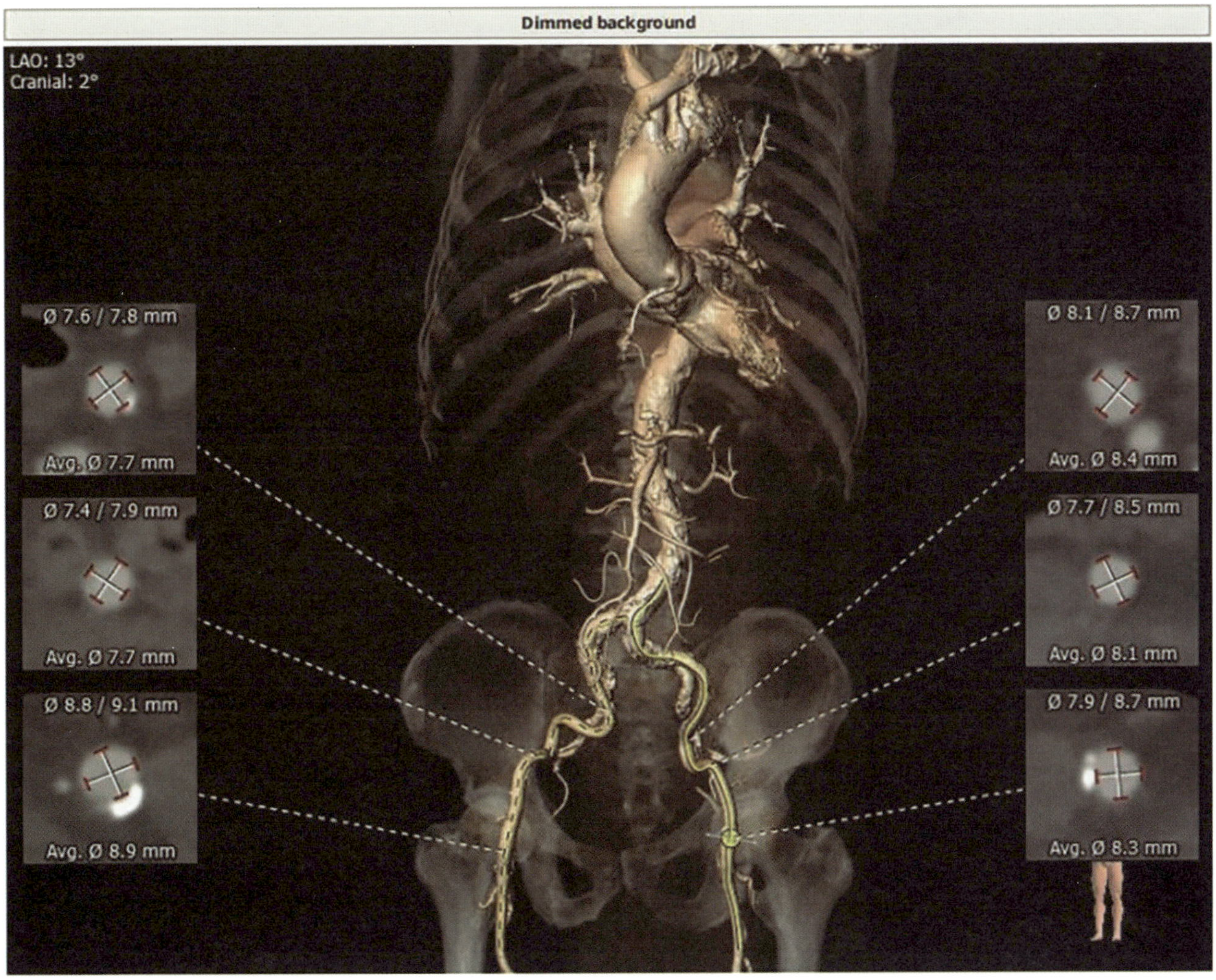

图1-2-13　全主动脉

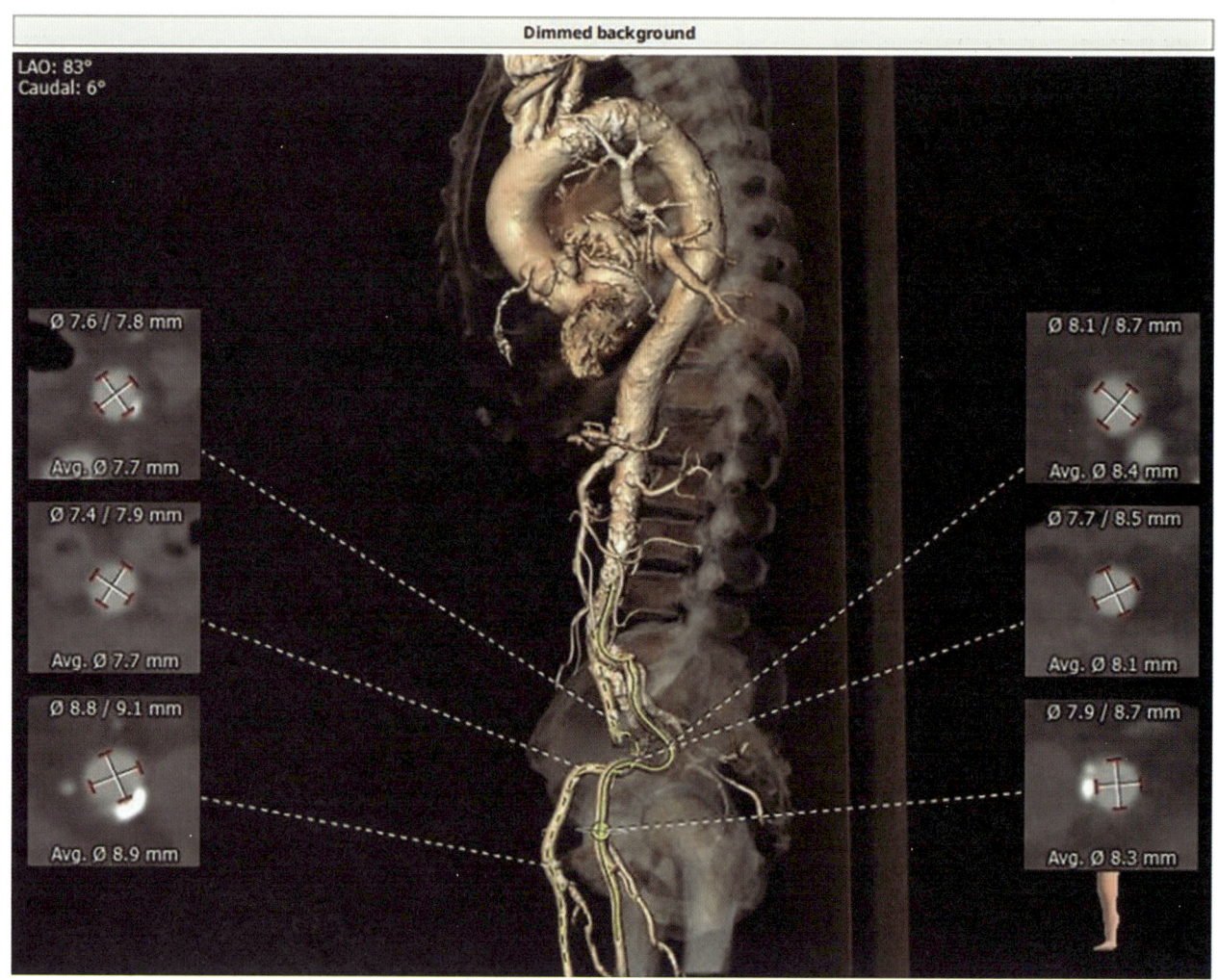

图1-2-14 入路情况

(该图片来源于荷兰 Pie medica imaging公司的3mensio术前评估软件)

手术过程

手术过程（图1-2-15至图1-2-19）。

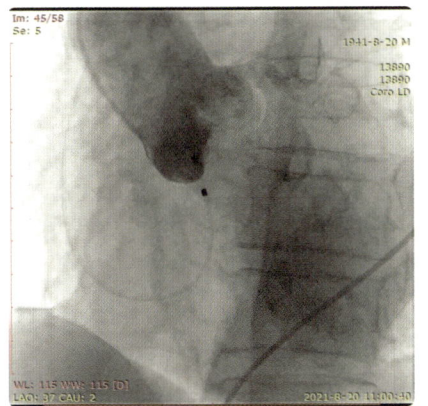

图1-2-15　根部造影

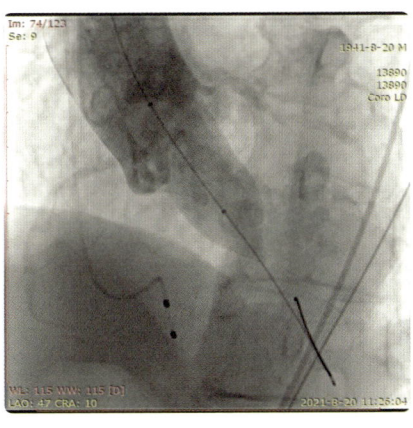

图1-2-16　Numed 22 mm球囊预扩

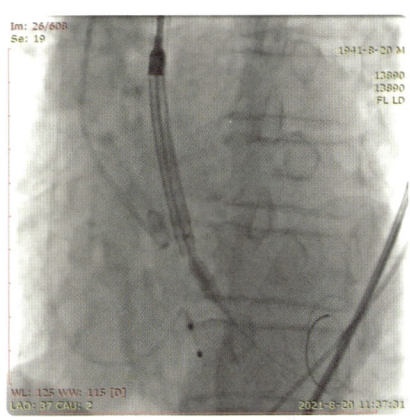

图1-2-17　瓣膜定位释放

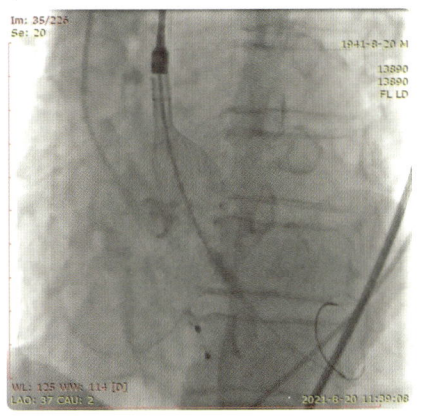

图1-2-18　瓣膜完全释放

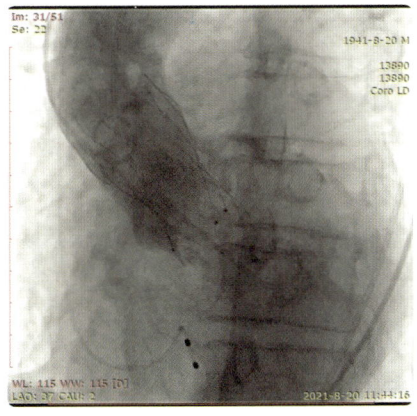

图1-2-19　复查造影

扫码看视频

术后

术后经导管同步测压示：主动脉瓣跨瓣压差10 mmHg；经食管超声示人工瓣膜位置固定，瓣环形态良好，瓣膜完全打开，位置准确，未阻塞冠脉开口，CDFI见轻度瓣周漏，跨瓣流速约1.5 m/s。血压：105/65 mmHg。

病例点评

先天性主动脉瓣四叶式畸形系胚胎发育期间，动脉干内膜隆起发育不良所导致的一种极为罕见的主动脉瓣膜疾病，发生率占所有先天性心脏病的0.00028%~0.00033%。与主动脉瓣二叶式畸形常导致瓣口狭窄不同，四叶式畸形主要表现为主动脉瓣反流。瓣叶大小不一，形态不规则导致受力分布不均衡，在长期不均衡血流的冲击下，瓣叶钙化、增厚、卷曲、纤维化，使主动脉瓣反流加重。

四叶瓣是比较罕见的解剖畸形，在单中心统计数中，1000例中仅有2例四叶瓣，且都是纯反流病例。国内同行普遍认为四叶瓣纯反流的发生率更高，此例患者钙化狭窄为主，确实非常少见。CT分析方面，四叶瓣需要与三叶瓣合并瓦氏窦瘤的情况相鉴别。瓦氏窦瘤可以让术者感觉有4个窦，不同的是瓦氏窦瘤没有瓣叶，且通常瓦氏窦瘤比其他3个窦要小。四叶瓣的患者通常冠脉开口较低，评估时要注意冠脉阻挡的风险。本例患者瓣上结构分析，右窦和无窦有钙化融合，钙化重，24 mm的瓣环选择了downsize策略，选择了26 mm瓣膜，对应用22 mm的球囊做balloon sizing，同时左冠偏低，但窦足够大，STJ够大，22 mm的球囊也可以观察冠脉堵塞的风险。四叶瓣其中两个瓣叶有脊融合，手术策略上与三叶瓣类似，固定位在标准位释放，右无侧钙化重，瓣膜移位风险不高，26瓣膜也可以很好地封住流出道。

03 二叶瓣大瓣环术中ICE辅助

术前分析

患者，男，66岁。现病史：患者18天前出现劳力性胸骨后闷痛，伴气促、大量冷汗、咳嗽、咳白痰，夜间阵发性呼吸困难，持续2~3 min，休息后自行缓解，无放射痛，无头痛头晕，无腹胀腹痛，遂至医院门诊就诊，行心脏彩超示：主动脉瓣病变，重度狭窄并中度反流，EF 33%，重度肺高压；心电图示：窦性心律，室性期前收缩，左心室肥厚，拟"主动脉瓣狭窄"收入病房。自起病以来，患者精神、睡眠、胃纳可，大小便未见异常，自诉近期体重无明显变化，拟行TAVR术式。

术前超声（图1-3-1）

　　AV：4.2 m/s，MPG：44 mmHg，LVEF：33%。

主动脉瓣重度狭窄并中度反流。

二尖瓣轻度反流。

三尖瓣轻度反流。

重度肺高压。

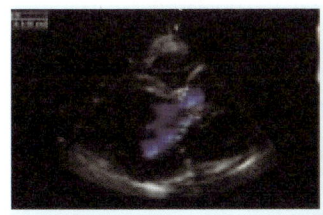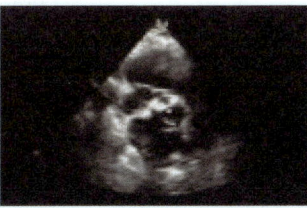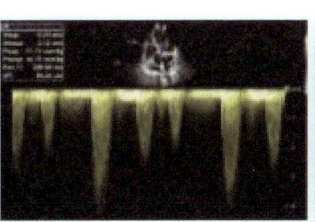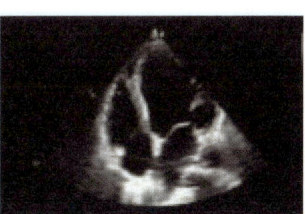

心腔及大血管 (mm)	主动脉 39	左房 44	RVOT 前后径 34	左室舒张末 78	左室收缩末 64
升主动脉 48	右房上下径 51	右室上下径 50	主肺动脉 24	室间隔 11	左室后壁 10
瓣口血流度 (m/s)	二尖瓣 E 峰 1.1	主动脉瓣 4.2	肺动脉瓣 0.84	三尖瓣 E 峰 0.69	
	二尖瓣 A 峰 0.56	峰值压差 71 mmHg	峰值压差	三尖瓣 A 峰	左室射血分数 33%
	PHT	平均压差 44 mmHg	平均压差		
组织多普勒	S' (cm/s) 4	E' (cm/s) 4	A' (cm/s) 3	E/E' 28	

图1-3-1　术前超声

超声描述：
透声窗差。
主动脉瓣钙化，结构显示不清，二叶化开放，开放受限，关闭不拢；升主动脉扩张；二尖瓣增厚，回声稍增强，开放尚可，关闭欠佳；
左心扩大，左室壁运动减弱；
房室间隔未见中断，未见PDA；心包腔未见明显液性暗区；
下腔静脉内径22 mm，随呼吸变异度小于50%；

CDFI：二尖瓣反流，彩束面积3.7 cm^2；
主动脉瓣反流，彩束面积5.2 cm^2；
三尖瓣反流，彩束面积3.4 cm^2，估测肺动脉收缩压75 mmHg。

超声提示：
主动脉瓣病变，重度狭窄并中度反流
轻度二尖瓣反流
轻度三尖瓣反流
重度肺高压
左室收缩舒张功能减退

图1-3-1　（续）

根部解剖

根据术前CT分析（图1-3-2至图2-3-12），此例患者Type1型二叶瓣，左右冠瓣融合，右无疑似融合，重度钙化，瓣环30.5 mm，LVOT 33.9 mm，左右冠高度为16.9 mm与18.8 mm，右无融合离对侧28 mm左右，STJ 43.7 mm，升主47.9 mm，整体结构大，心脏角度65°，近乎横位。考虑使用25 mm球囊预扩，优选VenusA 32号瓣膜。

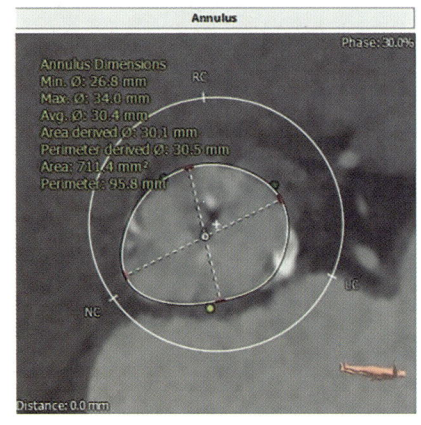 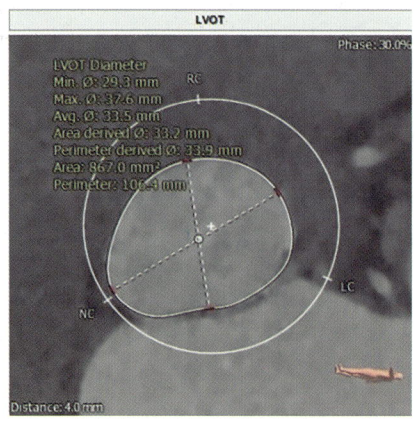 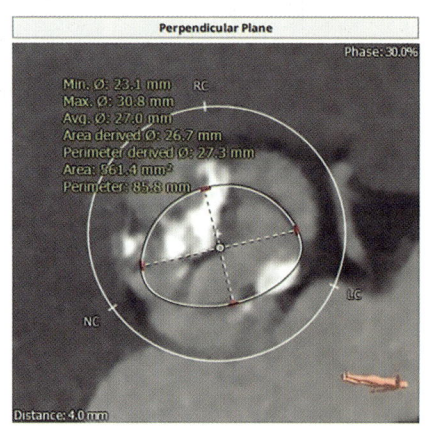

图1-3-2　瓣环平面　　　　图1-3-3　流出道平面　　　　图1-3-4　瓣上4 mm平面

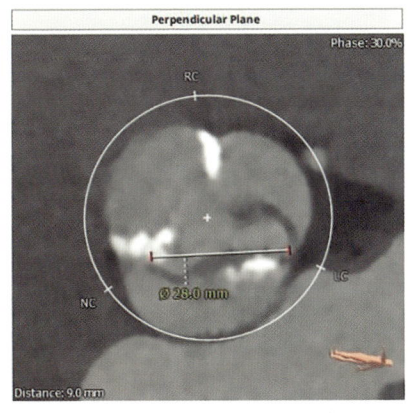

图1-3-5　中缝长度

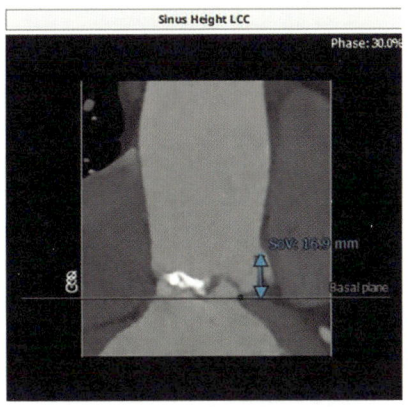

图1-3-6　左冠高度

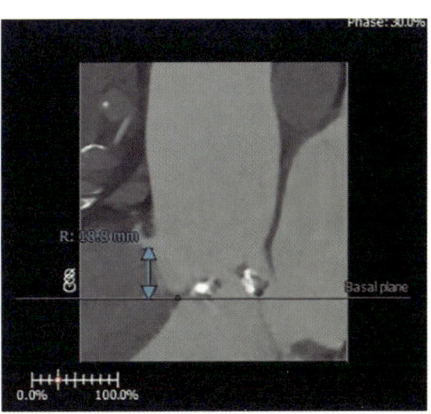

图1-3-7　右冠高度

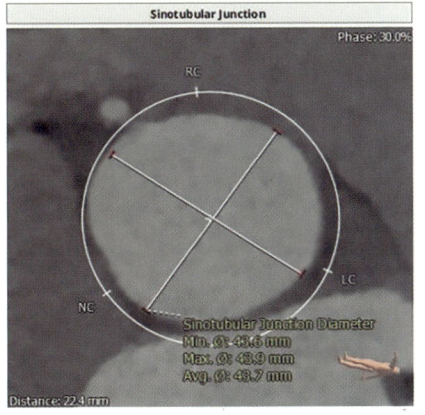

图1-3-8　窦管交界平面

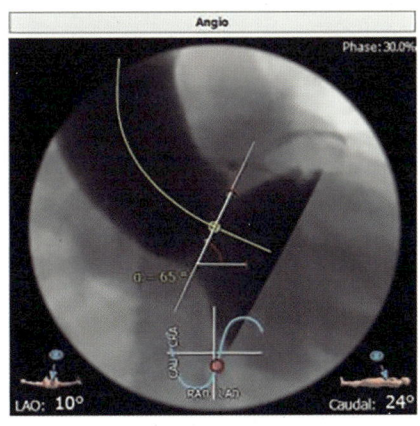

图1-3-9　心脏横位角度

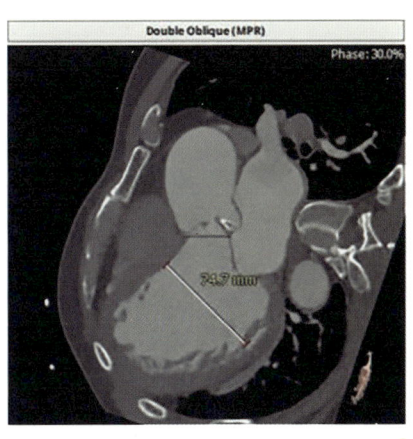

图1-3-10　心室大小

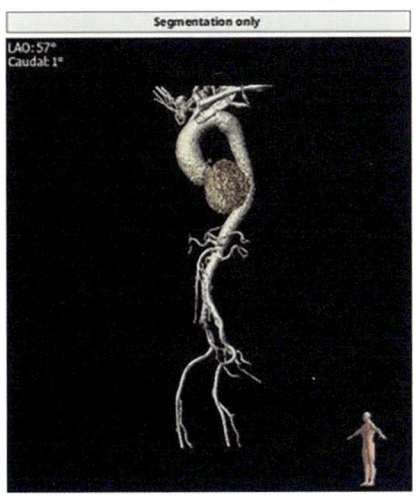

图1-3-11　全主动脉

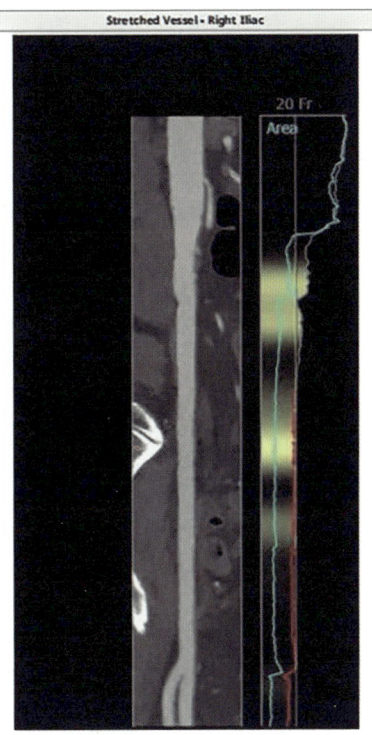

图1-3-12　入路情况

（该图片来源于荷兰Pie medica imaging公司的3mensio术前评估软件）

手术过程

手术过程（图1-3-13至图1-3-28）。

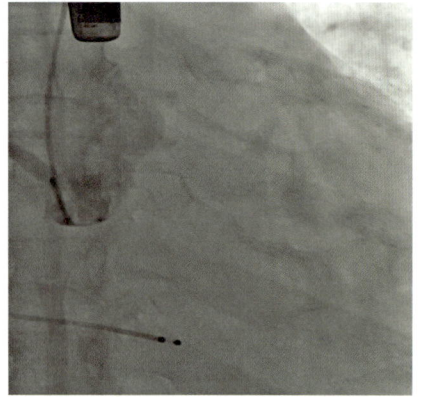

图1-3-13　根部造影

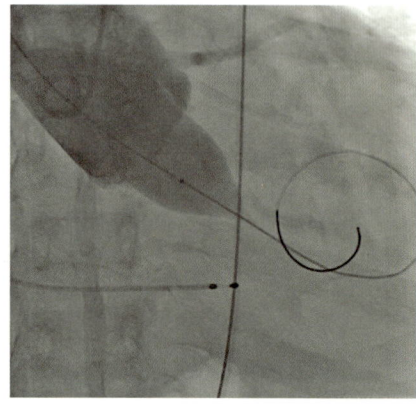

图1-3-14　Numed 25 mm球囊预扩

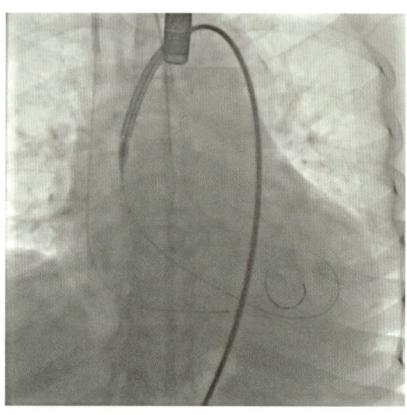

图1-3-15　VenusA 32号瓣膜过弓跨瓣

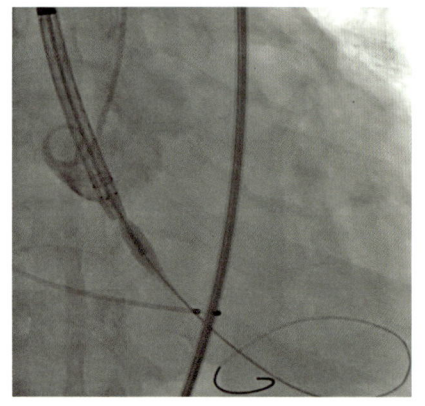

图1-3-16　瓣膜定位

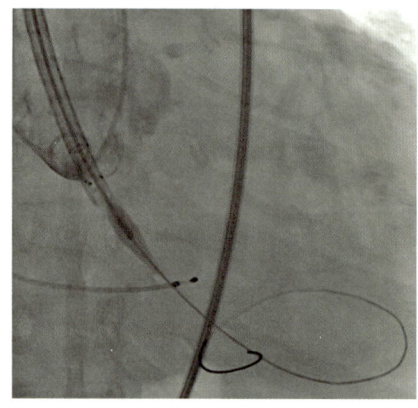

图1-3-17　再次瓣膜定位

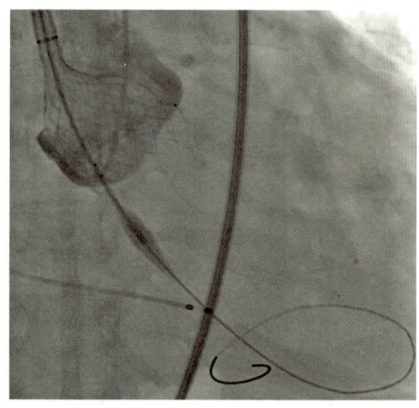

图1-3-18　确认植入深度

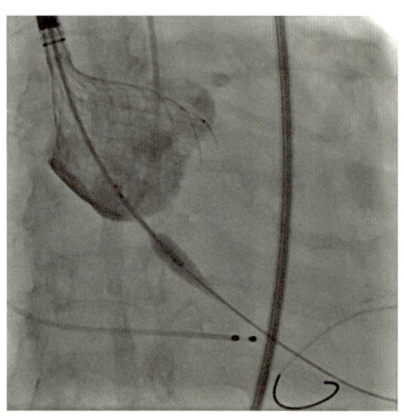

图1-3-19　多体位确认深度发现跳窦

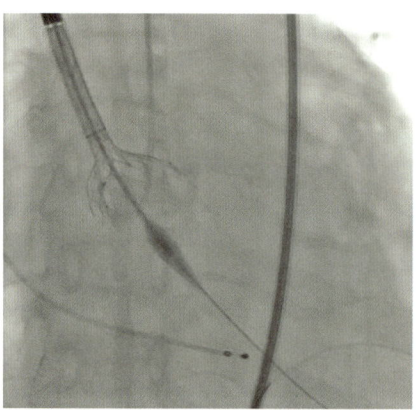

图1-3-20　回收瓣膜

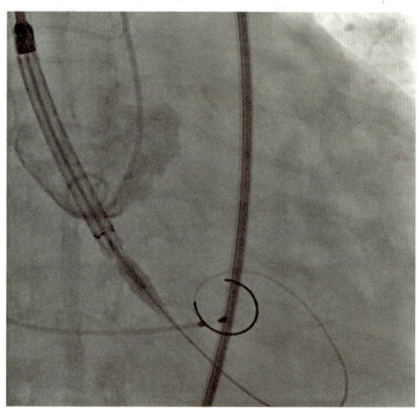

图1-3-21　再次释放前定位

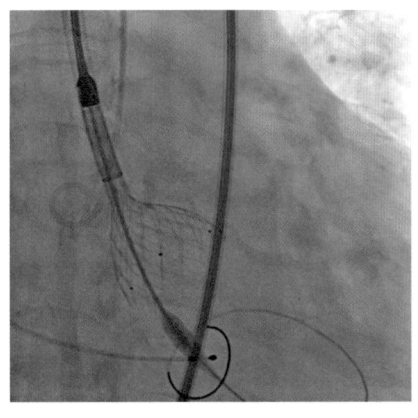
图1-3-22　释放后滑入流出道

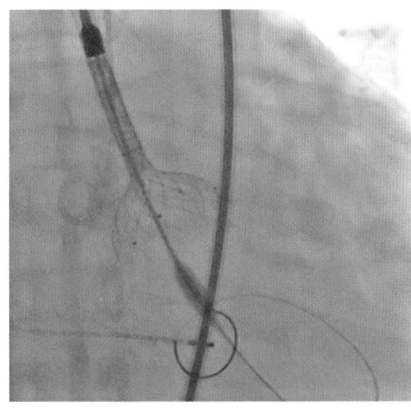
图1-3-23　第二次回收

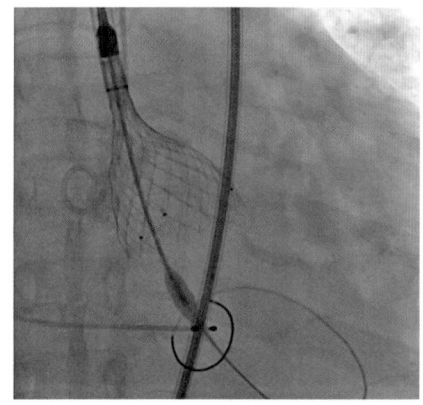
图1-3-24　回收后释放滑入流出道

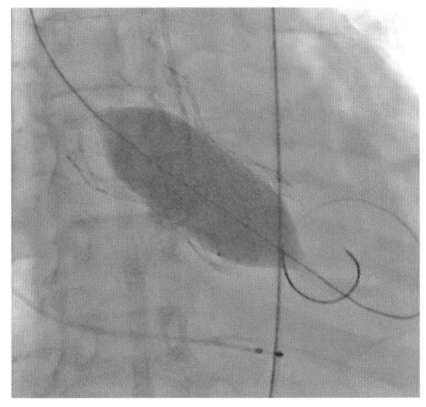
图1-3-25　Numed 25 mm球囊后扩

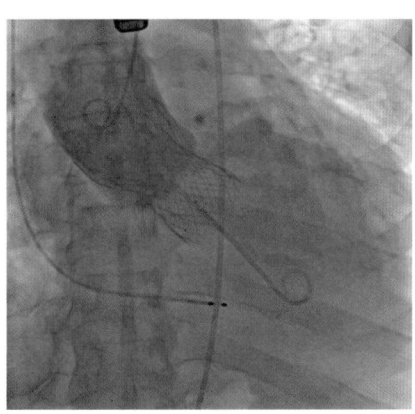
图1-3-26　复查造影

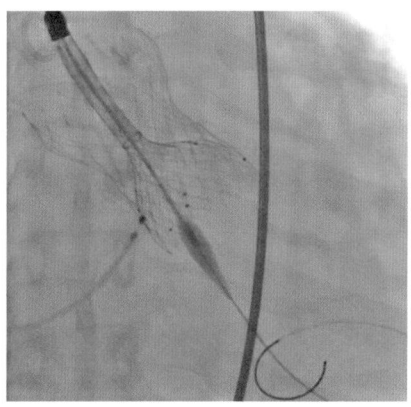
图1-3-27　植入32号瓣中瓣

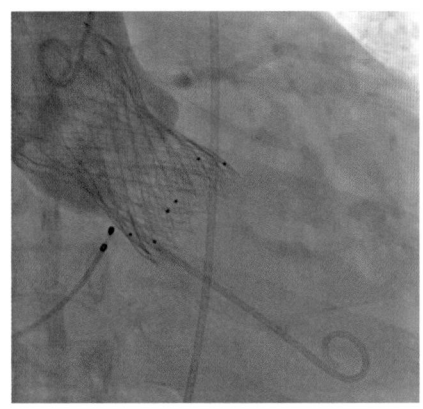
图1-3-28　最后复查造影

扫码看视频

术后

术后患者跨瓣压差由48 mmHg下降为2 mmHg，无瓣周漏，患者症状改善，1周后出院。术后复查超声（图1-3-29）。

心腔及大血管 (mm)	主动脉 39	左房 40	RVOT 前后径 30	左室舒张末 69	左室收缩末 61
升主动脉 45	右房上下径 63	右室上下径 69	主肺动脉 24	室间隔 12	左室后壁 12
瓣口血流度 (m/s)	二尖瓣 E 峰 1.0	主动脉瓣 1.6	肺动脉瓣 0.99	三尖瓣 E 峰 0.59	
	二尖瓣 A 峰 1.0	峰值压差 10 mmHg	峰值压差	三尖瓣 A 峰	左室射血分数 24%
	PHT	平均压差 5 mmHg	平均压差		
组织多普勒	S' (cm/s) 4.5	E' (cm/s) 4.6	A' (cm/s) 6.3	E/E' 22	

超声描述：
主动脉瓣位见人工瓣膜支架，瓣架内径22 mm，瓣周未见异常回声；
二尖瓣增厚，回声稍增强，开放尚可，关闭欠佳；二尖瓣EF斜率减慢，血流频谱呈松弛减退型；
其余瓣膜形态尚好；
左心、右房扩大，左室壁增厚，室壁运动明显减弱；
心包腔未见明显液性暗区；

CDFI：二尖瓣反流，彩束面积3.5 cm²；
三尖瓣反流，彩束面积2.8 cm²，估测肺动脉收缩压20 mmHg；

超声提示：
TAVR术后，人工瓣膜支架功能良好
左室收缩舒张功能明显减低
轻度二尖瓣反流

图1-3-29 术后复查超声

病例点评

这名AS患者是解剖呈两边大中间小的沙漏形状，即流出道33~34 mmHg，瓣上结构是左右融合的Type1型二叶瓣，重度钙化，最窄的地方是瓣上6~8 mm，然后STJ有43 mm左右，升主动脉有48 mm左右，再加上65°的横位心，使用自膨瓣膜挑战很大。策略上首选32号瓣膜，但是如何放好是个问题，瓣上Type1型的瓣叶很难提供足够的锚定力，所以瓣中瓣也是必须要考虑的备选策略。如果考虑球扩瓣，最大只有29号，对于这种超大瓣环也不是最安全的选择，有瓣膜移位的风险。所以可回收的自膨瓣还是较安全，而且可以有多次机会调整，寻找最佳锚定点，实在不行就瓣中瓣，也是一种可以接受的结果，但需关注是否有传导阻滞风险。

术中使用VenusA Plus 32号瓣膜，果然出现明显的下滑，几次尝试释放瓣膜都无法很好的锚定，故决定转瓣中瓣策略。术中发现32号瓣膜在反复回收后出现瓣膜折叠，故更换了新的瓣膜。因为这个患者食管超声显影不清，使用了心腔内超声ICE观察患者腔内结构及瓣膜释放后瓣周漏的情况，ICE可以很清楚地观察到瓣周漏的范围及瓣膜活动区的大小，为是否做后扩张提供精准的信息。

04 二叶瓣合并敞口型流出道
——自膨瓣移位的危险因素分析

术前分析

患者，男，72岁。患者5年前开始出现活动后胸痛、气促。心脏彩超检查提示：主动脉瓣狭窄（具体不详），建议外科手术治疗，患者拒绝，出院药物保守治疗。10余天前患者劳累后突发气促加重，伴乏力、冷汗，紧急送医院就诊，给予吸氧、利尿等治疗后气促症状有所好转，期间曾出现血压一过性下降至60/40 mmHg左右，后可回升至90/60 mmHg，现为求进一步诊治，收住入院，起病以来，患者睡眠饮食欠佳，大小便无特殊，体重变化不详。高血压病史10余年，血压控制良好。

术前超声（图1-4-1）

AV：4.22 m/s，MPG：40 mmHg，AVA：0.67 cm²，LVEF：20%。

主动脉瓣重度狭窄并轻度反流。

二尖瓣中度反流。

三尖瓣轻度反流。

轻度肺高压。

心腔及大血管 (mm)	主动脉 28	左房 37	RVOT 前后径 20	左室舒张末 62	左室收缩末 58
升主动脉 37	右房上下径 43	右室上下径 70	主肺动脉 23	室间隔 11.5	左室后壁 11
瓣口血流度 (m/s)	二尖瓣 E 峰 0.85	主动脉瓣 4.22	肺动脉瓣 0.84	三尖瓣 E 峰 0.41	
	二尖瓣 A 峰 1.24	峰值压差 71 mmHg	峰值压差	三尖瓣 A 峰	左室射血分数 20%
	PHT	平均压差 40 mmHg	平均压差		
组织多普勒	S' (cm/s) 3	E' (cm/s) 4	A' (cm/s) 6	E/E' 21	

超声描述：
主动脉瓣为三叶瓣，瓣叶增厚，回声增强，并见钙化，无冠瓣显著，运动消失，开放受限，关闭不拢；主动脉瓣环内径23 mm，主动脉窦部内径37 mm，升主动脉明显扩张，主动脉弓内径30 mm，降主动脉内径27 mm，降主动脉流速1.12 m/s；AV-VTI：104.5 cm，LVOT-VTI：16.9 cm，连续方程测AVA 0.67 cm²；其余瓣膜形态未见异常；

图1-4-1 术前超声

左房左室扩大，左室壁增厚，室壁运动明显减弱；房室间隔未见中断，未见PDA；
心包腔见液性暗区：右房后方6.5 mm；

CDFI：二尖瓣反流，彩束面积4.5 cm^2；
主动脉瓣反流，彩束面积1.3 cm^2；
三尖瓣反流，彩束面积1.1 cm^2，估测肺动脉收缩压39 mmHg。

超声提示：
主动脉瓣钙化，重度主动脉瓣狭窄并轻度反流
左心增大，左室壁增厚，左室收缩舒张功能减退
轻度三尖瓣反流，轻度肺高压
中度二尖瓣反流
少量心包积液

图1-4-1 （续）

根部解剖

根据术前CT分析（图1-4-2至图1-4-13），本例患者三叶瓣，重度钙化，左右冠瓣融合，瓣环25.2 mm，左室流出道26.9 mm，AL比值（瓣环/流出道）=0.93，瓦氏窦结构长短径均超过30 mm，其中长径35.6 mm，左右冠高度均超过12 mm，瓣叶稍增厚，STJ高度28.7 mm，距离虚拟瓣环平面23.3 mm，综合解剖学因素及本中心经验，同时满足AL比值<0.96以及STJ高度≥23.8 mm两个因素，发生瓣中瓣可能性极大。考虑使用25 mm球囊预扩，优选VenusA 29号瓣膜。

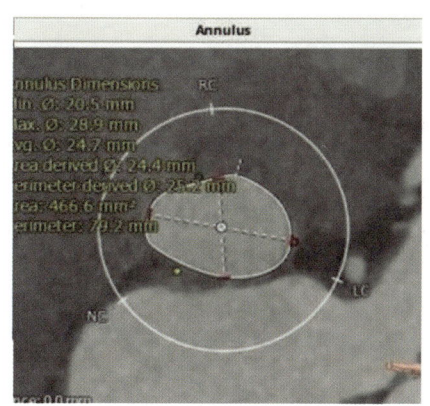

图1-4-2 主动脉根部平面

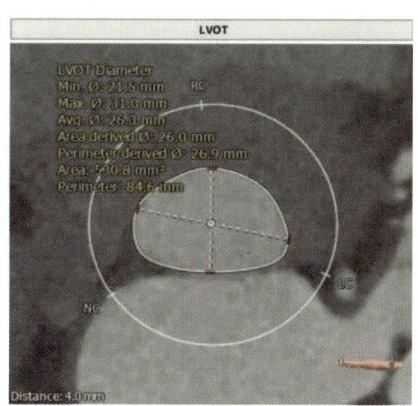

图1-4-3 左室流出道平面

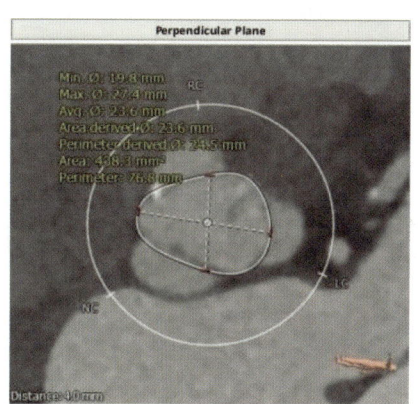

图1-4-4 瓣上4 mm平面

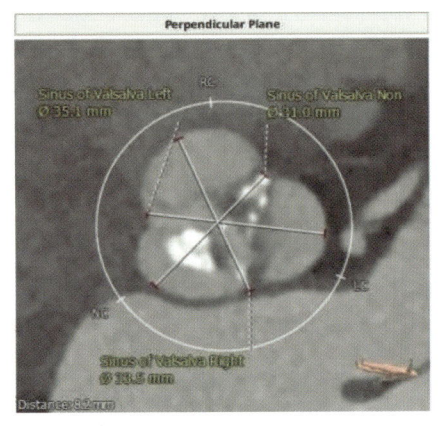

图1-4-5　瓦氏窦

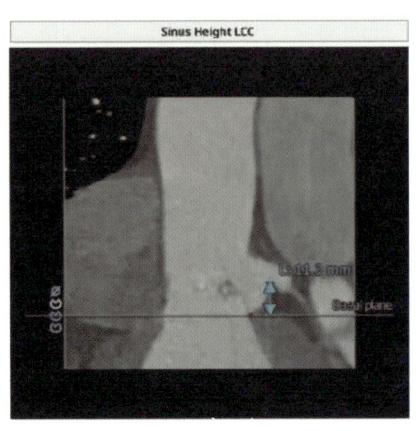

图1-4-6　左冠高度

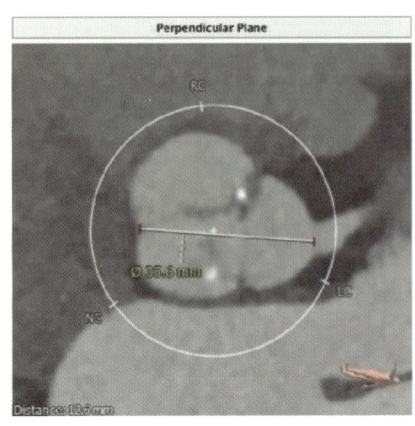

图1-4-7　左冠瓣叶到对侧长度

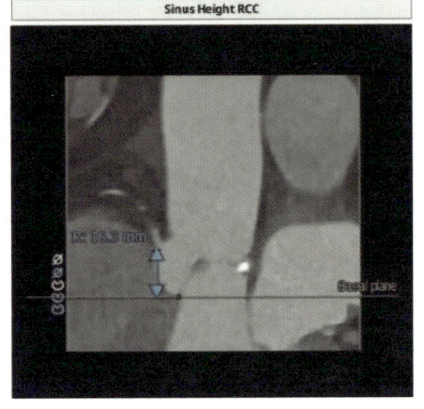

图1-4-8　右冠高度

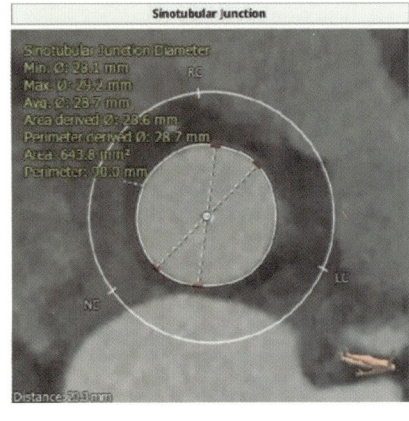

图1-4-9　窦管交界平面

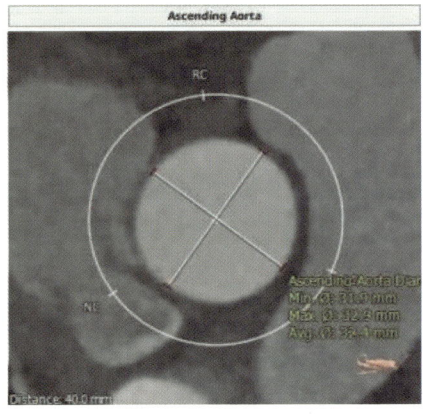

图1-4-10　瓣上40 mm处升主平面

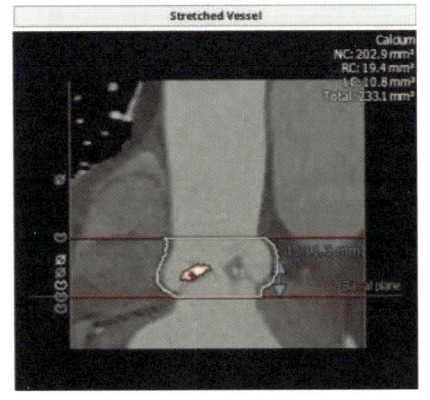

图1-4-11　钙化情况

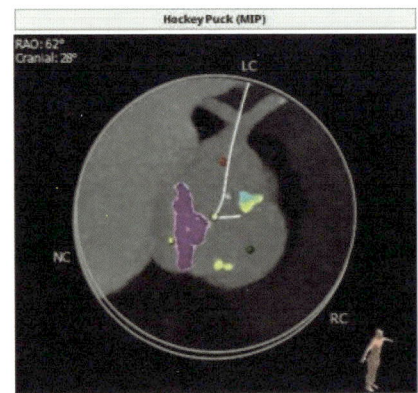

图1-4-12　钙化分布

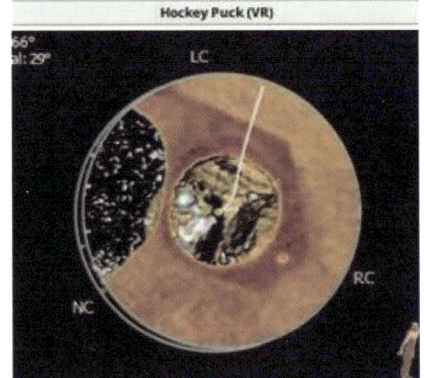

图1-4-13　腔内重建

（该图片来源于荷兰Pie medica imaging公司的3mensio术前评估软件）

手术过程

手术过程（图1-4-14至图1-4-22）。

扫码看视频

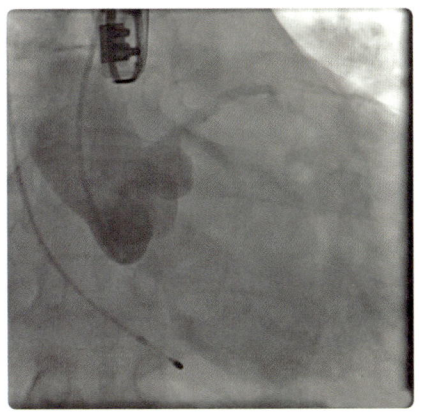

图1-4-14 根部造影

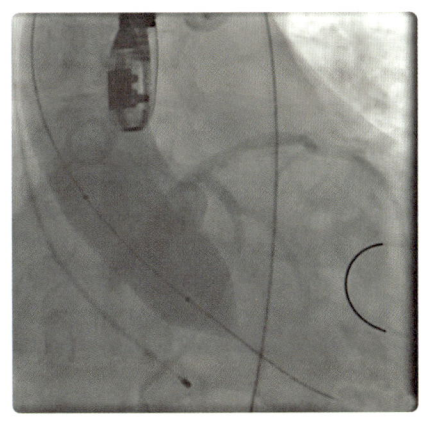

图1-4-15 Numed 25 mm球囊扩张

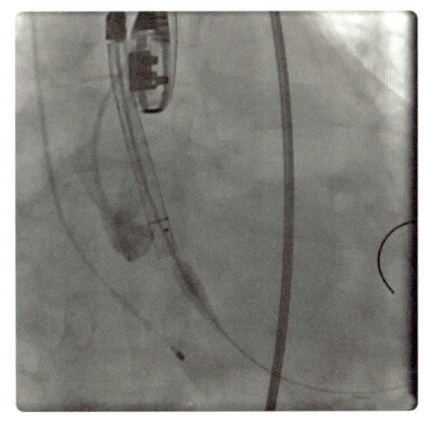

图1-4-16 VenusA 29瓣膜定位

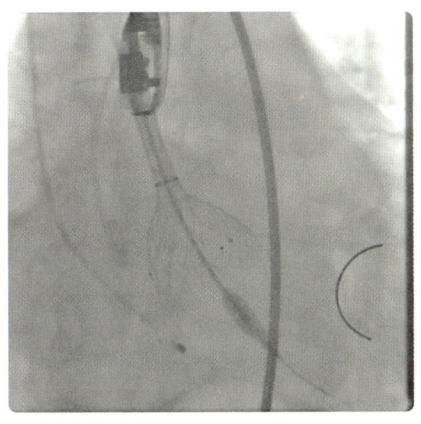

图1-4-17 瓣膜释放移位下滑

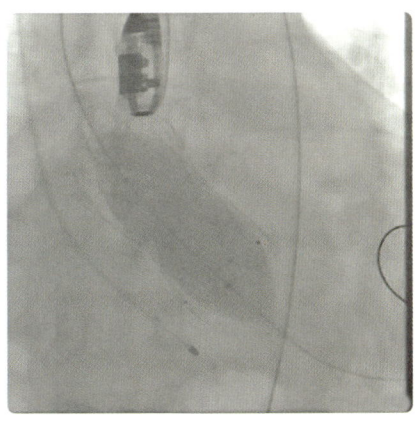

图1-4-18 Numed 25 mm球囊后扩张

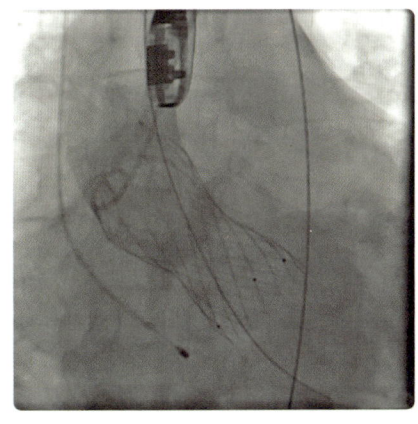

图1-4-19 复查造影覆膜区滑至瓣环下

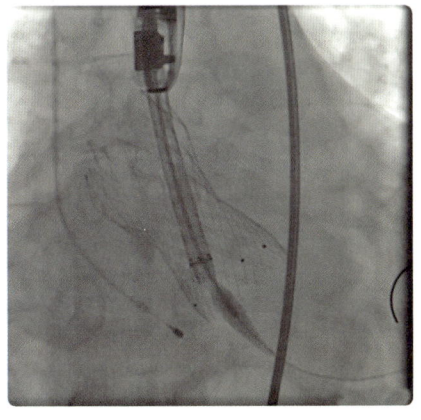

图1-4-20 决定瓣中瓣延长覆膜区

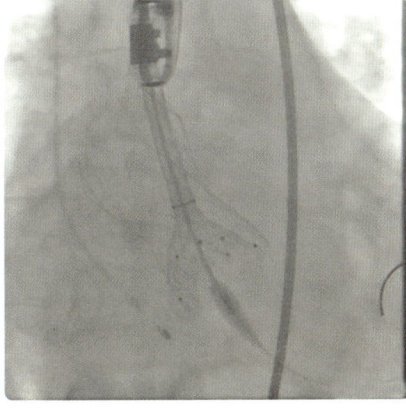

图1-4-21 释放瓣中瓣

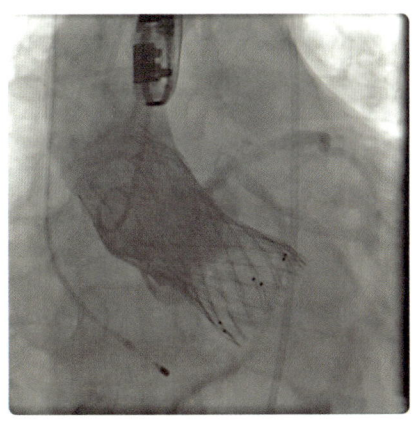

图1-4-22 最后复查造影

术后

术后患者跨瓣压差下降为10 mmHg，彩超（图1-4-23）显示瓣膜工作良好，恢复良好，患者一周后出院。

心腔及大血管 (mm)	主动脉 22	左房 44	RVOT 前后径 20	左室舒张末 66	左室收缩末 53
升主动脉	右房上下径 53	右室上下径 65	主肺动脉 1.89	室间隔 12	左室后壁 11
瓣口血流度 (m/s)	二尖瓣 E 峰 1.07	主动脉瓣 1.7	肺动脉瓣	三尖瓣 E 峰 0.54	
	二尖瓣 A 峰 1.22	峰值压差	峰值压差	三尖瓣 A 峰	左室射血分数 32%
	PHT	平均压差	平均压差		
组织多普勒	S' (cm/s) 6.6	E' (cm/s) 3.9	A' (cm/s)	E/E' 27	

超声描述：
主动脉瓣位见人工瓣膜支架，瓣架内径19 mm，未见瓣周或瓣内反流；
二尖瓣EF斜率减慢，血流频谱呈假性正常型；其余瓣膜形态尚好；
左房左室扩大，左室壁稍增厚，室壁运动弥漫减弱；
右房右室见起搏导丝回声；
心包腔未见明显液性暗区；
下腔静脉内见起搏导丝回声，宽度20 mm，呼吸变异度>50%；

CDFI：二尖瓣反流，彩束面积1.1 cm^2。

超声提示：
TAVR术后
左室收缩功能减低
轻度二尖瓣反流
临时起搏器植入术后

图1-4-23　术后超声

病例点评

目前我国TAVR以自膨瓣为主，据文献报道，自膨瓣瓣膜移位的发生率高于球扩瓣。国外研究表明，二叶瓣和瓣膜严重钙化的患者瓣膜移位的发生率更高。我国患者二叶瓣比例高，瓣膜钙化更严重，因此，我国使用自膨瓣的TAVR患者面临的瓣膜移位风险不容忽视。罗建方教授团队最新研究表明，锥形的左室流出道［瓣环周长/左心室流出道周长（AL）比值＜0.96］和高大的窦部结构［窦管结合部（STJ）高度≥23.8 mm］是自膨瓣瓣膜移位的独立预测因素。如果同时满足以上2个条件，瓣膜移位的风险将大大增加（OR=10.67）（图1-4-24）。该研究结果发表于心血管病杂志 Frontiers in Cardiovascular Medicine（IF=6.050）。

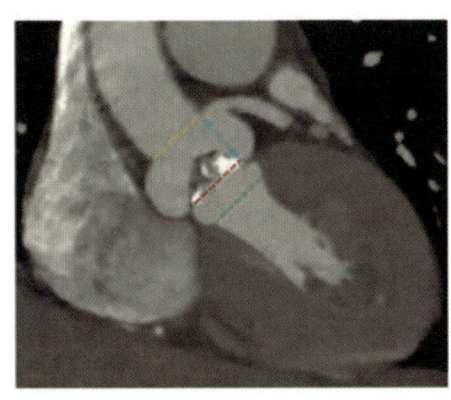
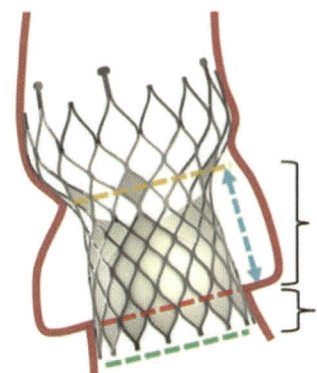
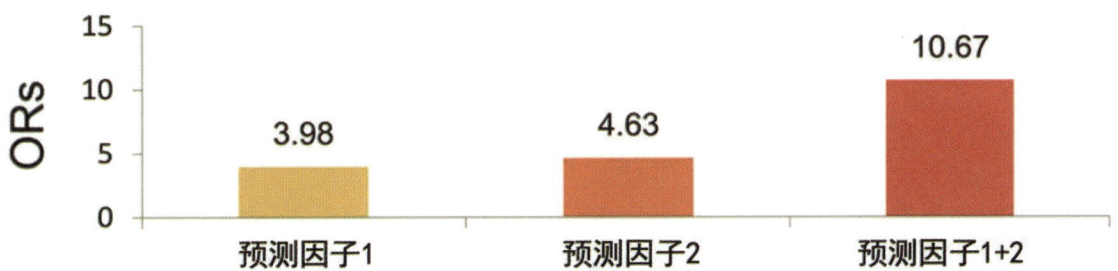

图1-4-24　自膨式经导管主动脉瓣膜置换术瓣膜移位的解剖学预测因素

虚线表示STJ、瓣环和LVOT的平面。箭头表示STJ的高度。STJ，窦管结合部。

05 Type1 型二叶瓣不对称钙化（左右不对称）

术前分析

患者，女，75岁，慢性病程再发加重，呼吸困难2年，就诊时呼吸困难加重超过2 h。既往心脏瓣膜病病史、冠心病病史，长期口服氯吡格雷、阿托伐他汀钙片治疗。急诊心电图提示完全性左束支传导阻滞。

术前超声（图1-5-1）

　　AV：4.73 m/s，MPG：56 mmHg，LVEF：52%。

　　主动脉瓣重度狭窄并轻度反流。

　　二尖瓣轻度反流。

　　三尖瓣轻度反流。

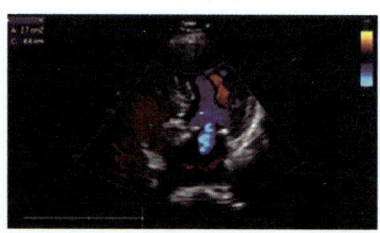

心腔及大血管(mm)	主动脉 23	左房 53	RVOT 前后径 30	左室舒张末 41	左室收缩末 28
升主动脉 39	右房上下径 35	右室上下径 30	主肺动脉 23	室间隔 12	左室后壁 12
瓣口血流度 (m/s)	二尖瓣 E 峰 1.25	主动脉瓣 4.73	肺动脉瓣 1.00	三尖瓣 E 峰 0.42	
	二尖瓣 A 峰	峰值压差 89 mmHg	峰值压差	三尖瓣 A 峰	左室射血分数 52%
	PHT	平均压差 56 mmHg	平均压差		
组织多普勒	S'(cm/s)	E'(cm/s)	A'(cm/s)	E/E'	

超声描述：

左心收缩功能：

　　Simpson法：射血分数：52%，舒张末期容积：167 mL，收缩末期容积：81 mL，每搏血量：86 mL

图1-5-1　术前心脏彩超

多普勒测值：
二尖瓣：单峰最大流速：125 cm/s
三尖瓣峰值流速：42 cm/s
主动脉瓣峰值流速：473 cm/s，峰值压差：89 mmHg，平均压差：56 mmHg
肺动脉瓣峰值流速：100 cm/s

超声提示：
左房增大，余各心腔内径正常范围。
房间隔、室间隔连续性未见中断。左室壁呈对称性增厚，前室间隔及左室前壁中间段至心尖段运动及增厚率降低。其余室壁运动未见异常。
二尖瓣开幅好，关闭欠佳，三尖瓣开幅好，关闭欠佳。主动脉增厚，回声增强，瓣叶数目显示不清，开幅受限，关闭欠佳，余各瓣膜启闭好，结构正常，活动好。
CDFI：二尖瓣收缩期探及少量反流，反流面积：2.7 cm²，主动脉瓣口舒张期探及少量反流，反流面积1.5 cm²，三尖瓣口收缩期探及少量反流，反流面积：1.0 cm²，TRvax：245 cm/s，峰值压差：24 mmHg，估测肺动脉收缩压：29 mmHg，余各瓣膜未见明显异常血流信号。
升主动脉增宽，肺动脉未见异常，房室及大动脉水平未见明显异常。
心包腔未见明确液性暗区。

图1-5-1　（续）

根部解剖

根据术前CT评估（图1-5-2至图1-5-14），该病例为Type1型二叶瓣，重度钙化，右无可见钙化脊，左右交界可见部分粘连，瓣环22.4 mm，LVOT 22.7 mm，窦部长径35.4 mm，短径23.8 mm，左冠高度约14.6 mm，右冠高度约12 mm，建议术中球囊扩张进一步观察左冠情况，法式窦结构可，STJ高度约23.6 mm、直径28.4 mm，升主动脉未见明显扩张，心脏角度约55°，左室大小尚可。结合解剖结构，拟以右股动脉作为主入路，选用18 mm球囊进行预扩，选择VenusA-L23号瓣膜。

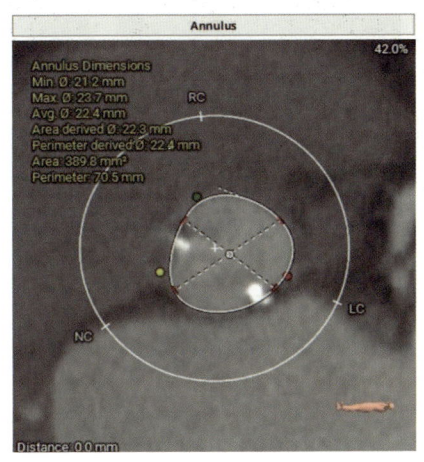 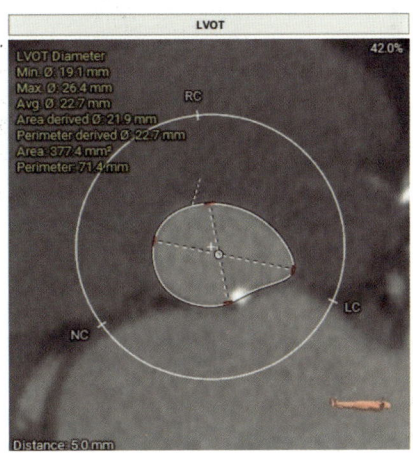 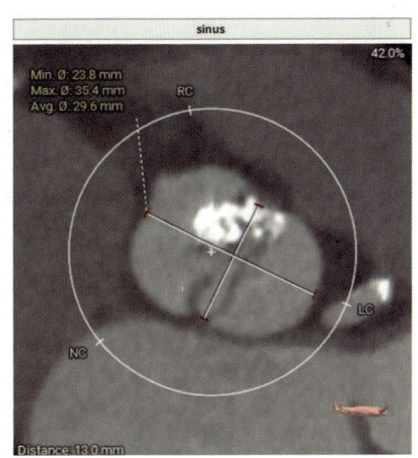

图1-5-2　瓣环平面　　　　图1-5-3　流出道平面　　　　图1-5-4　瓦氏窦

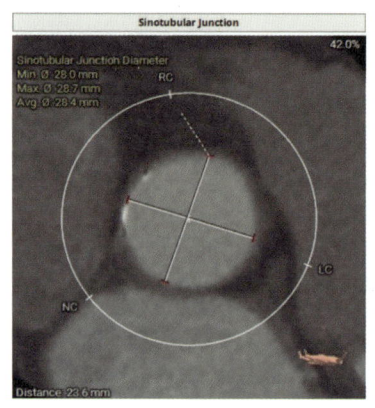
图1-5-5　窦管交界平面

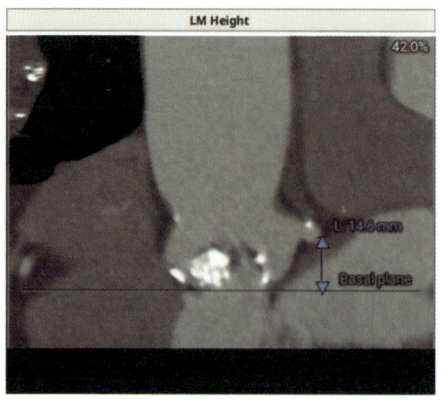
图1-5-6　左冠高度

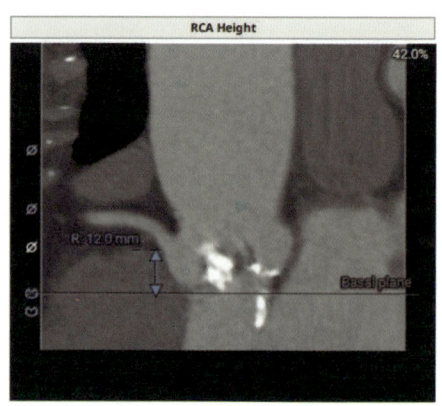
图1-5-7　右冠高度

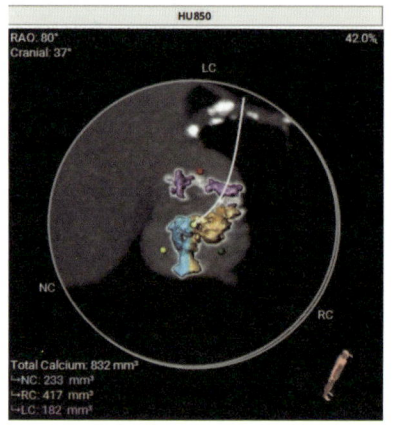
图1-5-8　钙化情况

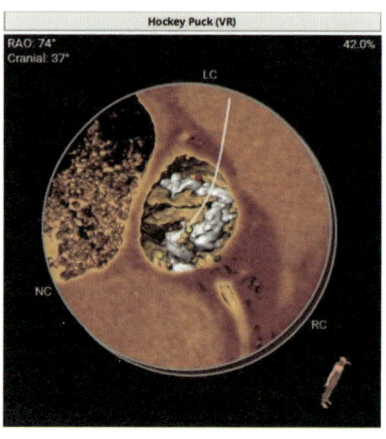
图1-5-9　腔内重建

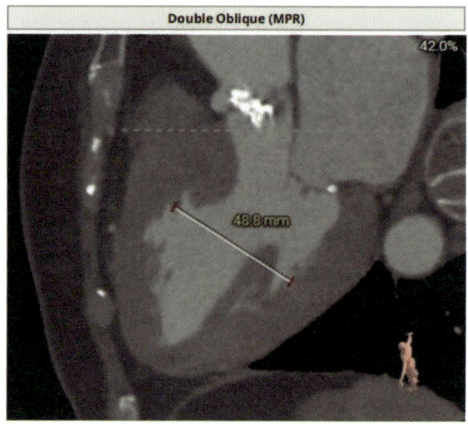
图1-5-10　左室大小

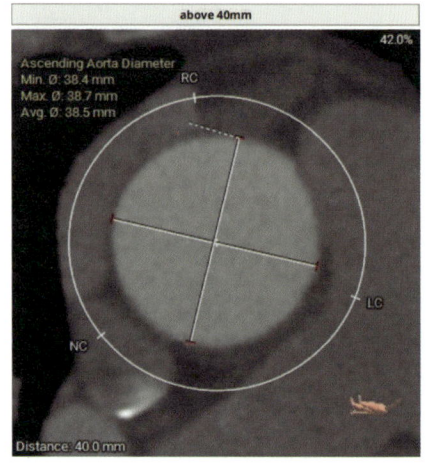
图1-5-11　瓣上40 mm处升主平面

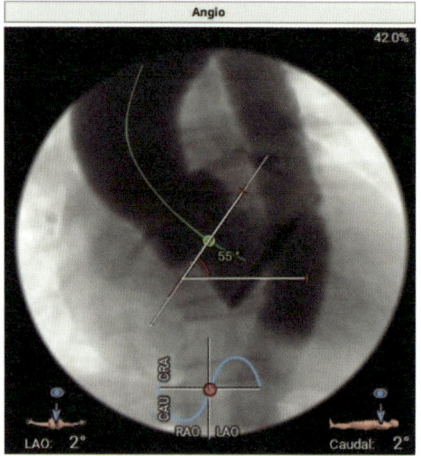
图1-5-12　横位心角度

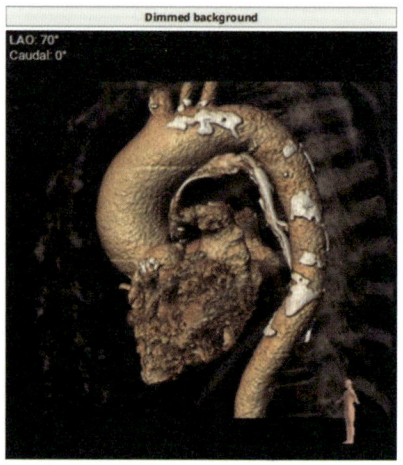
图1-5-13　主动脉弓形态

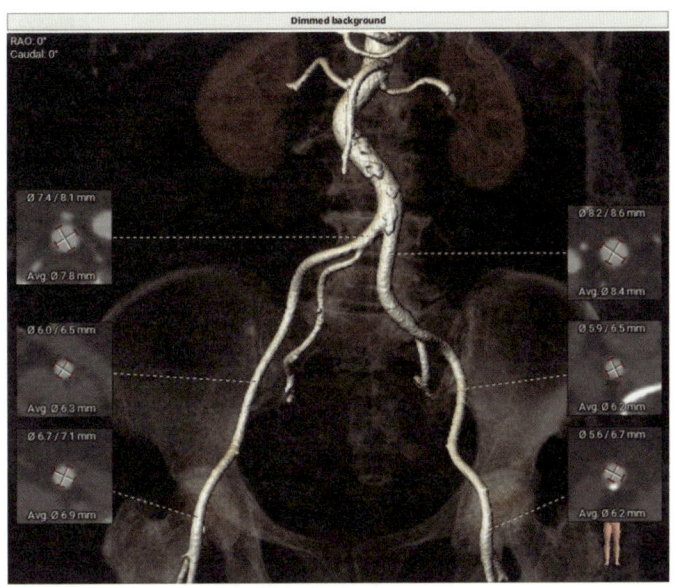

图1-5-14 入路情况

（该图片来源于荷兰Pie medica imaging公司的3mensio术前评估软件）

手术过程

手术过程（图1-5-15至图1-5-30）。

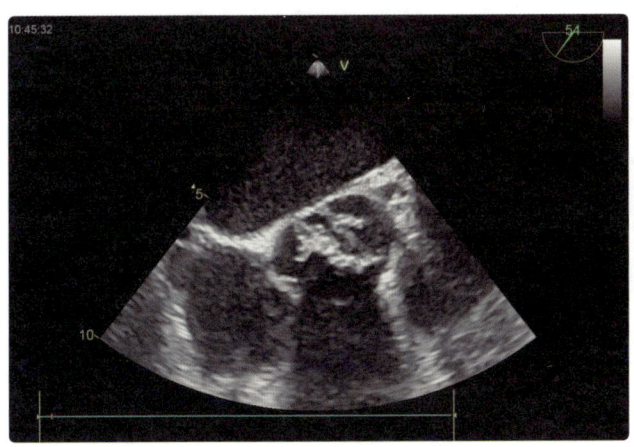

图1-5-15 术前超声可见严重钙化

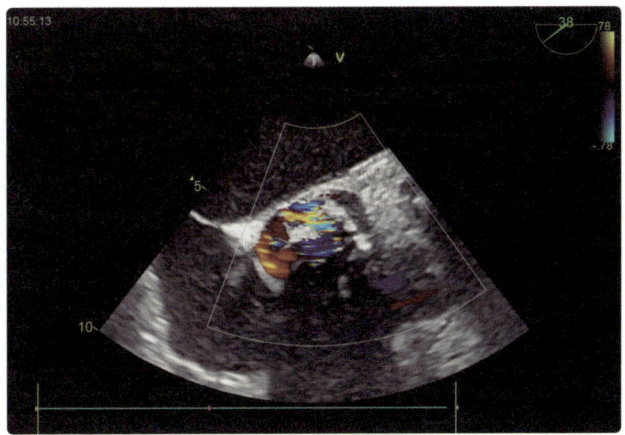

图1-5-16 术前超声可见严重钙化

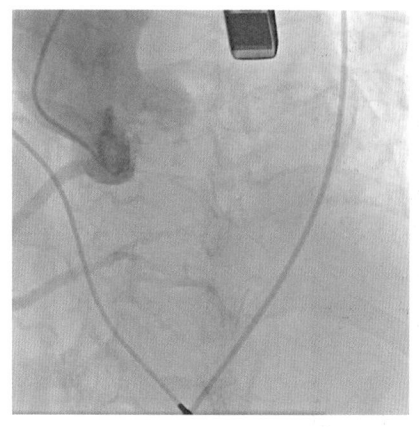
图1-5-17 根部造影

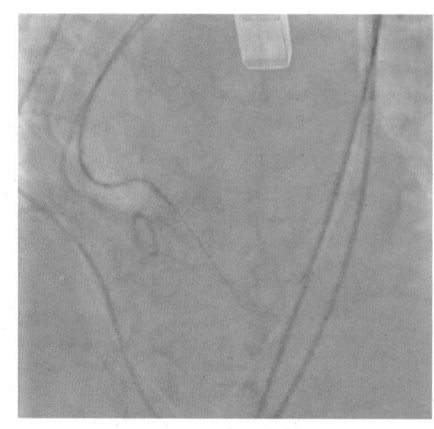
图1-5-18 导丝跨瓣

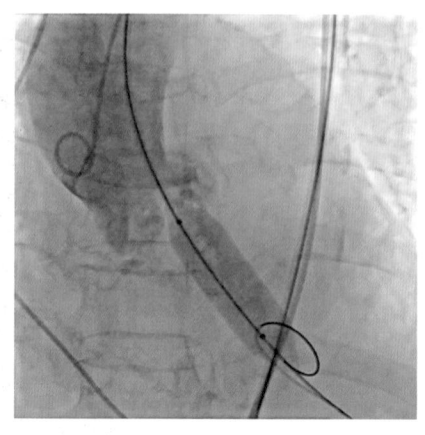
图1-5-19 18 mm球囊预扩打滑

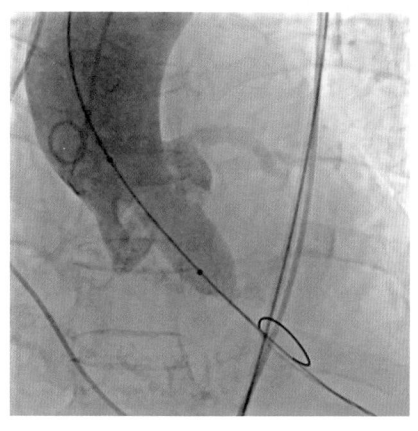
图1-5-20 球囊再次预扩

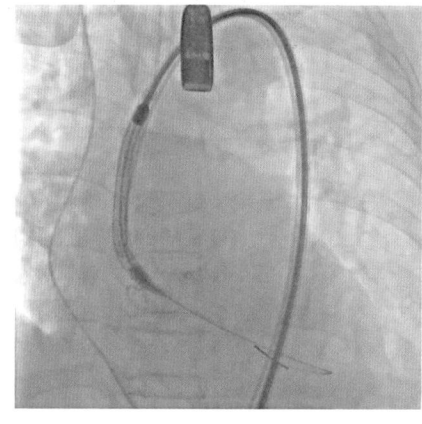
图1-5-21 VenusA 23号瓣膜过弓跨瓣

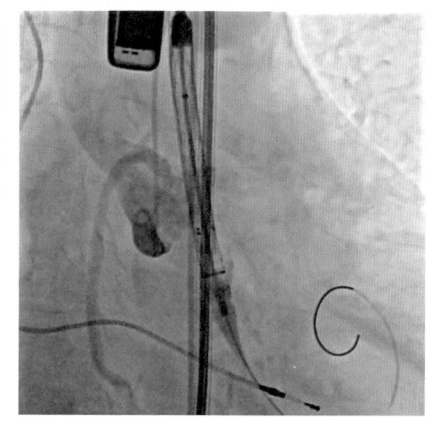
图1-5-22 瓣膜定位

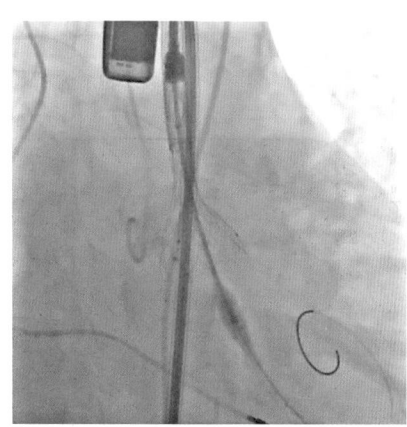
图1-5-23 瓣膜释放

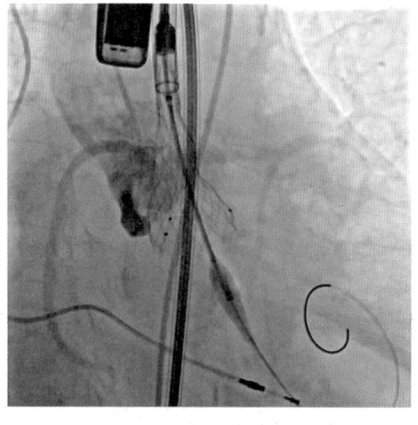
图1-5-24 造影确认植入深度

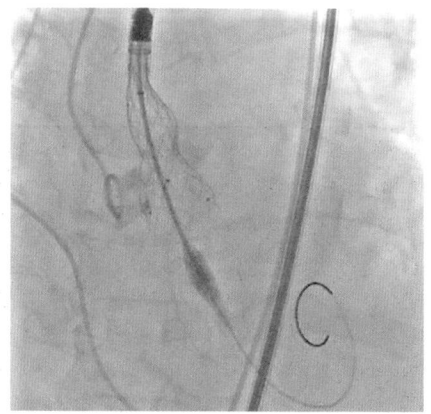
图1-5-25 瓣膜完全释放

扫码看视频

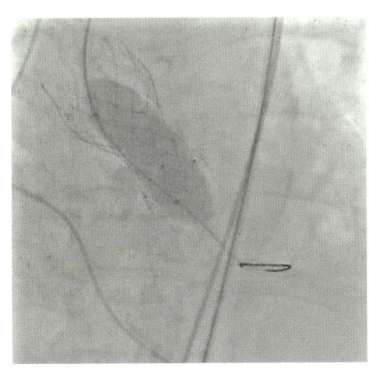 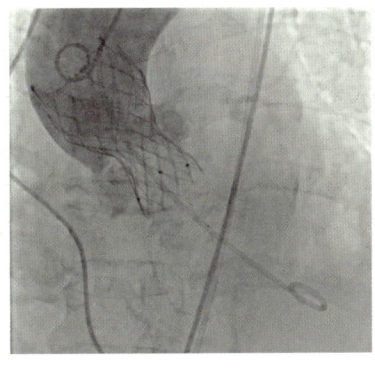 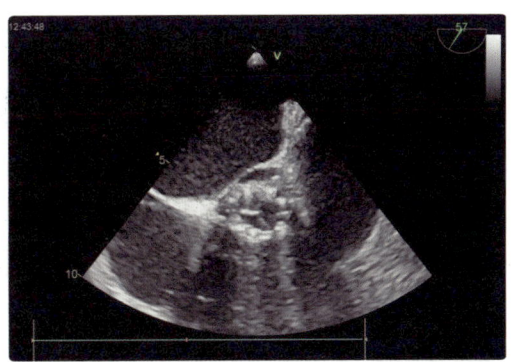

图1-5-26　18 mm球囊后扩　　　图1-5-27　复查造影　　　图1-5-28　术后超声形态满意，无明显瓣周漏

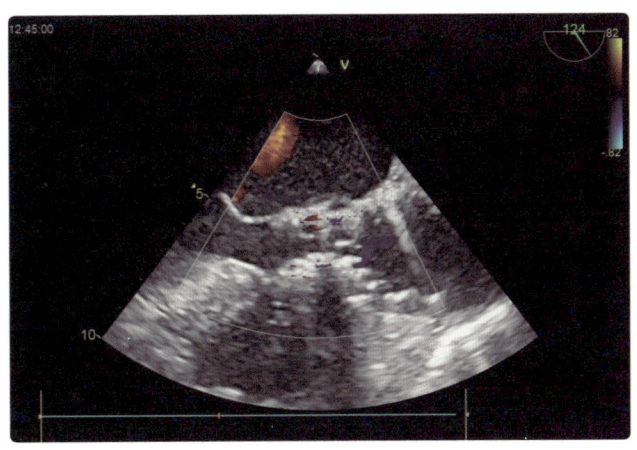 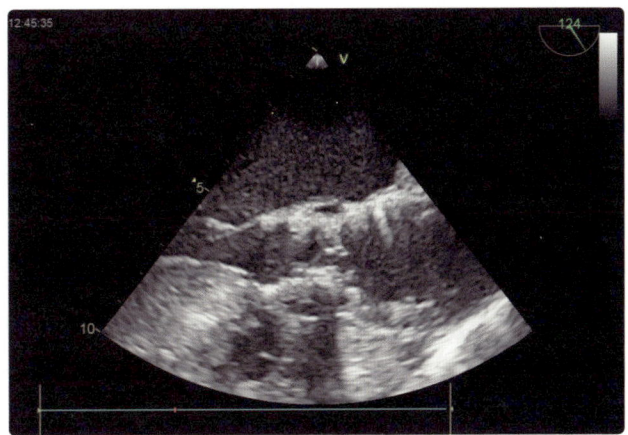

图1-5-29　术后超声形态满意，无明显瓣周漏　　　图1-5-30　术后超声形态满意，无明显瓣周漏

术后

术后随访超声（图1-5-31）

　　TAVR术后。

　　瓣膜功能正常，瓣上流速稍增快，少量瓣周漏。

　　左房较大，二尖瓣轻度反流。

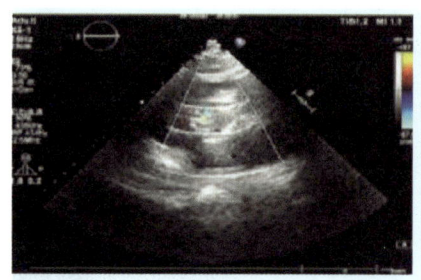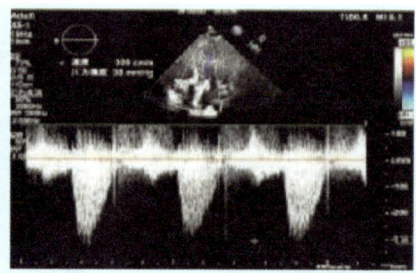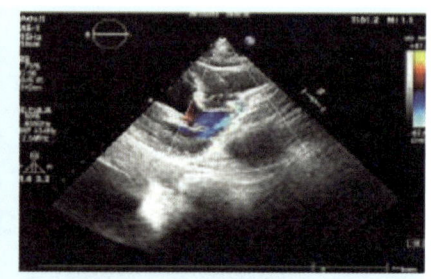

心腔及大血管 (mm)	主动脉 23	左房 28	RVOT 前后径 28	左室舒张末 44	左室收缩末 31
升主动脉 39	右房上下径 36	右室上下径 33	主肺动脉 20	室间隔 14	左室后壁 14
瓣口血流度 (m/s)	二尖瓣 E 峰 0.67	主动脉瓣 3.17	肺动脉瓣 0.8	三尖瓣 E 峰 0.5	
	二尖瓣 A 峰 1.18	峰值压差 40 mmHg	峰值压差	三尖瓣 A 峰	左室射血分数 55%
	PHT	平均压差 19 mmHg	平均压差		
组织多普勒	S' (cm/s)	E' (cm/s)	A' (cm/s)	E/E'	

超声描述：
左心收缩功能：
　　射血分数：55%，FS：26%
　　Simpson法：射血分数：55%，舒张末期容积：66 mL，收缩末期容积：30 mL，每搏血量：36 mL
多普勒测值：
　　二尖瓣：E峰最大流速：67 cm/s A峰最大流速：118 cm/s
　　三尖瓣峰值流速：63 cm/s
　　主动脉瓣峰值流速：317 cm/s，峰值压差：40 mmHg，平均压差：19 mmHg
　　肺动脉瓣峰值流速：74 cm/s

超声提示：
左房增大，余各心腔内径正常范围。
房间隔、室间隔连续性未见中断。室间隔及左室后壁呈对称性增厚，各室壁运动尚可。
主动脉瓣位为TAVR瓣回声，瓣环位置固定，瓣叶活动良好，未见赘生物回声。各房室未见明显确切血栓回声。主动脉瓣人工瓣架根部与室壁连接处可见回声中断。二尖瓣开放可，关闭欠佳，余各瓣膜启闭好，结构正常，活动好。
CDFI：二尖瓣收缩期探及少量反流，反流面积：1.7 cm^2，主动脉瓣口舒张期探及少量反流，反流面积 2.1 cm^2，源于瓣架外，余各瓣膜未见明显异常血流信号。
主动脉、肺动脉未见异常，房室及大动脉水平未见明显异常。
心包腔未见明确液性暗区。

图1-5-31　术后心脏超声

病例点评

这是一个重度钙化的Type1型二叶瓣,右无融合嵴严重钙化,且右无这一侧钙化严重,团块样,预判较难推开,大球囊扩容易有破裂风险,整体结构不大,故选择最小的球囊预扩,观察球囊腰的高度来决定瓣膜的起始位置。瓣膜的选择上还是以支撑力强、小瓣膜、环上瓣为首选,可以获得较大的瓣口面积,同时55°的角度,无冠瓣钙化,可能会需要抓捕器,也要提前准备好。术中球囊跨瓣还比较顺利,无冠瓣的钙化也可以掀起来一些,高位释放,取得了完美的手术效果。

06 Type0 型二叶瓣不对称钙化（前后联合不对称）

● 术前分析

患者，男，75岁。主诉：胸闷痛8年余、加重1年余。现病史：患者活动后胸闷痛8年余，加重1年余，轻度体力活动即可出现胸闷痛症状，休息后可缓解。心脏彩超提示：左房增大；升主动脉增宽；左室壁增厚；左室壁局部运动异常；主动脉瓣钙化并重度狭窄+轻度关闭不全；二尖瓣钙化并轻度关闭不全；左室舒张功能欠佳。心电图检查提示：窦性心律，左心室高电压；前侧壁ST-T改变。头颅MRI提示：左侧小脑软化灶；双侧放射冠小缺血灶；脑动脉硬化；脑萎缩。既往史：糖尿病史20余年；否认高血压史，自诉平日血压波动大；脑梗死史2年余。

术前超声（图1-6-1）

AV：4.7 m/s，MPG：54 mmHg，LVEF：79%。

主动脉瓣钙化，重度狭窄并轻度反流。

轻度二尖瓣反流。

轻度三尖瓣反流。

轻度肺高压。

左室舒张功能减退。

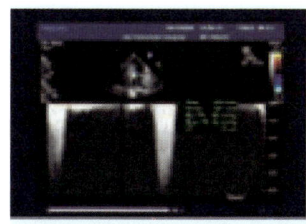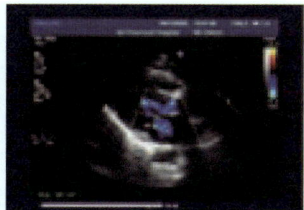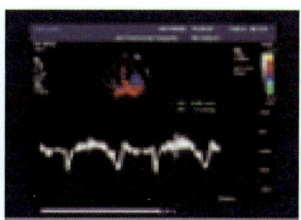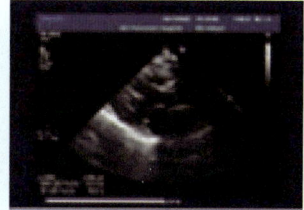

心腔及大血管（mm）	主动脉 34	左房 38	RVOT前后径 23	左室舒张末 40	左室收缩末 21
升主动脉 42	右房上下径 44	右室上下径 58	主肺动脉 23	室间隔 13	左室后壁 13
瓣口血流度（m/s）	二尖瓣 E 峰 1.15	主动脉瓣 4.7	肺动脉瓣 0.95	三尖瓣 E 峰 0.7	
	二尖瓣 A 峰 0.42	峰值压差 88 mmHg	峰值压差	三尖瓣 A 峰	左室射血分数 79%
	PHT	平均压差 54 mmHg	平均压差		
组织多普勒	S'（cm/s） 5.2	E'（cm/s） 8.3	A'（cm/s） 9.6	E/E' 14	

超声描述：
检查时心率46次/分；
主动脉瓣叶增厚，回声增强，并钙化，分叶显示不清，部分瓣环见钙化，开放明显受限，关闭欠佳；主动脉瓣环内径22 mm，升主动脉明显扩张，主动脉弓内径28 mm，降主动脉近段显示欠清；二尖瓣后叶基底部回声增强，瓣环钙化，血流频谱呈充盈限制型；其余瓣膜形态正常；
左房增大，左室壁增厚，室壁运动正常；
房室间隔未见中断，未见PDA；心包腔内未见液性暗区；

CDFI：二尖瓣反流，彩束面积3.6 cm²；主动脉瓣反流，彩束面积1.1 cm²；
三尖瓣反流，彩束面积2.0 cm²，估测肺动脉收缩压49 mmHg。

超声提示：
主动脉瓣钙化，重度狭窄并轻度反流
轻度二尖瓣反流 轻度三尖瓣反流 轻度肺高压
左室舒张功能减退

图1-6-1 术前超声

根部解剖

根据术前CT（图1-6-2至图1-6-15）该病例为Type0型二叶瓣，极重度钙化，瓣叶增厚增长钙化，瓣环23.9 mm，LVOT 24.7 mm，窦部长径35.9 mm，短径26.1 mm，STJ 36.3 mm，LCA高度16.3 mm，RCA高度17.7 mm，升主动脉增宽，心室偏小。结合整体解剖结构，选用18 mm球囊进行预扩，优选L26号VenusA-Valve瓣膜。

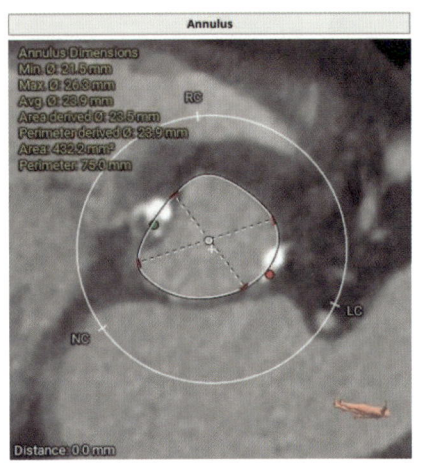

图1-6-2　瓣环平面　　　　图1-6-3　流出道平面　　　　图1-6-4　中缝长度

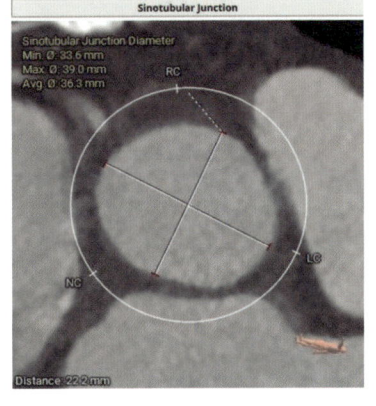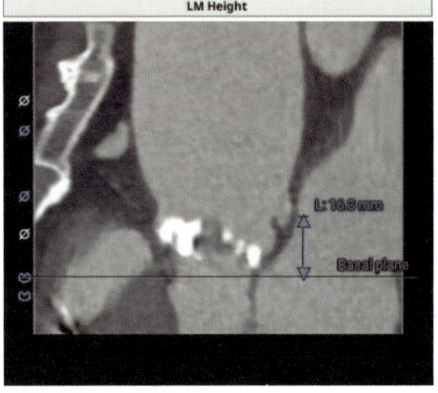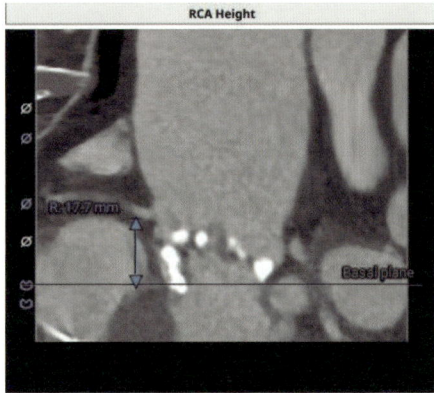

图1-6-5　窦管交界平面　　　图1-6-6　左冠高度　　　　图1-6-7　右冠高度

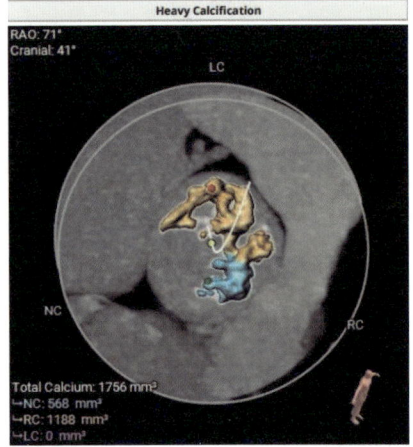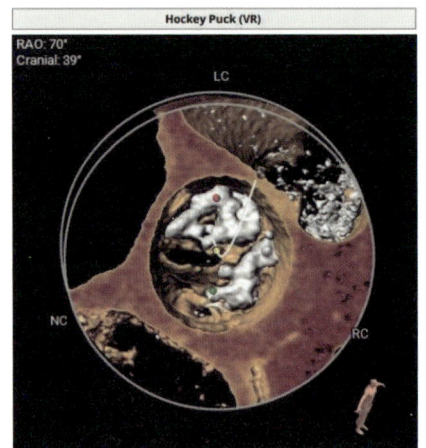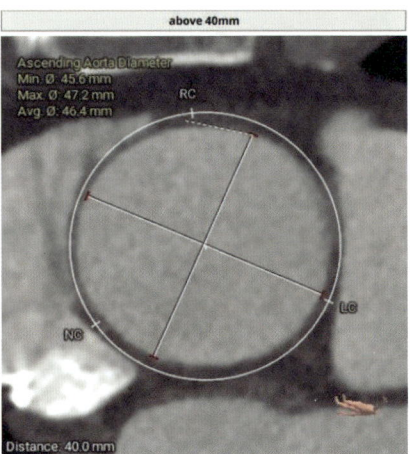

图1-6-8　钙化情况　　　　图1-6-9　腔内重建　　　　图1-6-10　瓣上40 mm升主平面

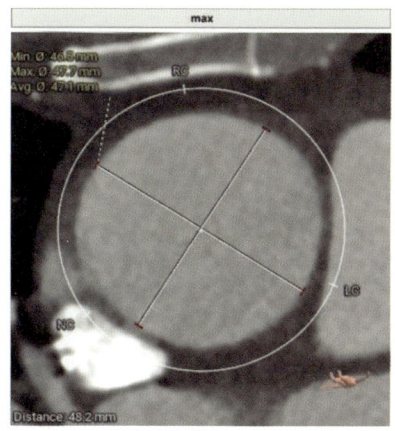

图1-6-11 升主动脉最大平面

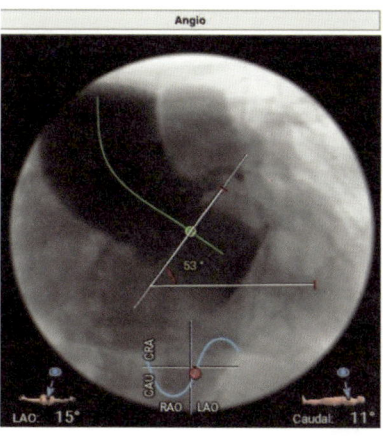

图1-6-12 横位心角度

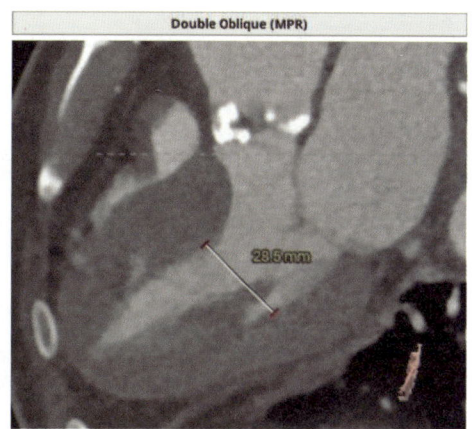

图1-6-13 左室大小

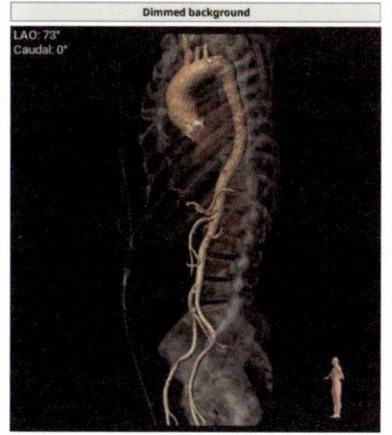

图1-6-14 主动脉走行

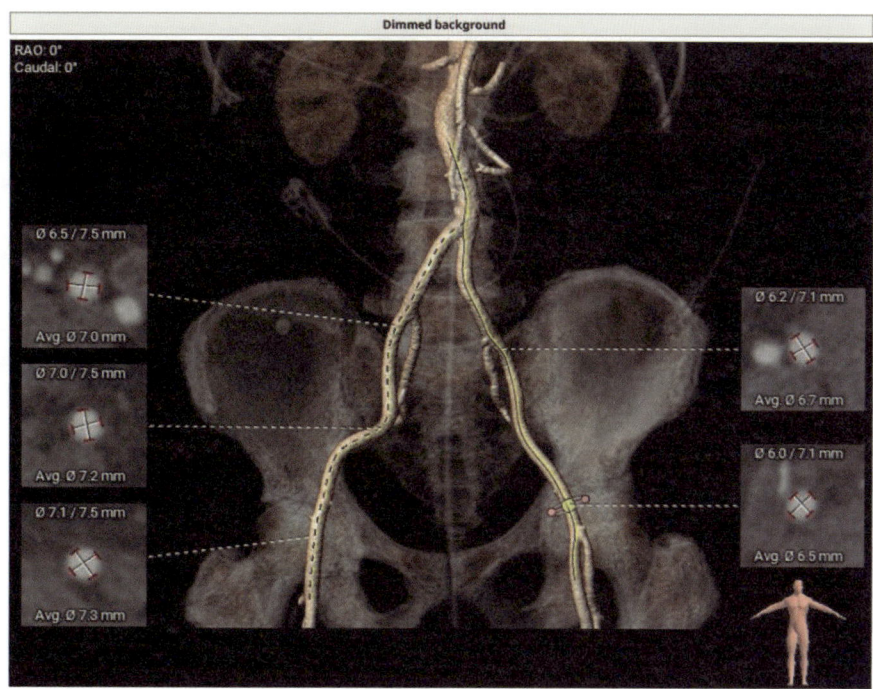

图1-6-15 入路情况

（该图片来源于荷兰 Pie medica imaging公司的3mensio术前评估软件）

手术过程

手术过程（图1-6-16至图1-6-26）。

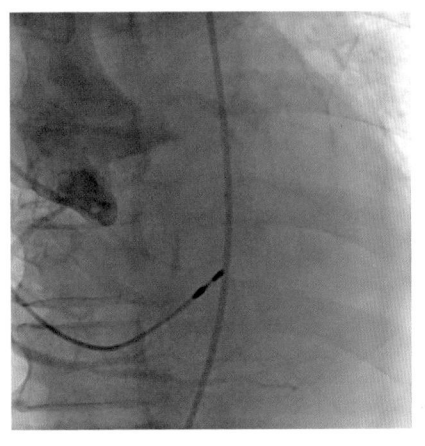
图1-6-16 根部造影

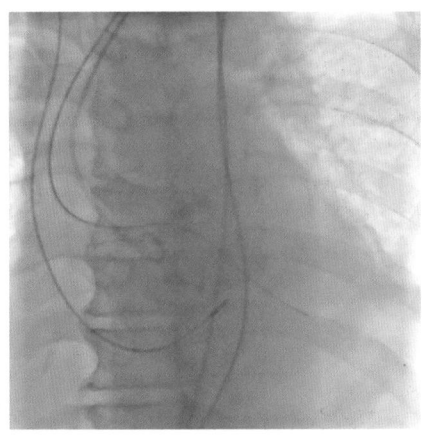
图1-6-17 导丝跨瓣

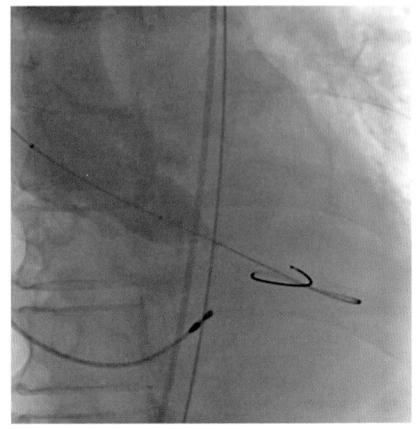
图1-6-18 18 mm球囊预扩

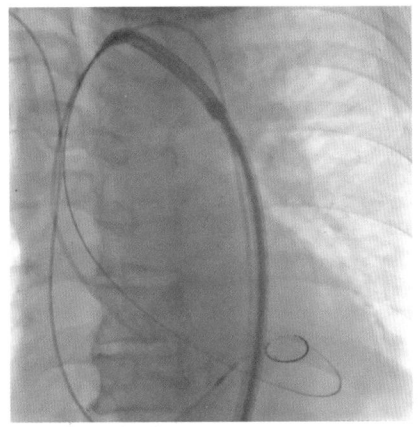
图1-6-19 VenusA 26号瓣膜过弓跨瓣

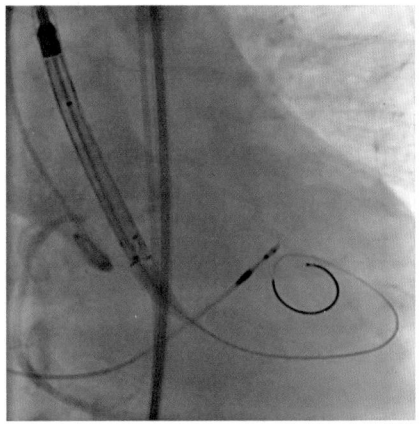
图1-6-20 瓣膜定位

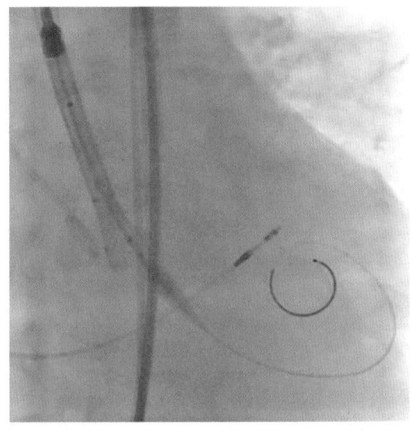
图1-6-21 瓣膜释放下滑半回收再调整

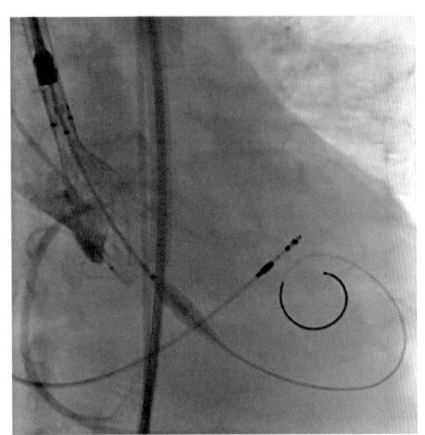
图1-6-22 确认深度

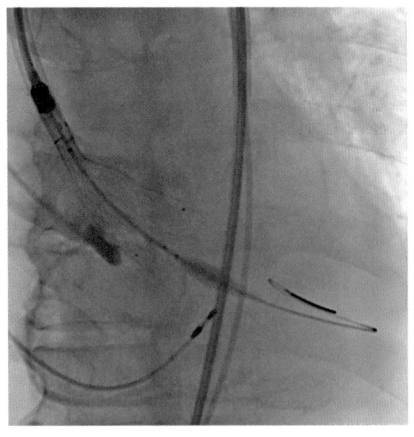
图1-6-23 多体位确认深度满意

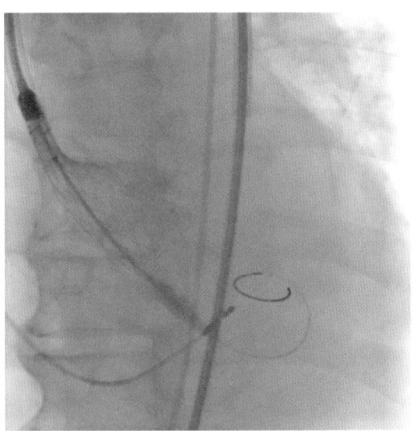
图1-6-24 瓣膜完全释放

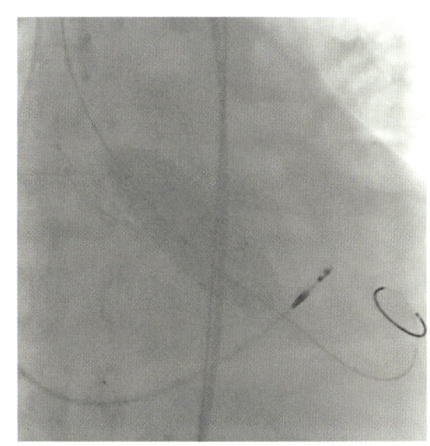
图1-6-25　18 mm球囊后扩

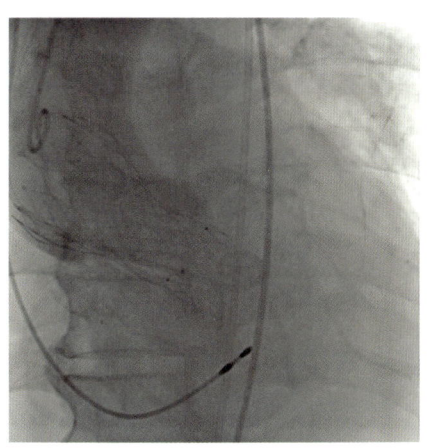
图1-6-26　复查造影

扫码看视频

术后

术后5天超声（图1-6-27）。

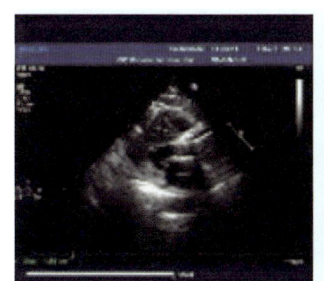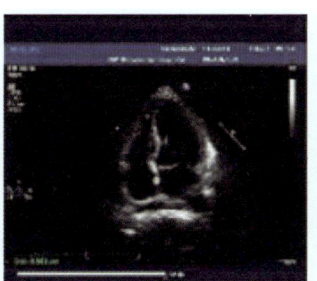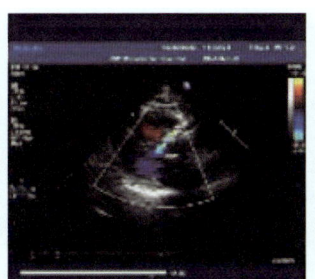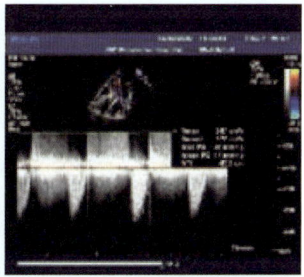

心腔及大血管(mm)	主动脉 34	左房 37	RVOT 前后径 22	左室舒张末 41	左室收缩末 28
升主动脉 41	右房上下径 45	右室上下径 55	主肺动脉 25	室间隔 15	左室后壁 14
瓣口血流度 (m/s)	二尖瓣 E 峰 0.57	主动脉瓣 2.47	肺动脉瓣 1.0	三尖瓣 E 峰 0.55	
	二尖瓣 A 峰 1.0	峰值压差 24 mmHg	峰值压差	三尖瓣 A 峰	左室射血分数 67%
	PHT	平均压差 17 mmHg	平均压差		
组织多普勒	S' (cm/s) 4	E' (cm/s) 3.2	A' (cm/s) 7.2	E/E' 18	

超声描述：
主动脉瓣位见人工瓣膜支架，支架工作区内径18 mm，位置固定，支架与主动脉前壁间见缝隙，宽4.3 mm，大动脉短轴12-2点可见瓣周反流信号；余瓣膜形态尚好；
左房扩大，左室壁明显增厚，室壁运动尚好；
心包腔见液性暗区：右房后壁8.8 mm，左室侧壁旁3 mm，右室游离壁4 mm；

图1-6-27　术后5天超声

CDFI：主动脉瓣反流，彩束面积3.8 cm²（源自右冠窦瓣周）；
三尖瓣反流，彩束面积1.4 cm²，估测肺动脉收缩压24 mmHg。

超声提示：
TAVR术后，人工瓣膜轻-中度瓣周反流
左室壁明显增厚，左室舒张功能减退
少量心包积液

图1-6-27　（续）

术后3月随访超声（图1-6-28）

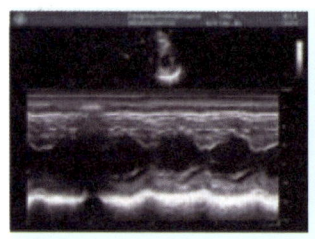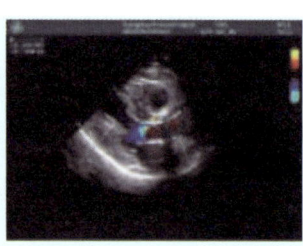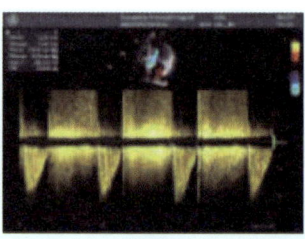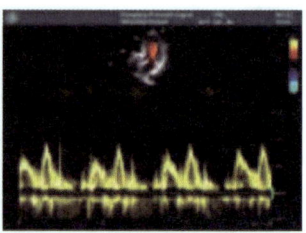

心腔及大血管 (mm)	主动脉 40	左房 35	RVOT 前后径 23	左室舒张末 45	左室收缩末 28
升主动脉 42	右房上下径 39	右室上下径 43	主肺动脉 21	室间隔 11	左室后壁 11
瓣口血流度 (m/s)	二尖瓣 E 峰 0.7	主动脉瓣 2.2	肺动脉瓣 0.87	三尖瓣 E 峰 0.5	
	二尖瓣 A 峰 0.9	峰值压差 20 mmHg	峰值压差	三尖瓣 A 峰	左室射血分数 63%
	PHT	平均压差 10 mmHg	平均压差		
组织多普勒	S'(cm/s) 7	E'(cm/s) 5	A'(cm/s) 10	E/E' 14	

超声描述：
主动脉瓣位见人工瓣膜支架，支架工作区内径18 mm，位置固定，支架与主动脉前壁间见缝隙，可见瓣周反流信号；余瓣膜形态尚好；
左房饱满，室壁运动尚好；
心包腔未见液性暗区；

CDFI：主动脉瓣反流，彩束面积2.9 cm²（源自右冠窦瓣周）；
三尖瓣反流，彩束面积2.1 cm²。

超声提示：
TAVR术后，人工瓣膜轻-中度瓣周反流
左室舒张功能减退
轻度二尖瓣反流
升主动脉扩张

图1-6-28　术后3个月随访超声

病例点评

这是一个Type0型的患者，重度钙化，且钙化不对称，不是左右不对称，而是前联合钙化重，后联合无钙化。方向上来说，这是左前右后的二叶瓣，所以后联合更低，前联合高，所以在定位释放的时候不能光从一个角度去对位，容易瓣膜跳窦。瓣环-流出道大概为24 mm，钙化很重，所以考虑首选26号瓣膜。预扩球囊的选择上，为了不破坏瓣上结构，使用最小的18 mm球囊，打开一条通路就好。术中操作基本和预判一样，第一次0位释放，瓣膜从后联合跳窦，重新标准位释放，稍微深了一点，但封住流出道。瓣膜腰征明显，选择大一号的20 mm球囊后扩张，结果有轻微瓣周漏，可以接受。

07 Type0 型大瓣环抓捕器辅助过弓

术前分析

患者，男，65岁，因"胸闷伴晕厥3个月余，再发胸痛半天"入院。

既往史：既往有"高血压病、糖尿病"病史4年，不规律服用"氨氯地平、阿卡波糖"，不规律监测血糖血压。心前区无隆起，心尖搏动范围正常，心前区未触及震颤和心包摩擦感，心脏相对浊音界向左下扩大，心率76次/分，心律齐，主动脉瓣听诊区、主动脉瓣第二听诊区可闻及收缩期喷射样3/6级杂音，无震颤，向颈部传导，二尖瓣听诊区可闻及收缩期吹风样1/6级杂音，三尖瓣区可闻及收缩期吹风样1/6级杂音。双下肢无水肿。

辅助检查：BNP：297.000 pg/mL 血常规+BG、生化36项、心肌标志物、D二聚体测定+凝血四项、甲功三项、大便常规+OB、术前八项未见明显异常。

入院诊断

  心脏瓣膜病。

  主动脉瓣重度狭窄伴有关闭不全；

  心功能I级（NYHA分级）。

  冠状动脉粥样硬化。

  高血压病2级（很高危）。

  2型糖尿病。

  STS评分：1.067%。

术前心电图（图1-7-1）。

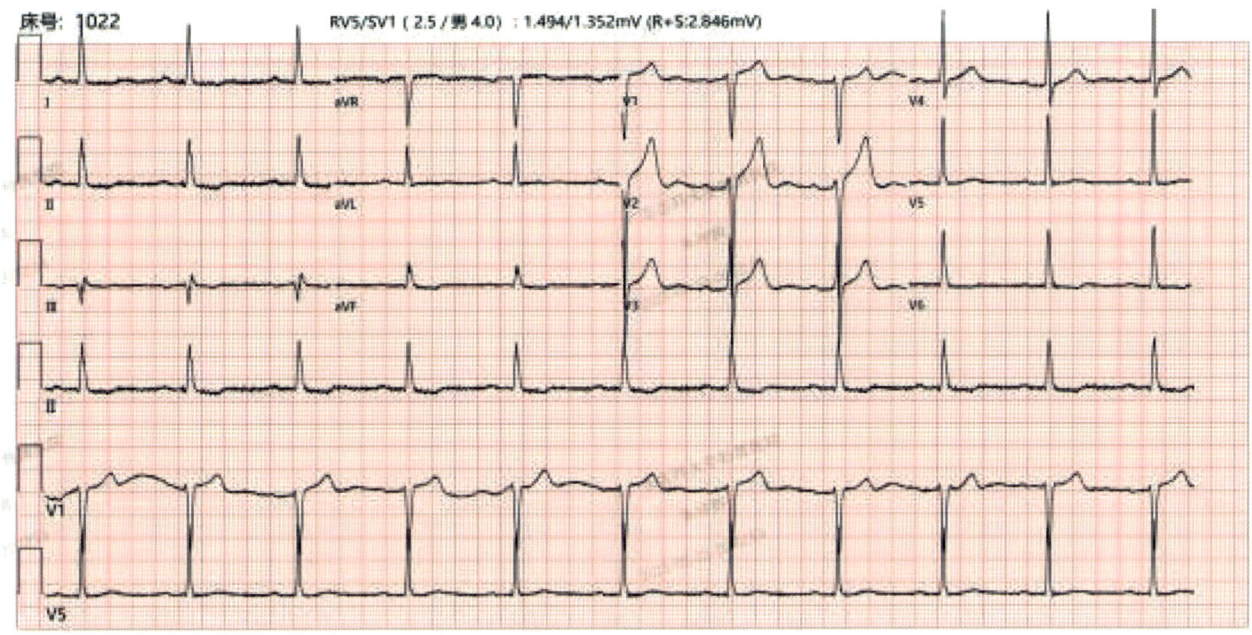

图1-7-1　术前心电图

术前超声（图1-7-2）

超声提示：AV：4.0 m/s，MPG：70 mmHg，AVA：0.30 cm^2，LVEF：56%。

主动脉瓣重度狭窄并轻度反流。

二尖瓣轻度反流。

三尖瓣轻度反流。

心腔及大血管(mm)	主动脉 25	左房 32	RVOT前后径 25	左室舒张末 54	左室收缩末 31
升主动脉 29	右房上下径 32	右室上下径 34	主肺动脉 21	室间隔 17	左室后壁 16
瓣口血流度(m/s)	二尖瓣E峰	主动脉瓣 4.01	肺动脉瓣 1.0	三尖瓣E峰	
	二尖瓣A峰	峰值压差 102 mmHg	峰值压差	三尖瓣A峰	左室射血分数 56%
	PHT	平均压差 70 mmHg	平均压差		
组织多普勒	S'(cm/s)	E'(cm/s)	A'(cm/s)	E/E'	

超声描述：
左室壁增厚，IVS 17 mm，LVPW 16 mm，主动脉瓣钙化并重度狭窄、少量反流。二尖瓣、三尖瓣少量反流。左室舒张功能减低，LVEF 56%。
主动脉瓣增厚、回声增强，可见多发强回声斑，呈二叶瓣式，瓣上最高流速约5.1 m/s，最大压差102 mmHg，平均流速4.0 m/s，平均压差70 mmHg，有效瓣口面积约0.30 cm^2，二尖瓣、肺动脉瓣、三尖瓣未见明显增厚及粘连。

图1-7-2　术前超声

超声提示：
主动脉瓣重度狭窄并轻度反流
二尖瓣轻度反流
三尖瓣轻度反流

图1-7-2 （续）

根部解剖

根据术前CT（图1-7-3至图1-7-15），该病例为Type0型二叶瓣，重度钙化，左侧窦底可见短钙化脊，瓣叶后交界缘疑似钙化粘连，双冠起自左侧窦，左冠高度约21.1 mm，右冠高度约20.3 mm，法式窦结构大，STJ高度约21 mm、直径约32.1 mm，升主动脉未见明显扩张，心脏角度约56°，左室大小可。根据解剖结构，选择22 mm球囊预扩，优选VenusA 29号瓣膜。

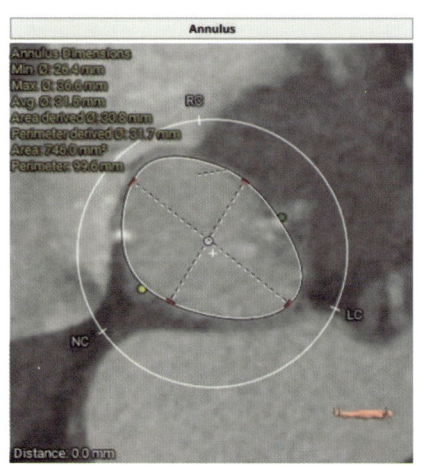

图1-7-3 瓣环平面

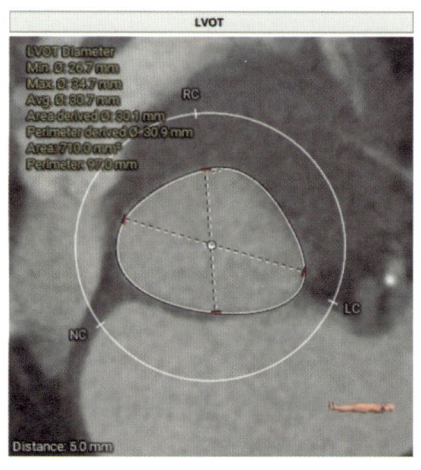

图1-7-4 流出道平面

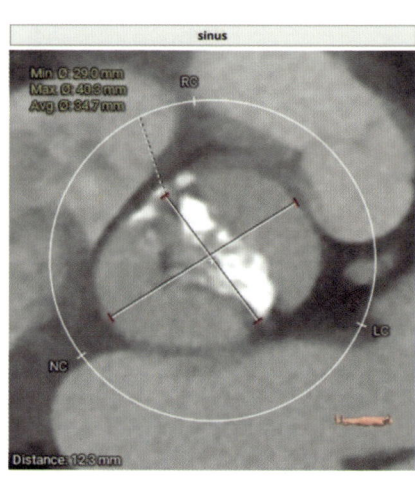

图1-7-5 中缝长度

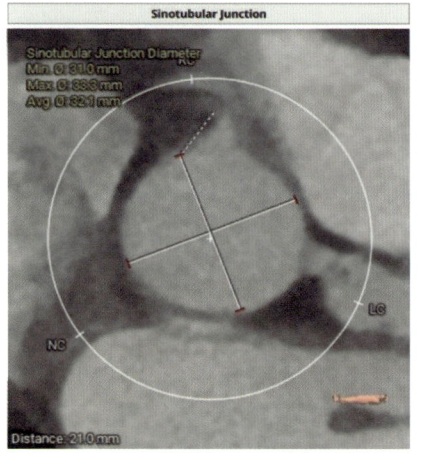

图1-7-6 窦管交界平面

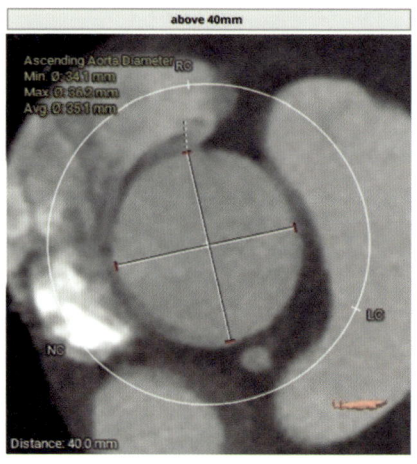

图1-7-7 瓣上40 mm升主平面

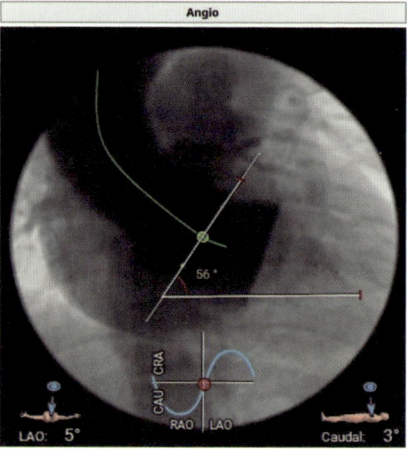

图1-7-8 心脏角度

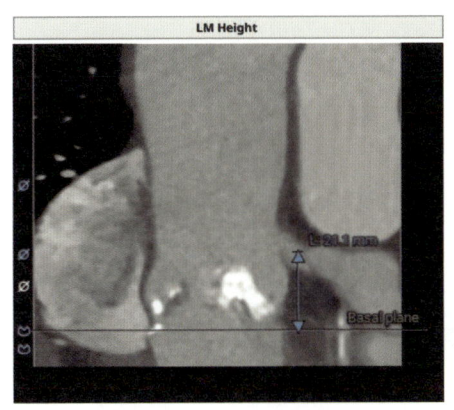
图1-7-9　左冠高度

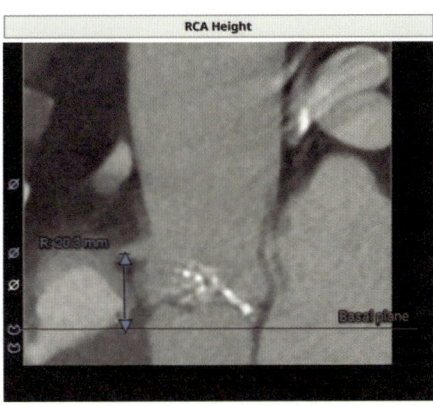
图1-7-10　右冠高度

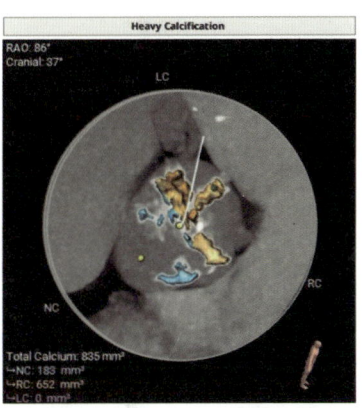
图1-7-11　钙化情况

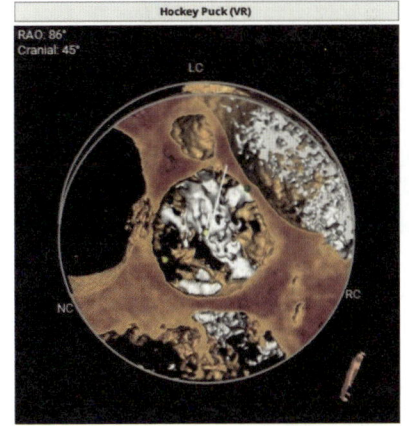
图1-7-12　腔中重建

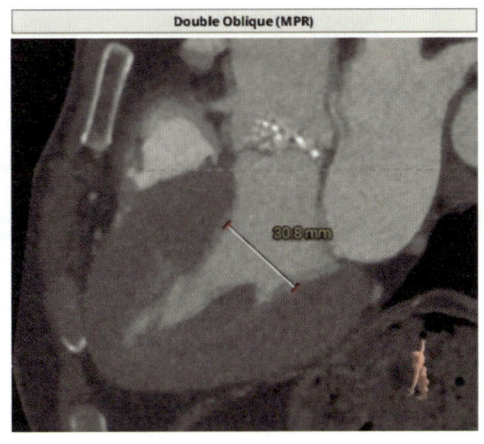
图1-7-13　左室大小

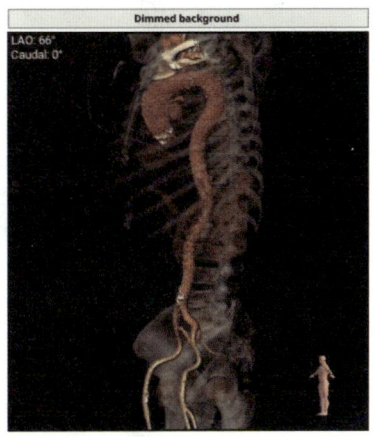
图1-7-14　全主动脉形态

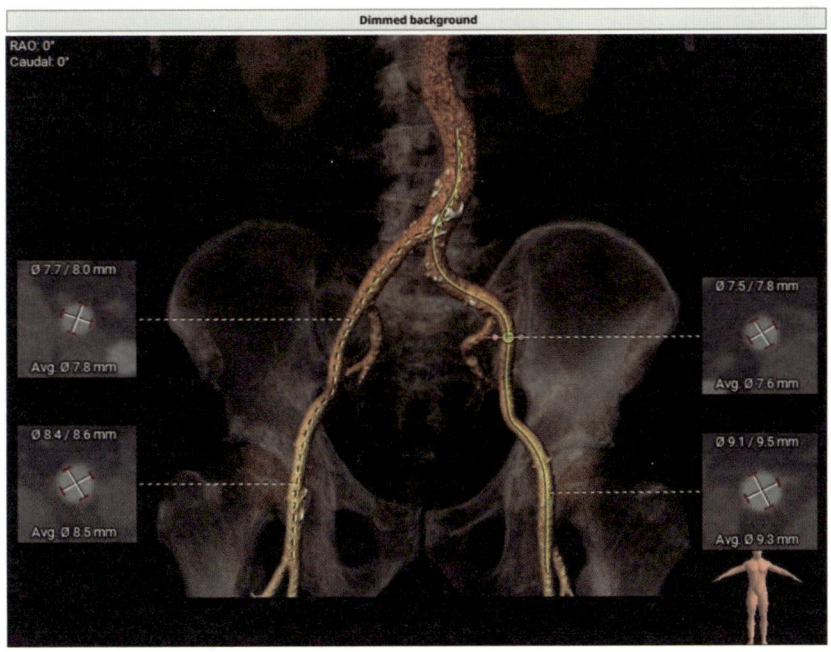
图1-7-15　入路情况

（该图片来源于荷兰 Pie medica imaging 公司的3mensio术前评估软件）

手术过程

手术过程（图1-7-16至图1-7-30）。

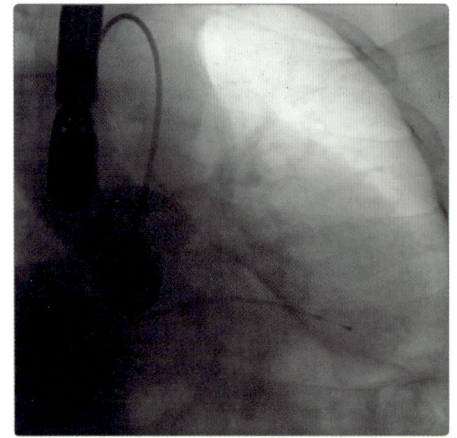
图1-7-16　根部造影

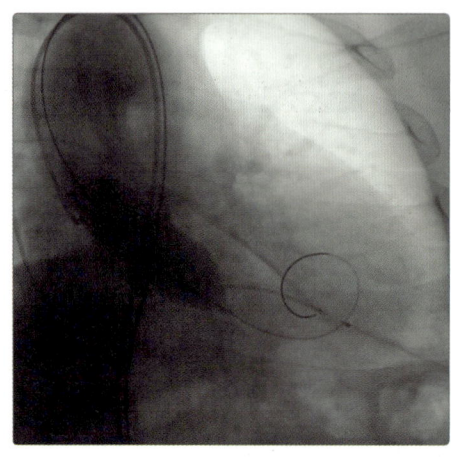
图1-7-17　22 mm球囊预扩

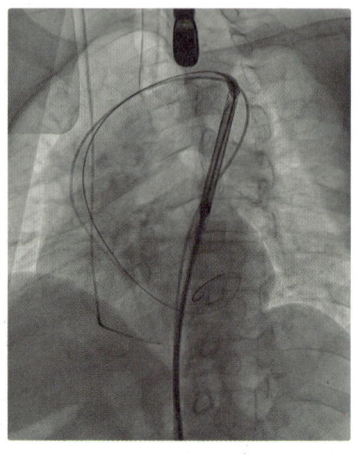
图1-7-18　VenusA 29号瓣膜无法过弓

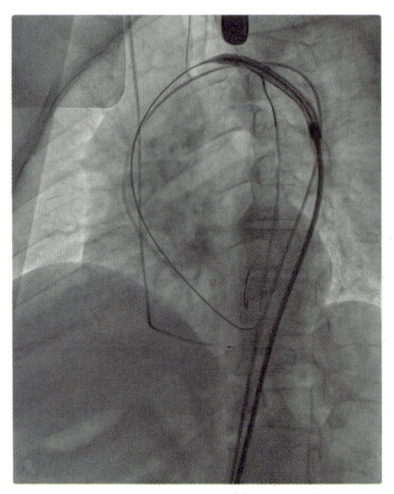
图1-7-19　抓捕器辅助过弓

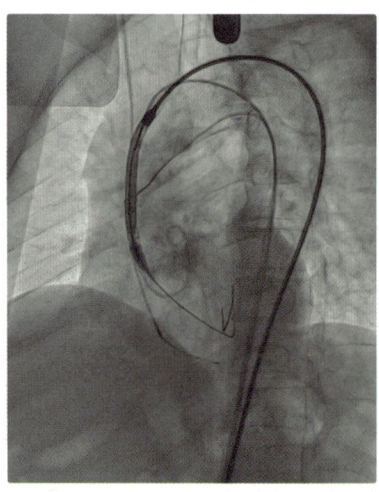
图1-7-20　抓捕器辅助跨瓣

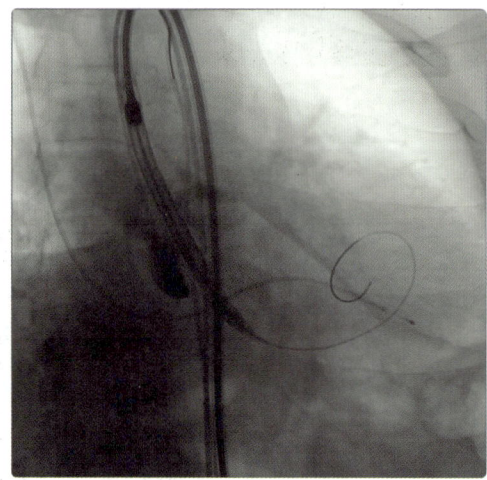
图1-7-21　瓣膜定位

第一章 解剖挑战病例

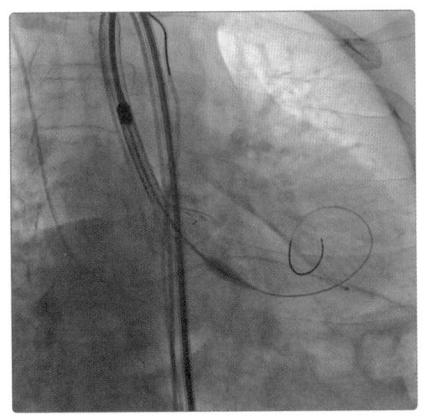

图1-7-22 瓣膜释放

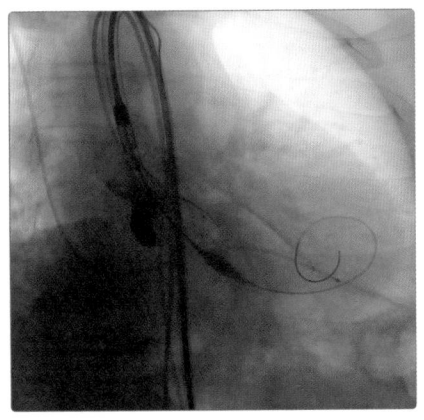

图1-7-23 造影确认深度过深

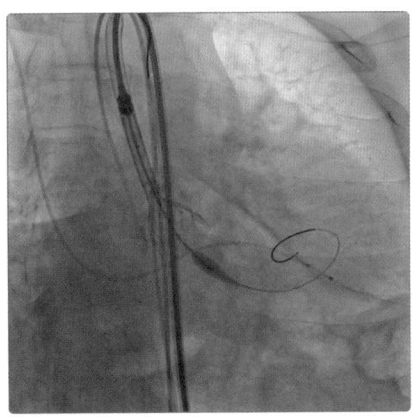

图1-7-24 回收瓣膜后再释放

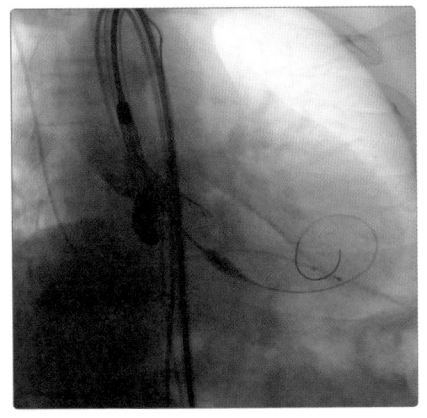

图1-7-25 造影确认深度依旧过深

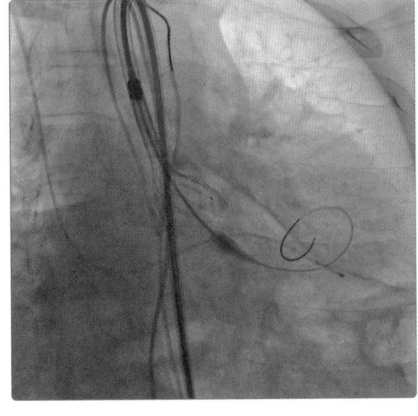

图1-7-26 再次回收瓣膜再释放

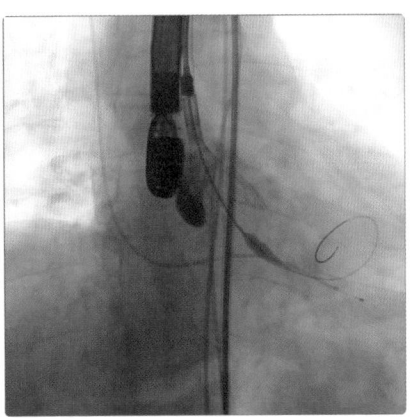

图1-7-27 造影确认深度

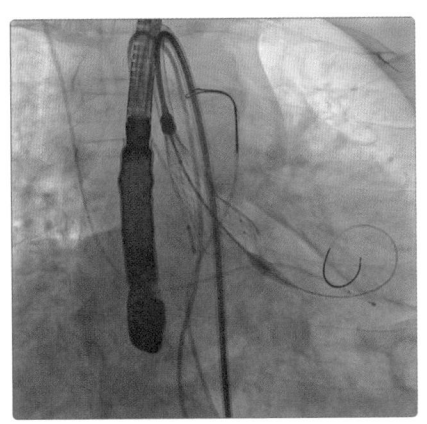

图1-7-28 瓣膜完全释放

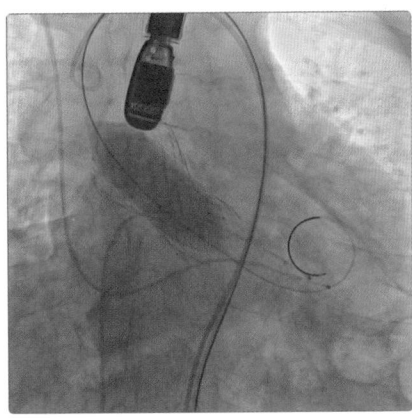

图1-7-29 22 mm球囊后扩

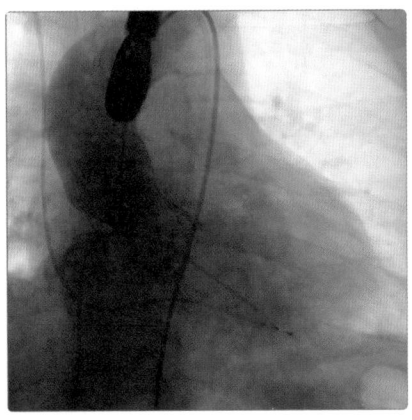

图1-7-30 复查根部造影

扫码看视频

术后

术后超声随访（图1-7-31）

　　超声诊断：

　　TAVR术后，可见少量瓣周漏。

　　二尖瓣、三尖瓣少量反流。

　　左室舒张功能减低。

　　左室壁增厚。

超声描述：
（床旁超声检查）
心脏各房室内径正常，心房正位。心室右袢，房室连接关系一致。
左室壁增厚，收缩期室壁增厚率正常，室壁运动协调。
主动脉、肺动脉内径正常，与左心室、右心室连接关系正常。CDFI：大动脉水平未见分流。
房间隔、室间隔回声连续。CDFI：房室水平未见分流。
二尖瓣、肺动脉瓣、三尖瓣未见明显增厚及粘连。
TAVR术后：CDFI：可见少量瓣周漏，瓣上血流流速正常。
CDFI：可见TR、PR、MR之花色血流信号。CW：可见TR、PR、MR之湍流血流频谱；PW/TDI：二尖瓣：E峰＜A峰。
未见心包积液。

超声提示：
床边仪器及患者体位条件限值，建议患者条件允许后进一步检查
主动脉瓣生物瓣置换术后，功能良好；
主动脉瓣瓣少量瓣周漏，二尖瓣、三尖瓣少量反流；

图1-7-31　术后超声

病例点评

　　这是一个挑战的二叶瓣病例，瓣环流出道都很大，瓣上结构小，钙化不对称，集中在小弯侧，横位心，唯一比较理想的是二叶瓣方向比较友好，投照角度在右足位。术前没想到瓣膜过弓有困难，选择抓捕器辅助，这里有一个细节，就是一开始抓捕器在瓣膜的大弯侧，无法起效，通过旋转系统把抓捕器调整到小弯侧顺利过弓。当瓣膜过弓有难度时候一定要想办法小心操作，不可以蛮干，否则容易出现主动脉夹层，非常危险。可选择的方法除了抓捕器，还可以考虑双导丝技术协助过瓣。

08 球囊预扩张堵塞冠脉

术前分析

患者，女，72岁，因"反复心悸1个月"收治，1个月前无明显诱因出现心悸，持续数小时，心电图示窦性心律，V4-V6导联ST段压低，心脏超声示重度主动脉瓣狭窄。

术前超声（图1-8-1）

AV：5.4 m/s，MPG：69 mmHg，AVA：0.57 cm^2，LVEF：62%。

主动脉瓣重度狭窄并轻度反流。

二尖瓣中度反流。

三尖瓣轻度反流。

轻度肺高压。

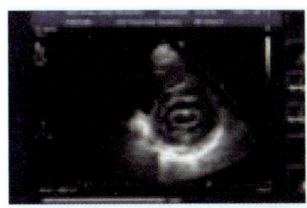 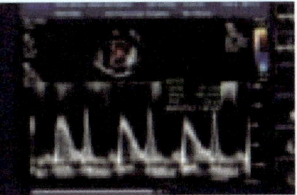 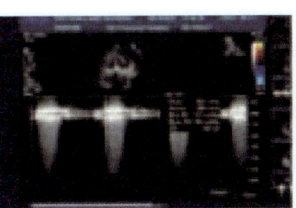 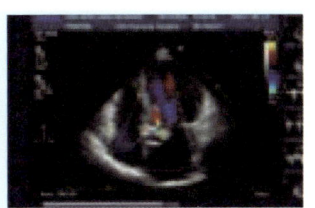

心腔及大血管 (mm)	主动脉 25	左房 39	RVOT 前后径 26	左室舒张末 42	左室收缩末 23
升主动脉 34	右房上下径 43	右室上下径 54	主肺动脉 24	室间隔 12	左室后壁 11
瓣口血流度 (m/s)	二尖瓣 E 峰 1.0	主动脉瓣 5.4	肺动脉瓣 0.8	三尖瓣 E 峰 0.4	
	二尖瓣 A 峰 1.2	峰值压差 117 mmHg	峰值压差	三尖瓣 A 峰	左室射血分数 62%
	PHT	平均压差 69 mmHg	平均压差		
组织多普勒	S' (cm/s) 6	E' (cm/s) 4	A' (cm/s) 6	E/E' 25	

超声描述：
检查时心率不齐；

图1-8-1 术前超声

左房增大，心尖四腔心左房大小56×50 mm；室间隔稍增厚，左室壁运动正常；

主动脉瓣似为三叶瓣，回声增强，见钙化，开放受限，关闭欠佳，主动脉瓣环内径20.3 mm，连续方程侧 AVA 0.57 cm²，主动脉弓内径26 mm，降主动脉内径20 mm，降主动脉流速0.6 m/s；

二尖瓣瓣叶增厚，回声增强，瓣下结构增粗，前后联合部未见钙化，开放受限，M型示瓣叶呈城墙样改变，2DE测MVA 1.88 cm²，PHT测MVA 1.93 cm²。

三尖瓣开放尚可，关闭欠佳；房室间隔完整，未见PDA征；心包腔未见液性暗区；

CDFI：二尖瓣反流，彩束面积4.5 cm²；
　　　主动脉瓣反流，彩束面积1.6 cm²；
　　　三尖瓣反流，彩束面积3.4 cm²，估测肺动脉收缩压36 mmHg。

超声提示：
主动脉瓣重度狭窄并轻度反流
中度二尖瓣反流
轻度三尖瓣反流
轻度肺高压

图1-8-1　（续）

根部解剖

根据术前CT（图1-8-2至图1-8-17），该病例为Type1型二叶瓣，右无融合伴钙化，瓣叶增厚，中度钙化，钙化类单边分布，主要分布在左冠窦，左冠开口高度约10.5 mm，右冠开口高度约13.6 mm，瓣叶上缘达冠脉开口层面，术中左冠切线位进一步观察冠脉情况，必要时行冠脉保护，法式窦结构尚可，STJ高度约17.4 mm、直径约26.2 mm，升主动脉未见明显扩张，心脏角度约56°，心肌增厚。拟以右股动脉作为主入路，选用18 mm球囊进行预扩，同时观察左冠，必要时冠脉保护，优选L23号VenusA-Valve瓣膜。

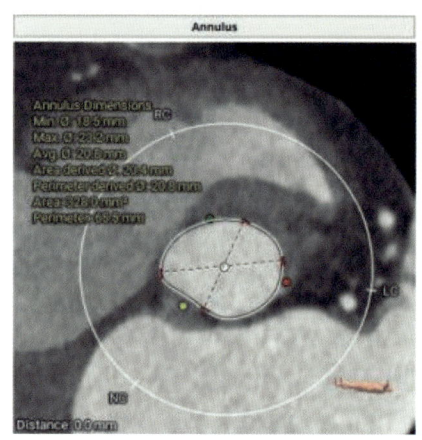
图1-8-2　瓣环平面

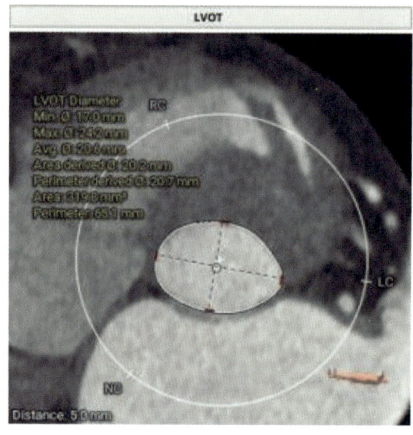
图1-8-3　流出道平面

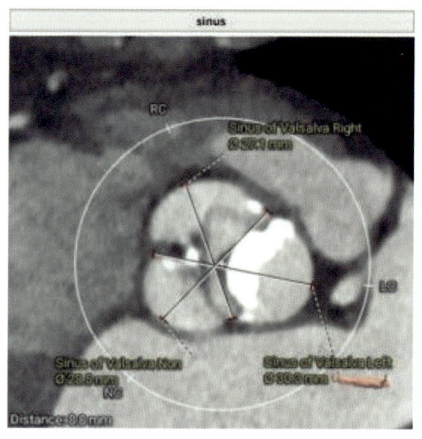
图1-8-4　瓦氏窦平面

第一章 解剖挑战病例

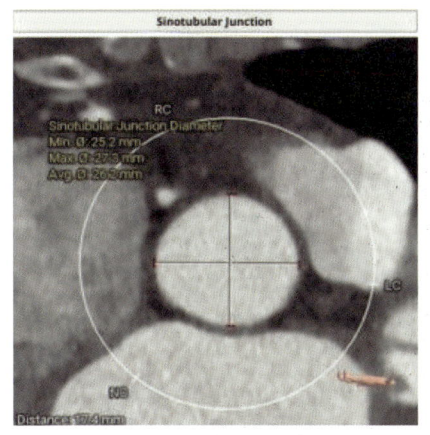

图1-8-5 窦管交界平面

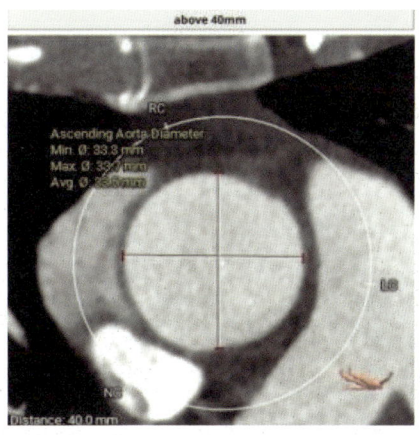

图1-8-6 瓣上40 mm升主平面

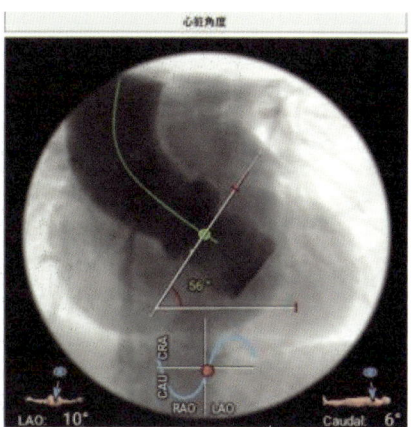

图1-8-7 横位心角度

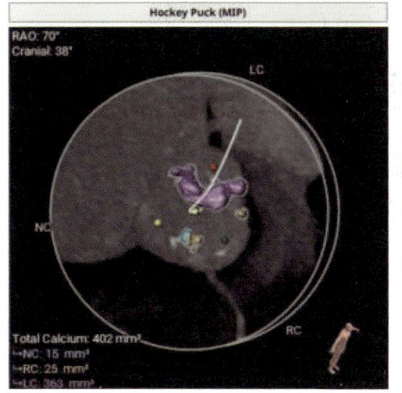

图1-8-8 钙化情况

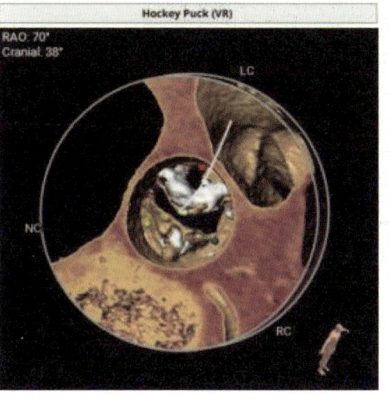

图1-8-9 钙化分布

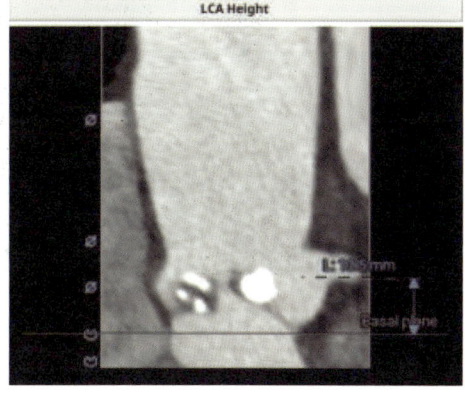

图1-8-10 左冠高度

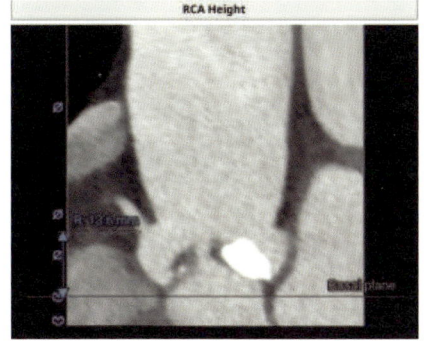

图1-8-11 右冠高度

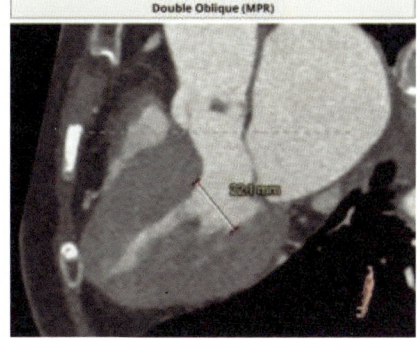

图1-8-12 左室大小

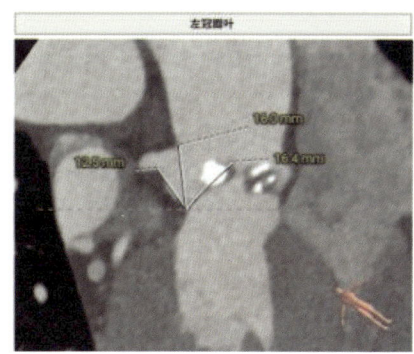

图1-8-13 左冠瓣叶

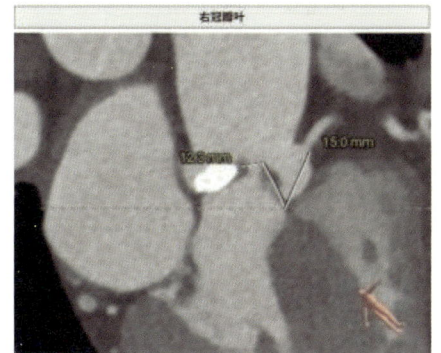

图1-8-14 右冠瓣叶

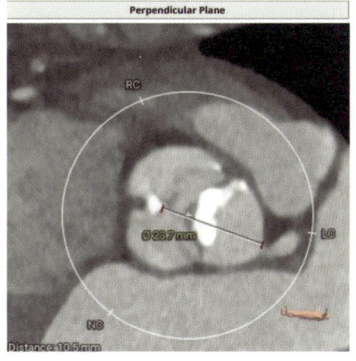

图1-8-15 左冠到对侧嵴

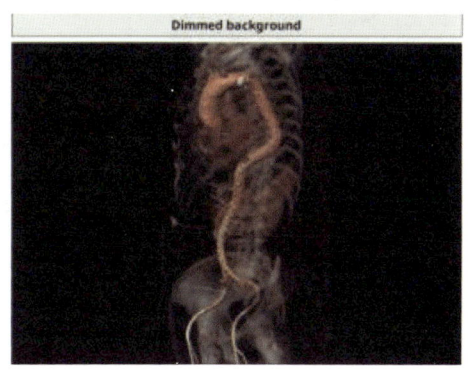

图1-8-16 全主动脉形态

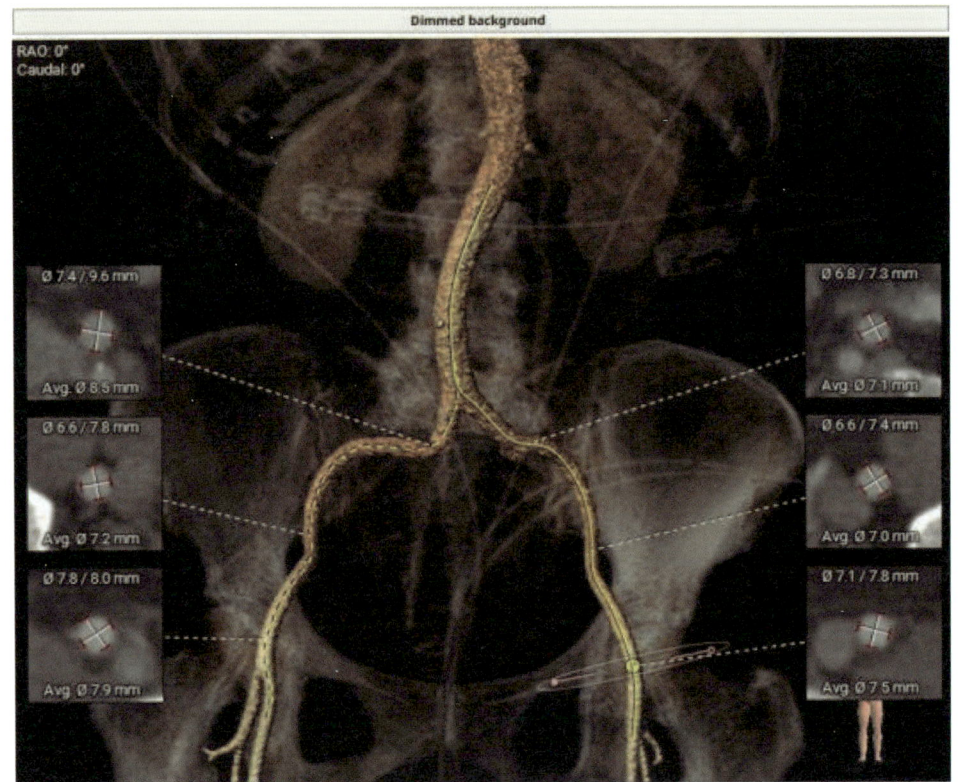

图1-8-17 入路情况

（该图片来源于荷兰 Pie medica imaging 公司的3mensio术前评估软件）

手术过程

手术过程（图1-8-18至图1-8-38）。

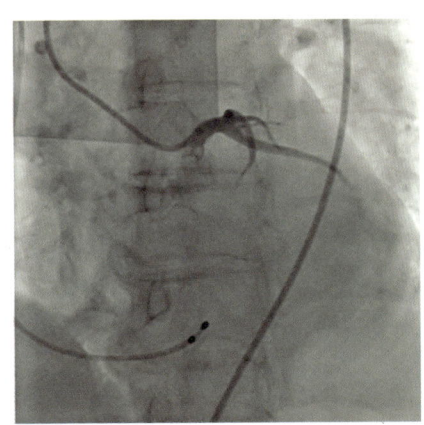 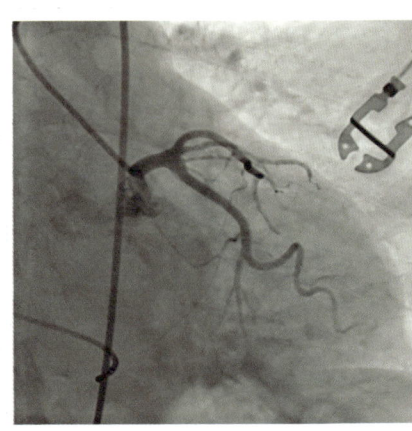 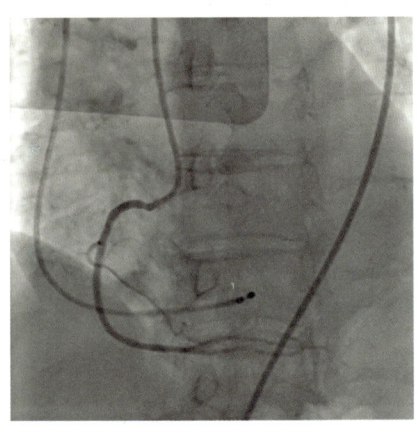

图1-8-18 冠脉造影　　　　图1-8-19 冠脉造影　　　　图1-8-20 冠脉造影

第一章 解剖挑战病例

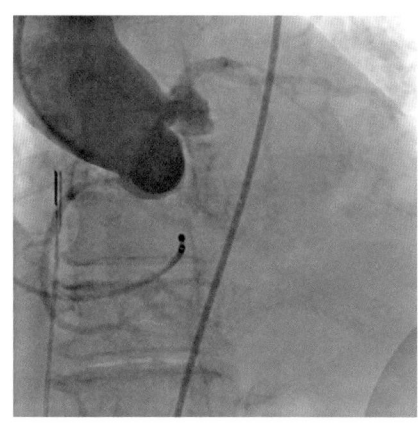

图1-8-21 根部造影（左冠切线位）

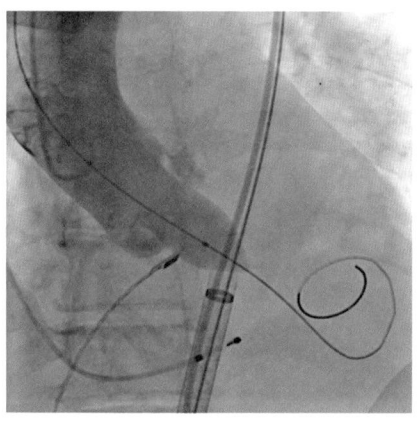

图1-8-22 18 mm球囊预扩可见左冠瓣叶毁形

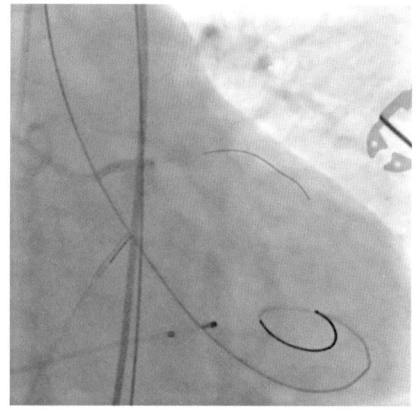

图1-8-23 瓣叶毁形遮挡冠脉口主动脉大量反流并对冠脉保护造成困难

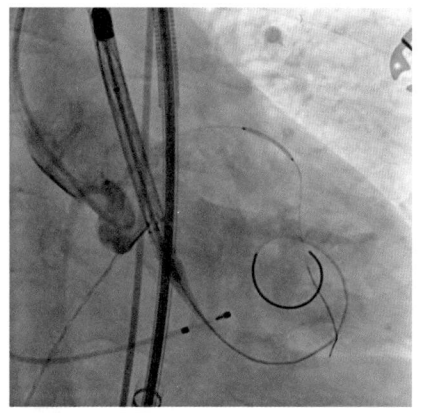

图1-8-24 VenusA 23号瓣膜定位可见大量反流

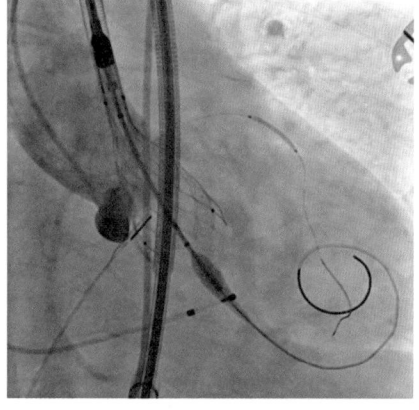

图1-8-25 造影确认植入深度过深

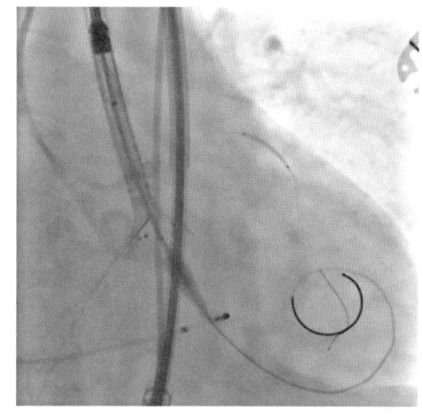

图1-8-26 回收后高位再释放

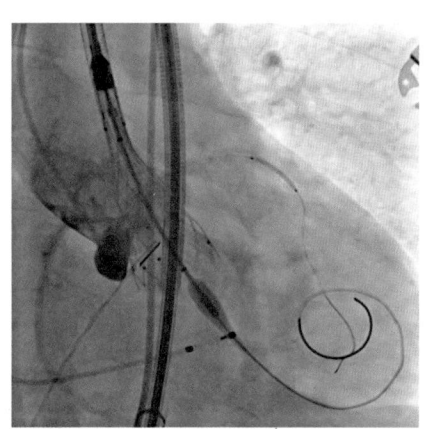

图1-8-27 确认深度依旧过深

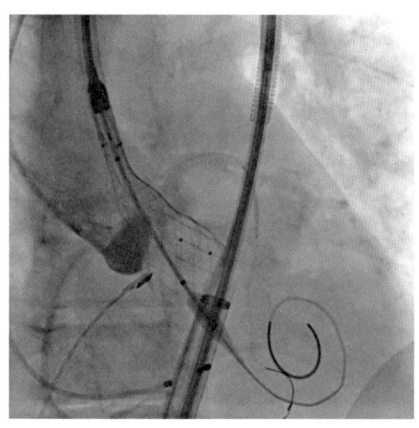

图1-8-28 多体位确认

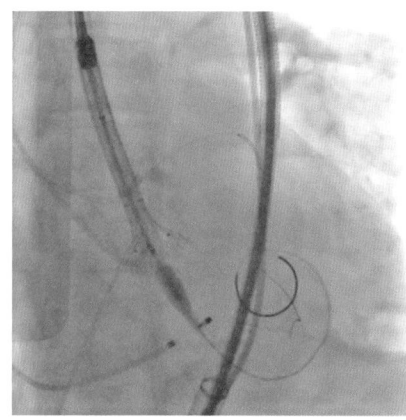

图1-8-29 再次回收高位再释放

· 055 ·

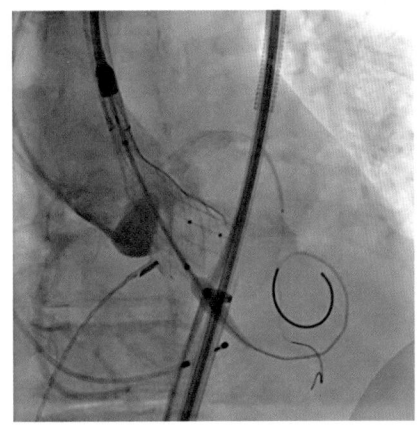 图1-8-30 深度依旧过深考虑左冠瓣叶毁形小弯侧失去锚定
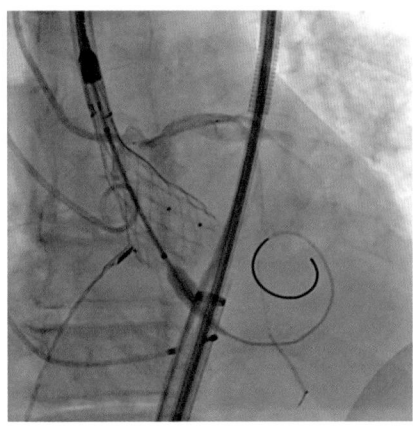 图1-8-31 回撤冠脉支架定位
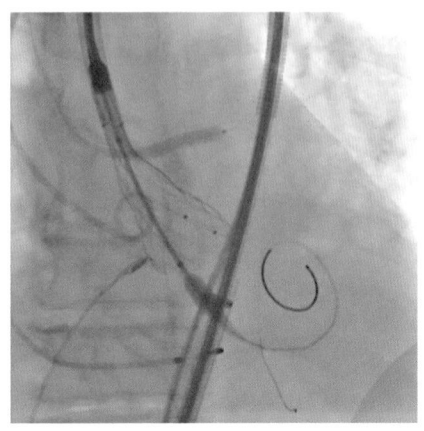 图1-8-32 烟囱支架释放

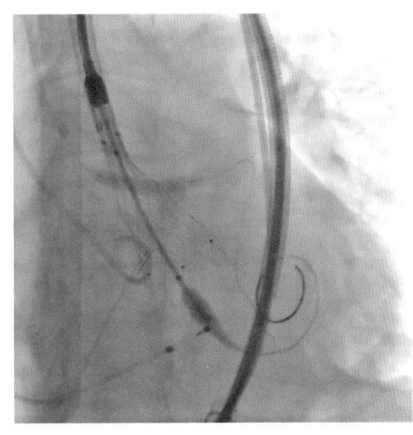 图1-8-33 回撤支架球囊再扩张
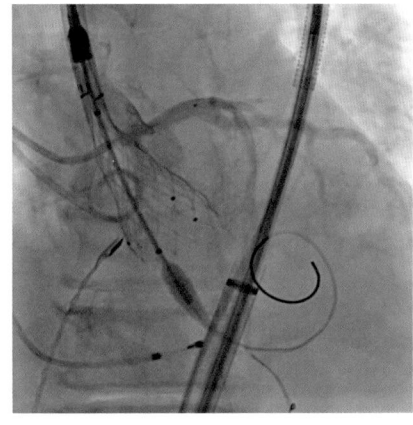 图1-8-34 复查冠脉支架情况
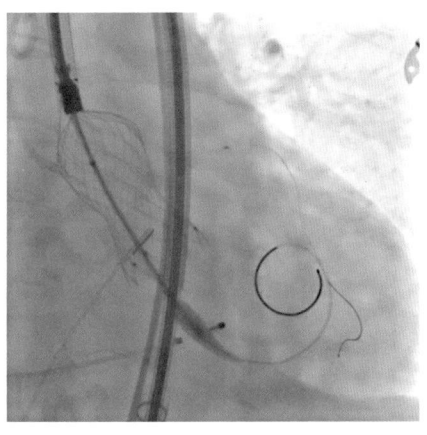 图1-8-35 交换高压球囊后释放瓣膜

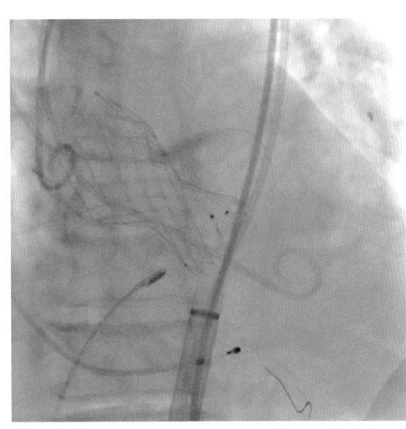 图1-8-36 回撤高压球囊扩张烟囱支架
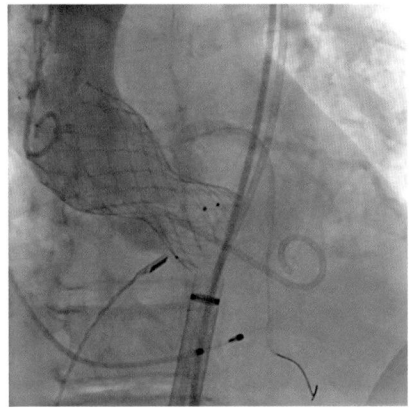 图1-8-37 复查造影
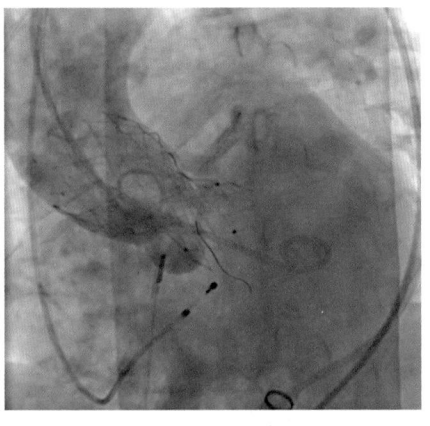 图7-8-38 多体位复查造影

扫码看视频

术后

术后1个月超声随访（图1-8-39）。

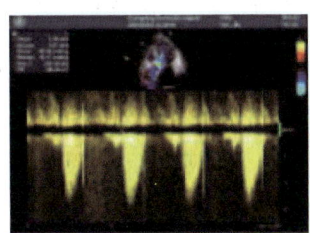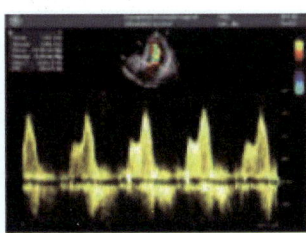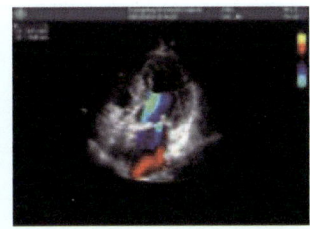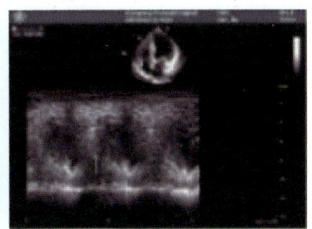

心腔及大血管 (mm)	主动脉 25	左房 36	RVOT 前后径 23	左室舒张末 38	左室收缩末 21
升主动脉 25	右房上下径 35	右室上下径 40	主肺动脉 19	室间隔 9	左室后壁 9
瓣口血流度 (m/s)	二尖瓣 E 峰 0.93	主动脉瓣 2.7	肺动脉瓣 1.0	三尖瓣 E 峰 0.5	
	二尖瓣 A 峰 1.5	峰值压差 30 mmHg	峰值压差	三尖瓣 A 峰	左室射血分数 70%
	PHT	平均压差 15 mmHg	平均压差		
组织多普勒	S' (cm/s) 6	E' (cm/s) 5	A' (cm/s) 7	E/E' 19	

超声描述：
主动脉瓣位见人工生物瓣，瓣膜活动正常，瓣周未见异常回声；
二尖瓣瓣叶增厚，回声增强，瓣下结构增粗，前后联合部未见钙化，开放稍受限，2DE测MVA 显示欠佳，瓣口流速增快，平均跨瓣压差4 mmHg；三尖瓣开放尚可，关闭欠佳；
左房稍增大，室壁运动正常；
房室间隔完整，未见PDA征；心包腔未见液性暗区；

CDFI：二尖瓣反流，彩束面积1.4 cm²；
　　　三尖瓣反流，彩束面积1.6 cm²，估测肺动脉收缩压30 mmHg。

超声提示：
结构性心脏病
人工生物主动脉瓣功能好
轻度二尖瓣狭窄伴轻度反流
轻度三尖瓣反流

图1-8-39　术后1个月超声

术后2个月超声随访（图1-8-40）。

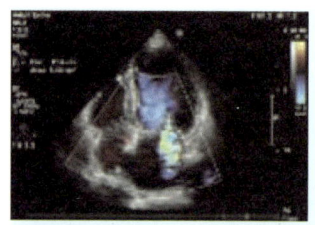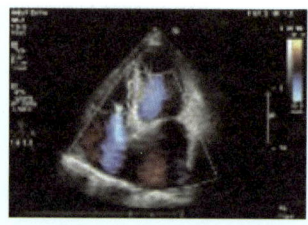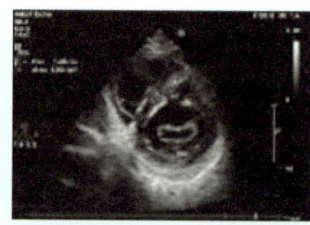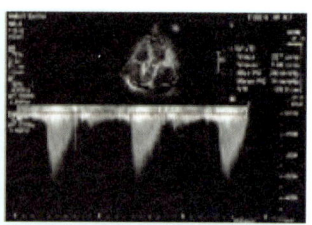

心腔及大血管 (mm)	主动脉 25	左房 40	RVOT 前后径 29	左室舒张末 47	左室收缩末 25
升主动脉 33	右房上下径 46	右室上下径 50	主肺动脉 23	室间隔 10	左室后壁 10
瓣口血流度 (m/s)	二尖瓣 E 峰 1.8	主动脉瓣 2.5	肺动脉瓣 0.8	三尖瓣 E 峰 0.6	
	二尖瓣 A 峰 1.5	峰值压差 26 mmHg	峰值压差	三尖瓣 A 峰	左室射血分数 65%
	PHT	平均压差 14 mmHg	平均压差		
组织多普勒	S'（cm/s） 6	E'（cm/s） 6	A'（cm/s） 5	E/E' 30	

超声描述：
主动脉瓣位支架人工生物瓣，瓣膜工作区内径20 mm，位置正常，瓣叶活动可，瓣周未见异常回声；
二尖瓣瓣叶增厚，回声增强，瓣下结构增粗，前后联合部未见钙化，开放受限，2DE测MVA 1.8 cm²，PHT测MVA 1.85 cm²，瓣口流速增快。三尖瓣开放尚可，关闭不拢；
左房增大，室壁运动正常；
房室间隔完整，未见PDA征；心包腔未见液性暗区；

CDFI：二尖瓣反流，彩束面积6.3 cm²；
三尖瓣反流，彩束面积5.1 cm²，估测肺动脉收缩压34 mmHg。

超声提示：
TAVR术后，主动脉瓣位支架人工生物瓣功能良好
中度二尖瓣狭窄并中度反流
中度三尖瓣反流

图1-8-40 术后2个月超声随访

病例点评

这是一个右无融合的Type1型二叶瓣，左冠瓣叶边缘钙化，总体结构小，冠脉堵塞风险很高，术前已经做好冠脉保护的准备。一般都是先球囊扩张，再根据扩张的结果选择合适的冠脉保护策略，这个患者术中出乎意料的一点就是，18 mm球囊预扩后，左冠瓣叶翻起来挡住左冠，然后瓣膜不复位了。这就造成两个结果，一是重度主动脉瓣反流，二是瓣叶挡住左冠开口，虽然不至于影响血流，但

是给挂指引带来困难。患者心脏收缩功能很好，在重度反流下不至于循环崩溃，术前也穿好桡动脉，马上指引到左冠附近，导丝漂进去左冠，然后把之前准备好的冠脉支架放到前降支备用，准备采用烟囱支架的术式，后续流程就按既往烟囱支架的方案走，手术过程平稳，患者顺利出院。所以对于这些冠脉堵塞高危的患者，有时候预扩张前就应该把指引导丝放到位，这样可能可以避免这种让人尴尬的情况。

09 Type0 型小结构右冠高风险病例

术前分析

患者，女，69岁。主诉：反复胸痛11天，复发加重4 h。现病史：患者11天前无明显诱因下出现胸痛，位于胸骨后中下段，范围约手般大小。呈发作性隐痛及辣痛不适，放射至左肩，持续10余分钟，可自行缓解。4 h前患者再次出现胸痛，程度较前加重，伴面色青白，伴心悸、气促，查心肌梗死三项，心肌肌钙蛋白3.02 ng/mL，肌红蛋白115.4 ng/mL，肌酸激酶同工酶24.0 ng/mL，结合心电图考虑胸痛查因；发病以来精神一般，食欲、睡眠正常，大、小便正常，体重无明显减轻。既往史：患者既往有晕厥病史，持续数分钟可自行缓解。

术前超声（图1-9-1）

AV：5.83 m/s，MPG：78 mmHg，LVEF：62%。

主动脉瓣重度狭窄并轻度反流。

二尖瓣轻度反流。

三尖瓣轻度反流。

轻度肺高压。

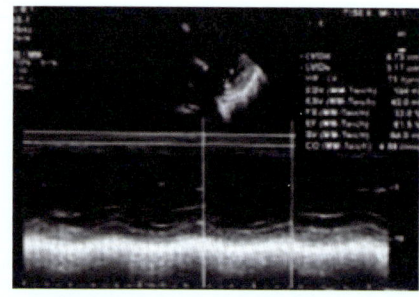 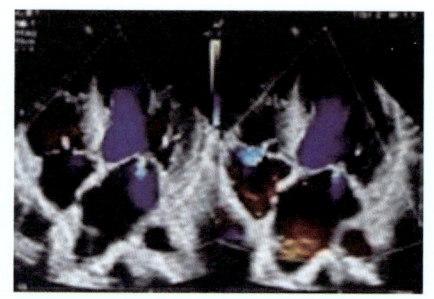

心腔及大血管 (mm)	主动脉 24	左房 30	RVOT 前后径 25	左室舒张末 47	左室收缩末 32
升主动脉	右房上下径 33	右室上下径 38	主肺动脉	室间隔	左室后壁
瓣口血流度 (m/s)	二尖瓣 E 峰	主动脉瓣 5.83	肺动脉瓣	三尖瓣 E 峰	

图1-9-1　术前超声

	二尖瓣 A 峰	峰值压差 136 mmHg	峰值压差	三尖瓣 A 峰	左室射血分数 62%
	PHT	平均压差 78 mmHg	平均压差		
组织多普勒	S'(cm/s) 3.3	E'(cm/s)	A'(cm/s)	E/E'	

超声描述：
主动脉不宽，M型显示主波波幅减低，重搏波存在，主动脉瓣瓣膜增厚，回声增强，CW测的主动脉瓣口流速5.83 m/s，MaxPG 136 mmHg，MeanPG 78 mmHg，CDFI可见轻度反流。

左房增大、左室不大，二尖瓣不厚，开放性好，M型显示呈双峰，前后叶异向，E/A<1，CDFI可见轻度反流。

室间隔、左室后壁增厚，呈异向运动，静息状态下左室各壁收缩运动有力。右房、右室不大，三尖瓣不厚，开放性好，CDFI可见轻度反流。肺动脉不宽，肺动脉总干显示清，CDFI未见明显反流。通过三漏预估肺动脉收缩压43 mmHg。

组织多普勒测定：DTI示S波峰值3.3 cm/s，E/A<1。

超声提示：
左房增大
主动脉瓣重度狭窄并轻度关闭不全
二尖瓣轻度关闭不全
三尖瓣轻度关闭不全肺呈轻度肺高压表现
左室顺应性减低

图1-9-1　（续）

根部解剖

根据术前CT（图1-9-2至图1-9-16），该病例为Type0 型二叶瓣，轻度钙化，钙化分布在无冠窦一侧，左右冠脉起自同窦，左冠开口高度12.4 mm，右冠开口高度10.3 mm，瓣叶上缘均达到冠脉开口层面，法式窦结构极小，法式窦平均径仅21.2 mm，瓣叶增厚，STJ高度18.4 mm，直径23 mm，心室增大，部分心尖部薄弱。综合评估，右冠闭塞风险极高，左冠也并非绝对安全。患者老年女性，外科会诊综合评估后，开胸风险高，患者家属无开胸手术意愿，身体状态虚弱，术前曾多次晕厥，体重仅35 kg，麻醉耐受力差。结合解剖结构，以右侧股动脉作为主入路，选用18 mm球囊预扩，预埋冠脉支架于RCA，拟用VenusA-L23号瓣膜。

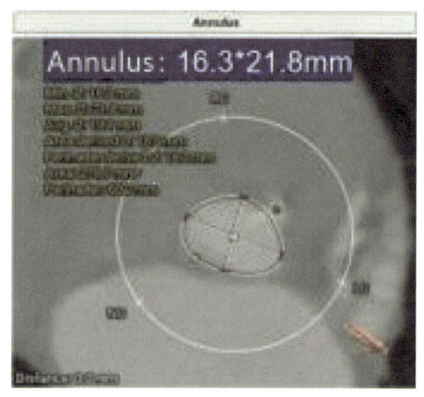
图1-9-2 瓣环平面

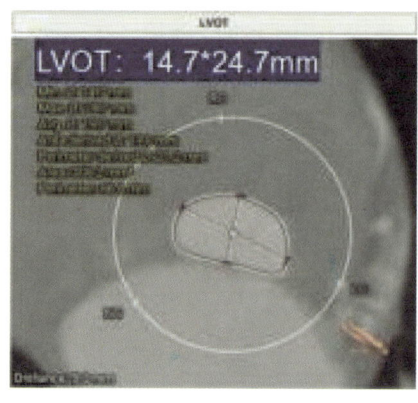
图1-9-3 流出道平面

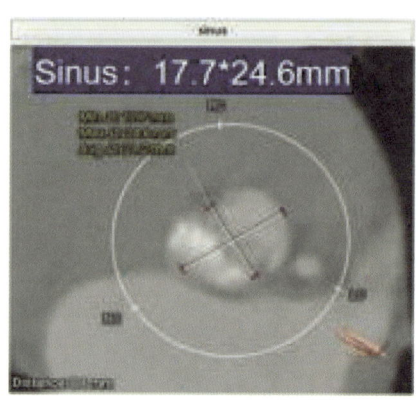
图1-9-4 瓦氏窦

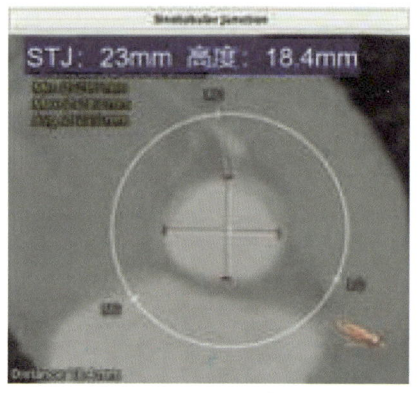
图1-9-5 窦管交界平面

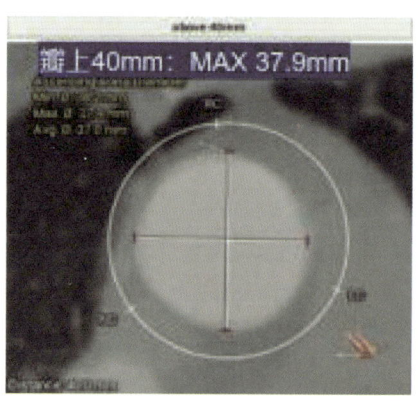
图1-9-6 瓣环上40 mm升主平面

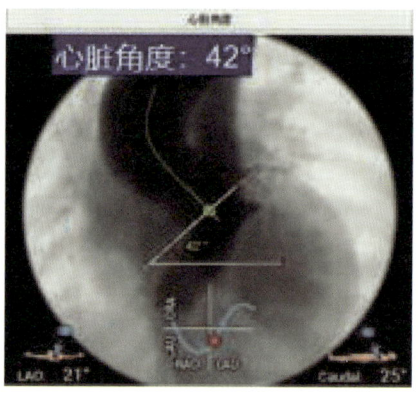
图1-9-7 横位心角度

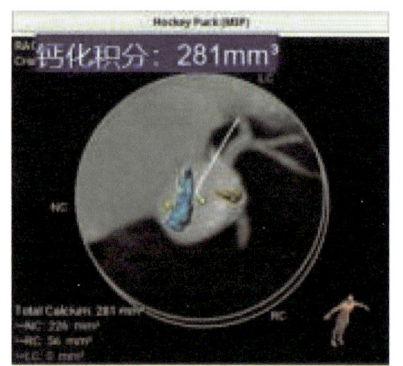
图1-9-8 钙化情况

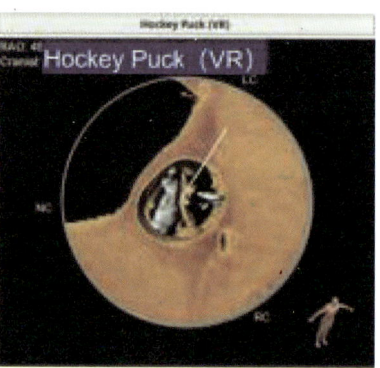
图1-9-9 钙化分布

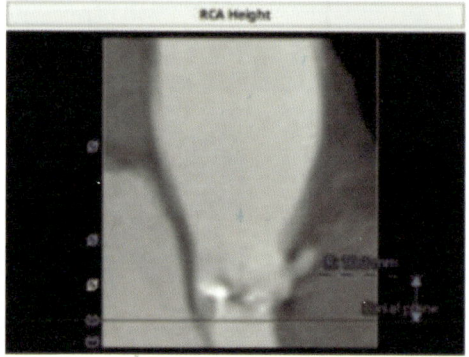
图1-9-10 右冠高度

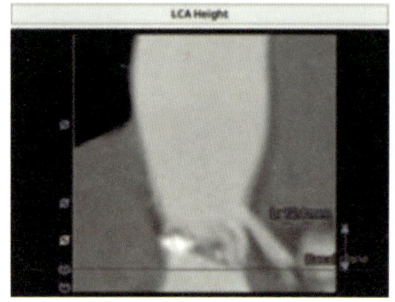
图1-9-11 左冠高度

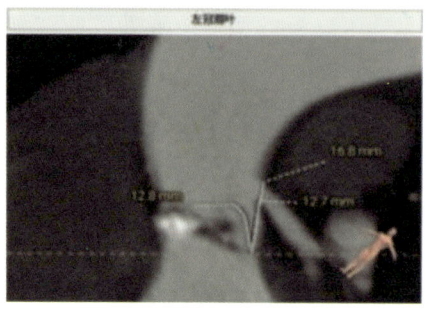
图1-9-12 左冠瓣叶长度

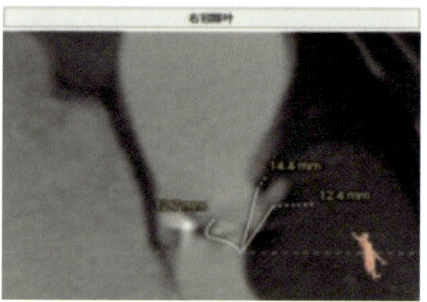
图1-9-13 右冠瓣叶长度

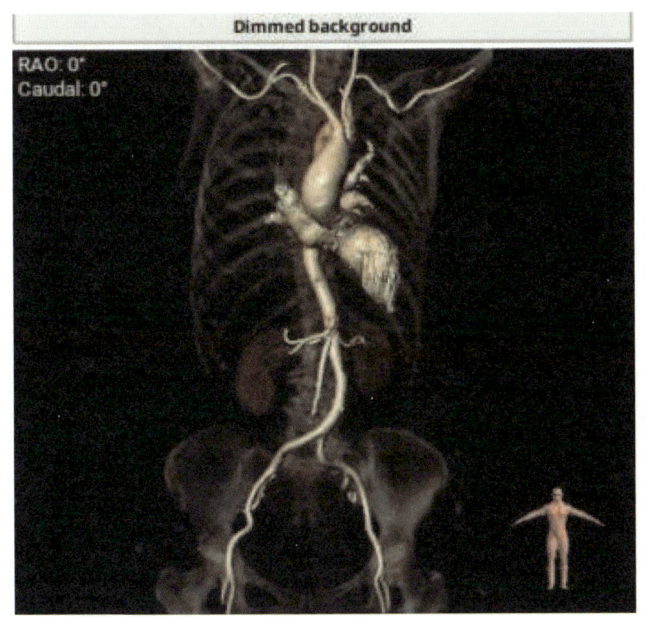
图1-9-14 全主动脉形态（正）

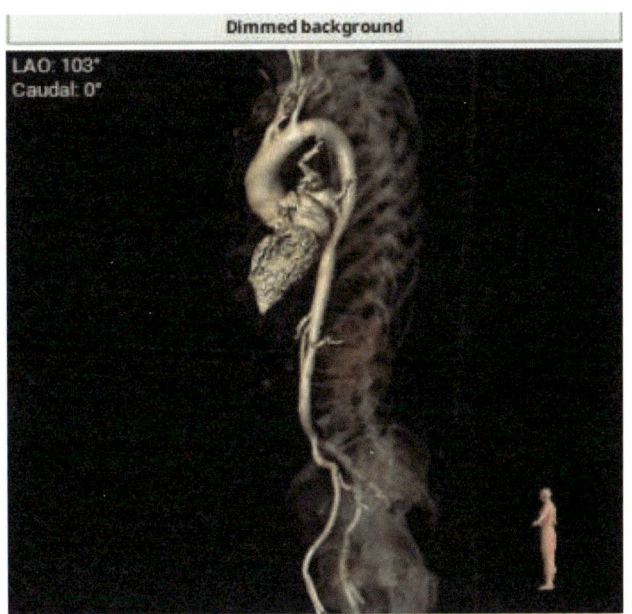
图1-9-15 全主动脉形态（侧）

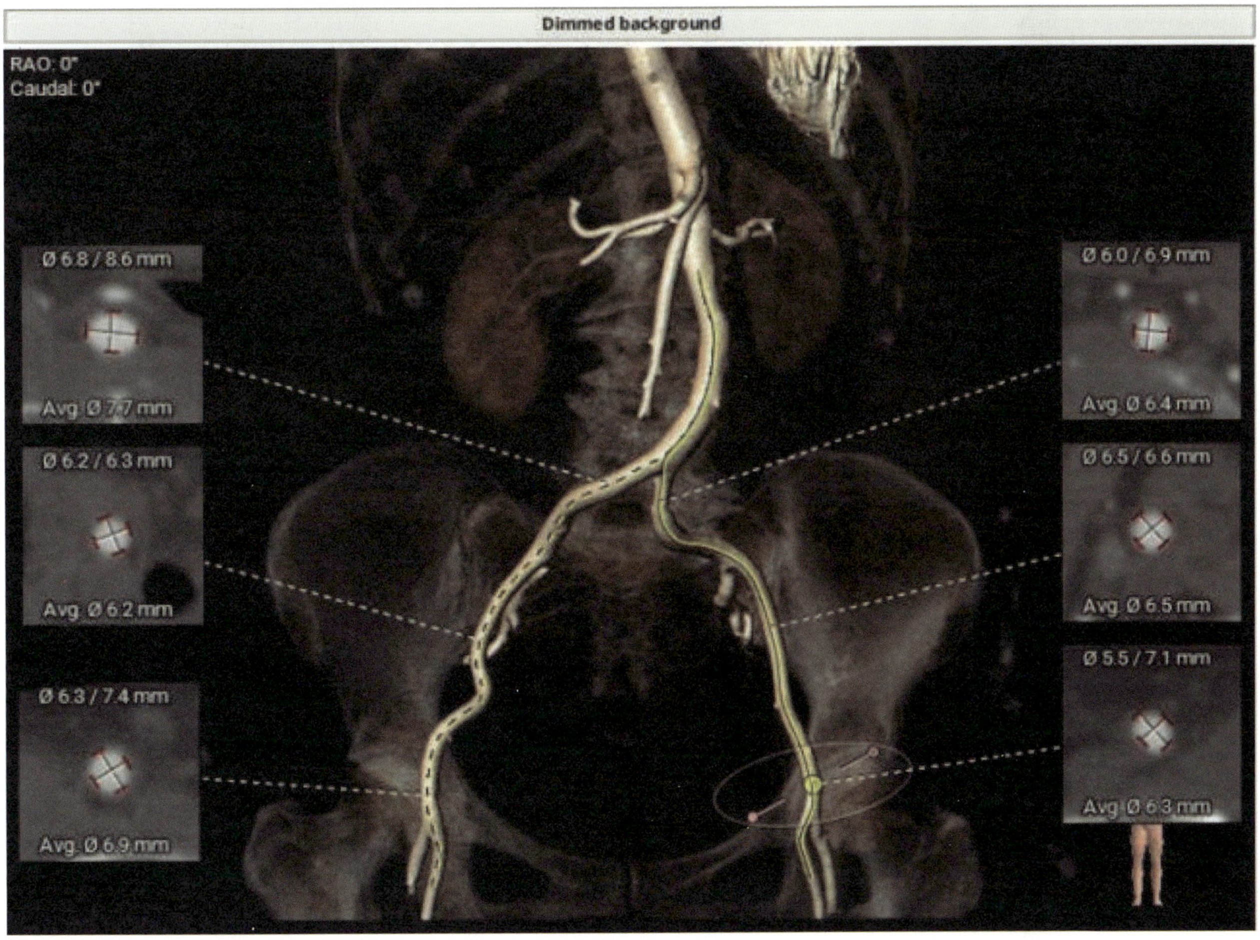

图1-9-16 入路情况

（该图片来源于荷兰Pie medica imaging公司的3mensio术前评估软件）

手术过程

手术过程（图1-9-17至图1-9-34）。

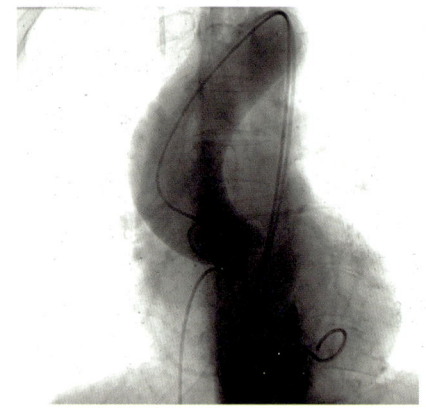

图1-9-17　根部造影（窦部太小猪尾导管无法进入无窦）

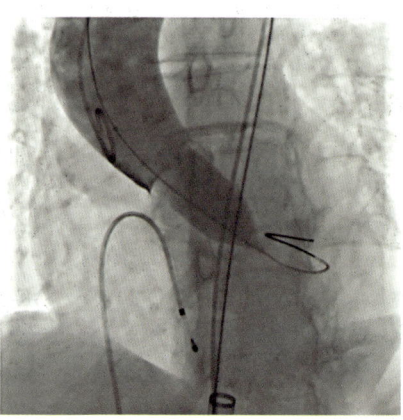

图1-9-18　18 mm球囊预扩右冠不显影

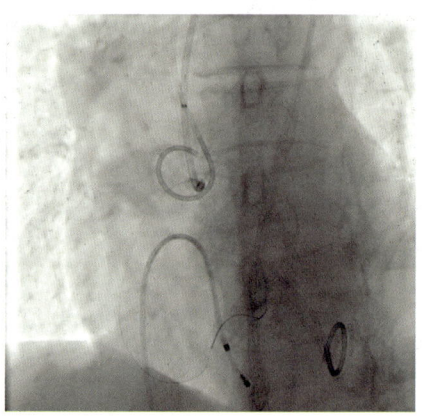

图1-9-19　经桡动脉置入延长导管行右冠保护

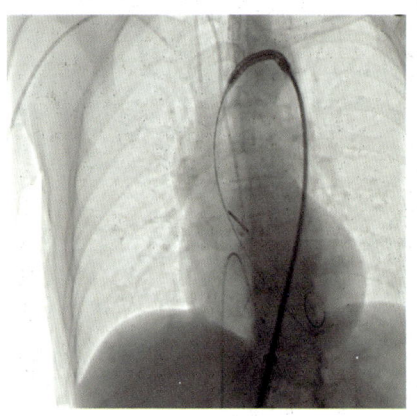

图1-9-20　VenusA 23号瓣膜过弓

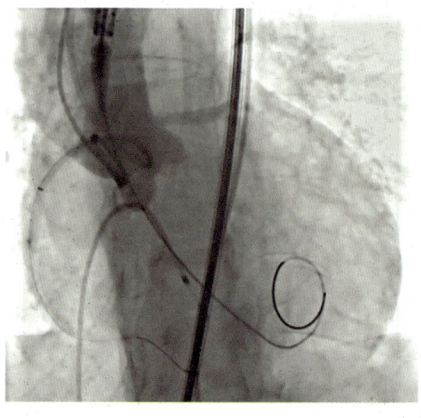

图1-6-21　瓣膜跨瓣前冒烟确认定位点

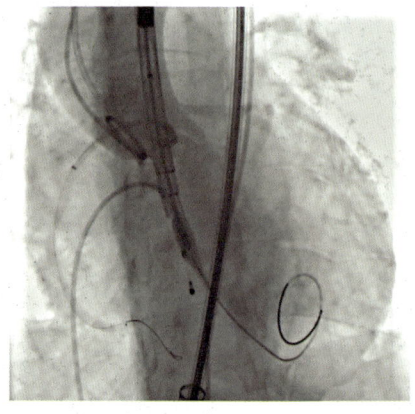

图1-9-22　无窦最低点显示不清瓣膜无法定位

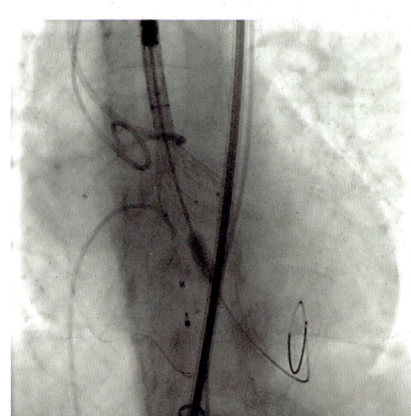

图1-9-23　瓣膜释放

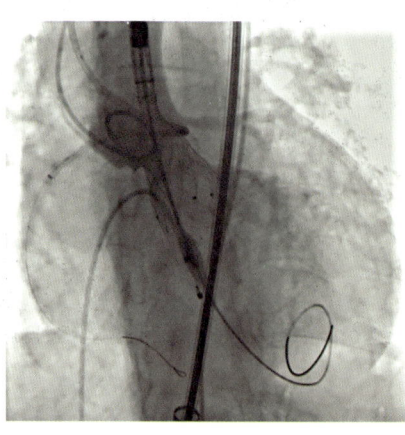

图1-9-24　造影确认深度过深

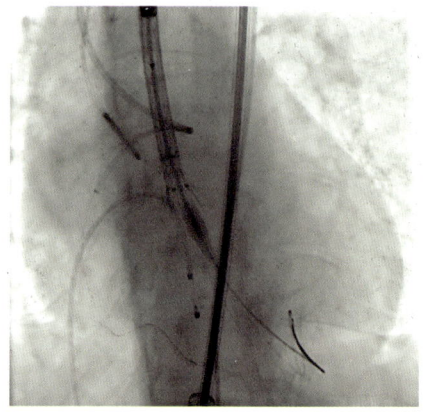

图1-9-25　瓣膜回收

第一章 解剖挑战病例

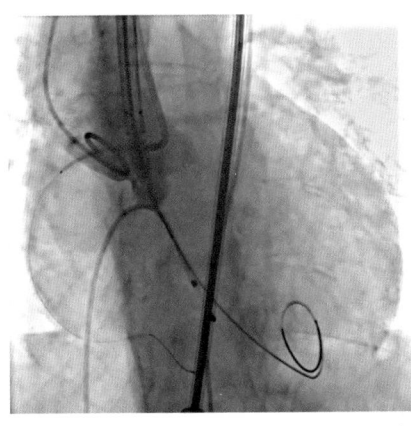
图1-9-26 回撤输送系统造影确认定位点

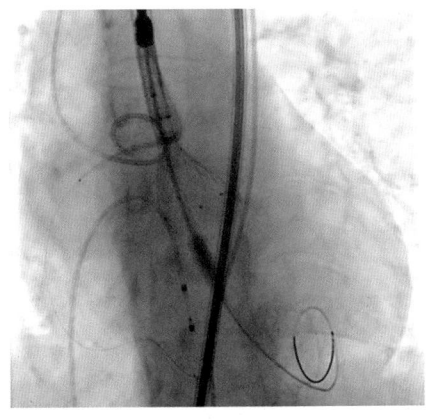
图1-9-27 瓣膜再释放过深后回收

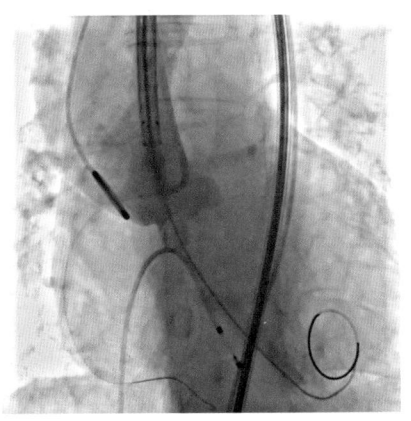
图1-9-28 再次定位

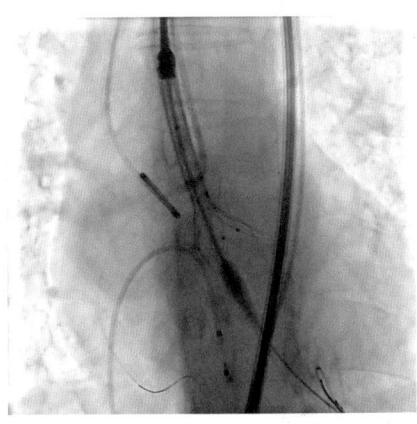
图1-9-29 高位释放瓣膜

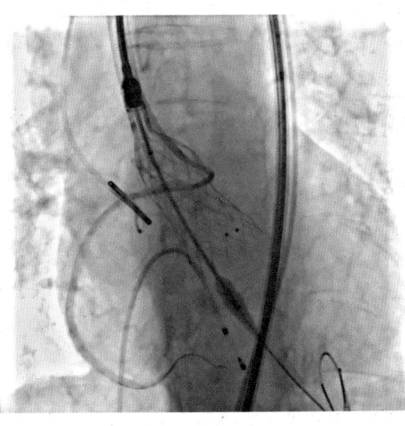
图1-9-30 确认右冠血流未受影响

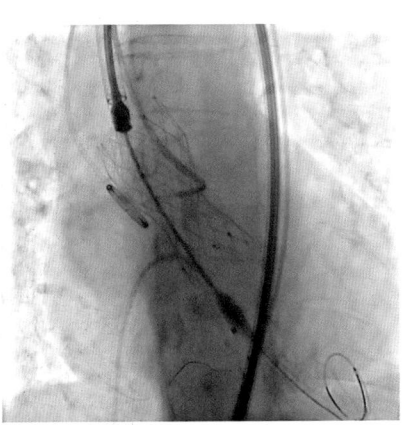
图1-9-31 完全释放瓣膜

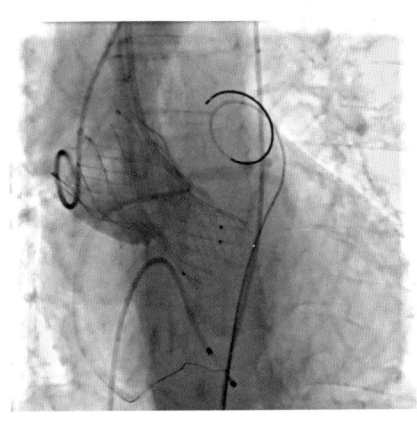
图1-9-32 根部造影发现右冠血流受影响

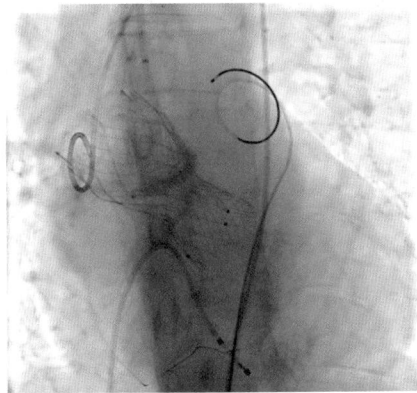
图1-9-33 释放右冠烟囱支架

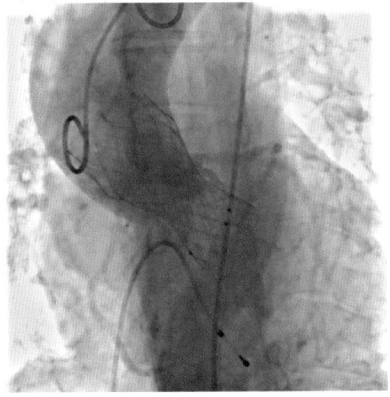
图1-9-34 复查根部造影

扫码看视频

术后

术后即刻患者压差从术前66 mmHg下降为低于5 mmHg（图1-9-35），超声检查无瓣周漏，全主动脉及入路无并发症。

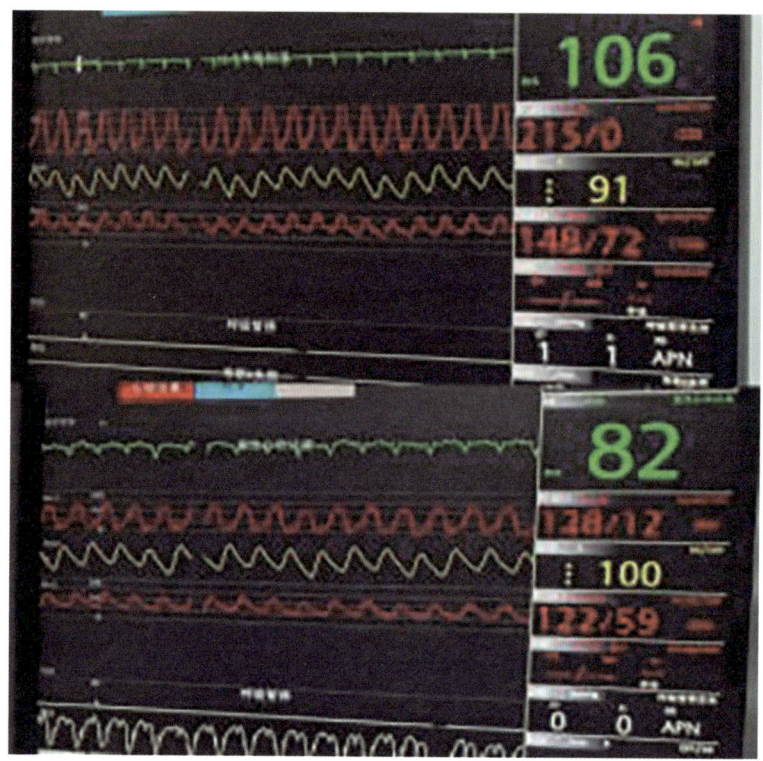

图1-9-35　植入前后跨瓣压差

病例点评

这是一个结构很小的Type0型二叶瓣，冠脉开口在瓣膜联合部附近，术前CT评估已经预判到冠脉风险，术中18 mm球囊预扩，右冠显影不佳，血流慢，稳妥起见行冠脉保护。因为右冠再次rewire难度较大，所以选择了烟囱支架保护。瓣膜释放过程中，因为窦太小，猪尾无法到位窦底定位，所以起始位置较深，几次回收都定位都偏深，还好最后瓣膜封住流出道，所以瓣周漏不多。

考虑这个患者释放较深利用瓣膜腰减少冠脉堵塞风险，同时防止瓣膜万一跳窦，有可能封死STJ导致严重并发症，所以最后选择比较保守的释放策略。同样考虑结构小右冠血流受影响，采取保守策略直接植入烟囱支架。

10 Type0 型右冠烟囱支架

术前分析

患者，女，72岁。主诉：反复胸闷3年。

入院诊断：主动脉瓣狭窄（重度）、恶性淋巴瘤个人史、高血压病。

术前超声（图1-10-1）

　　AV：5.12 m/s，LVEF：68%。

主动脉瓣重度狭窄。

二尖瓣轻度反流。

三尖瓣轻度反流。

心腔及大血管 (mm)	主动脉 25	左房 43	RVOT 前后径 29	左室舒张末 47	左室收缩末 27
升主动脉 27	右房上下径	右室上下径	主肺动脉 18	室间隔 11.9	左室后壁 9.2
瓣口血流度 (m/s)	二尖瓣 E 峰 1.15	主动脉瓣 5.12	肺动脉瓣 0.79	三尖瓣 E 峰 0.56	
	二尖瓣 A 峰 1.38	峰值压差 105 mmHg	峰值压差	三尖瓣 A 峰	左室射血分数 68%
	PHT	平均压差 52 mmHg	平均压差		
组织多普勒	S'（cm/s）	E'（cm/s）	A'（cm/s）	E/E'	

超声描述：

升主动脉不宽，主动脉瓣回声增粗、增强，瓣上见团块状钙化灶，瓣膜开放受限，关闭好；二尖瓣、三尖瓣回声增强，瓣膜开放好，轻度关闭不全。左心房增大（长径43 mm，横径43 mm），余各房室腔大小正常，室间隔基底段局部增厚（13.6 mm），室间隔中下段及左室后壁无增厚，室壁运动正常，左室收缩功能正常，未见心包积液。

CDFI：二尖瓣口左房侧收缩期反流彩束面积2.27 cm^2；
　　　三尖瓣口右房侧收缩期反流彩束面积1.69 cm^2，CW测PASP约23 mmHg。

超声提示：
主动脉瓣重度狭窄
轻度二尖瓣反流
轻度三尖瓣反流

图1-10-1　术前超声

根部解剖

根据术前CT分析（图1-10-2至图1-10-14），该病例是小结构Type1型二叶瓣，瓣叶增长增厚，右冠闭塞风险相对较高，故术中球囊预扩观察冠脉灌注情况，必要时行冠脉保护；辅入路配合使用TriGUARD 3TM作脑血管保护，降低脑部卒中风险；结合解剖结构综合考虑，拟以右股动脉作为主入路，选用18 mm球囊进行预扩，优选L23号VenusA-Valve瓣膜。

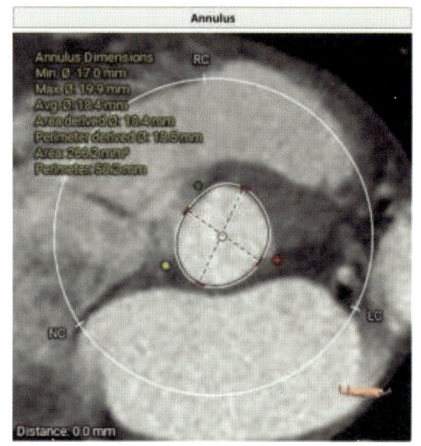

图1-10-2　瓣环平面

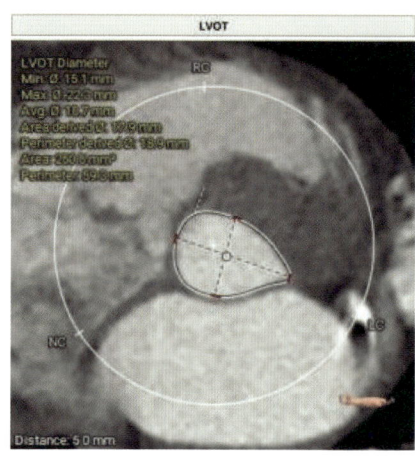

图1-10-3　流出道平面

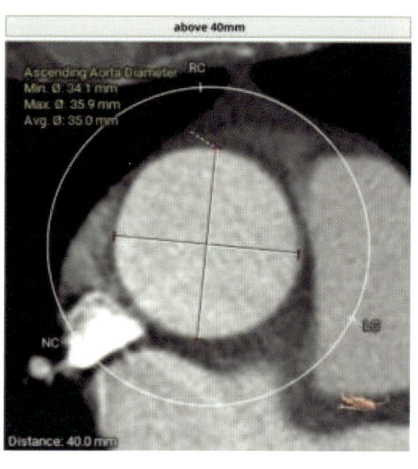

图1-10-4　瓣环上40 mm升主平面

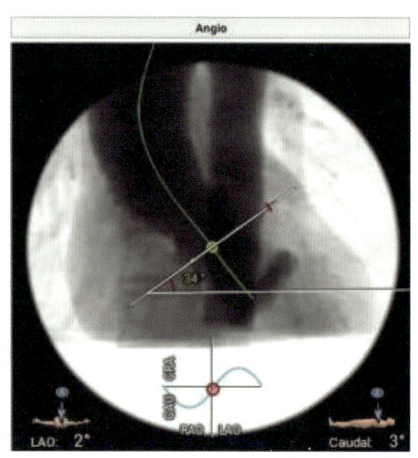

图1-10-5　横位心角度

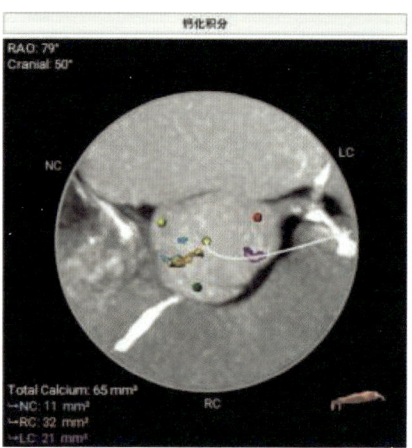

图1-10-6　钙化情况

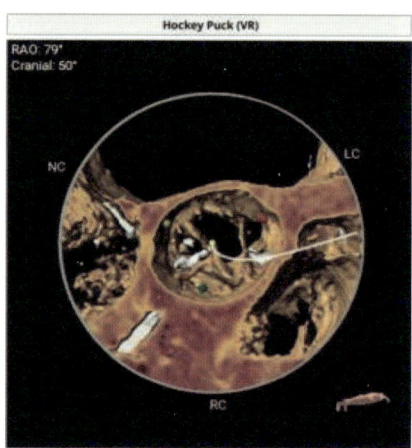

图1-10-7　腔内重建

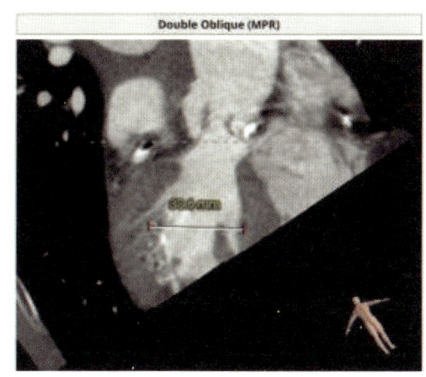
图1-10-8 左室大小

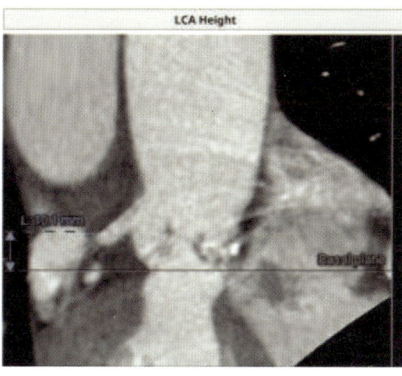
图1-10-9 左冠高度

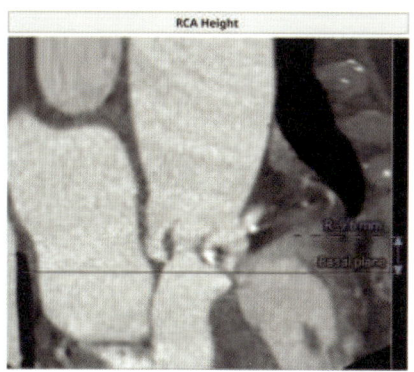
图1-10-10 右冠高度

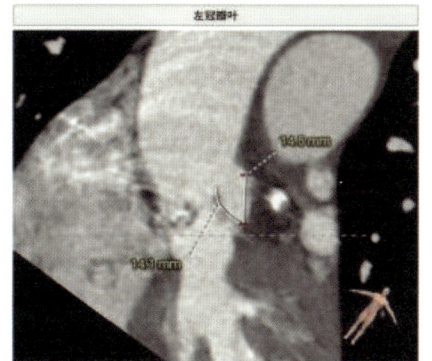
图1-10-11 左冠瓣叶长度

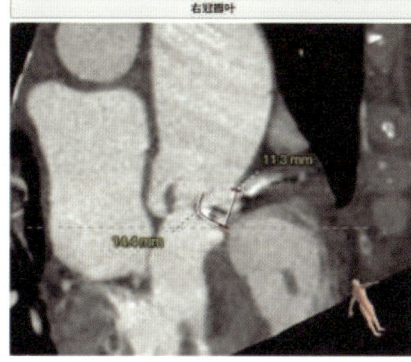
图1-10-12 右冠瓣叶长度

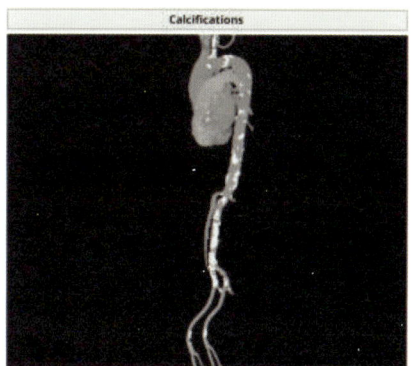
图1-10-13 全主动脉形态

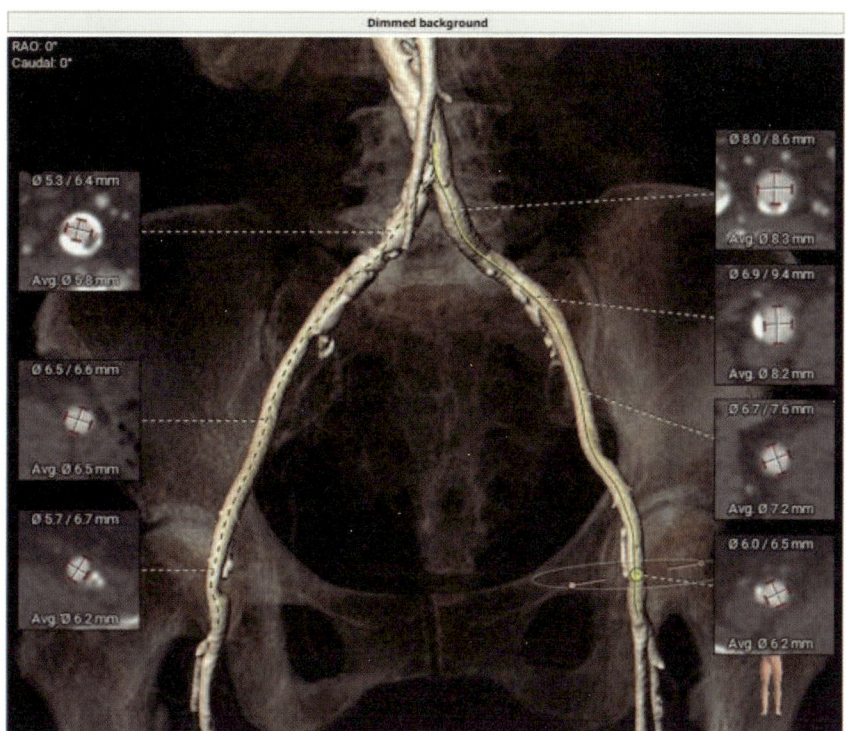
图1-10-14 入路情况

（该图片来源于荷兰 Pie medica imaging公司的3mensio术前评估软件）

手术过程

手术过程（图1-10-15至图1-10-30）。

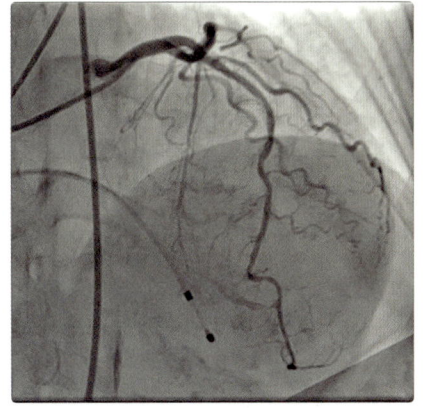

图1-10-15　冠脉造影

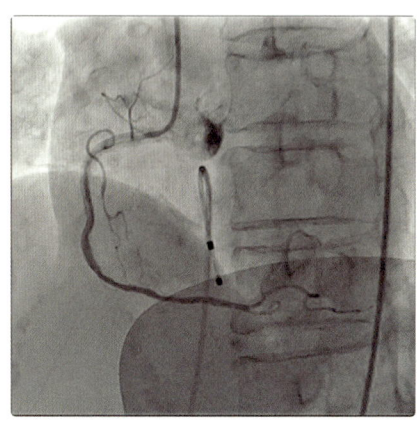

图1-10-16　冠脉造影

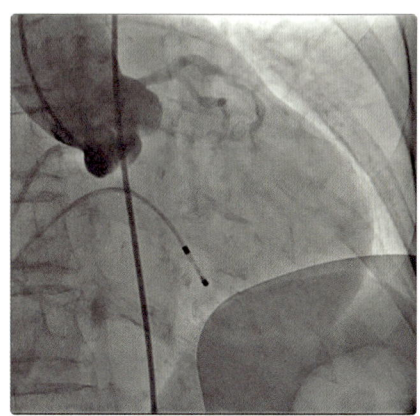

图1-10-17　主动脉根部造影

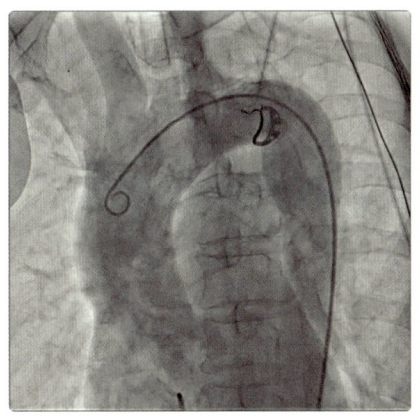

图1-10-18　主动脉弓造影

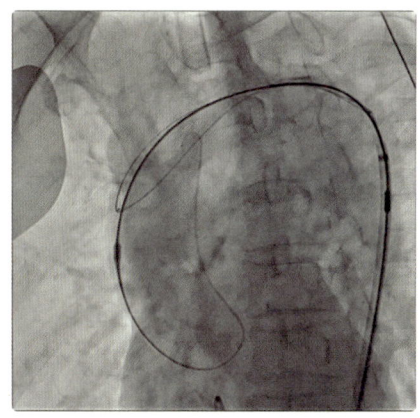

图1-10-19　脑保护装置释放

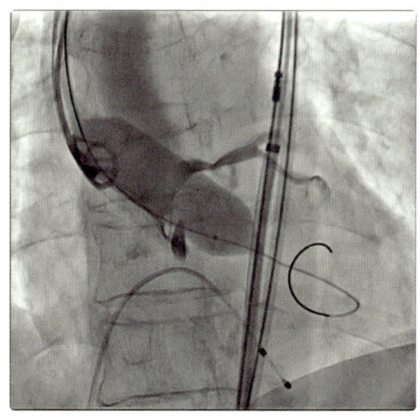

图1-10-20　18 mm球囊预扩瓣叶遮挡右冠

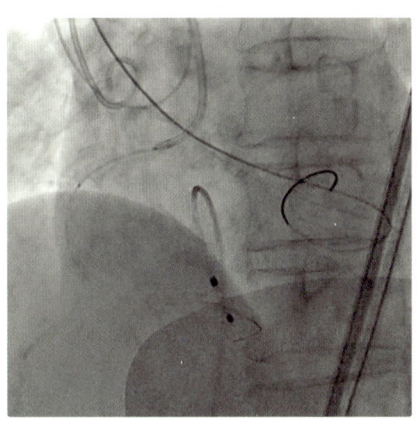

图1-10-21　经桡动脉置入支架行冠脉保护

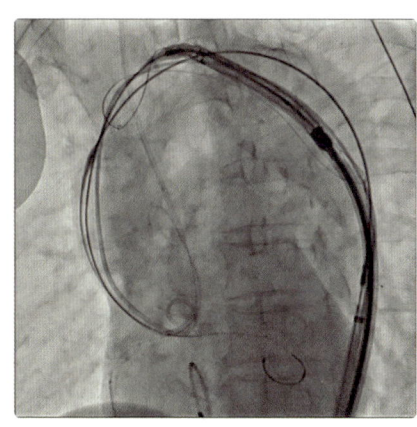

图1-10-22　VenusA 23号瓣膜过弓

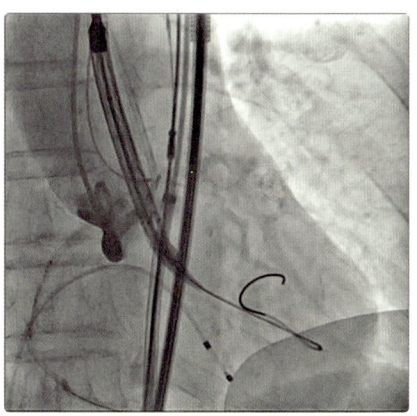

图1-10-23　瓣膜定位

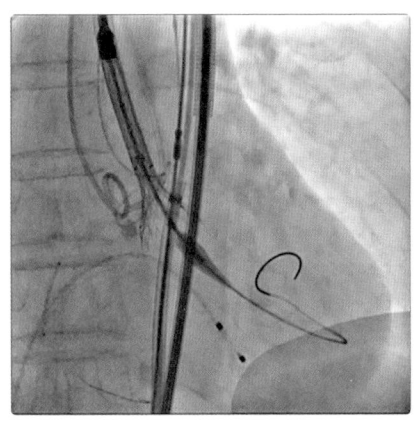
图1-10-24 瓣膜释放

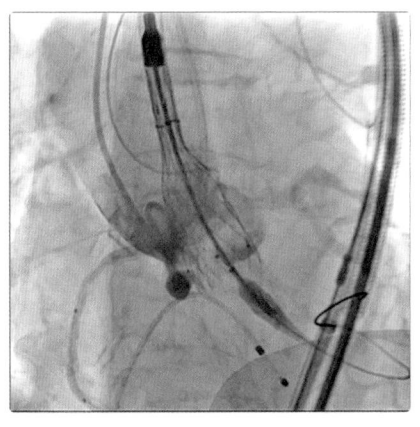
图1-10-25 瓣膜释放2/3后深度满意右冠血流依旧受瓣叶影响

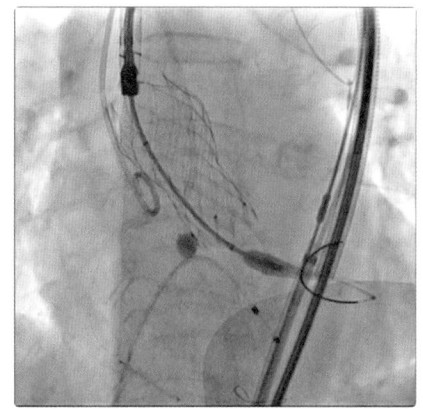
图1-10-26 瓣膜完全释放

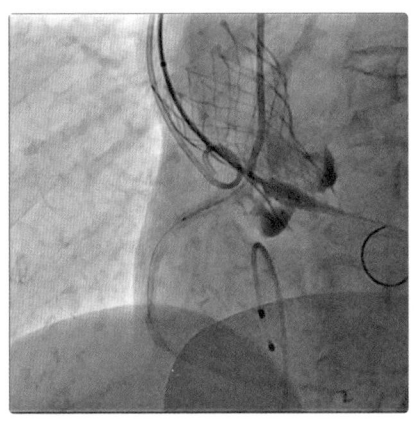
图1-10-27 定位释放冠脉支架

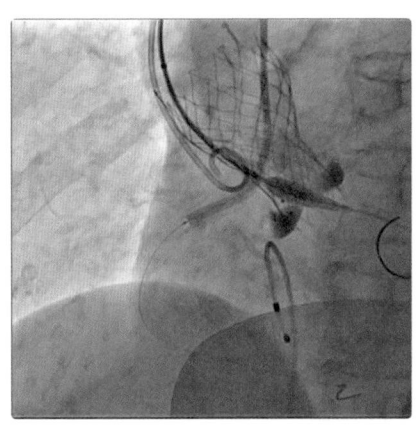
图1-10-28 后扩烟囱支架

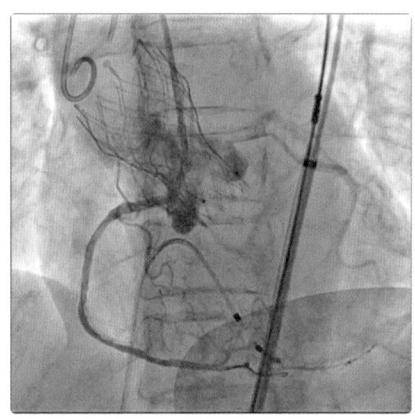
图1-10-29 复查右冠造影血流满意

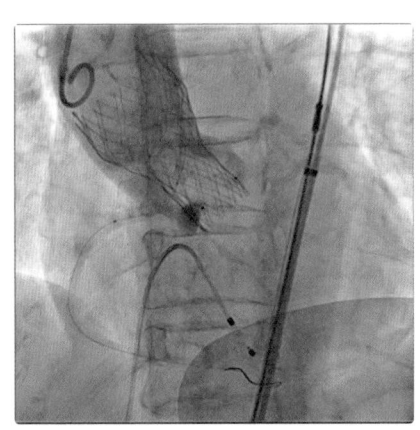
图1-10-30 复查根部造影

扫码看视频

病例点评

TAVR患者右冠堵塞的发生率相对左冠来说比较低，也更难通过球囊预扩来辅助判断，所以当冠脉CTA提示右冠可能有堵塞风险时候，需要更激进的采取冠脉保护策略。这个患者术前CT提示右冠堵塞高风险，总体结构小，所以采用18 mm球囊预扩，23号瓣膜预装，预扩时观察右冠未显影，故选择直接支架保护右冠。右冠因为比较低，选择的保护支架相对要长些，以便突出到STJ以上。释放顺序上还是先瓣膜放到2/3，然后放冠脉支架，然后瓣膜脱钩，最后支架后扩。

11 瓣叶增厚的三叶瓣主动脉瓣狭窄

术前分析

患者，女，68岁。反复胸闷10余年，加重1年。患者于10余年前反复无明显诱因出现胸闷，伴心悸、大汗、气促、头晕，持续3~5 min后可自行缓解，无恶心、呕吐，无反酸、嗳气，无头痛，无视物模糊，无饮水呛咳等不适未予重视。近1年来上述症状加重，性质同前，持续10~20 min可缓解。患者为求进一步诊治，遂至医院门诊。心脏彩超提示：主动脉瓣重度狭窄，遂门诊拟"主动脉瓣重度狭窄"收入心血管内科。

根部解剖

根据术前CT（图1-11-1至图1-11-10），该病例为三叶瓣，左右冠瓣和右无冠瓣疑似粘连，瓣叶明显增厚，轻度钙化。右冠高度10.9 mm，左冠高度9.5 mm，冠脉高度均较低。法式窦小，心脏角度不大，左室大小可，升主动脉未见明显增宽，患者整体结构小，瓣环仅有16.9 mm，左室流出道16.7 mm，窦管结合部23.9 mm，升主动脉31.4 mm。主动脉瓣叶增厚，冠脉高度小于12 mm均较低，根据球囊预扩情况判断冠脉风险，选择冠脉保护方案。考虑使用18 mm球囊预扩，优选VenusA 23号瓣膜。

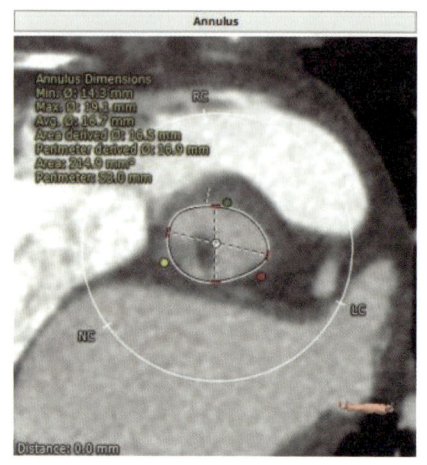
图1-11-1　瓣环平面

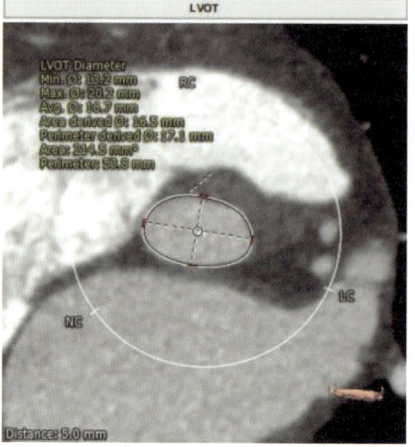
图1-11-2　流出道平面

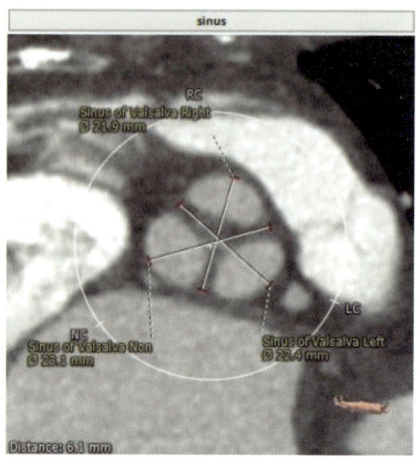
图1-11-3　瓦氏窦

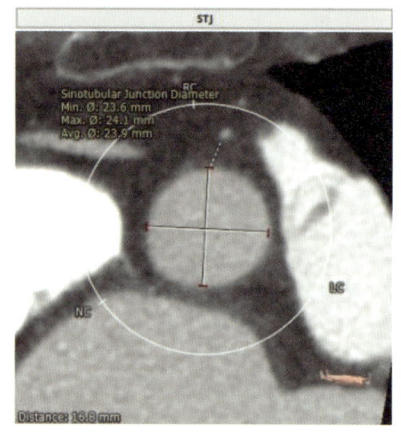
图1-11-4　窦管交界平面

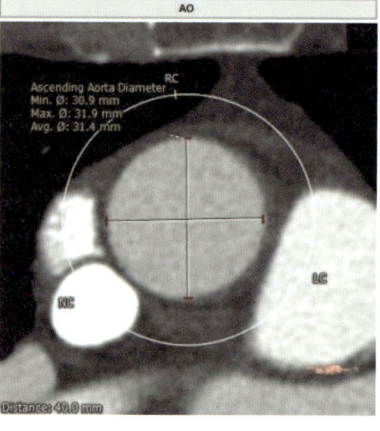
图1-11-5　瓣上40 mm升主平面

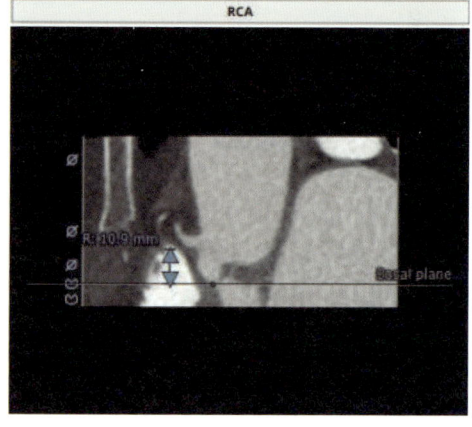
图1-11-6　右冠高度

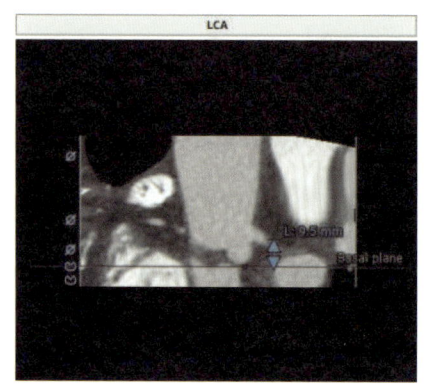
图1-11-7　左冠高度

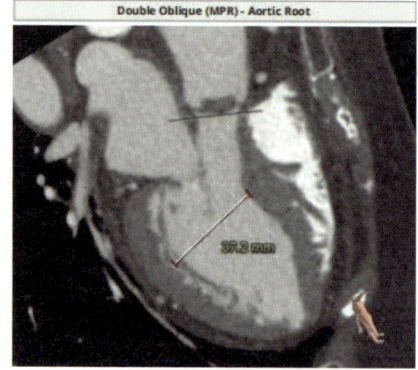
图1-11-8　左室大小

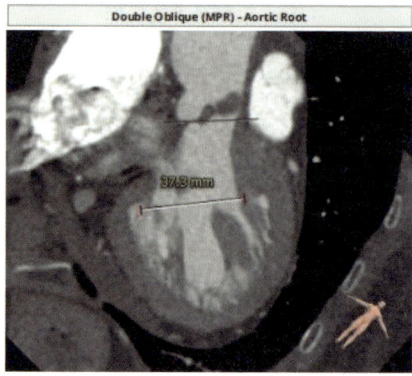
图1-11-9　右室大小

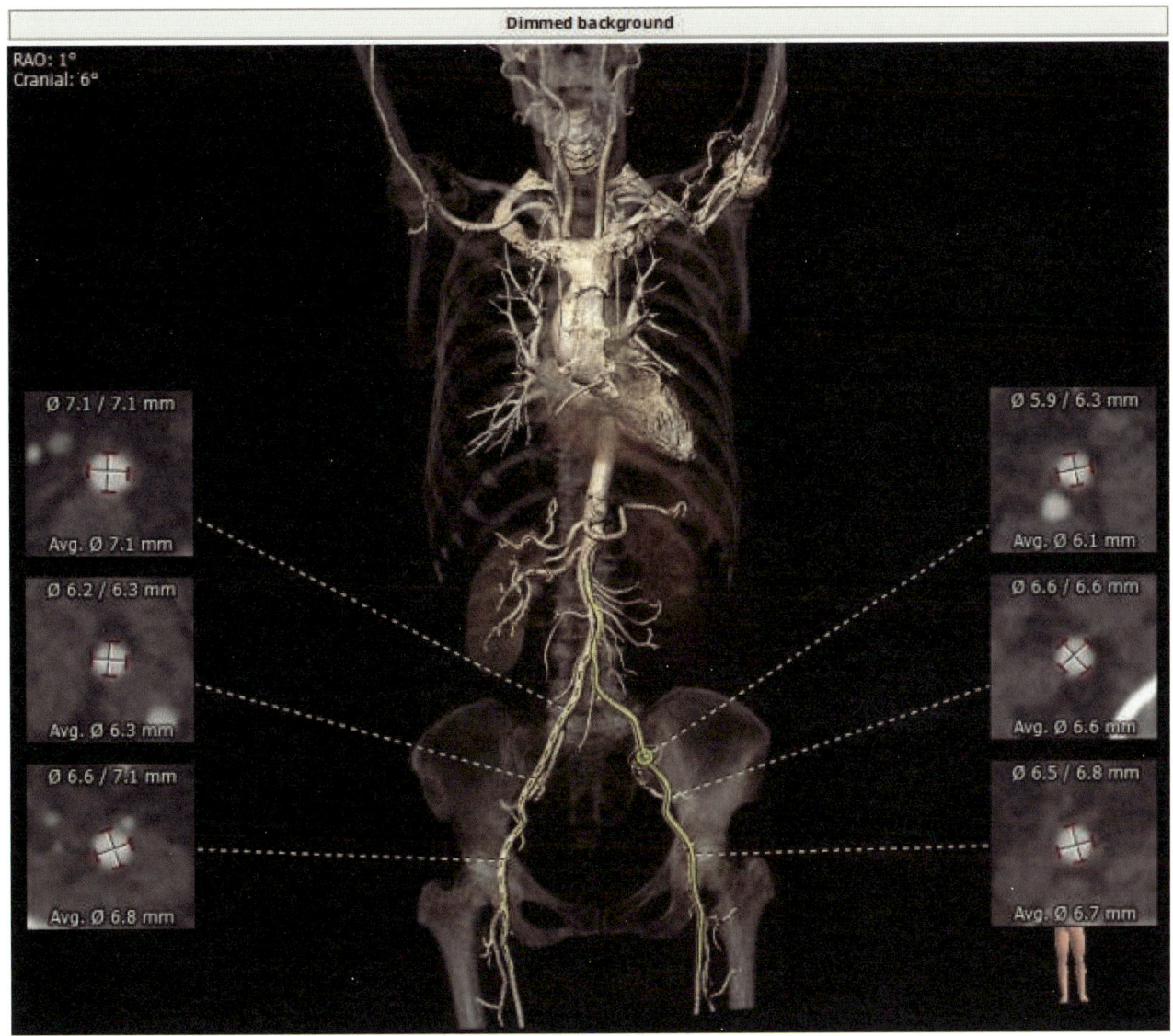

图1-11-10　入路情况

（该图片来源于荷兰 Pie medica imaging公司的3mensio术前评估软件）

手术过程

手术过程（图1-1-11至图1-11-21）。

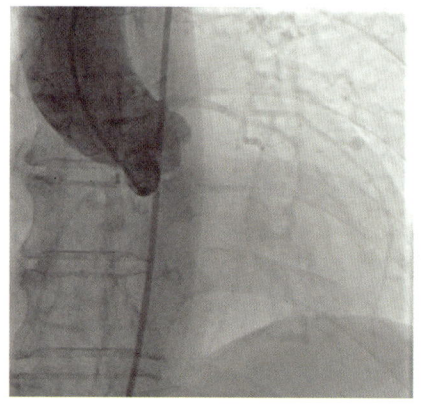

图1-11-11 根部造影

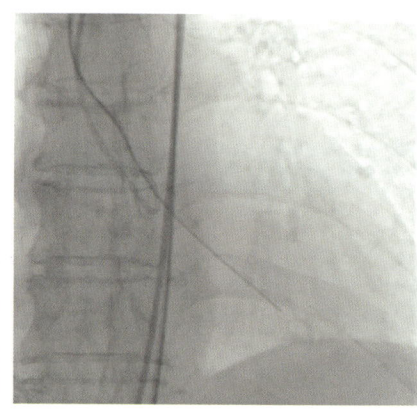

图1-11-12 导丝跨瓣

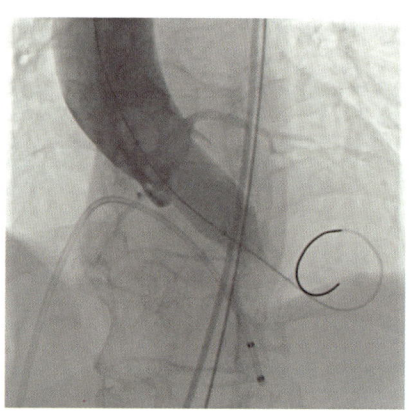

图1-11-13 Numed 18 mm球囊预扩

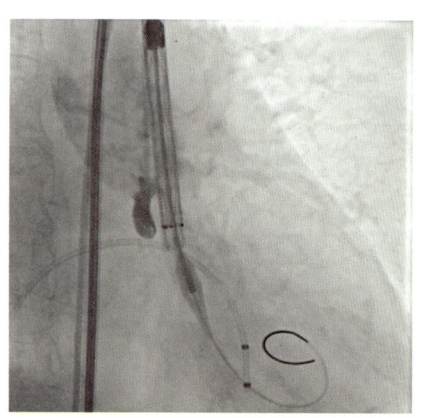

图1-11-14 VenusA-Plus 23号瓣膜定位

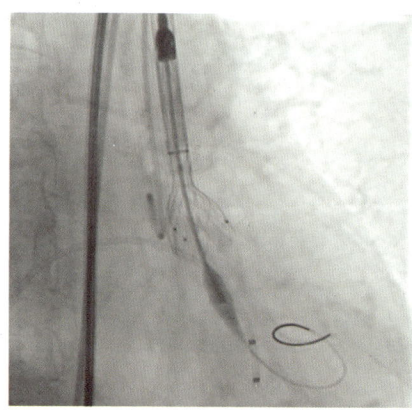

图1-11-15 瓣膜释放

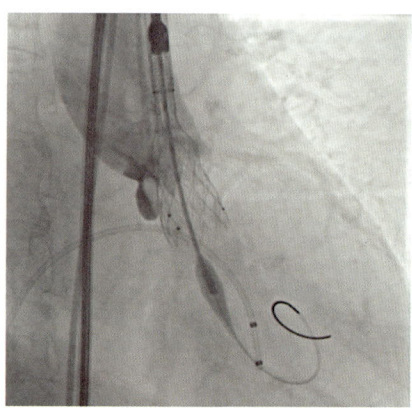

图1-11-16 造影确认深度满意

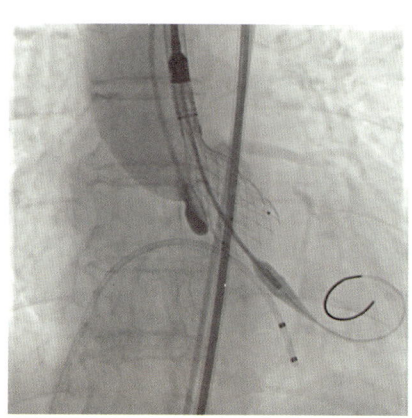

图1-11-17 多体位造影确认

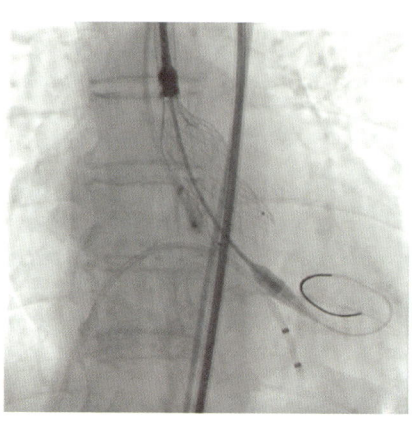

图1-11-18 瓣膜完全释放

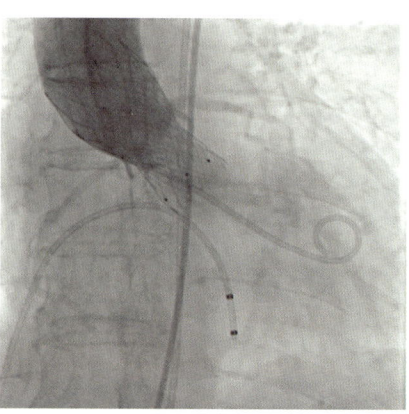

图1-11-19 根部造影可见瓣周漏

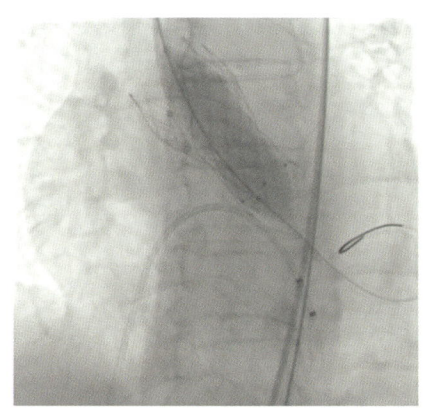 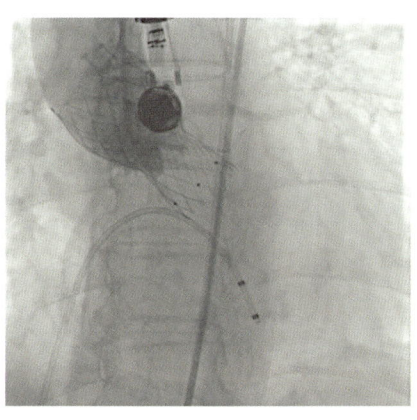 

图1-11-20 Numed 18 mm球囊后扩张　　图1-11-21 复查根部造影　　扫码看视频

● 病例点评

总体来说小瓣环TAVR比较好放，移位风险不大，但是要注意瓣膜跳出去到升主动脉的风险，特别是室间隔厚，流出道很扁的患者，释放高度不要太高，标准位释放，向外拉的张力不要太大。另外这类患者一般窦比较小，要仔细评估冠脉堵塞风险，球囊预扩时判断冠脉风险，选择冠脉保护方案。本例患者钙化很轻，瓣叶增厚，无疑增加了瓣膜跳出和冠脉阻挡的风险。

12 横位心+二叶瓣——长鞘+球扩瓣

术前分析

患者，女，67岁。患者3个月前无明显诱因出现行走几十米气促，伴干咳，无咯血，无胸闷，无胸痛，无头晕，无头痛，无黑蒙，无恶心，无呕吐，无关节痛，无腹泻，无发热。外院心超提示：主动脉瓣重度狭窄合并反流，LVEF 38%，BNP升高，给予抗心力衰竭治疗后气促较前好转。

既往史：有高血压病史，既往收缩压最高180 mmHg，目前口服氨氯地平，收缩压控制在140 mmHg。

入院检查心电图检查：窦性心律、ST-T改变。

术前超声（图1-12-1）

经胸超声提示：AV：5.3 m/s，MPG：71 mmHg，LVEF：43%。

主动脉瓣重度狭窄并中度反流。

二尖瓣重度反流。

三尖瓣中度反流。

中度肺高压。

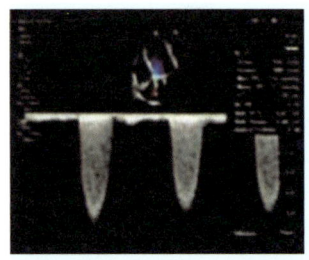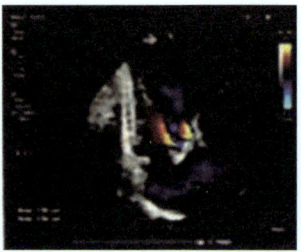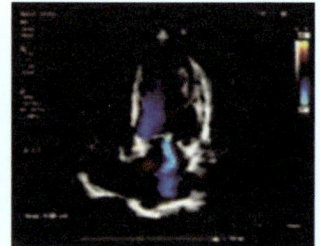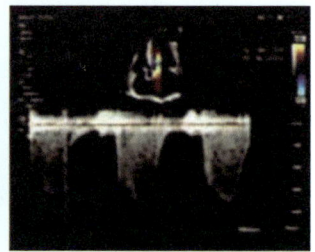

心腔及大血管 (mm)	主动脉 37	左房 51	RVOT 前后径 34	左室舒张末 58	左室收缩末 41
升主动脉 46	右房上下径 58	右室上下径 69	主肺动脉 28	室间隔 13	左室后壁 12
瓣口血流度 (m/s)	二尖瓣 E 峰 0.4	主动脉瓣 5.3	肺动脉瓣 0.7	三尖瓣 E 峰 0.7	
	二尖瓣 A 峰 0.7	峰值压差 114 mmHg	峰值压差	三尖瓣 A 峰	左室射血分数 43%

图1-12-1 术前超声

	PHT	平均压差 71 mmHg	平均压差		
组织多普勒	S' (cm/s) 5	E' (cm/s) 5	A' (cm/s) 7	E/E' 8	

超声描述：
主动脉瓣叶增厚，回声增强，瓣叶及瓣环弥漫钙化，瓣叶数目显示不清，开放受限，关闭不拢；主动脉瓣环内径27 mm，连续方程测AVA 0.52 cm²；升主动脉明显扩张，主动脉弓内径30 mm，降主动脉内径25 mm，前向流速0.4 m/s；其余瓣膜形态尚可；
双房、左室扩大，左室壁增厚，室壁运动减弱；房室间隔未见中断，未见PDA；
心包腔内未见液性暗区；下腔静脉内径27 mm，随呼吸塌陷率＞50%；

CDFI：二尖瓣反流，彩束面积9.7 cm²；主动脉瓣反流，彩束面积6.0 cm²；
三尖瓣反流，彩束面积5.7 cm²，估测肺动脉收缩压69 mmHg。

超声提示：
主动脉瓣钙化，重度狭窄并中度反流
重度二尖瓣反流　中度三尖瓣反流　中度肺高压
左室舒张功能减退
升主动脉扩张

图1-12-1　（续）

根部解剖

根据术前CT分析（图1-12-2至图1-12-18），该病例为Type0型二叶瓣，极重度钙化，瓣上限制较重，左交界区钙化多，瓣环面积：562.4 mm²，平均直径：26.8 mm；LVOT面积：669.3 mm²，平均直径：29.2 mm；瓣上限制区域（约瓣上4 mm处）面积：509.2 mm²，平均直径：25.5 mm；LCA高度：17.1 mm；RCA高度：16.7 mm；AscAO：49.6 mm；钙化积分：1637 mm³；心脏角度：78°；胸主迂曲角度为41°；左锁骨下动脉直径小于6 mm。左右异窦，大横位心，心脏角度为78°；胸主动脉走形迂曲，角度为41°，左锁骨下动脉直径偏细，腹主、双侧髂总动脉有环形钙化。

经团队讨论可调弯的球扩瓣更适合该解剖结构，故选用MuguetATM 27号瓣膜，20 mm预扩球囊，27号输送系统，长度为65 mm的22 Fr GORE鞘。采用双导丝手术策略，瓣膜在偏小容积释放后结合造影和超声情况决定是否后扩。

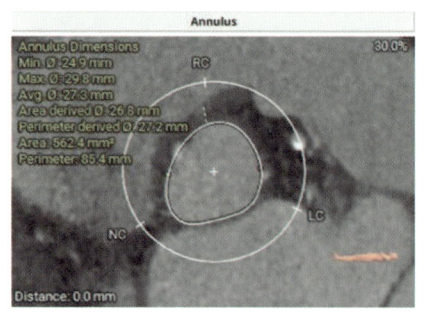
图1-12-2　瓣环平面

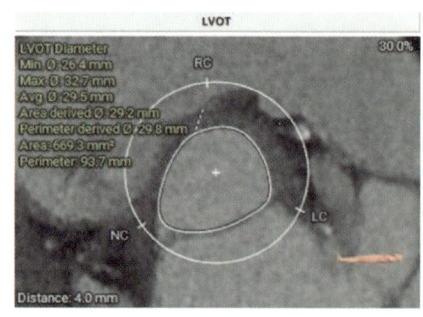
图1-12-3　流出道平面

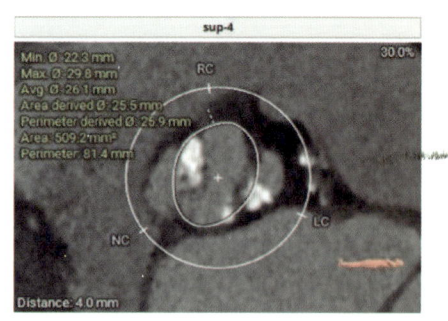
图1-12-4　瓣上4mm平面

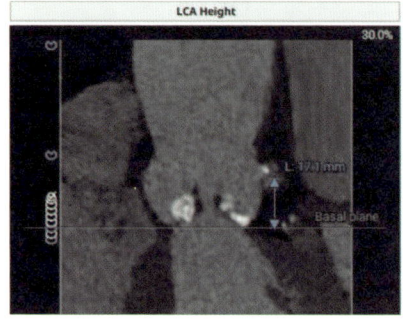
图1-12-5　左冠高度

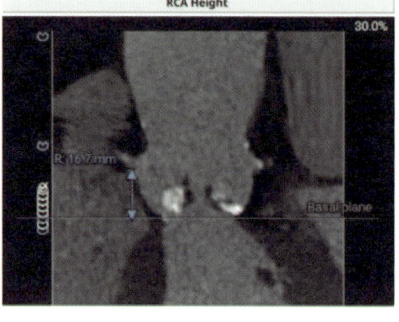
图1-12-6　右冠高度

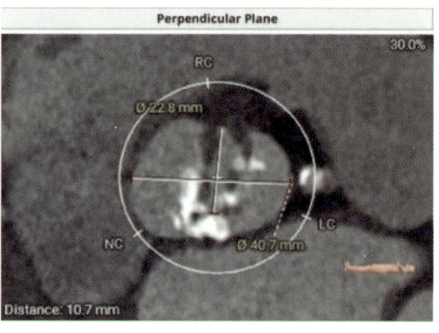
图1-12-7　中缝长度

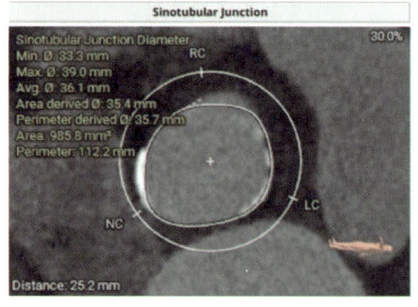
图1-12-8　窦管交界平面

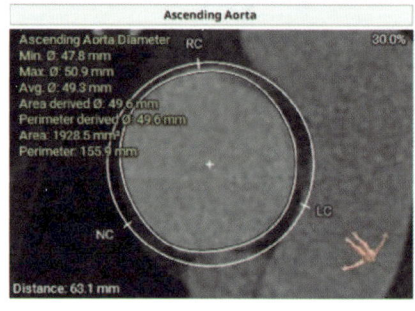
图1-12-9　升主平面

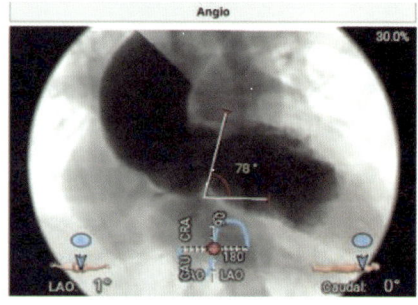
图1-12-10　横位心角度

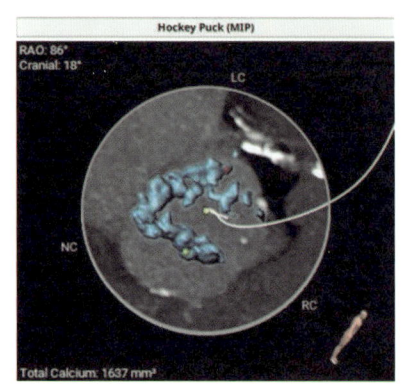
图1-12-11　钙化情况

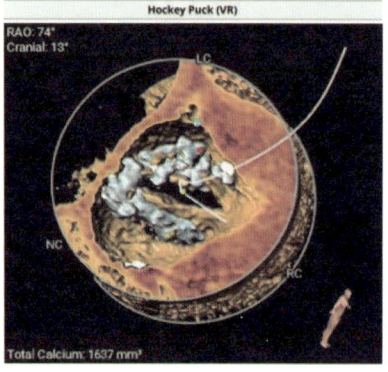
图1-12-12　腔内重建

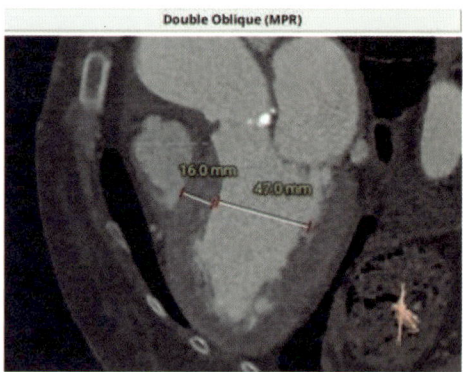
图1-12-13　左室大小

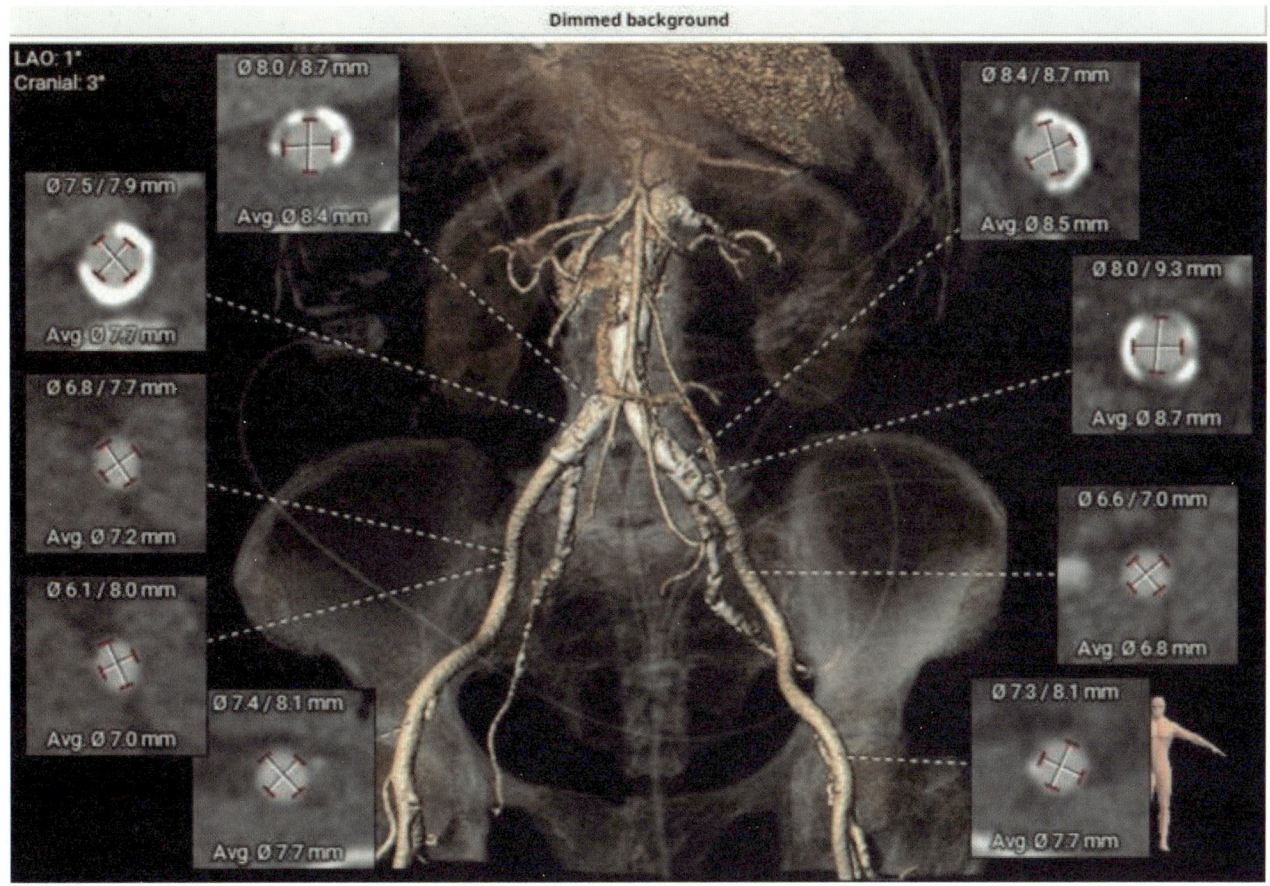

图1-12-14　股入路情况

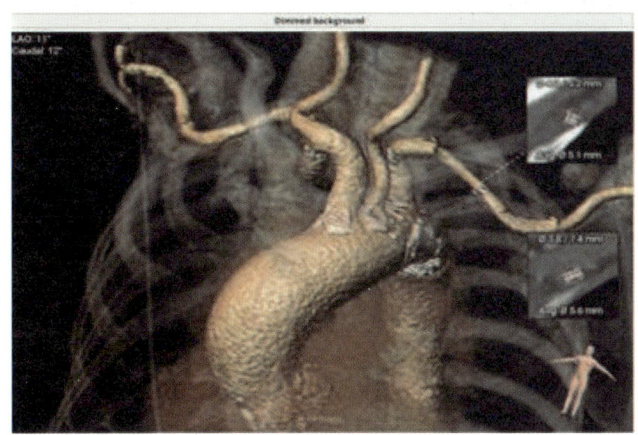

图1-12-15　腋动脉

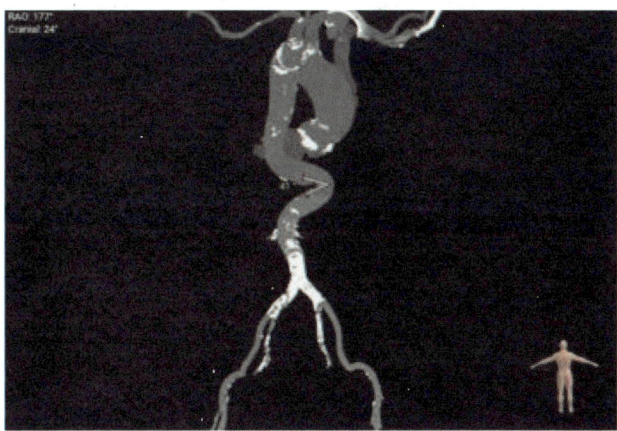

图1-12-16　全主动脉形态

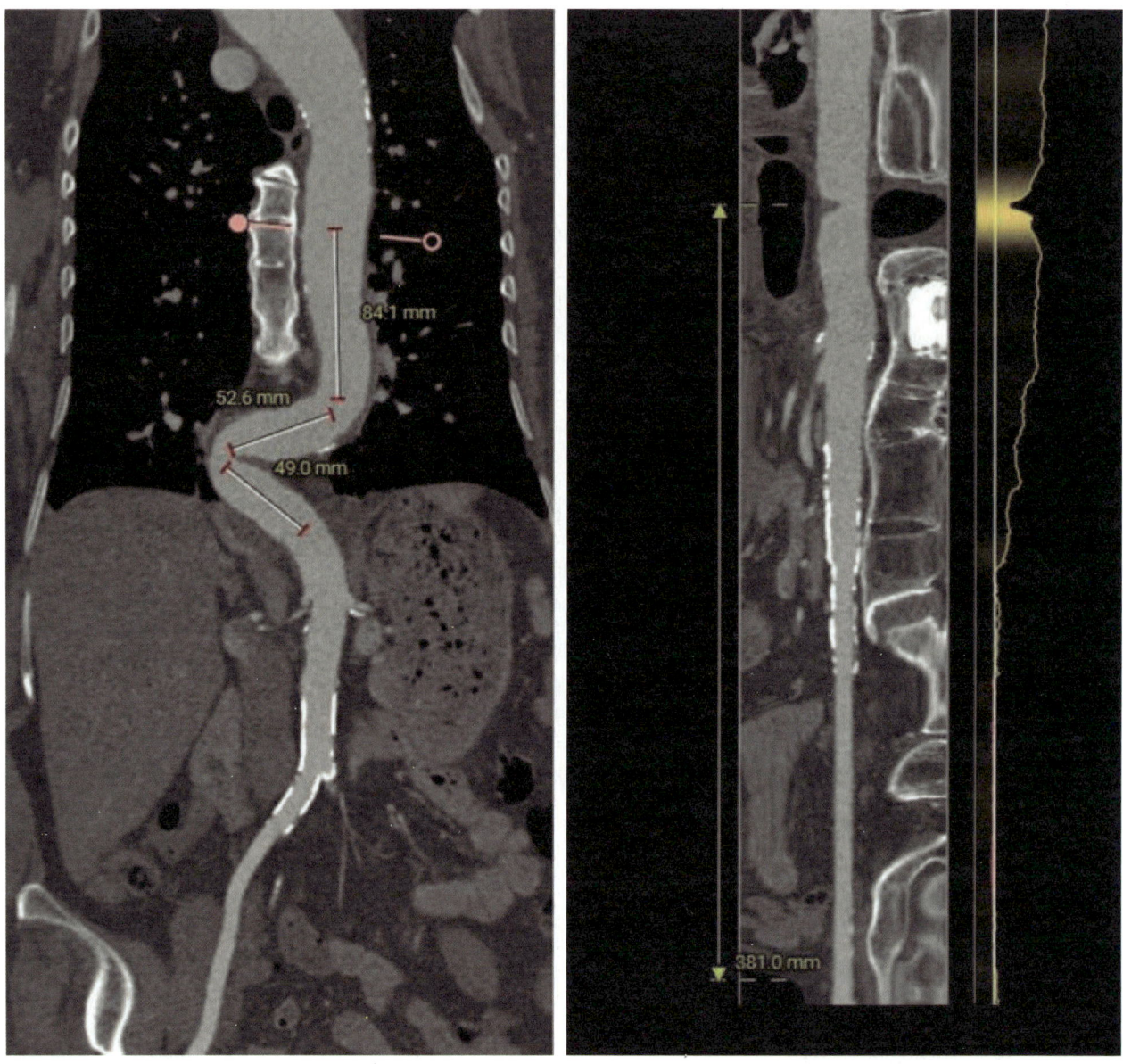

图1-12-17　腹主动脉　　　　　　　　图1-12-18　股动脉

（该图片来源于荷兰 Pie medica imaging 公司的3mensio术前评估软件）

手术过程

手术过程（图1-12-19至图1-12-36）。

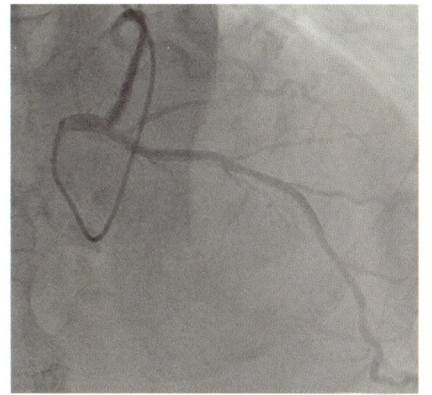
图1-12-19　冠脉造影

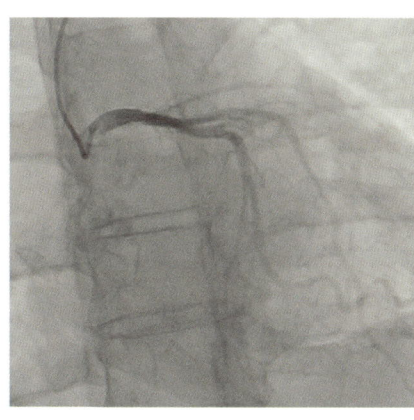
图1-12-20　冠脉造影

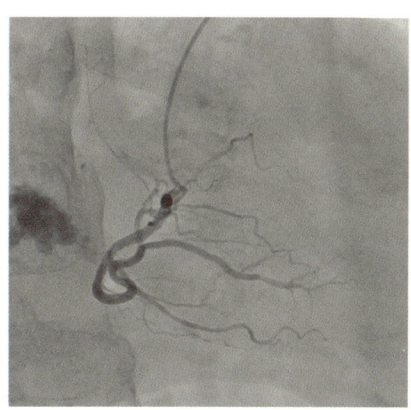
图1-12-21　冠脉造影

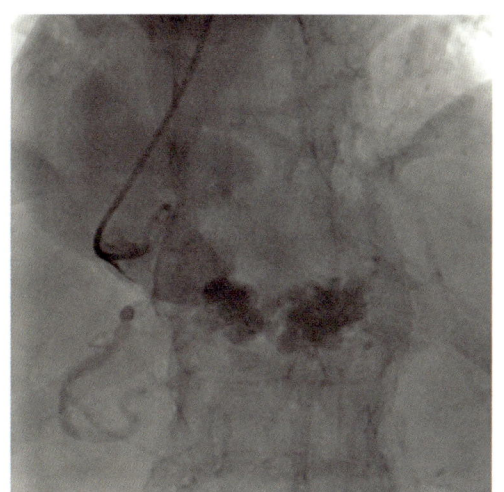
图1-12-22　根部造影

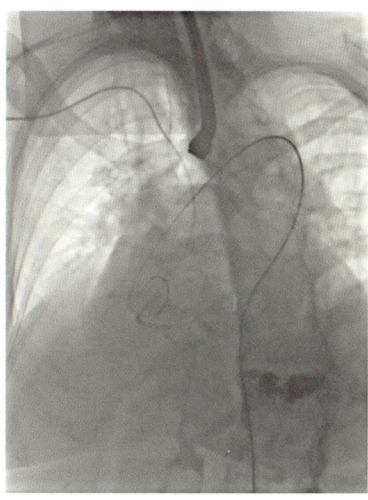
图1-12-23　左侧股动脉特硬导丝拉直降主

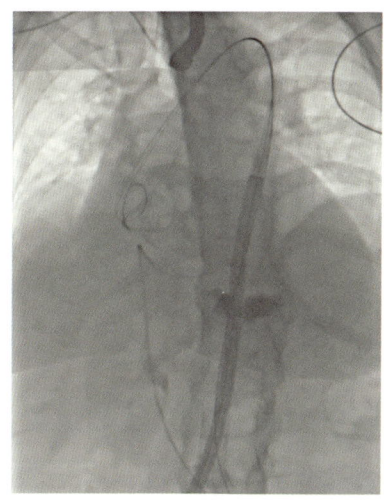
图1-12-24　右侧股动脉上65 mm长鞘

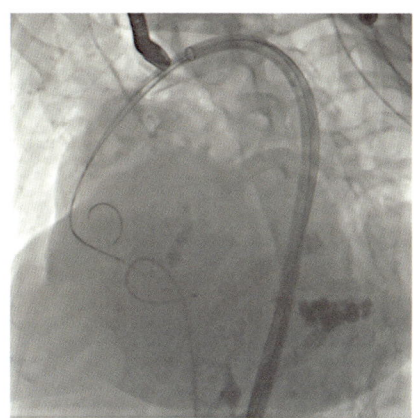
图1-12-25　长鞘置于主动脉弓

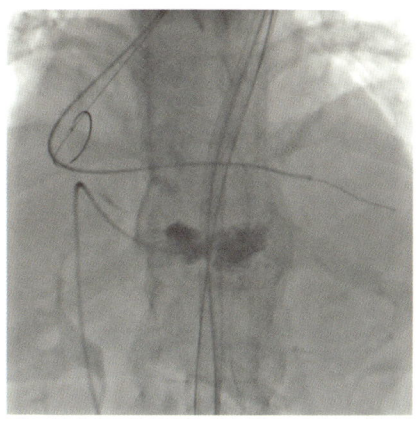
图1-12-26　导丝成功跨瓣

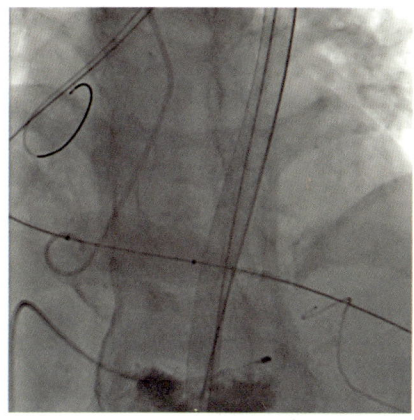
图1-12-27　20 mm球囊扩张

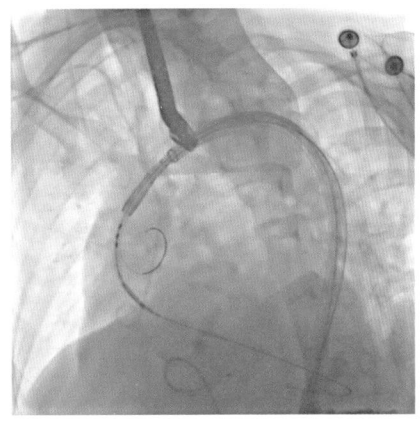
图1-12-28 MuguetA 27号瓣膜升主组装

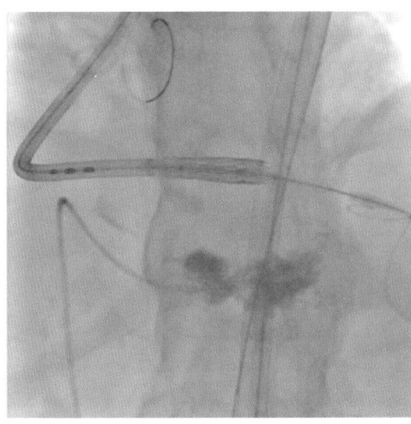
图1-12-29 瓣膜调弯跨瓣

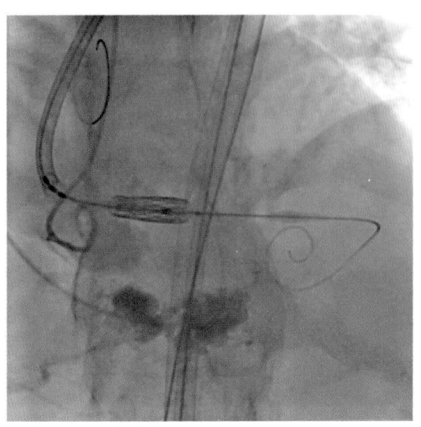
图1-12-30 瓣膜定位

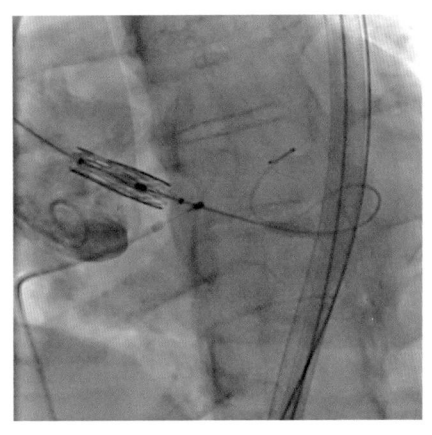
图1-12-31 多体位瓣膜定位

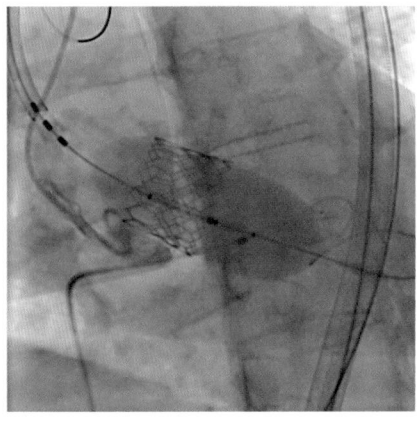
图1-12-32 瓣膜球囊减容2 mL释放

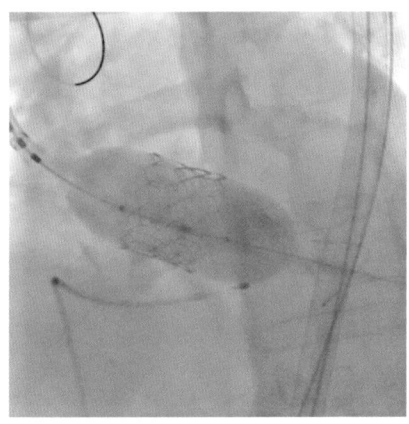
图1-12-33 同样减容2mL后扩

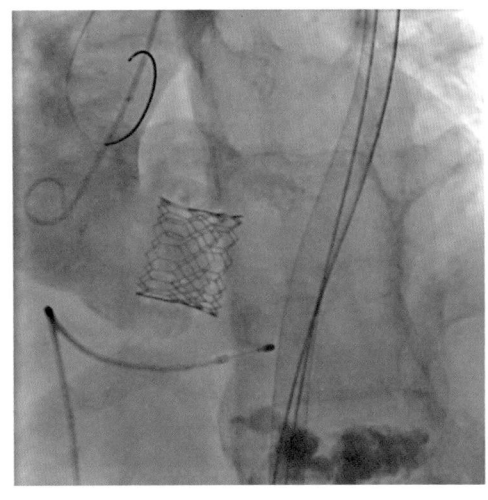
图1-12-34 复查根部造影

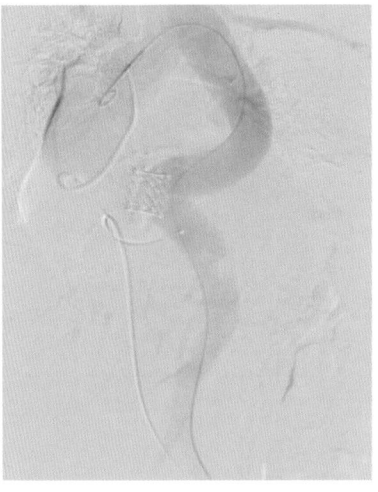
图1-12-35 复查主动脉弓降部造影

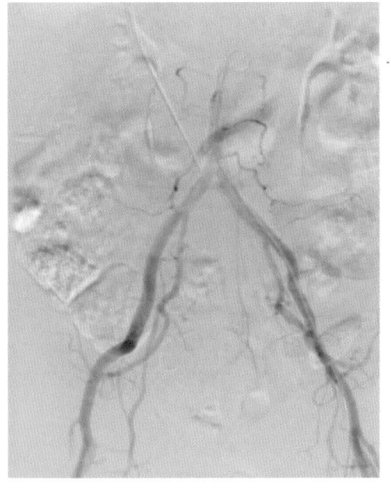
图1-12-36 复查腹主动脉造影

扫码看视频

术后

术中TTE（图1-12-37）验证，无明显瓣周漏，Vmax：1.79 m/s，Mean PG：7 mmHg。

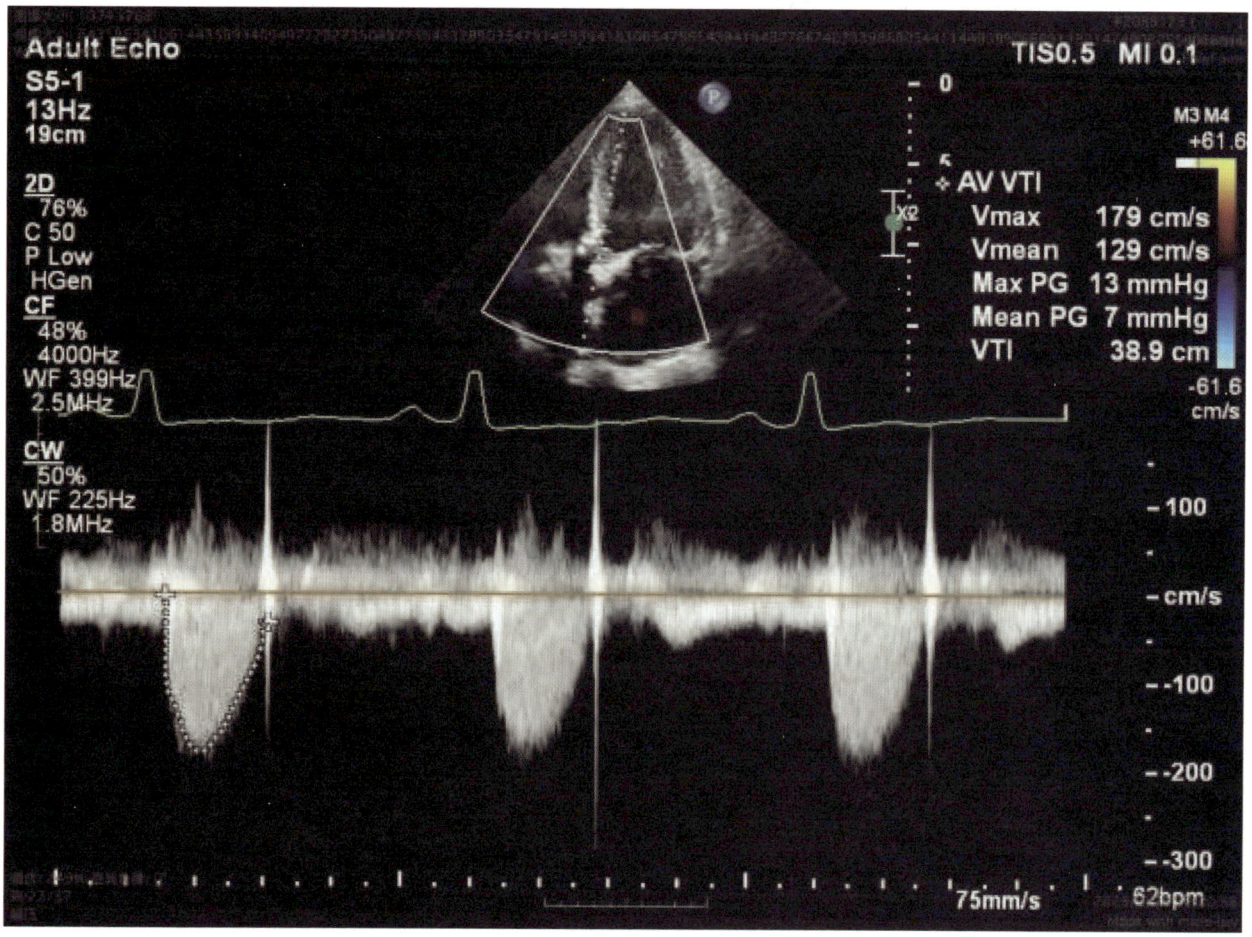

图1-12-37　术中TTE

术后1个月超声随访（图1-12-38）。

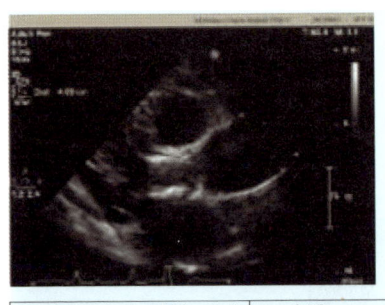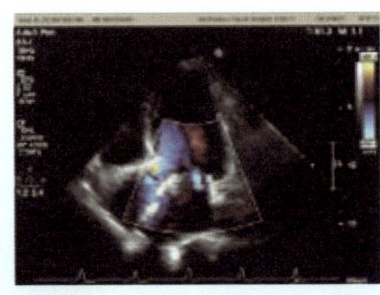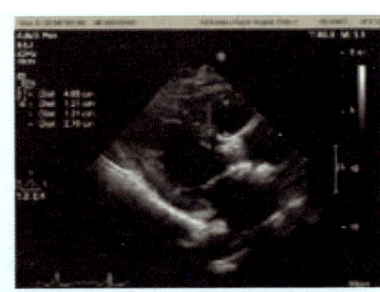

心腔及大血管 (mm)	主动脉 32	左房 46	RVOT 前后径 27	左室舒张末 48	左室收缩末 33
升主动脉 47	右房上下径 54	右室上下径 66	主肺动脉 26	室间隔 11	左室后壁 11
瓣口血流度 (m/s)	二尖瓣 E 峰 0.5	主动脉瓣 2.0	肺动脉瓣 0.85	三尖瓣 E 峰 0.7	
	二尖瓣 A 峰 0.9	峰值压差 16 mmHg	峰值压差	三尖瓣 A 峰	左室射血分数 60%
	PHT	平均压差 9 mmHg	平均压差		
组织多普勒	S' (cm/s) 6	E' (cm/s) 4	A' (cm/s) 7	E/E' 13	

超声描述：
主动脉瓣位支架人工生物瓣，位置正常，活动尚可，瓣周未见明显反流，瓣膜工作区内径22 mm；升主动脉扩张
余瓣膜形态尚可；
左房增大，室壁运动尚可；
未见心包积液；

CDFI：二尖瓣反流，彩束面积1.0 cm²；

超声提示：
TAVR术后，人工生物瓣膜支架功能良好

图1-12-38 术后1个月超声

病例点评

这个病例的难点在于迂曲的降主动脉和较大的横位心角度，瓣膜是Type0 型二叶瓣，钙化比较对称，后联合有钙化融合。为了解决降主动脉的迂曲，采取双特硬导丝辅助下长鞘跨越迂曲段，选择65 cm长度的戈尔大鞘。其实，如果有得选，45 cm长度也是可以的。选择65 cm长度大鞘就需要跨弓了。第二个问题就是横位心，使用长瓣膜可能需要抓捕器辅助跨瓣，在长鞘的情况下使用抓捕器情况就比较复杂了，为了减少风险，选择可调弯的球扩瓣。第三个问题就是球扩瓣在哪里组装，平时都是瓣膜出大鞘后在降主动脉组装，这次鞘很长，是否可以鞘内组装，还是出鞘后在升主动脉组装？最后决定在升主动脉组装。实践中发现，因为长鞘和系统的张力，升主动脉组装阻力比较大，几次尝试后球囊还是无法完全居中，但是基本满足释放要求，于是释放的时候可以看到瓣膜远端先起来，后面瓣膜仍然有点火山口样改变，于是又做了后扩张，2次都是使用27号瓣膜减容2 mL的容量。

（李捷）

第二章 AS 合并 CAD

CHAPTER 2

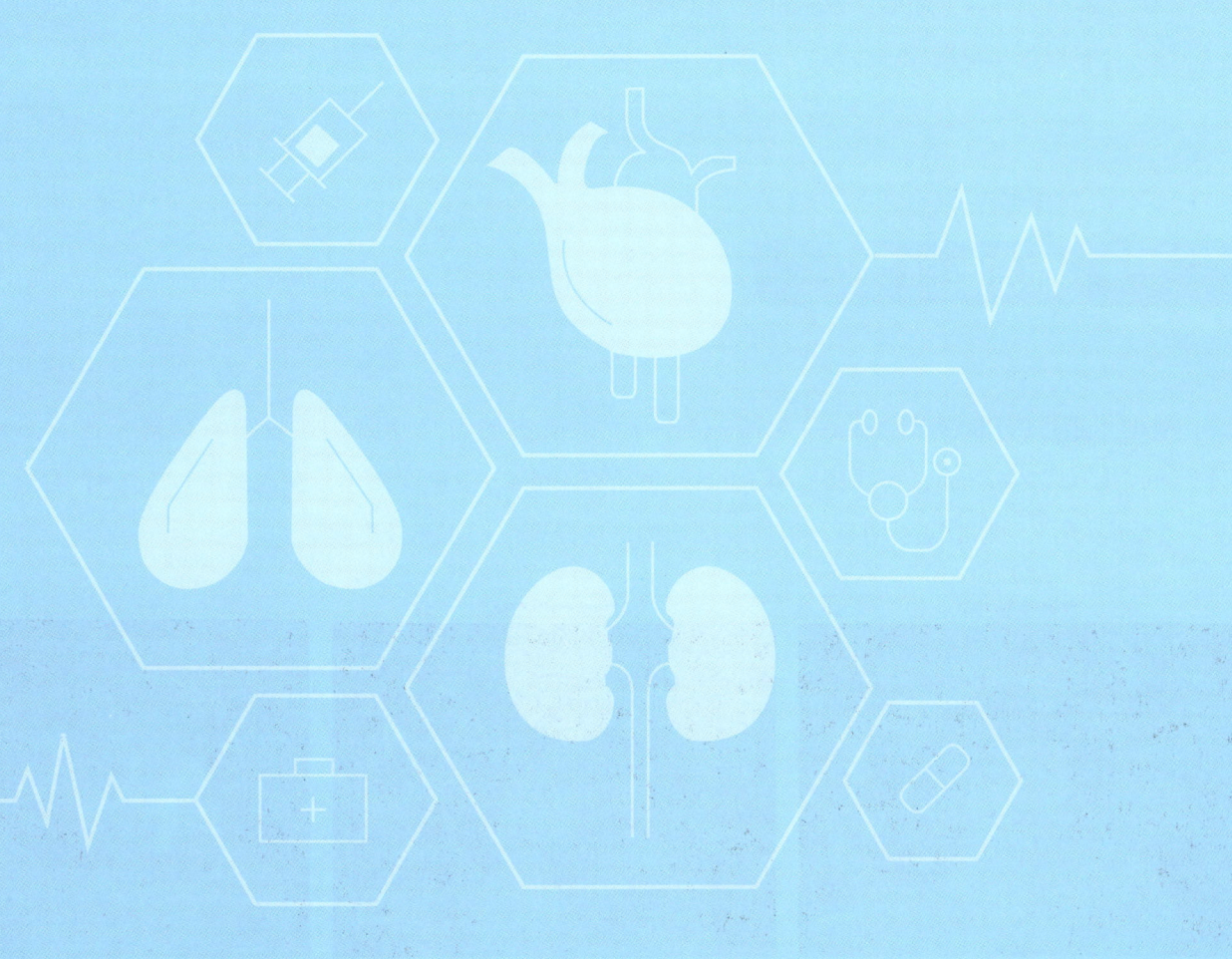

13 AS合并CAD——TAVR术后1年ACS的介入治疗

术前分析

患者，男，72岁，反复活动性胸闷、胸痛3年，加重1个月。既往高血压病史20年，持续血液透析4年，前降支PCI术后3年。

术前超声

AV：4.19 m/s，MPG：42 mmHg，LVEF：67%。

主动脉瓣重度狭窄。

根部解剖

根据术前CT分析（图2-13-1至图2-13-9），该病例为三叶瓣，左右窦有局部粘连。瓣环24.7 mm，LVOT 24.7 mm，窦部长径34.1 mm，短径27.4 mm，中重度钙化，左冠高度17.1 mm，右冠高度16.3 mm。升主动脉增宽不明显，根据解剖结构，选择VenusA L26号瓣膜。

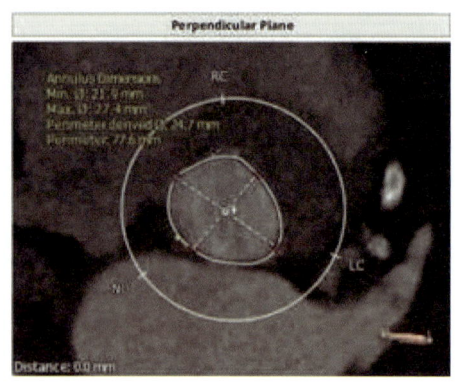

图2-13-1 瓣环平面

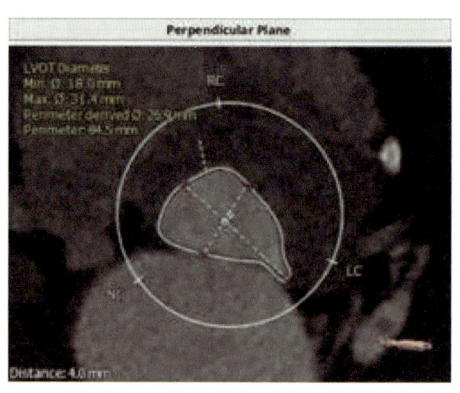

图2-13-2 流出道平面

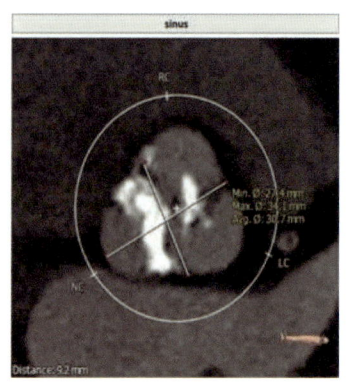

图2-13-3 瓦氏窦

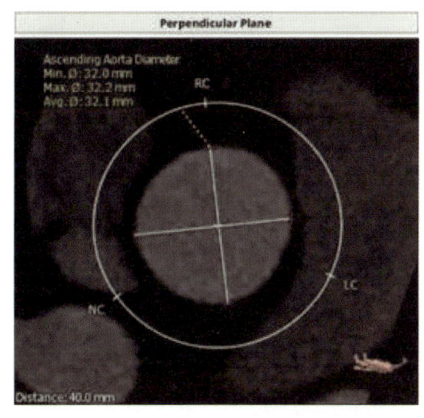 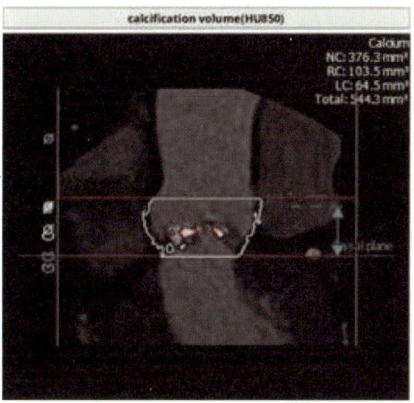 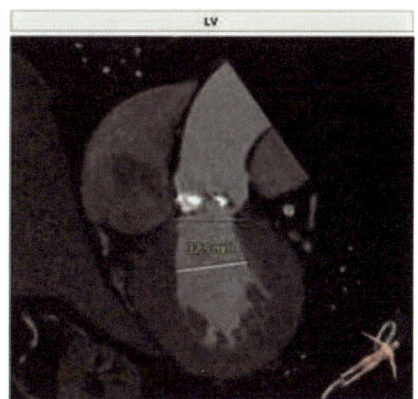

图2-13-4　瓣上40 mm升主平面　　图2-13-5　钙化情况　　图2-13-6　左室大小

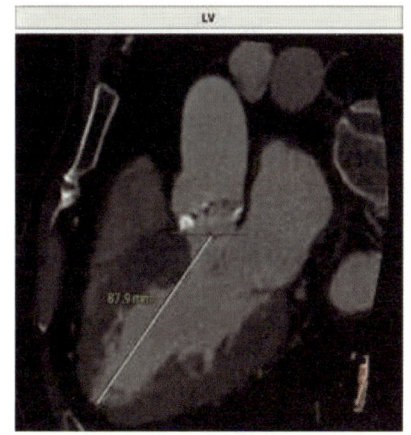 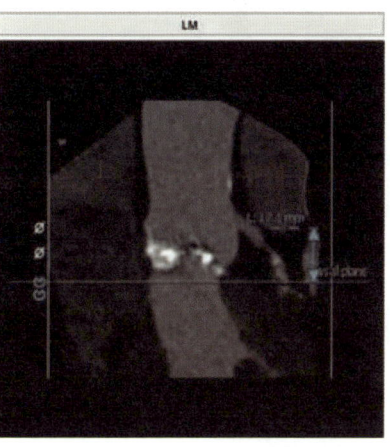 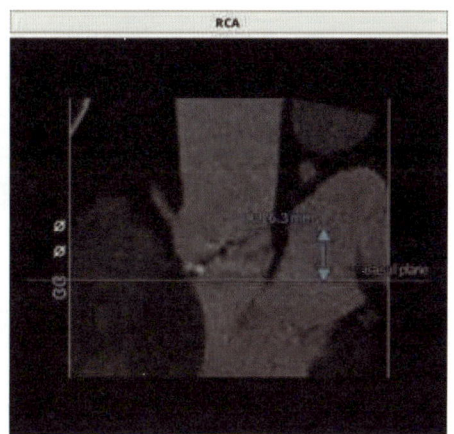

图2-13-7　左室大小　　图2-13-8　左冠高度　　图2-13-9　右冠高度

（该图片来源于荷兰 Pie medica imaging 公司的 3mensio 术前评估软件）

手术过程

手术过程（图2-13-10至图2-13-17）。

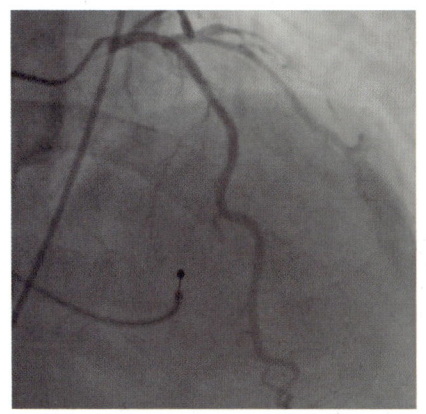
图2-13-10　冠脉造影

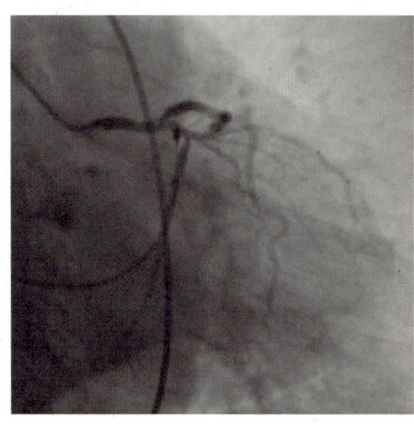
图2-13-11　冠脉造影

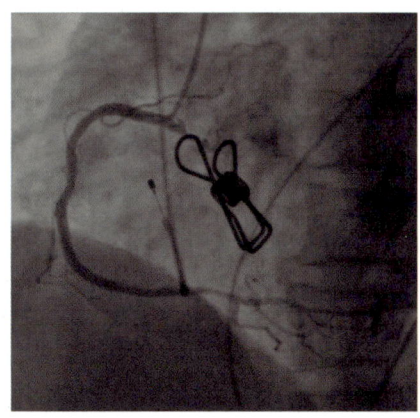
图2-13-12　冠脉造影

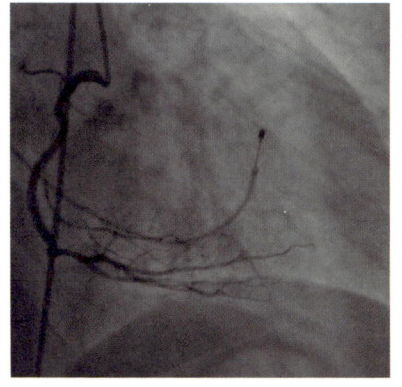
图2-13-13　冠脉造影

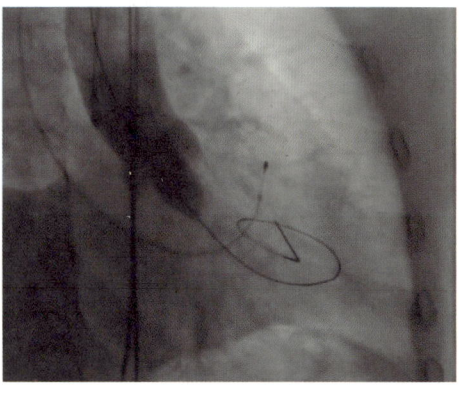
图2-13-14　Numed 20 mm球囊预扩

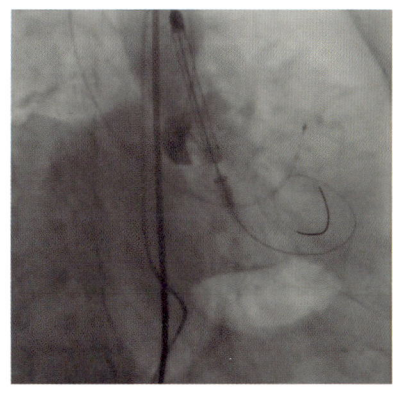
图2-13-15　VenusA 26号瓣膜定位

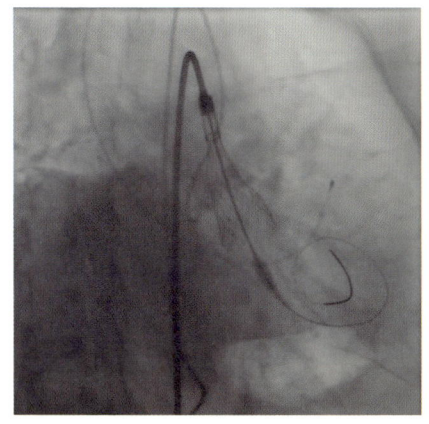
图2-13-16　瓣膜释放

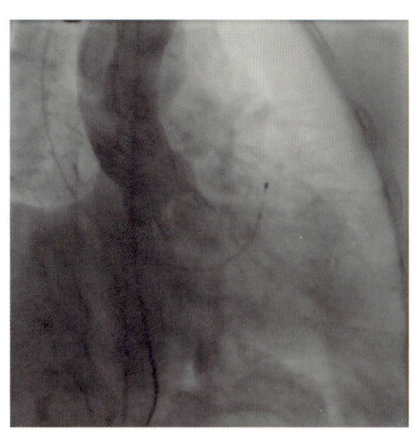
图2-13-17　复查根部造影

扫码看视频

术后

在TAVR术后半年，患者有胸痛感，遂来医院复诊。

T：36.8℃，P：82次/分，R：18次/分，BP：162/64 mmHg。

一般情况：平卧位，神志清楚，正常面容，表情自如。

肺部查体：双肺呼吸音清，未闻及干湿啰音。

心脏查体：心率82次/分，心律齐，心音有力，A2舒张期杂音。

冠脉造影（图2-13-18至图2-13-21）。

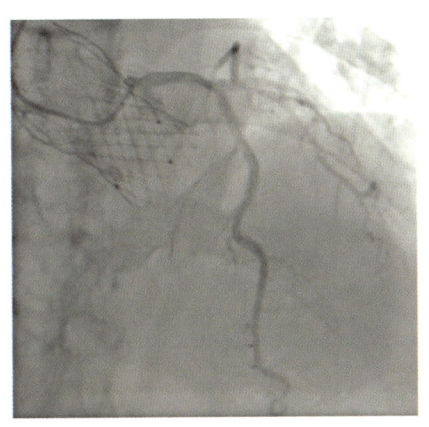

图2-13-18 冠脉造影

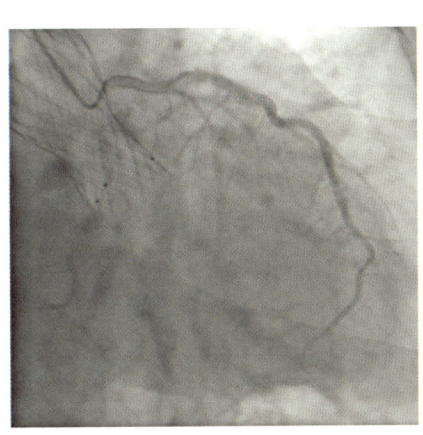

图2-13-19 冠脉造影

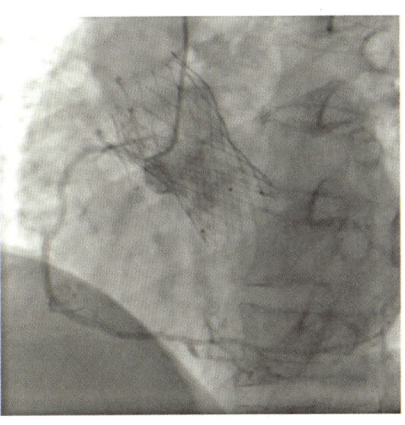

图2-13-20 冠脉造影

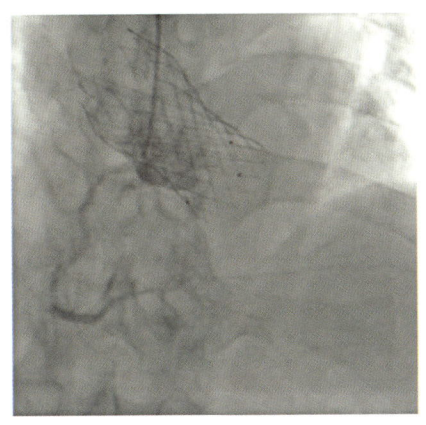

图2-13-21 冠脉造影

在TAVR术后1年后胸痛加重。

T：36.8℃，P：91次/分，R：18次/分，BP：233/86 mmHg。

一般情况：平卧位，神志清楚，正常面容，表情自如。

肺部查体：双肺呼吸音清，未闻及干、湿啰音。

心脏查体：心率91次/分，心律齐，心音有力，A2舒张期杂音。

复查心电图（图2-13-22），心肌酶（入院时及入完第2天，图2-13-23），心脏彩超（图2-13-24）。

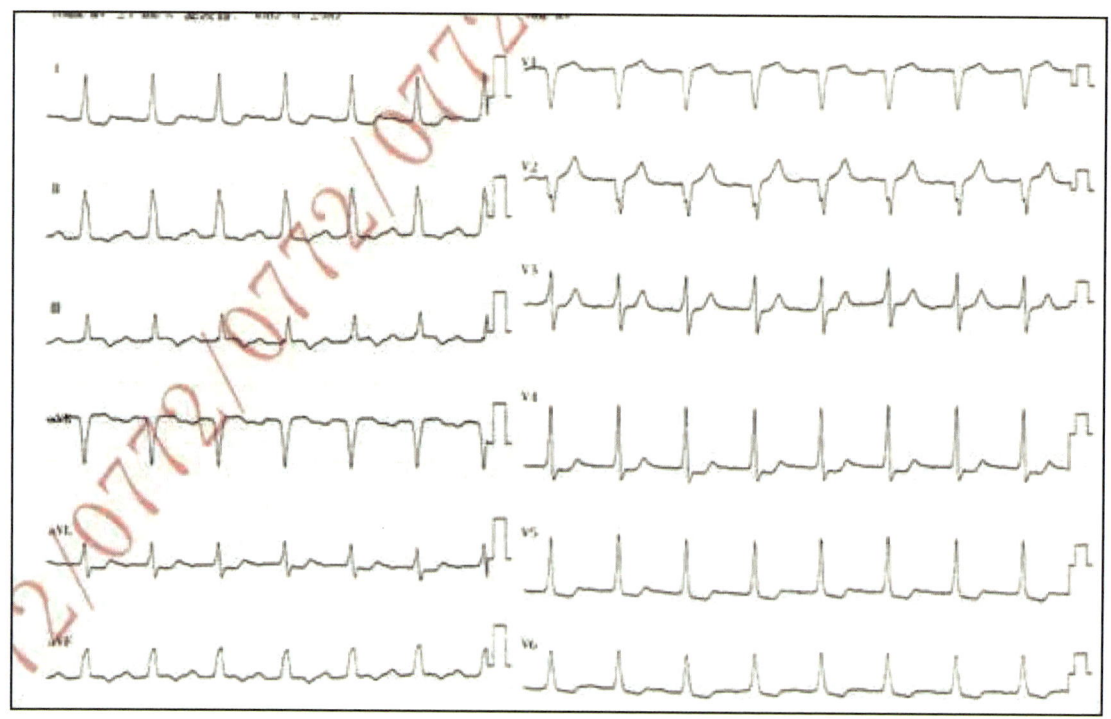

胸痛发作时

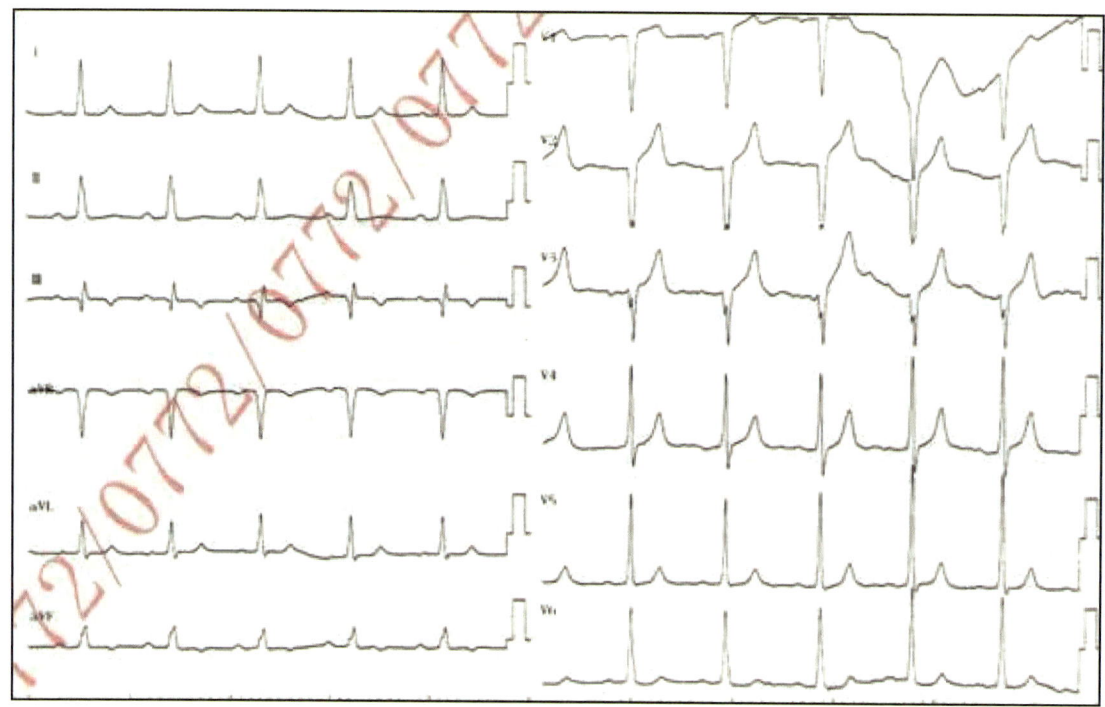

含服硝酸甘油

图2-13-22　心电图

序号	项目代号	项目名称	结果	标志	单位	参考值
1	cTnI	肌钙蛋白I	0.006		ng/mL	0~0.02
2	MYO	肌红蛋白	99.0	↑	ng/mL	0~46.6
3	CK-MB	肌酸激酶同工酶	0.946	↓	ng/mL	2~4.99
4	NT-proBNP	N末端脑钠肽前体	8908	↑	pg/mL	0~900

序号	项目代号	项目名称	结果	标志	单位	参考值
1	cTnI	肌钙蛋白I	0.008		ng/mL	0~0.02
2	MYO	肌红蛋白	86.5	↑	ng/mL	0~46.6
3	CK-MB	肌酸激酶同工酶	0.985	↓	ng/mL	2~4.99
4	NT-proBNP	N末端脑钠肽前体	6624	↑	pg/mL	0~900

图2-13-23 心肌酶（入院时、第二天）

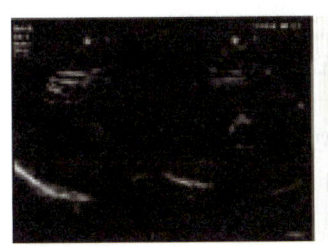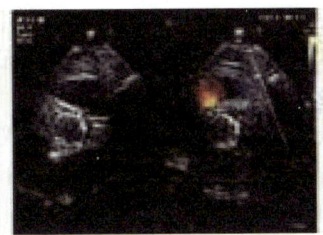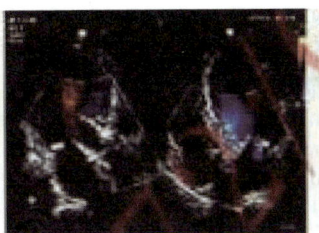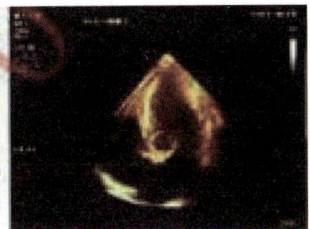

| AO | 31 mm | MV:E/A | 0.87/1.40 m/s | AV | 2.19 m/s | FS | 34% |
| LA | 37 mm | TV:E/A | 0.57/0.33 m/s | PV | 0.56 m/s | EF | 63% |

超声诊断：
TAVR术后复查：
人工主动脉瓣位置未见明显异常，人工主动脉瓣膜轻中度瓣周漏；
左房扩大，室间隔肥厚；
主动脉硬化；
二尖瓣退行性变并轻度反流、三尖瓣轻度反流；
左室舒张功能减低，左室整体收缩功能正常。

图2-13-24 心脏彩超

行冠脉支架植入（图2-13-25至图2-13-32）。

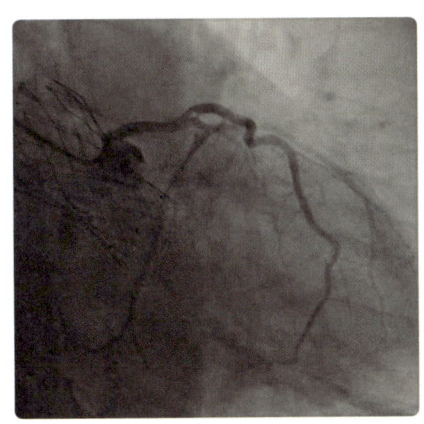 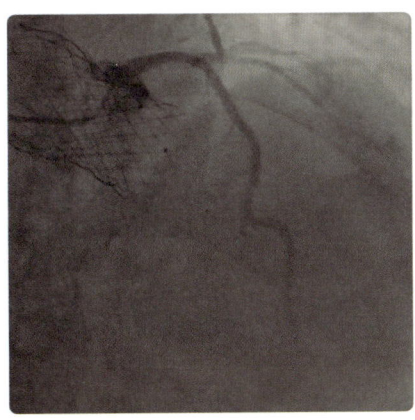 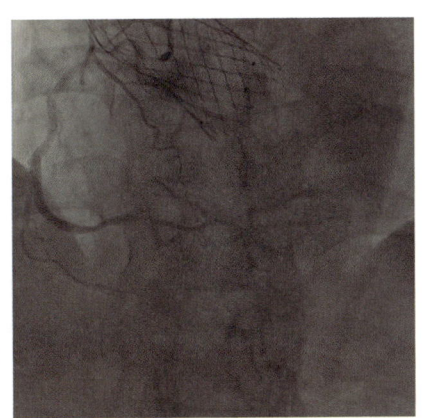

图2-13-25 冠脉造影　　图2-13-26 冠脉造影　　图2-13-27 冠脉造影

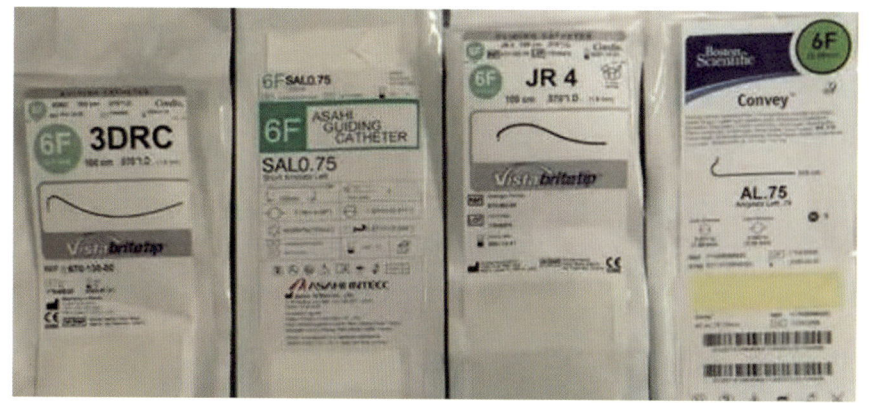

图2-13-28　JR4.0→SAL.75→AL.75→3DRC

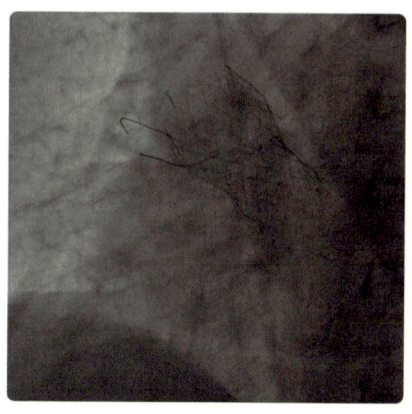

图2-13-29　3DRC Runthrough

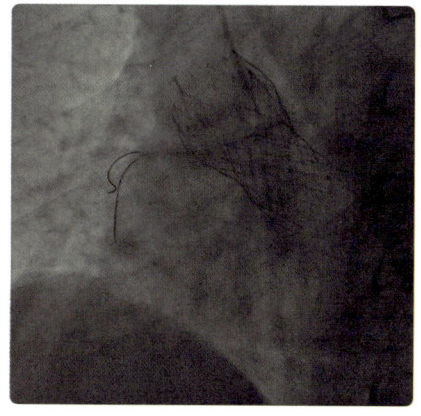

图2-13-30　导丝成功送至病变远端

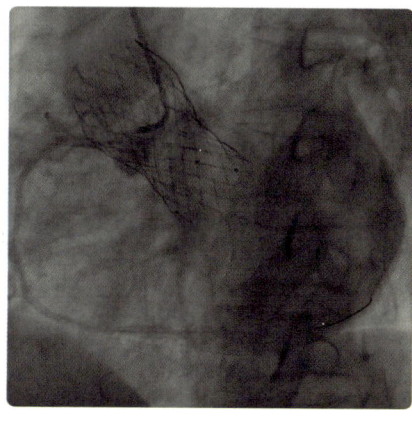

图2-13-31　Guidzilla，Sapphire 2.0×15 mm，Firebird 2.5×18 mm

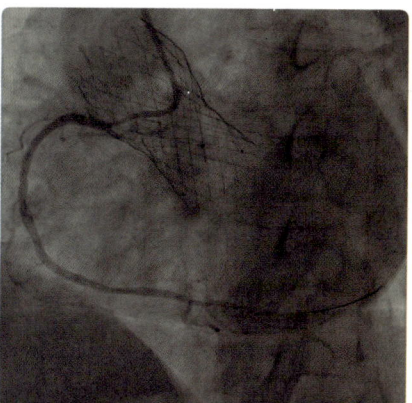

图2-13-32　最后结果

复查术后心电图（图2-13-33）。

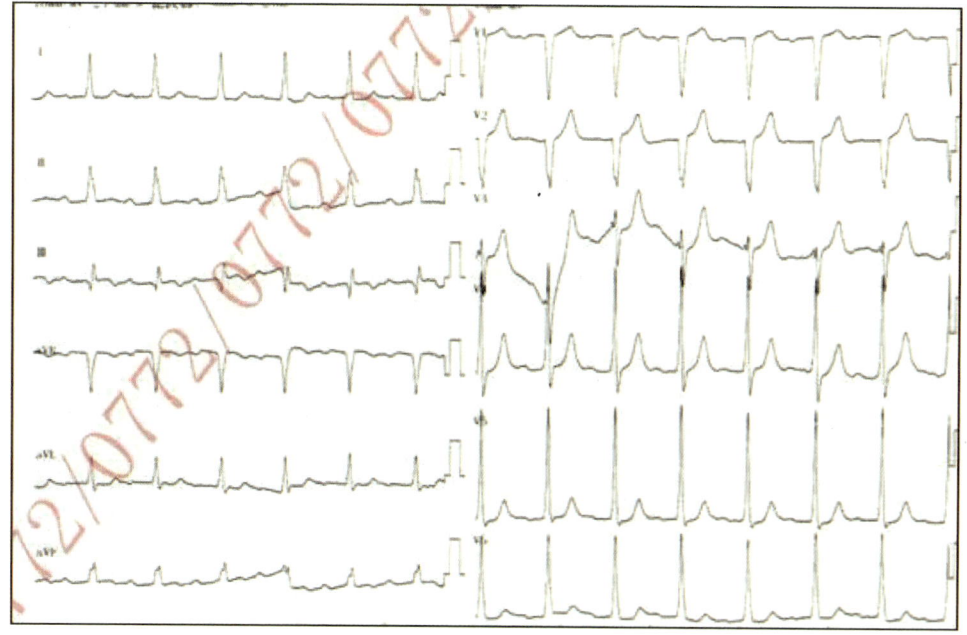

图2-13-33　术后心电图

病例点评

随着TAVR技术的普及，TAVR术后需要再次冠脉介入的情况会越来越多。目前国内自膨瓣占多数，自膨瓣长瓣膜的设计对冠脉再介入确实有一定影响。

2022年2月15日，在 Circulation 介入子刊的最新一期上，Giuseppe Tarantini等人针对人工瓣与原生瓣对合缘对齐（commissural alignment）或不对齐的影响意义予以了探究，并明确了影响冠脉通路（CA）的主要独立因素。入组队列中，38%的患者植入了SAPIEN 3球扩瓣，31.1%植入了Evolut Pro/R，30.1%植入的是Acurate Neo THV；85.9%植入Evolut和69.4%植入Acurate Neo THV的病例最终瓣膜方向实现了合缘对齐（88.5%的主动对齐操作成功）；选择性冠脉造影在SAPIEN 3植入者中的发生概率高于对齐或不对齐的环上THV植入者（95% vs. 71%，$P<0.001$）；11%的环上瓣对合缘未对齐和3%的环上瓣对合缘对齐者出现了任一冠脉均无法插管的情况，SAPIEN 3 THV植入者中未见该情况；文章最后结论：环上THV对合缘未对齐、瓦氏窦高度以及THV-瓦氏窦高度的比值是不可行选择性冠脉造影的独立预测因素。

在可以选择的情况下，对于年轻患者，或者预测未来冠脉风险高的患者，选择球扩瓣可以减少冠脉再介入的难度。经验上来说，对于自膨瓣，右冠再介入的难度要高于左冠。指引导管的选择上，要根据原有瓣膜型号的大小进行选择，最好是有术前冠脉CTA。对于23号，26号等小瓣膜，花冠较小，一般选择JL3.5或JR4进行尝试，如果29号，32号大瓣膜，可能需要JL4或SAL1进行尝试（图2-13-34）。

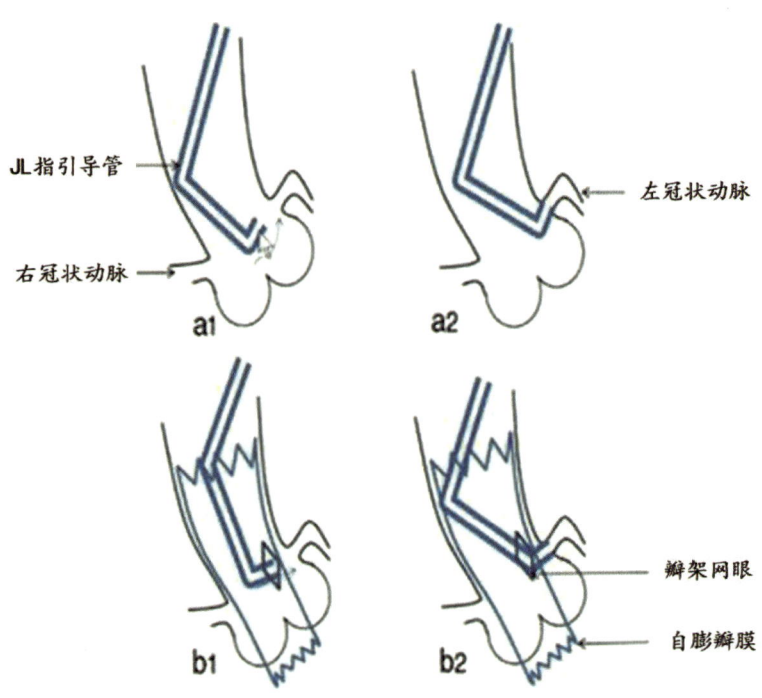

需注意指引导管通过瓣架网眼和冠状动脉开口相对水平位置

图2-13-34　自膨胀瓣膜对指引的影响

14 AS合并CAD——运用CT-FFR指导TAVR+PCI

术前分析

患者，女，75岁，反复气促2年余，加重半年。既往糖尿病病史10年，口服二甲双胍，皮下注射胰岛素，自述血糖控制可。

术前超声（图2-14-1）

AV：4.94 m/s，MPG：64 mmHg，AVA：0.44 cm²，LVEF：34%。

主动脉瓣重度狭窄并轻度反流。

二尖瓣后叶钙化并中度反流。

三尖瓣中度反流。

心腔及大血管 (mm)	主动脉 21	左房 42	RVOT 前后径 21	左室舒张末 49	左室收缩末 37
升主动脉 34	右房上下径 48	右室上下径 52	主肺动脉 25	室间隔 11.5	左室后壁 9
瓣口血流度 (m/s)	二尖瓣 E 峰 1.59	主动脉瓣 4.94	肺动脉瓣 0.63	三尖瓣 E 峰 0.5	
	二尖瓣 A 峰 0.56	峰值压差 98 mmHg	峰值压差	三尖瓣 A 峰	左室射血分数 34%
	PHT	平均压差 64 mmHg	平均压差		
组织多普勒	S'（cm/s） 4.7	E'（cm/s） 6.2	A'（cm/s） 5.5	E/E' 26	

超声描述：
主动脉瓣瓣叶及瓣环增厚、钙化（钙化延伸至二尖瓣后叶瓣体），开放受限，关闭不拢，LVOT内径21 mm，连续性方程估测AVA 0.44 cm²；主动脉瓣环内径17 mm，主动脉窦部内径27 mm；
二尖瓣后叶瓣体见强回声钙化，开放尚好，关闭不拢；
其余瓣膜形态正常；
左心扩大，左室壁增厚，室壁运动欠协调；
房室间隔未见中断，未见PDA；心包腔未见明显液性暗区；
下腔静脉内径19 mm，随呼吸变异度小于50%；

CDFI：二尖瓣反流，彩束面积6.1 cm²；
主动脉瓣反流，彩束面积1.3 cm²；

图2-14-1 术前超声

三尖瓣反流，彩束面积6.6 cm^2，估测肺动脉收缩压67 mmHg。

超声提示：
主动脉瓣退行性变，重度狭窄并轻度反流
二尖瓣后叶钙化，中度反流
中度三尖瓣反流
中度肺高压
左室收缩舒张功能减退

图2-14-1　（续）

冠状动脉造影：多体位造影（图2-14-2）。LM未见明确狭窄。LAD管壁不整，近中段狭窄为70%~80%。LCX管壁不整，未见明确狭窄。RCA管壁不整，中段狭窄为40%~50%。

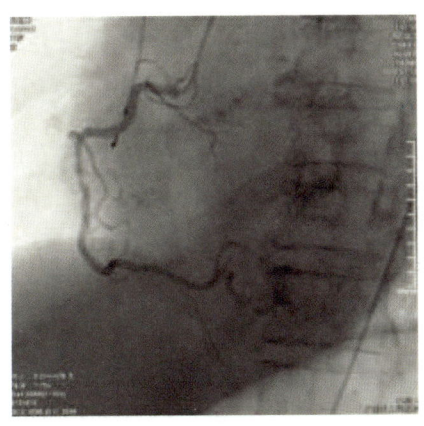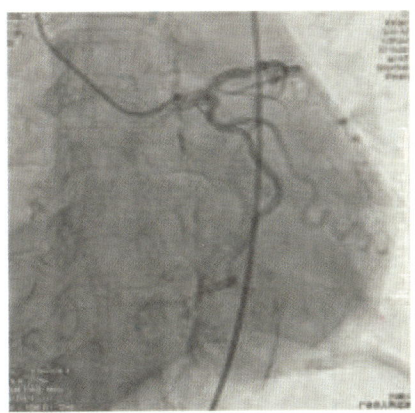

图2-14-2　冠脉造影

CT-FFR报告（图2-14-3）。

左前降支CT-FFR＜0.75，缺血风险高；左回旋支缺血风险低；右冠状动脉，对角支FFR值处于灰区（0.75~0.8），可能存在缺血风险。

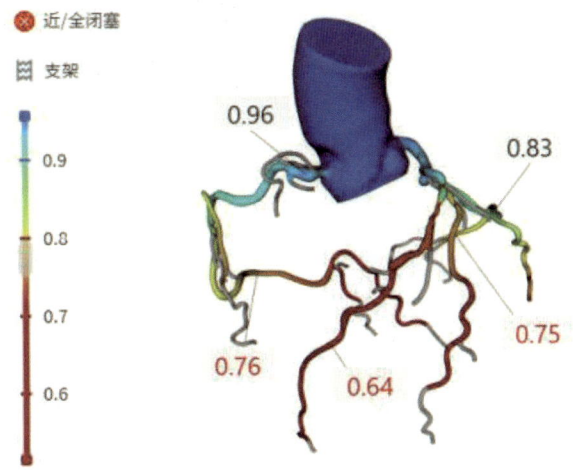

图2-14-3　冠脉全局预览

前降支（图2-14-4）。

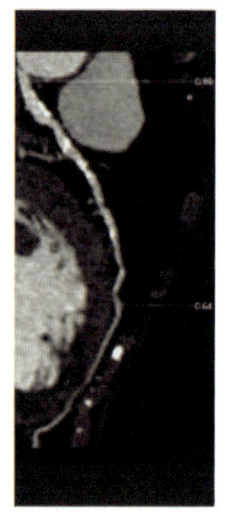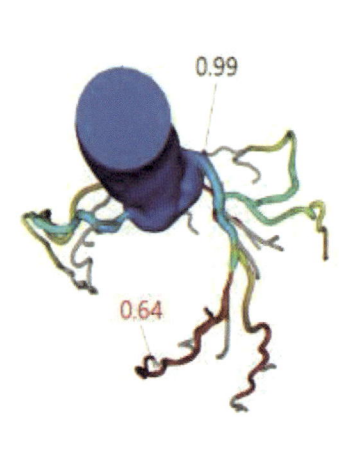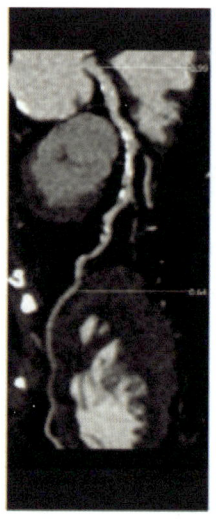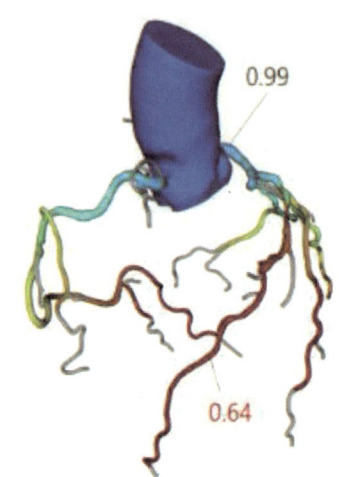

图2-14-4　前降支

前降支CT-FFR＜0.75，缺血风险高，左前降支存在心肌桥。

回旋支（图2-14-5）。

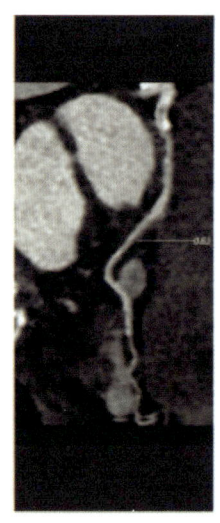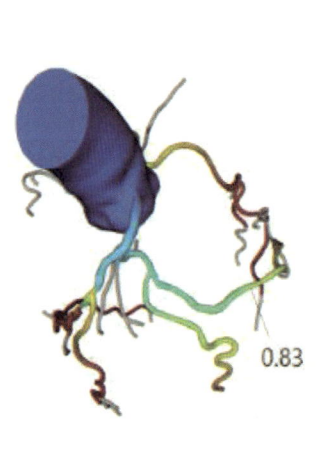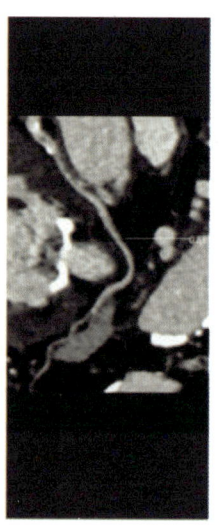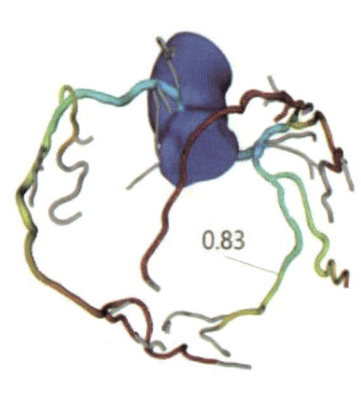

图2-14-5　回旋支

回旋支缺血风险低。

右冠状动脉（图2-14-6）。

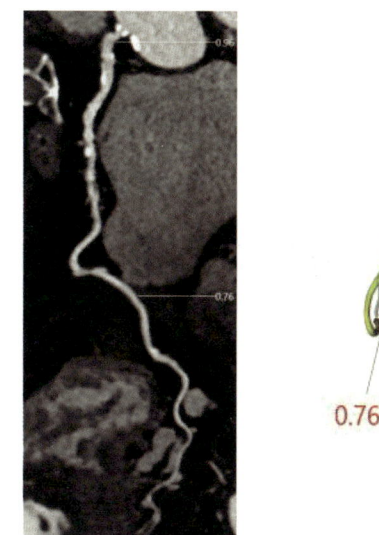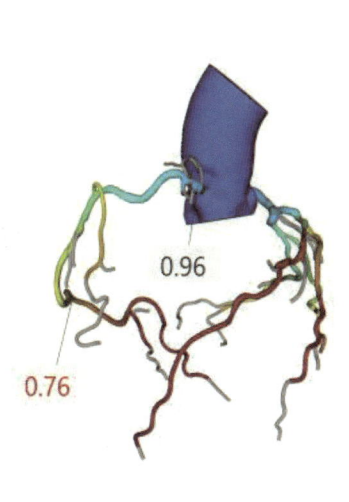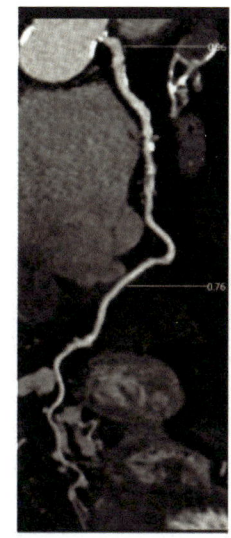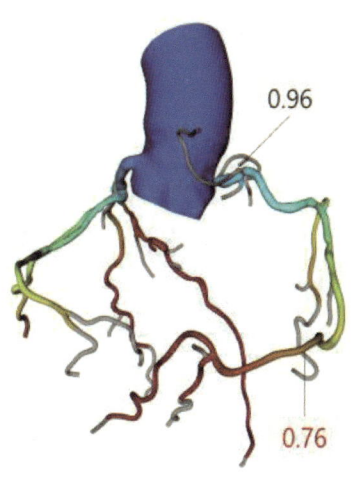

图2-14-6　右冠状动脉

右冠状动脉FFR值处于灰区（0.75~0.8），可能存在缺血风险。

对角支（图2-14-7）。

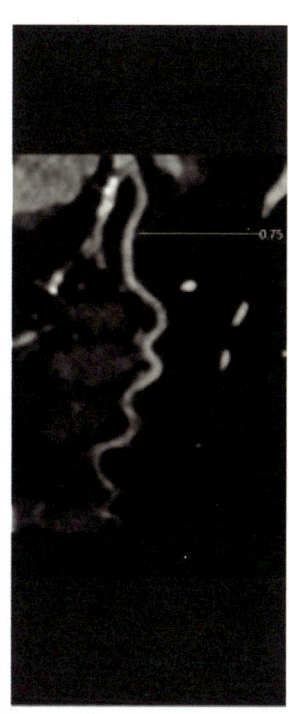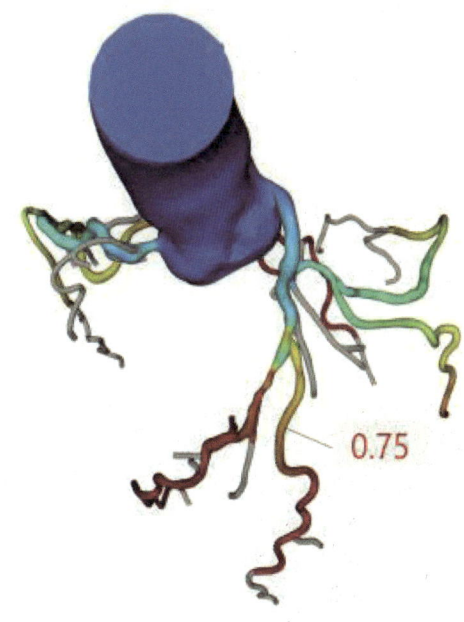

图2-14-7　对角支

对角支FFR值处于灰区（0.75~0.8），可能存在缺血风险。

根部解剖

根据术前CT分析（图2-14-8至图2-14-21），该病例三叶瓣，轻度钙化。Annulus：22.6 mm、LVOT：14.2 mm、STJ：28.9 mm、LCA：13.4 mm、RCA：14.2 mm。升主动脉增宽不明显，结合解剖结构，选择VenusA L26号瓣膜。

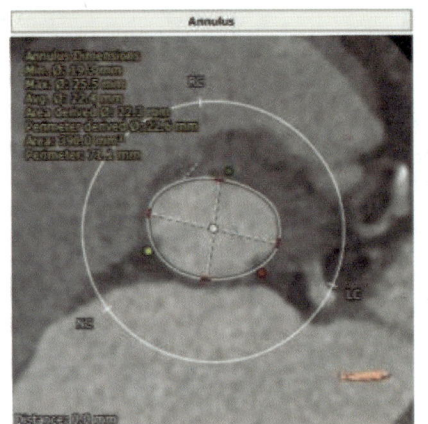

图2-14-8　瓣环平面

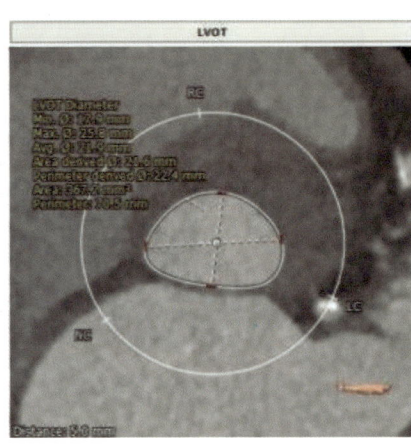

图2-14-9　流出道平面

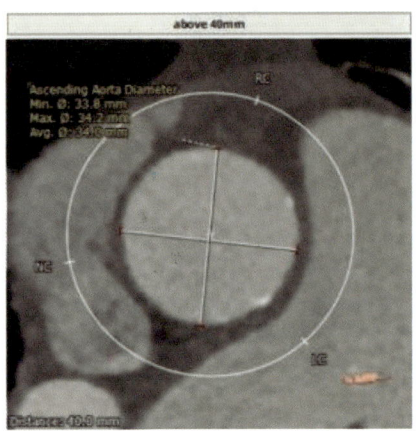

图2-14-10　瓣环上40 mm升主动脉平面

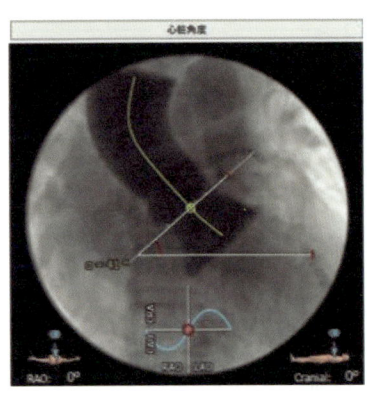

图2-14-11　横位心度

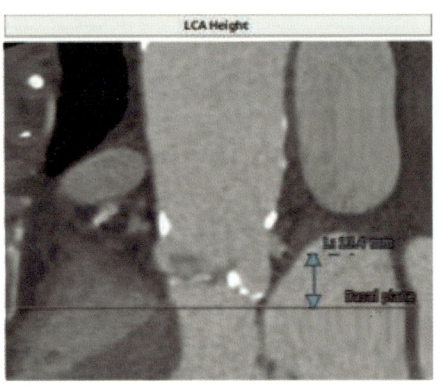

图2-14-12　左冠高度

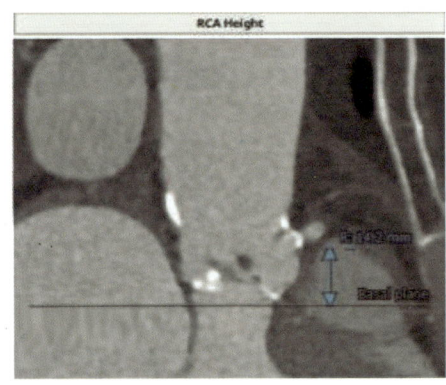

图2-14-13　右冠高度

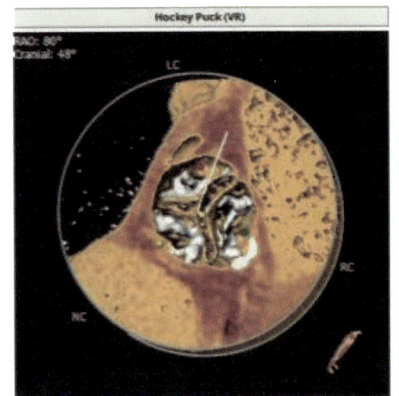

图2-14-14　腔内重建

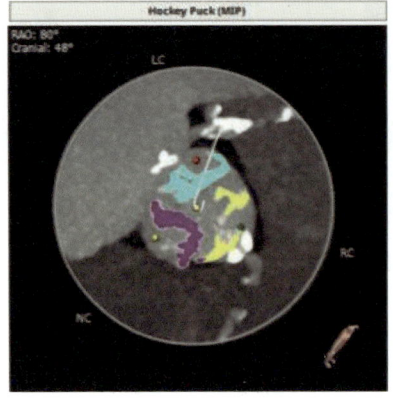

图2-14-15　钙化分布

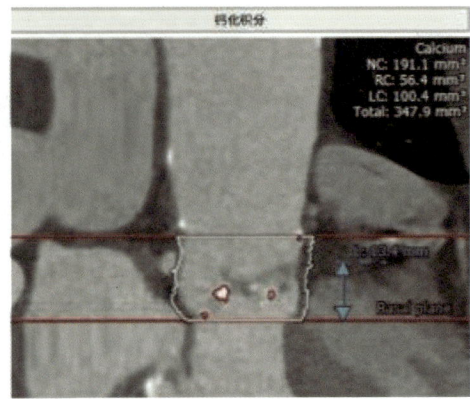

图2-14-16　钙化情况

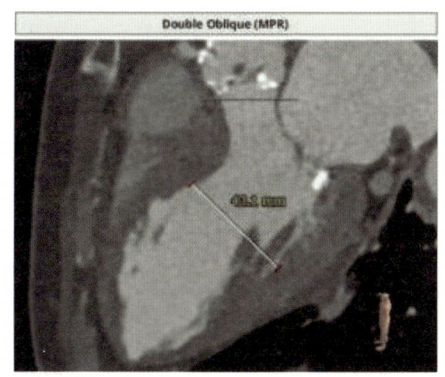 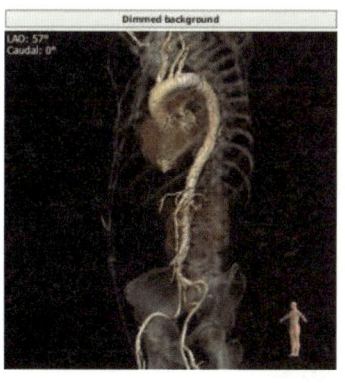 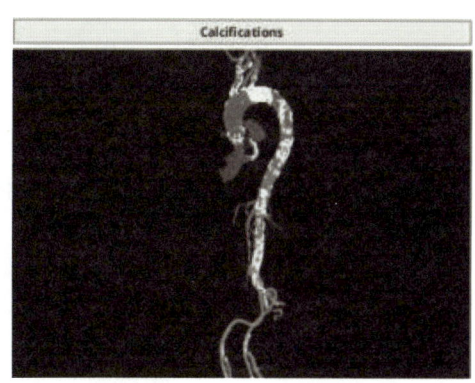

图2-14-17　左室大小　　　图2-14-18　全主动脉形态　　　图2-14-19　全主动脉形态

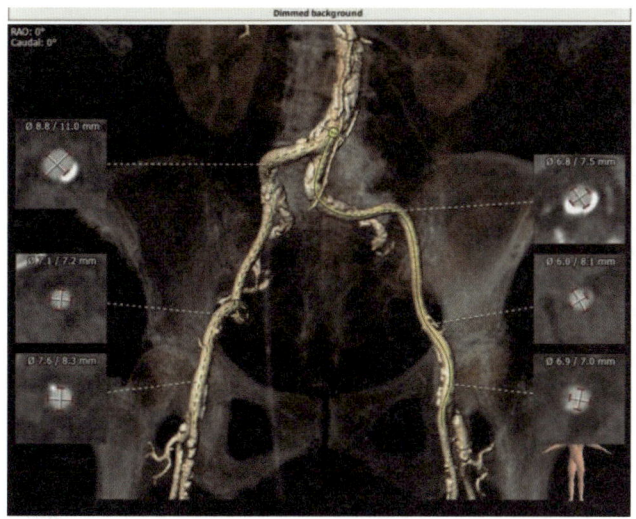 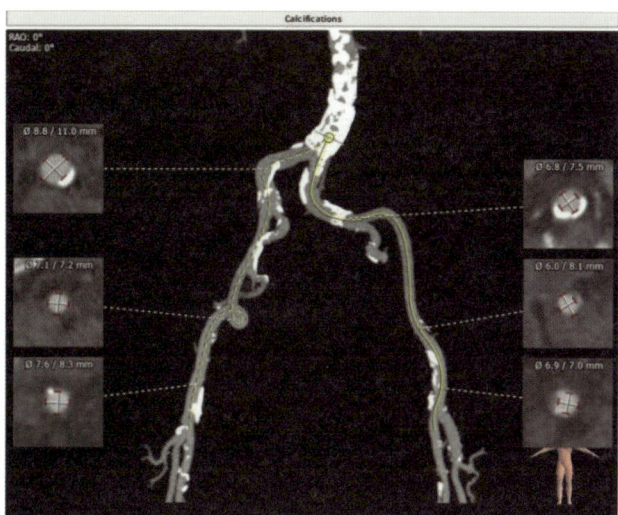

图2-14-20　入路情况　　　　　　　图2-14-21　入路钙化情况

（该图片来源于荷兰 Pie medica imaging 公司的 3mensio 术前评估软件）

手术过程

手术过程（图2-14-22至图2-14-38）。

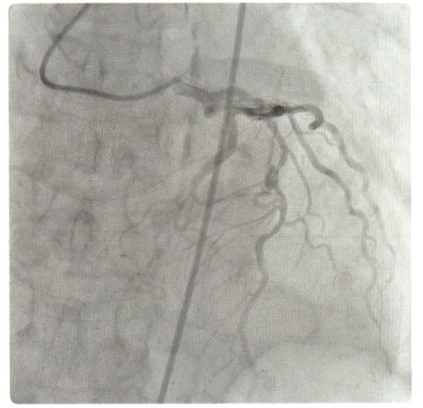

图2-14-22　左冠造影

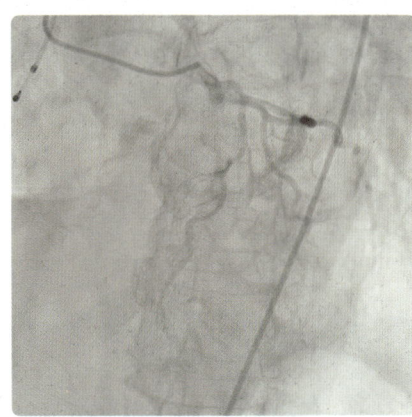

图2-14-23　左冠造影

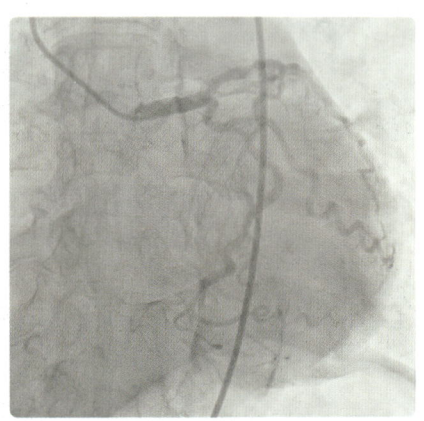

图2-14-24　左冠造影

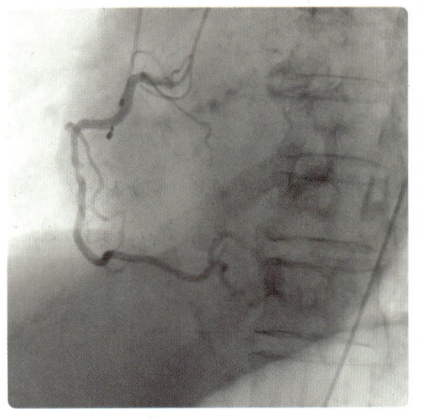

图2-14-25　右冠造影

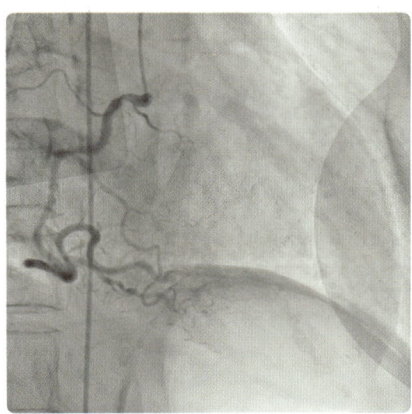

图2-14-26　右冠造影

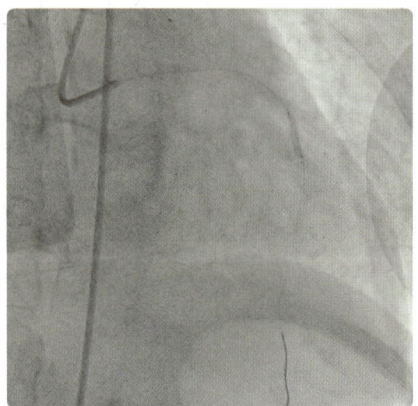

图2-14-27　预扩2.5 mm×15 mm 球囊扩张前降支

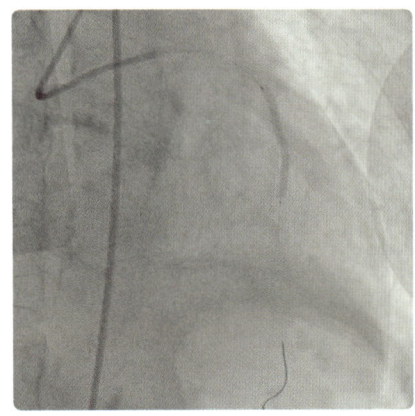

图2-14-28　植入3.0 mm×33 mm 支架

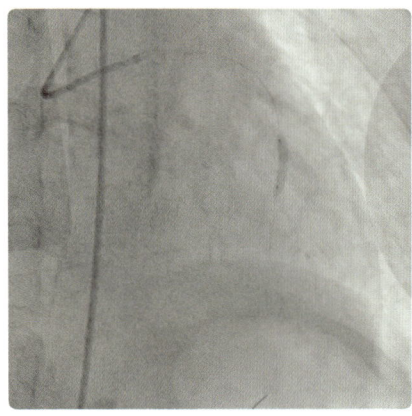

图2-14-29　后扩3.0 mm×15 mm 球囊后扩

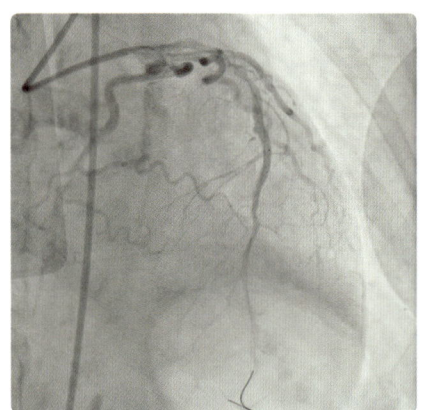

图2-14-30　复查造影

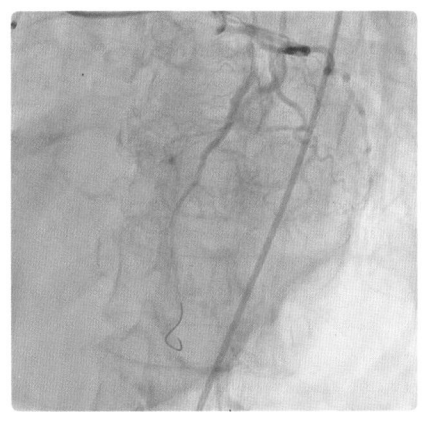
图2-14-31 复查造影

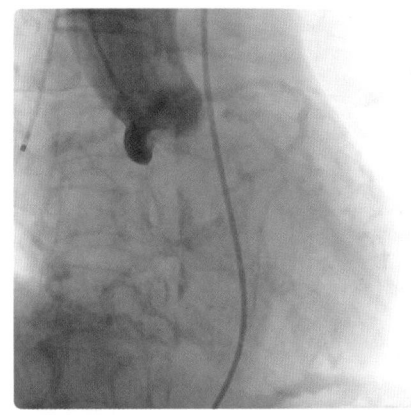
图2-14-32 主动脉根部造影

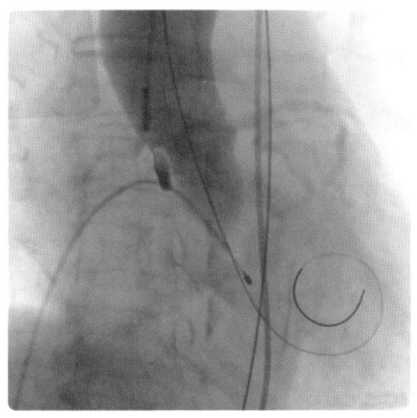
图2-14-33 Numed 20 mm球囊扩张

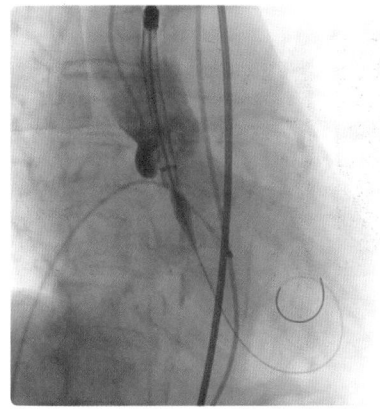
图2-14-34 VenusA Plus 26 mm 瓣膜定位

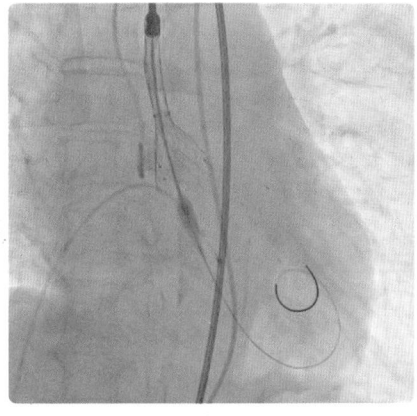
图2-14-35 瓣膜释放

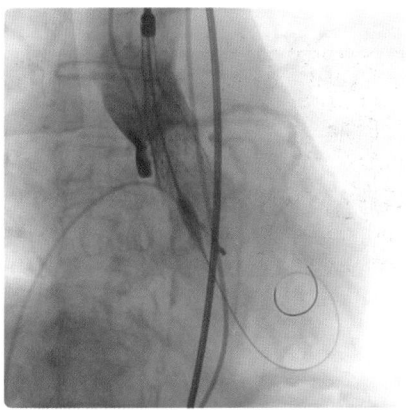
图2-14-36 确认深度

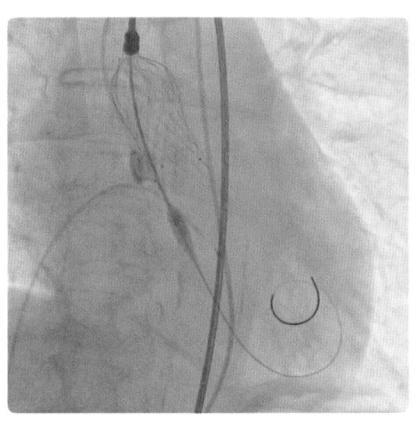
图2-14-37 瓣膜完全释放

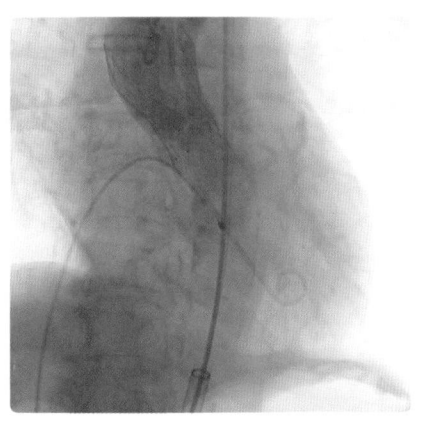
图2-14-38 复查造影

扫码看视频

术后

术后1个月超声随访（图2-14-39）。

TAVR术后，人工瓣膜支架轻度瓣周漏。

左室节段性运动异常，收缩功能轻度降低。

左室舒张功能不全。

二尖瓣退行性变，轻度反流。

轻度三尖瓣反流。

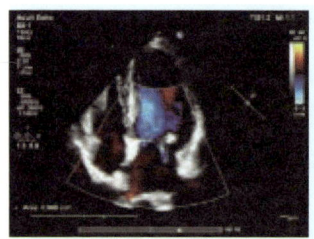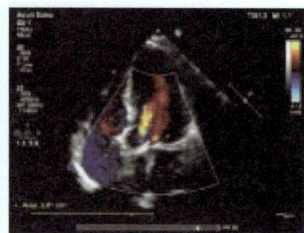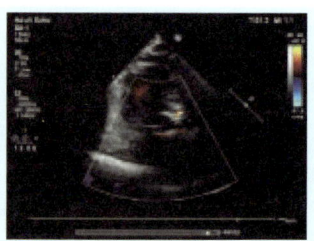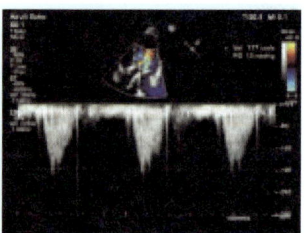

心腔及大血管(mm)	主动脉 27	左房 34	RVOT 前后径 20	左室舒张末 35	左室收缩末 20
升主动脉 34	右房上下径 40	右室上下径 48	主肺动脉 24	室间隔 12	左室后壁 12
瓣口血流度 (m/s)	二尖瓣 E 峰 1.07	主动脉瓣 1.77	肺动脉瓣 0.78	三尖瓣 E 峰 0.44	
	二尖瓣 A 峰 1.28	峰值压差	峰值压差	三尖瓣 A 峰	左室射血分数 65%
	PHT	平均压差	平均压差		
组织多普勒	S'(cm/s) 6.5	E'(cm/s) 4.5	A'(cm/s) 7	E/E' 24	

超声描述：

主动脉瓣位支架人工生物瓣，瓣膜工作区内径20 mm，短轴切面瓣周2-3点处探及一束反流信号；

二尖瓣后叶瓣体见强回声钙化，开放尚好，关闭不拢，血流频谱呈松弛减退型；

其余瓣膜形态尚好；

左房饱满，左室壁增厚，室壁运动正常；

心包腔未见液性暗区；

CDFI：二尖瓣反流，彩束面积1.0 cm²；

　　　主动脉瓣反流，彩束面积2.8 cm²（源自瓣周）；

　　　三尖瓣反流，彩束面积1.4 cm²，估测肺动脉收缩压30 mmHg。

超声提示：

TAVR术后，人工瓣膜支架轻度瓣周漏

左室舒张功能不全

二尖瓣退行性病变，轻度反流

轻度三尖瓣反流

图2-14-39　术后1个月超声

病例点评

因为AS患者拟行TAVR前，冠脉CTA是术前评估的重要手段，对于冠脉有病变的患者，术前使用CT-FFR进行冠脉评估，可以进一步详细制定手术策略。对于多支病变的冠脉病变，可以预先明确哪些病变需要处理，哪些血管不用处理，把冠脉介入的策略一起定好。

在已开展的CT-FFR准确性验证中，以有创FFR为金标准，0.80为界值，CT-FFR的准确性较高，其诊断特性为敏感性较高（和冠脉CTA的敏感性相近），但和冠脉CTA相比明显提高了对心肌缺血诊断的特异性，减少误诊率；在预测值上，仍然为阴性预测值高（可达90%以上），在诊断为阴性结果时有较高的可靠性。由于FFR可以对PCI决策进行指导，所以CT-FFR可以筛除"不必要"进行冠脉造影的病例，而CT-FFR的阳性病例在一定程度上能够预测PCI的可能性。

尽管FFRCT结合了冠脉CTA和FFR的优势，可以从解剖和功能角度无创地评估冠状动脉狭窄病变，但是FFRCT的一些限制在一定程度上影响了其临床应用。在技术层面上主要有3个特别需注意的问题。第一，因为FFRCT是基于冠脉CTA的图像后处理方法，所以同样受冠脉CTA图像质量的影响。有些因素，包括心电错误配准、运动伪影、错层伪影、图像噪声等会影响冠状动脉边界的确定，继而影响FFRCT计算结果的准确性和可重复性。因此，建议特别注重获取高质量的冠脉CTA图像，包括使用美托洛尔控制心率、减少配准伪影、服用硝酸甘油等。第二，FFRCT依赖患者特异性的生理模式，需要心肌质量、冠状动脉血流和冠状动脉微血管顺应性达到平衡，个人生理条件可能会影响其诊断效能。第三，现有FFRCT只用于冠状动脉本身的病变，对于经皮冠状动脉介入治疗或冠状动脉旁路搭桥术后、急性冠状动脉综合症及微血管病变的患者缺乏相应的临床应用证据。除了上述技术层面的不足外，目前还有其他的不足限制FFRCT在常规临床工作中的普及应用。比如，FFRCT计算时间依据计算模式不同需要1~4 h，基于工作站模式的FFRCT运算时间约45 min或更少，理论上可以一站式获得结果，目前没有完全得到商业化的应用。其他一些固定模式、降维或全阶模式等FFRCT算法还在研究中。

15 CTFFR及术中QFR在AS合并CAD的TAVR手术中的应用

术前分析

患者，男，66岁，胸闷、心悸、气促、头晕2年。既往有高血压病史：4年高血压，收缩压最高180 mmHg。

术前超声（图2-15-1）

AV：4.1 m/s，MPG：41 mmHg，LVEF：71%。

主动脉瓣重度狭窄并轻度反流。

左室舒张功能减退。

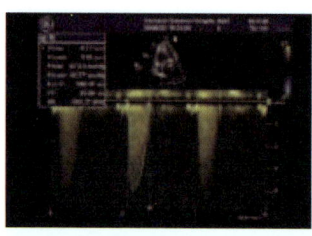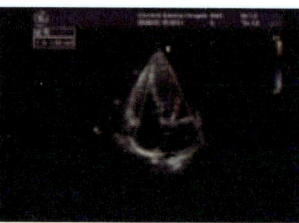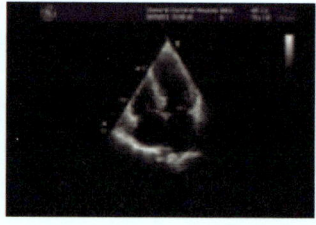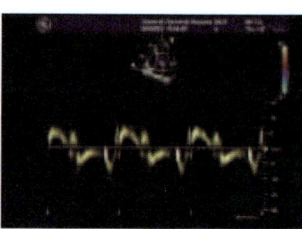

心腔及大血管 (mm)	主动脉 25	左房 32	RVOT 前后径 18	左室舒张末 46	左室收缩末 27
升主动脉 31	右房上下径 49	右室上下径 56	主肺动脉 22	室间隔 11	左室后壁 10
瓣口血流度 (m/s)	二尖瓣 E 峰 0.9	主动脉瓣 4.1	肺动脉瓣 1.1	三尖瓣 E 峰 0.5	
	二尖瓣 A 峰 1.5	峰值压差 67 mmHg	峰值压差	三尖瓣 A 峰	左室射血分数 71%
	PHT	平均压差 41 mmHg	平均压差		
组织多普勒	S' (cm/s) 8	E' (cm/s) 6	A' (cm/s) 9	E/E' 15	

超声描述：

主动脉瓣局灶性回声增强，并见钙化，开放受限，关闭欠佳，瓣环内径23 mm；

二尖瓣EF斜率减慢，血流频谱呈松弛减退型；

各房室不大，室壁运动尚好；

房室间隔完整，未见PDA征；

心包腔未见液性暗区；

图2-15-1 术前超声

CDFI：二尖瓣反流，彩束面积1.0 cm²；
主动脉瓣反流，彩束面积1.5 cm²。

超声提示：
主动脉瓣钙化，重度狭窄并轻度反流
左室舒张功能减退

图2-15-1　（续）

心电图（图2-15-2）查示：窦性心律、ST-T改变。

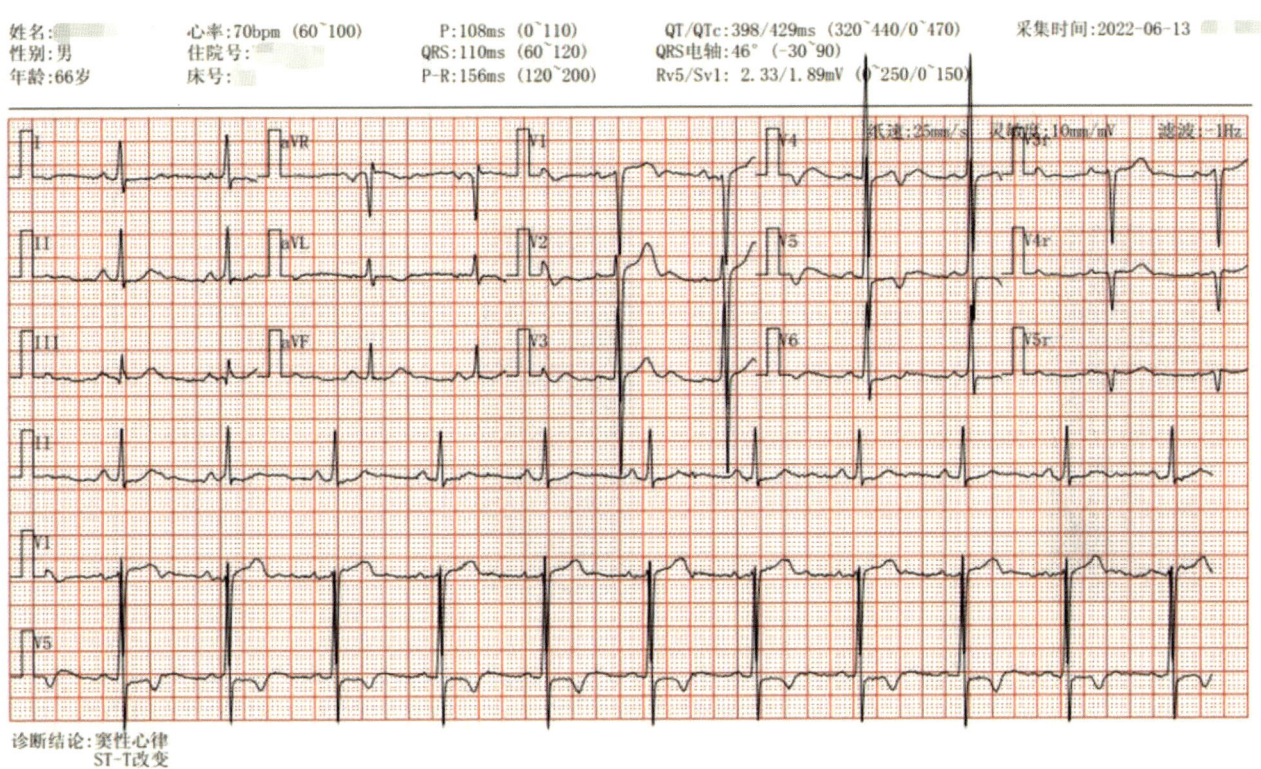

图2-15-2　心电图

CT-FFR报告（图2-15-3）。

左前降支、右冠状动脉、对角支、后降支CT-FFR ＜ 0.75，缺血风险高；左回旋支FFR值处于灰区（0.75~0.8），可能存在缺血风险；补充说明：左前降支存在心肌桥。

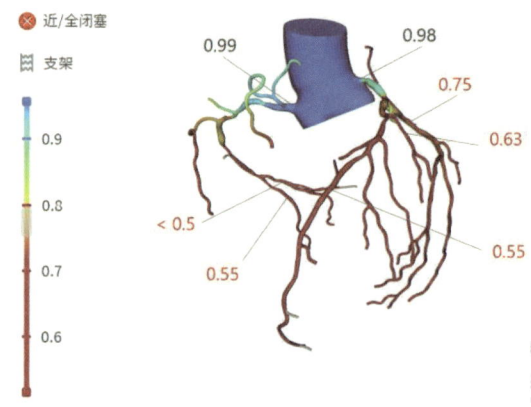

图2-15-3　冠脉全局预预览图

前降支（图2-15-4）。

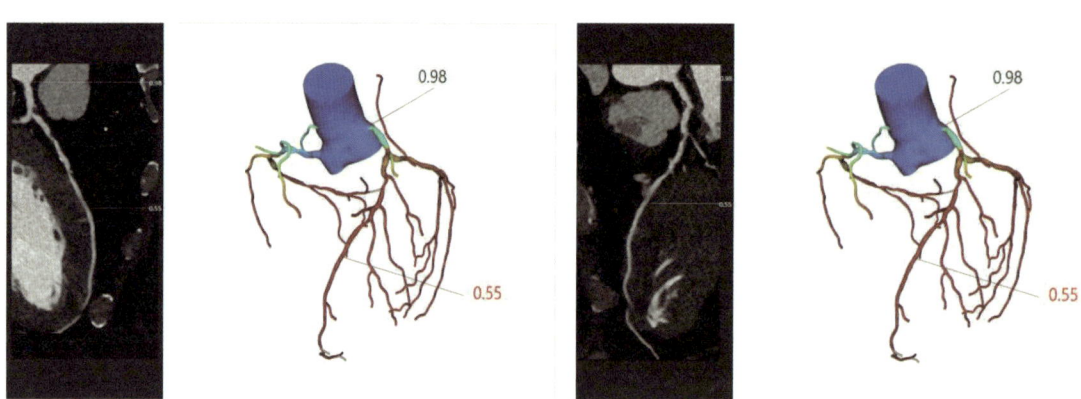

图2-15-4　前降支

左前降支CT-FFR < 0.75，缺血风险高。

回旋支（图2-15-5）。

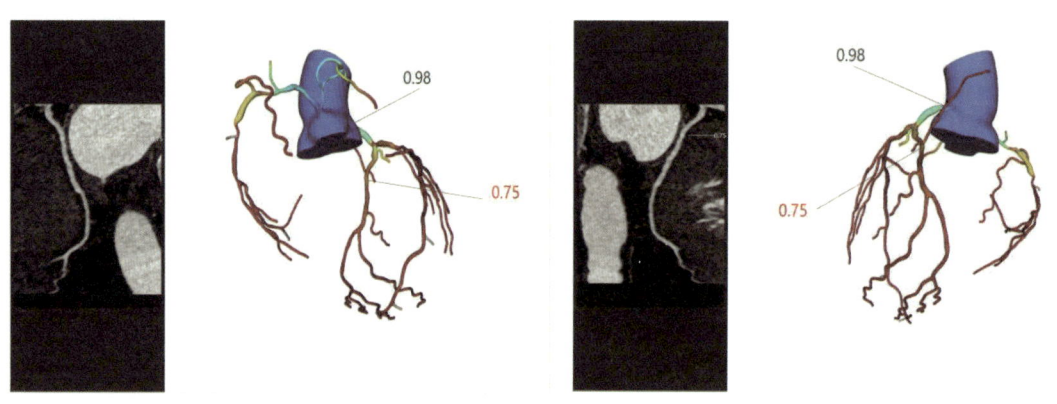

图2-15-5　回旋支

回旋支FFR值处于灰区（0.75~0.8），可能存在缺血风险。

右冠状动脉（图2-15-6）。

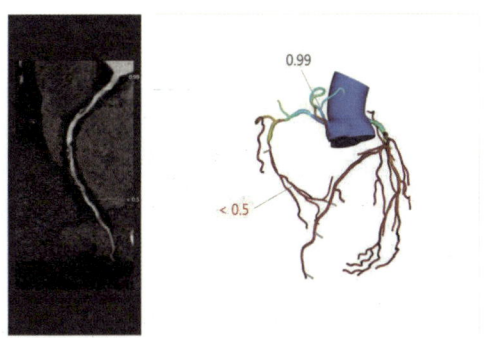

图2-15-6　右冠状动脉

右冠状动脉CT-FFR < 0.75，缺血风险高。

后降支（图2-15-7）。

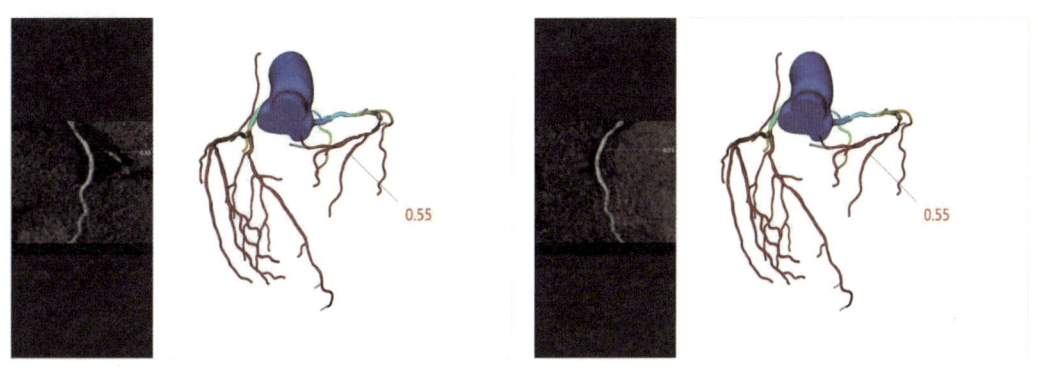

图2-15-7　后降支

后降支CT-FFR < 0.75，缺血风险高。

对角支（图2-15-8）。

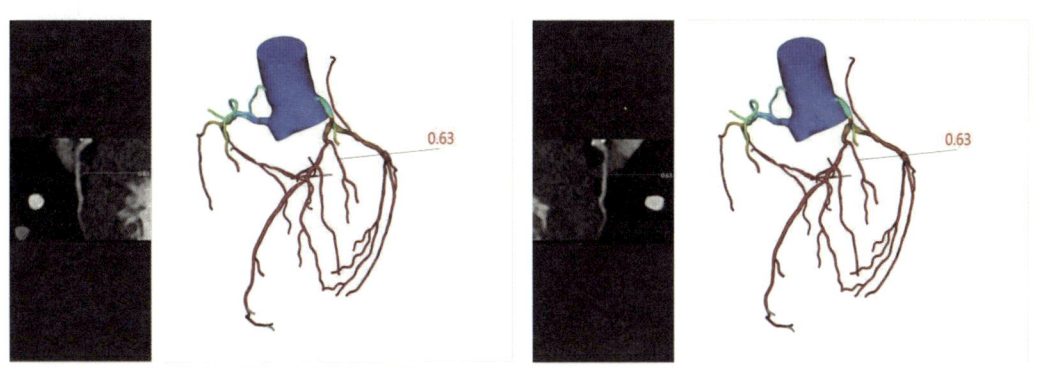

图2-15-8　对角支

对角支CT-FFR < 0.75，缺血风险高。

术前QFR报告

前降支（图2-15-9）。

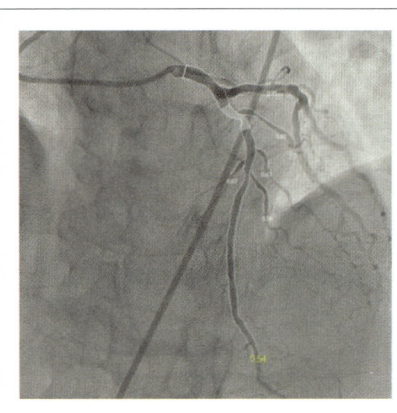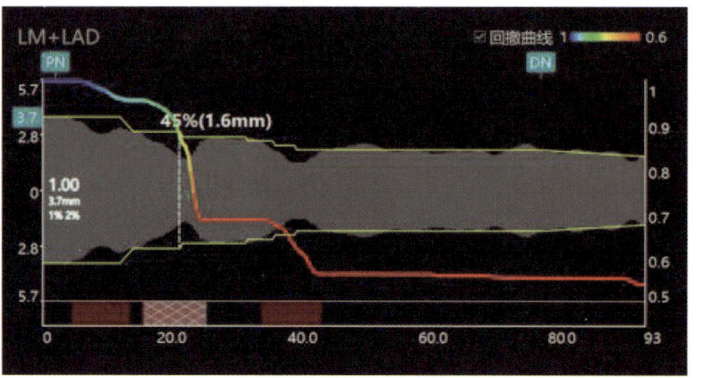

血管参数

最小管腔直径 (MLD)	1.63 mm
MLD参考管腔直径	3.0 mm
最大直径狭窄率 (DS%)	45 %
最大面积狭窄率 (AS%)	70 %

PCI规划（病变段参数）

	支架1	支架2
ΔQFR	0.27	--
目标病变段长度	9.6 mm	-- mm
近端直径	2.7 mm	-- mm
远端直径	2.6 mm	-- mm
最小管腔直径 (MLD)	1.56 mm	-- mm
最大直径狭窄率 (DS%)	45 %	-- %

边支参数

	B1	B2	B3	B4	B5
OstD (mm)	2.9	2.0	1.3	1.6	1.4
RefD (mm)	2.85	1.72	1.44	1.58	1.57
MLD (mm)	2.49(13%)	1.11(35%)	1.22(15%)	1.30(18%)	1.08(31%)
MLA (mm²)	4.87(23%)	0.97(58%)	1.17(28%)	1.33(32%)	0.92(52%)
PBA (°)	143.7	127.7	162.7	126.1	143.4
DBA (°)	65.2	58.0	51.5	29.8	54.8
QFR	0.95	0.80	0.67	0.67	0.56

*OstD: 开口直径　*RefD: 参考直径　*PBA: 近端边支角度　*DBA: 远端边支角度

QFR结果

	固定血流	造影剂	
血管QFR	0.82	0.54	
残余QFR	0.92	0.81	
微循环阻力	--	--	mmHg*s/m
血流速度	--	67.5	cm/s

图2-15-9　前降支报告

右冠（图2-15-10）。

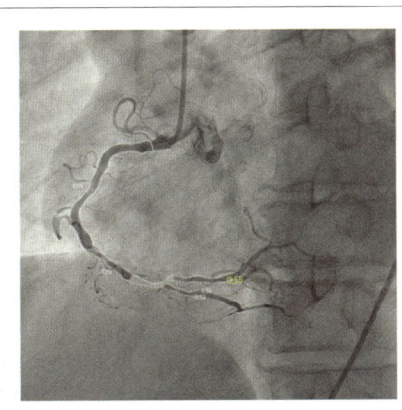
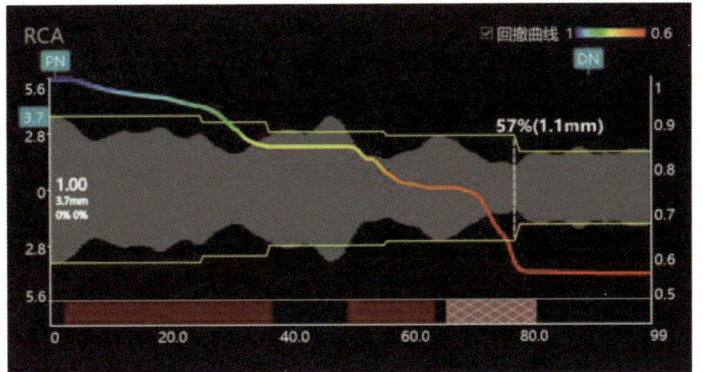

血管参数

最小管腔直径 (MLD)	1.13	mm
MLD参考管腔直径	2.6	mm
最大直径狭窄率 (DS%)	57	%
最大面积狭窄率 (AS%)	82	%

PCI规划（病变段参数）

	支架1		支架2	
ΔQFR	0.19		--	
目标病变段长度	15.0	mm	--	mm
近端直径	2.5	mm	--	mm
远端直径	1.8	mm	--	mm
最小管腔直径 (MLD)	1.13	mm	--	mm
最大直径狭窄率 (DS%)	57	%	--	%

边支参数

	B1	B2	B3	B4	B5
OstD (mm)	1.0	1.2	0.9	1.7	0.8
RefD (mm)	1.04	1.29	0.82	1.64	0.82
MLD (mm)	0.96(7%)	1.15(11%)	0.81(1%)	1.15(30%)	0.73(10%)
MLA (mm²)	0.73(14%)	1.03(21%)	0.52(1%)	1.04(51%)	0.42(20%)
PBA (°)	120.6	132.9	179.0	176.7	124.7
DBA (°)	59.0	92.7	18.3	36.6	49.3
QFR	0.94	0.84	0.79	0.53	0.55

*OstD: 开口直径 *RefD: 参考直径 *PBA: 近端边支角度 *DBA: 远端边支角度

QFR结果

	固定血流	造影剂	
血管QFR	0.65	0.55	
残余QFR	0.80	0.74	
微循环阻力	--	--	mmHg*s/m
血流速度	--	26.7	cm/s

图2-15-10　右冠报告

根部解剖

根据术前CT分析（图2-15-11至图2-15-19），该病例为三叶瓣结构，瓣叶增长增厚，瓣环23.5 mm，LVOT 22.3 mm，窦部均径33 mm左右，STJ 26.4 mm，轻微钙化，小心室，升主动脉无明显增宽，结合解剖结构考虑，该患者为主动脉瓣重度狭窄伴轻度反流，同时冠脉三支病变，LAD和RCA管腔重度狭窄。术前CT报告提示根部解剖结构为三叶瓣，拟局麻状态下行TF-TAVR，处理冠脉病变后以右股动脉作为主入路，选用20 mm球囊进行预扩，优选VenusA-L 26号瓣膜。

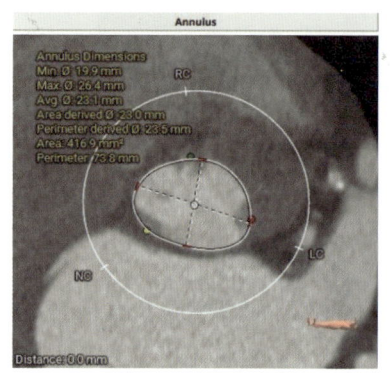

图2-15-11　瓣环平面

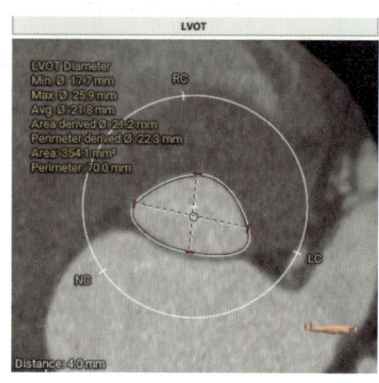

图2-15-12　流出道平面

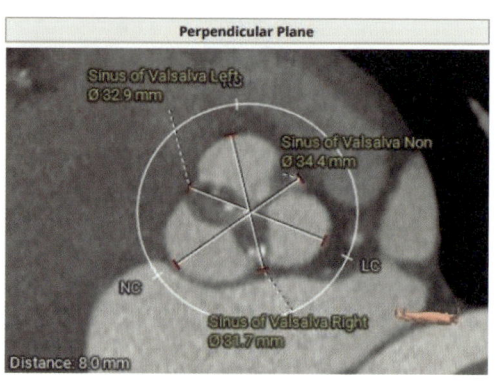

图2-15-13　瓦氏窦

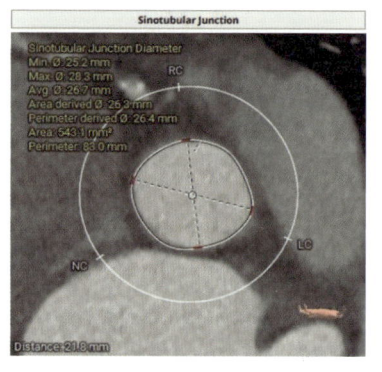

图2-15-14　窦管交界平面

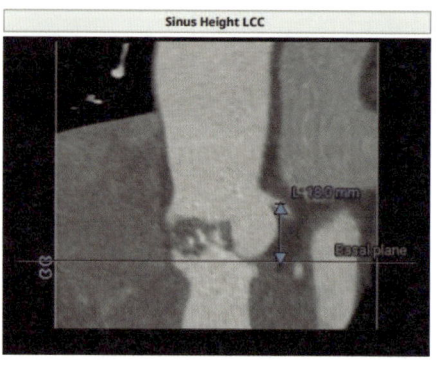

图2-15-15　左冠高度

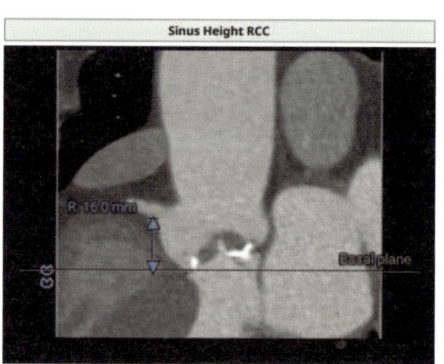

图2-15-16　右冠高度

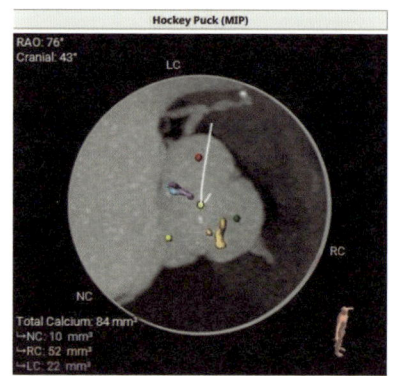

图2-15-17　钙化情况

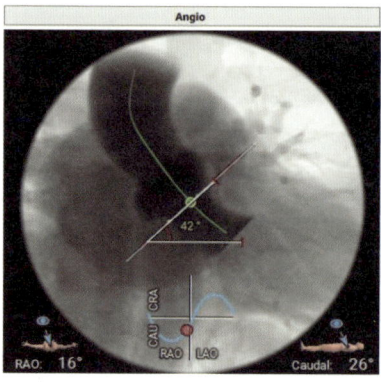

图2-15-18　横位心角度

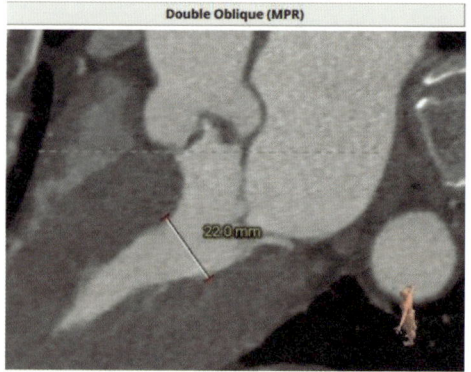

图2-15-19　左室大小

（该图片来源于荷兰 Pie medica imaging公司的3mensio术前评估软件）

手术过程

手术过程(图2-15-20至图2-15-38)。

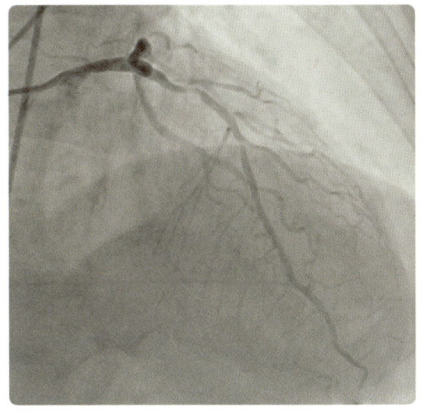
图2-15-20　冠脉造影

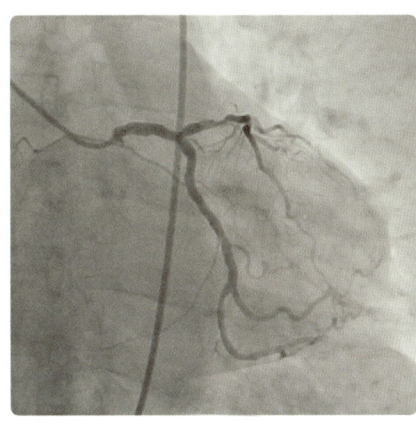
图2-15-21　冠脉造影

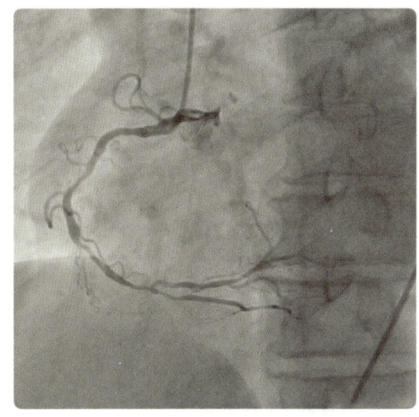
图2-15-22　冠脉造影

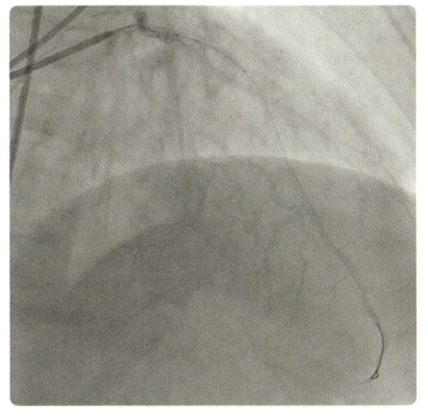
图2-15-23　前降支植入支架

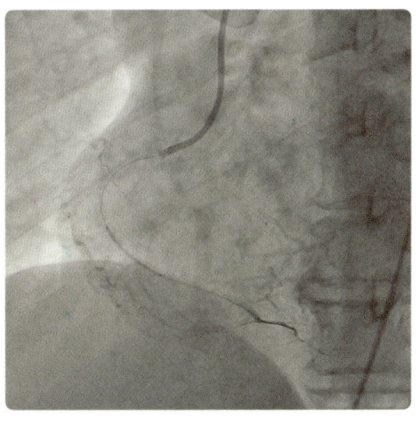
图2-15-24　右冠植入支架

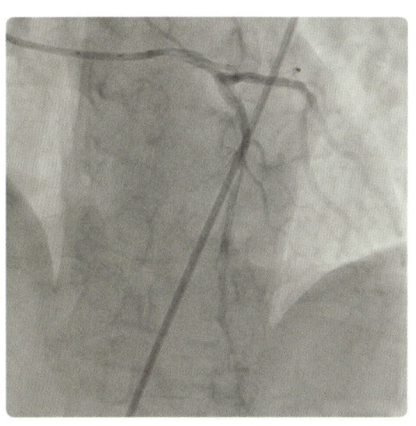
图2-15-25　前降支植入支架后

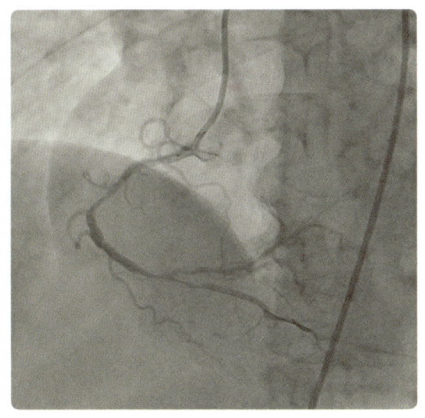
图2-15-26　右冠植入支架后

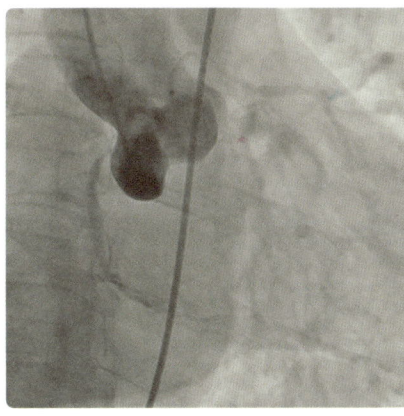
图2-15-27　主动脉根部造影

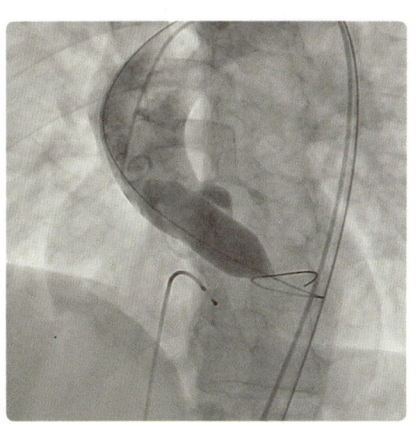
图2-15-28　20 mm球囊预扩

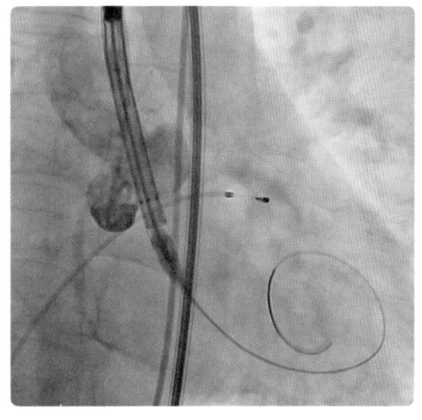
图2-15-29　Venus A26号瓣膜定位

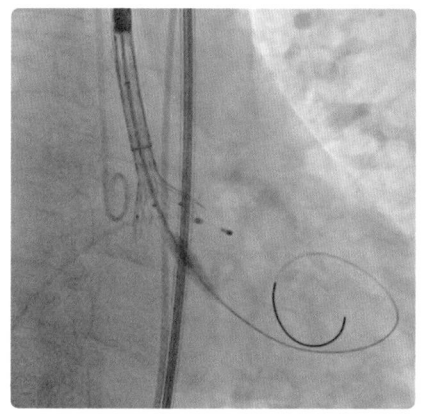
图2-15-30　瓣膜释放

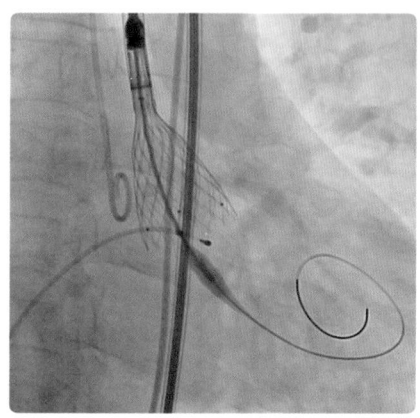
图2-15-31　造影确认深度过深

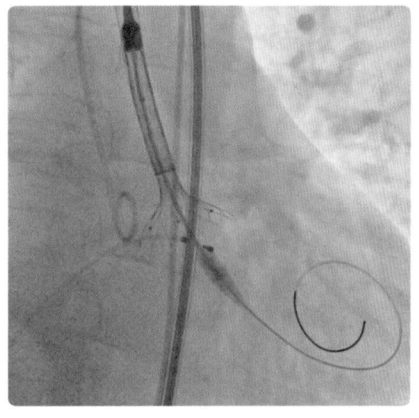
图2-15-32　瓣膜半回收再释放

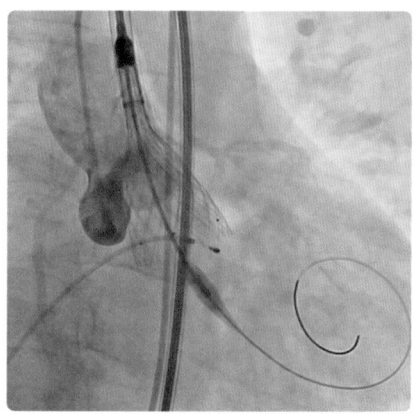
图2-15-33　植入深度依旧过深

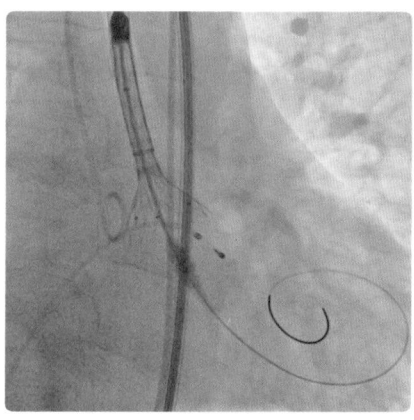
图2-15-34　瓣膜完全回收更高位释放

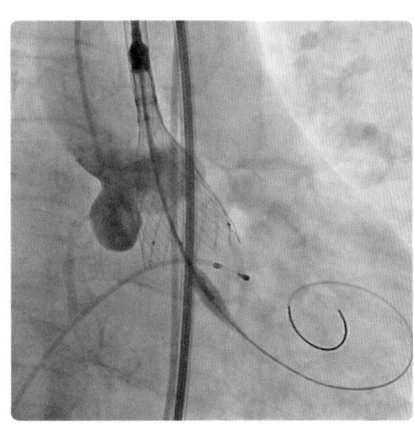
图2-15-35　造影确认植入深度

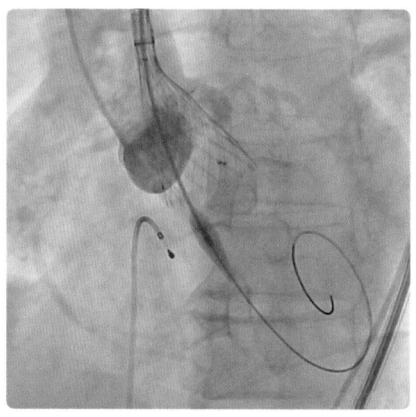
图2-15-36　多体位造影确认植入深度满意

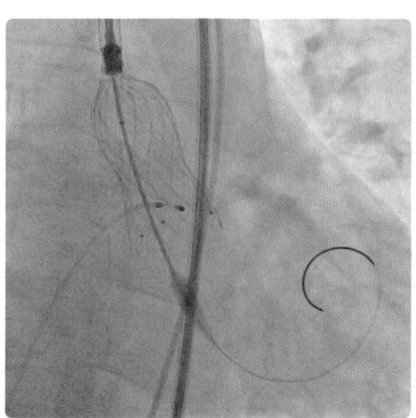
图2-15-37　瓣膜完全释放

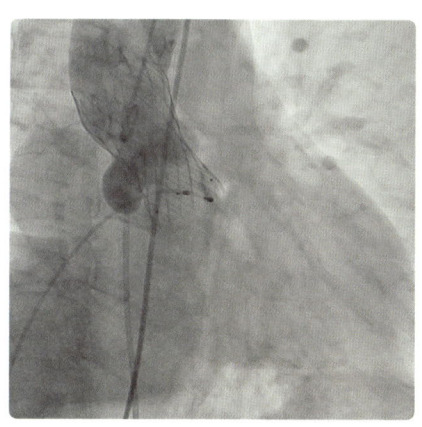

图2-15-38 复查根部造影

扫码看视频

术后

术后2周超声随访(图2-15-39)。

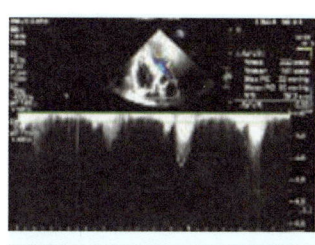 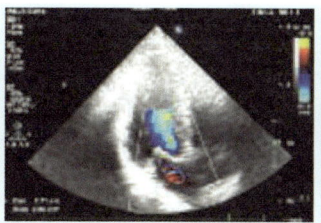 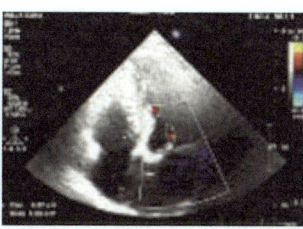 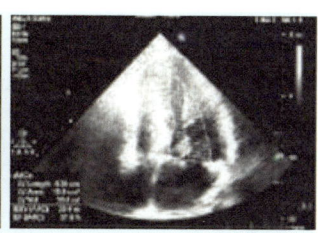

心腔及大血管 (mm)	主动脉 18	左房 29	RVOT 前后径 22	左室舒张末 43	左室收缩末 25
升主动脉 30	右房上下径 50	右室上下径 52	主肺动脉	室间隔 12	左室后壁 10
瓣口血流度 (m/s)	二尖瓣 E 峰 0.86	主动脉瓣 2.25	肺动脉瓣	三尖瓣 E 峰 0.41	
	二尖瓣 A 峰 1.46	峰值压差	峰值压差	三尖瓣 A 峰	左室射血分数 51%
	PHT	平均压差	平均压差		
组织多普勒	S' (cm/s) 8.9	E' (cm/s) 5.2	A' (cm/s) 10.7	E/E' 17	

超声描述:
透声窗欠佳;
主动脉瓣位支架人工生物瓣,瓣架内径18 mm,短轴切面瓣周4-5点处探及一束反流信号,彩束面积1.0 cm²,VTI法估测主动脉瓣面积2.1 cm²;
二尖瓣EF斜率减慢,血流频谱呈松弛减退型;其余瓣膜形态尚好;
各房室无扩大,左室壁增厚,室壁运动稍减弱;
心包腔未见明显液性暗区;

图2-15-39 术后2周超声

CDFI：二尖瓣反流，彩束面积2.4 cm²；
主动脉瓣反流，彩束面积1.0 cm²（源自瓣周）。

超声提示：
TAVR术后，人工瓣膜支架微量瓣周漏
左室收缩舒张功能减低
二尖瓣轻度反流

图2-15-39　（续）

术后2个月超声随访（图2-15-40）

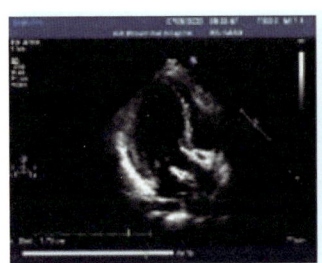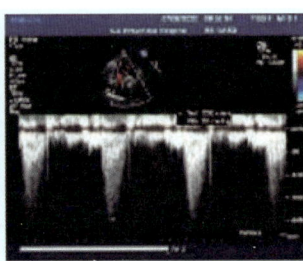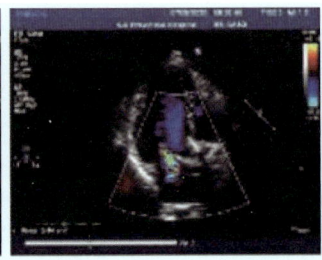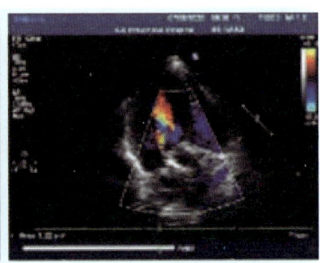

心腔及大血管 (mm)	主动脉 32	左房 31	RVOT 前后径 22	左室舒张末 40	左室收缩末 26
升主动脉	右房上下径 50	右室上下径 57	主肺动脉 23	室间隔 11	左室后壁 11
瓣口血流度 (m/s)	二尖瓣 E 峰 0.9	主动脉瓣 2.3	肺动脉瓣 1.0	三尖瓣 E 峰 0.4	
	二尖瓣 A 峰 1.4	峰值压差 22 mmHg	峰值压差	三尖瓣 A 峰	左室射血分数 65%
	PHT	平均压差	平均压差		
组织多普勒	S' (cm/s) 5	E' (cm/s) 4	A' (cm/s) 7	E/E' 23	

超声描述：
胸骨旁透声困难；
主动脉瓣位支架人工生物瓣，瓣架内径17 mm，开放正常；
二尖瓣稍增厚，EF斜率减慢，血流频谱呈松弛减退型；
各房室无扩大，室壁运动好；
心包腔未见液性暗区；

CDFI：主动脉瓣人工瓣膜支架反流，彩束面积1.2 cm²（源自瓣周）；
二尖瓣反流，彩束面积3.4 cm²；
三尖瓣反流，彩束面积1.0 cm²，估测肺动脉收缩压18 mmHg。

超声提示：
TAVR术后，人工瓣膜支架开放正常，微量瓣周漏
轻度二尖瓣反流
左室舒张功能减低

图2-15-40　术后2个月超声

术后QFR分析

前降支（图2-15-41）。

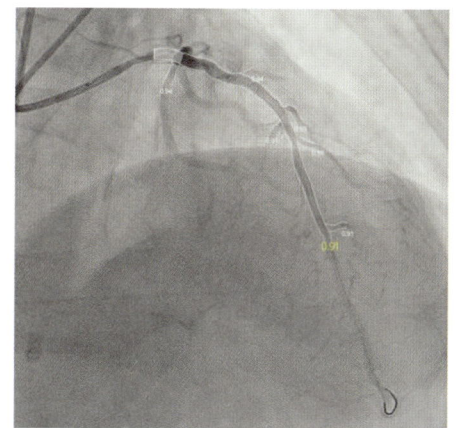
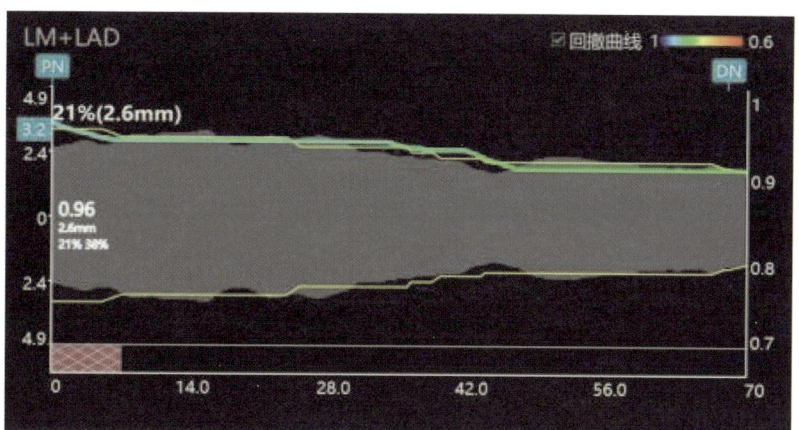

QFR结果

	固定血流	造影剂
血管QFR	0.93	0.91
残余QFR	0.98	0.97
微循环阻力	--	-- mmHg*s/m
血流速度	--	27.6 cm/s

图2-15-41　前降支QFR

右冠（图2-15-42）。

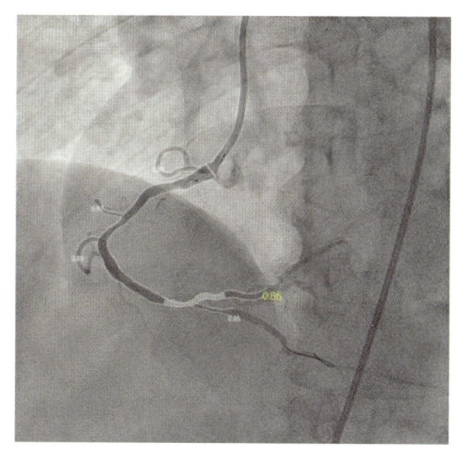
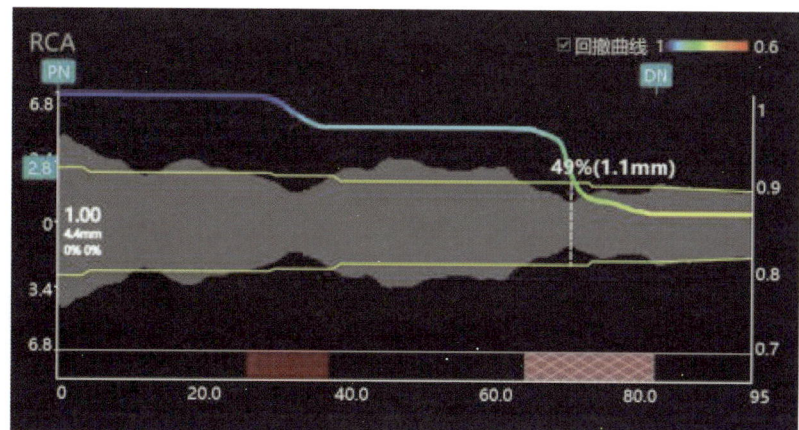

QFR结果

	固定血流	造影剂
血管QFR	0.89	0.86
残余QFR	0.97	0.96
微循环阻力	--	-- mmHg*s/m
血流速度	--	24.5 cm/s

图2-15-42　右冠QFR

术后心电图（图2-15-43）查示：窦性心律、完全性左束支阻滞、QT延长。

图2-15-43　术后心电图

病例点评

CT-FFR：血流储备分数（Fractional Flow Reserve，FFR）是评估冠状动脉血流的功能学和生理学指标，定义为存在狭窄病变情况下该冠状动脉提供给心肌的最大血流量与理论上无狭窄情况下心肌所能获得最大血流量的比值（图2-15-44），已经成为评判冠状动脉缺血的金标准。

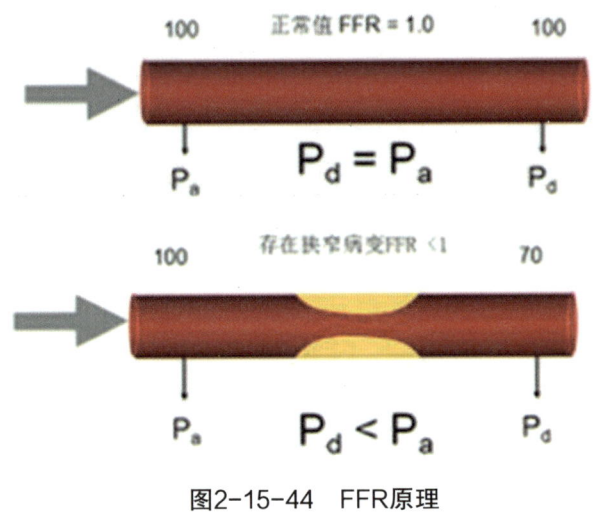

图2-15-44　FFR原理

基于冠状动脉CT血管造影（CTA）图像，对冠状动脉进行精准三维重建，然后使用计算流体力学对三维模型进行仿真计算，模拟冠状动脉血流动力学，获取冠状动脉充血状态下血管各处的压力、剪切力、应力等相关参数，从而无创获得FFR数值，即CT-FFR。

FFR数值解读如下：

FFR<0.75的病变可诱发心肌缺血，宜行血运重建；

90%以上FFR>0.80的病变不会诱发心肌缺血，适合药物治疗；

FFR 0.75~0.80为"灰区"，需结合其他临床指标进行判断。

AS合并CAD是老年AS患者常见的问题，在这类患者中应用冠脉血流储备分数等新的功能学评估软件效果如何，是一个新的热点问题。JACC杂志在2022年的2个子刊上发表了两个关于CT-FFR在拟行TAVR患者中的应用表明cCTA+CT-FFR使得诊断准确性提高了3.4%。敏感性94.9%，特异性52%；准确性67.3%；PPV 52.2%；NPV 94.9%。CT-FFR与MACE独立相关（HR, 4.0；95%CI：1.5，10.5；P=0.01），在包括CCTA和临床数据的模型中加入CT-FFR作为预测因子，可提高其对MACE的预测价值（P=0.002）。

本例患者术前CTA提示冠脉三支病变，根据CT-FFR结果对LAD和RCA最有意义的狭窄行PCI治疗，治疗后即刻用QFR评估手术效果，证明了CT-FFR预测的准确性，证明在AS合并CAD的患者中应用冠脉血流储备分数的有效性和安全性。

16 AS合并CAD——TAVR合并冠脉CTO的介入治疗

术前分析

患者,男,69岁,因"活动后胸闷气促1个月,晕厥8天"入院。

现病史:患者1个月前无明显诱因出现活动后胸闷,伴气促,休息数分钟后自行缓解。8天前患者提水上下楼梯时突发晕厥,摔伤右眼,晕厥持续时间不详,转醒后不能回忆晕厥过程,遂于外院就诊,行超声心动图提示:重度二尖瓣反流,中度三尖瓣反流,中度肺高压。主动脉瓣钙化,中度狭窄。LVEF:32%。建议手术治疗,患者拒绝,并到门诊就诊,门诊拟"心脏瓣膜病"收治入院。

既往史:永久起搏器植入术后。

术前心电图(图2-16-1)。

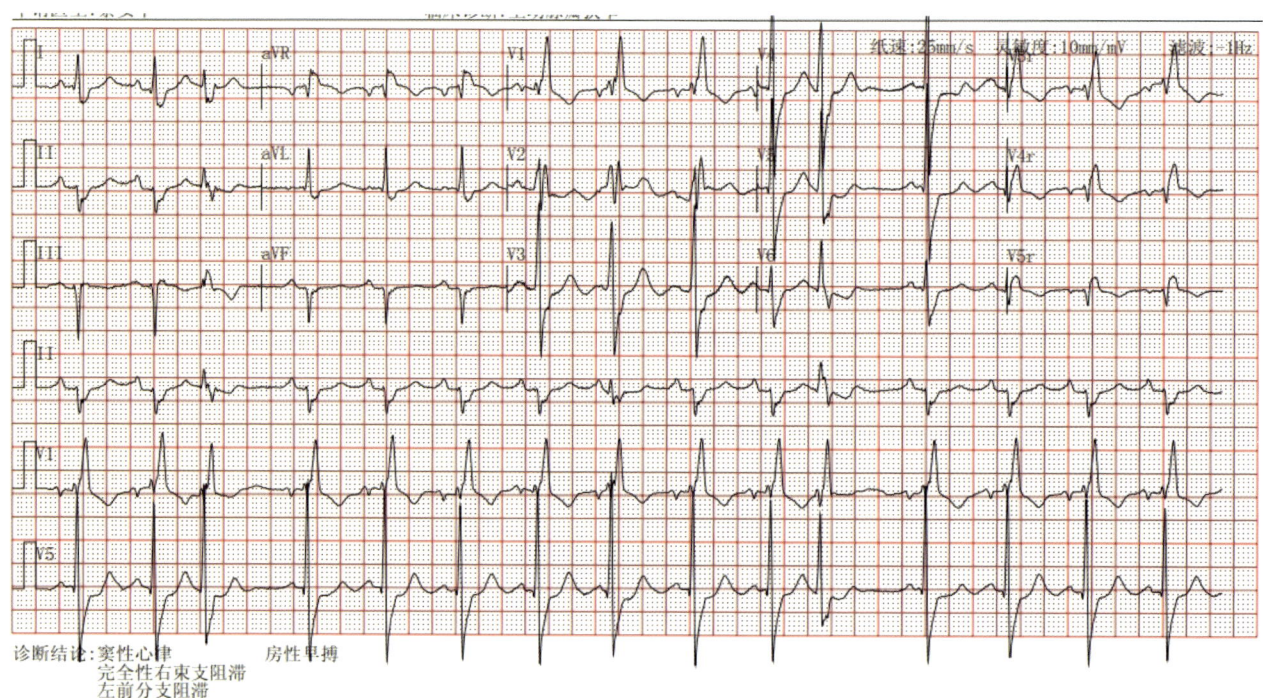

图2-16-1 术前心电图

术前超声（图2-16-2）

AV：4.1 m/s，MPG：38 mmHg，AVA：0.7 cm²，LVEF：43%。

主动脉瓣重度狭窄并轻度反流。

二尖瓣重度反流。

三尖瓣轻度反流。

轻度肺高压。

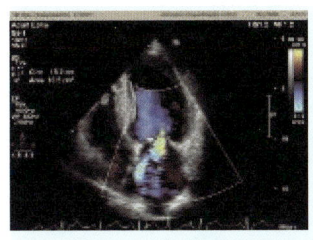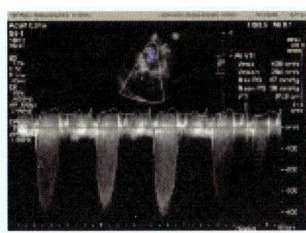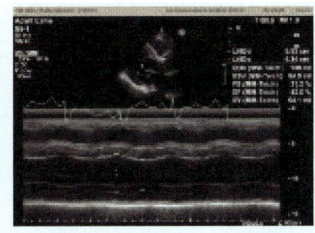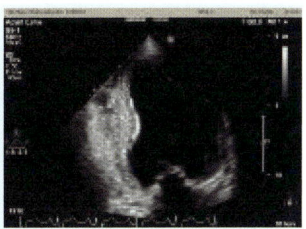

心腔及大血管 (mm)	主动脉 34	左房 44	RVOT 前后径 28	左室舒张末 55	左室收缩末 45
升主动脉 46	右房上下径 57	右室上下径 61	主肺动脉 28	室间隔 12	左室后壁 10
瓣口血流度 (m/s)	二尖瓣 E 峰 1.3	主动脉瓣 4.1	肺动脉瓣 0.65	三尖瓣 E 峰 0.5	
	二尖瓣 A 峰 1.2	峰值压差 67 mmHg	峰值压差	三尖瓣 A 峰	左室射血分数 43%
	PHT	平均压差 38 mmHg	平均压差		
组织多普勒	S' (cm/s) 5	E' (cm/s) 3	A' (cm/s) 10	E/E' 43	

超声描述：
检查时心率不齐；
主动脉瓣叶数目显示不清，瓣叶增厚，回声增强，并见钙化，开放受限，关闭欠佳；主动脉瓣环内径27 mm，连续方程测AVA 0.7 cm²；升主动脉扩张，主动脉弓内径31 mm，降主动脉内径23 mm，前向流速0.5 m/s；二尖瓣瓣环扩张，瓣叶关闭不拢；其余瓣膜形态尚可；
双房、左室扩大，左室下壁基底段心肌变薄，搏动减弱，余左室壁增厚，运动尚可；
房室间隔未见中断，未见PDA；心包腔内未见液性暗区；

CDFI：二尖瓣反流，彩束面积10.5 cm²；主动脉瓣反流，彩束面积2.2 cm²；
三尖瓣反流，彩束面积1.5 cm²，估测肺动脉收缩压41 mmHg。

超声提示：
主动脉瓣钙化，重度狭窄并轻度反流
左室壁节段性运动异常，左室收缩功能减低
重度二尖瓣反流　轻度三尖瓣反流　轻度肺高压　升主动脉扩张

图2-16-2　术前超声

根部解剖

根据术前CT分析（图2-16-3至图2-16-15），该病例为0型二叶瓣，瓣口呈"鱼嘴"形态，结合瓣上多平面测量，整体结构类似"火山口"结构，与瓣膜支架形态较为类似，整体下滑风险相对增加，从而增加瓣周漏风险；横位心，窦部横列式分布，对器械跨瓣会增加难度，使得整体系统的同轴性降低，增加瓣膜定位及释放的难度；超声提示心功能不全，结合左室扩张及冠脉病变，需注意术中血流动力学变化；结合患者症状较明显，基线情况欠佳，冠脉具有严重病变，拟行CTO-TAVR一站式手术。在全麻下进行，拟右股动脉做主入路，20 mm球囊预扩，拟置入VenusA-L26号瓣膜。

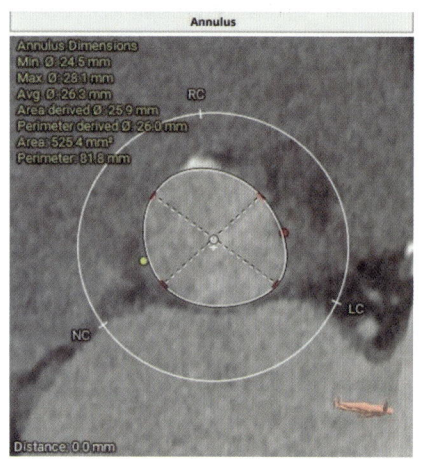

图2-16-3　瓣环平面

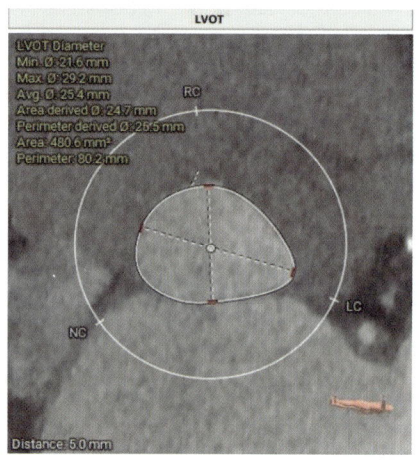

图2-16-4　流出道平面

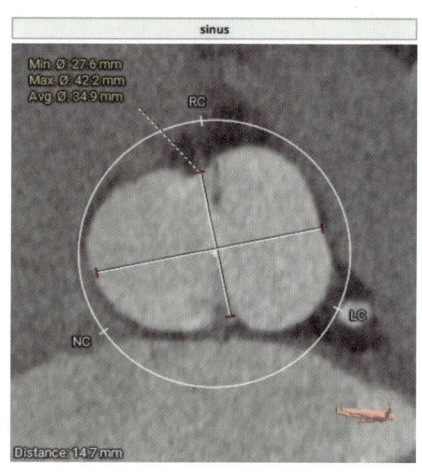

图2-16-5　瓦氏窦

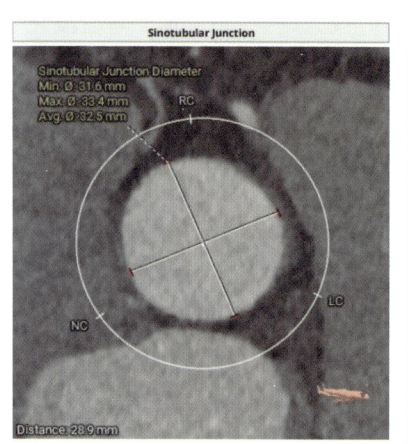

图2-16-6　窦管交界平面

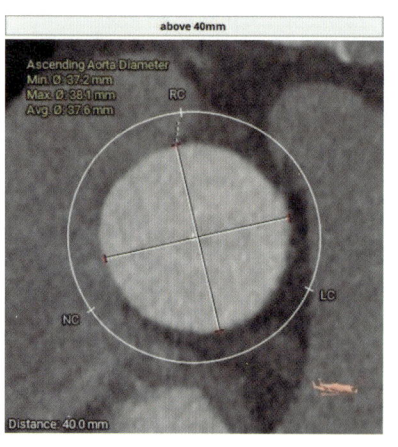

图2-16-7　瓣上40 mm升主平面

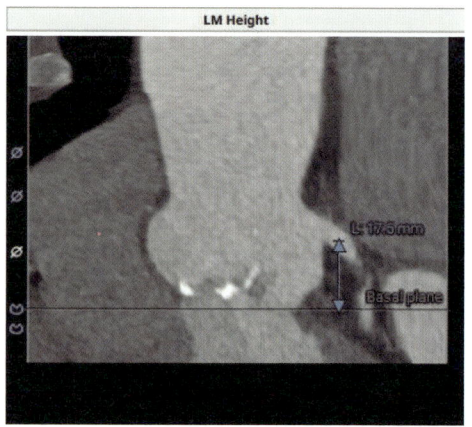

图2-16-8　左冠高度

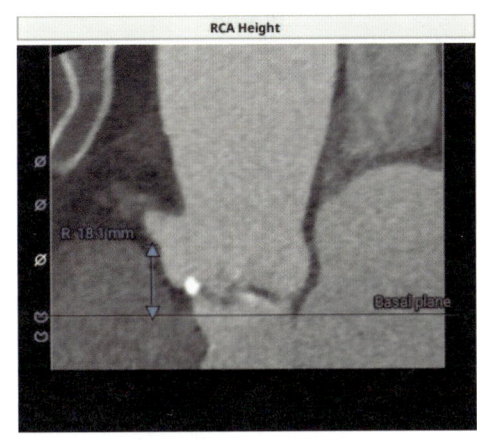

图2-16-9　右冠高度

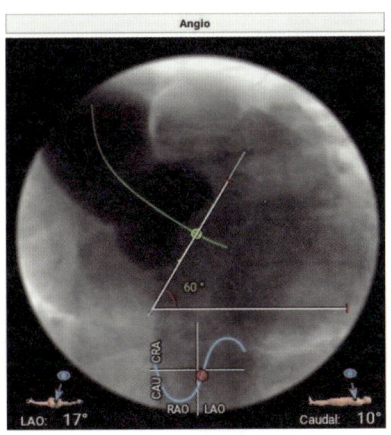

图2-16-10　横位心角度

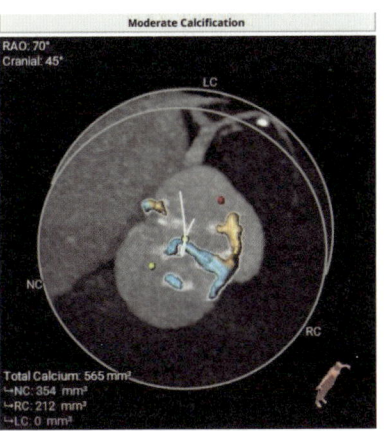

图2-16-11　钙化情况

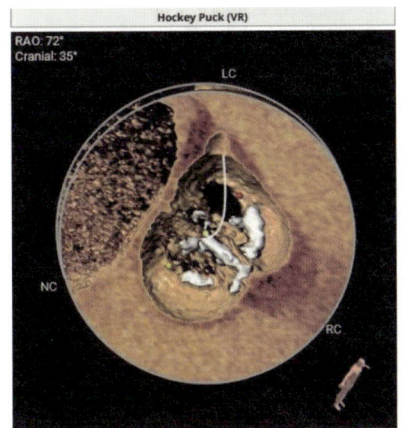

图2-16-12　腔内重建

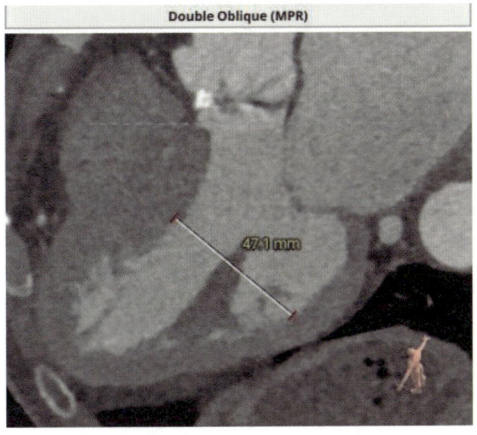

图2-16-13　左室大小

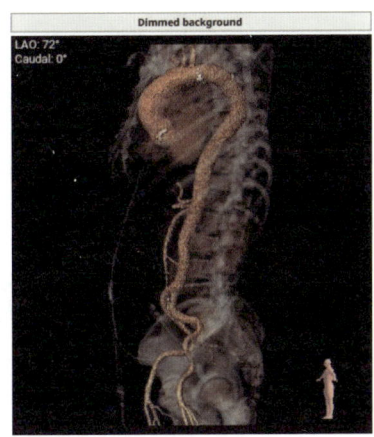

图2-16-14　全主动脉形态

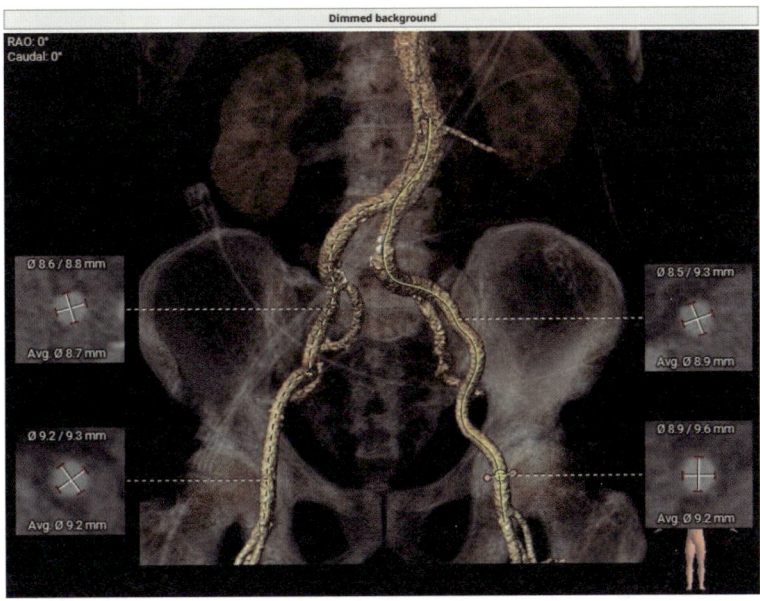

图2-16-15　入路情况

（该图片来源于荷兰Pie medica imaging公司的3mensio术前评估软件）

手术过程

手术过程（图2-16-16至图2-16-38）。

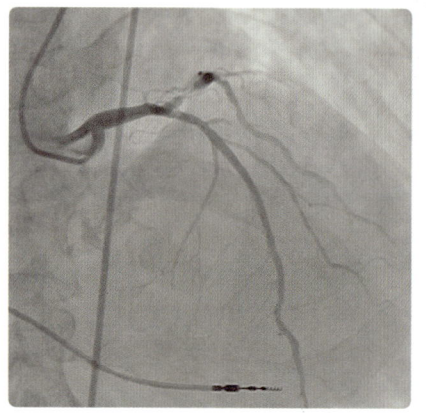
图2-16-16　左冠造影

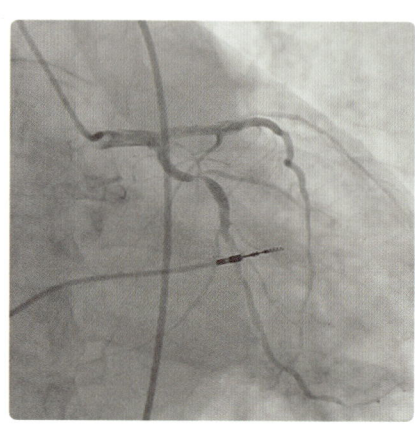
图2-16-17　左冠造影

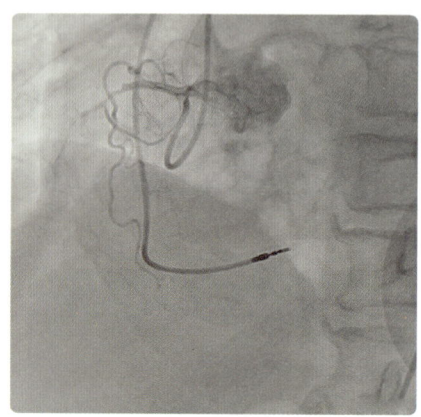
图2-16-18　右冠造影

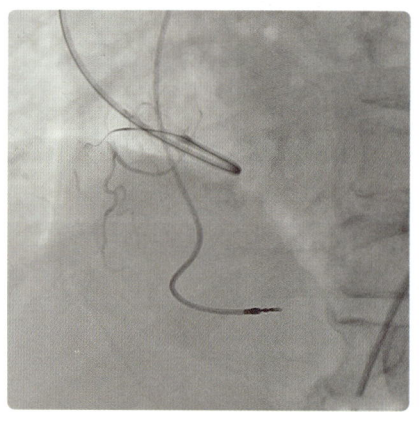
图2-16-19　微导管带pilot150尝试开通CTO段

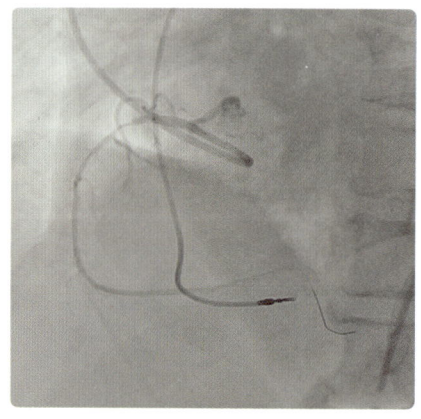
图2-16-20　成功开通CTO

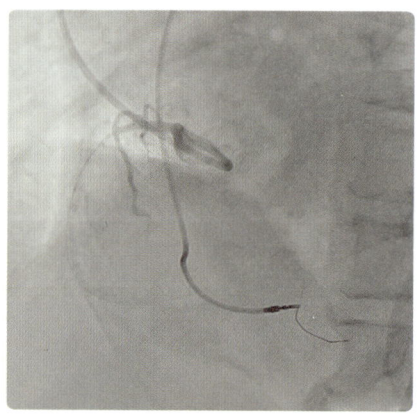
图2-16-21　右冠植入支架

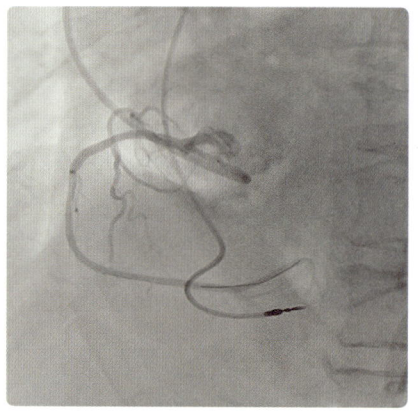
图2-16-22　右冠复查造影

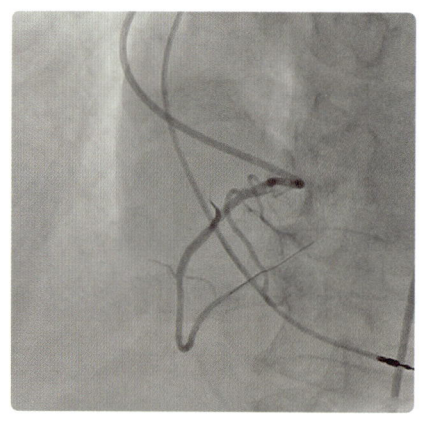
图2-16-23　右冠多体位造影

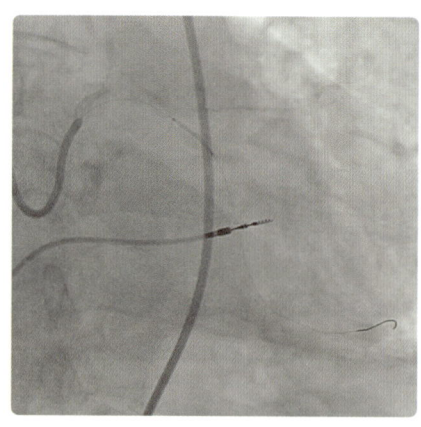
图2-16-24　旋支植入支架

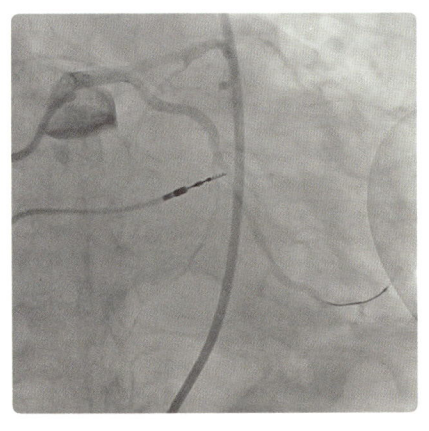
图2-16-25 复查旋支造影

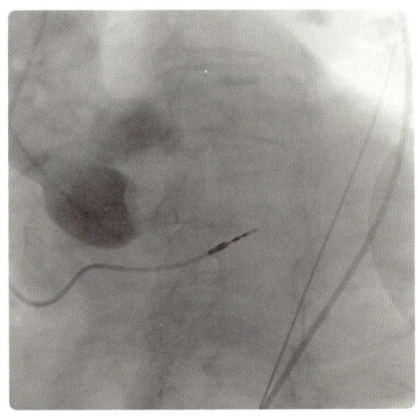
图2-16-26 根部造影

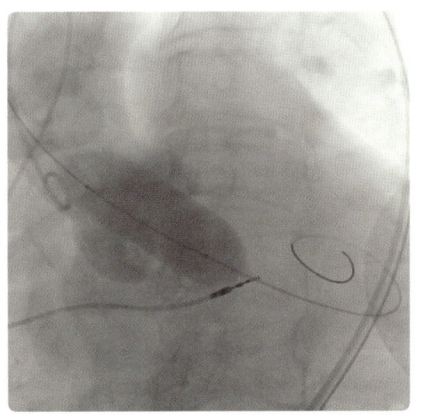
图2-16-27 20 mm球囊预扩主动脉瓣

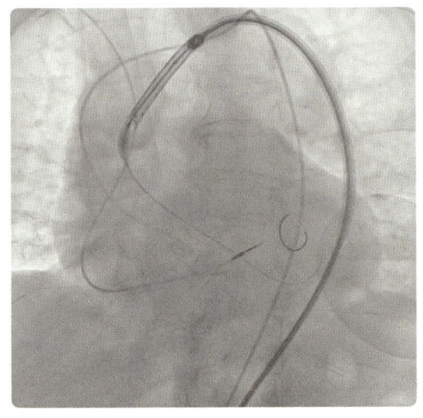
图2-16-28 26号瓣膜过弓跨瓣

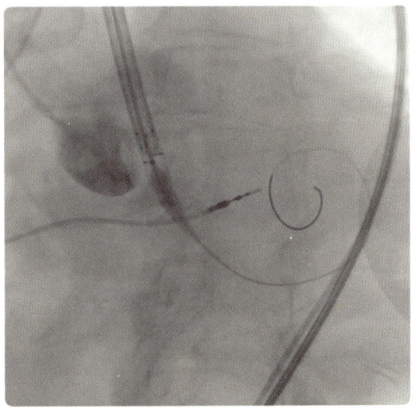
图2-16-29 瓣膜定位

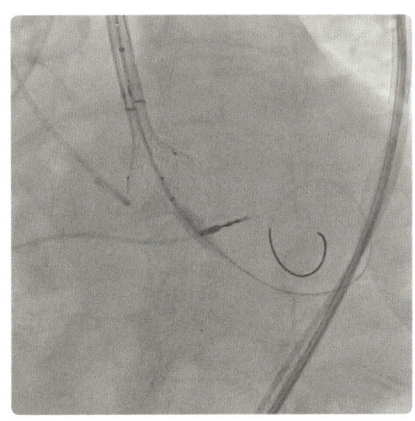
图2-16-30 第一次瓣膜释放

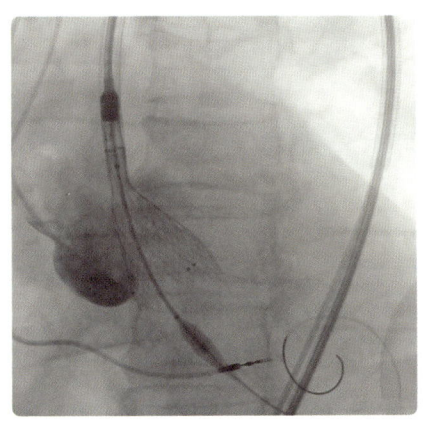
图2-16-31 确认植入深度

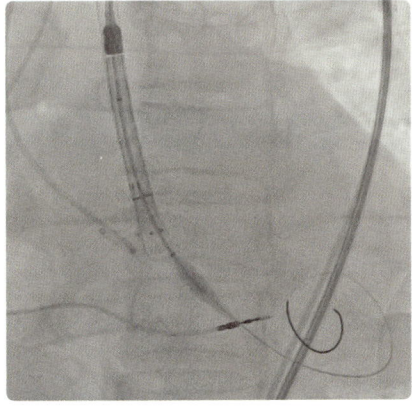
图2-16-32 第一次回收再释放

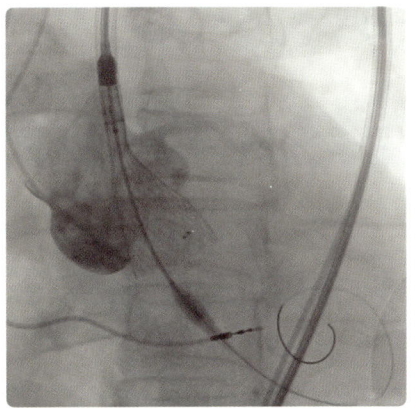
图2-16-33 再次确认植入深度

扫码看视频

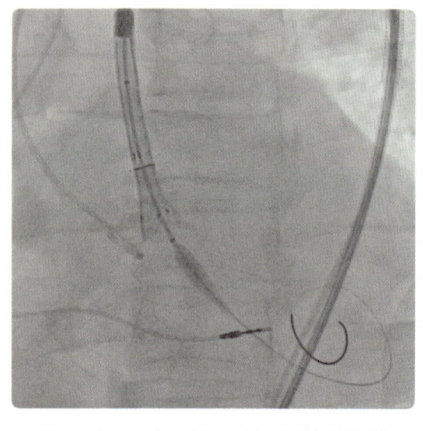
图2-16-34　第二次回收再释放

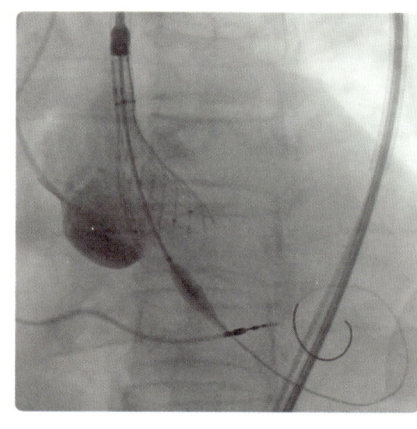
图2-16-35　高位释放自然下滑

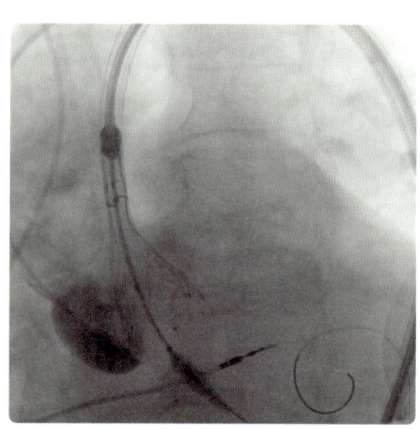
图2-16-36　造影确认深度满意

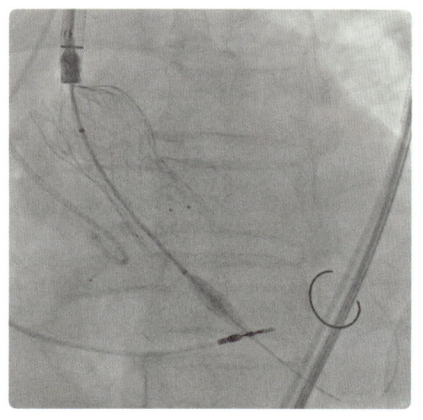
图2-16-37　瓣膜完全释放

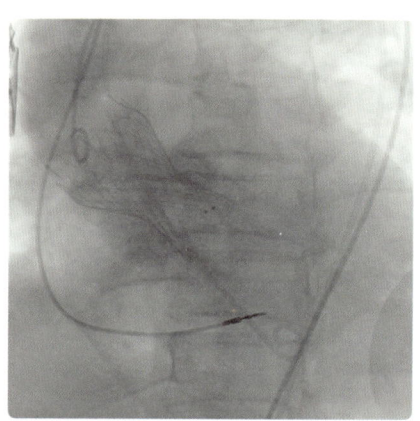
图2-16-38　复查根部造影

术后

术后即刻超声（图2-16-39）。

瓣口流速：1.8 m/s，轻度瓣周漏。

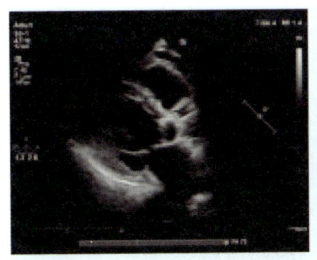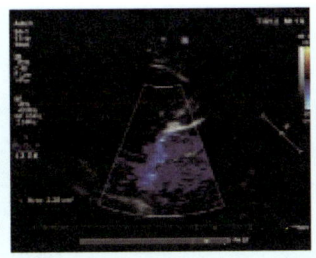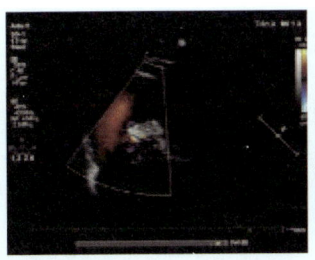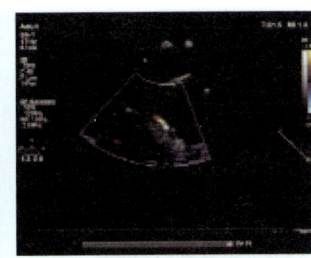

心腔及大血管 (mm)	主动脉 33	左房 50	RVOT 前后径 30	左室舒张末 57	左室收缩末 40
升主动脉 44	右房上下径 49	右室上下径 60	主肺动脉 24	室间隔 11	左室后壁 11
瓣口血流度 (m/s)	二尖瓣 E 峰 0.66	主动脉瓣 1.8	肺动脉瓣 0.6	三尖瓣 E 峰 0.39	
	二尖瓣 A 峰 1.1	峰值压差	峰值压差	三尖瓣 A 峰	左室射血分数 60%
	PHT	平均压差	平均压差		
组织多普勒	S' (cm/s) 7.3	E' (cm/s) 8.9	A' (cm/s) 9.5	E/E' 7	

超声描述：
主动脉瓣位支架人工生物瓣，位置正常，瓣叶活动可，瓣周未见异常回声；升主动脉扩张；余瓣膜形态正常；
左心扩大，左室下壁基底段心肌变薄，搏动减弱，余室壁运动尚可；
心包腔未见液性暗区；

CDFI：主动脉瓣膜右冠窦瓣周见瓣周漏（短轴切面11点钟），彩束宽约2.5 mm，面积3.3 cm²；
二尖瓣反流，彩束面积2.1 cm²。

超声提示：
TAVR术后，主动脉瓣位支架人工生物瓣位置良好，轻度瓣周漏
符合冠心病超声改变
轻度二尖瓣反流
升主动脉扩张

图2-16-39 术后即刻超声

术后1个月心电图（图2-16-40）。

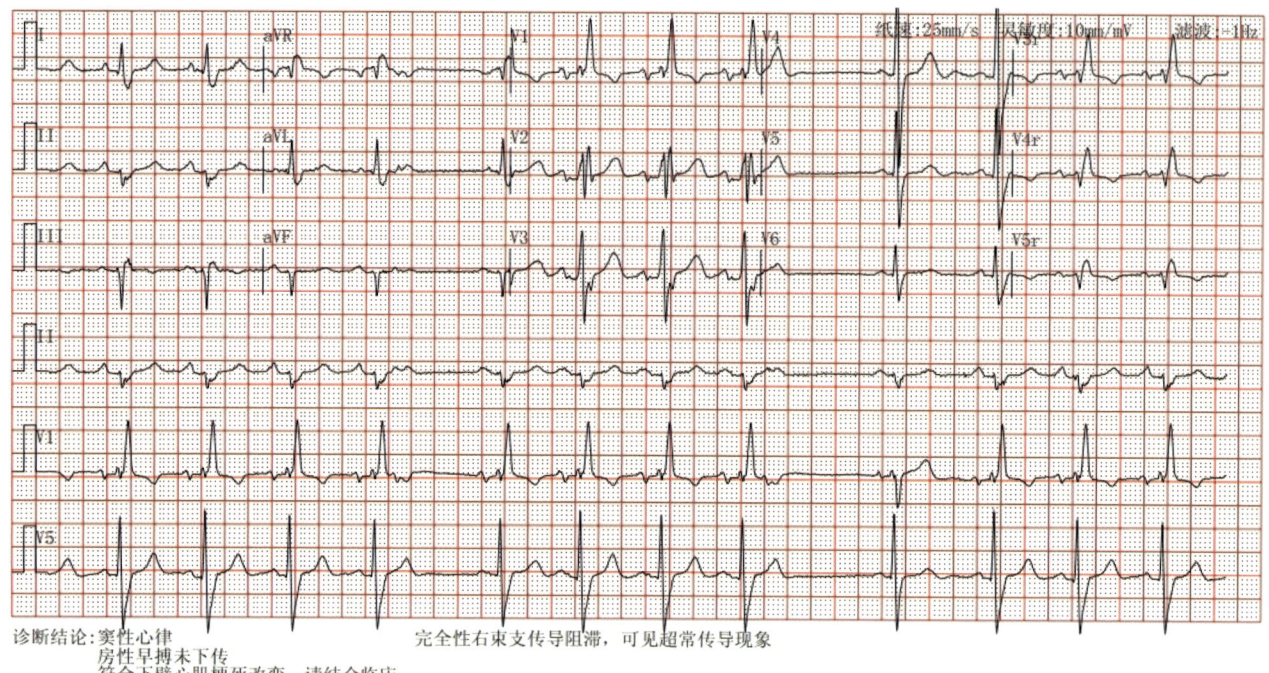

图2-16-40　术后1个月心电图

病例点评

这个患者是AS合并CAD的患者，术前团队预判是有可能有冠心病，但是并没有想到是CTO病变，造影后提示右冠CTO，旋支严重狭窄，对角支闭塞，这也可以解释患者术前的心电图和心脏彩超表现。CTO评分不高，J-CTO评分1分左右，旋支A型病变，考虑冠脉介入不复杂，于是术中讨论同期行PCI+TAVR。右冠使用pilot 150快速通过，植入支架，同时同指引行LCX PCI。TAVR策略方面考虑瓣上结构较小，26号瓣膜可能性大，于是选择20 mm球囊进行预扩。20 mm球囊没腰没漏，遂使用26号瓣膜植入。前两次释放瓣膜都受瓣上限制区域下压，完全回收后进行第三次释放，起始位置更高，最后下滑到标准位。瓣膜释放后有腰征，再用20 mm球囊做后扩张。

（孙英皓）

第三章 特殊合并症

17 AS合并MS——单纯TAVR是否可行

（一）单纯TAVR病例一

术前分析

患者，男，71岁，活动后气促3年余。现病史：患者自诉3年前出现活动后气促未予重视，于外院就诊，2022年9月心电图提示：窦性心律、频发房性早搏、左心室高电压、ST-T改变。胸正侧位片提示：主动脉硬化，心肺未见明显病变X线特征。2022年10月心脏彩超提示：风湿性心脏病，主动脉瓣狭窄（中度）并关闭不全（中度）；二尖瓣狭窄（轻度）并关闭不全（轻度）；三尖瓣关闭不全（轻度）；左右心房增大，左室壁增厚，升主动脉增宽；肺动脉高压（轻、中度）；左室收缩功能正常，LVEF65%。肺功能检查舒张实验提示：重度混合性通气功能障碍、支气管舒张实验阴性。

术前超声（图3-17-1）

AV：3.26 m/s，MPG：25 mmHg，LVEF：50%。

主动脉瓣中度狭窄并中度反流。

二尖瓣狭窄并中度反流。

三尖瓣轻度反流。

轻度肺高压。

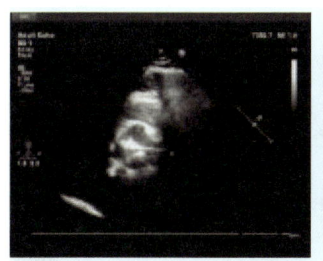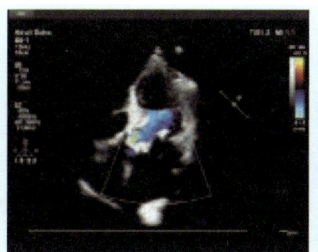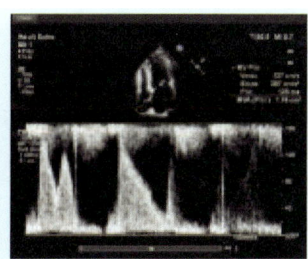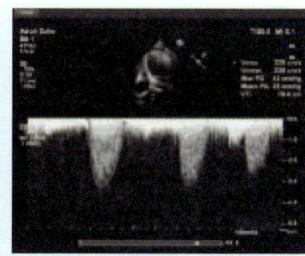

心腔及大血管 (mm)	主动脉 36	左房 51	RVOT 前后径 23	左室舒张末 62	左室收缩末 42
升主动脉 50	右房上下径 60	右室上下径 63	主肺动脉 24	室间隔 11	左室后壁 11
瓣口血流速 (m/s)	二尖瓣 E 峰 1.49	主动脉瓣 3.26	肺动脉瓣 0.84	三尖瓣 E 峰 0.47	
	二尖瓣 A 峰 1.24	峰值压差 42 mmHg	峰值压差	三尖瓣 A 峰	左室射血分数 50%
	PHT 125 ms	平均压差 25 mmHg	平均压差		
组织多普勒	S' (cm/s) 6	E' (cm/s) 5.5	A' (cm/s) 5.5	E/E' 27	

超声描述：
左房增大，心尖四腔心左房大小82×59 mm，左心耳未见血栓；
主动脉瓣叶增厚，反射增强，活动尚好；升主动脉增宽；
二尖瓣瓣叶增厚，回声增强，瓣下结构增粗，前后联合部未见钙化，开放受限，M型显示瓣叶呈城墙样改变，2DE测MVA 1.22 cm²，瓣口流速增快；
三尖瓣瓣尖稍厚，开放尚可，关闭不拢；心包腔内未见液性暗区；

CDFI：二尖瓣反流，彩束面积4.9 cm²；主动脉瓣反流，彩束面积5.1 cm²；
　　　三尖瓣反流，彩束面积3.5 cm²，估测肺动脉收缩压38 mmHg。

超声提示：
风湿性心脏病
中度二尖瓣狭窄并中度反流
中度主动脉瓣反流并中度狭窄
轻度三尖瓣反流，轻度肺高压

图3-17-1　术前超声

根部解剖

　　根据术前CT分析（图3-17-2至图3-17-15），该病例为三叶瓣，交界缘局部粘连，瓣环30.5 mm，LVOT 30.5 mm，窦部均径40 mm，STJ 40.4 mm，中重度钙化，LCA 18.4 mm，RCA 24.4 mm，升主动脉增宽。结合解剖结构考虑，拟以右股动脉作为主入路，选用23 mm球囊进行预扩，优选VenusA-L29号瓣膜。

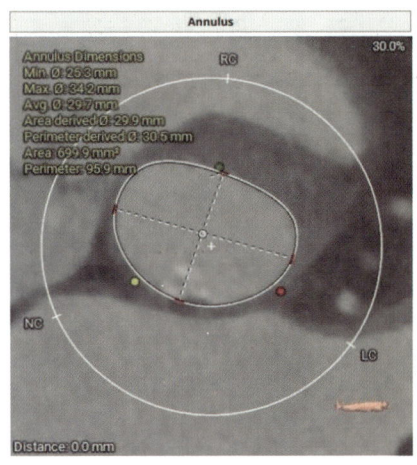
图3-17-2　瓣环平面

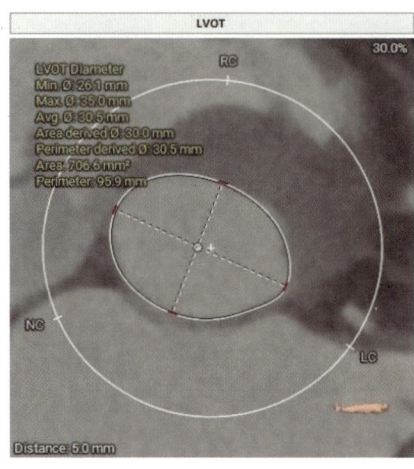
图3-17-3　流出道平面

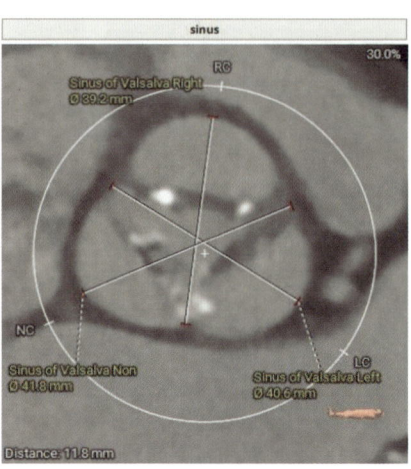
图3-17-4　瓦氏窦

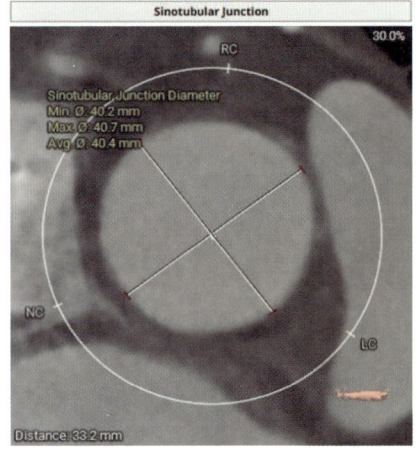
图3-17-5　窦管交界平面

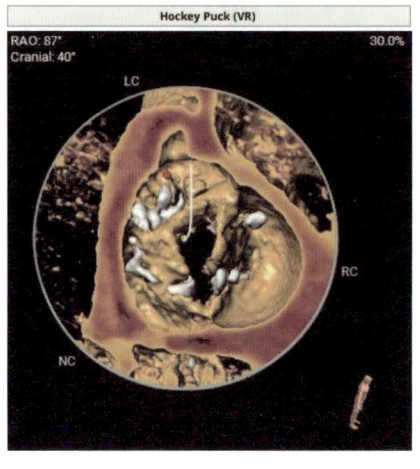
图3-17-6　腔内重建

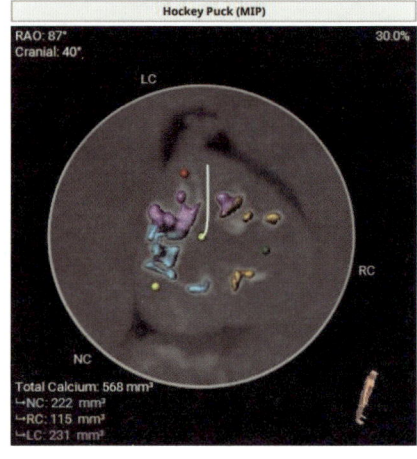
图3-17-7　钙化分布

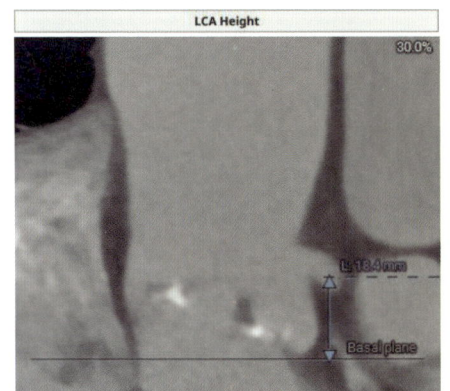
图3-17-8　左冠高度

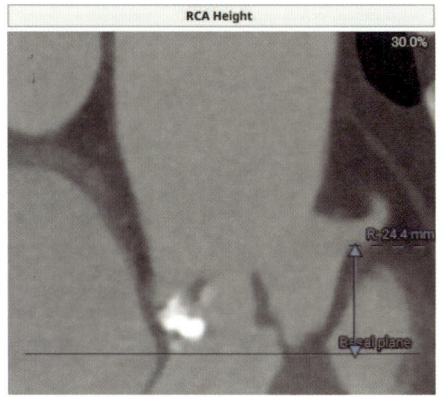
图3-17-9　右冠高度

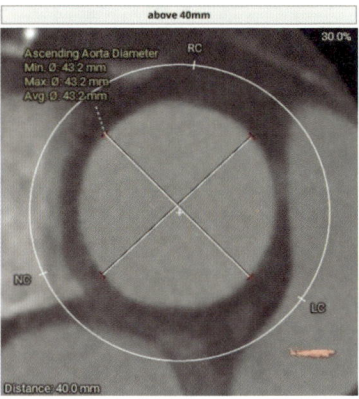
图3-17-10　瓣上40 mm升主平面

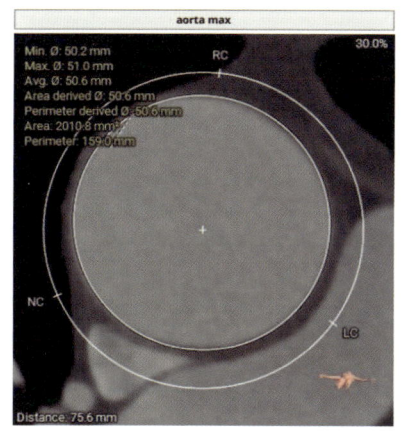 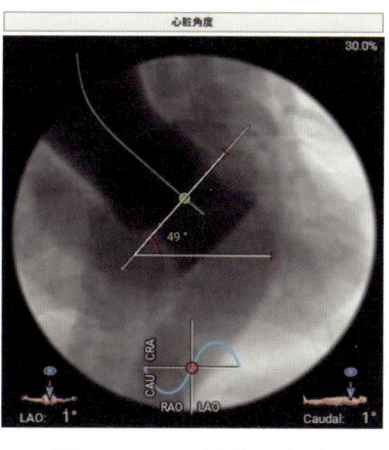 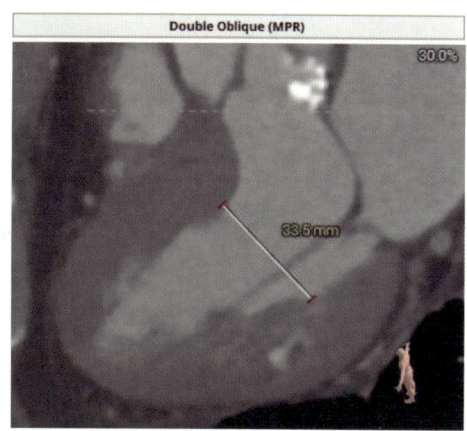

图3-17-11　升主动脉最宽处　　图3-17-12　横位心角度　　图3-17-13　左室大小

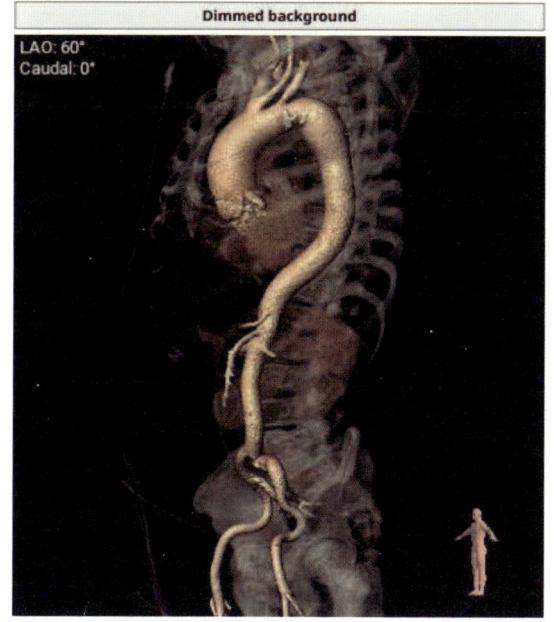 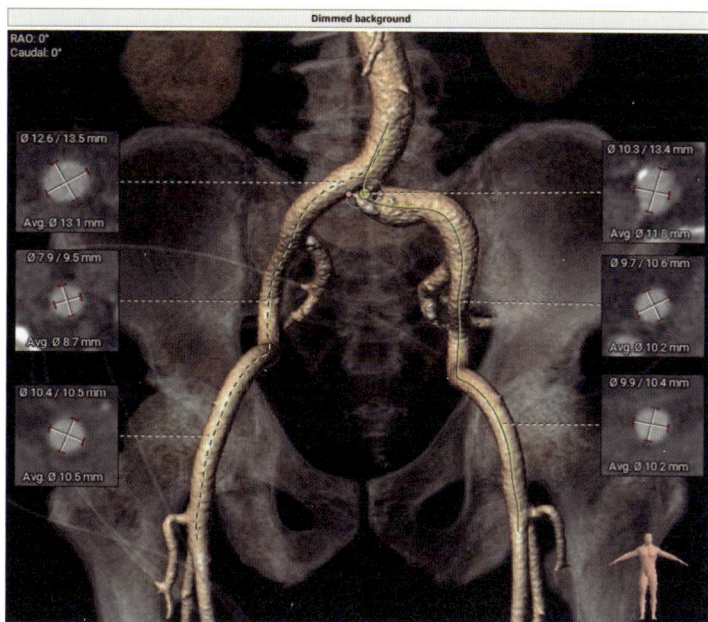

图3-17-14　全主动脉形态　　　　图3-17-15　入路情况

（该图片来源于荷兰Pie medica imaging公司的3mensio术前评估软件）

手术过程

手术过程（图3-17-16至图3-17-26）。

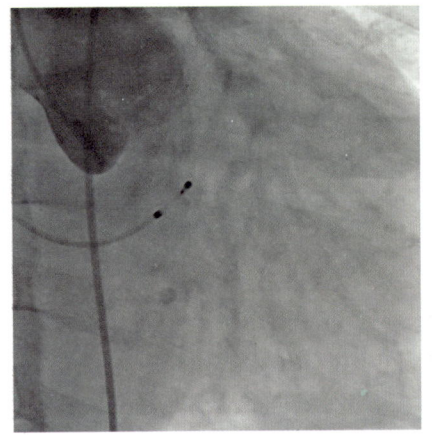

图3-17-16 根部造影

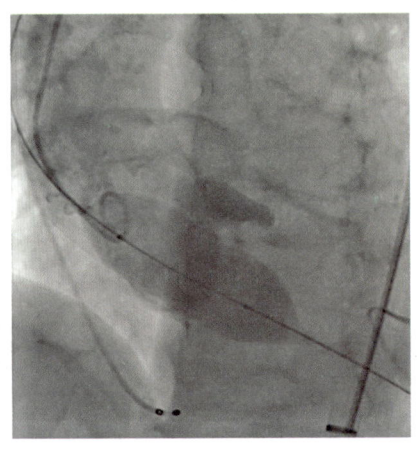

图3-17-17 23 mm瓣膜预扩

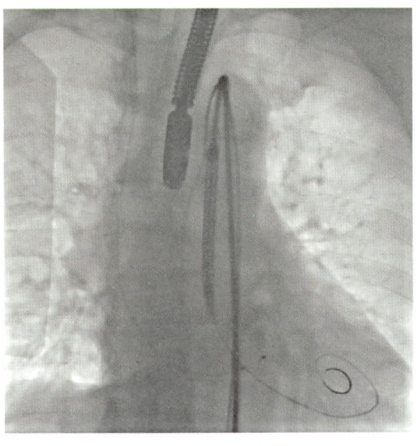

图3-17-18 VenusA 29号瓣膜过弓跨瓣

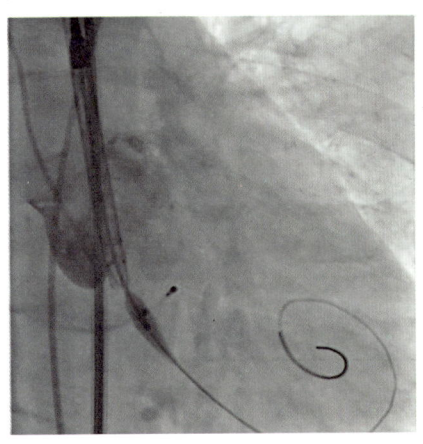

图3-17-19 瓣膜定位

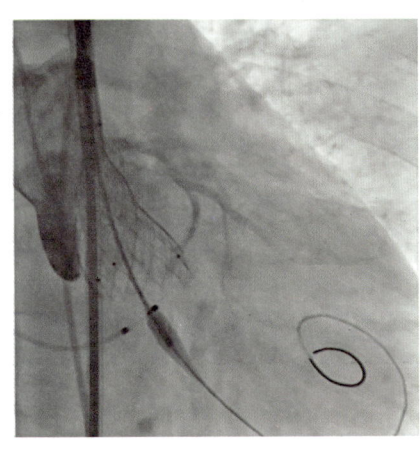

图3-17-20 造影确认深度过深

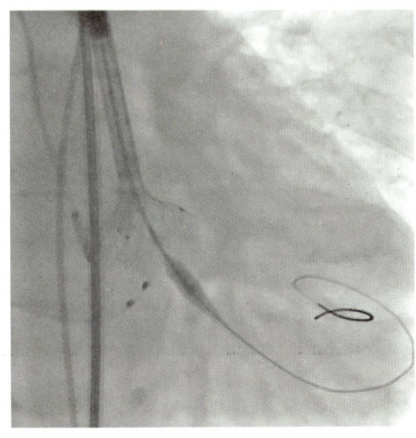

图3-17-21 瓣膜回收高位再释放

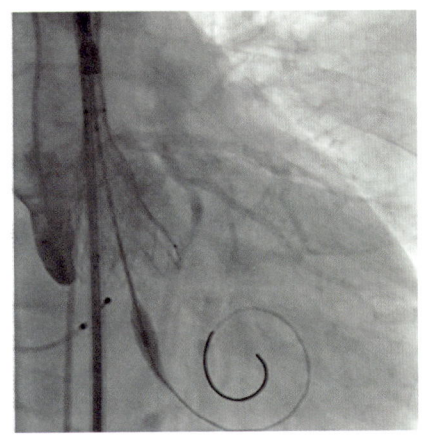

图3-17-22 造影确认深度

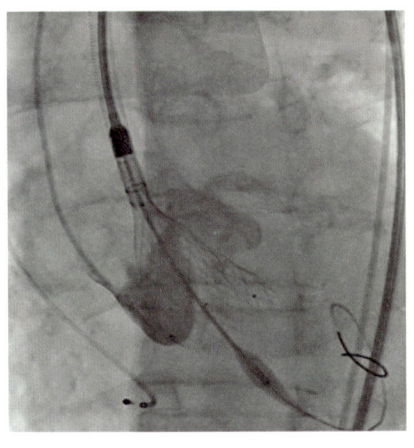

图3-17-23 多角度造影确认

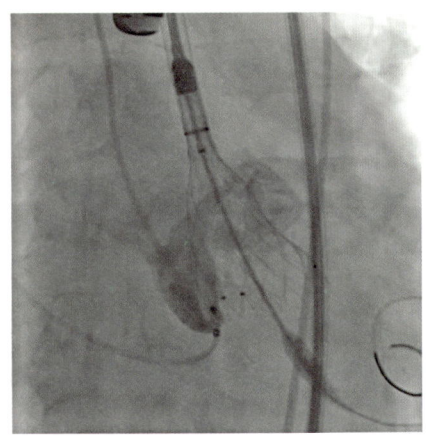

图3-17-24 瓣膜切线位造影确认

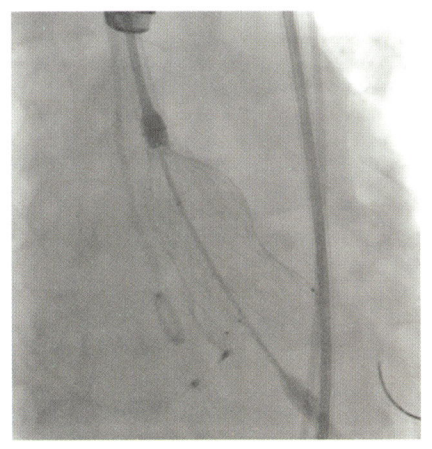
图3-17-25　瓣膜完全释放

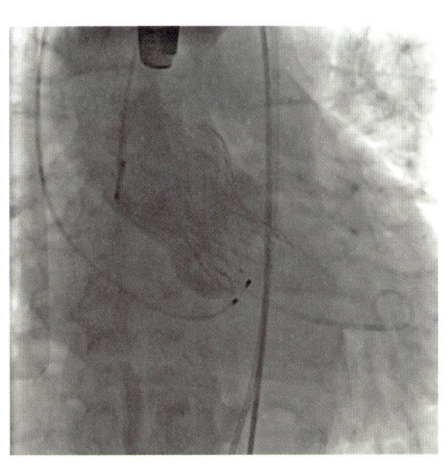
图3-17-26　复查造影

扫码看视频

术后

术后超声（图3-17-27）。

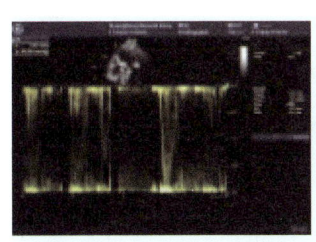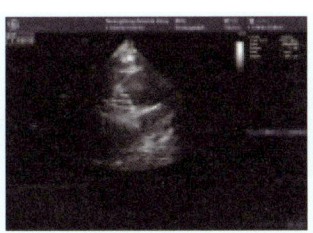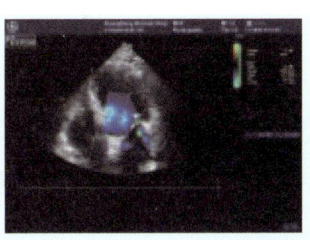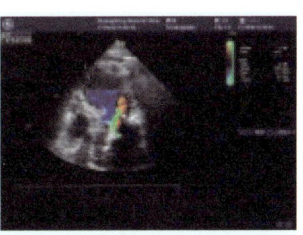

心腔及大血管 (mm)	主动脉 38	左房 47	RVOT 前后径 24	左室舒张末 59	左室收缩末 33
升主动脉 49	右房上下径 57	右室上下径 62	主肺动脉 23	室间隔 11	左室后壁 11
瓣口血流度 (m/s)	二尖瓣 E 峰 1.46	主动脉瓣 1.91	肺动脉瓣 0.7	三尖瓣 E 峰 0.41	
	二尖瓣 A 峰 1.32	峰值压差 14.5 mmHg	峰值压差	三尖瓣 A 峰	左室射血分数 69%
	PHT 106 ms	平均压差	平均压差		
组织多普勒	S' (cm/s) 7	E' (cm/s) 5	A' (cm/s) 6	E/E' 29.20	

超声描述：

升主动脉增宽，主动脉瓣位见人工生物瓣，支架人工瓣膜工作区内径23 mm，瓣膜活动正常；二尖瓣瓣叶增厚粘连，开放稍受限，关闭欠佳，瓣口面积2D测 1.47 cm^2；余瓣膜形态尚可；左心扩大，左室壁运动正常；心包腔未见液性暗区；

CDFI：主动脉瓣反流（源于瓣周短轴切面3-4点钟），彩束面积3.4 cm^2；

图3-17-27　术后超声

二尖瓣反流，彩束面积3.2 cm²；
三尖瓣反流，彩束面积2.0 cm²，估测肺动脉收缩压34 mmHg。

超声提示：
TAVR术后，人工瓣膜功能良好，轻度瓣周反流
风湿性二尖瓣损害，中度狭窄，轻度反流
轻度三尖瓣反流

图3-17-27　（续）

（二）单纯TAVR病例二

术前分析

患者，男，80岁。主诉：胸闷、气促、下肢乏力1年余。现病史：患者于1年余前出现活动后胸闷、气促，行走1000 m左右出现，非胸骨后压榨样，无他处放射痛，伴双下肢乏力，曾因乏力摔倒一次，日常爬二楼容易出现气促。多次门诊就诊，诊断：风湿性心脏病、心脏瓣膜病（中度主动脉瓣狭窄、重度二尖瓣狭窄）、心房纤颤、高血压，长期口服氨氯地平贝那普利片、美托洛尔缓释片及华法林钠片。1个月余前看电视起身时突发意识丧失摔倒在地，左额部摔伤，持续2 min左右后自行恢复意识，遂至医院就诊，完善心脏彩超提示：风湿性心脏病，重度主动脉瓣狭窄并中度反流，中度二尖瓣狭窄并中度反流，中度三尖瓣反流，中度肺高压（EF68%）。既往史：脑梗死史遗留吞咽功能障碍。

术前超声（图3-17-28）

AV：4.1 m/s，MPG：52 mmHg，LVEF：63%。

考虑风湿性心脏病。

主动脉瓣中度狭窄并中度反流。

二尖瓣狭窄并中度反流。

三尖瓣重度反流。

中度肺高压。

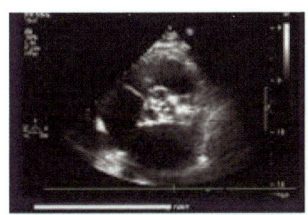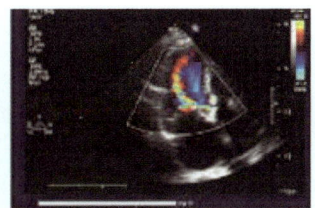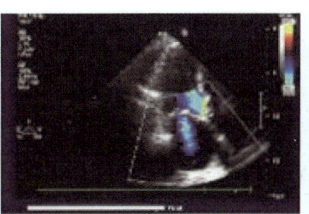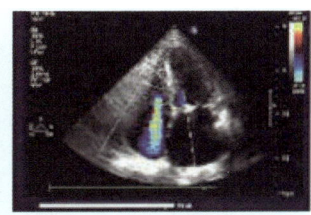

心腔及大血管 (mm)	主动脉 30	左房 50	RVOT 前后径 28	左室舒张末 43	左室收缩末 26
升主动脉 33	右房上下径 58	右室上下径 53	主肺动脉 29	室间隔 10	左室后壁 11
瓣口血流度 (m/s)	二尖瓣 E 峰 2.5	主动脉瓣 4.1	肺动脉瓣 0.6	三尖瓣 E 峰 0.5	
	二尖瓣 A 峰	峰值压差 71 mmHg	峰值压差	三尖瓣 A 峰	左室射血分数 63%
	PHT	平均压差 52 mmHg	平均压差		
组织多普勒	S' (cm/s) 5.3	E' (cm/s) 4.3	A' (cm/s)	E/E' 58	

超声描述：

双房增大，心尖四腔心左房大小69×61 mm，左房左心耳未见明显附壁血栓；左室壁运动欠协调，收缩幅度尚可；

主动脉似为三叶瓣，瓣叶明显增厚、钙化，回声增强，开放受限，关闭不良，主动脉瓣环内径22 mm，升主动脉管壁见散在强回声斑块；

二尖瓣瓣环扩张，瓣尖增厚，回声增强，瓣下结构增粗，后联合部见钙化，开放受限，关闭不拢，2DE测 MVA 0.8 cm²，血流速度加快，平均跨瓣压差约12 mmHg；

三尖瓣瓣环扩张，瓣叶闭合不拢；

房室间隔未见中断，未见PDA；心包腔内未见液性暗区；下腔静脉内径18 mm，随呼吸塌陷率＞50%；

CDFI：二尖瓣反流，彩束面积6.1 cm²；主动脉瓣反流，彩束面积4.5 cm²；
三尖瓣反流，彩束面积9.7 cm²，估测肺动脉收缩压51 mmHg。

超声提示：

考虑风湿性心脏病

重度主动脉瓣狭窄并中度反流

重度二尖瓣狭窄并中度反流

重度三尖瓣反流　中度肺高压

图3-17-28　术前超声

根部解剖

见术前CT分析（图3-17-29至图3-17-42），该病例为风心三叶瓣，瓣环26.9 mm，LVOT 27.2 mm，窦部均径30 mm左右，STJ 27.5 mm，整体窦部大小合适，瓣叶增长增厚，LCA 14.8 mm，RCA 17.3 mm，结合冠脉高度考虑冠脉风险低；钙化积分583为中重度钙化，均匀分布于基底部内；心脏角度43°，升主动脉无明显增宽，心肌增厚，心室偏小，整体入路条件尚可。结合解剖结构考虑，拟以右股动脉作为主入路，选用23 mm球囊进行预扩，优选号VenusA-L29号瓣膜。

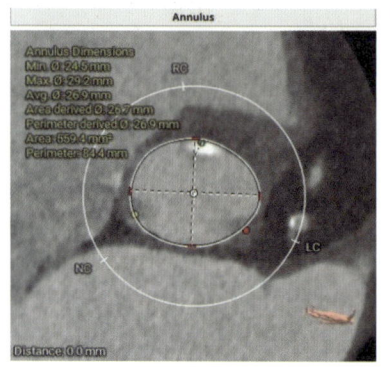
图3-17-29 瓣环平面

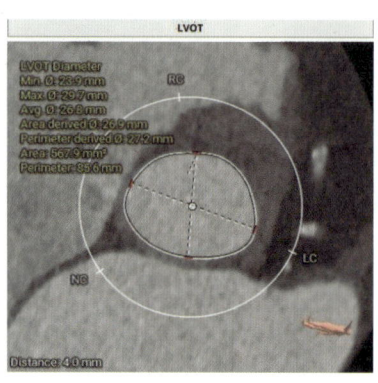
图3-17-30 流出道平面

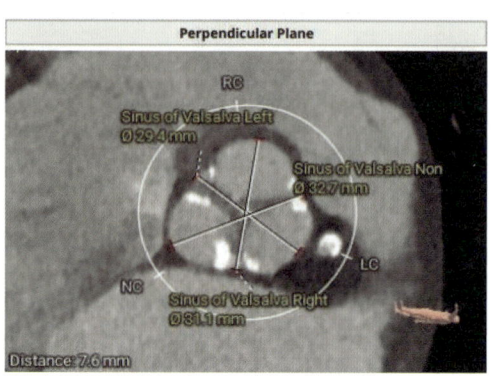
图3-17-31 瓦氏窦

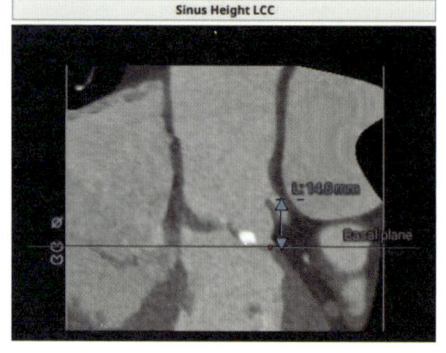
图3-17-32 左冠高度

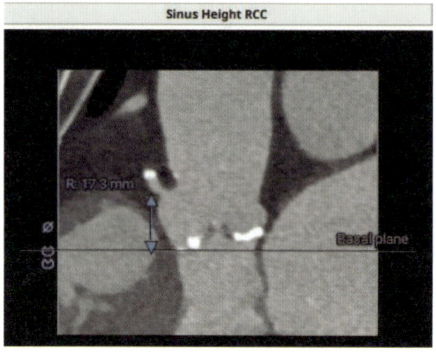
图3-17-33 右冠高度

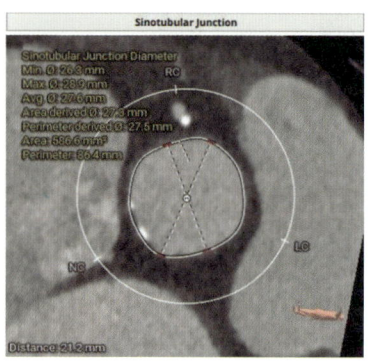
图3-17-34 窦管交界平面

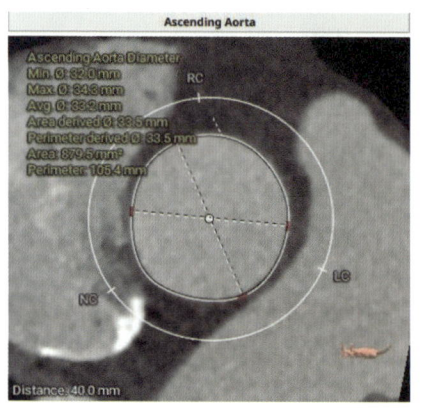
图3-17-35 瓣上40 mm升主平面

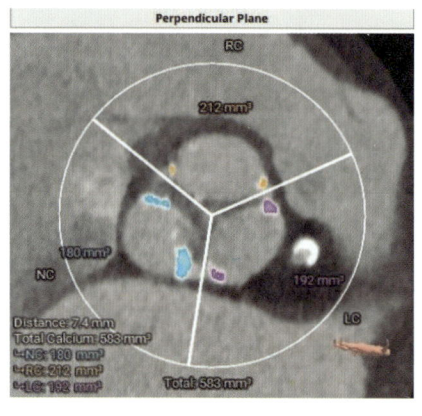
图3-17-36 钙化情况

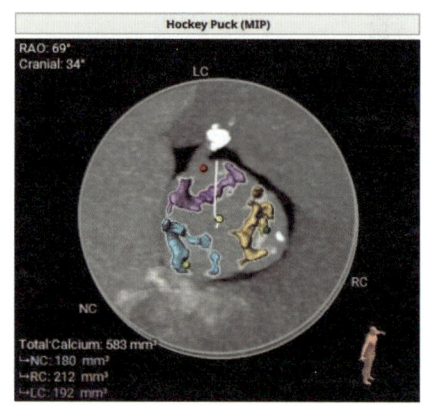
图3-17-37 钙化分布

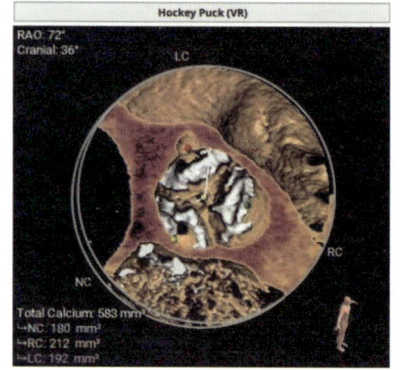
图3-17-38 腔内重建

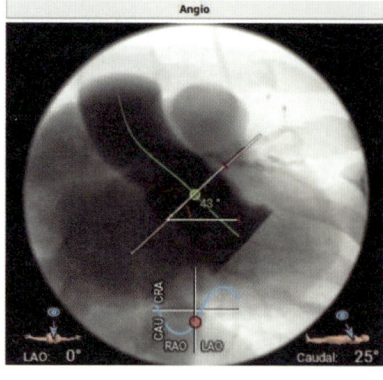
图3-17-39 横位心角度

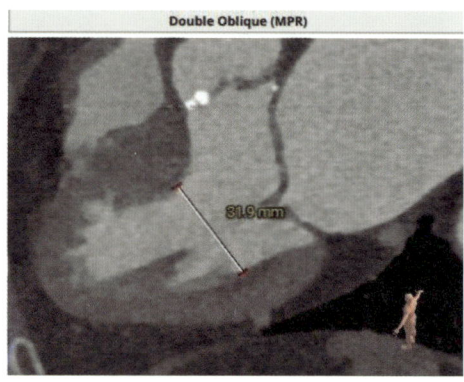
图3-17-40 左室大小

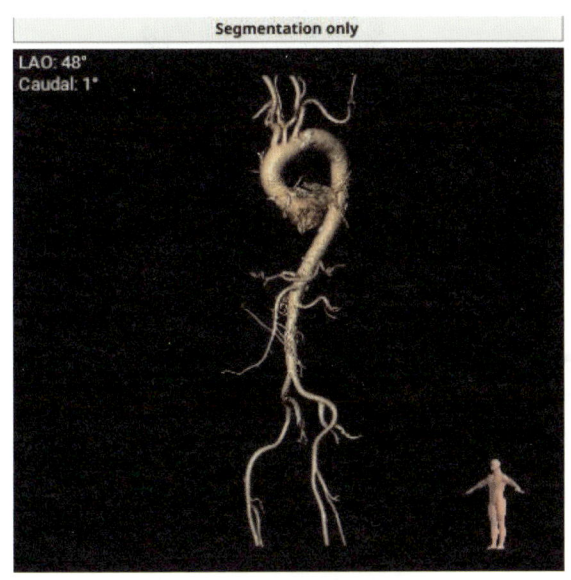

图3-17-41　全主动脉形态　　　　　　图3-17-42-14　入路情况

（该图片来源于荷兰 Pie medica imaging公司的3mensio术前评估软件）

● 手术过程

手术过程（图3-17-43至图3-17-51）。

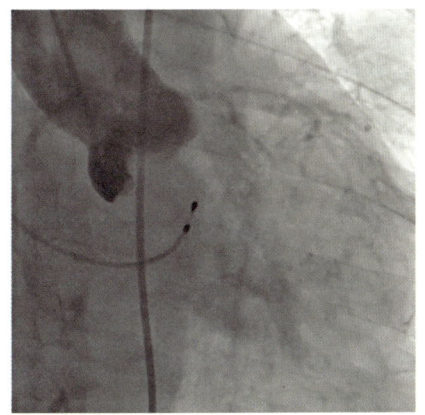
图3-17-43　根部造影

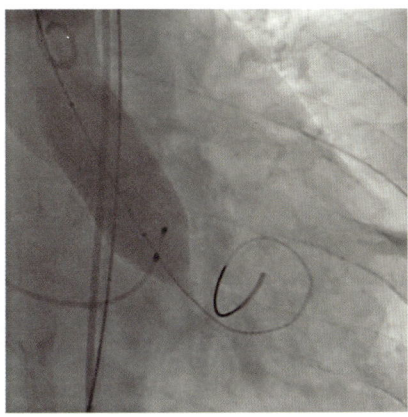
图3-17-44　23 mm球囊预扩

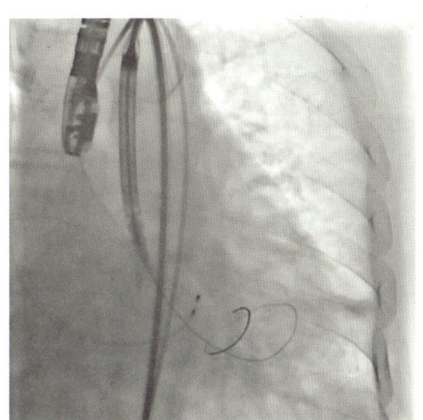
图3-17-45　VenusA 29号瓣膜过弓跨瓣

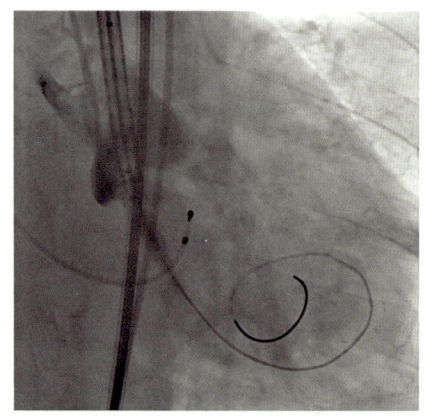
图3-17-46　瓣膜定位

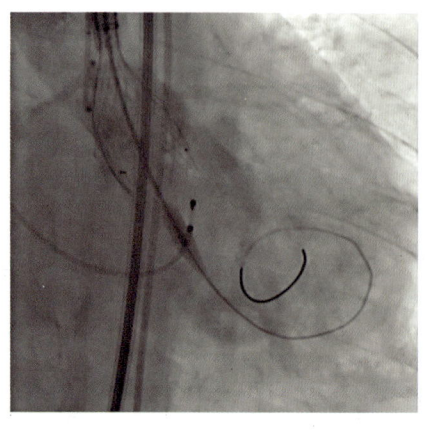
图3-17-47　瓣膜释放后造影确认深度满意

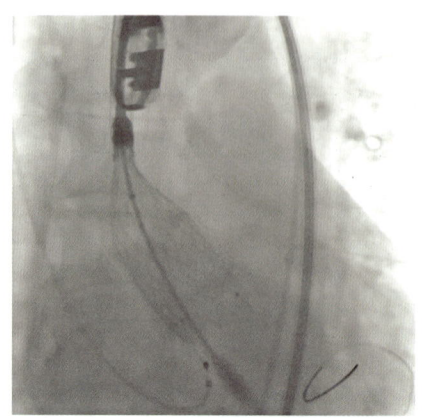
图3-17-48　瓣膜完全释放

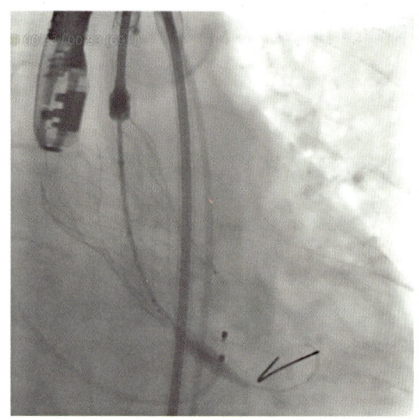
图3-17-49　回撤导丝撤出系统

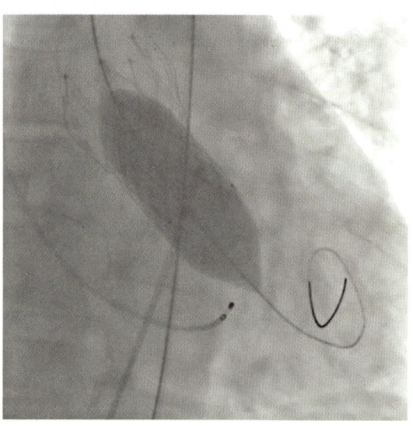
图3-17-50　23 mm球囊后扩

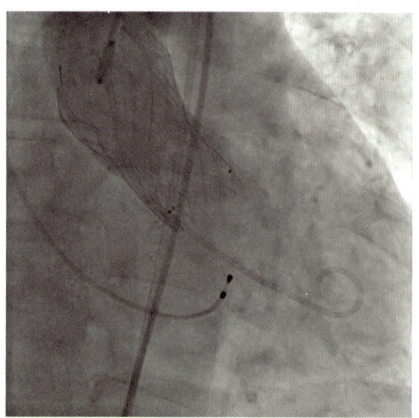
图3-17-51　复查造影

扫码看视频

术后

术后1周超声（图3-17-52）。

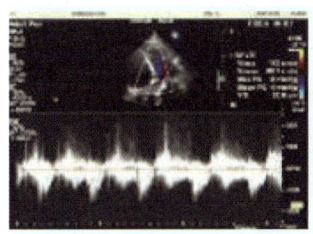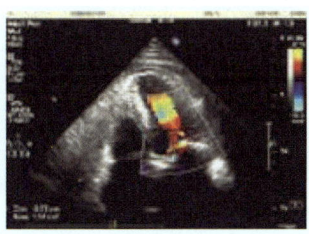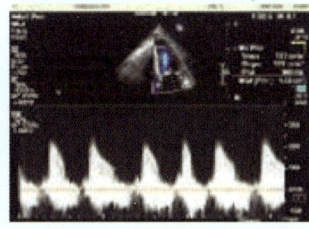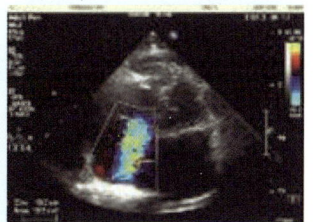

心腔及大血管(mm)	主动脉 20	左房 47	RVOT 前后径 25	左室舒张末 42	左室收缩末 31
升主动脉 30	右房上下径 60	右室上下径 49	主肺动脉 24	室间隔 13	左室后壁 13.8
瓣口血流度(m/s)	二尖瓣 E 峰 2.47	主动脉瓣 1.43	肺动脉瓣 0.98	三尖瓣 E 峰 0.53	
	二尖瓣 A 峰	峰值压差	峰值压差	三尖瓣 A 峰	左室射血分数 71%
	PHT 169 ms	平均压差	平均压差		
组织多普勒	S'(cm/s) 7.1	E'(cm/s) 4.5	A'(cm/s)	E/E' 55	

超声描述：
主动脉瓣位支架人工生物瓣，瓣膜工作区内径20 mm，短轴切面瓣周4-5点处探及一束反流，彩束面积1.1 cm²，VTI法估测主动脉瓣面积2.76 cm²；
二尖瓣瓣环扩张，瓣尖增厚，回声增强，瓣下结构增粗，联合部见钙化，开放受限，关闭不良，2DE测MVA 1.1 cm²，PHT估测MVA 1.3~1.6 cm²，血流速度加快，平均跨瓣压差约14 mmHg；
三尖瓣瓣环扩张，瓣叶闭合不拢；
双房增大，左室壁增厚，室壁运动尚好；
房室间隔未见中断；心包腔内未见液性暗区；

CDFI：二尖瓣反流，彩束面积2.2 cm²；主动脉瓣反流，彩束面积1.1 cm²（源自瓣周）；
三尖瓣反流，彩束面积12.5 cm²，估测肺动脉收缩压63 mmHg。

超声提示：
TAVR术后，主动脉瓣轻度瓣周反流
中重度二尖瓣狭窄并轻度反流
重度三尖瓣反流
中度肺高压

图3-17-52 术后1周超声

术后2个月（图3-17-53）。

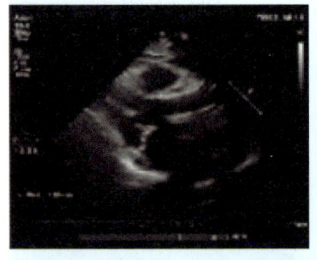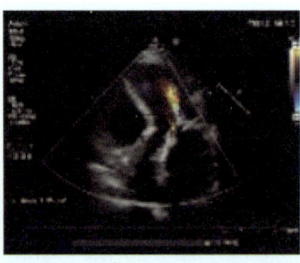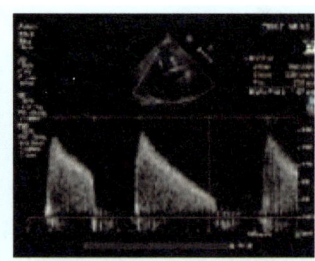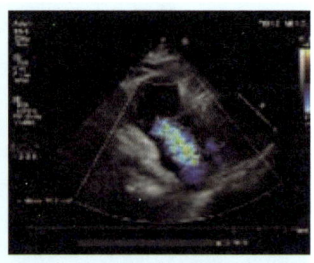

心腔及大血管 (mm)	主动脉 30	左房 47	RVOT 前后径 27	左室舒张末 40	左室收缩末 27
升主动脉 36	右房上下径 67	右室上下径 54	主肺动脉 26	室间隔 11	左室后壁 11
瓣口血流度 (m/s)	二尖瓣 E 峰 1.98	主动脉瓣 1.06	肺动脉瓣 0.76	三尖瓣 E 峰 0.4	
	二尖瓣 A 峰	峰值压差 4 mmHg	峰值压差	三尖瓣 A 峰	左室射血分数 62%
	PHT 205 ms	平均压差	平均压差		
组织多普勒	S' (cm/s) 5.2	E' (cm/s) 5.4	A' (cm/s)	E/E' 37	

超声描述：
主动脉瓣位支架人工生物瓣，瓣膜工作区内径20 mm，短轴切面瓣周4-5点处探及一束反流，彩束面积1.4 cm²；
二尖瓣瓣环扩张，瓣尖增厚，回声增强，瓣下结构增粗，联合部见钙化，开放受限，关闭不良，2DE测MVA 1.2 cm²，血流速度加快；
三尖瓣瓣环扩张，瓣叶闭合不拢；
双房扩大，室壁运动尚好；
房室间隔未见中断；心包腔内未见液性暗区；

CDFI：二尖瓣反流，彩束面积6.2 cm²；主动脉瓣反流，彩束面积1.4 cm²（源自瓣周）；
三尖瓣反流，彩束面积10.7 cm²，估测肺动脉收缩压43 mmHg。

超声提示：
TAVR术后，主动脉瓣轻度瓣周反流
中度二尖瓣狭窄并中度反流
重度三尖瓣反流　轻度肺高压

图3-17-53　术后2个月超声

病例点评

风湿性心脏病是常见的心脏瓣膜病，这2例患者都是风湿性心脏病，主窄合并二窄的患者，这类患者可以考虑PBMV+TAVR一站式手术。这2个患者的特殊之处在于二尖瓣的条件不同。第一例患者是二尖瓣中度狭窄，患者不愿意冒险做PBMV，第二例患者是二尖瓣条件不好，联合部钙化，考虑PBMV后二尖瓣撕裂的风险较高，且患者高龄，家属不愿意冒险，要求只解决主动脉瓣问题。2例患者都未作PBMV，单纯行TAVR手术，术后复查心脏彩超，二尖瓣反流都缓解，狭窄保持，但患者症状明显缓解。对于这类患者单纯TAVR解决主窄是否有效还需要进一步随访。

18 AS合并MS——TAVR+PBMV

术前分析

患者，男，83岁，于4年前出现活动后胸闷气促，无胸痛，无头晕头痛，无恶心呕吐，无咳嗽咳痰，无晕厥，无夜间阵发性呼吸困难，休息数分钟可缓解。外院查心脏彩超提示主动脉瓣狭窄(具体不详)。患者近1个月再发活动后胸闷、呼吸困难，程度较前加重，予降压、营养心肌等治疗后好转。患者为求进一步治疗，至医院门诊就诊，查心脏彩超提示重度主动脉瓣狭窄并中-重度关闭不全，重度二尖瓣狭窄并中度关闭不全，重度三尖瓣关闭不全，重度肺高压，并收入医院治疗。患者自起病以来，精神、饮食、睡眠一般，1个月前曾解黑便，予停用阿司匹林、胃镜下止血、护胃治疗后缓解，小便正常，体重无明显变化。既往史有高血压病史，有冠心病病史，有胃溃疡病史，有房颤病史。结合心超检查，拟行TAVR+PBMV一站式手术。

术前超声（图3-18-1）

AV：5.0 m/s，MPG：64 mmHg，LVEF：68%。

风湿性心脏病。

主动脉瓣中度狭窄并中-重度反流。

二尖瓣重度狭窄并中度反流。

三尖瓣重度反流。

中度肺高压。

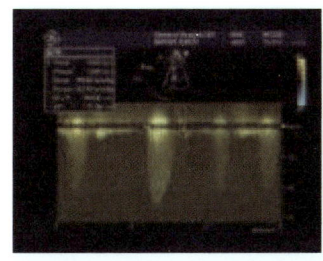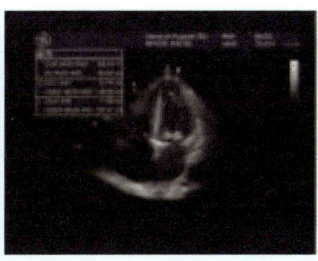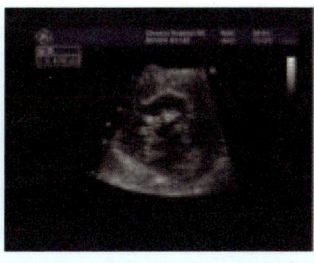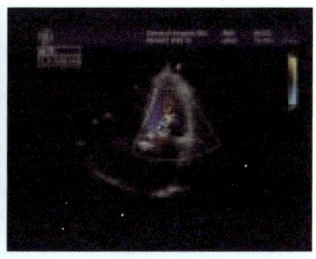

心腔及大血管 (mm)	主动脉 32	左房 43	RVOT 前后径 33	左室舒张末 41	左室收缩末 26
升主动脉 34	右房上下径 47	右室上下径 65	主肺动脉 23	室间隔 13.6	左室后壁 13
瓣口血流度 (m/s)	二尖瓣 E 峰 2.2	主动脉瓣 5.0	肺动脉瓣 0.6	三尖瓣 E 峰 1.2	
	二尖瓣 A 峰	峰值压差 99 mmHg	峰值压差	三尖瓣 A 峰	左室射血分数 68%
	PHT	平均压差 64 mmHg	平均压差		
组织多普勒	S' (cm/s) 5	E' (cm/s) 5	A' (cm/s)	E/E' 44	

超声描述：
双房增大，心尖四腔心左房大小74×56 mm，左房左心耳未见血栓；
主动脉瓣缘结节样增厚，回声增强见钙化，开放受限，关闭不良，主动脉瓣环内径20 mm；
二尖瓣瓣尖增厚，回声增强，瓣下结构增粗，前后联合部未见钙化，开放受限，M型示瓣叶呈城墙样改变，2DE测MVA 0.8 cm^2，血流速度加快；
三尖瓣瓣尖稍厚，开放尚可，关闭不拢；
左室壁增厚，左室壁运动正常，降主动脉流速0.6 m/s；

CDFI：二尖瓣反流，彩束面积7.0 cm^2；主动脉瓣反流，彩束面积6.0 cm^2；
三尖瓣反流，彩束面积16.3 cm^2，估测肺动脉收缩压68 mmHg。

超声提示：
风湿性心脏病
重度二尖瓣狭窄并中度反流
重度主动脉瓣狭窄并中-重度反流
重度三尖瓣反流　中度肺高压

图3-18-1　术前超声

根部解剖

根据术前CT分析（图3-18-2至图3-18-15），患者主动脉瓣为三叶瓣，重度钙化，瓣环22.2 mm，LVOT 21.7 mm，左右冠高度分别为15.1 mm及17.8 mm，窦部长短径均大于30 mm，STJ为26 mm，升主为31.7 mm，钙化相对均匀分布在瓣叶之上，拟先经股静脉穿刺房间隔，使用24 mm二尖瓣球囊行PBMV，再行TAVR；考虑使用20 mm球囊预扩，优选VenusA 26号瓣膜。

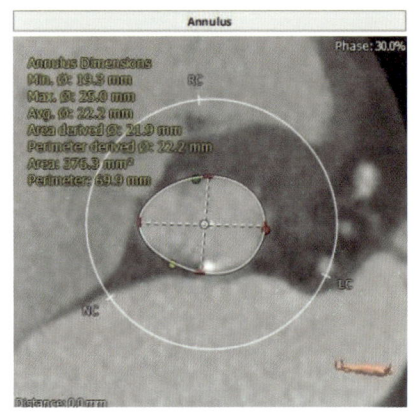

图3-18-2　瓣环平面

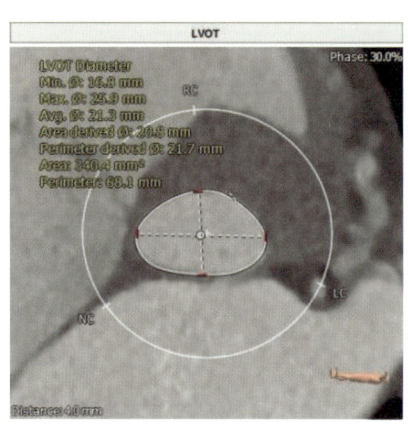

图3-18-3　流出道平面

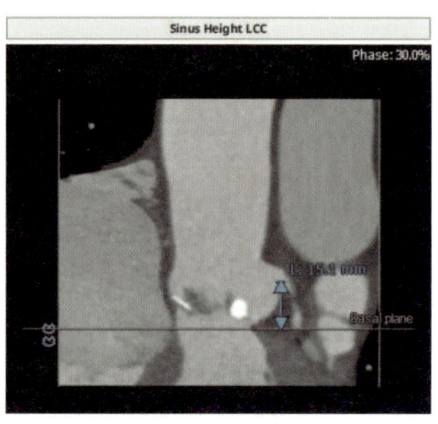

图3-18-4　左冠高度

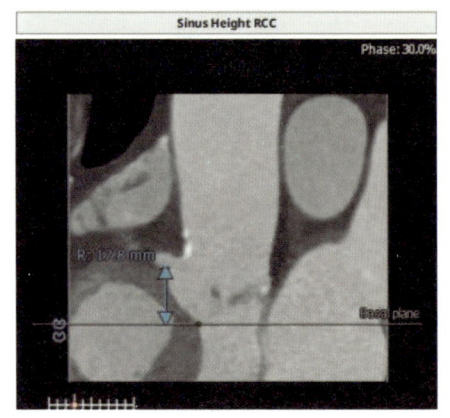

图3-18-5　右冠高度

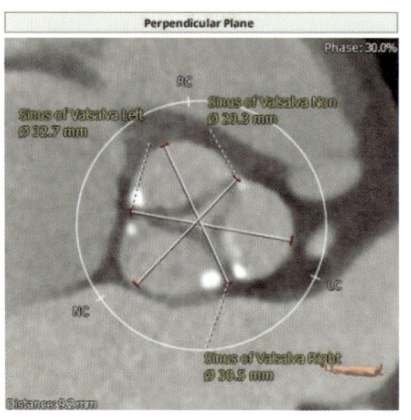

图3-18-6　瓦氏窦

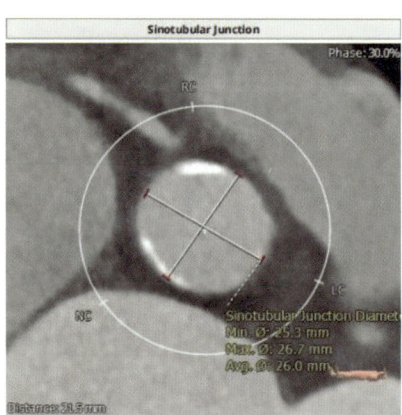

图3-18-7　窦管交界平面

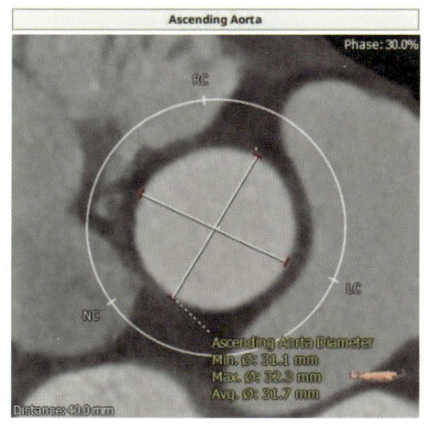 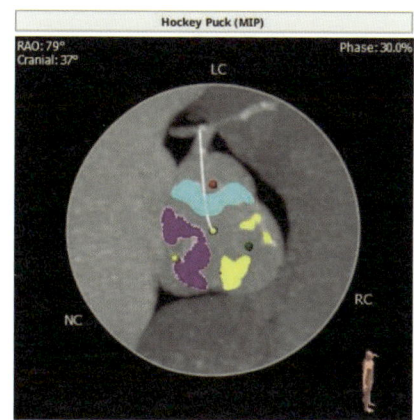

图3-18-8　瓣上40 mm升主动脉平面　　图3-18-9　钙化情况　　图3-18-10　钙化分布

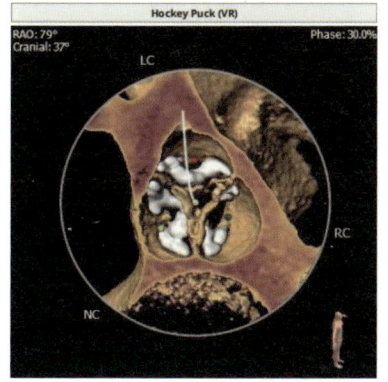 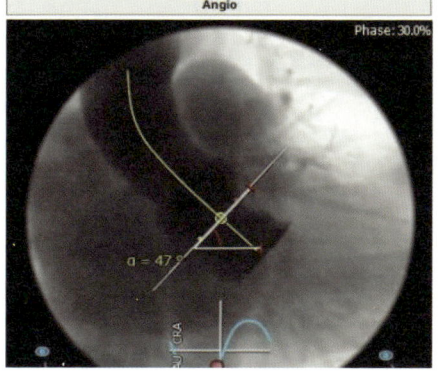 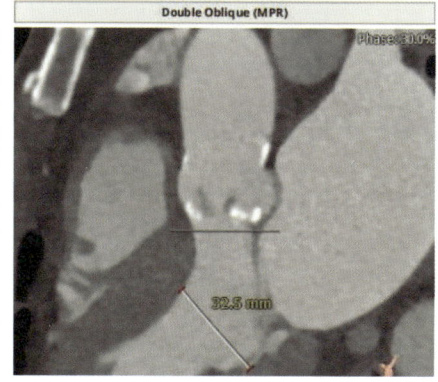

图3-18-11　腔内重建　　图3-18-12　横位心角度　　图3-18-13　左室大小

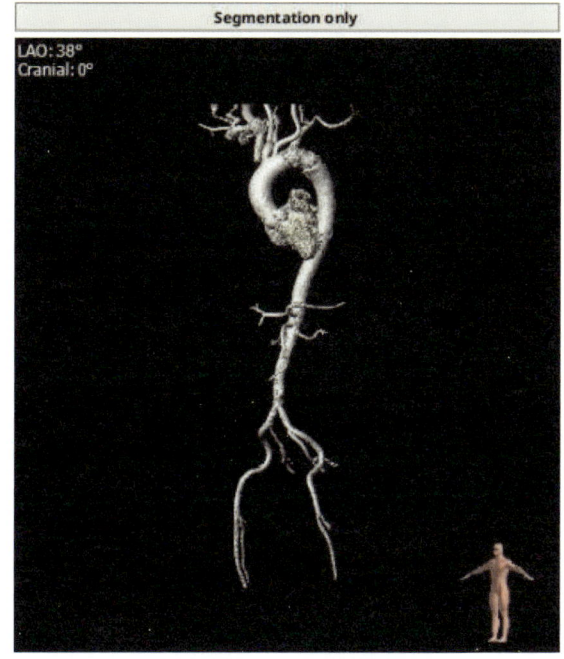 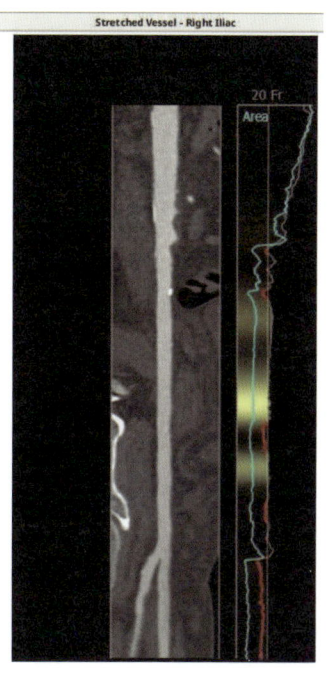

图3-18-14　全主动脉形态　　图3-18-15　入路情况

（该图片来源于荷兰 Pie medica imaging公司的3mensio术前评估软件）

手术过程

手术过程（图3-18-16至图3-18-28）。

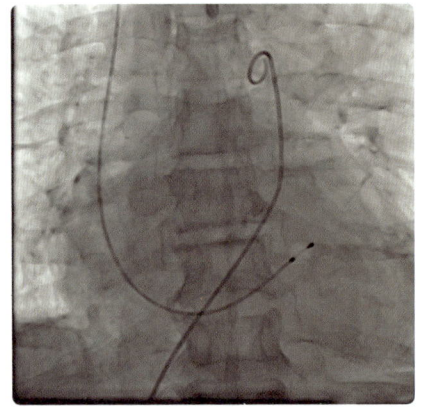
图3-18-16　肺动脉造影观察左房回流

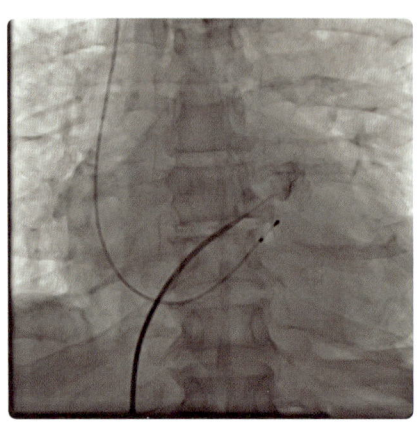
图3-18-17　成功穿刺房间隔

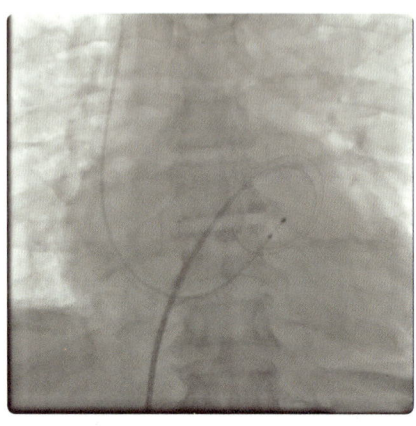
图3-18-18　交换导丝到左房

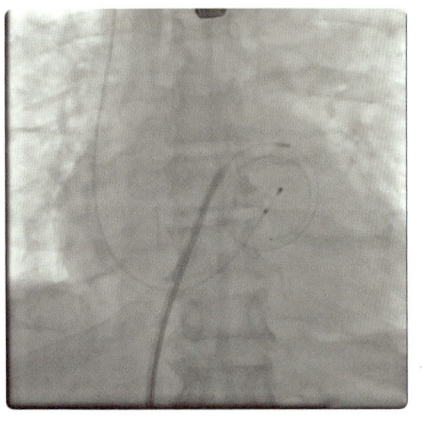
图3-18-19　送入24mm二尖瓣球囊

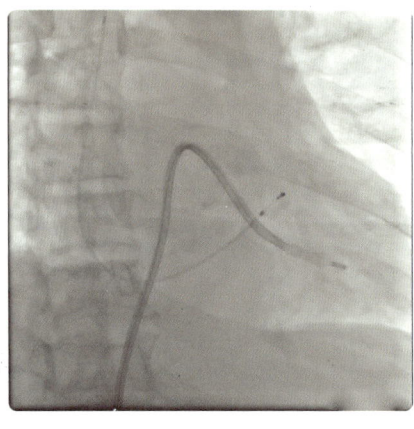
图3-18-20　二尖瓣球囊进入左室

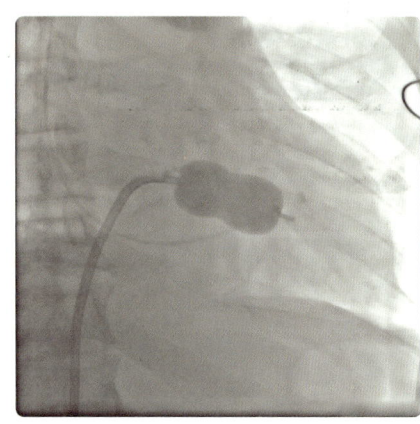
图3-18-21　扩张二尖瓣

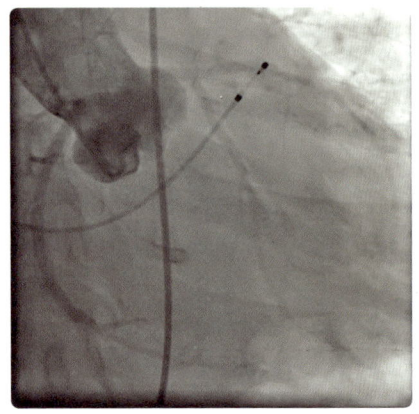
图3-18-22　根部造影

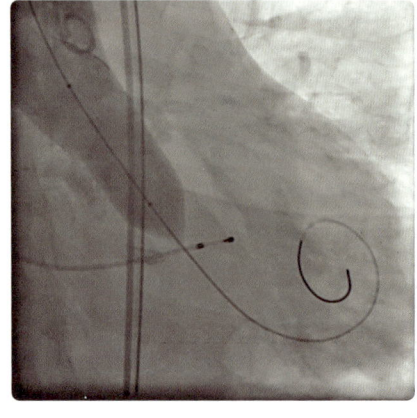
图3-18-23　Numed 20 mm球囊扩张

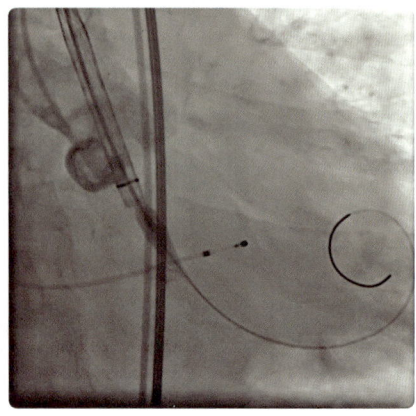
图3-18-24　VenusA 26号瓣膜定位

第三章 特殊合并症

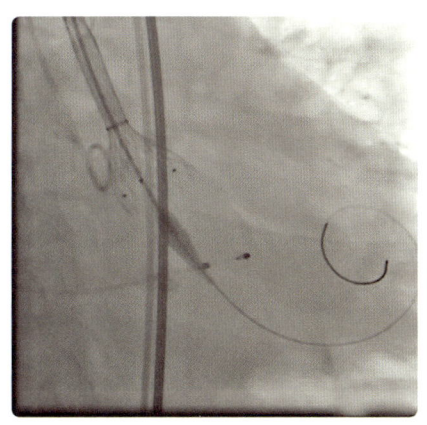
图3-18-25 瓣膜释放

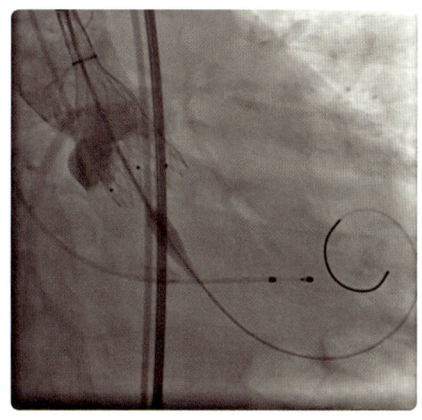
图3-18-26 确认位置满意

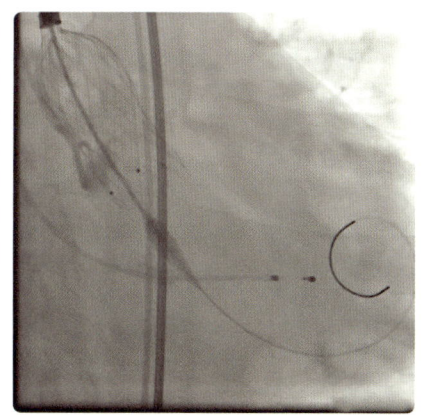
图3-18-27 瓣膜完全释放

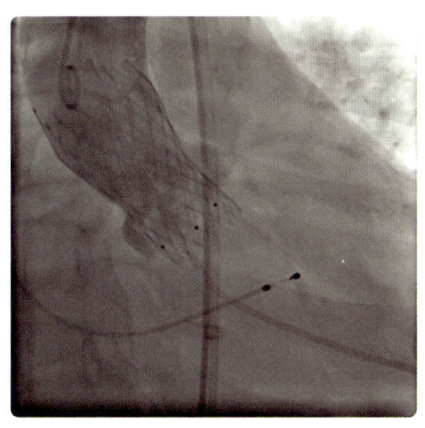
图3-18-28 复查造影

扫码看视频

术后

二尖瓣球囊扩张后，超声（图3-18-29）观察，超声二尖瓣狭窄解除，主动脉及左心室压差由术前80下降为3，轻度瓣周漏，EF值提升至65%，心功能明显改善，术后病房康复一周后出院。

心腔及大血管 (mm)	主动脉 28	左房 53	RVOT 前后径 32	左室舒张末 39	左室收缩末 25
升主动脉 34	右房上下径 60	右室上下径 67	主肺动脉 22	室间隔 13	左室后壁 13
瓣口血流度 (m/s)	二尖瓣 E 峰 2.7	主动脉瓣 1.62	肺动脉瓣 1.2	三尖瓣 E 峰 1.09	
	二尖瓣 A 峰	峰值压差 11 mmHg	峰值压差	三尖瓣 A 峰	左室射血分数 65%
	PHT	平均压差 6 mmHg	平均压差		
组织多普勒	S'（cm/s）6.3	E'（cm/s）4.2	A'（cm/s）	E/E' 64	

图3-18-29 术后超声

超声描述：
主动脉瓣位支架人工生物瓣，瓣膜工作区内径18 mm，短轴切面瓣周3~4点处探及一束反流，彩束面积2.5 cm²；
二尖瓣瓣尖增厚，回声增强，瓣下结构增粗，前联合部拟见回声中断，2DE测MVA 2.0 cm²，PHT测MVA 1.64 cm²，血流速度加快，跨瓣峰值压差29 mmHg；
三尖瓣瓣尖增厚，开放尚可，闭合不拢；
双房扩大，左心耳未见血栓；
左室壁增厚，左室壁运动正常；
心包腔内未见液性暗区；

CDFI：二尖瓣反流，彩束偏心，面积4.9 cm²；
　　　主动脉瓣反流，彩束面积2.5 cm²（源自短轴切面瓣周3~4点处）；
　　　三尖瓣反流，彩束面积16.8 cm²，估测肺动脉收缩压92 mmHg。

超声提示：
TAVR术后，人工瓣膜支架轻度瓣周漏
经导管二尖瓣球囊扩张成形术后，中度反流
重度三尖瓣反流
重度肺高压

图3-18-29　（续）

病例点评

联合瓣膜病变是老年人常见的一种情况，诊疗策略还是要从病因入手。文献报道，欧洲最常见的瓣膜病是AS，而最少见的是MS（43.1% vs 12.1%），AS最常见的病因是退行性变，最少见的病因是风湿性（81.9% vs 11.2%），而二尖瓣狭窄最常见的病因是风湿性，最少见的是退行性变（85.4% vs 12.5%）。2021年ESC指南对于75岁以上AS患者，推荐TAVR治疗（IB），对于风湿性二尖瓣狭窄，首选推荐PBMV治疗（IB）。本例患者从CT和超声结果来看，主动脉瓣狭窄符合退行性变，而二尖瓣狭窄是典型的风湿性改变。其次，从解剖学上分析，主动脉瓣及股动脉解剖比较理想，可以考虑经股动脉TAVR。二尖瓣狭窄的超声评分＜8分，联合部没有明显钙化，非常适合PBMV的治疗。唯一担心的是二尖瓣合并有中重度反流，原则上是PBMV禁忌证。但是考虑患者合并有AS，可能会功能性的加重二尖瓣反流，如果主动脉瓣狭窄解除，可以缓解患者的二尖瓣反流。第三，TAVR和PBMV同期手术还是分期，谁前谁后？患者AS合并MS，如果只做TAVR，虽然二尖瓣反流可能缓解，但是MS可能进一步加重。而如果单独PBMV，遗留AS则风险更高。故考虑同期手术。在PBMV的过程，考虑二尖瓣球囊需要跨入左室，起球囊后撤，如果先做TAVR，瓣膜支架到流出道的部分，可能会被PBMV球囊拉扯到，所以安全的做法应该是先PBMV，然后同期TAVR。同时考虑患者高龄和合并二尖瓣关闭不全，PBMV球囊适当不要打得太满。

19 二尖瓣机械瓣置换术后

术前分析

患者，女，74岁，28年前开始出现活动后气促，休息后可自行缓解，无发绀、夜间阵发性呼吸困难，夜间可平卧，伴恶心。于1994年诊断确诊风湿性心脏瓣膜病，行二尖瓣人工机械瓣置换术，术后规律服用华法林治疗。

术前超声（图3-19-1）

　　AV：4.1 m/s，MPG：29 mmHg，LVEF：61%。

　　二尖瓣置换术后，人工机械瓣功能良好。

　　主动脉瓣重度狭窄并中度反流。

　　三尖瓣重度反流，中度肺高压。

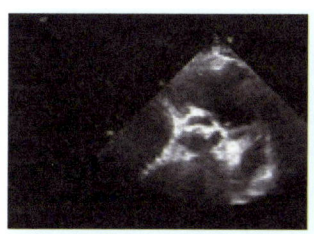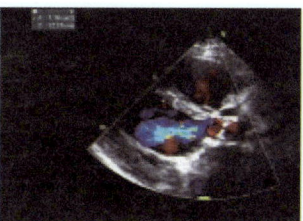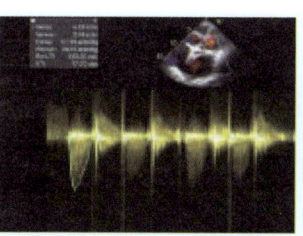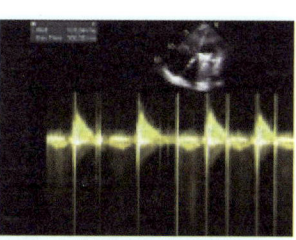

心腔及大血管 (mm)	主动脉 25	左房 51	RVOT 前后径 24	左室舒张末 45	左室收缩末 30
升主动脉 32	右房上下径 73	右室上下径 60	主肺动脉 27	室间隔 9	左室后壁 9
瓣口血流度 (m/s)	二尖瓣 E 峰 2.6	主动脉瓣 4.1	肺动脉瓣 0.9	三尖瓣 E 峰 1.1	
	二尖瓣 A 峰	峰值压差 67 mmHg	峰值压差	三尖瓣 A 峰	左室射血分数 61%
	PHT 101 ms	平均压差 29 mmHg	平均压差		
组织多普勒	S' (cm/s) 7	E' (cm/s) 8	A' (cm/s)	E/E' 33	

超声描述：
主动脉瓣叶增厚，回声增强，瓣叶钙化，开放轻度受限，关闭不拢；主动脉瓣环内径21 mm；

图3-19-1　术前超声

二尖瓣人工机械瓣，开放正常，瓣周未见异常回声；
三尖瓣瓣尖增厚，开放好，关闭不拢；
双房明显扩大，室壁运动欠协调，收缩幅度尚好；
心包腔内未见液性暗区；

CDFI：二尖瓣人工瓣未见明显瓣周反流；
　　　主动脉瓣反流，彩束面积7.2 cm²；
　　　三尖瓣反流，彩束面积13.7 cm²，估测肺动脉收缩压53 mmHg。

超声提示：
二尖瓣置换术后，人工机械瓣功能良好
主动脉瓣退变，重度主动脉瓣反流并中度狭窄
重度三尖瓣反流　中度肺高压

图3-19-1　（续）

根部解剖

根据术前CT分析（图3-19-2至图3-19-13），该病例为外科二尖瓣置换术后的三叶瓣，瓣叶稍增厚，瓣环21.5 mm，LVOT 21.1 mm，窦部大小偏小，STJ 26.6 mm，升主动脉未见明显扩张，轻微钙化，LCA 7.1 mm，RCA 14.5 mm，小心室。考虑瓣叶增厚的三叶瓣，轻中度钙化，结合窦部结构考虑冠脉风险相对较高；合并弓部明显钙化等特点。患者左冠状动脉开口较低，瓣叶过长且增厚，主动脉弓部明显钙化，且患者之前植入了二尖瓣机械瓣，对于患者跨弓及其瓣膜型号选择是一个十分大的难题，计划术中进行冠脉保护，再造影对比术前CT进行分析，释放的高度也得进行多次验证，以防压迫机械瓣，优选VenusA-L26瓣膜。

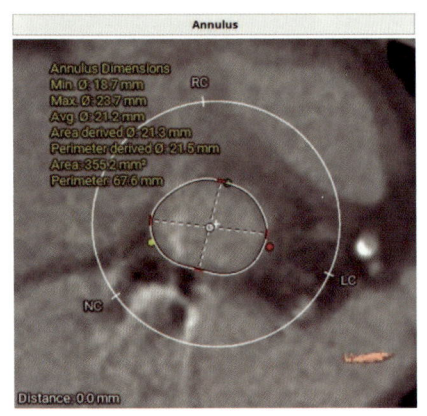 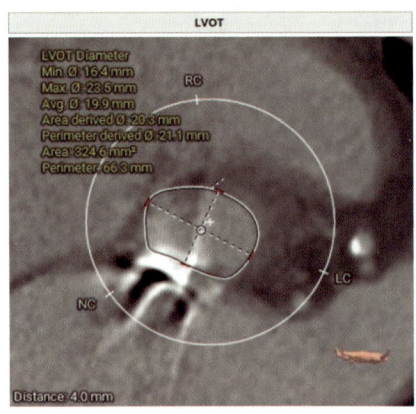 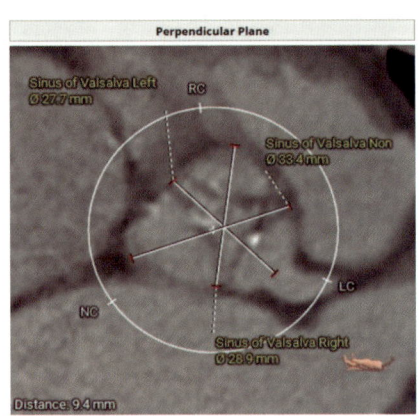

图3-19-2　瓣环平面　　　　　图3-19-3　流出道平面　　　　　图3-19-4　瓦氏窦

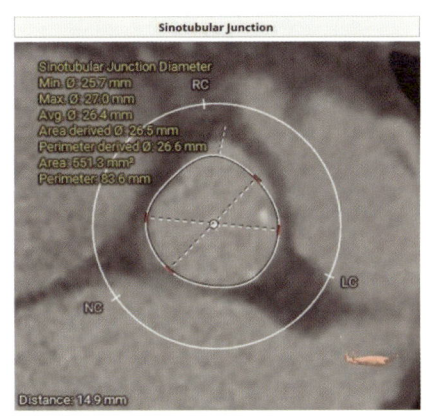
图3-19-5 窦管交界平面

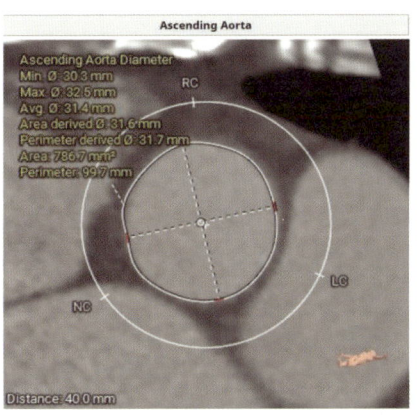
图3-19-6 瓣上40 mm升主平面

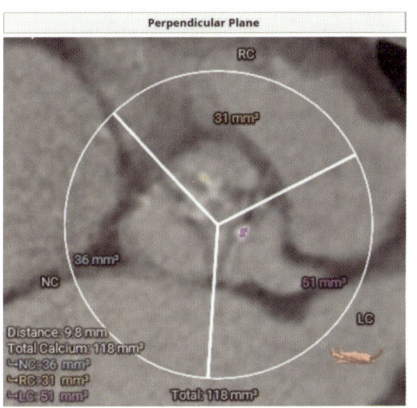
图3-19-7 钙化情况

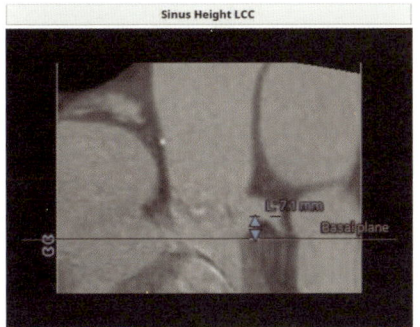
图3-19-8 左冠高度

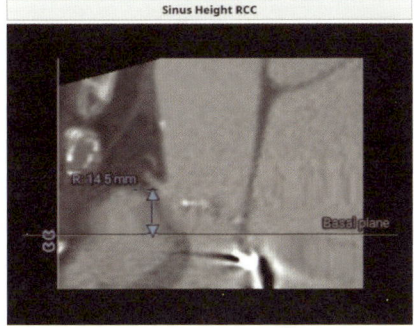
图3-19-9 右冠高主度

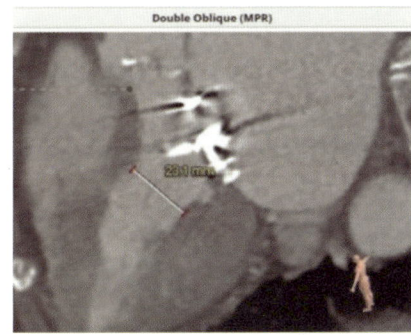
图3-19-10 左室大小

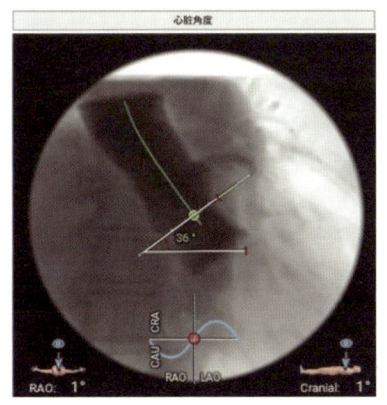
图3-19-11 横位心角度

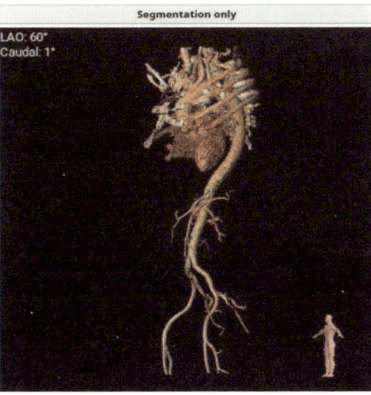
图3-19-12 全主动脉形态

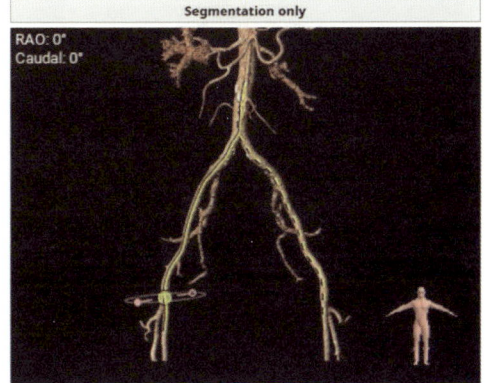
图3-19-13 入路情况

（该图片来源于荷兰 Pie medica imaging公司的3mensio术前评估软件）

手术过程

手术过程（图3-19-14至图3-19-26）。

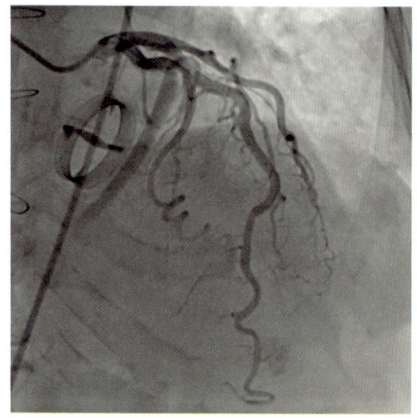

图3-19-14　冠脉造影

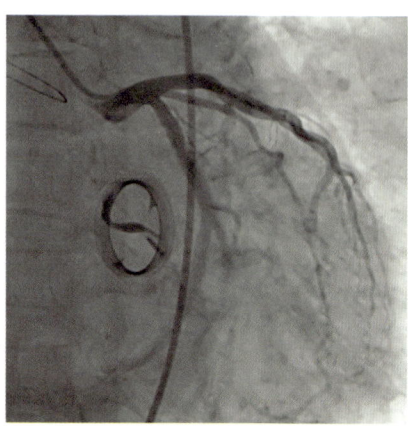

图3-19-15　冠脉造影

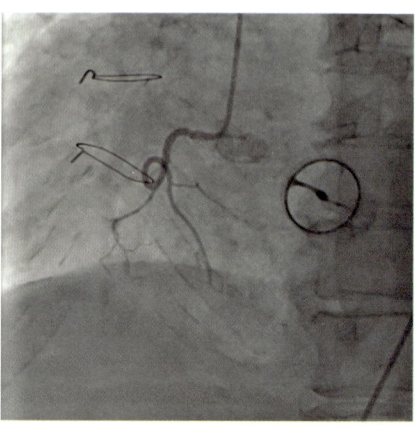

图3-19-16　冠脉造影

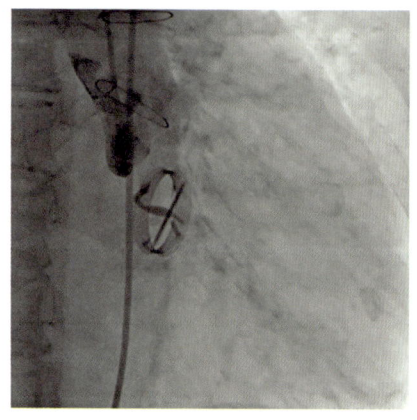

图3-19-17　根部造影

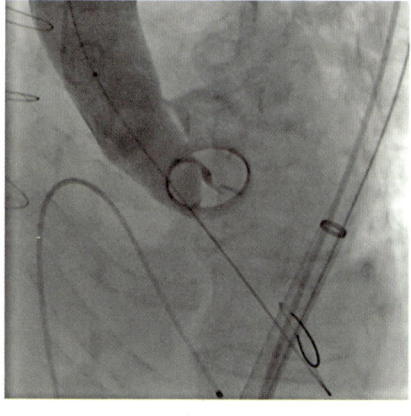

图3-19-18　18 mm球囊预扩

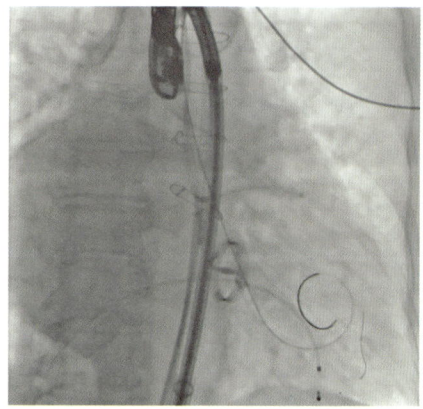

图3-19-19　置入Guidezilla延长导管行冠脉保护后输送器过弓跨瓣

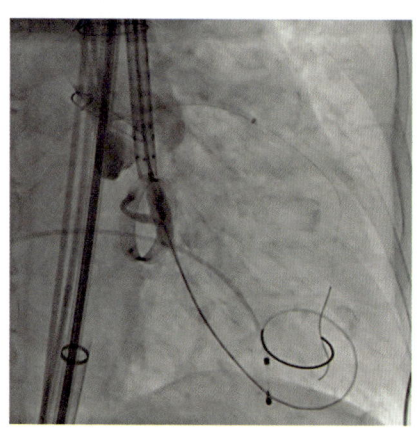

图3-19-20　VenusA 26号瓣膜定位

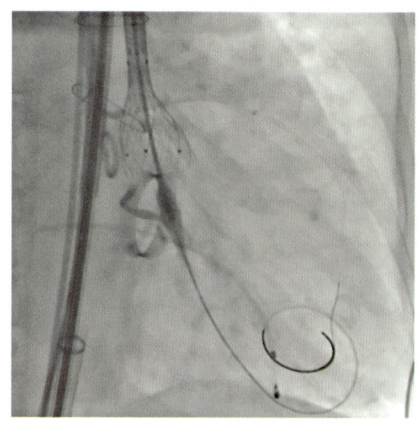

图3-19-21　瓣膜释放

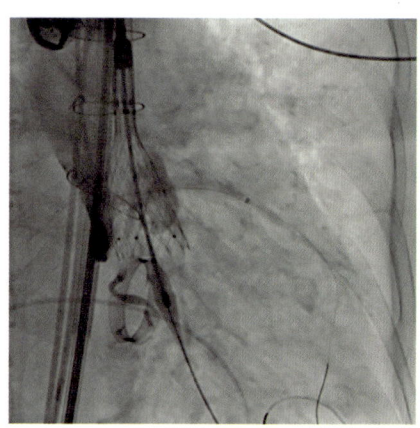

图3-19-22　确认植入深度满意

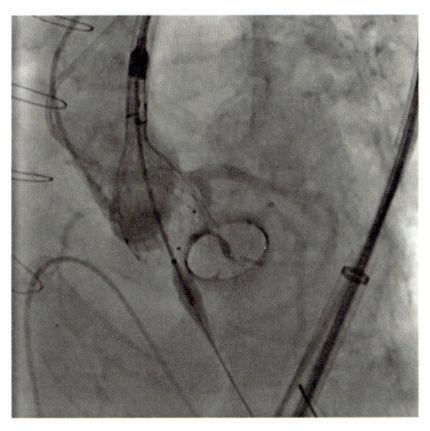
图3-19-23 左冠切线位检查冠脉血流未受影响

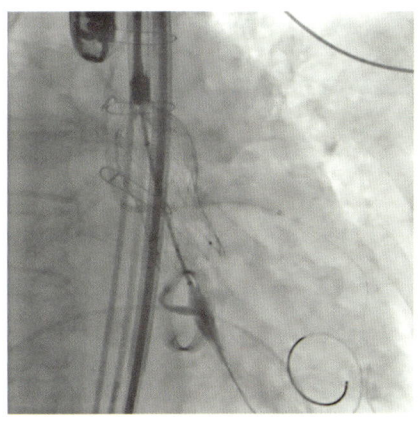
图3-19-24 瓣膜完全释放

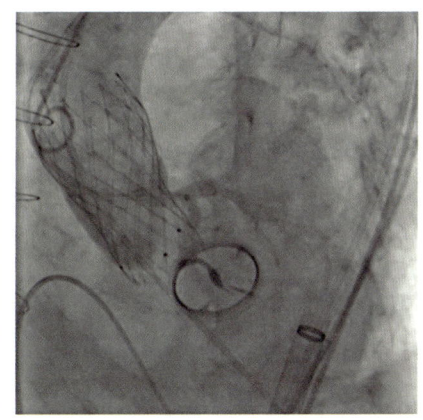
图3-19-25 复查根部造影

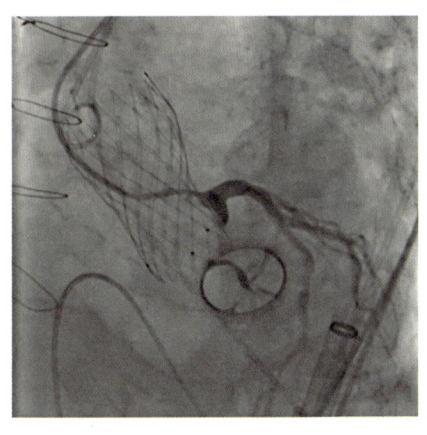
图3-19-26 复查左冠造影

扫码看视频

术后

术后2周超声随访（图3-19-27）。

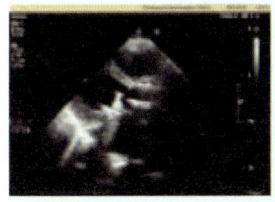 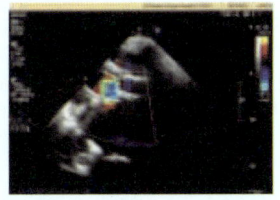 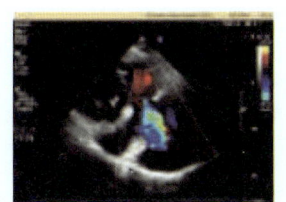 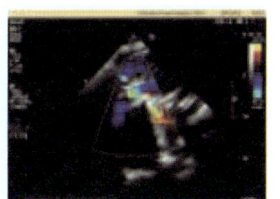

心腔及大血管 (mm)	主动脉 18	左房 61	RVOT前后径 32	左室舒张末 41	左室收缩末 23
升主动脉 29	右房上下径 78	右室上下径 52	主肺动脉 29	室间隔 9	左室后壁 9

图3-19-27 术后2周超声

瓣口血流度 (m/s)	二尖瓣 E 峰 1.6	主动脉瓣 2.7	肺动脉瓣 1.0	三尖瓣 E 峰 1.2	
	二尖瓣 A 峰	峰值压差 29 mmHg	峰值压差	三尖瓣 A 峰	左室射血分数 72%
	PHT 107 ms	平均压差	平均压差		
组织多普勒	S' (cm/s) 7.7	E' (cm/s) 6.0	A' (cm/s)	E/E' 27	

超声描述：
主动脉瓣位见人工瓣膜支架，瓣膜工作区内径18 mm，位置固定，瓣周未见明显异常回声；
二尖瓣人工机械瓣，开放正常，瓣周未见异常回声；
三尖瓣瓣尖增厚，开放好，关闭不拢；
双房明显扩大，室壁收缩幅度尚好；
心包腔内未见液性暗区；下腔静脉内径18 mm，随呼吸塌陷率小于50%；

CDFI：主动脉瓣、二尖瓣人工瓣未见明显瓣周反流；
三尖瓣反流，彩束面积8.4 cm^2，估测肺动脉收缩压33 mmHg。

超声提示：
二尖瓣置换术后，TAVR术后，人工瓣功能良好
中-重度三尖瓣反流

图3-19-27　（续）

术后4个月随访（图3-19-28）。

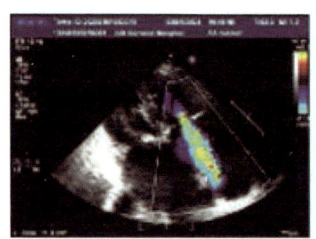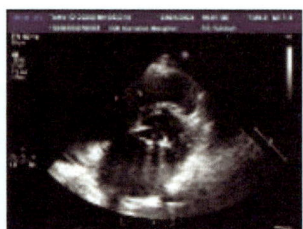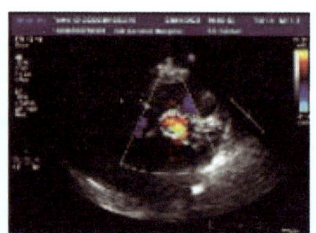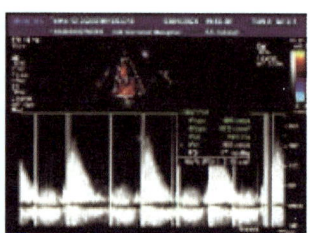

心腔及大血管 (mm)	主动脉 30	左房 55	RVOT 前后径 24	左室舒张末 37	左室收缩末 25
升主动脉 32	右房上下径 82	右室上下径 62	主肺动脉 29	室间隔 9	左室后壁 9
瓣口血流度 (m/s)	二尖瓣 E 峰 2.1	主动脉瓣 1.5	肺动脉瓣 0.9	三尖瓣 E 峰 1.0	
	二尖瓣 A 峰	峰值压差	峰值压差	三尖瓣 A 峰	左室射血分数 64%
	PHT 101 ms	平均压差	平均压差		
组织多普勒	S' (cm/s) 6	E' (cm/s) 6.5	A' (cm/s)	E/E' 32	

超声描述：
主动脉瓣位见人工瓣膜支架，瓣膜工作区内径19 mm，位置固定，瓣周未见明显异常回声；
二尖瓣人工机械瓣单叶瓣，外侧瓣架回声增强，开放正常，瓣周未见异常回声；
三尖瓣瓣尖增厚，开放好，关闭不拢；
双房明显扩大，室壁收缩幅度尚好；

图3-19-28　术后4个月随访

心包腔内未见液性暗区；下腔静脉内径18 mm，随呼吸塌陷率小于50%；

CDFI：主动脉瓣、二尖瓣人工瓣未见明显瓣周反流；
　　　三尖瓣反流，彩束面积11.4 cm²，估测肺动脉收缩压48 mmHg。

超声提示：
二尖瓣置换术后，TAVR术后，人工瓣功能良好
重度三尖瓣反流
轻度肺高压
双房明显扩大

图3-19-28　（续）

病例点评

这个病例有两点需要特别注意，第一就是二尖瓣机械瓣，距离主动脉瓣距离只有4 mm左右，在主动脉瓣释放时候需要注意不要植入过深，同时预扩张球囊不要选择过大，尽量避免影响二尖瓣功能，其实这个病例本来可以不预扩。第二点，由于有冠脉堵塞的风险，还是得预扩一下，故选择了最小的18号球囊进行预扩，可以看到患者自身瓣膜确实贴近左主干开口，但是又不至于完全堵死。于是在冠脉保护策略上，结合患者极度优势的左冠，选择Guidezilla延长导管放到前降支保护。最后瓣膜释放后多体位造影明确冠脉没有风险再撤除保护系统，结束手术。

20 海德综合征

术前分析

患者，女，64岁，约于1年前始无明显诱因下出现劳力后气促，当时尚可从事一般较重体力劳动，未进一步诊治，症状渐进性加重，最近2月发展至步行上1~2层楼时即可出现明显气促症状，无晕厥，无胸痛，无发热，无夜间阵发性呼吸困难。曾多家医院就诊，超声心动图提示重度主动脉瓣狭窄，长期口服"瑞舒伐他汀钙、呋塞米、螺内酯、美托洛尔"等药物治疗效果不理想。外院心脏彩超：主动脉瓣重度狭窄并关闭不全，二尖瓣轻度狭窄并关闭不全，三尖瓣轻度狭窄并关闭不全，轻度肺动脉高压；外院冠脉造影：右冠中段轻度狭窄。

1993年因右侧乳腺癌行手术根治术，术后放疗、化疗，术后出现子宫大出血，给予子宫、卵巢切除；2008年乳腺癌复发，行化疗4疗程；13年出现血便，血红蛋白下降7 g/L，行胃肠镜检查提示：空肠血管瘤，结肠多发息肉，未见明显出血，给予输血、药物止血等治疗不理想，后行开腹探查，未见明显出血，继续输血、护胃、止血、中西医结合等治疗后好转；1年前因晕厥入外院，行冠脉造影后再次出现消化道出血，持续1个月后缓解。

入院诊断：心脏瓣膜病(重度主动脉瓣狭窄并关闭不全，心脏扩大 NYHA Ⅲ级)；冠状动脉粥样硬化；乳腺癌根治术后；子宫卵巢切除状态；消化道出血。

术前超声（图3-20-1）

AV：4.29 m/s，MPG：46 mmHg，LVEF：68%。

主动脉瓣重度狭窄并轻度反流。

二尖瓣后瓣环钙化，轻度狭窄。

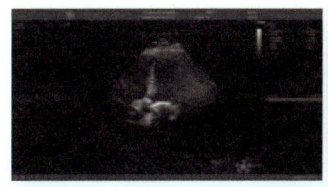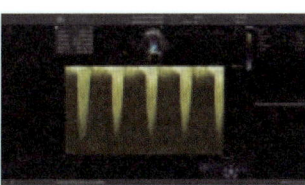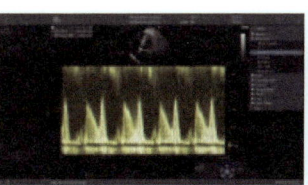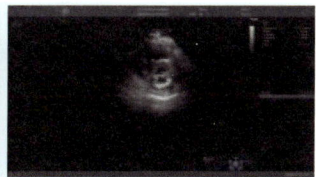

心腔及大血管 (mm)	主动脉 22	左房 39	RVOT 前后径 19	左室舒张末 42	左室收缩末 26
升主动脉 28	右房上下径 40	右室上下径 48	主肺动脉 23	室间隔 13	左室后壁 13
瓣口血流度 (m/s)	二尖瓣 E 峰 1.23	主动脉瓣 4.29	肺动脉瓣 0.84	三尖瓣 E 峰 0.5	
	二尖瓣 A 峰 1.44	峰值压差 74 mmHg	峰值压差	三尖瓣 A 峰	左室射血分数 68%
	PHT	平均压差 46 mmHg	平均压差		
组织多普勒	S' (cm/s) 4	E' (cm/s) 4	A' (cm/s) 5	E/E' 31	

超声描述:
升主动脉搏动弓背样;
三叶主动脉瓣,瓣膜增厚,瓣叶及瓣环弥漫钙化,活动受限,关闭不拢,瓣环内径26 mm;二尖瓣后叶基底回声增强,后瓣环钙化,开放稍受限,PHT测MVA 1.56 cm²;
左房轻度扩大,左室壁增厚,运动尚好;

CDFI: 二尖瓣反流,彩束面积0.6 cm²;
主动脉瓣反流,彩束面积2.1 cm²;

超声提示:
主动脉瓣钙化,重度狭窄并轻度反流
二尖瓣后瓣环钙化　轻度狭窄

图3-20-1　术前超声

根部解剖

根据术前CT分析(图3-20-2至图3-20-12),该患者为三叶瓣,轻度钙化,瓣环20.5 mm,LOVT 20.6 mm,左右冠高度尚可,STJ 24.2 mm,窦部长短径分别为26.3 mm、23.3 mm,窦部空间相对较小,瓣膜冠脉风险不高,考虑使用20 mm球囊预扩,优选VenusA 26号瓣膜。

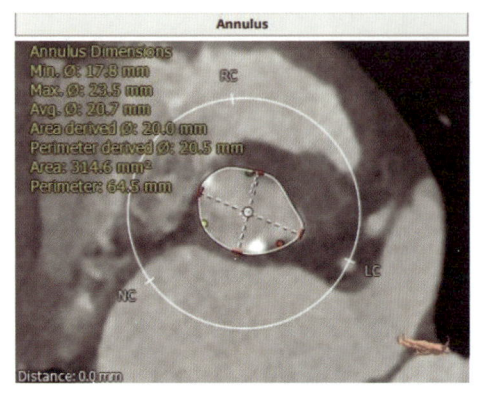 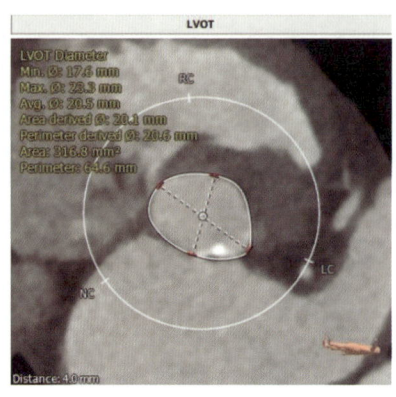 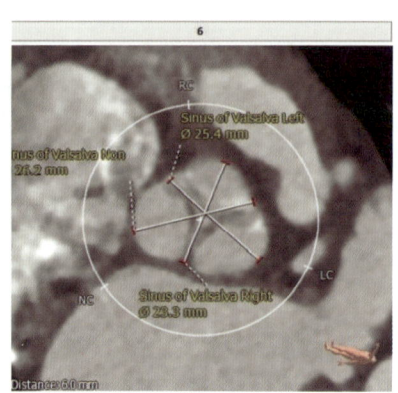

图3-20-2　瓣环平面　　　　图3-20-3　流出道平面　　　　图3-20-4　瓦氏窦

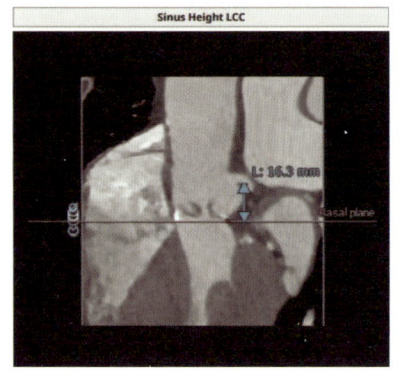 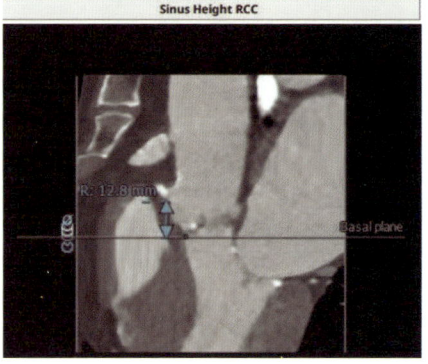 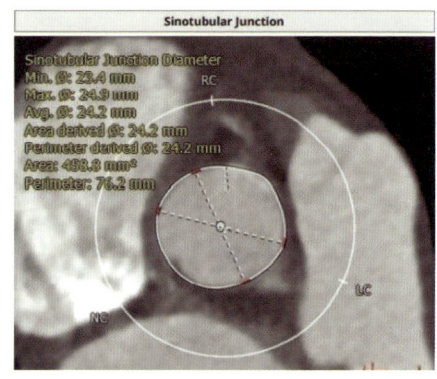

图3-20-5　左冠高度　　　　图3-20-6　右冠高度　　　　图3-20-7　窦管交界平面

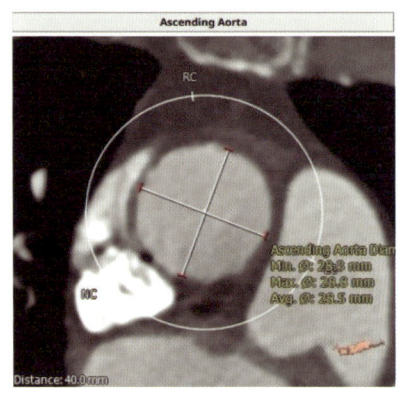 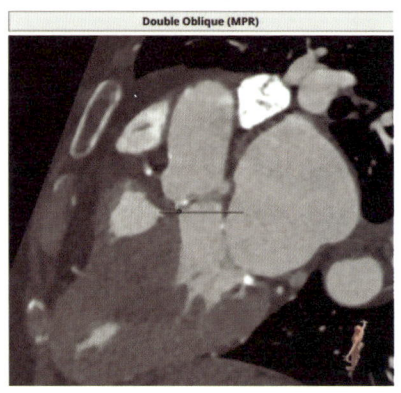 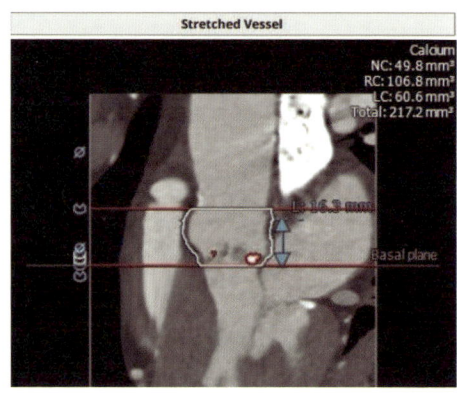

图3-20-8　瓣上40 mm升主平面　　图3-20-9　左室　　　　图3-20-10　钙化情况

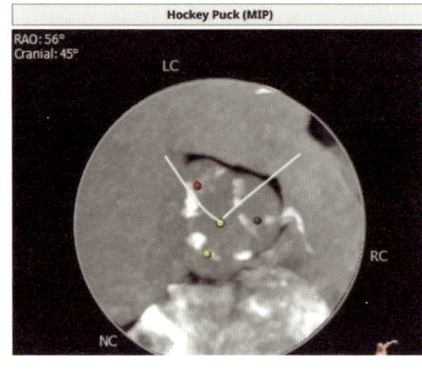 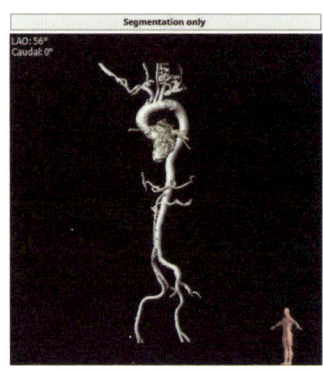

图3-20-11　钙化分布　　　　图3-20-12　全主动脉形态

（该图片来源于荷兰Pie medica imaging公司的3mensio术前评估软件）

手术过程

手术过程（图3-20-13至图3-20-19）。

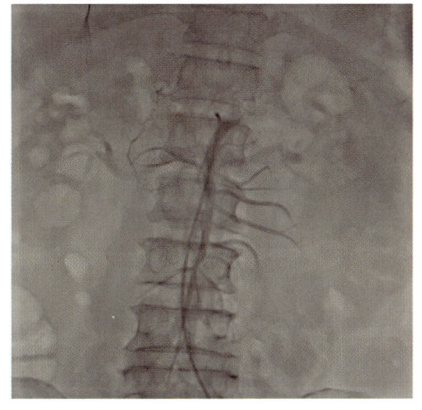
图3-20-13　超选肠系膜上动脉造影

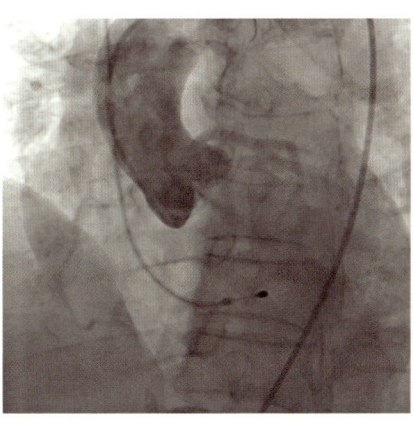
图3-20-14　根部造影

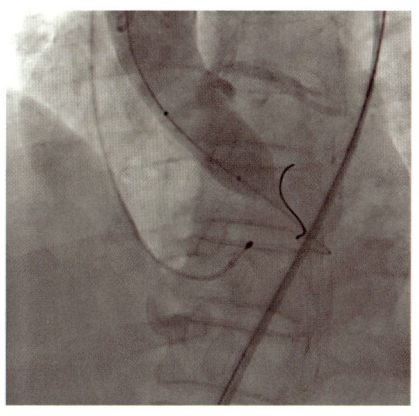
图3-20-15　Numed 20 mm球囊扩张

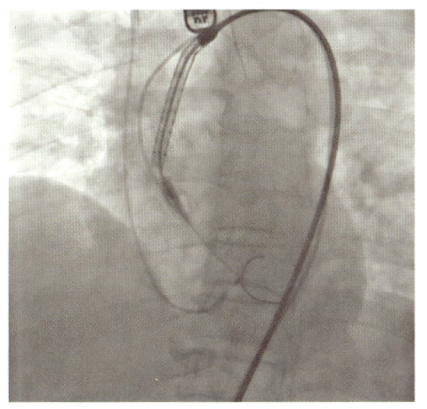
图3-20-16　瓣膜过弓跨瓣

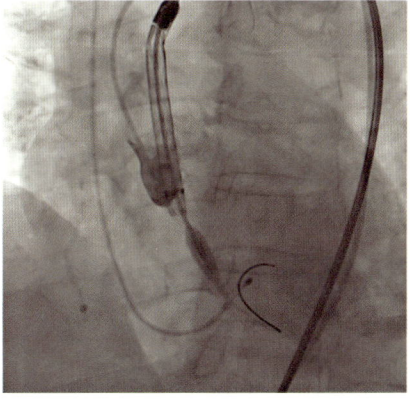
图3-20-17　VenusA 26号瓣膜定位

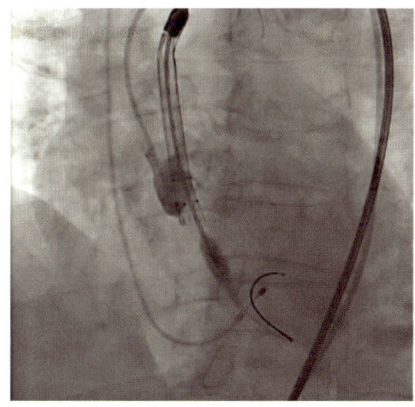
图3-20-18　瓣膜定位

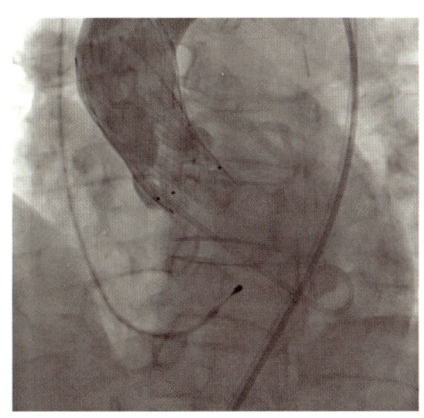
图3-20-19　复查造影

扫码看视频

术后

瓣膜功能良好，患者主窄解除，主动脉瓣未见明显反流及瓣周漏。术后给予硫酸氢氯吡格雷联合达比加群酯抗栓，复查粪、尿常规，未见明显出血，血红蛋白稳定。

出院前复查心超（图3-20-20）。

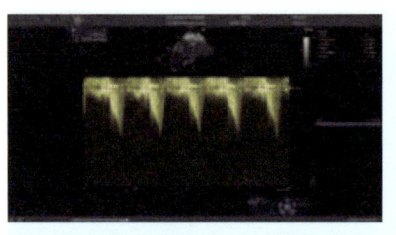 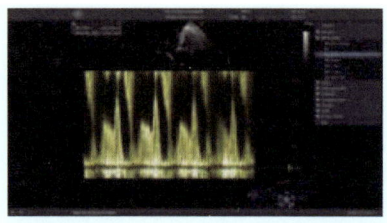 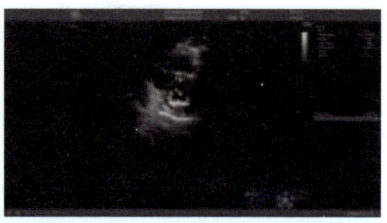

心腔及大血管 (mm)	主动脉 22	左房 39	RVOT 前后径 18	左室舒张末 44	左室收缩末 27
升主动脉 26	右房上下径 41	右室上下径 49	主肺动脉 20	室间隔 13	左室后壁 14
瓣口血流度 (m/s)	二尖瓣 E 峰 1.13	主动脉瓣 2.48	肺动脉瓣 1.23	三尖瓣 E 峰 0.5	
	二尖瓣 A 峰 1.74	峰值压差 24 mmHg	峰值压差	三尖瓣 A 峰	左室射血分数 67%
	PHT	平均压差	平均压差		
组织多普勒	S' (cm/s) 6	E' (cm/s) 3	A' (cm/s) 6	E/E' 38	

超声描述：
主动脉瓣人工瓣膜，瓣膜纤细，活动正常，瓣周未见异常回声；
二尖瓣基底部回声增强，后瓣环钙化，开放稍受限，PHT测 MVA 1.53 cm^2；余各瓣膜形态正常；
左房轻度扩大，左室壁增厚，室壁运动正常；
房室间隔完整，未见PDA征；
未见心包积液；

CDFI：主动脉人工瓣未见瓣周反流。

超声提示：
TAVR术后，主动脉人工瓣膜功能良好
二尖瓣后瓣钙化，轻度狭窄

图3-20-20　复查心超

术后2年心超（图3-20-21）。

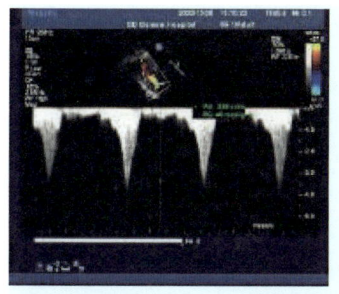
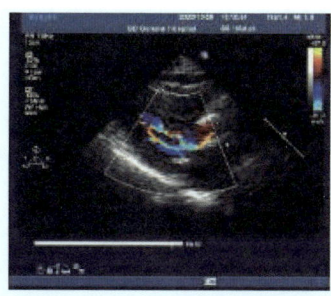
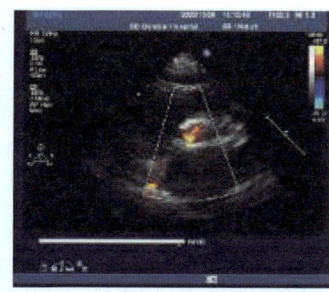

心腔及大血管 (mm)	主动脉 23	左房 43	RVOT 前后径 19	左室舒张末 34	左室收缩末 23
升主动脉 29	右房上下径 42	右室上下径 42	主肺动脉 19	室间隔 13	左室后壁 10
瓣口血流度 (m/s)	二尖瓣 E 峰 1.1	主动脉瓣 1.1	肺动脉瓣 0.8	三尖瓣 E 峰 0.4	
	二尖瓣 A 峰 1.5	峰值压差	峰值压差	三尖瓣 A 峰	左室射血分数 68%
	PHT	平均压差	平均压差		
组织多普勒	S' (cm/s) 7	E' (cm/s) 4	A' (cm/s) 6	E/E' 28	

超声描述：
患者透声窗差；
主动脉根部见人工瓣膜支架，瓣膜活动正常，瓣周未见异常回声；
二尖瓣瓣环弥漫性钙化并突入瓣口，瓣叶开放稍受限，PHT测 MVA 1.15 cm²；
左房扩大，左室腔偏小，室间隔增厚，室壁搏动正常；
未见心包积液；

CDFI：主动脉人工瓣未见瓣周反流；
　　　三尖瓣反流，彩束面积1.0 cm²；
　　　收缩期左室流出道见高速血流信号，Vmax 3.4 m/s，最大压差46 mmHg，峰值后移；

超声提示：
TAVR术后，人工瓣膜支架功能良好
左室腔偏小，左室流出道梗阻（中度）
二尖瓣环钙化，中度瓣口狭窄

图3-20-21　术后2年心超

病例点评

海德综合征（Heyde syndrome）是主动脉瓣狭窄与不明原因的胃肠道出血并存的特殊临床现象。临床表现与严重主动脉瓣狭窄引发的获得性ⅡA型血管性血友病和消化道血管发育不良导致的不明原因的胃肠道出血相关。从本例病例提示在临床工作中，需要提高对于主动脉瓣狭窄和消化道出血关联的警惕，避免对于海德综合征的漏诊。海德综合征的治疗原则上应该先治疗处理瓣膜狭窄的情况，大部分患者可以得到消化道出血的改善。

海德综合征指的是严重钙化性主动脉瓣狭窄合并凝血功能异常及消化道出血的一组临床综合征。在1958年，华盛顿的全科医生Heyde教授向新英格兰医学杂志（The England Journal of Medicine, NEJM）写了一份Letter，在这封157个字Letter中提出他临床上碰到了至少10例钙化性主动脉瓣狭窄的老年患者合并不明原因的消化道大出血的临床现象。但是他不清楚主动脉瓣狭窄与消化道出血到底存在什么样的联系，因而请NEJM将他的信件发表并请学界关注及进行研究。同年，Goldman教授回顾性研究了37423例患者，发现主动脉瓣狭窄与3倍的消化道出血风险增加相关。此后，主动脉瓣狭窄与不明原因的消化道出血的关联受到关注，并被命名为海德综合征，此后它的发病机制和治疗原则逐渐被阐明。

在Heyde教授的Letter发表28年后，来自Greenstein RJ教授一项关键的研究，发现黏膜下的血管发育异常是海德综合征消化道出血的来源，然而，由于病例有限，主动脉瓣狭窄与黏膜下血管发育异常是否真的存在关联以及其中的机制尚未完全阐明。

随后，多个研究发现，严重主动脉瓣狭窄导致的流体动力学改变可以消耗高分子血管性血友病因子（Von Willebrand Factor，vWF）且促发vWF发生结构改变从而更容易被ADAMTS13蛋白酶裂解，从而导致了患者的出血倾向。这种获得性的高分子vWF下降，称为获得性的IIA型血管性血友病，获得性的IIA型血管性血友病可以见于血流动力学改变的心血管疾病，如：肥厚梗阻性心肌病、室间隔缺损、动脉导管未闭等；还可以见于一些免疫疾病、肿瘤、药物、肾功能不全、肝硬化及肺动脉高压等。

海德综合征的诊断，需要明确严重的主动脉瓣狭窄，同时消化道出血部位，胃镜和结肠镜将作为主要检查项目。若发现胃肠道血管发育不良，同时患者有主动脉瓣狭窄既往史，则可诊断为海德综合征。获得性IIA型血管性血友病最主要的实验室表现是血浆高分子vWF多聚体减少，但诊断假阴性率偏高。凝胶电泳目前是其诊断金标准，若高分子vWF多聚体缺乏，将有助于其诊断。此外，出血时间延长，vWF：RCo、vWF：Ag水平降低也是其实验室表现，而APTT、凝血因子Ⅷ通常正常。

海德综合征的治疗应首先考虑行主动脉瓣置换术。King等进行的研究，研究纳入91例海德综合征患者的回顾性病例研究结果显示，37例行开腹手术，其中35例（95%）术后仍反复出血；而16例患者行主动脉瓣置换术，随访8~12年，仅有1例出现反复出血，而出血的原因主要还是因为过度抗凝治疗。2013年JACC报道了7例海德综合征患者使用TAVR治疗主动脉瓣狭窄后取得的良好临床效果。可见单纯主动脉瓣置换术的止血效果明显好于单纯胃肠外科手术，可能归咎于单纯肠段切除术并未解除主动脉瓣膜狭窄所致获得性IIA型血管性血友病，以及潜在的胃肠道血管发育不良未被完全切除，胃肠外科术后出血风险依然很高。

本例是一名64岁的女性，因为反复不明原因消化道出血在外院消化科反复就诊，在外院剖腹探查亦无诊断出出血原因，此后仍有反复消化道出血表现。后来因为劳力性的气促诊断为重度主动脉瓣狭窄来本院就诊，进行TAVR治疗后气促症状缓解再发消化道出血的情况。临床表现上符合海德综合征的诊断。

21　AS合并瓦氏窦瘤

术前分析

患者，男，79岁。患者于3个月前开始无明显诱因反复出现胸闷气促，呈端坐呼吸，伴有大汗，无发热、咳嗽、咳痰，无胸痛，无头晕头痛。平日活动明显受限，平路走200 m，爬两层楼便会出现胸闷气促和呼吸困难，持续约数分钟，休息后自行好转。2021年7月3日于外院住院治疗，期间心电图示：心房颤动。冠脉CT提示：主动脉瓣明显钙化，左心室增大，升主动脉增宽，冠脉硬化，双肺气肿并多发肺大泡，右肺尖纤维灶。给予抗感染抗心力衰竭治疗后，患者自觉好转。2021年10月4日患者大便后再次出现明显胸闷气促，端坐呼吸，不能平卧，无胸痛，无头晕头痛。就诊于外院急诊，诊断为"急性左心衰；非风湿性主动脉瓣狭窄（重度）；肺部感染；冠状动脉粥样硬化性心脏病"，心脏彩超提示：左房增大，室间隔增厚，主动脉瓣轻度狭窄并中度反流，二尖瓣轻度反流，三尖瓣轻度反流，肺动脉高压(轻度)，心包少量积液；LVEF：61%。给予抗心衰抗感染治疗后自觉好转。为求进一步治疗遂来医院，门诊拟"主动脉瓣狭窄"收治入院。自患病以来，患者精神一般，睡眠饮食一般，大小便无明显异常，近期体重无明显改变。拟行TAVR手术。

术前超声（图3-21-1）

AV：4.5 m/s，MPG：43 mmHg，AVA：0.7 cm^2，LVEF：62%。

主动脉瓣重度狭窄并重度反流。

升主动脉瘤样扩张。

二尖瓣轻度反流。

三尖瓣轻-中度反流。

轻度肺高压。

微量心包积液。

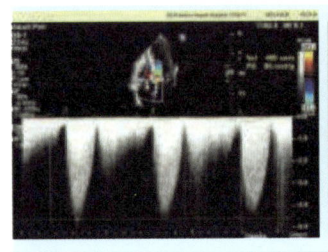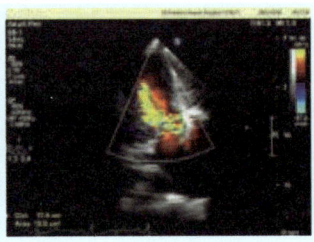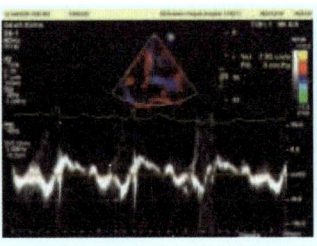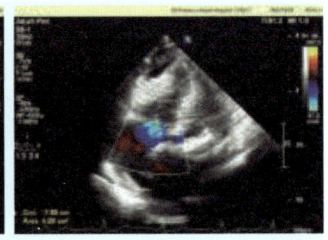

心腔及大血管 (mm)	主动脉 30	左房 44	RVOT 前后径 28	左室舒张末 54	左室收缩末 31
升主动脉 46	右房上下径 52	右室上下径 59	主肺动脉 26	室间隔 12	左室后壁 12
瓣口血流速 (m/s)	二尖瓣 E 峰 0.92	主动脉瓣 4.5	肺动脉瓣 1.0	三尖瓣 E 峰 0.4	
	二尖瓣 A 峰 0.86	峰值压差 82 mmHg	峰值压差	三尖瓣 A 峰	左室射血分数 62%
	PHT	平均压差 43 mmHg	平均压差		
组织多普勒	S'(cm/s) 7	E'(cm/s) 5	A'(cm/s) 8	E/E' 18	

超声描述：
主动脉瓣叶增厚，回声增强，并见钙化，开放受限，关闭不拢；主动脉瓣环内径21 mm，AV-VTI：110 cm，LVOT-VIT：20.3 cm，连续方程测AVA 0.7 cm²；升主动脉明显扩张，主动脉弓内径25 mm，降主动脉内径22 mm，降主动脉流速0.9 m/s；
二尖瓣后叶基底部回声增强，开放尚好，关闭欠佳；余瓣膜形态尚可；
左心扩大，左室壁增厚，室壁运动尚好；
房室间隔未见中断，未见PDA；
心包腔见液性暗区，右室壁旁3.6 mm；

CDFI：二尖瓣反流，彩束面积3.0 cm²；主动脉瓣反流，彩束面积10.8 cm²；
三尖瓣反流，彩束面积4.0 cm²，估测肺动脉收缩压49 mmHg。

超声提示：
主动脉瓣重度狭窄并重度反流
左室舒张功能减退
升主动脉瘤样扩张
轻度二尖瓣反流　轻-中度三尖瓣反流　轻度肺高压
微量心包积液

图3-21-1　术前超声

根部解剖

根据术前CT分析（图3-21-2至图3-21-13），该病例为Type0型二叶瓣，重度钙化，可见瓣周突出结构，怀疑瓦氏窦瘤，瓣环23.8 mm，LVOT25.5 mm，二叶瓣开口22.8 mm，瓣口工作开口22.3 mm，

STJ 33.9 mm，窦部空间大，左右冠高度分别为19.9 mm和21.5 mm，考虑窦部可疑窦瘤结构，采用保守预扩策略，使用18 mm球囊预扩，优选VenusA 26号瓣膜。

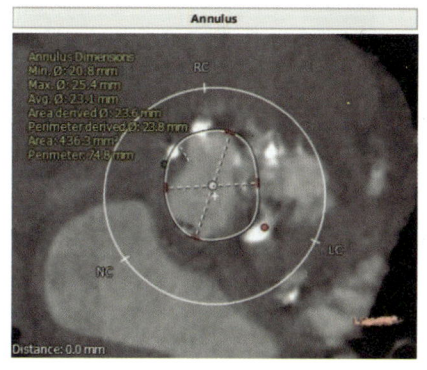
图3-21-2　瓣环平面

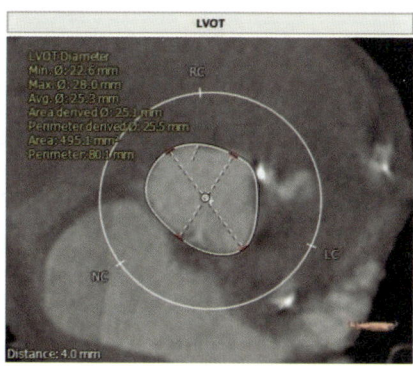
图3-21-3　流出道平面

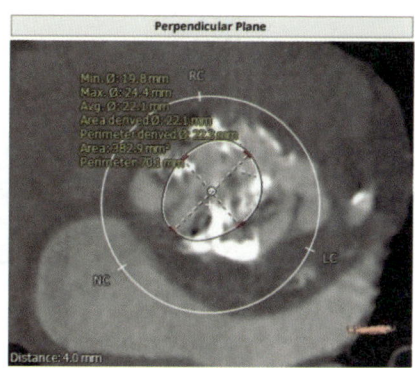
图3-21-4　瓣上4 mm平面

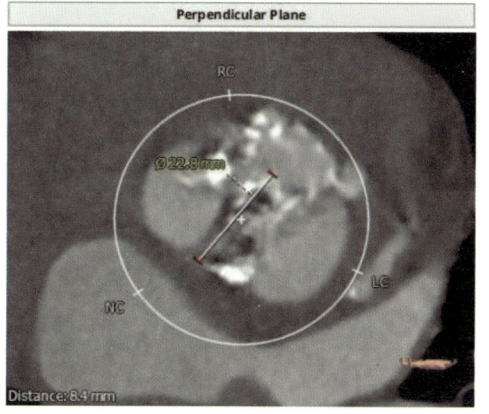
图3-21-5　中缝长度

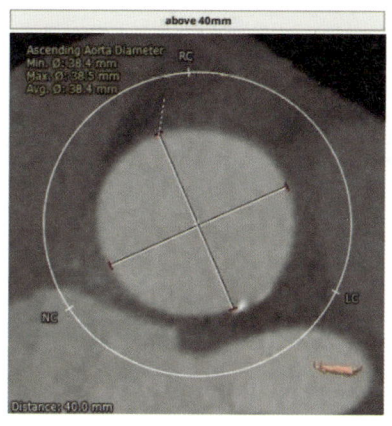
图3-21-6　瓣上40 mm处升主平面

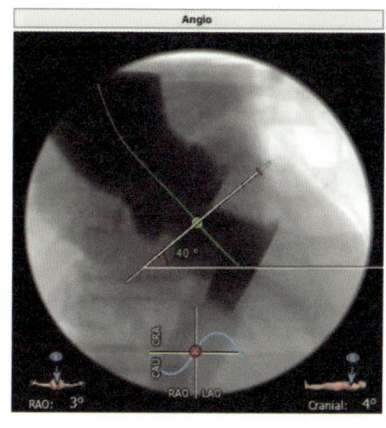
图3-21-7　横位心角度

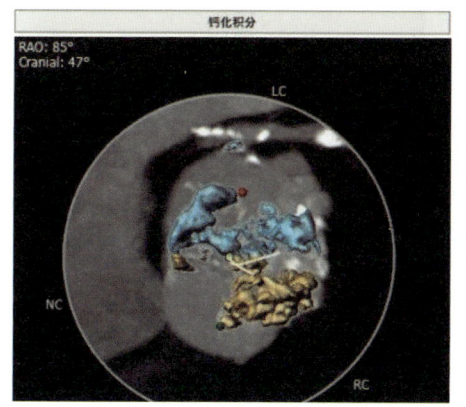
图3-21-8　钙化分布

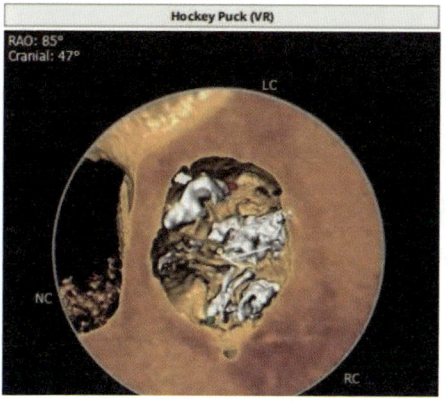
图3-21-9　腔内重建

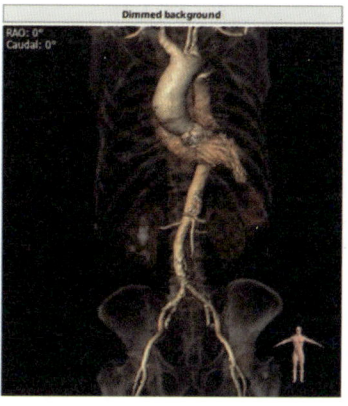
图3-21-10　全主动脉形态

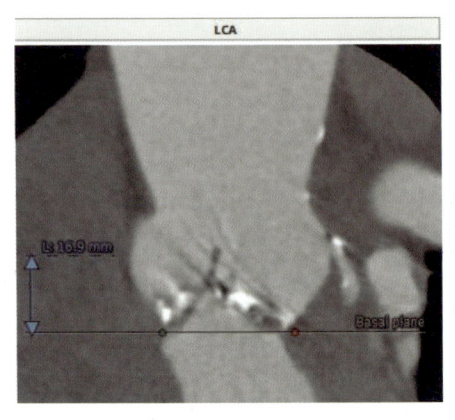
图3-21-11 左冠高度

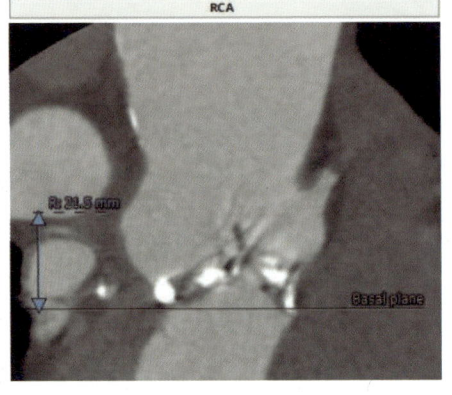
图3-21-12 右冠高度

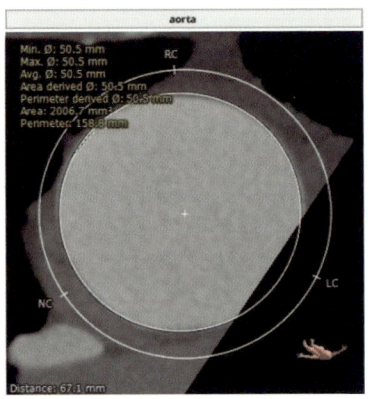
图3-21-13 升主最宽处

（该图片来源于荷兰Pie medica imaging公司的3mensio术前评估软件）

手术过程

手术过程（图3-21-14至图3-21-22）。

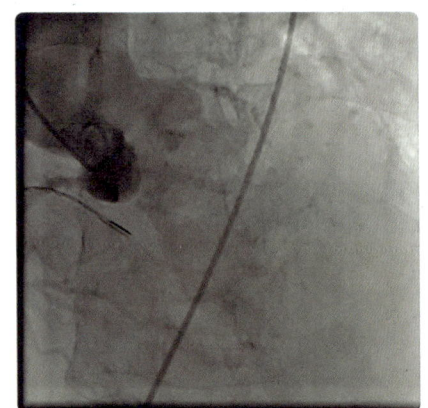
图3-21-14 根部造影

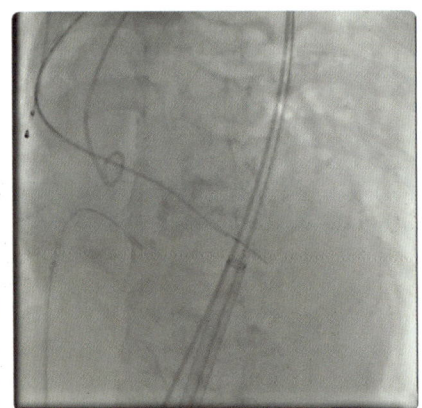
图3-21-15 导丝跨瓣

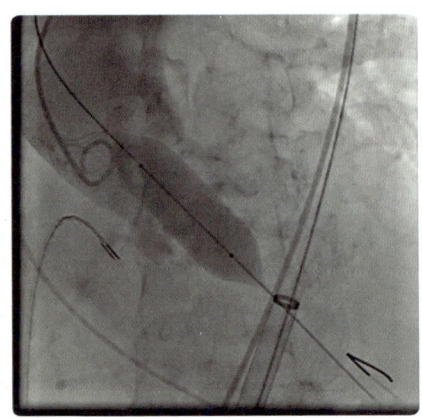
图3-21-16 Numed 18 mm球囊

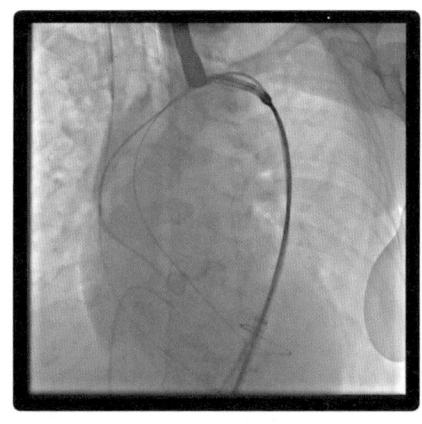
图3-21-17 VenusA 26瓣膜过弓跨瓣

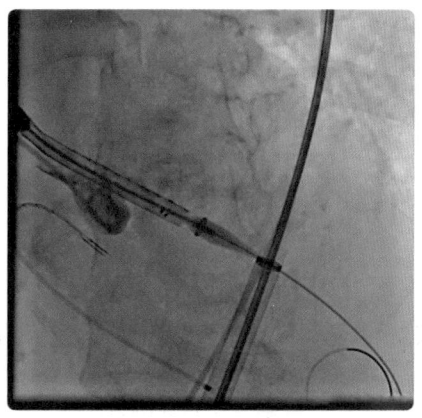
图3-21-18 释放前定位

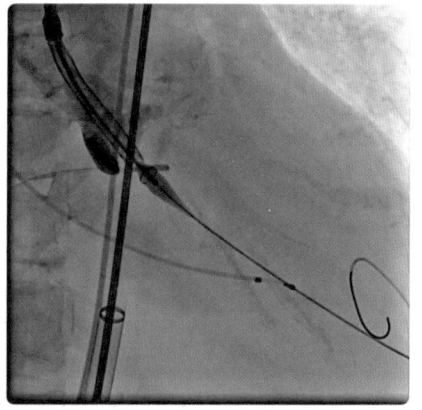
图3-21-19 多体位造影定位

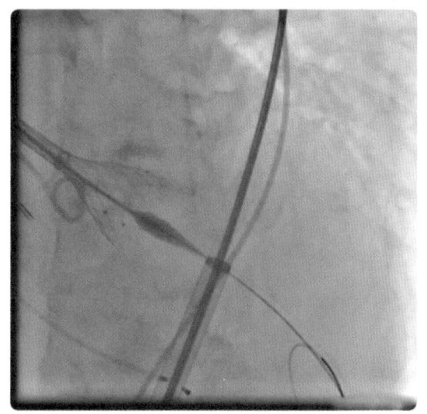
图3-21-20 瓣膜释放

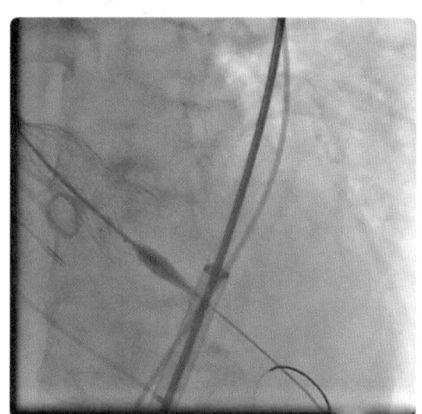
图3-21-21 瓣膜完全释放

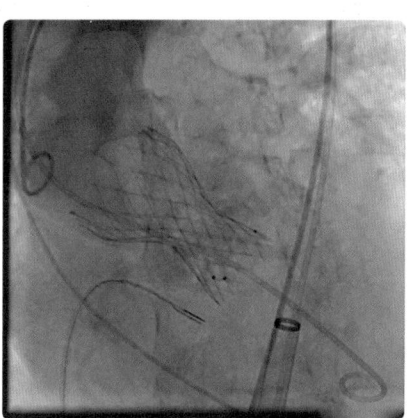
图3-21-22 复查造影

扫码看视频

术后

术后即刻超声（图3-21-23）。

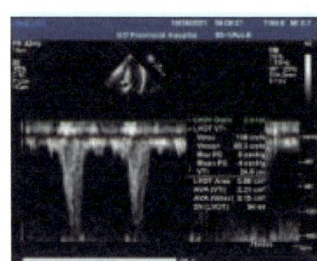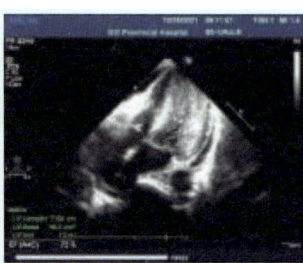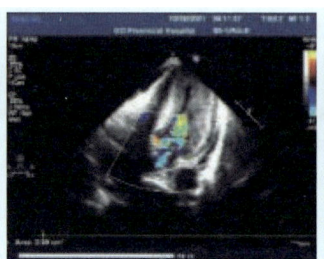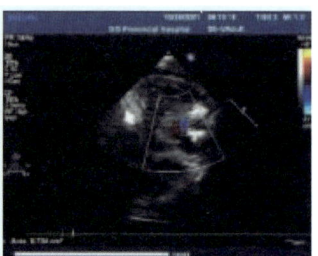

心腔及大血管 (mm)	主动脉 35	左房 28	RVOT 前后径 24	左室舒张末 43	左室收缩末 19
升主动脉 35	右房上下径 58	右室上下径 52	主肺动脉 18	室间隔 16	左室后壁 16
瓣口血流速度 (m/s)	二尖瓣 E 峰 0.5	主动脉瓣 2.1	肺动脉瓣 2.5	三尖瓣 E 峰 0.4	
	二尖瓣 A 峰 0.9	峰值压差	峰值压差	三尖瓣 A 峰	左室射血分数 72%
	PHT	平均压差	平均压差		
组织多普勒	S' (cm/s)	E' (cm/s)	A' (cm/s)	E/E'	

超声描述：
主动脉瓣位支架人工生物瓣，位置正常，瓣叶活动可，瓣膜工作区内径23 mm，连续方程测MVA 2.31 cm^2；
各房室不大，左室壁明显增厚，室壁运动正常；
心包腔见液性暗区，右室前壁5.2 mm，右室游离壁7.8 mm，右房后7.3 mm，左室侧壁旁3.4 mm，左室后壁7.2 mm；

CDFI：二尖瓣反流，彩束面积2.0 cm^2；
　　　主动脉瓣反流，彩束面积0.7 cm^2（源自瓣周）。

超声提示：
TAVR术后，主动脉瓣位支架人工瓣位置良好，极轻度瓣周反流
轻度二尖瓣反流
少量心包积液

图3-21-23　术后即刻超声

术后1个月超声（图3-21-24）。

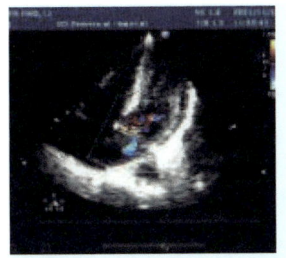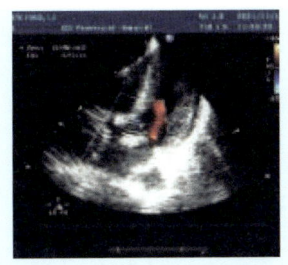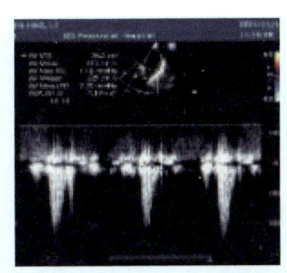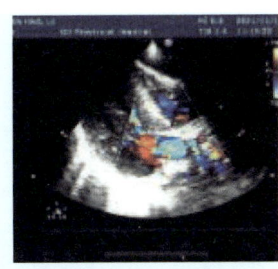

心腔及大血管 (mm)	主动脉 28	左房 30	RVOT 前后径 29	左室舒张末 40	左室收缩末 28
升主动脉	右房上下径 48	右室上下径 58	主肺动脉 22	室间隔 17	左室后壁 16
瓣口血流度 (m/s)	二尖瓣 E 峰 0.59	主动脉瓣 2.11	肺动脉瓣 0.89	三尖瓣 E 峰 0.4	
	二尖瓣 A 峰 1.04	峰值压差 17.8 mmHg	峰值压差	三尖瓣 A 峰	左室射血分数 66%
	PHT	平均压差 17.7 mmHg	平均压差		
组织多普勒	S' (cm/s) 6.9	E' (cm/s) 3.1	A' (cm/s) 7.2	E/E' 19	

超声描述：
主动脉瓣位支架人工生物瓣，位置正常，瓣叶活动可，瓣膜工作区内径23 mm，LOVT内径21 mm，连续方程测MVA 2.13 cm²，余各瓣膜形态尚可；
各房室不大，左室下壁基底段心肌变薄，搏动减弱，余左室壁明显增厚、运动正常；
房室间隔未见中断，未见PDA；
心包腔见液性暗区，右室前壁9 mm，右室游离壁15 mm，左室侧壁旁8 mm；

CDFI：二尖瓣反流，彩束面积1.8 cm²；
　　　主动脉瓣反流，彩束面积0.5 cm²（源自瓣周）。

超声提示：
TAVR术后，主动脉瓣位支架人工瓣位置良好，极轻度瓣周反流
左室壁明显增厚，节段性运动异常、左室舒张功能减低
轻度二尖瓣反流
少-中量心包积液

图3-21-24　术后1个月超声

病例点评

文献报道瓦氏窦瘤（aneurysms in the sinus of Valsalva，SVA）的发生率大概是0.09%，在30%~50%的病例中，未破裂的瓦氏窦瘤与显著的主动脉瓣反流相关。然而，SVA与AS的相关性尚不清楚，TAVR

治疗AS合并SVA目前只有零星的病例报道。在CT筛查中发现AS合并SVA的发生率大概是0.05%。由于AS患者合并严重瓣膜钙化，CT敏感性高于心脏彩超，不少患者超声没有发现或者二叶瓣被超声认为是三叶瓣。食管超声在识别上会优于经胸彩超。本例患者在CT下发现是SVA，通过术前食管超声检查，考虑SVA成因是瓣周脓肿，脓肿吸收后遗留SVA。再次追问患者病史，患者半年前有发热病史，经过正规抗感染治疗后好转。

　　策略选择上，基本按瓣环流出道平面常规选择瓣膜，预扩上基本都是小球囊预扩，因为担心窦瘤破裂风险，故外科及体外循环备台。根据心外科医生经验，窦瘤术中破裂风险不算大，因为长期高压血流冲刷，窦瘤还是比较韧的，第二，哪怕术中破裂，根据解剖破入右心可能性大，中转开胸也来得及。故本例患者选择18 mm小球囊预扩，然后植入26号瓣膜，术中术后均比较平稳。因为考虑病因可能是瓣周脓肿，故术后静脉抗生素治疗1周后换口服抗生素治疗1个月。术后1个月随访效果理想，患者症状明显缓解，无发热。

22　AS合并瓦氏窦瘤应用TG3脑保护装置一例

术前分析

患者，男，72岁，反复胸闷、气促3个月，再发加重12天。既往入院前3个月住院期间双下肢水肿，完善24 h尿蛋白定量10.584 g，进一步行肾穿，病检提示C3沉积为主弥漫性肾小球肾炎（以毛细血管内皮细胞增生为主），给予以激素抗炎，目前每日1次口服泼尼松30 mg；有高血压病史，目前长期口服"沙库巴曲缬沙坦钠、呋塞米、螺内酯"；有房颤病史于当地医院住院期间发现阵发性房颤。

术前超声（图3-22-1）

AV：5.02 m/s，MPG：63 mmHg，AVA：0.6 cm²，LVEF：56%。

主动脉瓣重度狭窄并重度反流。

二尖瓣重度反流。

三尖瓣中度反流。

中度肺高压。

少量心包积液。

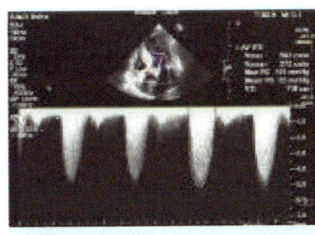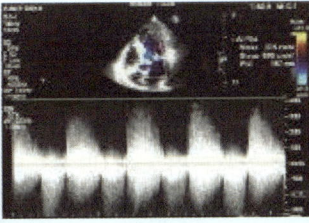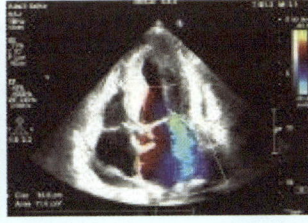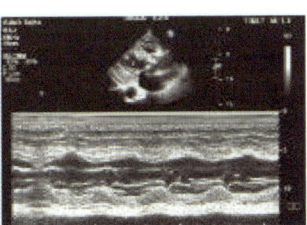

心腔及大血管 (mm)	主动脉 23	左房 42	RVOT 前后径 26	左室舒张末 50	左室收缩末 29
升主动脉 39	右房上下径 40	右室上下径 47	主肺动脉 26	室间隔 16	左室后壁 14.5
瓣口血流度 (m/s)	二尖瓣 E 峰 1.03	主动脉瓣 5.02	肺动脉瓣 0.73	三尖瓣 E 峰 0.5	
	二尖瓣 A 峰 0.61	峰值压差 101 mmHg	峰值压差	三尖瓣 A 峰	左室射血分数 56%
	PHT	平均压差 63 mmHg	平均压差		
组织多普勒	S' (cm/s) 4.9	E' (cm/s) 8.4	A' (cm/s) 5.3	E/E' 12	

图3-22-1　术前超声

超声描述：
主动脉瓣拟为三叶瓣，瓣叶增厚，回声增强，并见钙化，开放受限，关闭不拢，连续方程测AVA 0.6 cm²；
主动脉瓣环内径23 mm，升主动脉轻度扩张，其余瓣膜形态尚可；
左房扩大，左室壁增厚，室壁运动尚好；
房室间隔未见中断，未见PDA；
心包腔液性暗区：左室后壁之后4.8 mm，右房顶8 mm；

CDFI：二尖瓣反流，彩束面积11.4 cm²；
　　　主动脉瓣反流，彩束面积6.5 cm²，AR-PHT 157 ms；
　　　三尖瓣反流，彩束面积4.8 cm²，估测肺动脉收缩压60 mmHg。

超声提示：
主动脉瓣重度狭窄并重度反流
重度二尖瓣反流
中度三尖瓣反流　中度肺高压
少量心包积液

图3-22-1　（续）

根部解剖

根据术前CT分析（图3-22-2至图3-22-14），该病例为Type1型二叶瓣，瓣叶增长增厚，左右钙化伴瓣叶增厚的融合，重度钙化，瓣环25.7 mm，LVOT 26.1 mm，STJ 28.6 mm，窦部大小可，LCA 12.5 mm，RCA 16.3 mm，升主动脉未见明显增宽。

结合Type1 二叶瓣，瓣叶增长增厚、左右钙化粘连的重度钙化、考虑瓦氏窦瘤等特殊解剖结构情况，确认患者情况符合TriGUARD 3TM脑保护入选标准，拟以右股动脉作为主入路，选用20 mm球囊进行预扩，选择VenusA-L26号瓣膜。

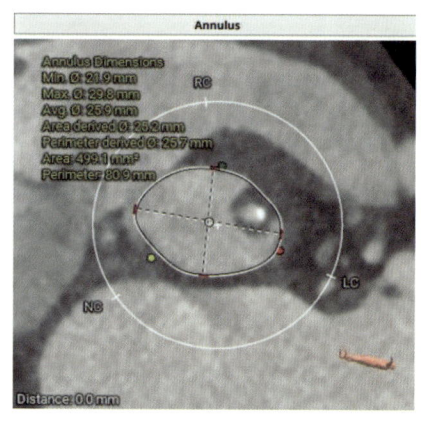 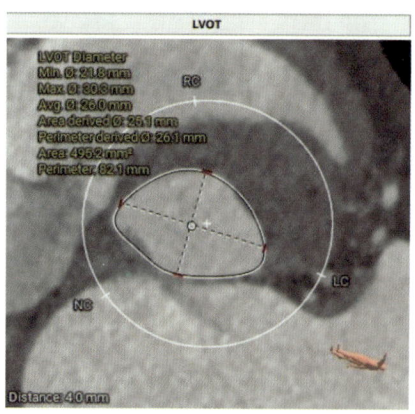 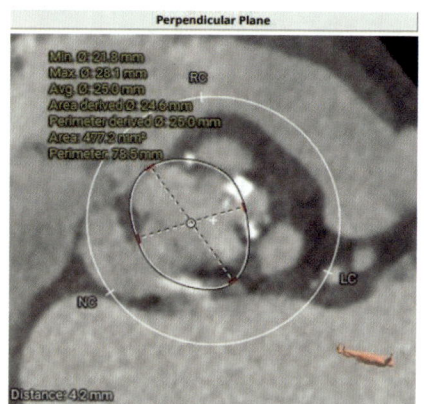

图3-22-2　瓣环平面　　　图3-22-3　流出道平面　　　图3-22-4　瓣上4 mm平面

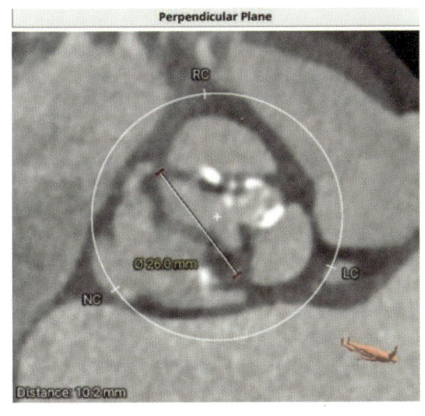
图3-22-5 中缝长度

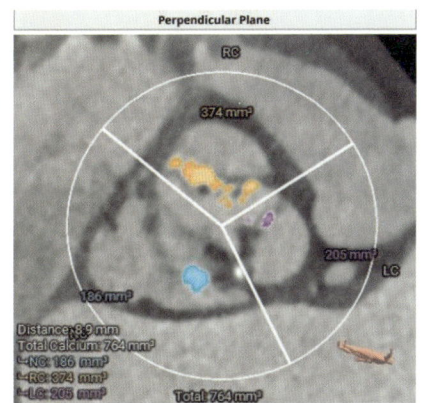
图3-22-6 窦管交界平面

图3-22-7 钙化情况

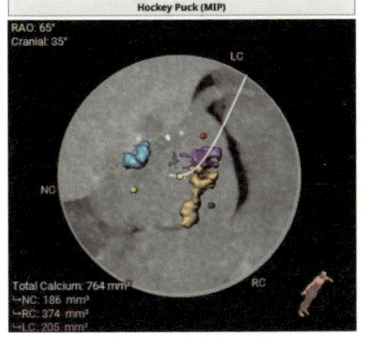
图3-22-8 腔内重建

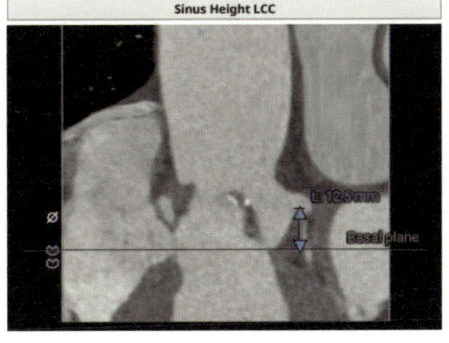
图3-22-9 左冠高度

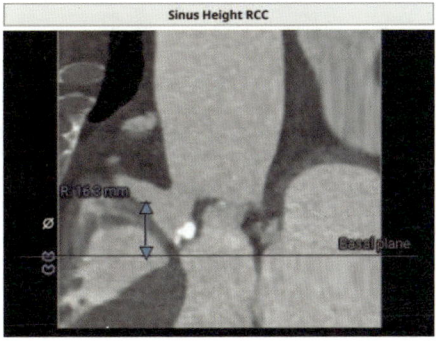
图3-22-10 右冠高度

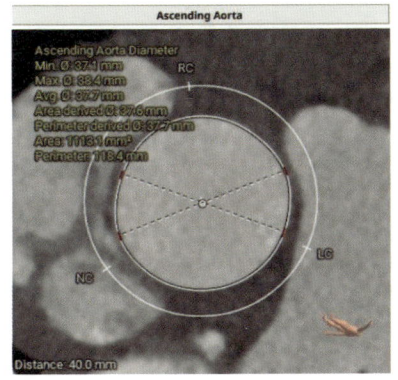
图3-22-11 瓣上40mm处升主平面

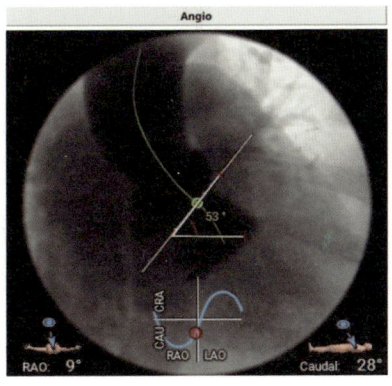
图3-22-12 横位心角度

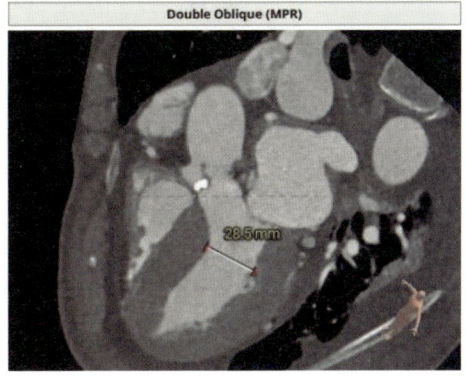
图3-22-13 左室大小

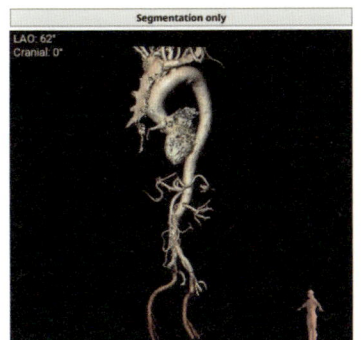
图3-22-14 全主动脉形态

（该图片来源于荷兰 Pie medica imaging公司的3mensio术前评估软件）

手术过程

手术过程（图3-22-15至图3-22-24）。

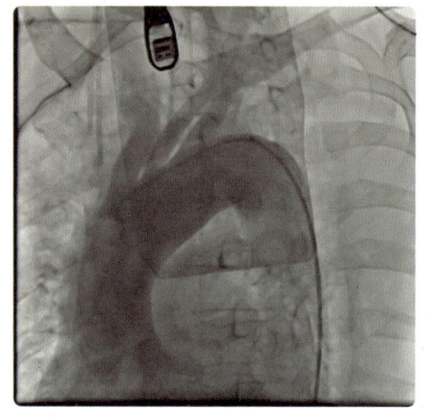

图3-22-15　主动脉弓造影

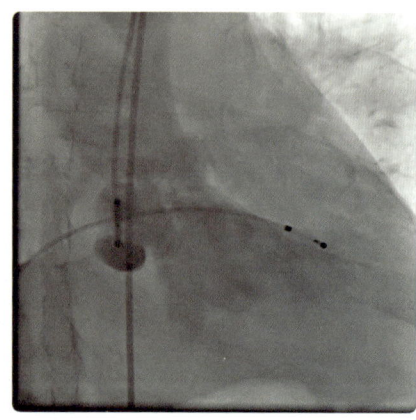

图3-22-16　主动脉根部造影

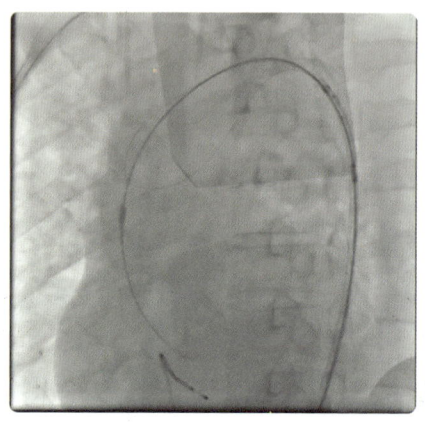

图3-22-17　脑保护装置置入

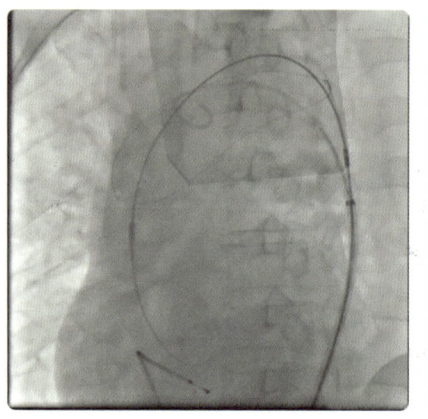

图3-22-18　置入猪尾

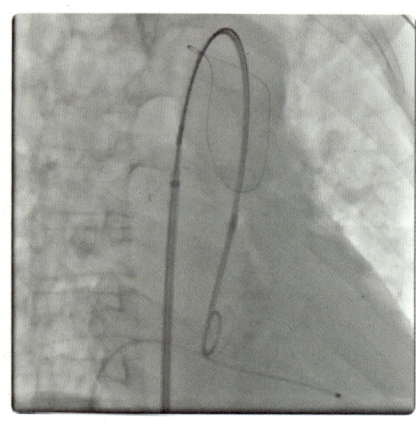

图3-22-19　保证猪尾位于小弯侧

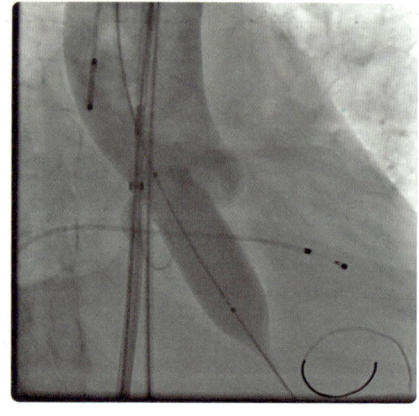

图3-22-20　20 mm球囊预扩

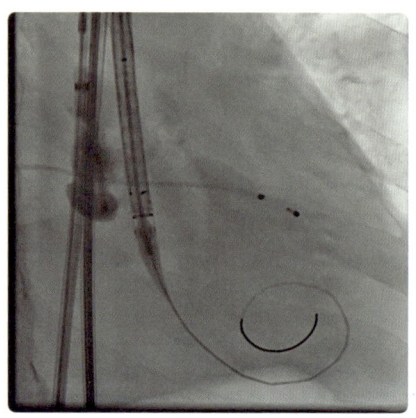

图3-22-21　VenusA 26号瓣膜定位

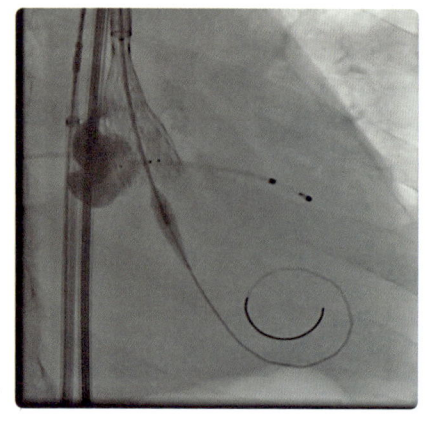

图3-22-22　瓣膜释放确认植入深度

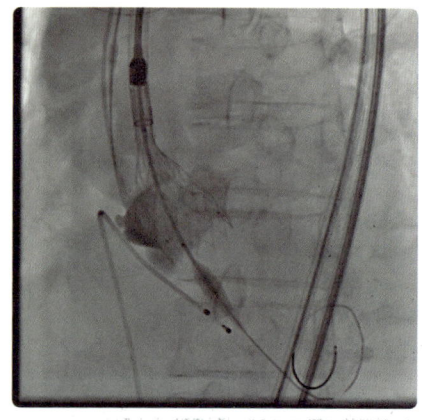

图3-22-23　多角度确认深度后释放

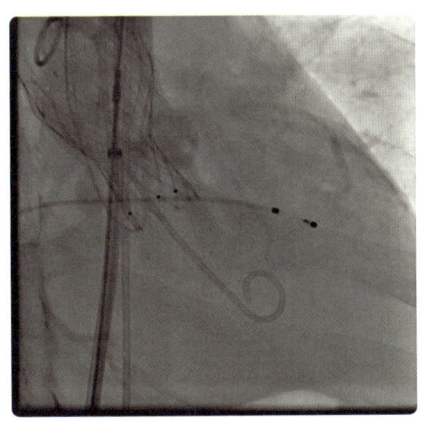

扫码看视频

图3-22-24　复查造影

术后

术后1个月随访CTA（图3-22-25）。

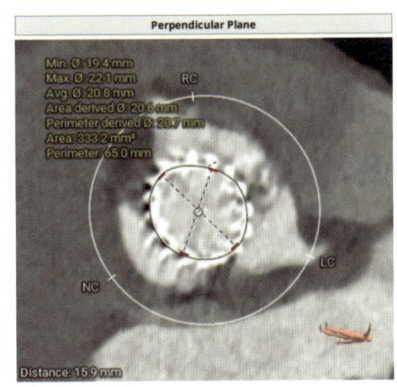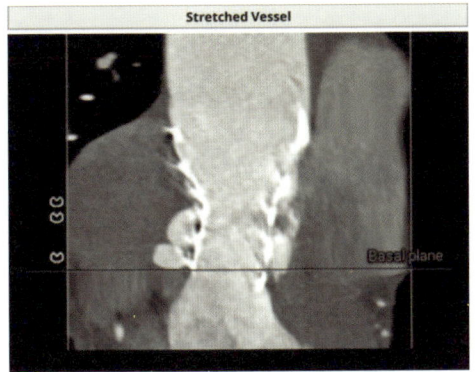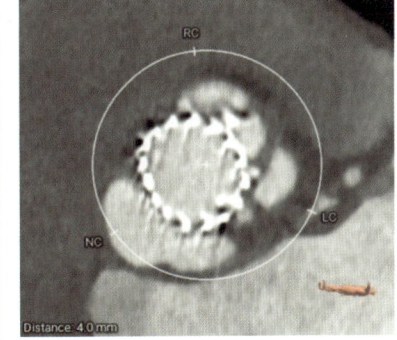

图3-22-25　术后1个月CTA

术后1个月随访超声（图3-22-26）。

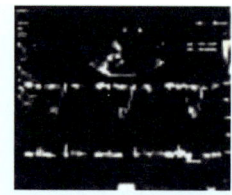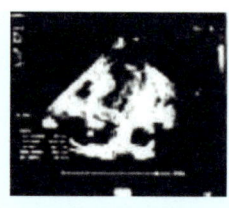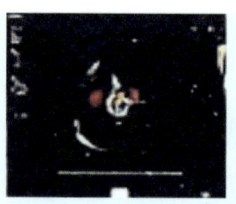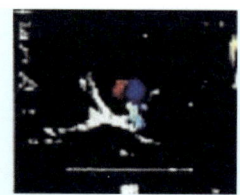

心腔及大血管 (mm)	主动脉 27	左房 33	RVOT 前后径 22	左室舒张末 40	左室收缩末 34
升主动脉 38	右房上下径 41	右室上下径 55	主肺动脉 22	室间隔 14	左室后壁 12
瓣口血流度 (m/s)	二尖瓣 E 峰 0.6	主动脉瓣 1.4	肺动脉瓣 1.2	三尖瓣 E 峰 0.5	
	二尖瓣 A 峰 0.9	峰值压差	峰值压差	三尖瓣 A 峰	左室射血分数 57%
	PHT	平均压差	平均压差		
组织多普勒	S' (cm/s) 4	E' (cm/s) 3	A' (cm/s) 6	E/E' 20	

超声描述：
主动脉根部见人工生物瓣，开放关闭好，升主动脉轻度扩张；
其余个瓣膜形态正常
各房室不大，左室壁增厚，室壁运动正常；
心包腔液性暗区：右房后壁8.3 mm，左室后壁之后6.1 mm，右室游离壁7.9 mm；

CDFI：主动脉人工瓣膜支架外见多束反流，彩束面积2.0 cm²；
二尖瓣反流，彩束面积3.5 cm²；
三尖瓣反流，彩束面积2.1 cm²，估测肺动脉收缩压37 mmHg。

超声提示：
TAVR术后，人工瓣膜支架功能良好，轻度瓣周反流
轻度二尖瓣反流
轻度三尖瓣反流，轻度肺高压
少量心包积液

图3-22-26　术后1个月超声

病例点评

本例患者比较特殊的是合并瓦氏窦瘤，这也是在AS患者中比较少见的合并症。这个患者瓣上结构是左右融合的Type1型二叶瓣，瓣叶有增厚，融合脊有钙化，无冠窦有窦瘤。瓣环流出道直径26号左右，瓣上结构看最小径线20 mm左右，策略上考虑downsize选择26号的瓣膜，预扩球囊选择20 mm，释放高度需要高位释放。术后随访CTA看瓣膜位置良好，无窦这一侧基本是零位，窦瘤仍有显影。

23 生物瓣衰败伴瓣周漏——瓣周漏封堵后V-IN-V TAVR

术前分析

患者，男，75岁，活动后气促2个多月余，高血压10年，糖尿病7年，2007年因风湿性心脏病行二尖瓣、主动脉瓣置换术。

2020年2月初出现无明显诱因气促伴发热，就诊提示糖尿病酮症合并败血症，血培养解没食子酸盐酸链球菌巴斯德亚种；使用皮下胰岛素泵控制血糖，给予亚胺培南西司他丁钠抗感染治疗，好转后出院。

2020年3月9日再次高热40℃伴气促，B超提示主动脉瓣置换后人工瓣退行性变并梗阻，二尖瓣置换后退行性变功能尚可，左室腔腱索上异常回声；结合病史诊断急性感染性心内膜炎，升级万古霉素抗感染治疗，好转后拟行TAVR手术。

术前超声（图3-23-1）

AV：4.56 m/s，MPG：45 mmHg，LVEF：62%。

主动脉瓣置换术后，人工生物瓣退行性变伴梗阻，可见瓣周漏，面积4.0 cm^2。

二尖瓣置换术后。

三尖瓣轻度反流。

中度肺高压。

心腔及大血管 (mm)	主动脉 38	左房 51	RVOT 前后径 26	左室舒张末 46	左室收缩末 31
升主动脉 44	右房上下径 50	右室上下径 65	主肺动脉 31	室间隔 15	左室后壁 13
瓣口血流速 (m/s)	二尖瓣 E 峰 2.0	主动脉瓣 4.56	肺动脉瓣 1.0	三尖瓣 E 峰 0.7	
	二尖瓣 A 峰	峰值压差 83 mmHg	峰值压差	三尖瓣 A 峰	左室射血分数 62%
	PHT 160 ms	平均压差 45 mmHg	平均压差		
组织多普勒	S'(cm/s) 3	E'(cm/s) 3	A'(cm/s)	E/E' 67	

超声描述：

主动脉瓣人工生物瓣，瓣叶增厚，回声增强，瓣架上见钙化，瓣叶开放稍受限，瓣周未见异常回声；

图3-23-1 术前超声

二尖瓣人工生物瓣，瓣叶稍增厚，局部回声增强，瓣架上见钙化，活动尚可，PG mean：9 mmHg；左室腔腱索表面见两个条状稍强回声附着，长约6.3 mm，表面略毛糙，活动度大；
三尖瓣见整形后征象；左房增大，左室壁稍增厚，室壁运动欠协调，收缩幅度尚可；
心包腔未见液性暗区；

CDFI：主动脉生物瓣可见瓣周漏，彩束面积4.0 cm²；
三尖瓣反流，彩束面积1.5 cm²，估测肺动脉收缩压55 mmHg。

超声提示：
主动脉瓣置换术后，人工生物瓣退行性变，人工生物瓣梗阻，轻度瓣周漏
二尖瓣置换术后，人工生物瓣退行性变，人工生物瓣功能尚可
左室腔腱索上异常回声，考虑赘生物可能
轻度三尖瓣反流，中度肺高压

图3-23-1 （续）

根部解剖

患者15年前外科开胸行主动脉瓣生物瓣置换，植入HANCOCK 23号外科生物瓣，根据术前CT分析（图3-23-2至图3-23-5）内径为21.8 mm，经术前超声评估除瓣中因生物瓣衰败后明显反流外，右无窦区域明显瓣周漏，拟先行血管塞封堵瓣周漏后TAVR行瓣中瓣术式。

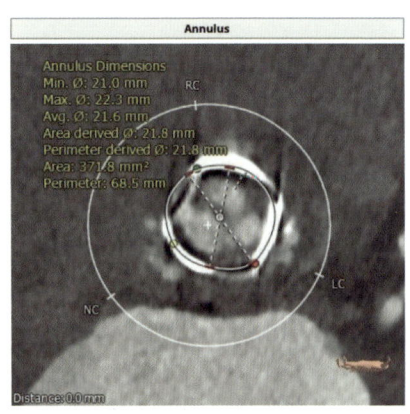 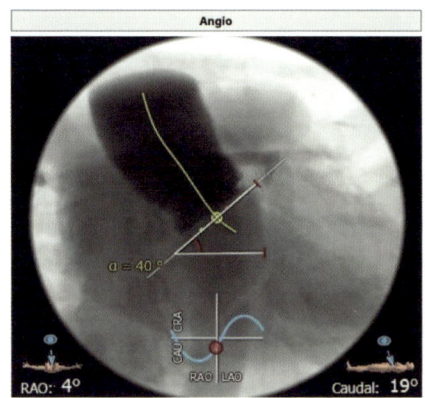

图3-23-2 瓣环平面　　图3-23-3 横位心角度

图3-23-4 生物瓣尺寸

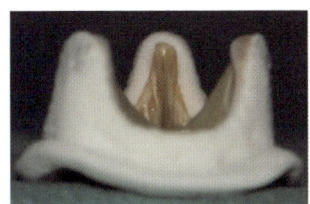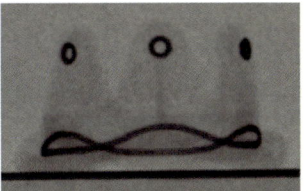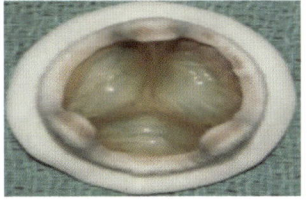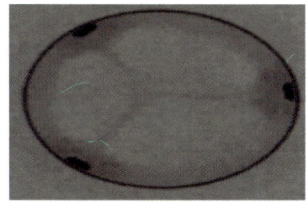

图3-23-5 生物瓣实物及透视图

（该图片来源于荷兰 Pie medica imaging 公司的 3mensio 术前评估软件）

手术过程

手术过程（图3-23-6至图3-23-17）。

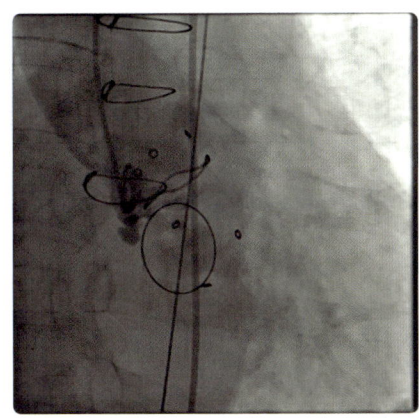 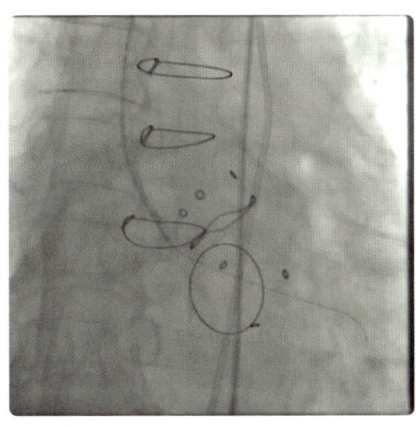 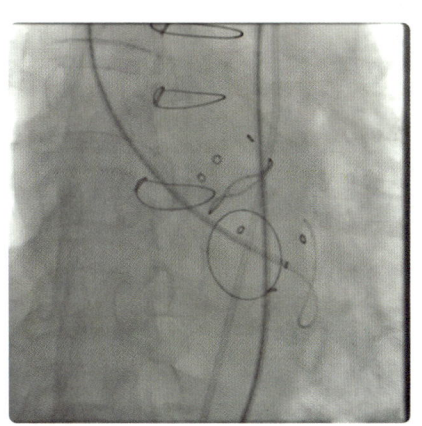

图3-23-6 根部造影　　　图3-23-7 导丝探过漏口　　　图3-23-8 建立轨道

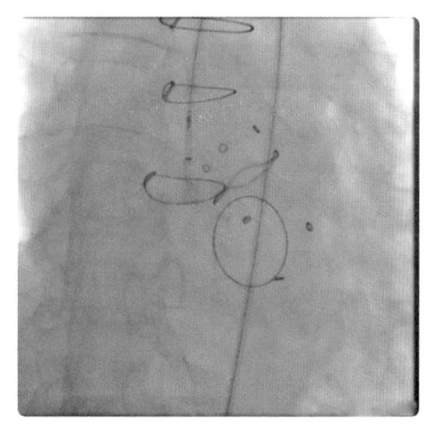

图3-23-9 植入血管塞

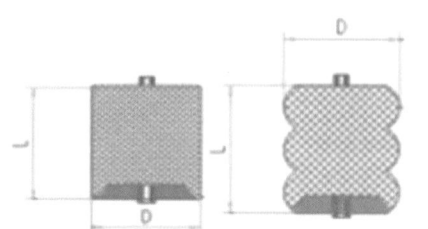

图3-23-10 植入12 mm三支血管塞

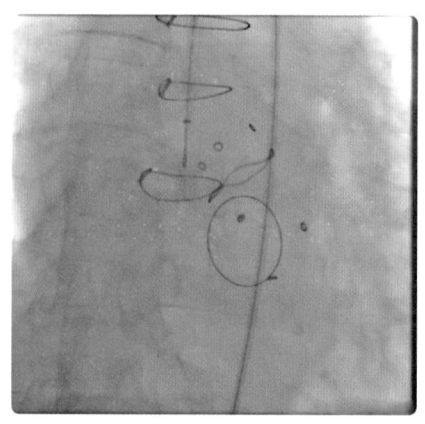

图3-23-11 牵拉测试

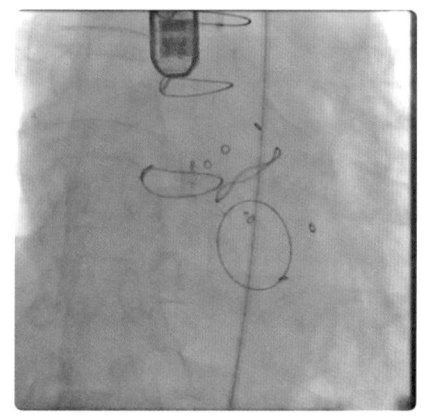

图3-23-12 血管塞释放

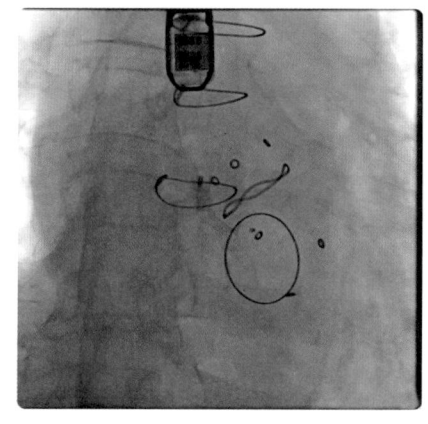

图3-23-13 释放后形态

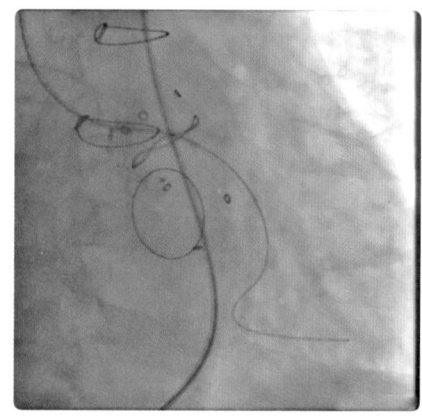

图3-23-14 导丝跨瓣

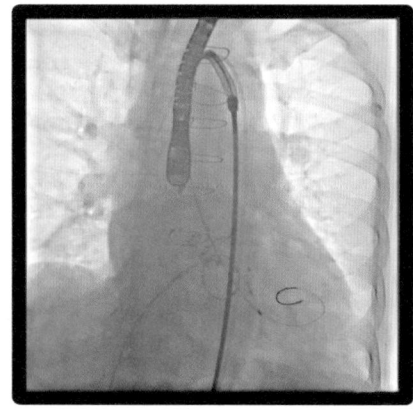

图3-23-15 VenusA 23号瓣膜过弓跨瓣

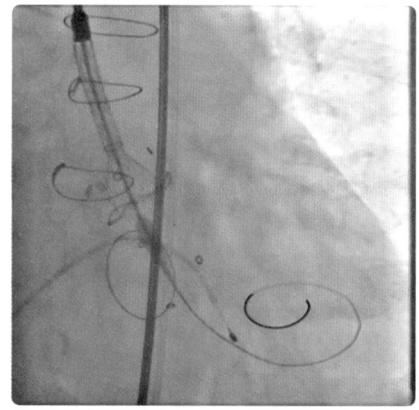

图3-23-16 瓣膜释放

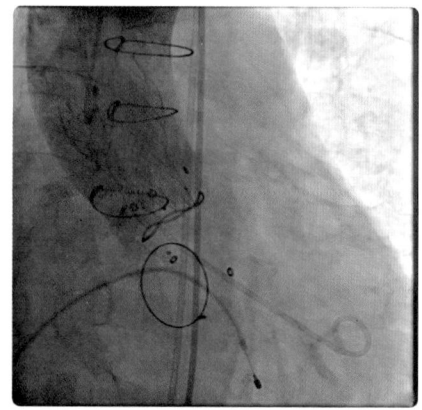

图3-23-17 复查造影

扫码看视频

术后

跨瓣压差下降为20 mmHg左右，超声复查（图3-23-18）微量瓣周漏，瓣膜植入位置良好，遂闭合入路送回病房，1周后康复出院。

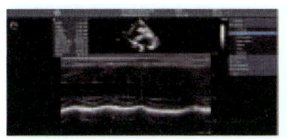 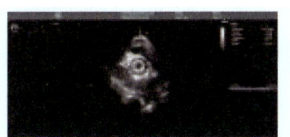 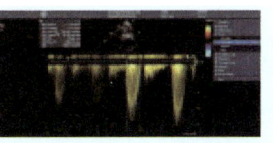 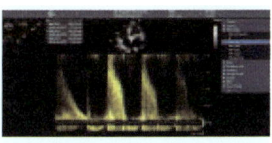

心腔及大血管 (mm)	主动脉 35	左房 54	RVOT 前后径 21	左室舒张末 48	左室收缩末 36
升主动脉 45	右房上下径 51	右室上下径 64	主肺动脉 21	室间隔 12	左室后壁 10
瓣口血流度 (m/s)	二尖瓣 E 峰 1.7	主动脉瓣 3.7	肺动脉瓣 0.83	三尖瓣 E 峰 0.44	
	二尖瓣 A 峰	峰值压差 55 mmHg	峰值压差	三尖瓣 A 峰	左室射血分数 52%
	PHT	平均压差 29 mmHg	平均压差		
组织多普勒	S'(cm/s) 3	E'(cm/s) 4	A'(cm/s) 3	E/E' 43	

超声描述：
TAVR术后；
主动脉瓣人工生物瓣位置正常，人工瓣膜开放处内径18 mm，瓣叶开放关闭好，靠无冠窦瓣周可见少量反流；
二尖瓣人工生物瓣开放正常，瓣周未见异常回声，平均跨瓣压差5 mmHg；
三尖瓣见整形后征象；
左房增大，室间隔稍增厚，室间隔搏动低平，余室壁运动尚可；心包腔未见液性暗区；

CDFI：主动脉瓣反流，彩束面积1.1 cm²（源自瓣周）；
三尖瓣反流，彩束面积1.8 cm²，估测肺动脉收缩压39 mmHg。

超声提示：
主动脉瓣TAVR术后，瓣膜开放良好，轻度瓣周反流
二尖瓣置换术后，人工生物瓣退行性变，人工生物瓣功能尚可
轻度三尖瓣反流
轻度肺高压
左室收缩功能稍减低

图3-23-18 复查超声

病例点评

瓣中瓣（v-in-v）TAVR是很常见的一类TAVR类型。国外的研究显示v-in-v TAVR比redo SAVR有更好的围术期预后，随着TAVR技术的发展，生物瓣衰败的v-in-v TAVR逐渐成为生物瓣膜衰败的标准化治疗方案。v-in-v TAVR有专门的app可以检索，针对不同品牌和大小的生物瓣，外径多少，内径多少，选择多大的瓣膜，都有推荐。在充分了解患者的瓣膜品牌后可以方便地制定手术方案。

目前国内碰到的多数是有柱脚的外科瓣，比如Handcock系列，这种瓣膜在行TAVR时可以高位释放，让环上瓣的瓣膜活动区在原来生物瓣的上方，这样可以最大程度避免PPM。在v-in-v TAVR中有两种特殊技术，一种是把生物瓣打裂，另一种是激光撕裂瓣膜，减少冠脉堵塞风险。瓣环打裂需要有特殊的非顺应性球囊，目前国内应用经验不多。另一种激光撕裂瓣膜技术主要针对外包的生物瓣，有冠脉风险的情况，国内暂时未见报道。

本例病例特殊在于患者合并瓣周漏，生物瓣瓣周漏无法通过TAVR解决，故团队讨论后决定先行瓣周漏封堵，再行v-in-v TAVR。术中在食管超声指导下泥鳅导丝跨越瓣周漏，建立轨道，超声下测量瓣周漏大小，用合适的血管塞封堵瓣周漏。最后做到既解决了瓣周漏，又解决了瓣膜衰败，一举两得。

24 AS合并主动脉缩窄——一站式颈动脉TAVR+主缩CP支架植入

术前分析

患者,女,65岁,反复心悸1个月,加重1周。既往至现在有高血压史。

术前超声(图3-24-1)

　　AV:4.9 m/s,MPG:60 mmHg,LVEF:62%。

主动脉瓣重度狭窄并轻度度反流。

降主动脉缩窄。

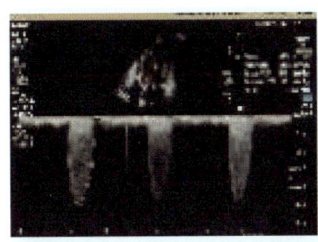 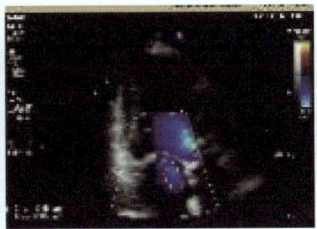 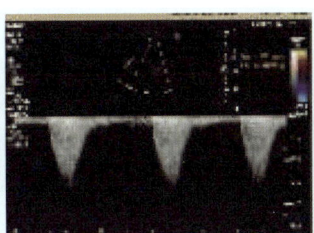 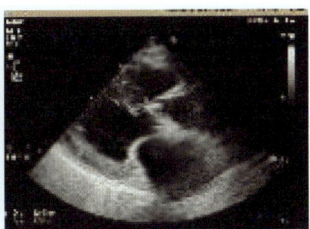

心腔及大血管 (mm)	主动脉 32	左房 45	RVOT 前后径 23	左室舒张末 49	左室收缩末 32
升主动脉 42	右房上下径 53	右室上下径 50	主肺动脉 24	室间隔 15	左室后壁 13
瓣口血流度 (m/s)	二尖瓣 E 峰 0.9	主动脉瓣 4.9	肺动脉瓣 1.3	三尖瓣 E 峰 0.6	
	二尖瓣 A 峰 1.0	峰值压差 96 mmHg	峰值压差	三尖瓣 A 峰	左室射血分数 62%
	PHT	平均压差 60 mmHg	平均压差		
组织多普勒	S' (cm/s) 5	E' (cm/s) 3	A' (cm/s) 4	E/E' 30	

超声描述:

主动脉瓣瓣叶及瓣环弥漫性钙化结节,瓣叶开放明显受限,关闭不拢;主动脉瓣环内径24 mm,升主动脉扩张,主动脉弓内径24 mm,降主动脉近端走形扭曲,最窄处最大流速3.2 m/s,压差41 mmHg(低估),远端胸主动脉扩张,内径36 mm。

M型见二尖瓣舒张期纤细扑动,其余瓣膜形态未见异常;

左房、右房扩大,左室壁增厚,运动正常;

心包腔内未见液性暗区;

图3-24-1 术前超声

CDFI：二尖瓣反流，彩束面积2.9 cm²；
　　　主动脉瓣反流，彩束面积3.3 cm²；

超声提示：
主动脉瓣显著钙化（二叶瓣可能），重度狭窄并轻度反流
降主动脉缩窄
轻度二尖瓣反流
左室舒张功能减退

图3-24-1　（续）

根部解剖

根据术前CT分析（图3-23-2至图3-24-15），该病例为为Type1型二叶瓣，重度钙化，瓣环径为21.3 mm，LVOT19.4 mm，左冠高度12mm，右冠14.9 mm，瓣叶开口短径在21.8 mm左右，STJ27.8 mm，升主动脉无明显扩张，横位心，小心腔整体结构偏小，术前经综合评估，VenusA 23号瓣膜预装。

入路方面降主动脉有一处缩窄，对整体股动脉入路造成巨大困难，结合患者病史，最终选择经颈动脉TAVR+主动脉缩窄术一站式。

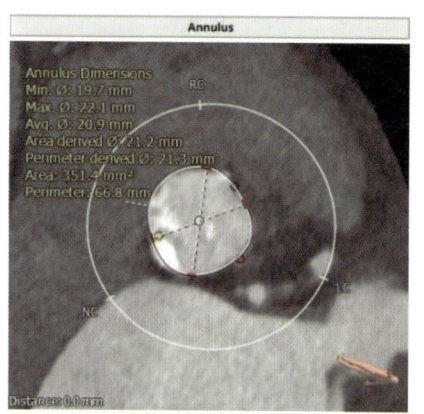

图3-24-2　瓣环平面

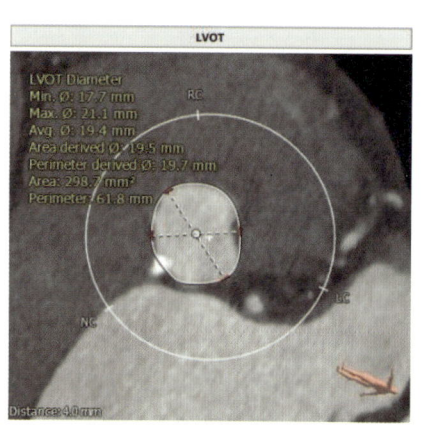

图3-24-3　流出道平面

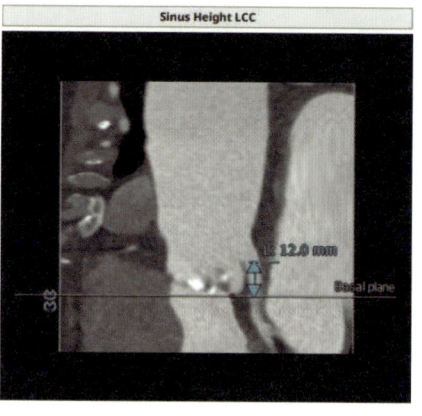

图3-24-4　左冠高度

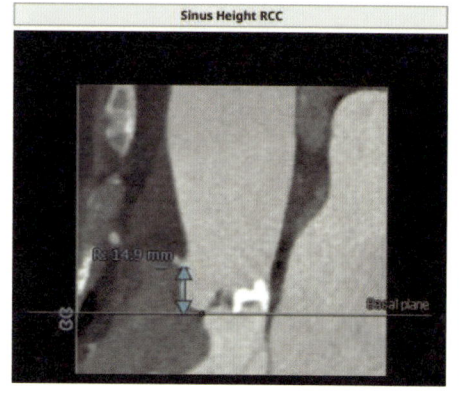

图3-24-5　右冠高度

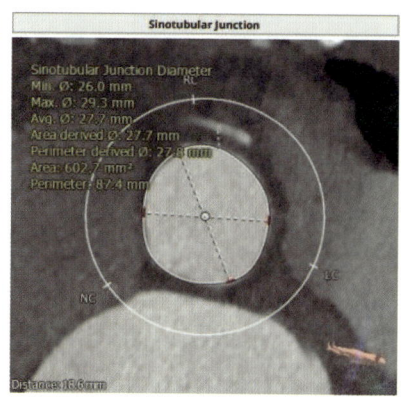

图3-24-6　窦管交界平面

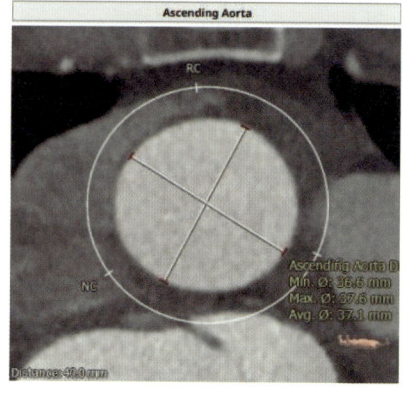

图3-24-7　瓣上40 mm处升主平面

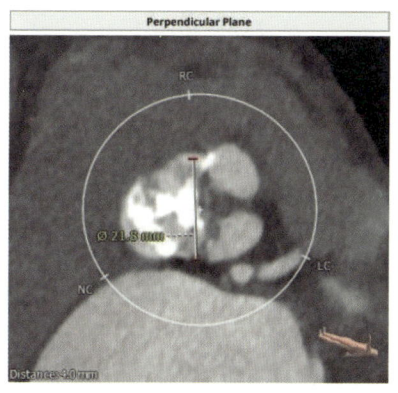
图3-24-8　中缝长度

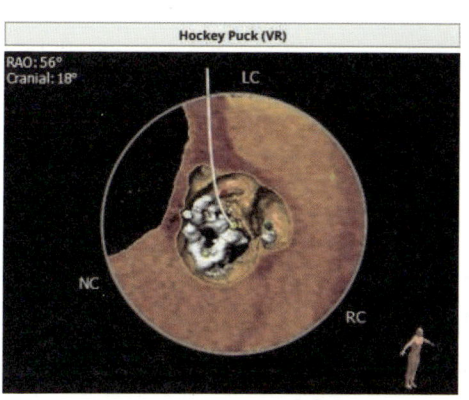
图3-24-9　腔内重建

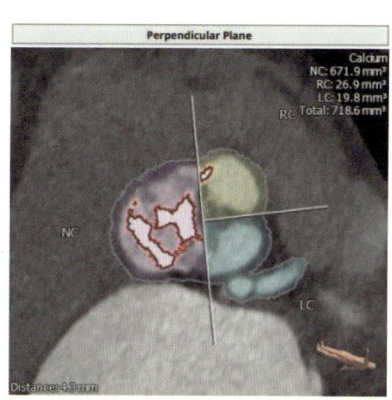
图3-24-10　钙化情况

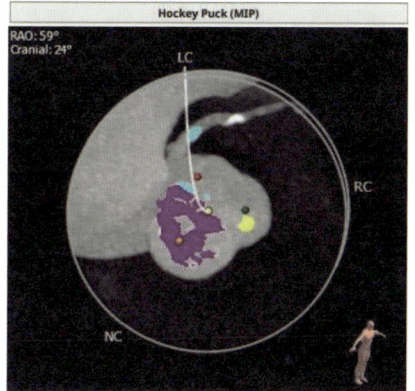
图3-24-11　钙化分布

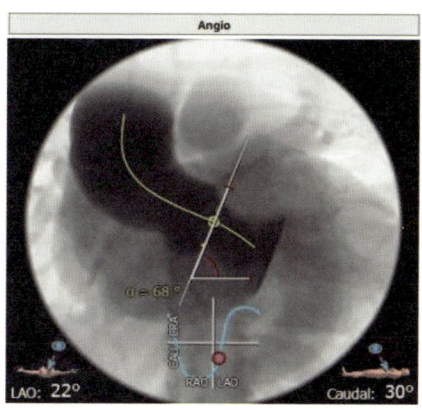
图3-24-12　横位心角度

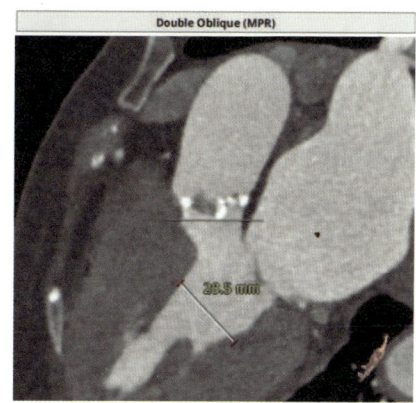
图3-24-13　左室大小

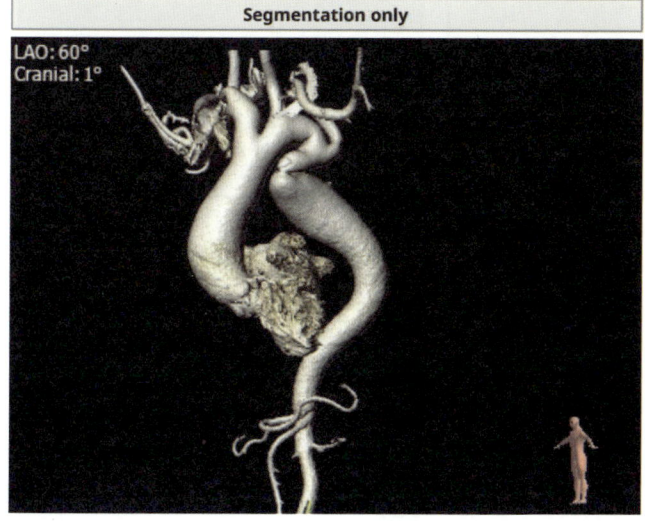
图3-24-14　降主动脉缩窄

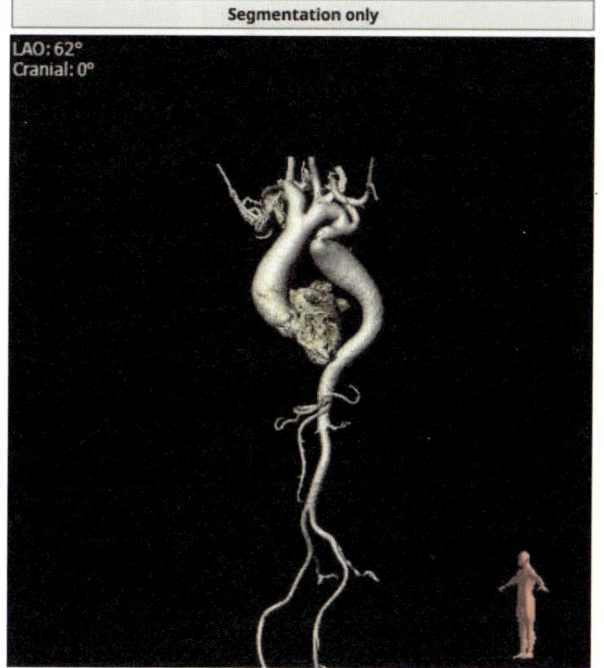
图3-24-15　全主动脉形态

（该图片来源于荷兰 Pie medica imaging公司的3mensio术前评估软件）

手术过程

手术过程（图3-24-16至图3-24-29）。

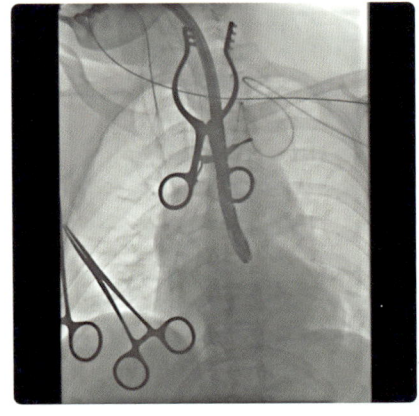

图3-24-16　切开暴露主入路颈动脉辅入路左侧桡动脉

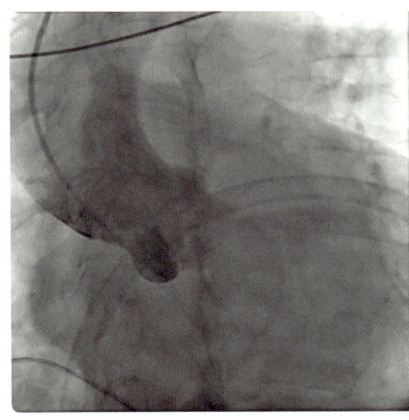

图3-24-17　根部造影

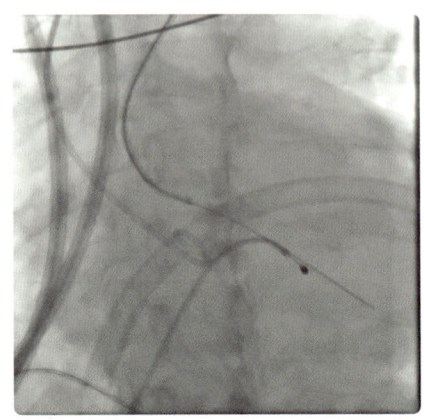

图3-24-18　导丝跨瓣后进大鞘开始阻断

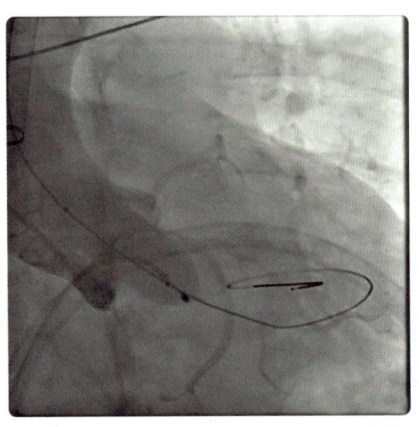

图3-24-19　Numed 18 mm球囊扩瓣

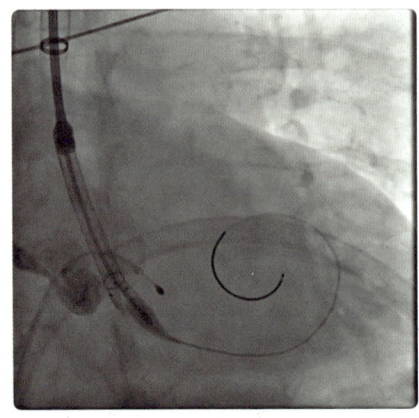

图3-24-20　VenusA 23号瓣膜定位

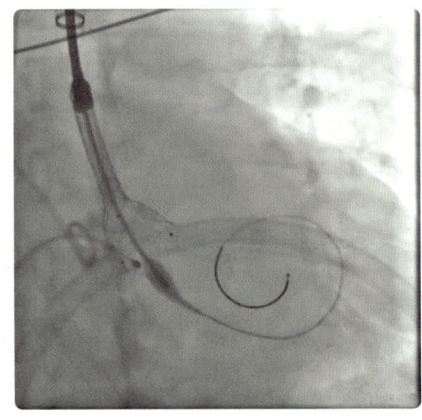

图3-24-21　瓣膜释放

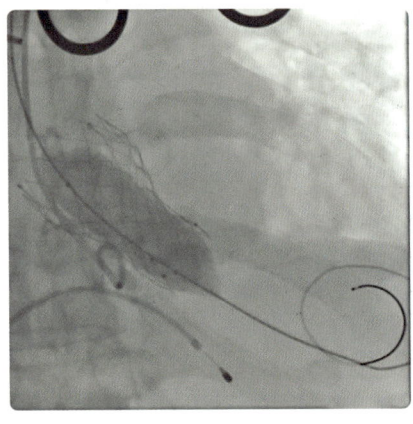

图3-24-22　Numed 18 mm球囊后扩

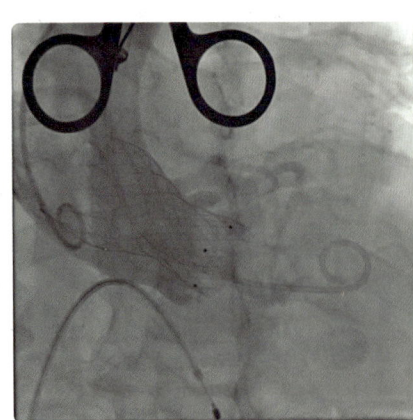

图3-24-23　复查根部造影

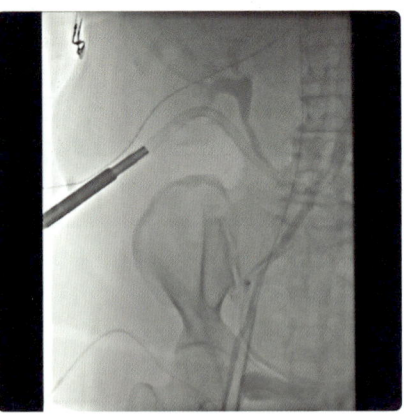

图3-24-24　退出大鞘缝合颈动脉后穿刺股动脉

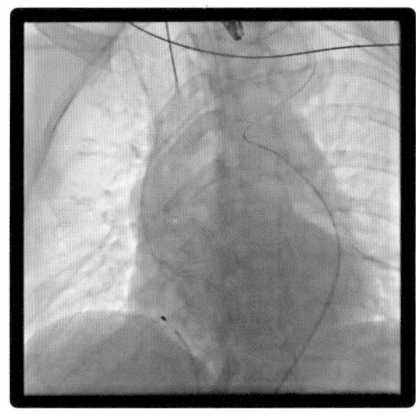
图3-24-25　导丝过主动脉缩窄处建立轨道

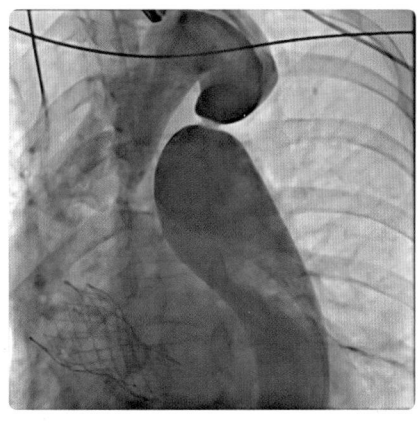
图3-24-26　左桡辅入路造影测压

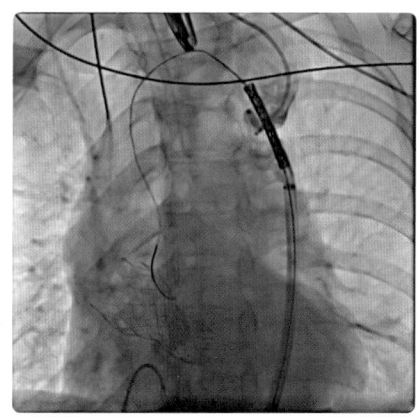
图3-24-27　植入CP支架

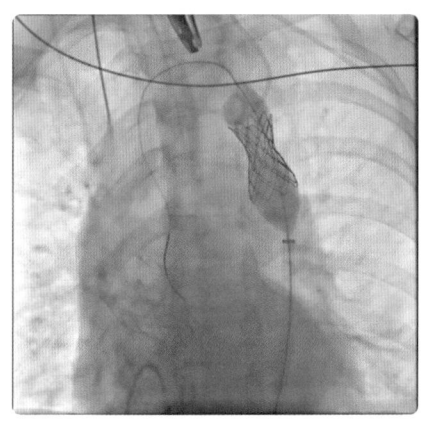
图3-24-28　内外球囊扩张释放CP支架

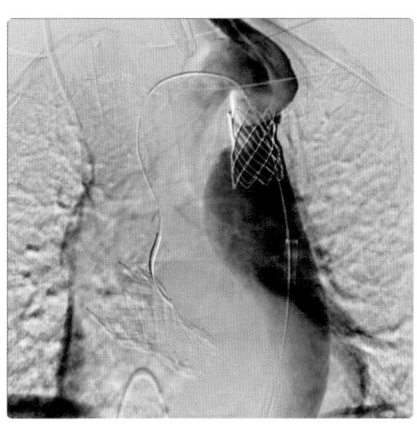
图3-24-29　复查造影压差减小

扫码看视频

术后

术后1个月超声随访（图3-24-30）。

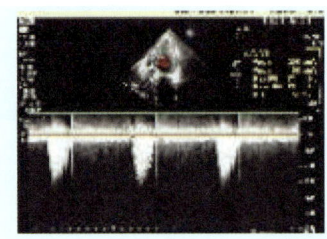 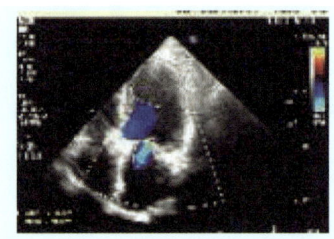

心腔及大血管 (mm)	主动脉	左房 43	RVOT 前后径 23	左室舒张末 46	左室收缩末 26
升主动脉 36	右房上下径 50	右室上下径 61	主肺动脉 20	室间隔 13	左室后壁 12
瓣口血流度 (m/s)	二尖瓣 E 峰 0.76	主动脉瓣 3.06	肺动脉瓣 0.86	三尖瓣 E 峰 0.66	
	二尖瓣 A 峰 1.03	峰值压差 37 mmHg	峰值压差	三尖瓣 A 峰	左室射血分数 60%
	PHT	平均压差 19 mmHg	平均压差		
组织多普勒	S' (cm/s) 5	E' (cm/s) 4	A' (cm/s) 6	E/E' 19	

超声描述：
升主动脉增宽；
主动脉瓣位见人工瓣膜支架，瓣环径20 mm，右无交界瓣周可见轻度反流；
余瓣膜形态正常；
左房扩大，左室壁增厚，室壁运动好；
心包腔未见液性暗区；

CDFI：二尖瓣反流，彩束面积3.8 cm²；
　　　主动脉瓣反流，彩束面积2.5 cm²（源自瓣周）；

超声提示：
TAVR术后，人工瓣膜支架轻度瓣周漏
轻度二尖瓣反流

图3-24-30　术后1个月超声

病例点评

主动脉缩窄是一种常见的先天性心脏异常，若不加治疗预期寿命为35年，50岁时死亡率为75%~90%。约50~85%的主动脉缩窄患者合并二叶主动脉瓣。在主动脉缩窄合并主动脉瓣狭窄的患者中，进行TAVR治疗具有一定的挑战。主动脉缩窄除了其狭窄导致器械通过困难外，常合并狭窄近端和远端主动脉的扩张形成"E"或反向"3"征，进一步增加器械过弓困难和手术风险，因而，在处理合并主动脉缩窄时，常常需要从股动脉以外的路径进行。主动脉缩窄还常伴有升主动脉扩张，特别是合并二叶瓣时。对于主动脉缩窄合并主动脉瓣狭窄的治疗主要以病例报道为主，因为大多数两个疾病合并的患者在较年轻时发病，在较年轻时就已经处理了主动脉缩窄的情况。有一些病例报道了同期手术处理2种病变取得了良好的临床效果。但是处理瓣膜狭窄的同时，是否需要同时处理主动脉缩窄目前还没有定论。

分享一例合并主动脉缩窄的AS患者进行经颈动脉TAVR的临床结果。从瓣膜解剖来说没有太特殊，常规二叶瓣，无窦钙化重，downsize加高位释放，但是因为合并主动脉缩窄，所以在手术方案上当时有过讨论。一种是先做主动脉缩窄，CP支架后经股动脉TAVR。第二种是经颈动脉TAVR，然后CP支架处理主动脉缩窄。心脏团队讨论后认为主缩介入后再过瓣膜输送系统有一定风险，患者颈动脉入路条件好，为减少手术风险，决定行经颈动脉TAVR，然后同期股动脉CP支架植入处理主动脉缩窄。

25　AS合并胸主动脉瘤——一站式TAVR+TEAVR

术前分析

患者，女，77岁，于2年前活动后出现胸闷、气促，无胸背痛，无出汗，无放射痛，持续3 min左右，休息后缓解。未予重视，近1个月上述症状加重，上两层楼即可诱发胸闷、气促，缓解时间较前延长。外院检查：BNP 6612 pg/mL；心超提示：主动脉瓣重度狭窄并中度反流；动态心电图提示：偶发房性早搏，室性期前收缩，心肌缺血，考虑冠心病合并心衰，给予冠心病二级预防，利尿、抗重构等处理。既往高血压6年，糖尿病6年未规律服药。

入院诊断：心力衰竭（NYHA Ⅲ级）；心脏瓣膜病（主动脉瓣中度反流）；冠心病待排；高血压1级（很高危组）；2型糖尿病。

入院后完善冠脉造影，未发现明显狭窄。

心脏彩超（图3-25-1）

　　AV：4.0 m/s，MPG：40 mmHg，LVEF：46%。

　　主动脉瓣重度狭窄并中度反流。

　　二尖瓣轻度反流。

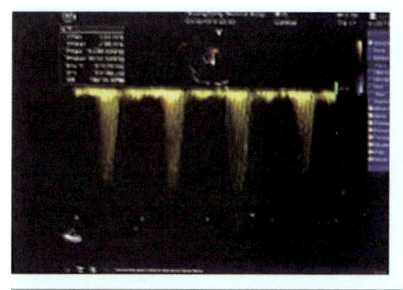 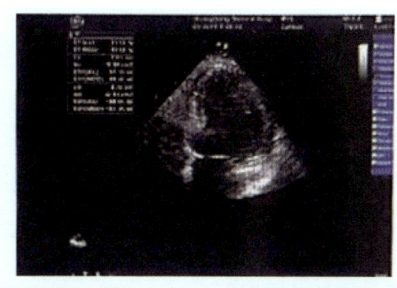 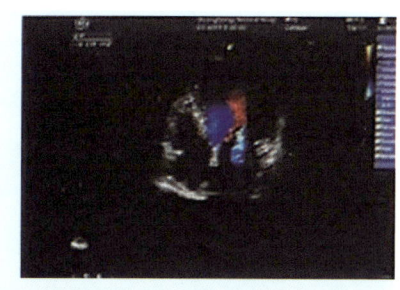

心腔及大血管 (mm)	主动脉 34	左房 40	RVOT 前后径 25	左室舒张末 62	左室收缩末 46
升主动脉 50	右房上下径 47	右室上下径 56	主肺动脉 28	室间隔 14	左室后壁 12
瓣口血流度 (m/s)	二尖瓣 E 峰 0.4	主动脉瓣 4.0	肺动脉瓣 0.8	三尖瓣 E 峰 0.4	
	二尖瓣 A 峰 0.6	峰值压差 64 mmHg	峰值压差	三尖瓣 A 峰	左室射血分数 46%
	PHT	平均压差 40 mmHg	平均压差		
组织多普勒	S'(cm/s) 3	E'(cm/s) 2	A'(cm/s) 4	E/E' 20	

超声描述：

透声窗差；

主动脉瓣瓣叶及瓣环弥漫性钙化，开放明显受限，关闭不拢，瓣环内径23 mm，升主动脉扩张；

二尖瓣形态尚可，对合欠佳，EF斜率减慢，血流频谱呈松弛减退型；

左心增大，室壁增厚，运动减弱；

心包腔内未见液性暗区；

CDFI：二尖瓣反流，彩束面积4.0 cm²；

主动脉瓣反流，彩束面积6.7 cm²；

超声提示：

主动脉瓣显著钙化，重度狭窄并中度反流

左室收缩舒张功能减退

轻度二尖瓣反流

图3-25-1 术前超声

根部解剖

根据术前CT分析（图3-25-2至图3-25-13），患者为Type1 型二叶瓣，左右融合嵴有钙化，整体钙化程度严重，瓣环大小26.9 mm，LOVT 28.2 mm，左冠开口高度偏低，考虑左右融合冠脉堵塞风险小，拟用23 mm球囊预扩，优选Venus 29号瓣膜。

考虑患者合并胸主动脉瘤，右入路为主入路预埋缝线缝合器，依次行经股动脉主动脉瓣置换和胸主动脉支架植入，一站式TAVR+TEAVR。

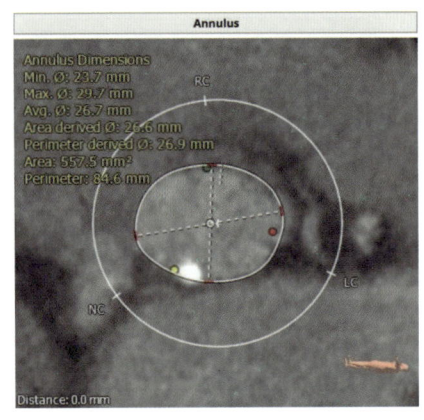
图3-25-2　瓣环平面

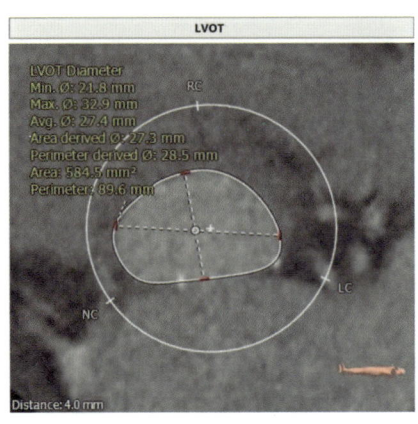
图3-25-3　流出道平面

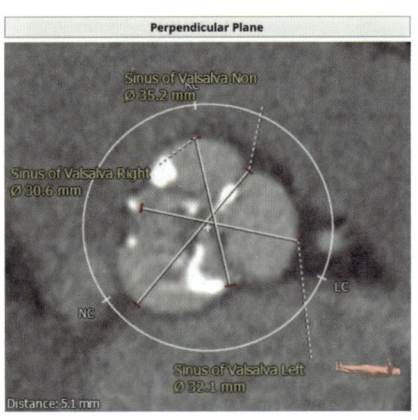
图3-25-4　瓦氏窦

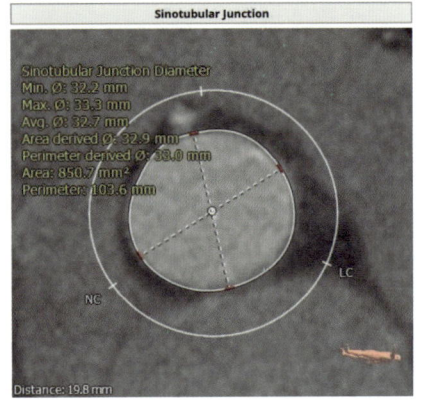
图3-25-5　窦管交界平面

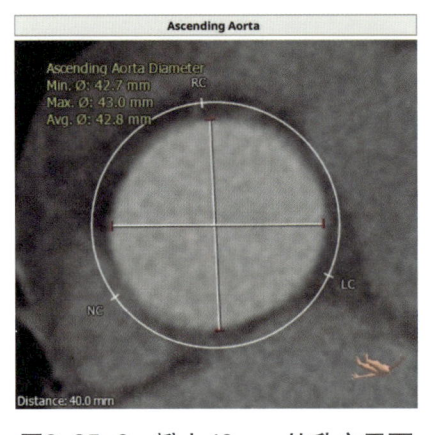
图3-25-6　瓣上40 mm处升主平面

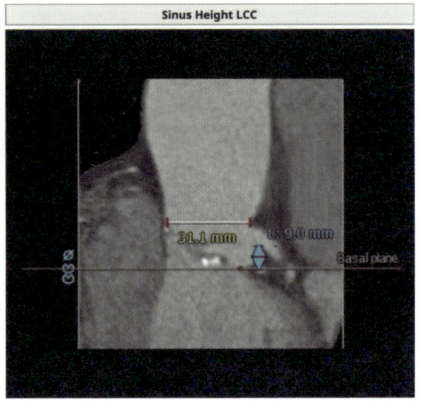
图3-25-7　左冠高度

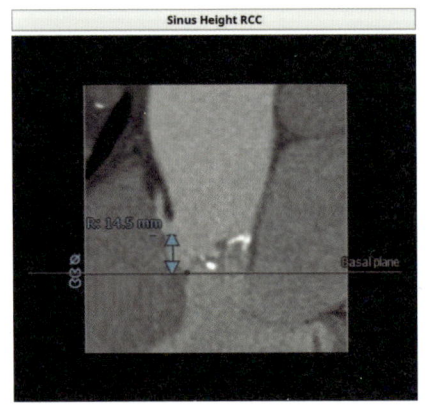
图3-25-8　右冠高度

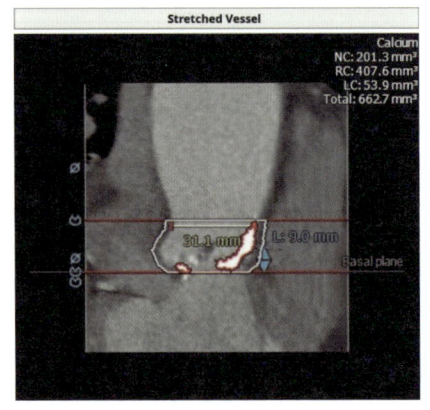
图3-25-9　钙化情况

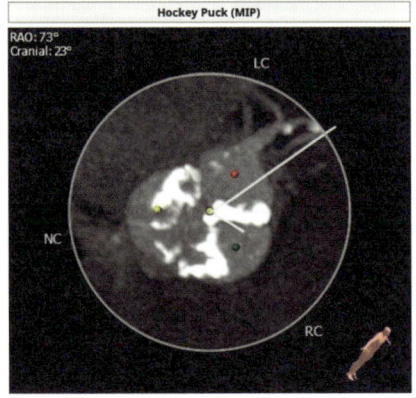
图3-25-10　钙化分布

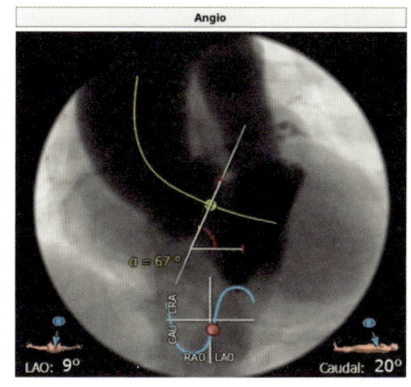

图3-25-11 横位心角度

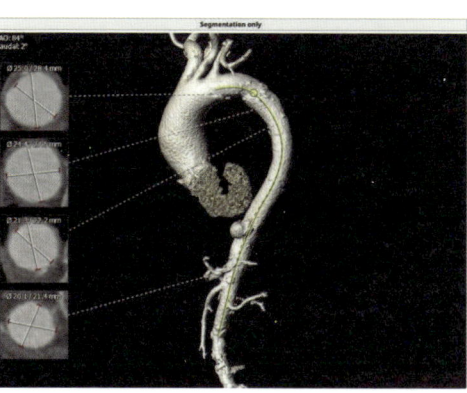

图3-25-12 降主动脉瘤

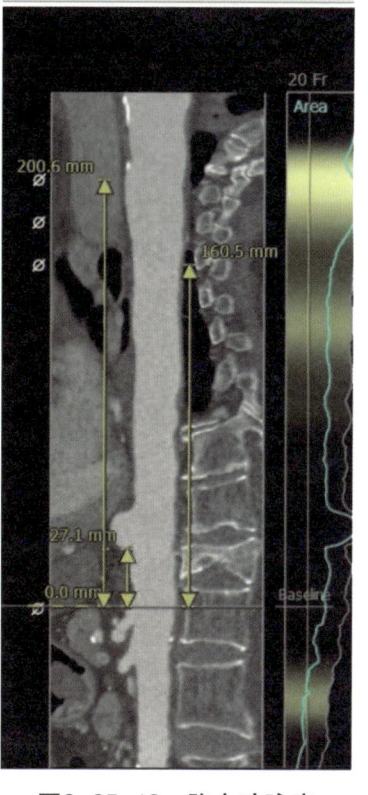

图3-25-13 降主动脉瘤

（该图片来源于荷兰Pie medica imaging公司的3mensio术前评估软件）

手术过程

手术过程（图3-25-14至图3-25-26）。

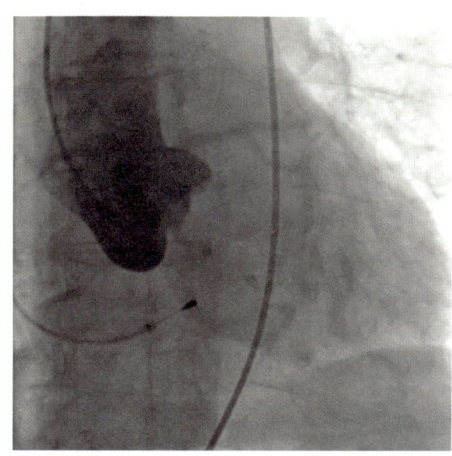

图3-25-14 根部造影

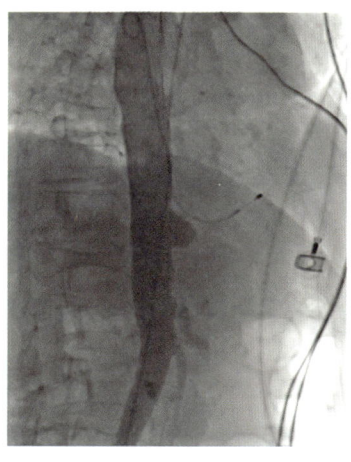

图3-25-15 降主动脉造影

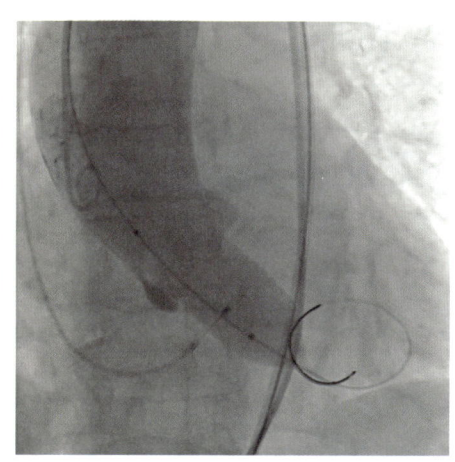

图3-25-16 23mm球囊预扩

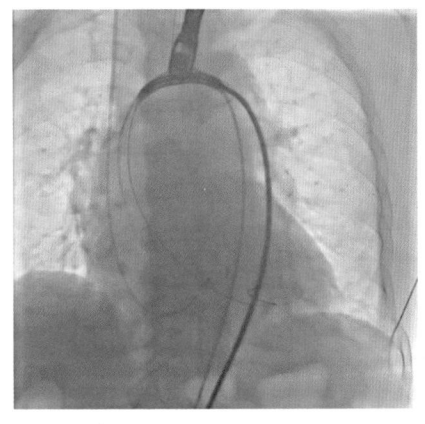
图3-25-17　VenusA 29号瓣膜过弓跨瓣

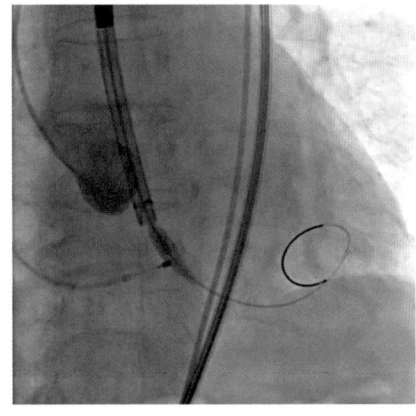
图3-25-18　瓣膜定位

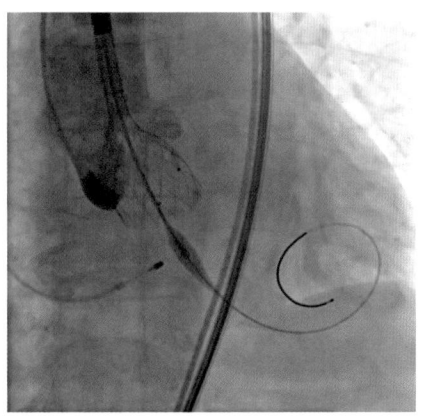
图3-25-19　造影确认深度满意

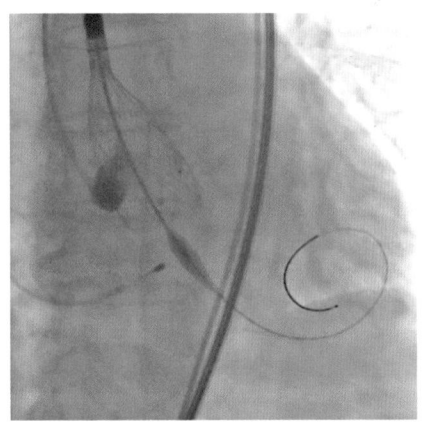
图3-25-20　完全释放瓣膜

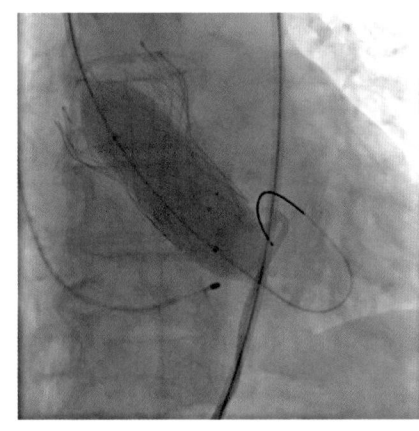
图3-25-21　23 mm球囊后扩

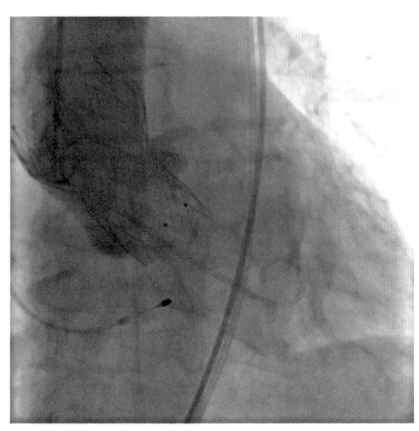
图3-25-22　复查根部造影

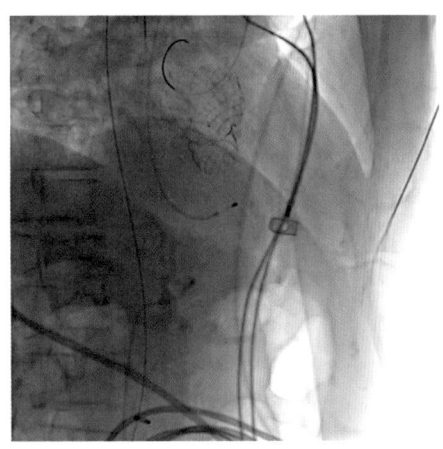
图3-25-23　指引导管置于腹腔干定位

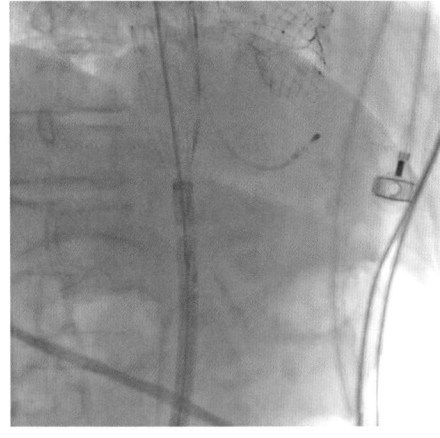
图3-25-24　Ankurall 28_24_160覆膜支架定位释放

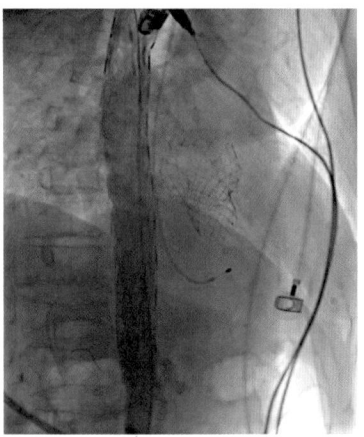
图3-25-25　复查降主动脉造影

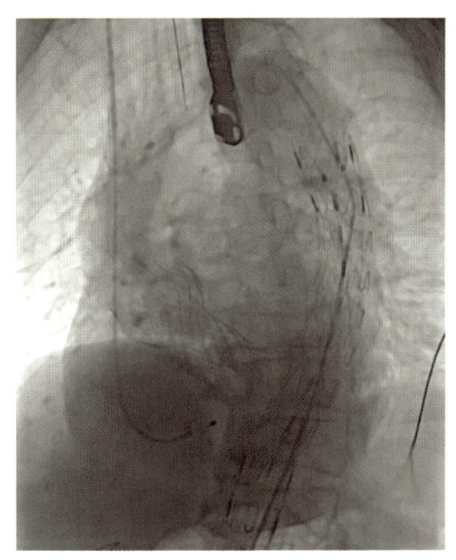

图3-25-26 最后图像

扫码看视频

术后

术后超声（图3-25-27）。

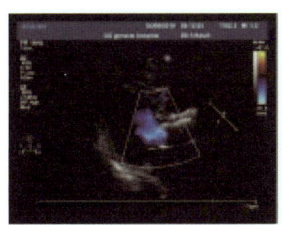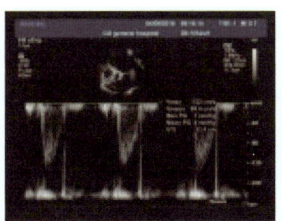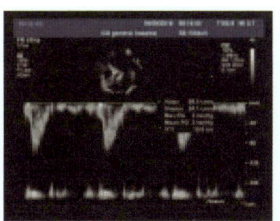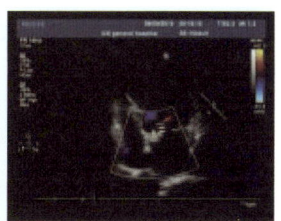

心腔及大血管 (mm)	主动脉 32	左房 46	RVOT 前后径 27	左室舒张末 55	左室收缩末 38
升主动脉 36	右房上下径 41	右室上下径 42	主肺动脉 23	室间隔 13	左室后壁 13
瓣口血流度 (m/s)	二尖瓣 E 峰 0.47	主动脉瓣 1.32	肺动脉瓣 0.8	三尖瓣 E 峰 0.39	
	二尖瓣 A 峰 0.88	峰值压差 7 mmHg	峰值压差	三尖瓣 A 峰	左室射血分数 52%
	PHT	平均压差 4 mmHg	平均压差		
组织多普勒	S'(cm/s) 4	E'(cm/s) 2	A'(cm/s) 5	E/E' 23.5	

超声描述：

透声窗差；

主动脉瓣位支架人工生物瓣，瓣叶开放关闭好，主动脉瓣瓣位有效瓣口内径22 mm，LVOT-VTI：19.6 cm；

图3-25-27 术后超声

AV-VTI：31.4 cm，AVA：2.3 cm²；
二尖瓣形态尚可，对合欠佳；
左心增大，室壁增厚，室壁运动不协调，搏动减弱；
房室间隔完整，未见PDA征；
心包腔未见液性暗区；

CDFI：二尖瓣反流，彩束面积2.8 cm²；
主动脉瓣反流，彩束面积1.34 cm²（源自瓣周，短轴切面3点钟处）；

超声提示：
TAVR术后，主动脉瓣位支架人工生物瓣功能良好，轻度瓣周漏
轻度二尖瓣反流

图3-25-27　（续）

病例点评

本例患者在术前CTA检查时候发现合并降主动脉瘤，基于医院瓣膜团队提出的主动脉一体化理念，考虑同期行TEAVR + TAVR手术。我们团队早在2005年左右开始就是内外科联合的主动脉疾病治疗团队，当时罗建方教授提出主动脉腔内治疗的导丝轨道往前10 cm就可以行TAVR手术，主动脉瓣实际上是主动脉的起始部，还可以认为主动脉瓣狭窄是比冠脉左主干更近的主干狭窄。基于这个理念，广东省人民医院在2015年成立了血管病诊疗中心，并在2016年开展TAVR手术，真正做到从主动脉瓣，到冠脉介入，到主动脉疾病腔内治疗，到外周血管，下肢动脉介入治疗的泛血管瓣膜介入治疗团队。本例患者TEAVR和TAVR使用同一根工作导丝，在完成TAVR后，导丝后撤到升主动脉，然后置入主动脉支架，同一轨道完成两种手术，开创了国内先河。

26　AS合并血小板减少（ITP）

术前分析

患者，女，75岁，反复胸闷痛、气促9个月，加重8天。患者9月前无诱因出现心前区闷痛、气促，多于活动后出现，呈阵发性发作，休息后可缓解，非压榨性，无放射性，无咳嗽、咳痰，无恶心、呕吐，无头晕、乏力，无夜间阵发性呼吸困难。当地医院就诊，行心脏彩超提示心脏瓣膜病（具体不详），予对症治疗后症状未见明显好转。8天前患者活动后出现胸闷、气促加重，伴头晕，当地医院考虑心脏瓣膜病、急性心力衰竭。急诊完善心脏彩超提示：重度主动脉瓣狭窄并中度反流，轻度二尖瓣反流，轻度三尖瓣反流，少量心包积液，升主动脉明显扩张，主动脉瓣及二尖瓣毛糙（赘生物不明显），建议必要时行经食管三维超声进一步评估瓣膜情况，LVEF 58%。个人史、既往史无特殊。

术前超声（图3-26-1）。

AV：4.9 m/s，MPG：57 mmHg，LVEF：55%。

主动脉瓣重度狭窄并中度反流。

二尖瓣轻度反流。

三尖瓣轻度反流。

少量心包积液。

主动脉瓣及二尖瓣毛糙（赘生物不明显），建议经食管超声进一步评估。

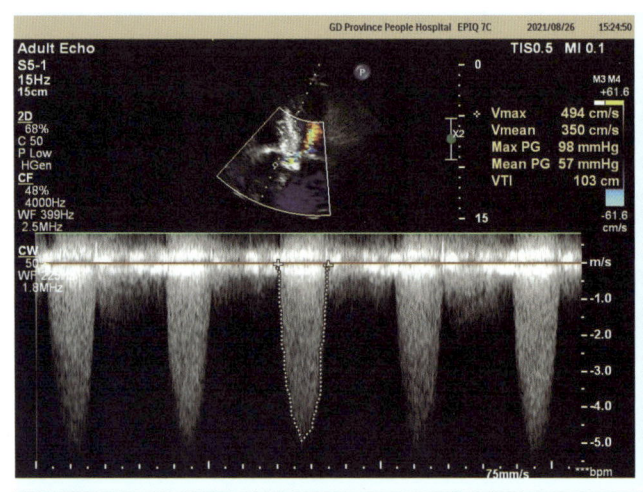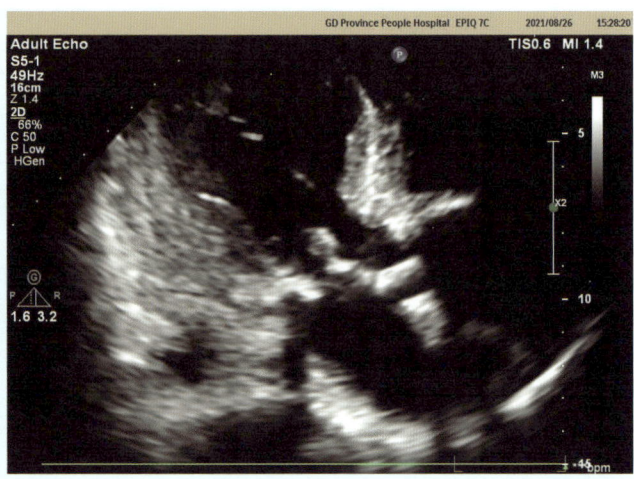

心腔及大血管 (mm)	主动脉 43	左房 40	RVOT 前后径 25	左室舒张末	左室收缩末
升主动脉 45	右房上下径 45	右室上下径 48	主肺动脉 20	室间隔	左室后壁
瓣口血流度 (m/s)	二尖瓣 E 峰	主动脉瓣 4.94	肺动脉瓣	三尖瓣 E 峰	
	二尖瓣 A 峰	峰值压差 98 mmHg	峰值压差	三尖瓣 A 峰	左室射血分数 %
	PHT	平均压差 57 mmHg	平均压差		
组织多普勒	S'（cm/s）	E'（cm/s）	A'（cm/s）	E/E'	

超声提示：
主动脉瓣重度狭窄并中度反流
轻度二尖瓣反流 轻度三尖瓣反流
少量心包积液
主动脉瓣及二尖瓣毛糙（赘生物不明显），建议经食道超声进一步评估

图3-26-1　术前超声

入院诊断

1、主动脉瓣狭窄（重度）；

　　心包积液（少量）；

　　心功能Ⅲ级（NYHA分级）

2、社区获得性肺部感染待排

3、感染性心内膜炎待排

心内膜炎排除诊断依据

　　经抗感染、利尿减轻心脏负荷及维持水电解质平衡等治疗。

　　8月26日予以每8 h 1次哌拉西林钠他唑巴坦钠针4.5 g 静脉滴注，血小板下降到危急值。

　　8月28日改为每12 h 1次头孢哌酮/舒巴坦3000 mg+青霉素800万单位抗感染。

9月1日改为头孢哌酮/舒巴坦每12 h 1次3000 mg+每日1次左氧氟沙星氯化钠注射液400 mg QD 静脉滴注。

抗感染2周好转停用。

感染指标（图3-26-2）。

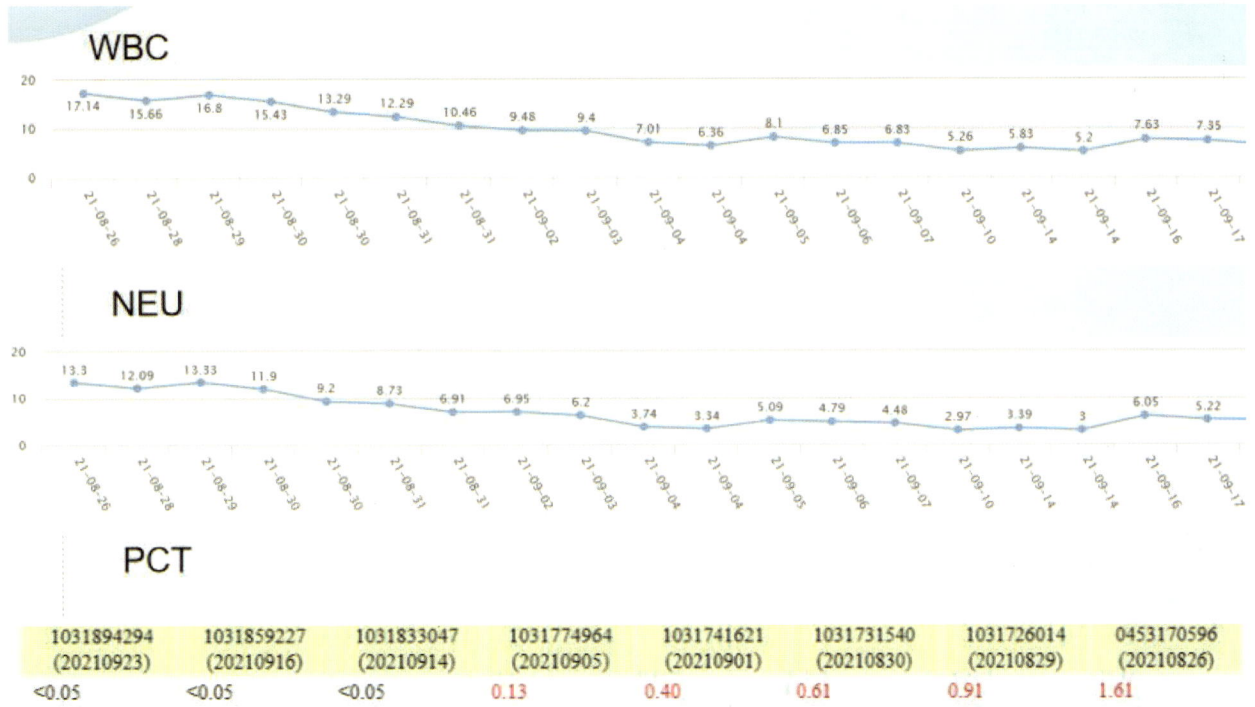

血小板和血红蛋白变化

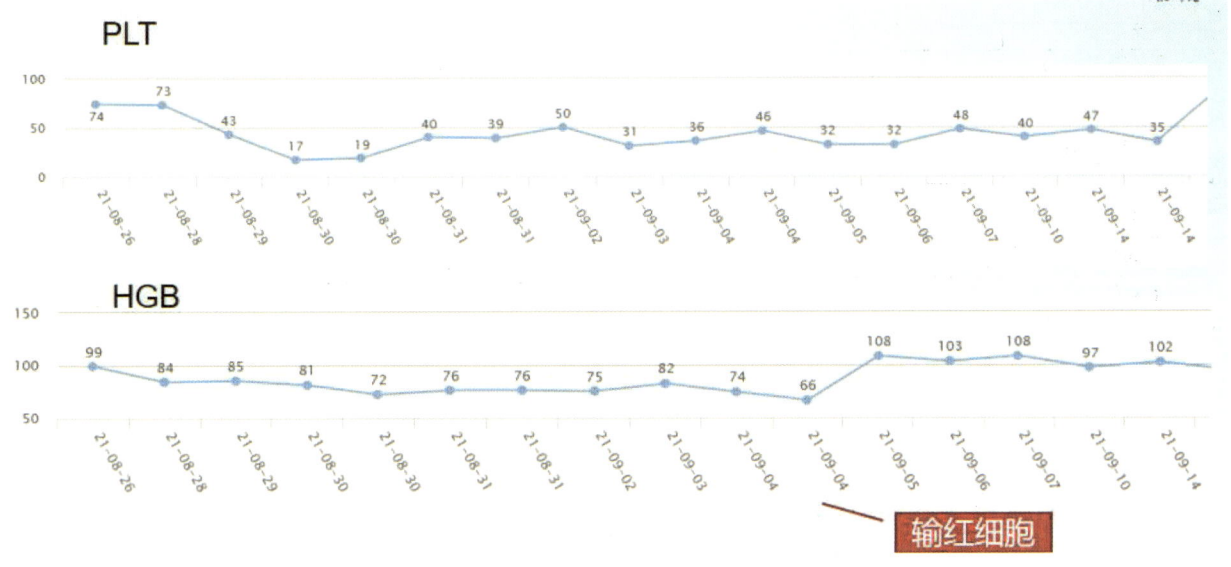

图3-26-2　感染指标

骨髓涂片（图3-26-3）。

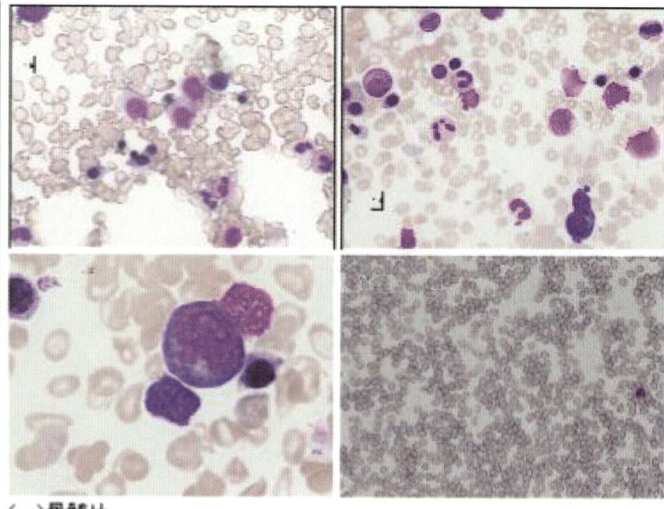

粒细胞系统	细胞名称		血片%	参考范围	髓片%
	原始粒细胞			0--1.9	
	早幼粒细胞			0.5--3.2	1.00
	中性粒细胞	中幼	1.00	3.1-17.5	11.00
		晚幼	1.00	5.4--22.0	10.00
		杆状核	6.00	9.5-28.5	11.50
		分叶核	50.00	6.3-34.3	7.50
	嗜酸粒细胞	中幼		0--1.8	
		晚幼		0--3.5	
		杆状核		0--2.2	
		分叶核	1.00	0--6.5	1.50
	嗜碱粒细胞	中幼		0--0.4	
		晚幼		0--0.3	
		杆状核		0--0.6	
		分叶核	1.00	0--0.6	0.50
红细胞系统	原始红细胞			0--0.6	
	早幼红细胞			0--2.8	
	中幼红细胞			3.5--14.0	19.50
	晚幼红细胞			4.4--24.0	23.00
	早巨红细胞				
	中巨红细胞				
	晚巨红细胞				
淋巴细胞系统	原始淋巴细胞				
	幼稚淋巴细胞			0--1.0	
	淋巴细胞		37.00	8.4--34.6	9.50
	异常淋巴细胞				
单核细胞系统	原始单核细胞				
	幼稚单核细胞			0--0.2	
	成熟单核细胞		3.00	0--3.8	1.00
浆细胞系统	原始浆细胞				
	幼稚浆细胞				
	浆细胞			0--1.5	3.00
巨核细胞系统	原始巨核细胞				
	幼稚巨核细胞				
	颗粒巨核细胞				
	产板巨核细胞				
	裸核巨核细胞				
其它细胞	网状细胞			0--0.08	
	内皮细胞			0--0.37	
	骨髓瘤细胞			0--0.14	
	吞噬细胞			0--0.09	0.50
	组织嗜碱细胞			0--0.14	
	分类不明细胞				0.50
	其它异常细胞				
	分裂细胞				
	退化细胞				
粒细胞系统/红细胞系统					1.01:1
血片共计有核细胞数			100		个
髓片共计有核细胞数			200		个

（一）骨髓片
1. 取材、涂片、染色良好。
2. 骨髓增生活跃，骨小粒（++），脂肪滴（++），G/E=1.01:1。
3. 粒系增生活跃，占43.0%，为早幼粒及以下阶段细胞，形态大致正常。
4. 红系增生明显活跃，占42.5%，为中晚幼红细胞，部分细胞胞浆残缺不均。
5. 淋巴细胞占9.5%，单核细胞占1.0%，为成熟细胞。
6. 浆细胞占3.0%，偶见不典型浆细胞，为成熟细胞。
7. 吞噬网状细胞占0.5%，其胞体大小不一，圆形，胞浆量丰富，浆内可见空泡及被吞噬之有核细胞碎片、血小板、紫红色颗粒等。
8. 分类不明细胞占0.5%，其胞体圆或不规则形，胞浆量中等，蓝色，部分细胞浆内可见细小颗粒；核圆或不规则形，核染色质粗沙状，核仁罕见。
9. 全片共见巨核细胞11个，其中颗粒巨9个，裸核巨2个，可见胞浆颗粒形成不良，血小板少见，散在分布，形态大致正常。
10. 全片观未发现转移癌细胞团和寄生虫。

（二）血片
血片白细胞不少，分类可见幼粒，成熟红细胞大小不一，部分中央淡染区扩大，可见小红（易见）、球形、椭圆形、靶形（约占3.0%）和碎裂形（约占4.0%）红细胞，血小板同骨髓。

组织化学染色	NAP		阳性率	0.64 +
			积分	86
	POX			
	PAS			
	铁		内铁	0.56 +
			外铁	++++
	α-NEE			
	酯酶			
	双染			
	其它			

意见：骨髓增生活跃，红系增生为主，血小板少见，偶见分类不明细胞和吞噬现象，请结合临床。

图3-26-3 骨髓涂片

最终诊断

ITP：抗血小板抗体升高，但是骨穿结果不支持，可能

TTP：发热（但感染可能性大），胆红素不高、肾功能正常、无溶血、无精神异常，暂无依据

考虑免疫性血小板减少可能性大。

促血小板生成素15000 u/d或者口服的TPO激动剂（如阿伐曲泊帕等）治疗，必要时可通过输血小板提高血小板水平。

结合患者病史，最终选择行TAVR术式。

根部解剖

根据术前CT分析（图3-26-4至图3-26-22），该病例为Tyep1左右融合型二叶瓣，重度钙化，瓣环22.5 mm，LVOT 22.0 mm，实际瓣口面积20.7 mm，左右冠高度分别为10.3 mm和12.6 mm，考虑使用18 mm球囊预扩，优选VenusA 23号瓣膜。

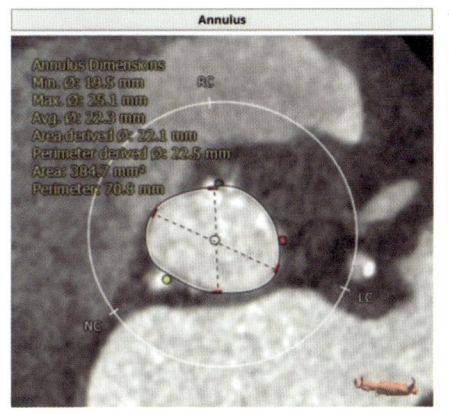 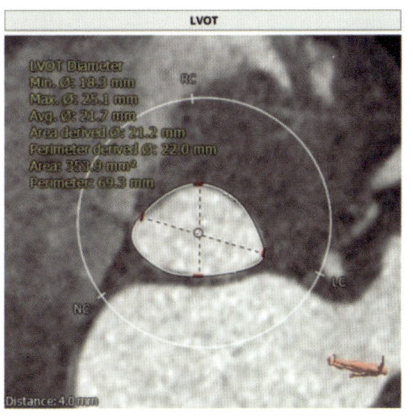 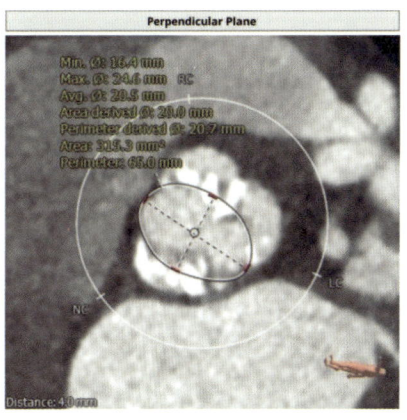

图3-26-4 瓣环平面　　　　图3-26-5 流出道平面　　　　图3-26-6 瓣上4 mm平面

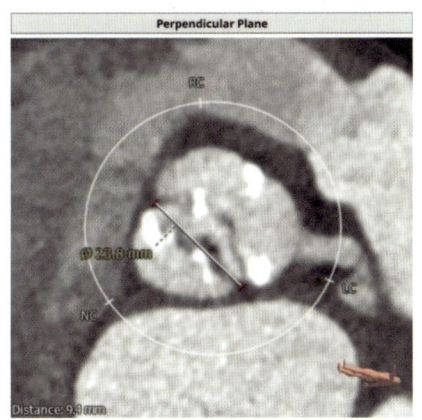 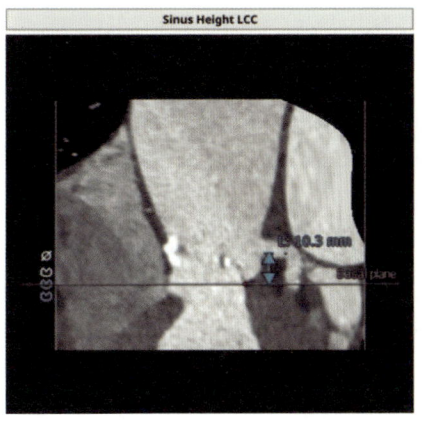 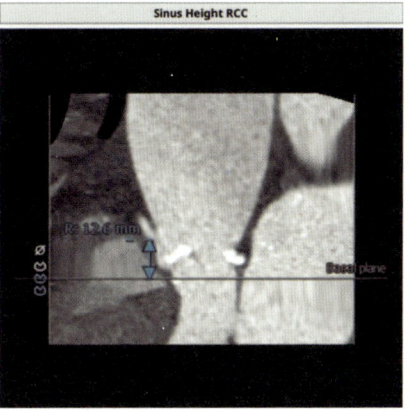

图3-26-7 中缝长度　　　　图3-26-8 左冠高度　　　　图3-26-9 右冠高度

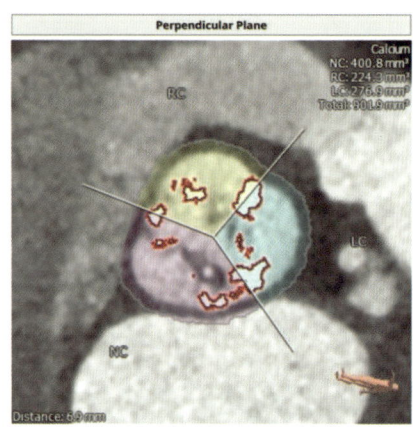
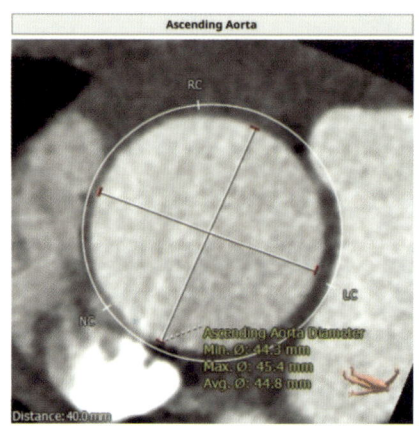
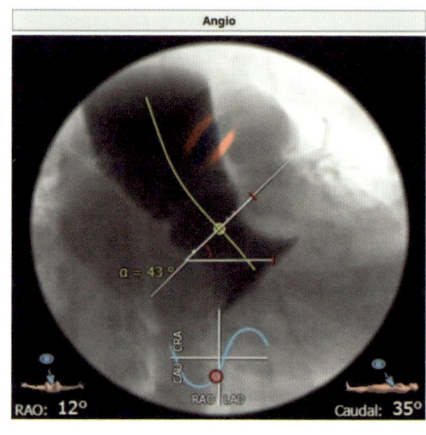

图3-26-10　钙化情况　　　图3-26-11　瓣上40 mm处升主平面　　　图3-26-12　横位心角度

（该图片来源于荷兰Pie medica imaging公司的3mensio术前评估软件）

手术过程

手术过程（图3-26-13至图3-26-19）。

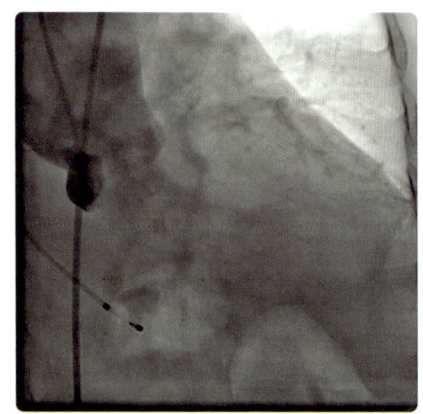
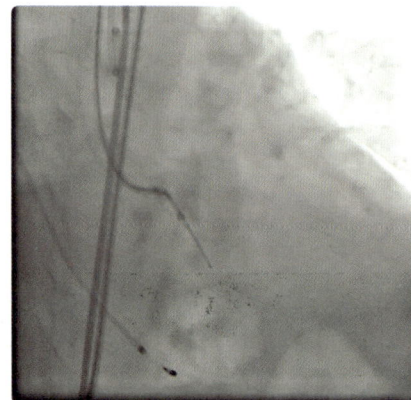
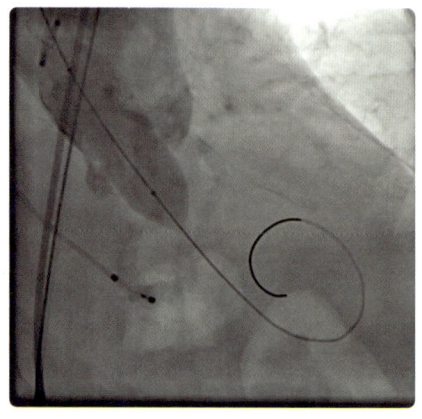

图3-26-13　根部造影　　　图3-26-14　导丝跨瓣　　　图3-26-15　Numed 18 mm球囊扩张

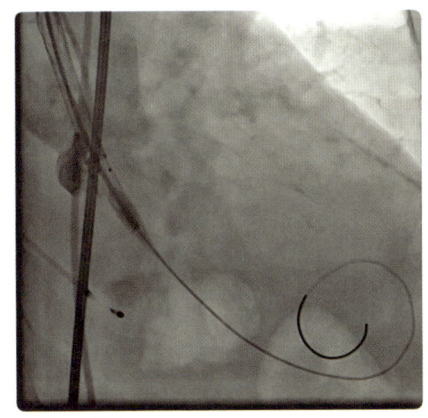

图3-26-16　VenusA 23瓣膜定位

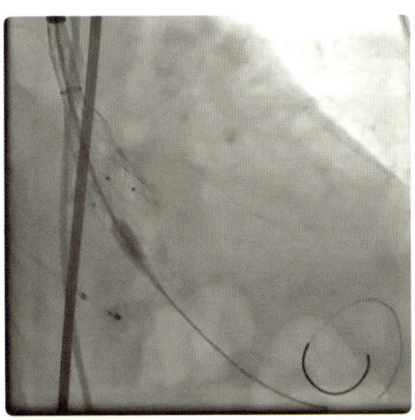

图3-26-17　瓣膜释放

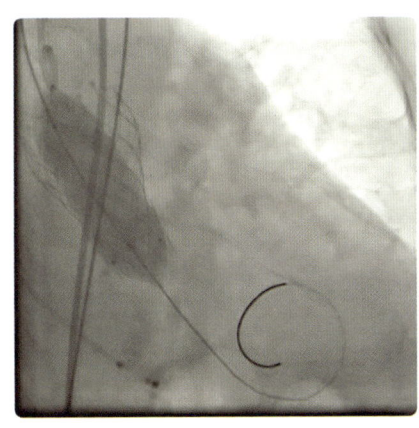

图3-26-18　Numed 18 mm球囊后扩张

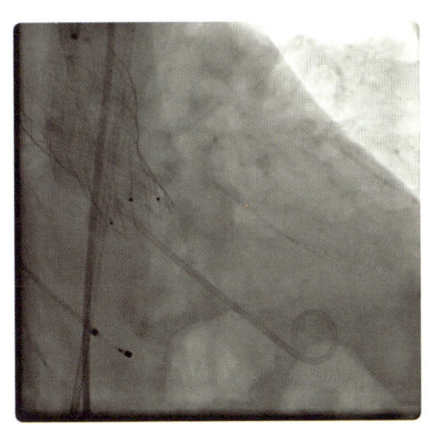

图3-26-19　复查造影

扫码看视频

● 术后

超声提示：主动脉瓣流速2.98 m/s。

轻度瓣周漏、轻度二尖瓣、三尖瓣反流。

治疗方案

术后Ⅲ° AVB，持续，1周后安装起搏器。

VTE高风险：存在高龄、长期卧床、心力衰竭，出血高风险：老年女性、低血小板，使用低分子肝素抗凝治疗，调整出院带药为：利伐沙班片5 mg每日口服。

监测血小板抗体，必要时使用皮质类固醇或利妥单抗或者丙球治疗。

查血（图3-26-20）。

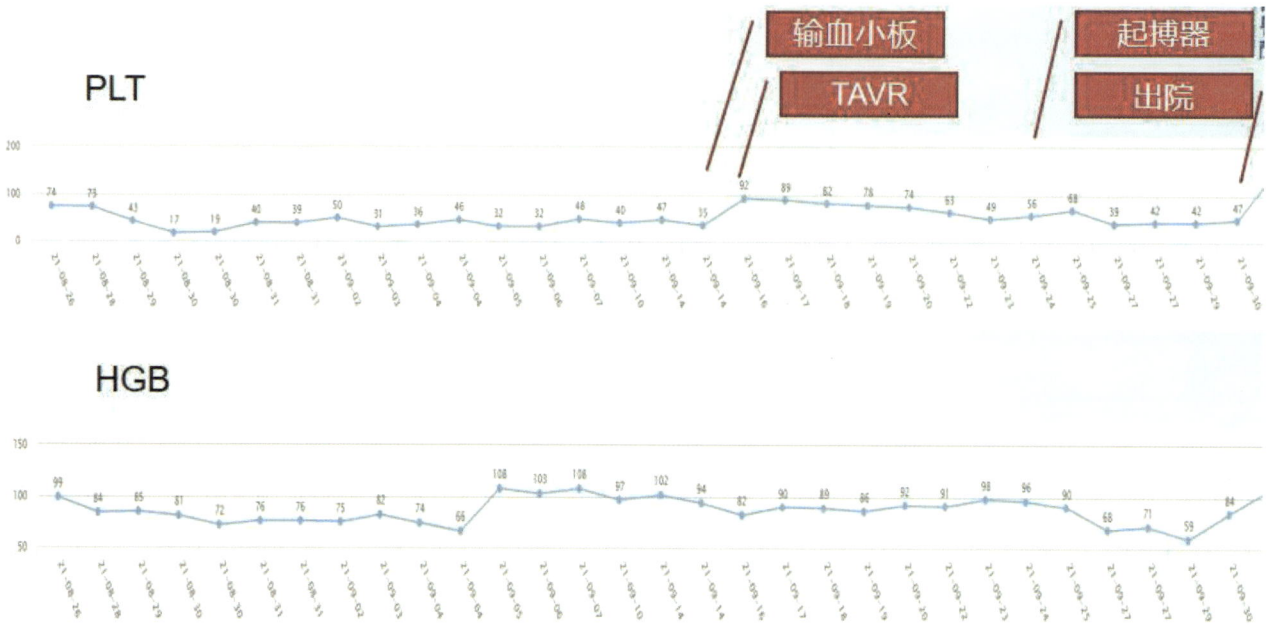

图3-26-20 血小板及红细胞变化

术后1个月随访超声（图3-26-21）。

主动脉瓣位见人工瓣膜支架，瓣叶开放关闭好，原左冠窦瓣周可见细小反流彩束，估测有效瓣口面积3.14 cm²；二尖瓣瓣环见明显钙化，回声增强；余瓣膜形态尚可；CDFI：主动脉瓣反流，彩束面积1.9 cm²（源自瓣周）；

三尖瓣反流，彩束面积1.5 cm²，估测肺动脉收缩压24 mmHg。

TAVR术后，轻度瓣周反流，二尖瓣钙化，轻度三尖瓣反流，起搏器植入术后，少量心包积液。

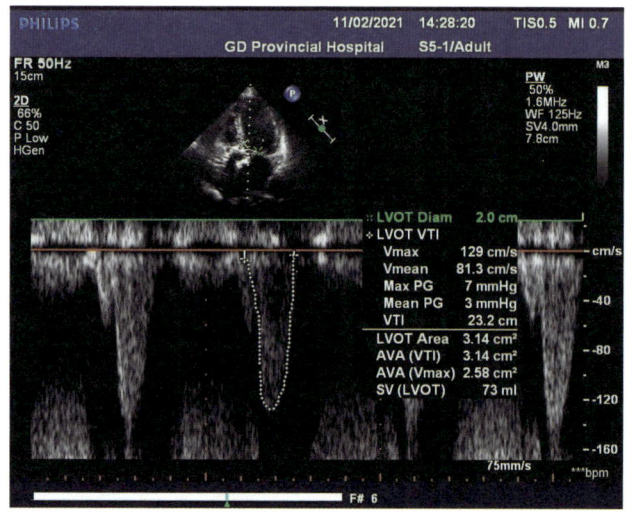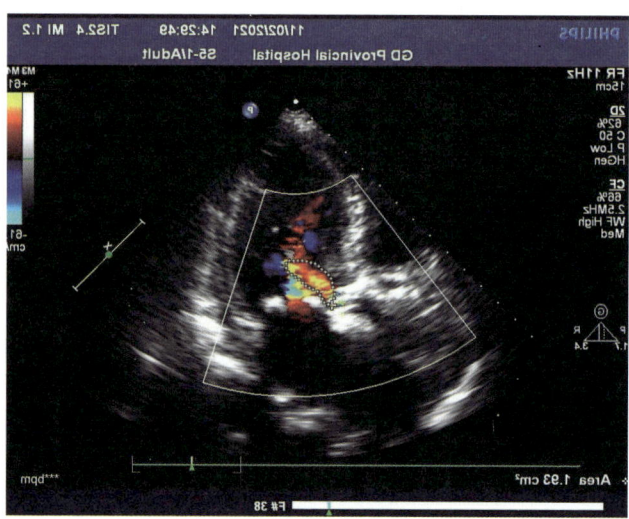

图3-26-21 术后1个月超声

病例点评

血小板减少是重度主动脉瓣狭窄患者特别是TAVR围术期可能遇到的临床现象。有研究提示，免疫性血小板减少（ITP）的患者主动脉瓣疾病的发生率更高。而重度主动脉瓣狭窄的患者，由于血流高剪切力的作用，可能促进血友病因子（vWF）与血小板的联结，减少血小板计数，也可能通过激活血小板、促进血小板聚集导致血小板减少。也有资料提示，一些患者进行TAVR治疗后的围术期可能出现血小板下降，术后的第2~5天是最低值，这种术后血小板下降，有可能是肝素相关血小板下降，一般可以恢复，但是也有可能是严重的瓣周漏破坏血小板，这样的话需要尽快处理严重的瓣周漏。术后血小板下降的幅度与不良预后相关。

这是一例术前存在感染、血小板严重下降的重度主动脉瓣狭窄患者，在积极抗感染及排除感染性心内膜炎后进行TAVR治疗的转归。该患者在本次心力衰竭发作前血小板正常，1个月前反复发作心衰后，出现血小板持续下降，最低血小板计数是17×10^9/L左右。在排除血液系统疾病及免疫系统疾病和肿瘤之后，决定行TAVR治疗。TAVR术前进行了一次血小板输注以减少围术期出血风险，血小板大概维持在30×10^9/L左右。术中常规肝素抗凝，术后予以小剂量的利伐沙班抗凝，患者没有出现出血及血栓事件，出院前血小板小幅度回升到45×10^9/L。在1个月的随访后，血小板计数恢复到正常160×10^9/L以上。本例患者可能为一些合并血小板下降的重度主窄患者诊治提供一些启示。

27 AS合并血小板增多及下肢溃烂

术前分析

患者，女，72岁，主诉：胸闷、气促1年，再发1个月。现病史：患者于2021年初活动后出现胸闷、气促，日常活动基本无法进行，持续卧床休息，胸闷夜间加重，半卧位可入睡，伴头晕、乏力，无夜间阵发性呼吸困难、心悸、晕厥，无肢体水肿、纳差、呕吐，于门诊查心超示："二尖瓣置换术后，人工机械瓣活动尚可，重度主动脉瓣狭窄并轻度反流、重度三尖瓣反流，中度肺高压，予抗心力衰竭、控制血压、心率等治疗后症状好转。1个月前右下肢溃疡行植皮术后再发胸闷、气促，性质大致同前，于门诊就诊，给予抗心力衰竭、利尿、控制血压、心率等治疗后症状好转但仍反复。"既往史：2021年11月因右踝溃疡行植皮术。血小板增多症病史，于血液科门诊规律就诊，给予每周1次聚乙二醇干扰素α-2a 180 μg治疗，有高血压病史，现规律使用沙库巴曲缬沙坦钠、比索洛尔。

术前超声（图3-27-1）

  AV：4.7 m/s，MPG：55 mmHg，LVEF：77%。

  主动脉瓣重度狭窄并轻度反流升主扩张。

  二尖瓣置换术后，人工机械瓣功能正常。

  三尖瓣中度反流。

  重度肺高压。

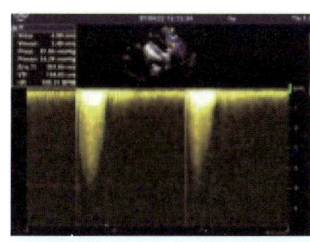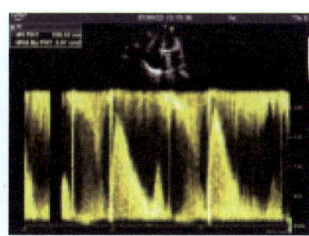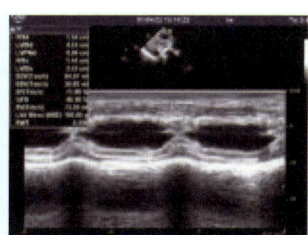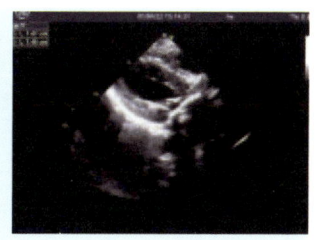

心腔及大血管 (mm)	主动脉 36	左房 42	RVOT 前后径 22	左室舒张末 45	左室收缩末 24
升主动脉 40	右房上下径 59	右室上下径 61	主肺动脉 45	室间隔 15	左室后壁 15
瓣口血流度 (m/s)	二尖瓣 E 峰 1.82	主动脉瓣 4.70	肺动脉瓣 1.06	三尖瓣 E 峰 0.70	
	二尖瓣 A 峰 0.99	峰值压差 87 mmHg	峰值压差	三尖瓣 A 峰	左室射血分数 77%
	PHT 106 ms	平均压差 55 mmHg	平均压差		
组织多普勒	S' (cm/s) 5	E' (cm/s) 5	A' (cm/s) 3	E/E' 36	

超声描述：
二尖瓣人工机械瓣，瓣叶活动尚可，瓣周未见异常回声；
主动脉瓣叶明显增厚，回声增强并见结节样钙化，活动受限，主动脉瓣环内径25 mm，升主动脉明显扩张；
三尖瓣瓣尖增厚，关闭不拢；
左房、右心增大，左室壁增厚，运动尚可；主肺动脉明显增宽；

CDFI：主动脉瓣反流，彩束面积3.3 cm²；
三尖瓣反流，彩束面积6.1 cm²，估测肺动脉收缩压55 mmHg。

超声提示：
二尖瓣置换术后，人工机械瓣功能正常
重度主动脉瓣狭窄并轻度反流，升主动脉扩张
中度三尖瓣反流
中度肺高压，肺动脉扩张

图3-27-1　术前超声

检验资料（图3-27-2）。

取材部位：髂骨	送检时间：2018-2-27 1			临床诊断：血小板升高

	细胞名称		血片%	参考范围	髓片%
粒细胞系统	原始血细胞				
	原粒细胞		1.00	0--1.9	0.50
	早幼粒细胞		1.00	0.5--3.2	2.00
	中性粒细胞	中幼	1.00	3.1--17.5	3.00
		晚幼	1.00	5.4--22.0	4.00
		杆状核	15.00	9.5--28.5	16.00
		分叶核	52.00	6.3--34.3	41.00
	嗜酸粒细胞	中幼		0--1.8	
		晚幼		0--3.5	
		杆状核		0--2.2	
		分叶核	2.00	0--6.5	5.00
	嗜碱粒细胞	中幼		0--0.4	
		晚幼		0--0.3	
		杆状核		0--0.3	
		分叶核	2.00	0--0.6	1.00
红细胞系统	原始红细胞			0--0.6	1.00
	早幼红细胞			0--2.8	1.00
	中幼红细胞			3.5--14.0	2.00
	晚幼红细胞			4.4--24.0	7.00
	早巨红细胞				
	中巨红细胞				
	晚巨红细胞				
淋巴细胞系统	原始淋巴细胞				
	幼稚淋巴细胞			0--1.0	
	淋巴细胞		9.00	8.4--34.6	13.00
	异常淋巴细胞				
单核细胞系统	原始单核细胞				
	幼稚单核细胞			0--0.2	
	成熟单核细胞		16.00	0--3.8	3.50
浆系细胞统	原始浆细胞				
	幼稚浆细胞				
	浆细胞			0--1.5	
巨核细胞系统	原始巨核细胞				
	幼稚巨核细胞				
	颗粒巨核细胞				
	产板巨核细胞				
	裸核巨核细胞				
其它细胞	网状细胞			0--0.08	
	内皮细胞			0--0.37	
	骨髓瘤细胞			0--0.14	
	吞噬细胞			0--0.09	
	组织嗜碱细胞			0--0.14	
	分类不明细胞				
	其它异常细胞				
	分裂细胞				
	退化细胞				
粒细胞系统/红细胞系统					6.59:1
血片共计有核细胞数			100		个
髓片共计有核细胞数			200		个

此报告仅对本标本负责

（一）骨髓片
1. 取材、涂片、染色良好。
2. 骨髓增生尚活跃，骨小粒（+），脂肪滴（+），G/E=6.59:1。
3. 粒系增生明显活跃，占72.5%，其中原粒细胞占0.5%，余为早幼粒及以下阶段细胞，嗜酸嗜碱细胞可见。
4. 红系增生减低，占11.0%，其中原红细胞占1.0%，早幼红细胞占1.0%，余为中晚幼红细胞，形态大致正常。
5. 淋巴细胞占13.0%，为成熟细胞。
6. 单核细胞占3.5%，为成熟细胞。
7. 全片共见巨核细胞4个，其中颗粒巨3个、产板巨1个，血小板多见，散在或小簇分布，偶见大血小板。
9. 全片观未发现转移癌细胞团和寄生虫。

（二）血片
血片白细胞不少，分类可见早幼粒及以下各阶段细胞，单核细胞比例增高，成熟红细胞大小不一，部分中央淡染区扩大，可见小红、球形、椭圆形和碎裂形（约占5.0%）红细胞，血小板同骨髓。

组织化学染色	N&P		阳性率	0.78 +
			积分	88
	POX			
	PAS			
	铁		内铁	0/10 +
			外铁	未见骨小粒
	α-NBE			
	氯醋			
	双染			
	其它			

意见：骨髓增生活跃，粒系增生为主，嗜酸嗜碱细胞可见，血小板增多，外周血可见幼粒，单核细胞比例增高，考虑骨髓增殖性肿瘤。

图3-27-2 检验资料

血液室报告显示：骨髓增生活跃，粒系增生为主，嗜酸嗜碱细胞可见，血小板增多，外周血可见幼粒，单核细胞比例增高，考虑骨髓增殖性肿瘤。

根部解剖

根据术前CT分析（图3-27-3至图3-27-16），该病例为三叶瓣，瓣叶增厚，轻中度钙化，Annulus：21.7 mm、LVOT：20.0 mm、STJ：32.0 mm、LCA：8.5 mm、RCA：18.7 mm，升主动脉未见明显增宽，结合解剖结构考虑，选择VenusA-L23号瓣膜。

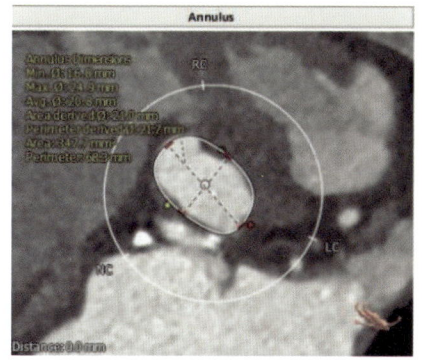
图3-27-3　瓣环平面

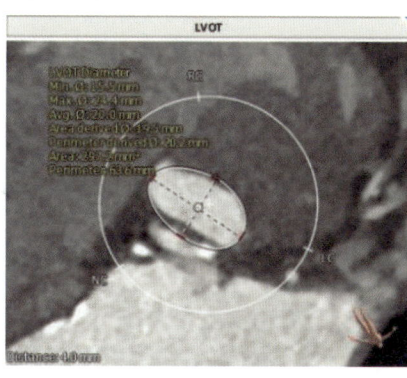
图3-27-4　流出道平面

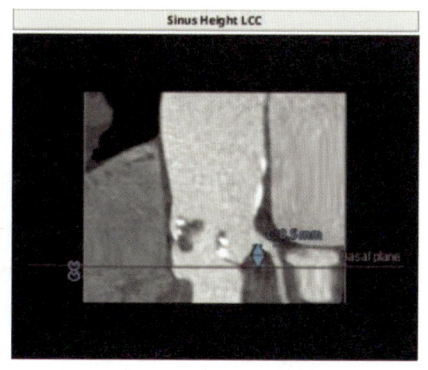
图3-27-5　左冠高度

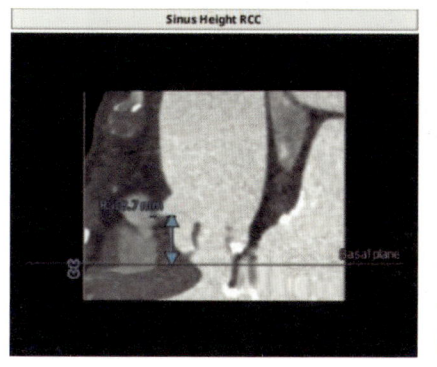
图3-27-6　右冠高度

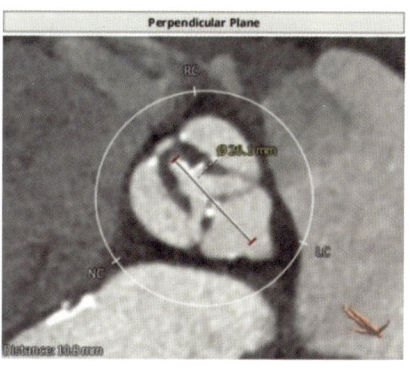
图3-27-7　左冠窦到对侧嵴长度

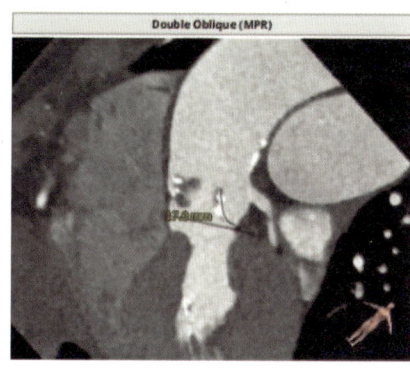
图3-27-8　左冠瓣叶长度

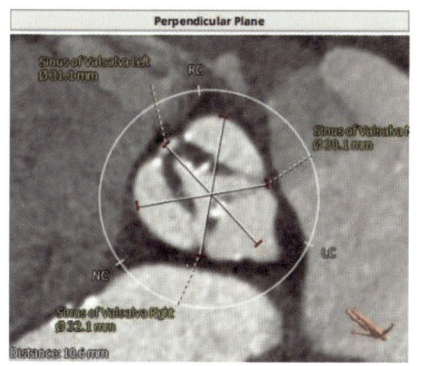
图3-27-9　瓦氏窦

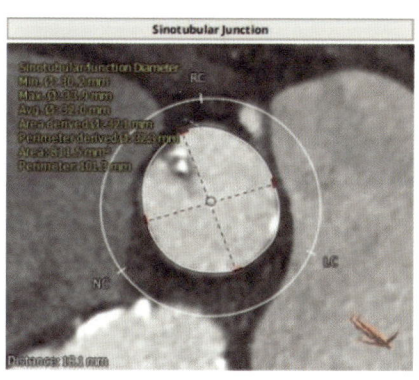
图3-27-10　窦管交界平面

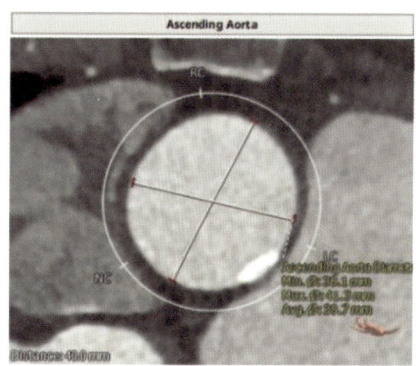
图3-27-11　瓣上40 mm处升主平面

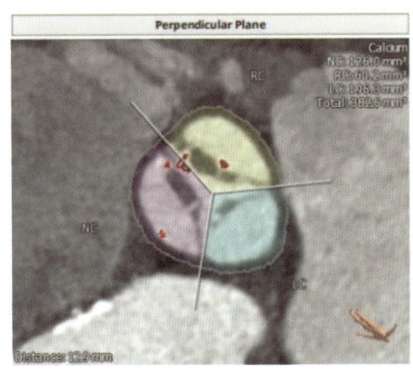
图3-27-12　钙化情况

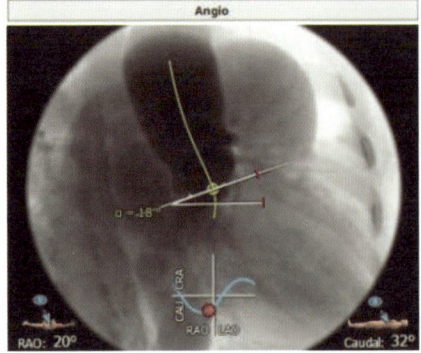
图3-27-13　横位心角度

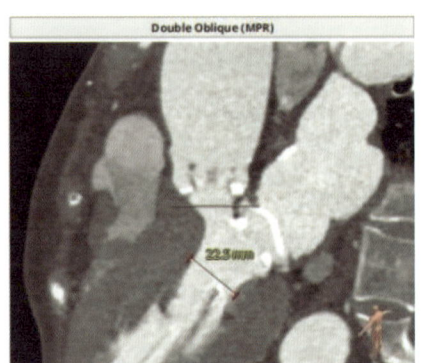
图3-27-14　左室大小

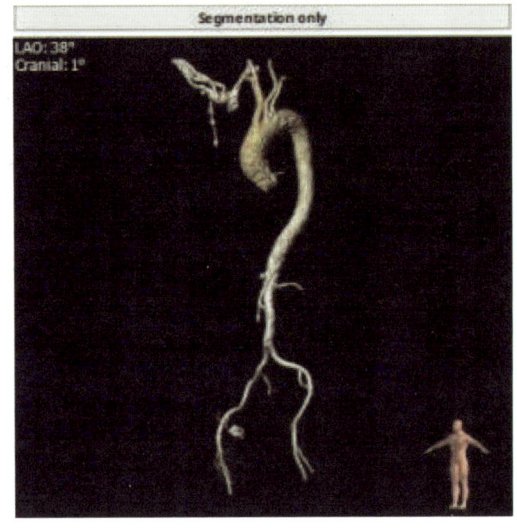
图3-27-15　全主动脉形态

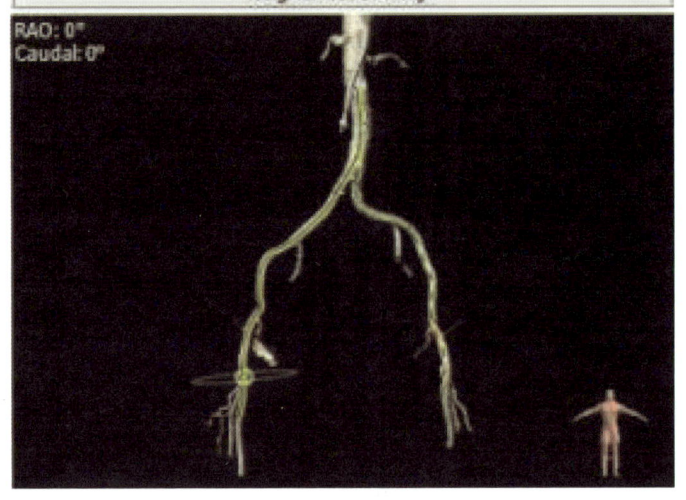
图3-27-16　入路情况

（该图片来源于荷兰Pie medica imaging公司的3mensio术前评估软件）

手术过程

手术过程（图3-27-17至图3-27-27）。

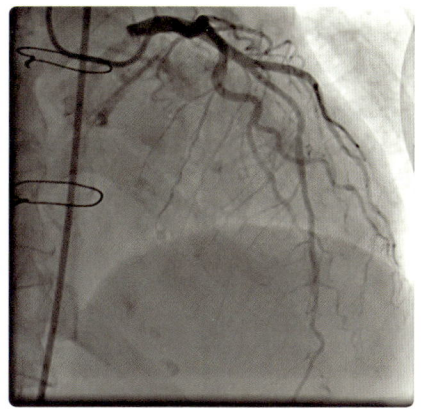
图3-27-17 冠脉造影

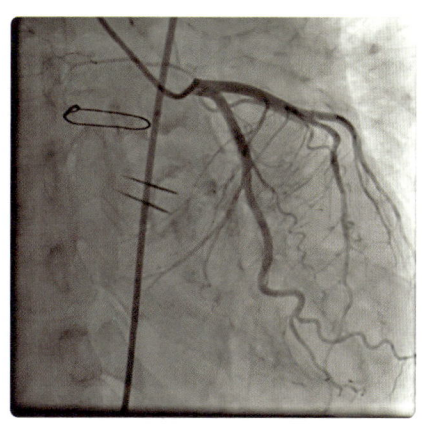
图3-27-18 冠脉造影

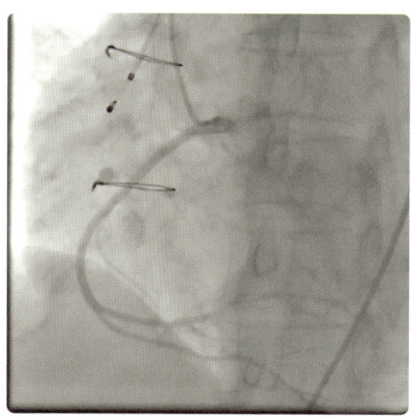
图3-27-19 冠脉造影

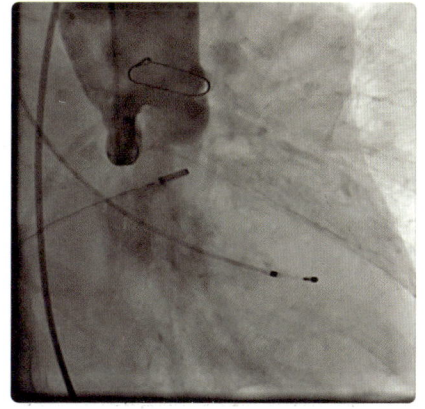
图3-27-20 主动脉根部造影

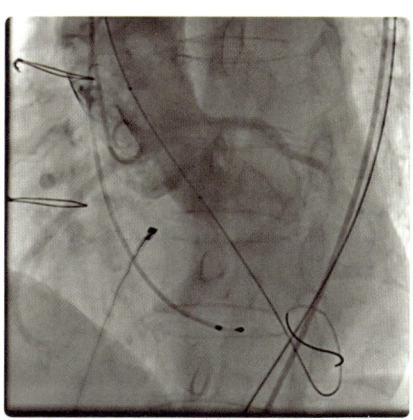
图3-27-21 18 mm球囊扩张

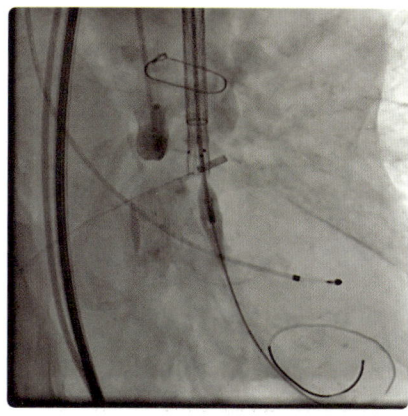
图3-27-22 VenusA 23号瓣膜定位

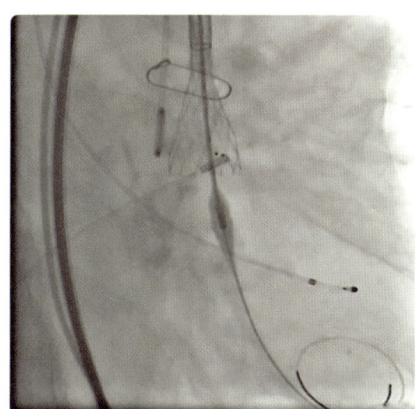
图3-27-23 瓣膜释放

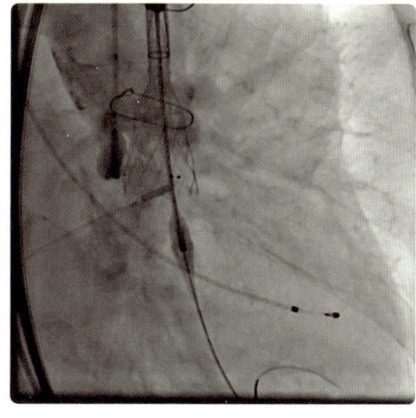
图3-27-24 造影确认植入深度

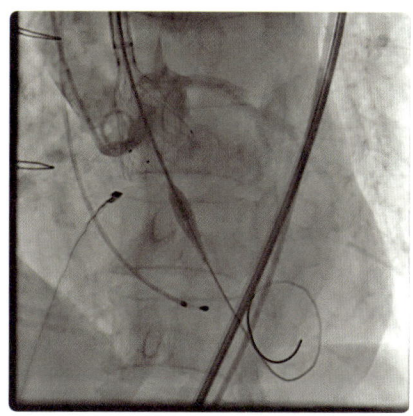
图3-27-25 多体位确认

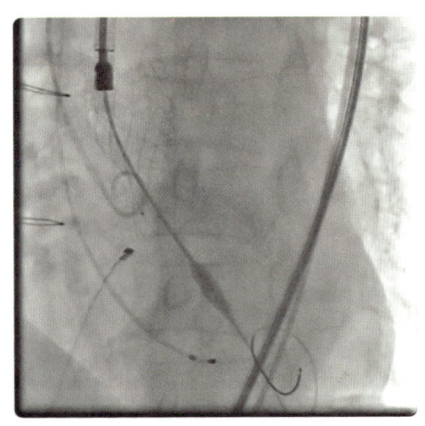
图3-27-26 瓣膜完全释放

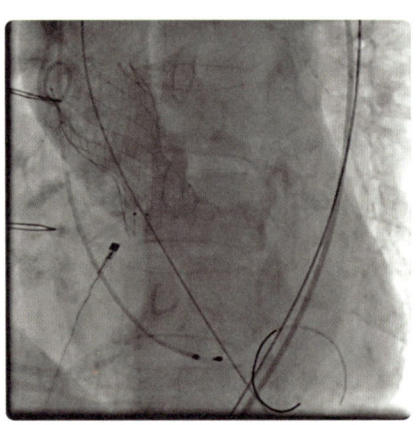
图3-27-27 复查造影

扫码看视频

术后

术后1个月超声随访（图3-27-28）。

TAVR术后，人工瓣膜功能良好。

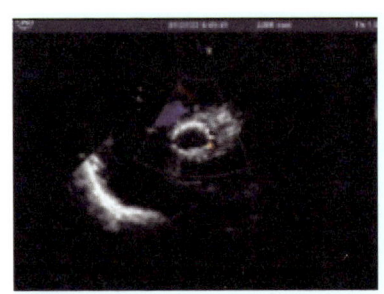
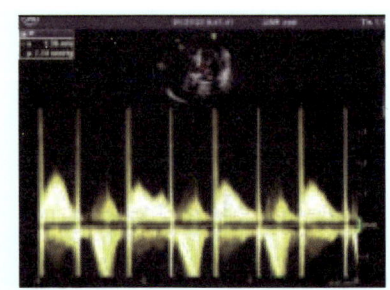
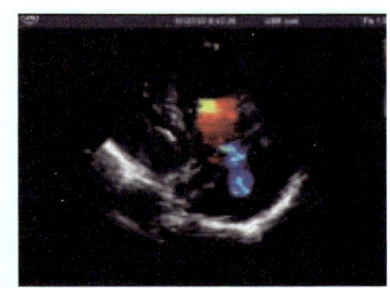

心腔及大血管 (mm)	主动脉 26	左房 32	RVOT 前后径 19	左室舒张末 30	左室收缩末 18
升主动脉 33	右房上下径 48	右室上下径 52	主肺动脉 38	室间隔 12	左室后壁 13
瓣口血流度 (m/s)	二尖瓣 E 峰 1.4	主动脉瓣 1.9	肺动脉瓣 1.0	三尖瓣 E 峰 0.54	
	二尖瓣 A 峰	峰值压差 16 mmHg	峰值压差	三尖瓣 A 峰	左室射血分数 62%
	PHT 92 ms	平均压差 9 mmHg	平均压差		
组织多普勒	S' (cm/s) 4	E' (cm/s) 3	A' (cm/s)	E/E' 47	

超声描述：
二尖瓣人工机械瓣，瓣叶活动尚可，瓣周未见异常回声；
主动脉瓣位见人工瓣膜支架，位置固定，未见明显瓣周反流；
三尖瓣闭合不良；

图3-27-28 术后1个月超声

左室内径偏小，左室壁增厚，运动尚可；主肺动脉明显增宽；
心包腔内未见明显液性暗区；下腔静脉内径21 mm，呼吸变异度<50%；

CDFI：三尖瓣反流，彩束面积5.3 cm²，估测肺动脉收缩压32 mmHg。

超声提示：
TAVR术后，人工瓣膜支架功能未见明显异常
中度三尖瓣反流

图3-27-28 （续）

病例点评

这是多学科协作（MDT）治疗病情复杂的患者的案例。本例患者除了AS，还合并特发性血小板增多、足部溃烂。如何处理，谁先谁后，需要多学科探讨。患者第一次入院，最主要的问题是右侧足跟巨大溃烂带来的疼痛，同时伴有心力衰竭症状，且溃烂创面的感染给瓣膜移植物带来感染的风险。患者虽然左侧下肢动脉胫前动脉闭塞，但溃疡位于右侧足跟，故不考虑缺血性溃烂。患者特发性血小板增多症长期羟基脲治疗，而羟基脲的其中一个不良反应就是血管性溃疡。患者的足跟皮肤溃烂考虑与羟基脲相关，经血液科和烧伤科会诊，在患者AS心功能稳定的情况下，先行右侧足跟溃烂自体皮肤移植。术后1个月随访，患者皮瓣生长状态一般。烧伤科建议，在目前皮瓣暂时没有感染的情况下，尽快行瓣膜置换手术，改善皮瓣供血，减少羟基脲使用。遂在皮瓣移植后1个月行TAVR手术治疗，术后皮瓣状态恢复满意，血液科会诊停用羟基脲，患者心功能明显改善。本例患者经血液科，烧伤科以及心脏团队多学科反复讨论，制定最佳治疗时机和手术前后顺序，体现了MDT多学科会诊模式在病情复杂患者的诊疗中发挥的主导作用。

28 当TAVR遇上"白色气球"
——肾移植术后瓣膜团块样钙化

术前分析

患者，女，55岁。主诉：气促3个月余。现病史：患者于3个月余前无明显诱因下出现心前区闷感、气促、发作时休息数分钟左右可逐渐自行缓解，未放射至他处，无晕厥，无反酸、嗳气，无咳嗽、咳痰，无恶心、呕吐，无腹痛、腹胀，无肢体乏力，无意识障碍，无眼前黑蒙感。曾到外院就诊，经检查诊断为"主动脉瓣狭窄（重度）；冠心病；心功能Ⅱ级；高血压1级（高危组）；2型糖尿病；乙肝表面抗原携带者；肾移植状态；慢性肾脏病5期；慢性肾脏病贫血"。给予调整血压、冠心病二级预防、透析等治疗后患者症状未明显缓解。今为进一步诊疗就诊，拟"主动脉瓣狭窄"收住医院。本次起病以来，患者睡眠胃纳一般，大小便正常，体重未见明显减轻。

既往史：有糖尿病病史10年余，有高血压病史10年余，现血压控制可；否认脑梗死史；否认慢性肺气肿病史；否认风湿性心脏病史；否认房颤病史；否认肝炎病史；否认结合病史；否认其他传染病史；否认输血史；否认外伤史；有手术史2022年2月行冠脉造影+PCI术，示前降支及回旋支狭窄；LAD植入2枚支架；2009年曾行肾移植。否认中毒示；无过敏史。

术前超声（图3-28-1）

AV：5.3 m/s，MPG：71 mmHg，AVA：1.49 cm^2，LVEF：50%。

考虑尿毒症心脏病超声改变。

主动脉瓣重度狭窄并轻度反流。

二尖瓣中度狭窄并轻度反流。

三尖瓣重度反流。

中度肺高压。

少量心包积液。

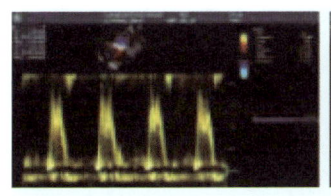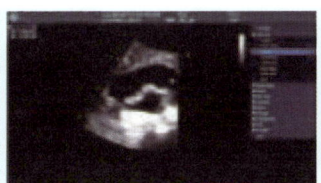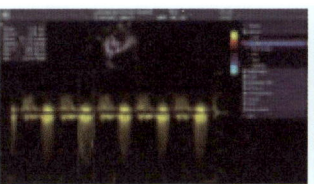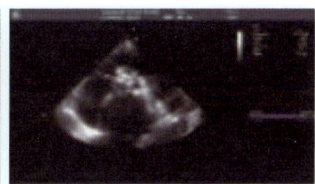

心腔及大血管 (mm)	主动脉 29	左房 57	RVOT 前后径 25	左室舒张末 60	左室收缩末 44
升主动脉 34	右房上下径 63	右室上下径 71	主肺动脉 40	室间隔 14	左室后壁 15
瓣口血流度 (m/s)	二尖瓣 E 峰 1.97	主动脉瓣 5.3	肺动脉瓣 0.86	三尖瓣 E 峰 0.66	
	二尖瓣 A 峰 1.87	峰值压差 101 mmHg	峰值压差	三尖瓣 A 峰	左室射血分数 50%
	PHT	平均压差 71 mmHg	平均压差		
组织多普勒	S' (cm/s) 4	E' (cm/s) 4	A' (cm/s) 5	E/E' 49	

超声描述：

主动脉瓣为三叶瓣，明显增厚、钙化，瓣叶粘连，开放明显受限，关闭欠佳；主动脉瓣环内径25 mm，胸骨上窝切面主动脉弓降部显示不清；

二尖瓣前后叶回声增强，瓣叶及瓣环见明显钙化，开放受限，2DE测AVA 1.49 cm^2，血流速度加快；三尖瓣瓣尖稍厚，瓣环扩张，开放尚可，关闭不拢；

左心、右房扩大，左室壁明显增厚，心肌回声增强，左室壁运动减弱；

心包腔见液性暗区：左室壁5.8 mm，右室前壁前4.7 mm；

CDFI：二尖瓣反流，彩束面积5.7 cm^2；主动脉瓣反流，彩束面积1.7 cm^2；
三尖瓣反流，彩束面积10.4 cm^2，估测肺动脉收缩压58 mmHg。

超声提示：

考虑尿毒症性心脏病超声改变
重度主动脉瓣狭窄并轻度反流
中度二尖瓣狭窄并中度反流
重度三尖瓣反流　中度肺高压
少量心包积液　左室收缩舒张功能减退

图3-28-1　术前超声

根部解剖

根据术前CT分析（图3-28-2至图3-28-15），该病例为三叶瓣，重度钙化，在瓣叶尖端位置有一块大型钙化，Annulus：25.1 mm、LVOT：25.1 mm、Asc.AO：35.5 mm、STJ：30.9 mm。

LCA：10.4 mm，RCA：17.5 mm，结合患者肾移植后、特殊钙化分布的情况，拟行PBAV后根据钙化团块移位情况评估冠脉堵塞风险，通过ICE辅助以减少造影剂使用，术中操作轻柔，预选20 mm球囊预扩，观察球囊腰征、冠脉灌注情况及反流情况，优选VenusA 26号瓣膜。

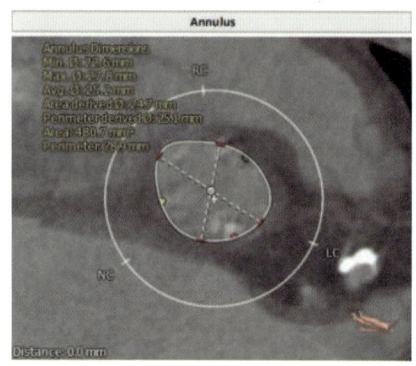
图3-28-2　瓣环平面

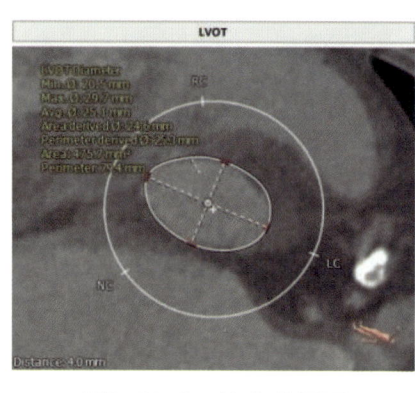
图3-28-3　流出道平面

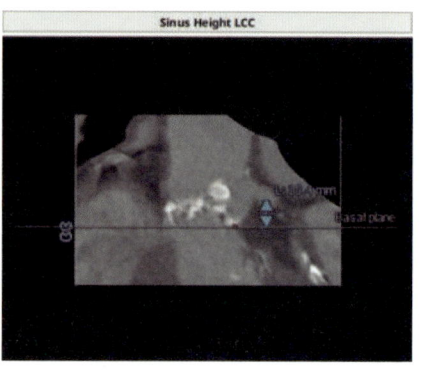
图3-28-4　左冠高度

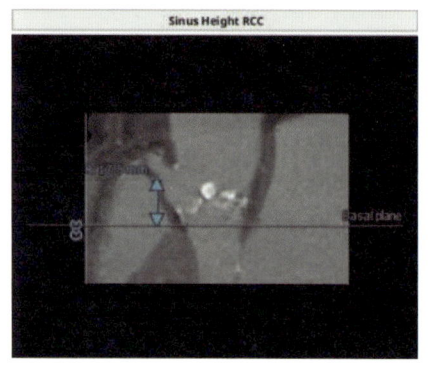
图3-28-5　右冠高度

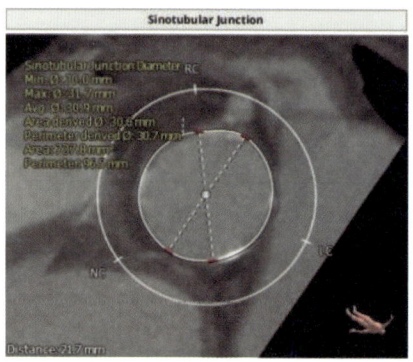
图3-28-6　窦管交界平面

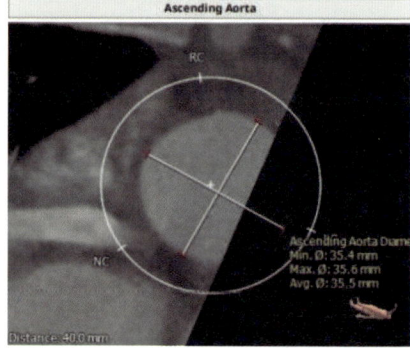
图3-28-7　瓣上40 mm处升主平面

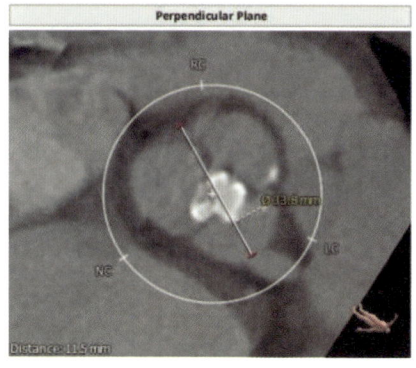
图3-28-8　左冠窦到对侧嵴长度

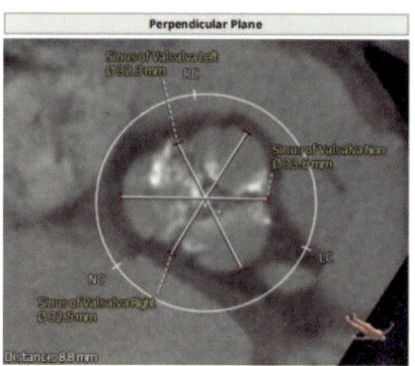
图3-28-9　瓦氏窦

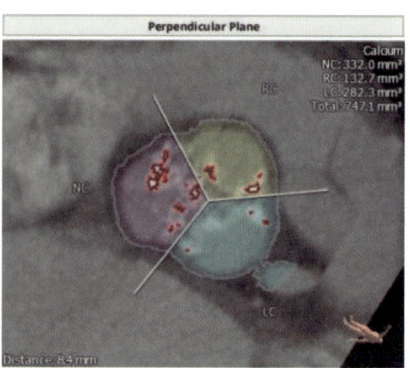
图3-28-10　钙化情况

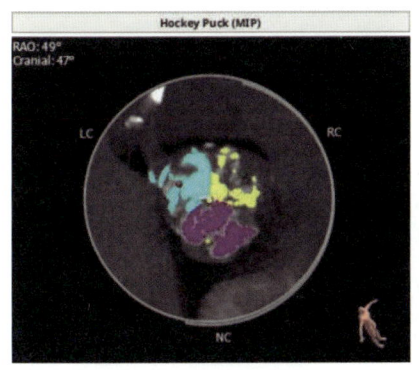
图3-28-11 钙化分布

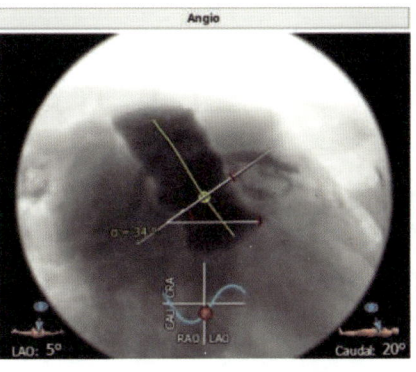
图3-28-12 横位心角度

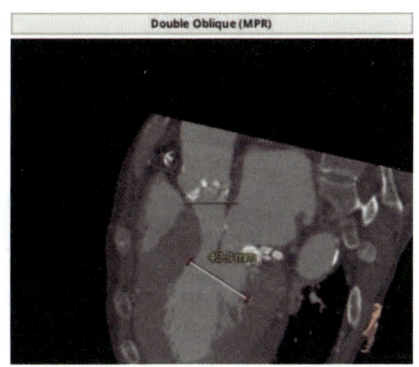
图3-28-13 左室大小

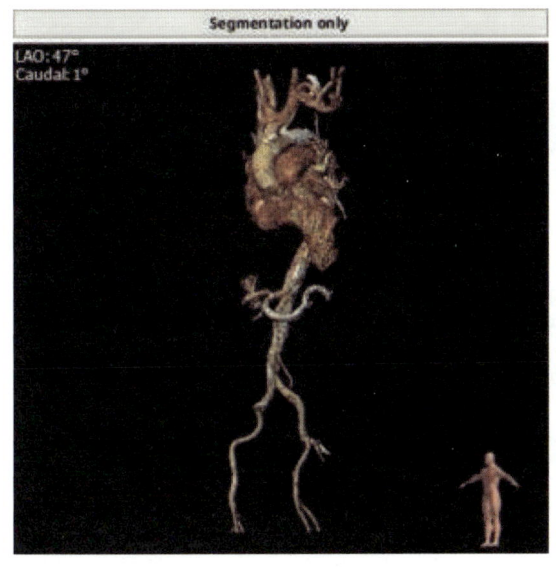
图3-28-14 全主动脉形态

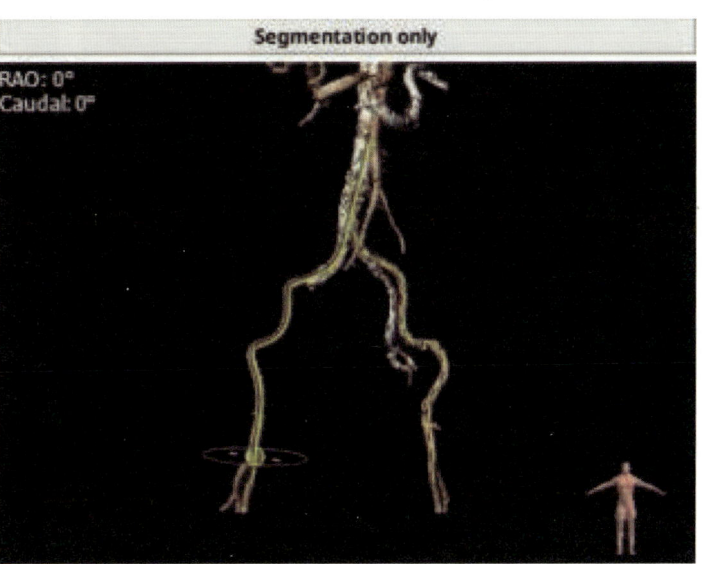
图3-28-15 入路情况

（该图片来源于荷兰 Pie medica imaging 公司的 3mensio 术前评估软件）

手术过程

手术过程（图3-28-16至图3-28-28）。

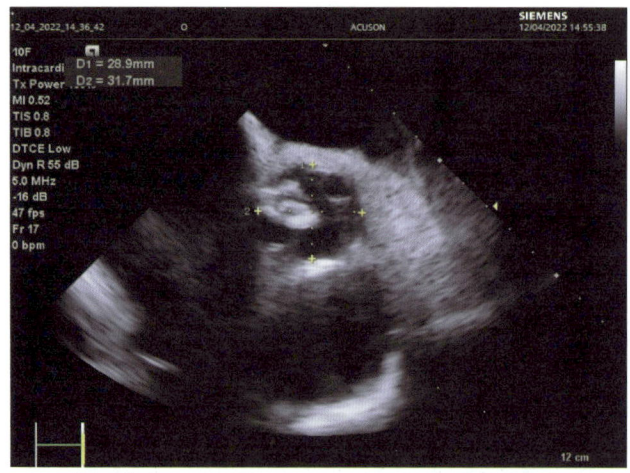

图3-28-16　ICE术前观察情况：钙化团块

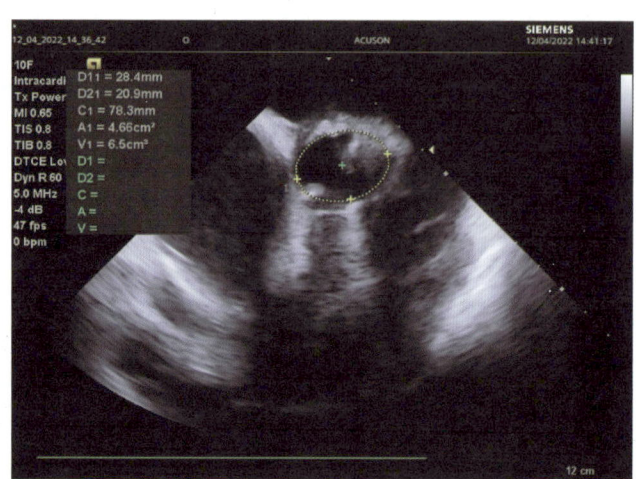

图3-28-17　瓣环测量情况

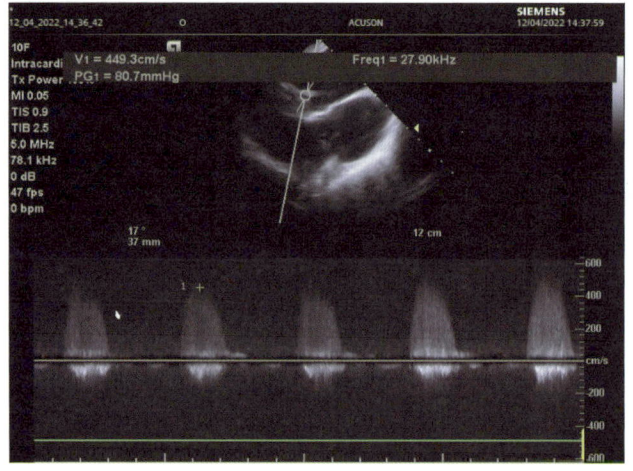

图3-28-18　跨瓣压差

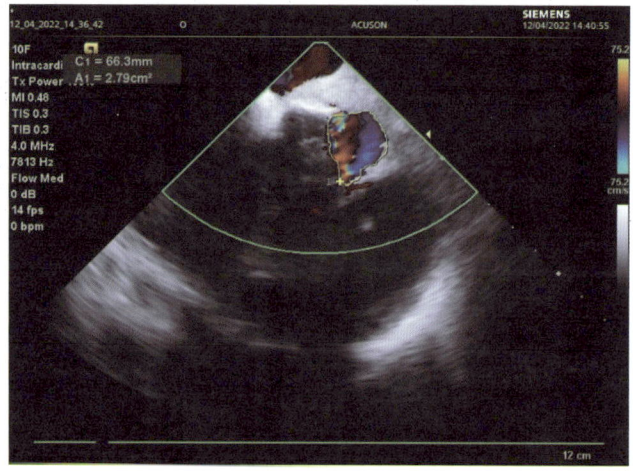

图3-28-19　主动脉瓣反流情况

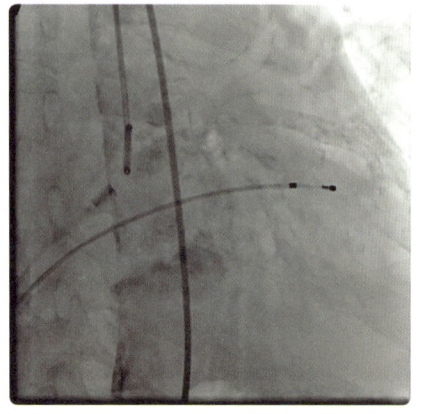

图3-28-20　透视下可见主动脉瓣叶团状钙化影

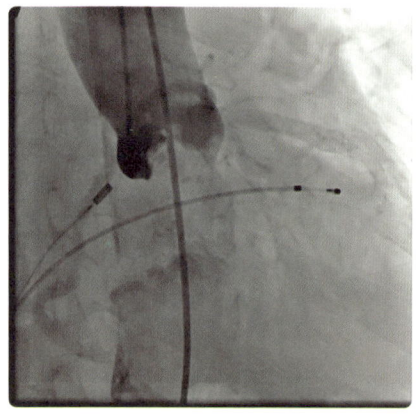

图3-28-21　主动脉根部造影

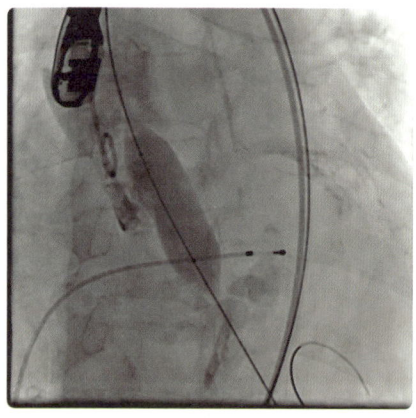

图3-28-22　20 mm球囊扩张

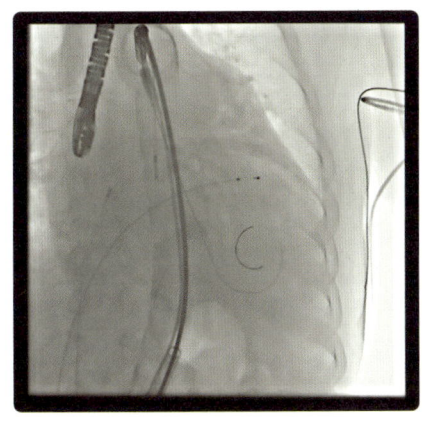 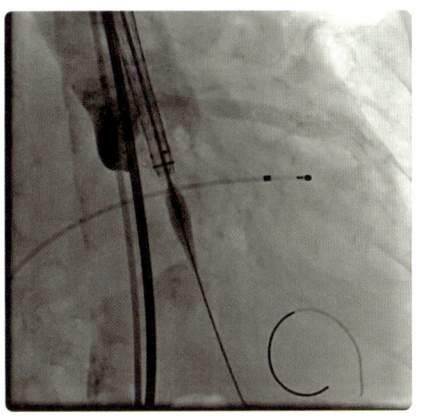 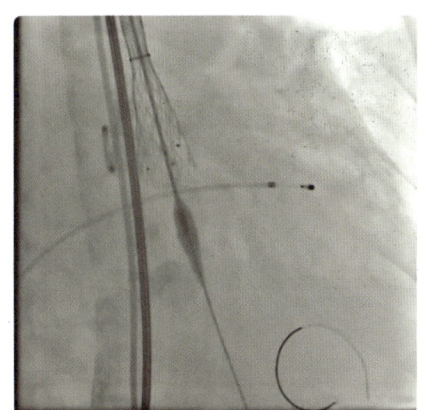

图3-28-23　Venus-A 26号瓣膜过弓跨瓣　　　图3-28-24　瓣膜定位　　　图3-28-25　瓣膜释放

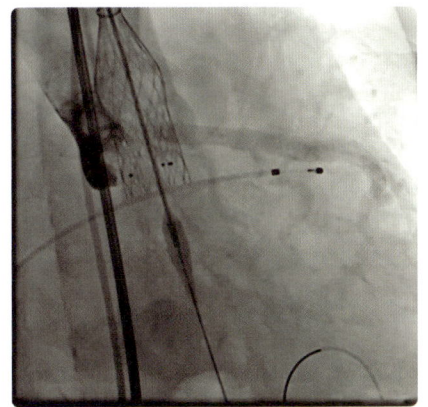 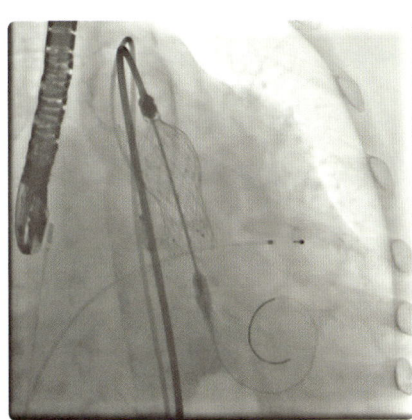 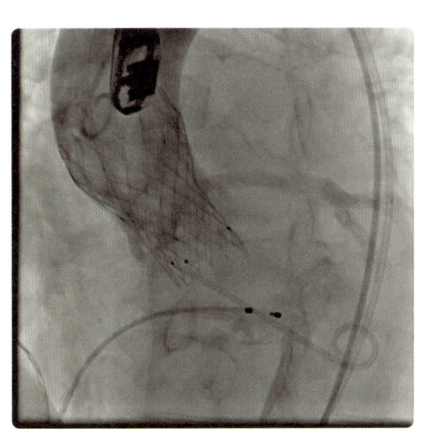

图3-28-26　造影确认深度　　　图3-28-27　瓣膜完全释放　　　图3-28-28　复查造影

扫码看视频

● 术后

TAVR术后，术后超声（图3-28-29）可见人工瓣膜支架轻度瓣周漏，左室舒张功能减低，二尖瓣轻度反流并轻度狭窄，轻度三尖瓣反流，轻度肺高压。

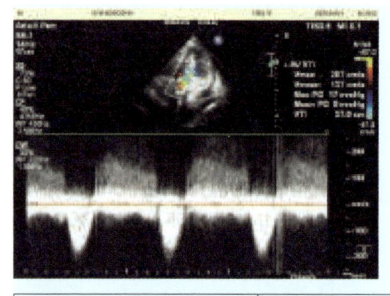 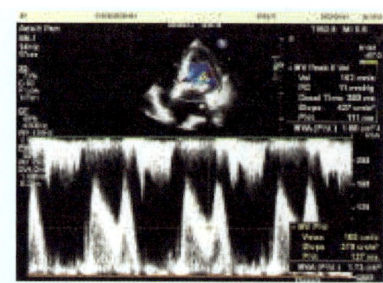 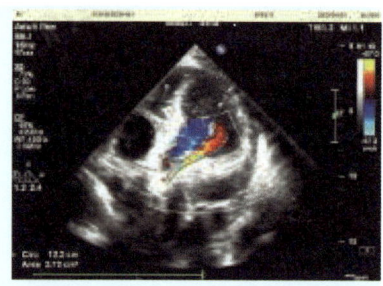

心腔及大血管 (mm)	主动脉 17.8	左房 49	RVOT 前后径 22	左室舒张末 52	左室收缩末 34
升主动脉 33	右房上下径 56	右室上下径 57	主肺动脉 26	室间隔 18	左室后壁 14
瓣口血流度 (m/s)	二尖瓣 E 峰 1.71	主动脉瓣 2.07	肺动脉瓣 1.2	三尖瓣 E 峰 0.53	
	二尖瓣 A 峰 1.67	峰值压差 17 mmHg	峰值压差	三尖瓣 A 峰	左室射血分数 66%
	PHT	平均压差 9 mmHg	平均压差		
组织多普勒	S'(cm/s) 6.4	E'(cm/s) 3.3	A'(cm/s) 6.1	E/E' 52	

超声描述：

主动脉瓣位见人工瓣膜支架，瓣架内径17.8 mm，短轴切面瓣周7点处探及一束反流，彩束面积3.7 cm²；
二尖瓣前后叶回声增强，瓣叶及瓣环见明显钙化，开放受限，血流速度加快；三尖瓣瓣尖稍厚，瓣环扩张，开放尚可，关闭不拢；
左心扩大，左室壁明显增厚，心肌回声粗糙，室壁运动尚可；右房右室见起搏导丝回声；
心包腔液性暗区：左室侧壁之外4.3 mm，左室后壁之后9.4 mm；

CDFI：二尖瓣反流，彩束面积0.9 cm²；
主动脉瓣反流，彩束面积3.7 cm²（源自瓣周）；
三尖瓣反流，彩束面积3.15 cm²，估测肺动脉收缩压40 mmHg。

超声提示：
TAVR术后，人工瓣膜支架轻度瓣周漏
左室舒张功能减低
二尖瓣轻度反流并轻度狭窄
轻度三尖瓣反流　轻度肺高压
临时起搏器植入术后

图3-28-29　术后超声

病例点评

透析患者是AS患者中比较常见的一类人群，通常发病年龄较轻。本例患者55岁，但肾衰竭病史25年以上，做了2次肾移植，第一个肾用了10年，第二个肾用了6年，目前是透析状态。心脏彩超和CTA

都可以看到明显的钙磷代谢紊乱导致的瓣膜钙化粘连，主动脉瓣及二尖瓣瓣环均有受累。主动脉瓣可见巨大团块样钙化，仿佛皇冠上的明珠，DSA下看就像一个"气球"。CTA因扫描关系，无法明确该团块位于哪个瓣叶，心脏彩超也无法分辨。这样一个是钙化脱落导致栓塞的风险高，而且还有左冠堵塞的风险。因患者年龄及肾衰竭问题，无法入选脑保护的临床研究。策略上做好两手准备：一个是冠脉保护的准备，另一个是有可能单纯球囊扩张，不植入瓣膜。采用小球囊扩张策略，预扩张发现钙化团块并没有向左冠方向移动，而是向无窦方向移动，遂直接植入瓣膜，再次造影和彩超确认钙化团块没有脱落，结束手术。

29 急性消化道出血，心衰，肺部感染——TAVR手术时机

术前分析

患者，男，72岁。患者2天前开始出现解黑便，量不详，偶有头晕、胸闷不适，头晕非天旋地转感，伴胸闷气促不适，头晕可自行缓解，但黑便反复出现。第2天凌晨2时左右再发头晕、站不稳，胸闷气促、出汗、恶心呕吐，至急诊就诊，送入抢救室监护治疗。予以暂停氯吡格雷、氨氯地平等药物，禁食、抑酸护胃、止血、补液、输血等治疗，于6 h前突然出现呼之不应，大汗，随后心搏呼吸骤停，大动脉搏动消失，立即给予持续心肺复苏、气管插管、呼吸机辅助呼吸，静脉推注肾上腺素等抢救，约20 min后患者心搏恢复，为进一步诊治，拟"消化道出血"入院。既往外院曾诊断为"慢性左心功不全，高血压3级（高危组），高血压心脏病；退行性心脏瓣膜病，主动脉瓣狭窄伴关闭不全，冠状动脉粥样硬化性心脏病"，服用氯吡格雷、阿托伐他汀、苯磺酸氨氯地平片治疗。有高血压病史。

术前超声（图3-29-1）

AV：5.3 m/s，MPG：64 mmHg，LVEF：48%。

心脏瓣膜退行性病变。

重度主动脉瓣狭窄合并中、重度反流。

左室壁节段性运动异常，左室收缩舒张功能减退。

中度二尖瓣反流。

中度三尖瓣反流，轻、中度肺高压。

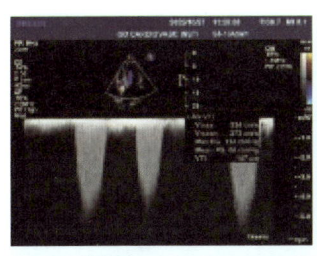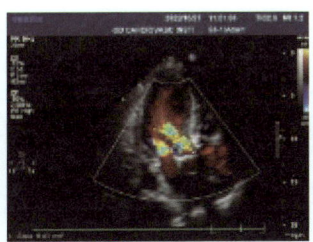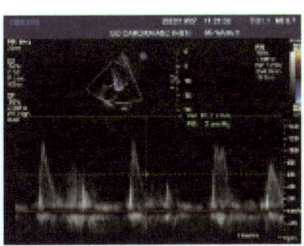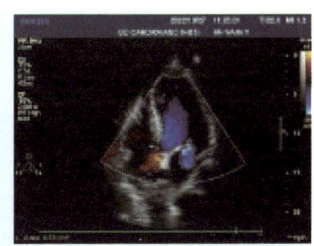

心腔及大血管 (mm)	主动脉 35	左房 36	RVOT 前后径 25	左室舒张末 56	左室收缩末 41
升主动脉	右房上下径 59	右室上下径 66	主肺动脉 23	室间隔 13	左室后壁 12
瓣口血流度 (m/s)	二尖瓣 E 峰 1.3	主动脉瓣 5.3	肺动脉瓣 0.6	三尖瓣 E 峰 0.5	
	二尖瓣 A 峰 0.6	峰值压差 114 mmHg	峰值压差	三尖瓣 A 峰	左室射血分数 48%
	PHT	平均压差 64 mmHg	平均压差		
组织多普勒	S'(cm/s) 4	E'(cm/s) 3	A'(cm/s) 4	E/E' 43	

超声描述：

平卧位探查，透声窗差；

升主动脉显示不清，主动脉瓣瓣叶数目显示不清，可见钙化，开放受限，关闭不拢；

二尖瓣血流频谱呈充盈限制型；

双房及左室增大，左室壁增厚，左室下后壁基底段搏动减弱，余室壁运动稍减弱；

房室间隔连续完整，未见PDA；

心包腔内未见液性暗区；

CDFI：二尖瓣反流，彩束面积4.7 cm^2；主动脉瓣反流，彩束面积7.8 cm^2；

　　　三尖瓣反流，彩束面积4.5 cm^2，估测肺动脉收缩压51 mmHg。

超声提示：

心脏瓣膜退行性病变

重度主动脉瓣狭窄并中-重度反流

左室壁节段性运动异常，左室收缩舒张功能减退

中度二尖瓣反流

中度三尖瓣反流　轻-中度肺高压

图3-29-1　术前超声

根部解剖

根据术前CT分析（图3-29-2至图3-29-14），该病例为Type1型二叶瓣，左右瓣叶钙化融合，极重度钙化，瓣环28.2 mm，LVOT 31 mm，窦部均径大于35 mm，STJ 37.1 mm，LCA高度10.7 mm，RCA高度20.1 mm，升主动脉增宽，横位心，心室扩张。结合解剖结构考虑，拟以右股动脉作为主入路，选

用23 mm球囊进行预扩，备snare，优选VenusA-L29号瓣膜。

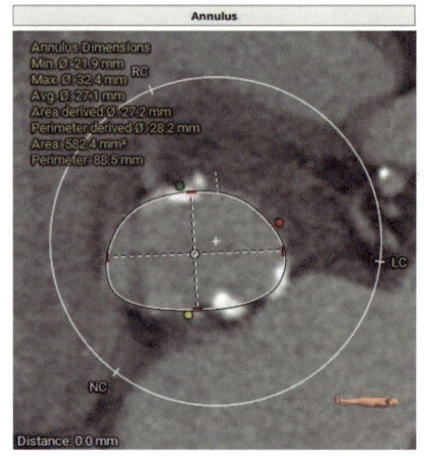
图3-29-2　瓣环平面

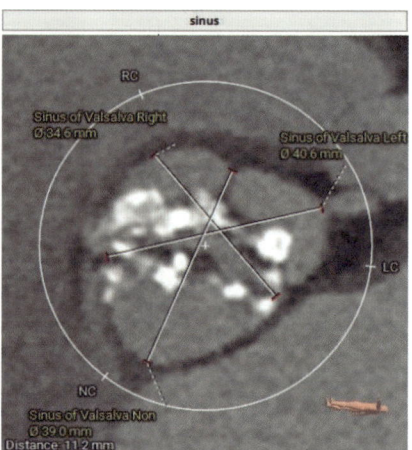
图3-29-3　流出道平面

图3-29-4　瓦氏窦

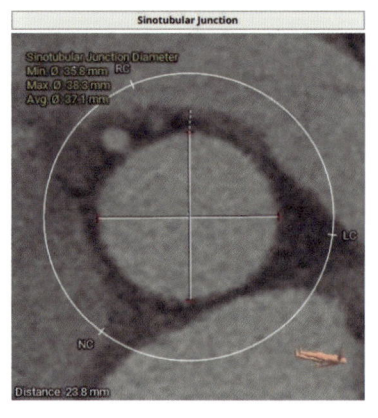
图3-29-5　窦管交界平面

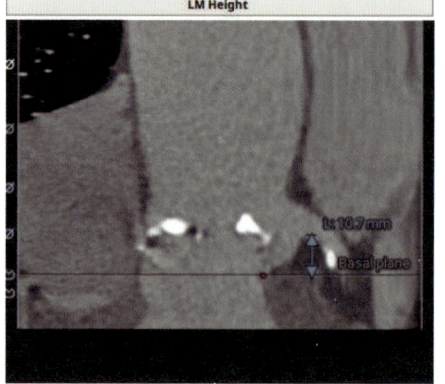
图3-29-6　左冠高度

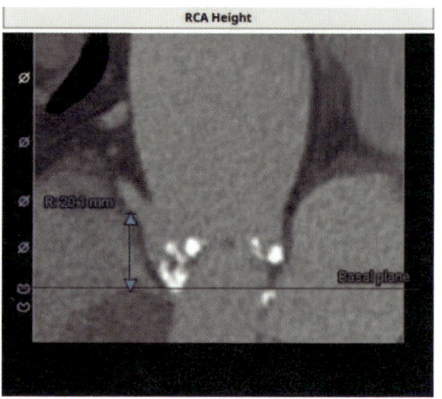
图3-29-7　右冠高度

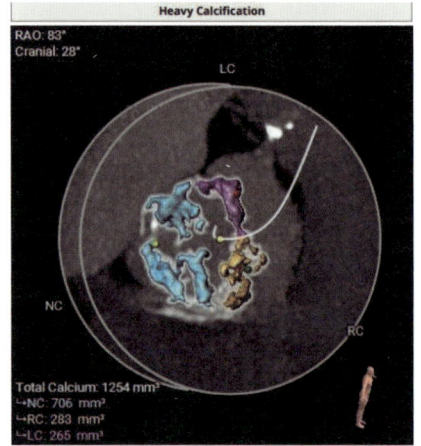
图3-29-8　钙化情况

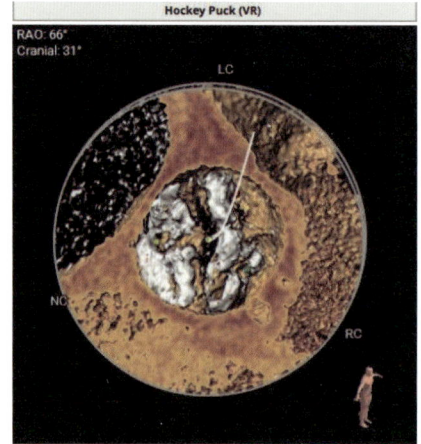
图3-29-9　腔内重建

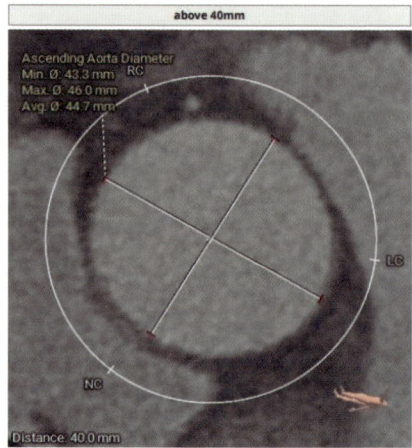
图3-29-10　瓣上40 mm处升主平面

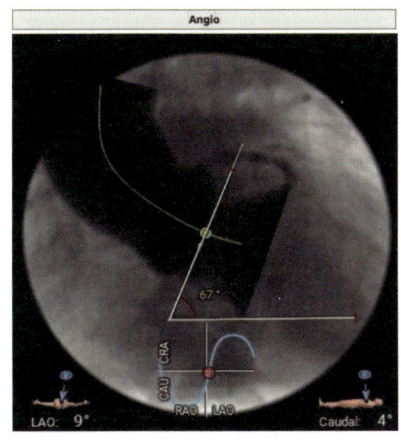 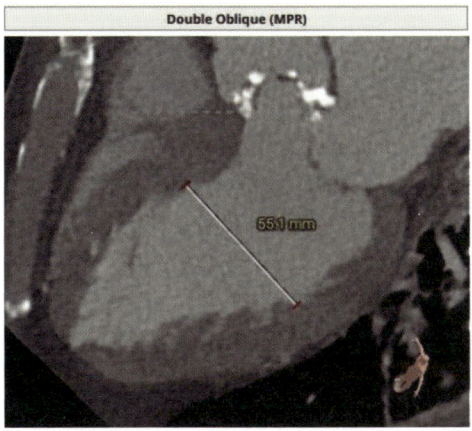 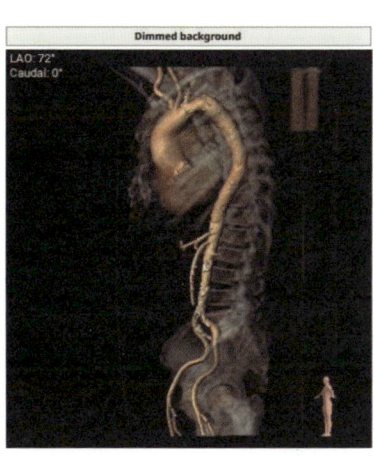

图3-29-11　横位心角度　　图3-29-12　左室大小　　图3-29-13　全主动脉形态

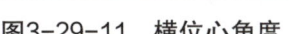

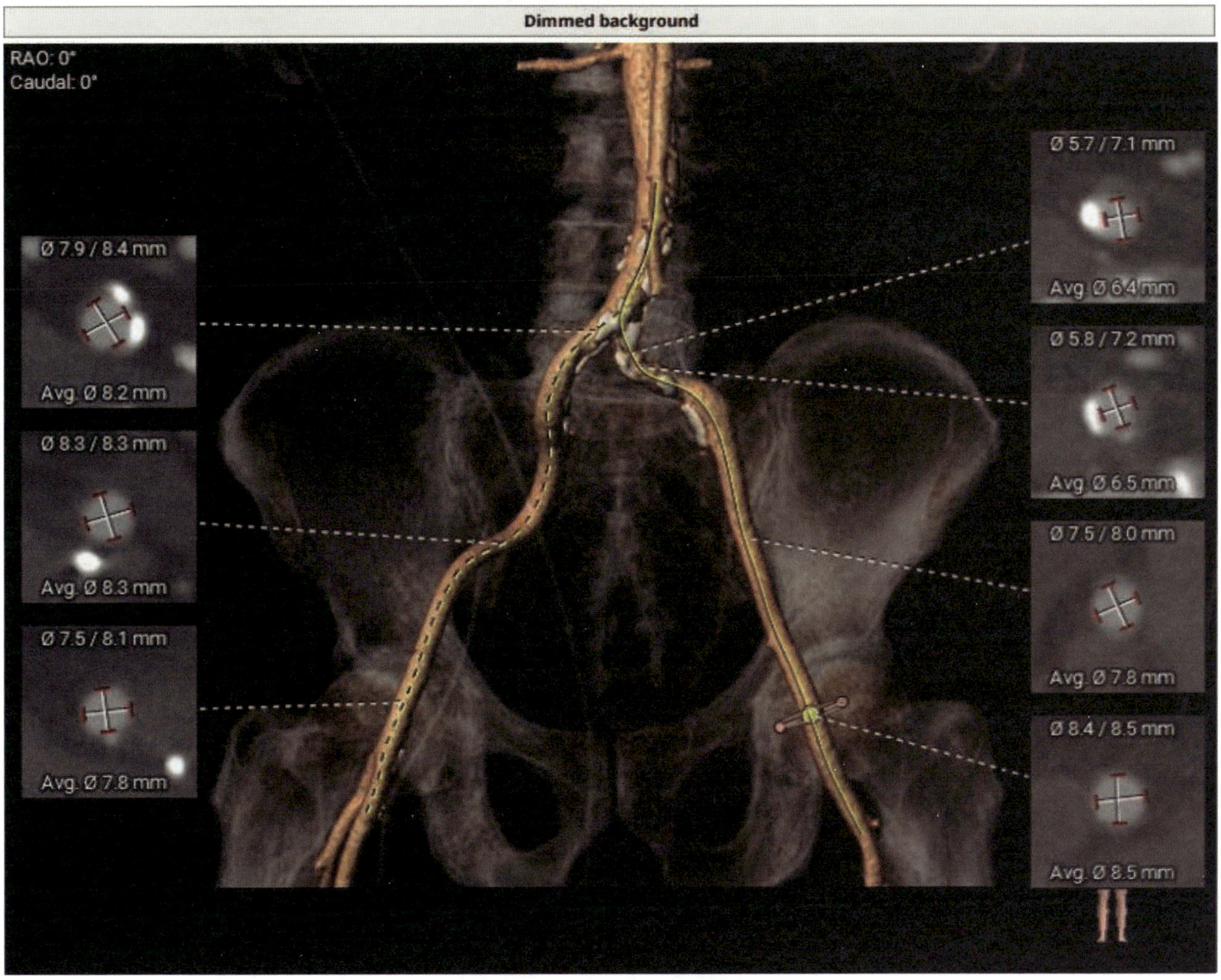

图3-29-14　入路情况

（该图片来源于荷兰Pie medica imaging公司的3mensio术前评估软件）

手术过程

手术过程（图3-29-15至图3-29-26）。

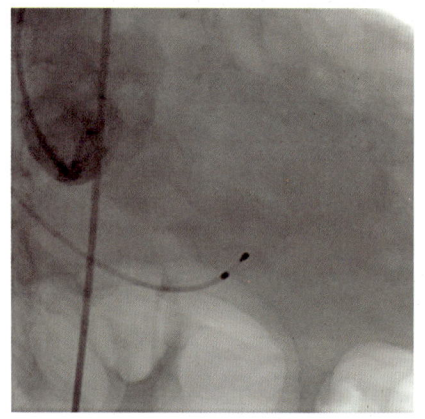
图3-29-15　根部造影

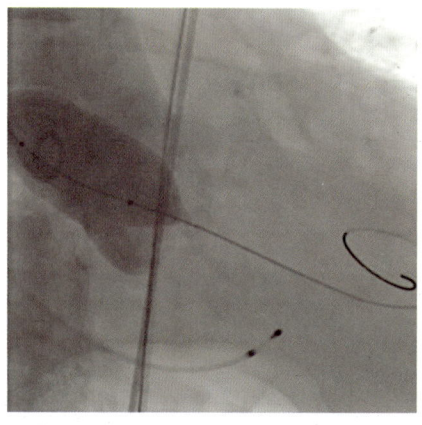
图3-29-16　23 mm球囊预扩打滑

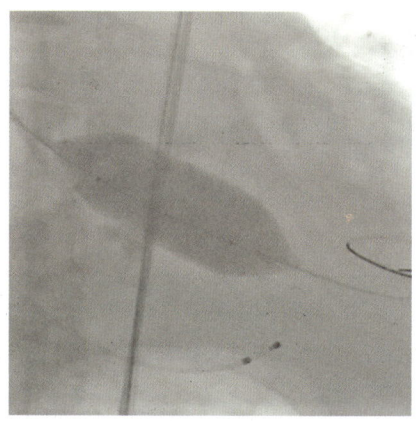
图3-29-17　再次预扩

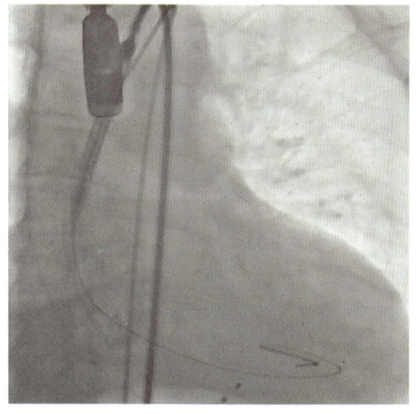
图3-29-18　VenusA 29号瓣膜无法跨瓣

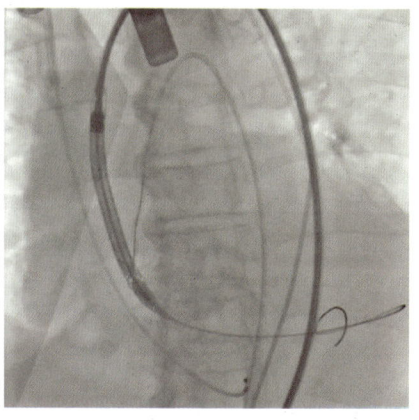
图3-29-19　抓捕器辅助成功跨瓣

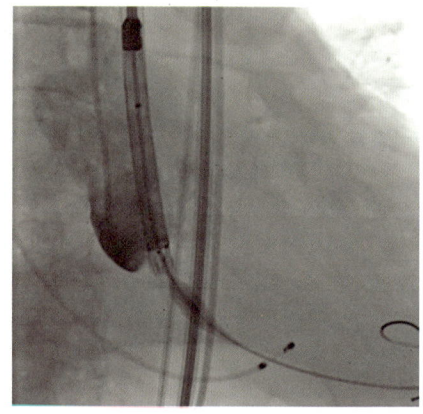
图3-29-20　瓣膜定位

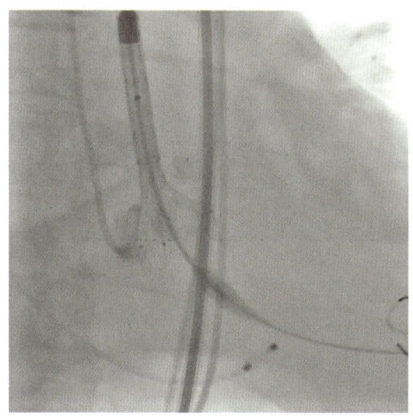
图3-29-21　瓣膜释放后下滑回收再调整

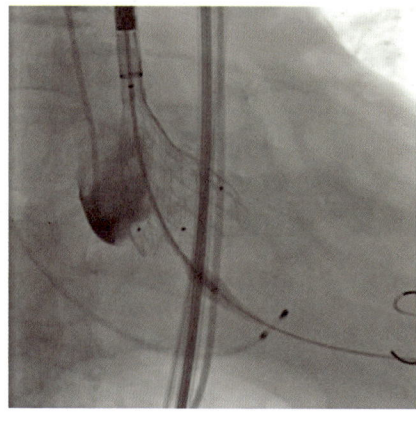
图3-29-22　造影确认植入深度满意

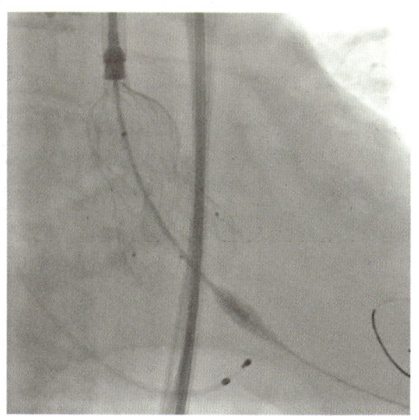
图3-29-23　完全释放瓣膜

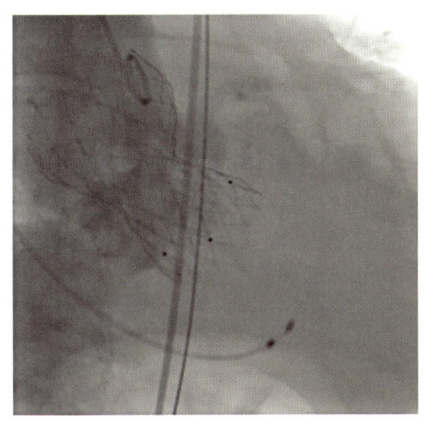
图3-29-24　复查造影瓣膜腰症明显

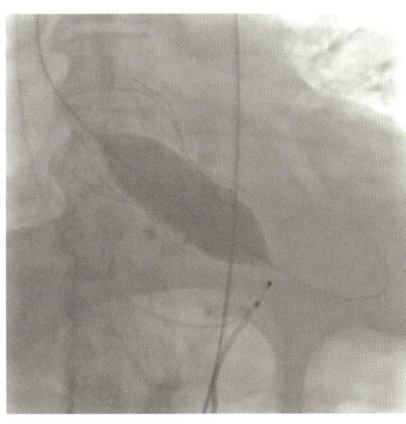
图3-29-25　23 mm球囊后扩

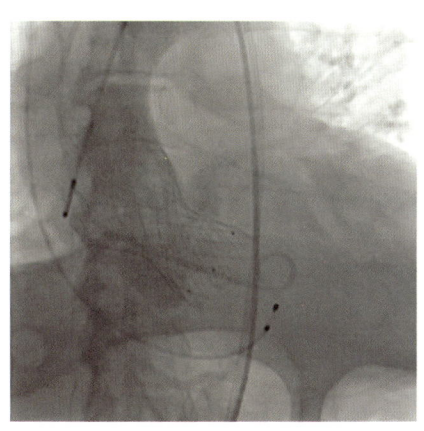
图3-29-26　复查造影

扫码看视频

术后

术后超声随访（图29-4-1）。

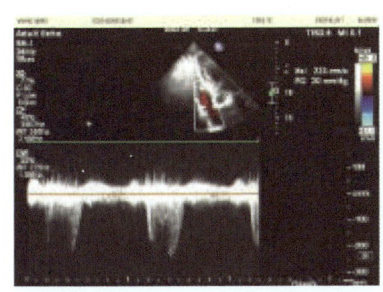
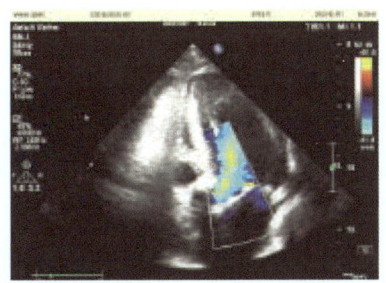
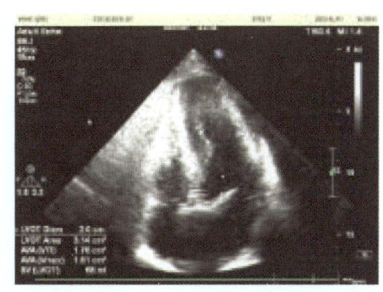

心腔及大血管 (mm)	主动脉 31	左房 33	RVOT 前后径 24	左室舒张末 55	左室收缩末 29
升主动脉 33	右房上下径 46	右室上下径 63	主肺动脉 24	室间隔 12	左室后壁 12
瓣口血流度 (m/s)	二尖瓣 E 峰 0.79	主动脉瓣 2.5	肺动脉瓣 0.85	三尖瓣 E 峰 0.53	
	二尖瓣 A 峰 0.68	峰值压差 25 mmHg	峰值压差	三尖瓣 A 峰	左室射血分数 63%
	PHT	平均压差 13 mmHg	平均压差		
组织多普勒	S' (cm/s) 8.6	E' (cm/s) 5.4	A' (cm/s) 7.2	E/E' 15	

超声描述：
床旁超声，机械通气，透声窗差；
主动脉瓣位见人工生物瓣，支架工作区内径20 mm，位置固定，开放尚可；AVA（VTI）1.76 cm²；
左室壁增厚，室壁运动尚好；

图3-29-27　术后超声

房室间隔连续完整，未见PDA；

心包腔内未见液性暗区；

CDFI：三尖瓣反流，彩束面积2.6 cm²，估测肺动脉收缩压25 mmHg。

超声提示：
TAVR术后
轻度三尖瓣反流

图3-29-27　（续）

病例点评

这个患者因急性消化道出血并活动后气促入院，急诊时血色素只有50 g/L，心脏彩超同时发现重度主动脉瓣狭窄，当时会诊考虑不排除海德综合征导致消化道出血，但当时出血急性期，还是建议先止血，同时完善胃镜检查。在急诊给予抑酸护胃，输血等对症支持治疗，消化道出血逐渐控制，同时行胃镜检查，未发现大的出血溃疡等病灶，进一步证实海德综合征的可能性。在出血控制的同时，患者心力衰竭进一步加重，因急性左心室予插管上呼吸。然后是肺水肿，肺部感染，发热到39℃，肾功能逐渐恶化，接踵而来，如何把握手术时机？

经MDT讨论，认为此时患者消化道出血稳定，心力衰竭恶化，发热是因为肺水肿和肺部感染，在血培养阴性的情况下，应该尽早TAVR治疗，否则会错过最佳治疗时机。在转入CCU后第三天，行TAVR手术治疗，当天体温37.9℃。手术策略上，这是大瓣环，大流出道结构，瓣上是左右融合的Type1型，钙化重，脊无钙化，升主动脉扩张，横位心，考虑29号瓣膜可能性大，用23 mm球囊预扩张做ballonsizing，如果有漏，更换32号瓣膜。术中23 mm球囊预扩无腰无漏，遂使用29号瓣膜，在跨瓣过程中有明显阻力，遂把系统退出，使用抓捕器辅助成功跨瓣。因抓捕器一开始套在胶囊区有滑动，故直接把抓捕器放到TIP头附近，这种情况下要特别小心务必要把抓捕器退回到主动脉，以防影响瓣膜释放。最后瓣膜脱钩后虽然瓣周漏不重，但有压差，瓣膜有腰征，遂用23 mm球囊做后扩张。最后结果比预想要好。

（郑胜能）

第四章 冠脉保护

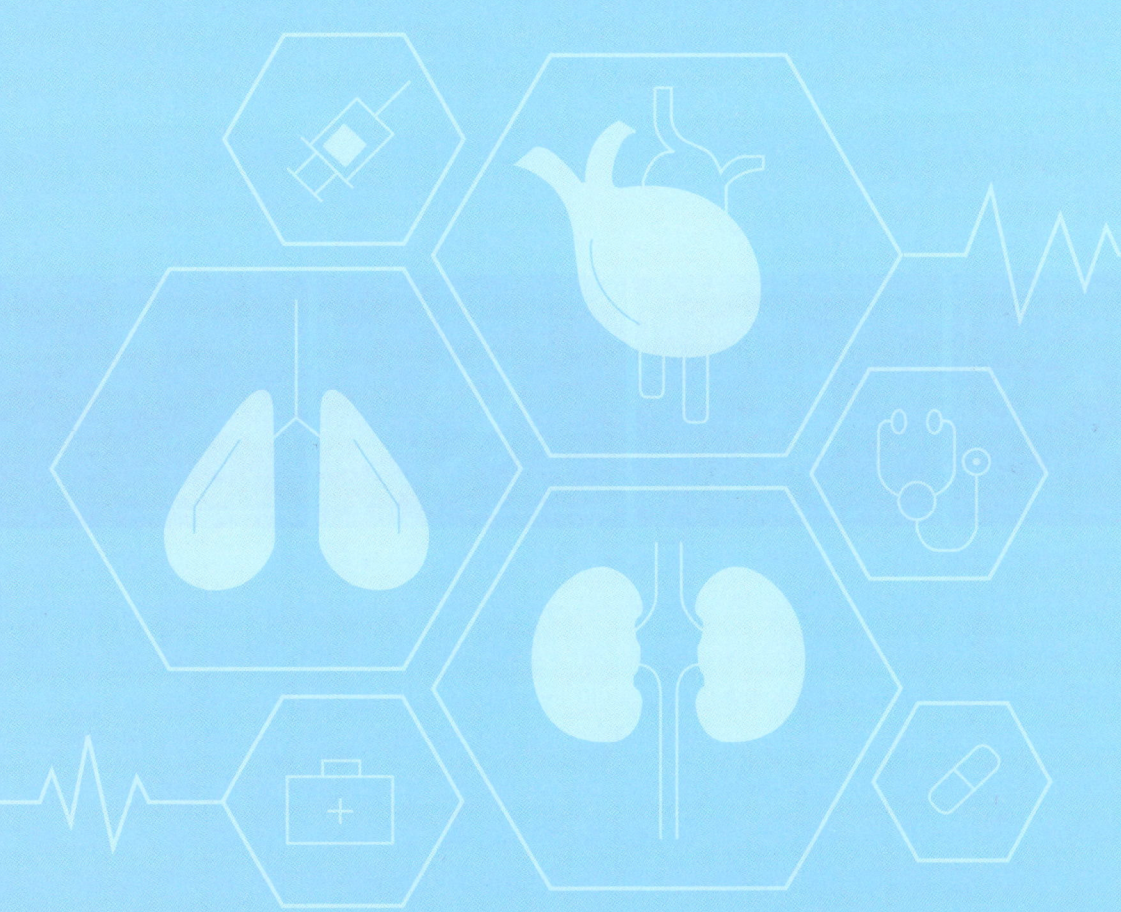

30 R-N融合Type 1 型——抓捕器+左冠烟囱

术前分析

患者，男，82岁，反复活动后胸痛2年余。既往有手术史（2021年行PCI术）。

术前超声（图4-30-1）

AV：4.48 m/s，MPG：50 mmHg，LVEF：46%。

主动脉瓣重度狭窄并中度反流。

二尖瓣中度反流。

三尖瓣轻度反流。

左室收缩舒张功能减退。

少量心包积液。

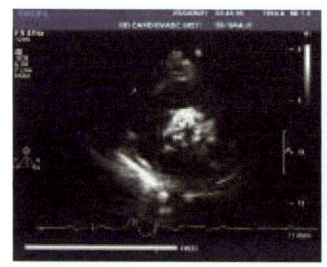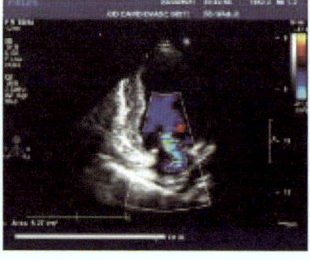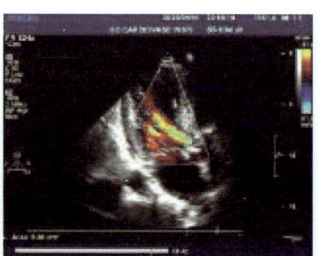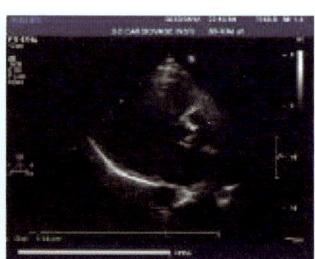

心腔及大血管 (mm)	主动脉 32	左房 43	RVOT 前后径 26	左室舒张末 54	左室收缩末 35
升主动脉 34	右房上下径 42	右室上下径 50	主肺动脉 26	室间隔 13	左室后壁 13
瓣口血流度 (m/s)	二尖瓣 E 峰 0.53	主动脉瓣 4.48	肺动脉瓣 0.98	三尖瓣 E 峰 0.5	
	二尖瓣 A 峰 1.16	峰值压差 80 mmHg	峰值压差	三尖瓣 A 峰	左室射血分数 46%
	PHT	平均压差 50 mmHg	平均压差		
组织多普勒	S'（cm/s）5	E'（cm/s）4	A'（cm/s）11	E/E' 13	

图4-30-1 术前超声

超声描述：
主动脉瓣见明显钙化，瓣叶结构分辨不清，开放明显受限，关闭不拢；主动脉瓣瓣环内径24 mm；胸骨上窝切面显示不清；二尖瓣后瓣环回声增强，瓣环扩张，瓣叶关闭不拢；
左房、左室增大，左室壁增厚，室壁运动减弱；
房间隔未见中断，未见PDA征；
心包腔见液性暗区，右房后壁4.2 mm，右室游离壁3.5 mm；

CDFI：二尖瓣反流，彩束面积5.3 cm^2；
　　　主动脉瓣反流，彩束面积5.9 cm^2；
　　　三尖瓣反流，彩束面积1.9 cm^2，估测肺动脉收缩压27 mmHg。

超声提示：
主动脉瓣明显钙化，重度狭窄并中度反流
中度二尖瓣反流
轻度三尖瓣反流
左室收缩舒张功能减退
少量心包积液

图4-30-1　（续）

根部解剖

根据术前CT（图4-30-2至图4-30-15），该病例为三窦三瓣，无冠瓣与右冠瓣融合，成功能性二叶瓣，瓣叶增厚增长，交界缘有不同程度的粘连，瓣环26.3 mm，LVOT 25.9 mm，STJ 33.6 mm，极重度钙化，LCA 11.6 mm，RCA 14.5 mm，升主动脉无明显增宽，结合解剖结构，拟以右股动脉作为主入路，选用20 mm球囊进行预扩，观察左冠闭塞风险必要时冠脉保护，优选L26号VenusA-Valve瓣膜。

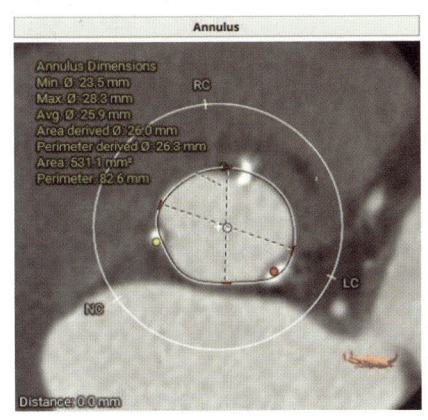
图4-30-2　瓣环平面

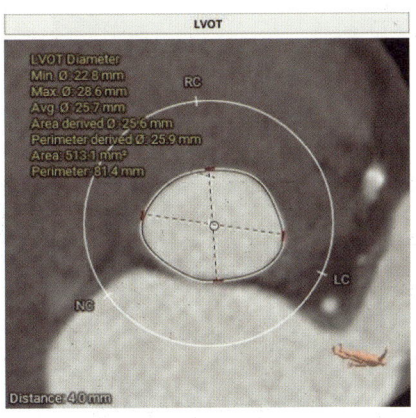
图4-30-3　流出道平面

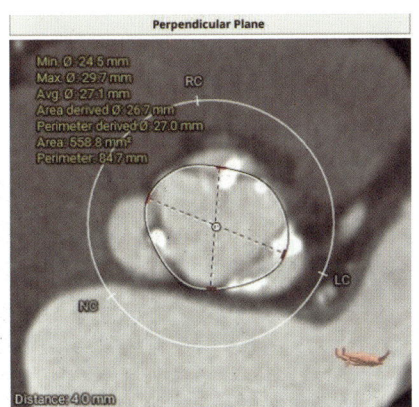
图4-30-4　瓣上4 mm平面

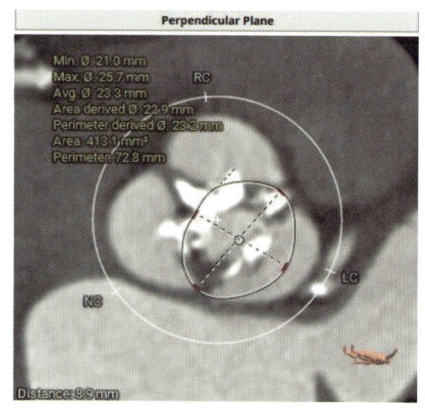
图4-30-5 瓣上8 mm平面

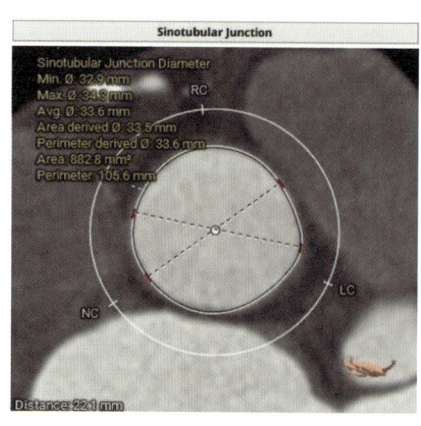
图4-30-6 窦管交界平面

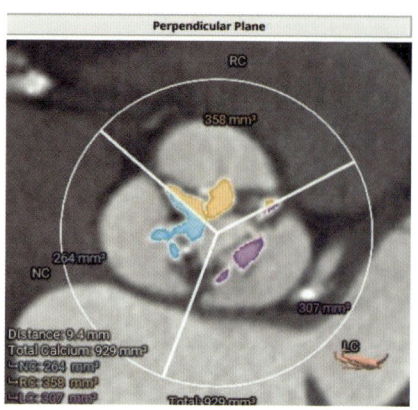
图4-30-7 钙化情况

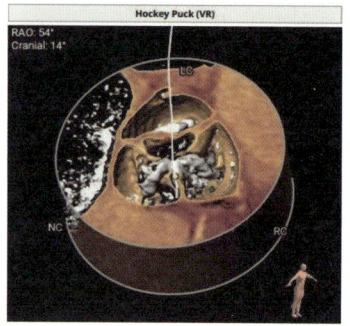
图4-30-8 腔内重建

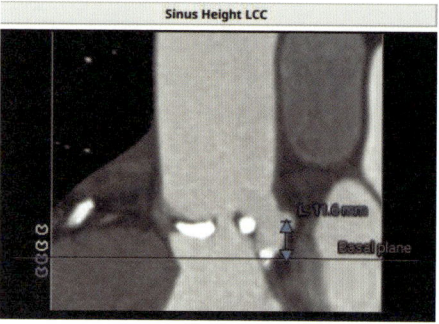
图4-30-9 左冠高度

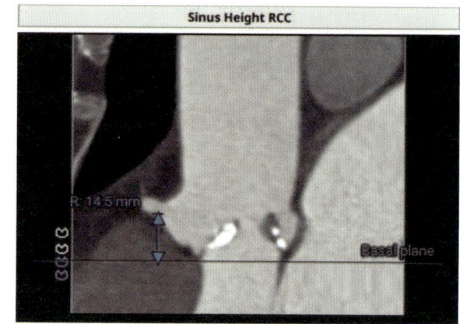
图4-30-10 右冠高度

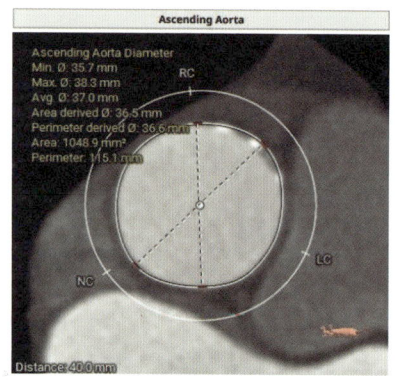
图4-30-11 瓣上40 mm介主平面

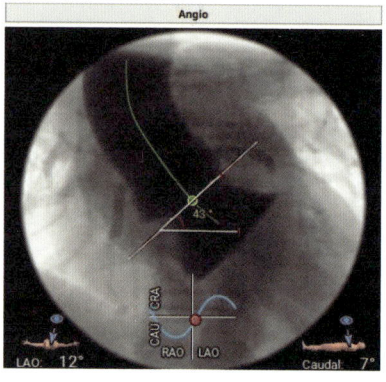
图4-30-12 横位心角度

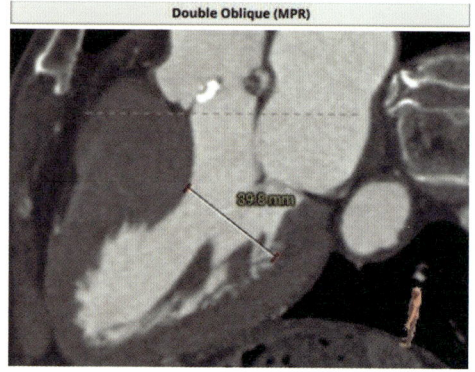
图4-30-13 左室大小

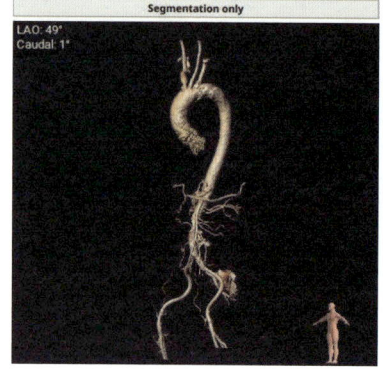
图4-30-14 全主动脉形态

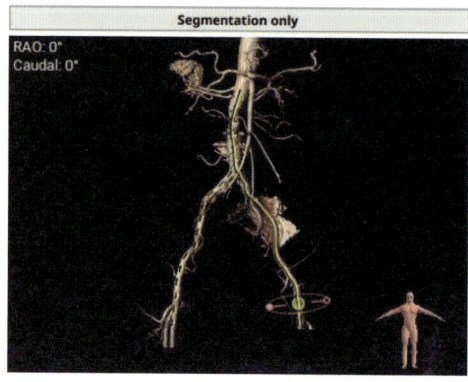
图4-30-15 入路情况

（该图片来源于荷兰Pie medica imaging公司的3mensio术前评估软件）

手术过程

手术过程（图4-30-16至图4-30-32）。

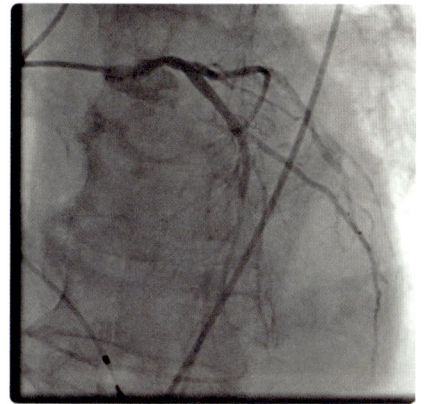

图4-30-16 左冠造影

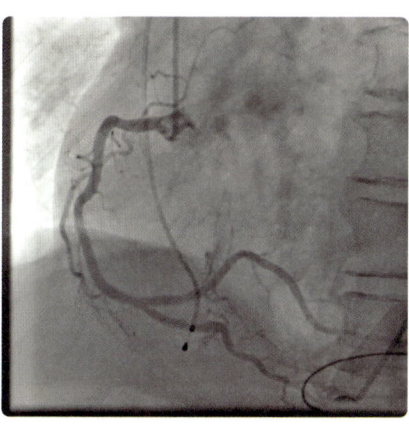

图4-30-17 右冠造影

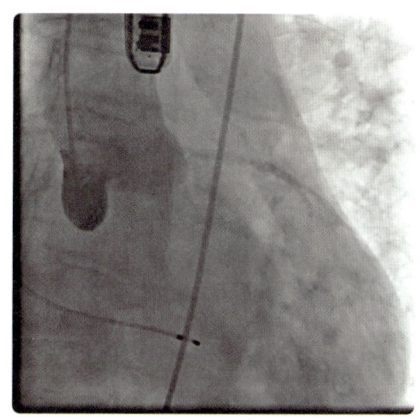

图4-30-18 主动脉根部造影

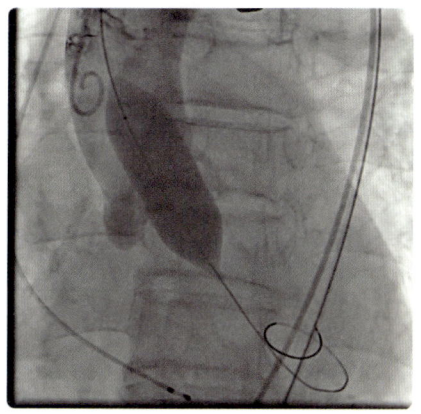

图4-30-19 20 mm球囊预扩可见左冠不显影

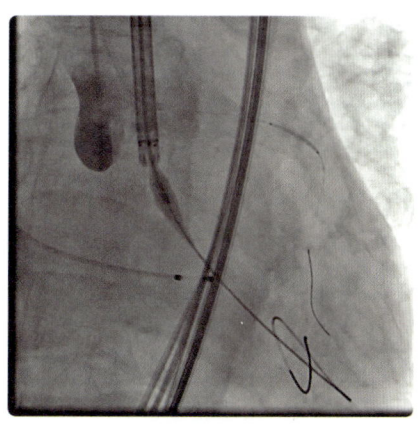

图4-30-20 左冠预埋4.0 mm×18 mm冠脉支架后抓捕器协助VenusA 26号瓣膜到位

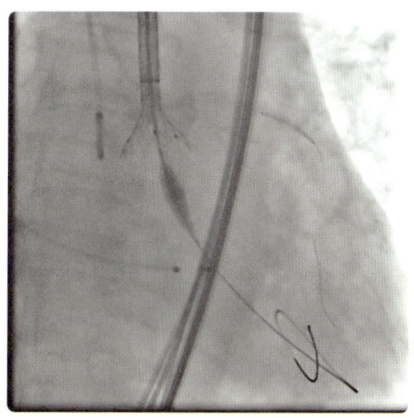

图4-30-21 瓣膜释放

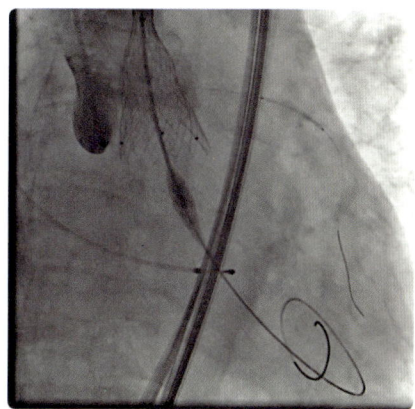

图4-30-22 确认植入深度

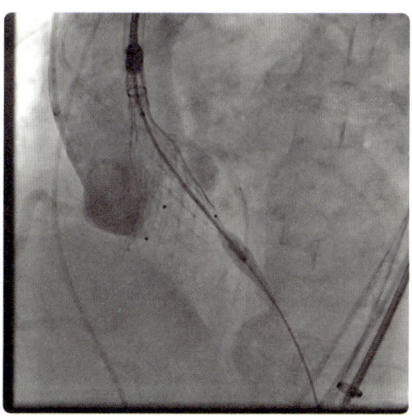

图4-30-23 确认左冠口可见瓣叶遮挡

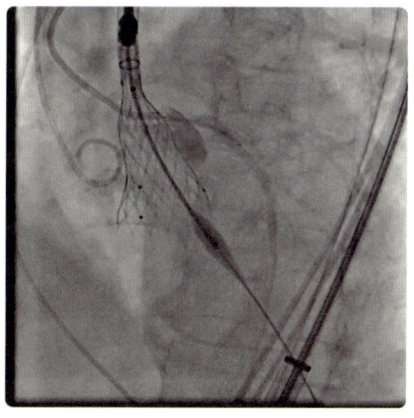

图4-30-24 定位左冠预埋支架位置

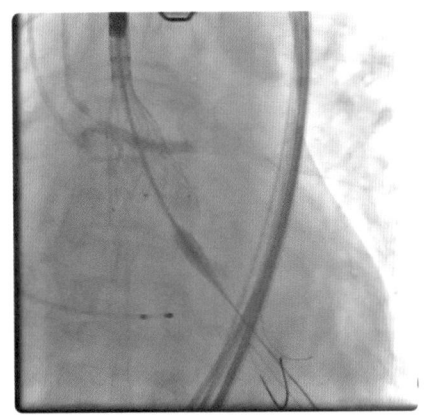
图4-30-25 释放左冠烟囱支架并回撤支架球囊扩张

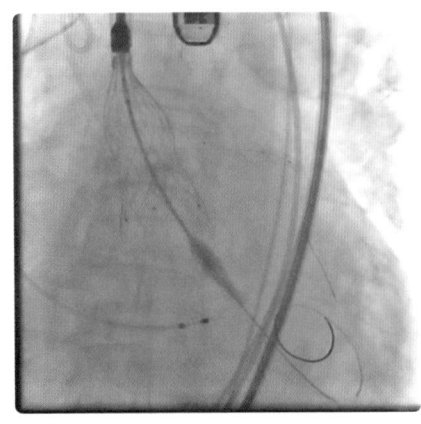
图4-30-26 交换高压球囊后完全释放瓣膜

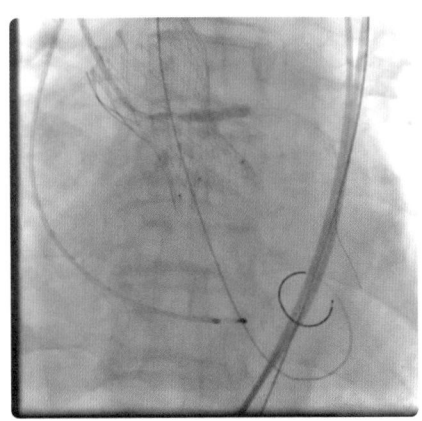
图4-30-27 4.0高压球囊后扩烟囱支架

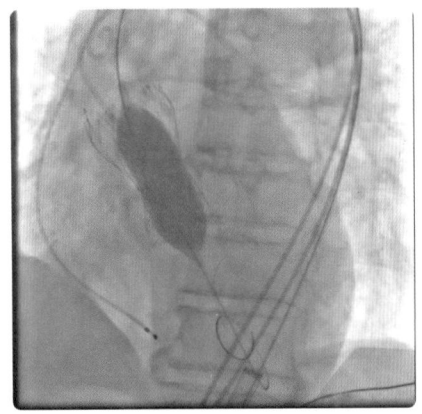
图4-30-28 20 mm球囊后扩瓣膜

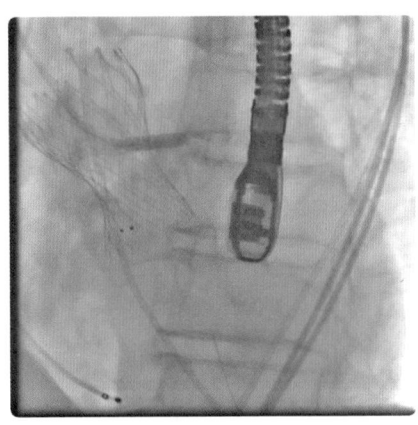
图4-30-29 再次高压球囊后扩烟囱支架

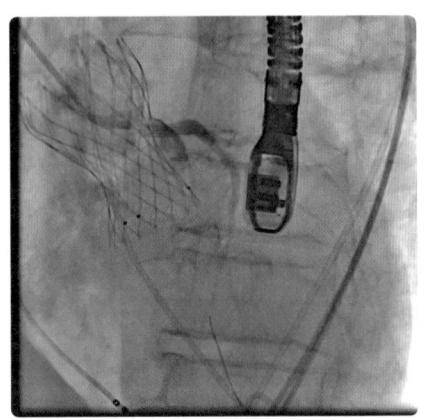
图4-30-30 复查左冠造影

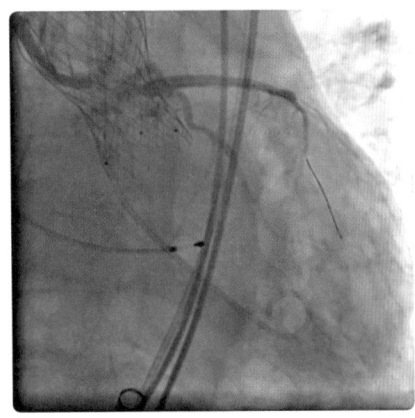
图4-30-31 多体位复查左冠造影

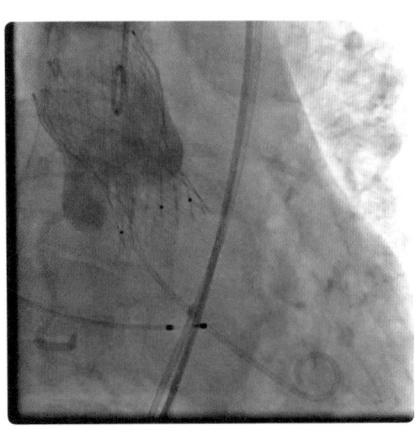
图4-30-32 复查根部造影

扫码看视频

术后

患者即刻跨瓣压差由术前96 mmHg，术后测量值为4 mmHg，轻度瓣周漏。

病例点评

首先，这个患者是比较经典的R-N融合Type1型，融合脊有比较大的钙化，瓣环流出道大小在26左右，不算太大。结合瓣上结构的分析，在钙化脊最重的平面，中缝长度为26左右，所以考虑downsize选择26号瓣膜。其次，左冠有堵塞风险，术前穿桡动脉备用，术中根据球囊预扩张的情况选择合适的冠脉保护策略。最后，虽然瓣环角度不大，但R-N较大的钙化脊会增加导丝的横位角度，增加瓣膜跨瓣难度，所以要准备抓捕器。

术中20 mm的预扩球囊跨瓣没什么困难，扩张时候可见冠脉明显堵塞，遂使用JL3.5指引保护左冠，在前降支预埋4.0 mm×18 mm冠脉支架。26号瓣膜跨瓣遇到困难，遂使用抓捕器辅助顺利通过。这种情况千万不要用力去顶瓣膜，一是瓣膜撕裂的风险高，二是有可能心脏破裂。在瓣膜释放到2/3的时候，选择性冠脉造影判断左冠情况，可见瓣叶明显影响左主干开口，决定行烟囱支架技术保护冠脉。最后再瓣膜脱钩，后扩张，超声看轻度瓣周漏，冠脉血流未受影响。

31　L-N融合Type1 型——右冠烟囱

术前分析

患者，男，67岁。主诉：活动后气促、胸闷1年余，加重3天。既往患高血压5年余，最高收缩压达150⁺ mmHg，目前服用降压药氨氯地平，血压控制可。患者否认糖尿病等慢性病史，2021年初于外院诊断为"梅毒"，已给予青霉素治疗。

术前超声（图4-31-1）

　　AV：3.6 m/s，PPG：52 mmHg，LVEF：64%。

主动脉瓣中度狭窄并中度反流。

二尖瓣轻度反流。

三尖瓣轻度反流。

多巴酚丁胺实验阳性。

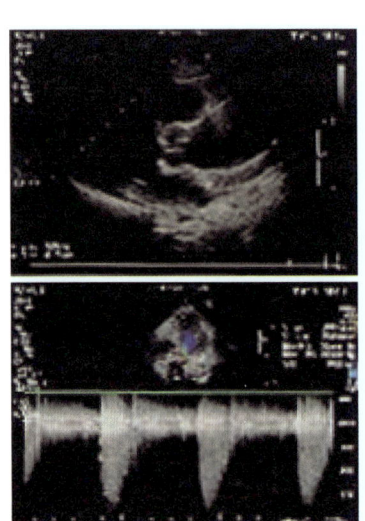
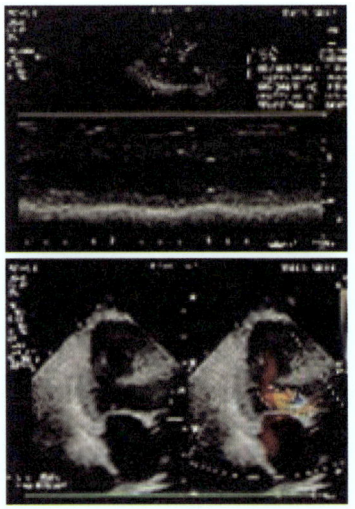
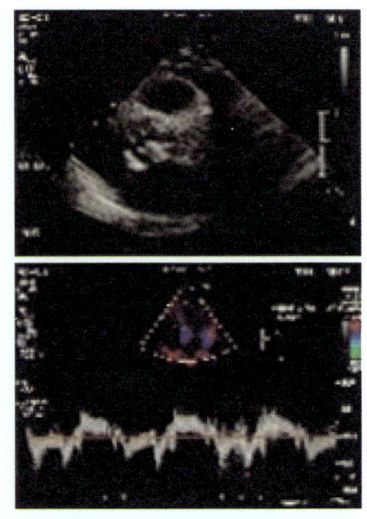

心腔及大血管（mm）	主动脉 40	左房 40	RVOT 前后径 29	左室舒张末 63	左室收缩末 32
升主动脉 42	右房上下径 45	右室上下径 53	主肺动脉 16	室间隔 11.6	左室后壁 11.8

图4-31-1　术前超声

瓣口血流度 (m/s)	二尖瓣 E 峰 0.9	主动脉瓣 3.6	肺动脉瓣 1.0	三尖瓣 E 峰 0.5	
	二尖瓣 A 峰 0.85	峰值压差 52 mmHg	峰值压差	三尖瓣 A 峰	左室射血分数 64.6%
	PHT	平均压差 26 mmHg	平均压差		
组织多普勒	S' (cm/s) 6.5	E' (cm/s) 6.5	A' (cm/s) 9	E/E' 13.9	

超声描述：
主动脉扩张，壁回声增强，重搏波变浅，左心增大，右心不大；室间隔与左室后壁稍增厚，两者呈逆向运动，搏幅可。
主动脉瓣为三叶瓣，瓣膜及瓣环回声增强，伴明显钙化，开放受限，关闭不佳；其余瓣膜形态未见明显异常；
房室间隔未见中断，未见PDA；心包腔内未见液性暗区；
下腔静脉内径12.4 mm，随呼吸塌陷率大于50%；

CDFI：二尖瓣反流，彩束面积2.8 cm²；主动脉瓣反流，彩束面积5.8 cm²；
三尖瓣反流，彩束面积2.1 cm²，估测肺动脉收缩压29 mmHg。

超声提示：
心脏瓣膜退行性病变
中度主动脉瓣狭窄并中度反流
轻度二尖瓣反流　轻度三尖瓣反流
左心增大　左室舒张功能减退
主动脉硬化并扩张

图4-31-1　（续）

根部解剖

根据术前CT（图4-31-2至图4-31-18），该病例为功能型二叶瓣，左冠瓣与无冠瓣钙化粘连，轻中度钙化，Annulus：22.9 mm，LVOT：23.7 mm，STJ：29.5 mm，Asc.AO：42.2 mm，LCA：13.3 mm，RCA：13.3 mm，但是RCA开口不在窦的中部，而是偏心开口的，且存在N-L的瓣叶融合，预测瓣膜向右窦偏移。升主动脉未见明显增宽，结合解剖结构，选择VenusA-L23号瓣膜。

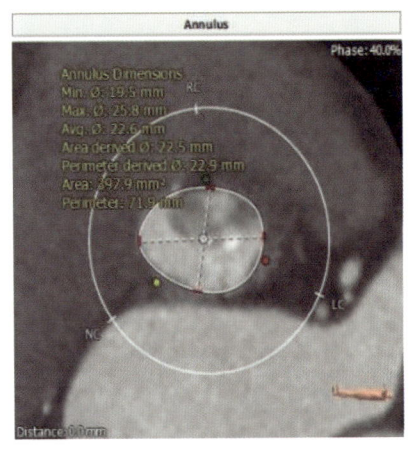

图4-31-2 瓣环平面

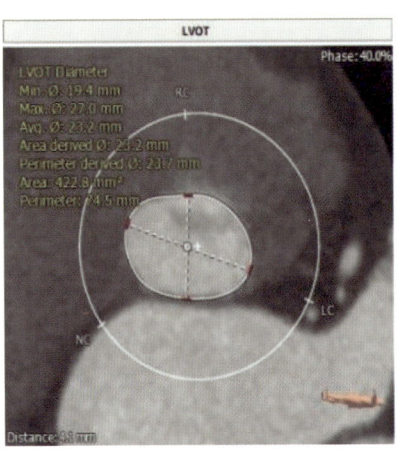

图4-31-3 流出道平面

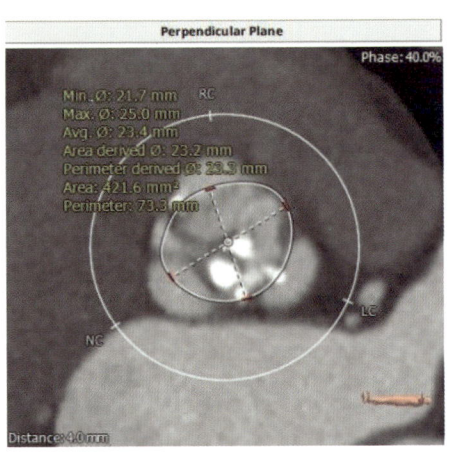

图4-31-4 瓣上4 mm平面

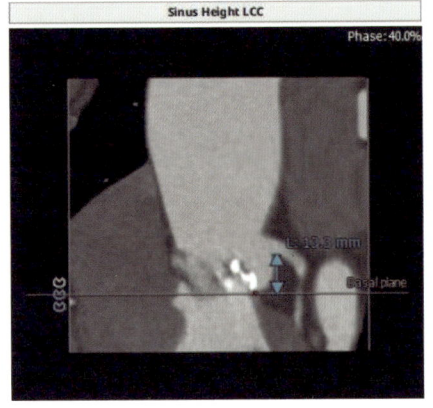

图4-31-5 左冠高主度

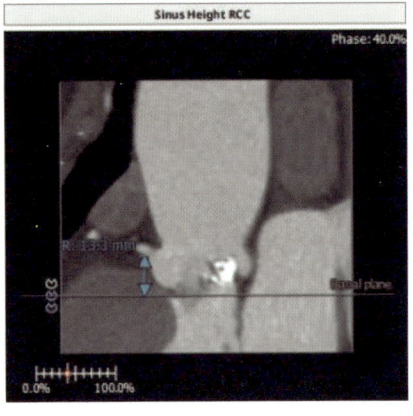

图4-31-6 右冠高度

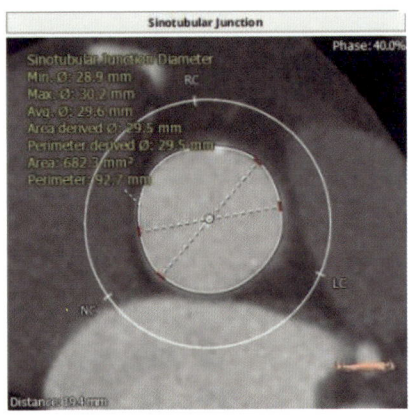

图4-31-7 窦管交界高度

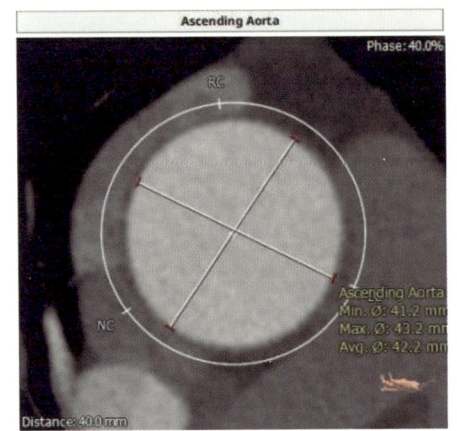

图4-31-8 瓣上40 mm处升主平面

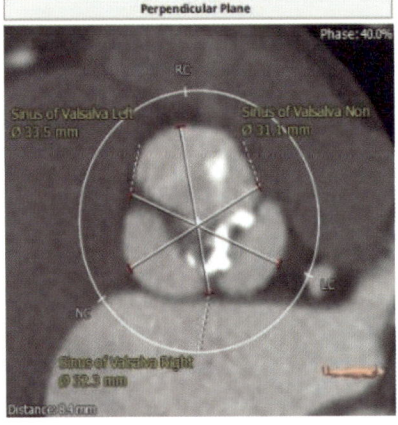

图4-31-9 瓦氏窦

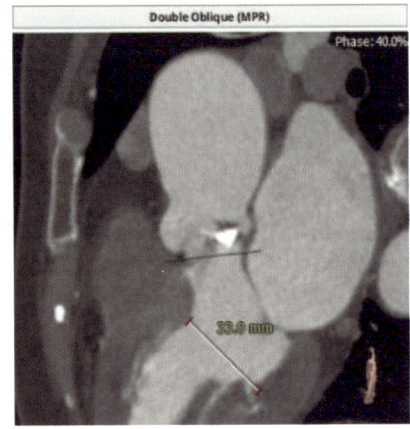

图4-31-10 左室大小

第四章 冠脉保护

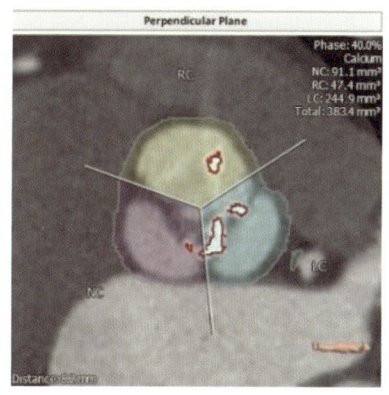
图4-31-11 钙化情况

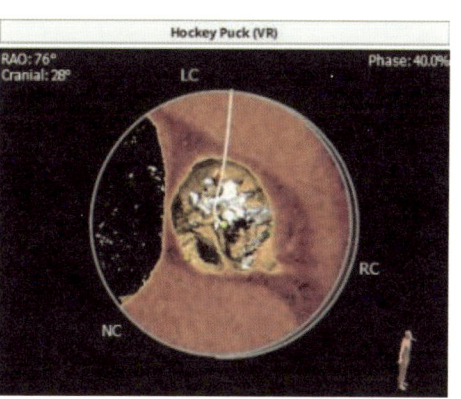
图4-31-12 腔内重建

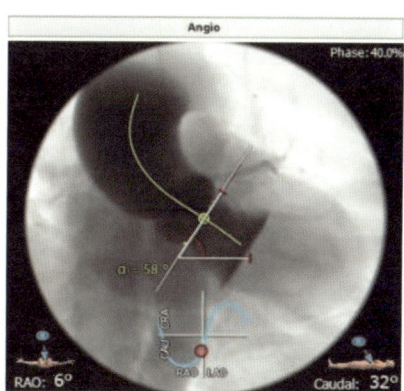
图4-31-13 横位心角度

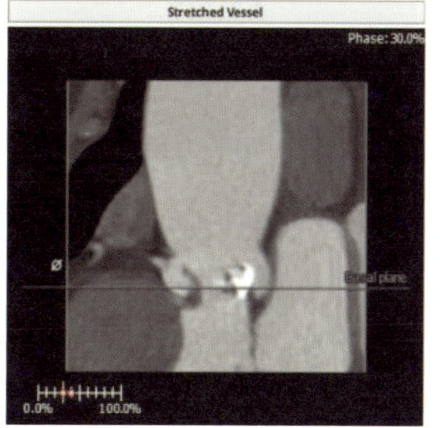
图4-31-14 右冠高度

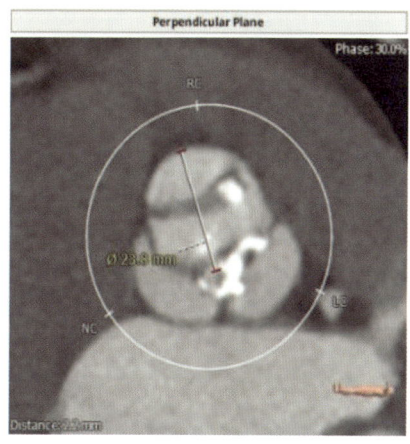
图4-31-15 右冠到对侧嵴

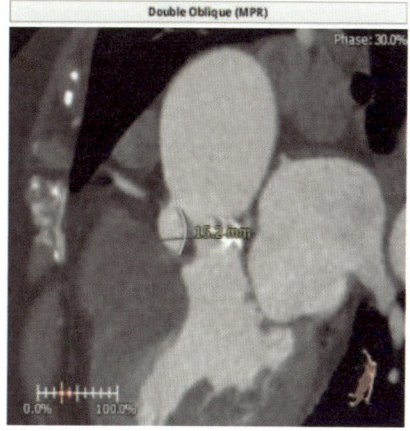
图4-31-16 右冠瓣叶长度

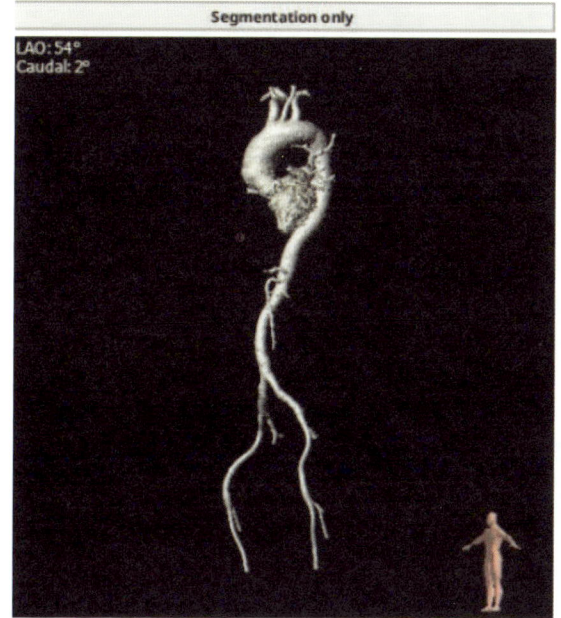
图4-31-17 全主动脉形态

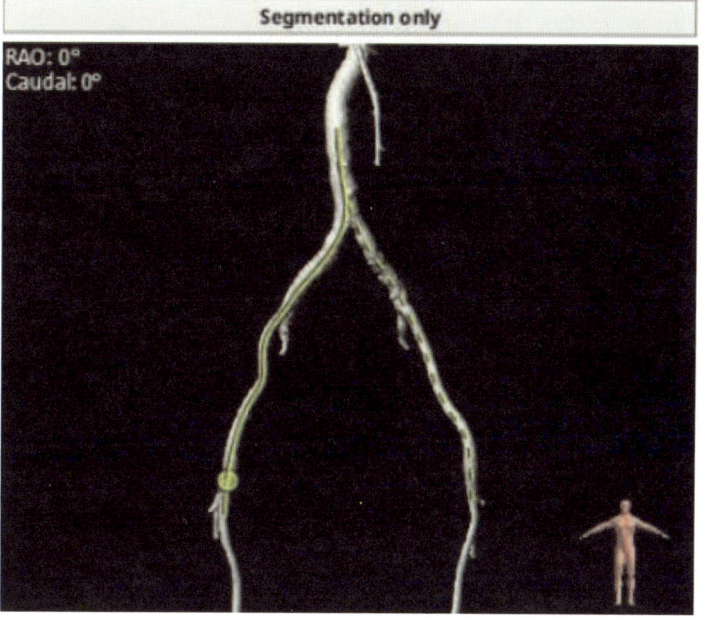
图4-31-18 入路情况

（该图片来源于荷兰Pie medica imaging公司的3mensio术前评估软件）

·243·

手术过程

手术过程（图4-31-19至图4-31-27）。

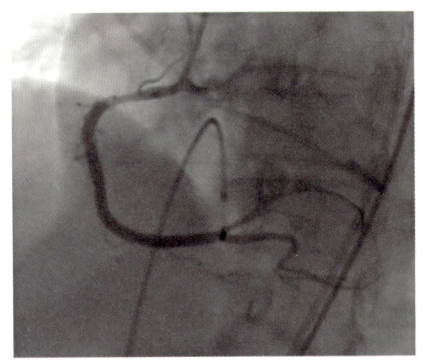
图4-31-19　冠脉造影

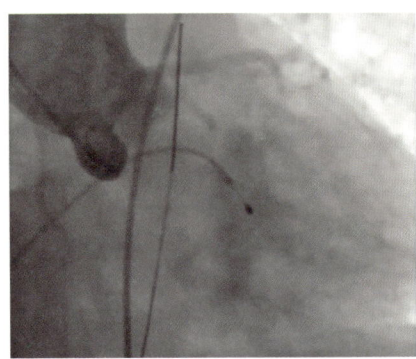
图4-31-20　根部造影

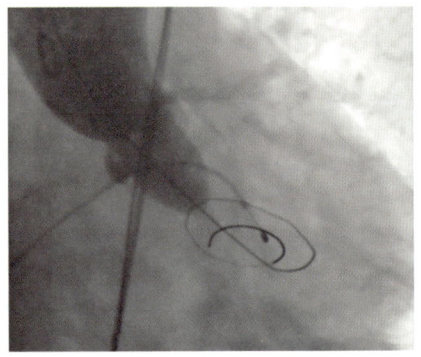
图4-31-21　18 mm球囊预扩，可见右冠因瓣叶阻挡不显影

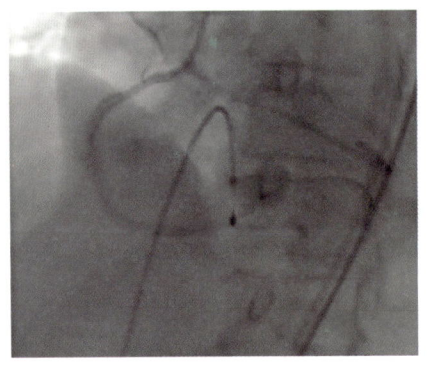
图4-31-22　预埋支架保护右冠

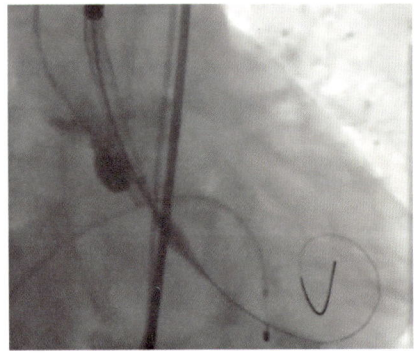
图4-31-23　VenusA 23号瓣膜定位

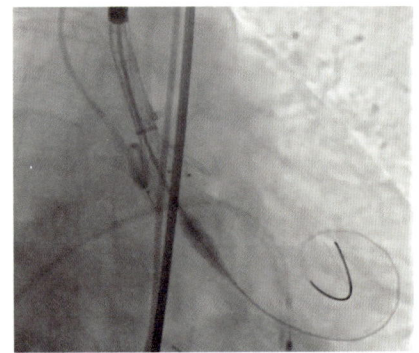
图4-31-24　瓣膜释放

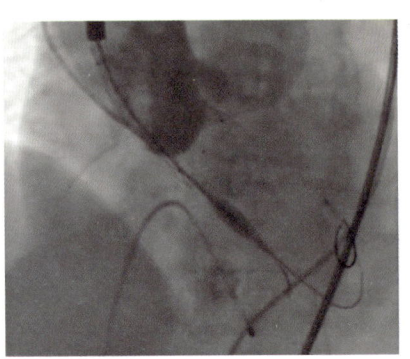
图4-31-25　造影确认深度满意

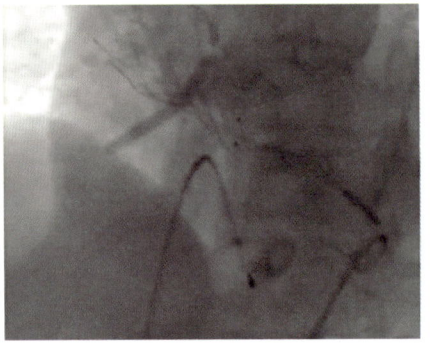
图4-31-26　释放预埋冠脉支架

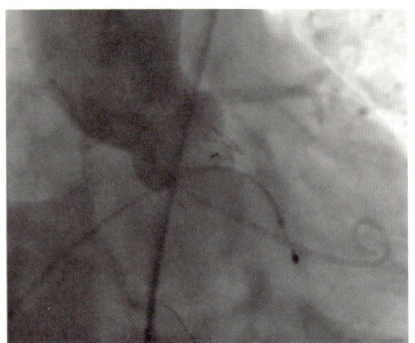
图4-31-27　复查根部造影

扫码看视频

术后

患者术后心功能改善明显，一周后出院。

病例点评

这是一个左无融合的功能性二叶瓣，瓣叶有增厚，CT评估右冠有堵塞风险。对于这种右冠堵塞风险，球囊预扩较难做预判，因为多数时候球囊预扩的造影，右冠都是不显影的，可能和右窦的位置比左窦低有关系。这种情况下宁可按堵塞处理，而且右冠一旦发生堵塞，再次rewire难度较大，所以右冠堵塞风险高的病例，冠脉保护会更加积极。本例患者就直接在右冠开口植入支架保护。在瓣膜释放后，右冠支架要保留足够长度外露，后撤到STJ平面以上，以保证保护效果。

32 R-N融合Type1型——左冠烟囱

术前分析

患者，男，59岁，拒绝外科手术干预，多次沟通患者及家属介入干预意愿强烈，明确知情瓣膜衰败风险及冠脉植入风险后拟行经导管主动脉瓣置换术。术前超声提示：血流速度4.84 m/s，平均跨瓣压差54 mmHg，EF 59%，诊断为主动脉瓣钙化、重度狭窄并中度反流，升主动脉根部扩张，左室壁肥厚，左室射血分数正常。

术前超声（图4-32-1）

AV：4.84 m/s，MPG：54 mmHg，AVA：0.94 cm²，LVEF：59%。

主动脉瓣叶开放受限，关闭不拢。

升主扩大，左室壁增厚。

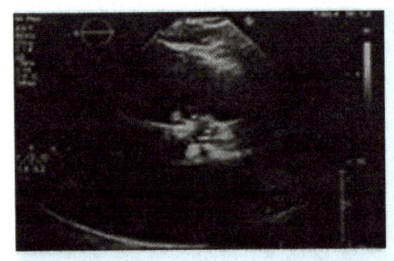 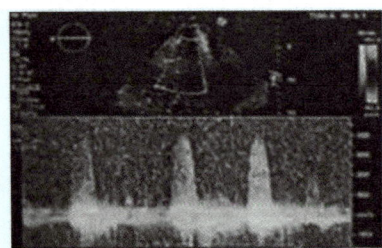 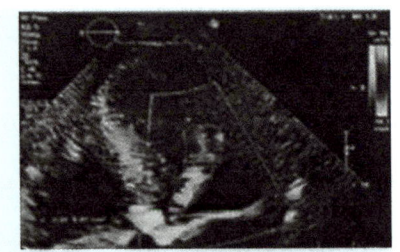

心腔及大血管 (mm)	主动脉 46	左房 49	RVOT 前后径 32	左室舒张末 49	左室收缩末 35
升主动脉 48	右房上下径 51	右室上下径 39	主肺动脉 30	室间隔 15.3	左室后壁 15
瓣口血流度 (m/s)	二尖瓣 E 峰	主动脉瓣 4.84	肺动脉瓣 0.91	三尖瓣 E 峰	
	二尖瓣 A 峰	峰值压差 94 mmHg	峰值压差	三尖瓣 A 峰	左室射血分数 59%
	PHT	平均压差 46 mmHg	平均压差		
组织多普勒	S' (cm/s) 4.7	E' (cm/s) 6.1	A' (cm/s)	E/E'	

超声描述：

主动脉瓣、二尖瓣瓣环回声增强，主动脉瓣似为三窦三叶，三叶均可见多个强回声光团，瓣叶开放明显受限，关闭不拢，主动脉瓣口前向血流速度加快，连续方程发测AVA 0.94 cm²；左右冠状动脉起源正常；

图4-32-1 术前超声

升主动脉根部扩张，远端瘤样扩张，主动脉弓及降主动脉起始处内径45 mm，32 mm；
双房扩大，左室壁增厚，左室壁侧壁厚16 mm，左室心尖部厚约12~14 mm，肺动脉内径增宽；
房室间隔完整，未见PDA征；
左室壁运动未见明显减弱；
心包腔见液性暗区：左室壁5.0 mm，右室前壁4.8 mm，心尖部3.4 mm，右室游离壁4.5 mm，左室侧壁5.6 mm。

超声提示：
重度主动脉瓣狭窄
升主扩大
左室壁增厚

图4-32-1　（续）

根部解剖

根据术前CT（图4-32-2-至图4-32-13），该病例为三叶式主动脉瓣，右冠瓣与无冠瓣融合行成功能性二叶瓣，融合嵴有钙化。中度钙化，瓣环24.6 mm，LVOT 25.1 mm，窦部均径33 mm左右，STJ 33 mm，LCA 高度13 mm，RCA高度14 mm，升主动脉轻微增宽，结合解剖结构考虑，选择20 mm的预扩球囊判断冠脉风险，downsize植入26号瓣膜。

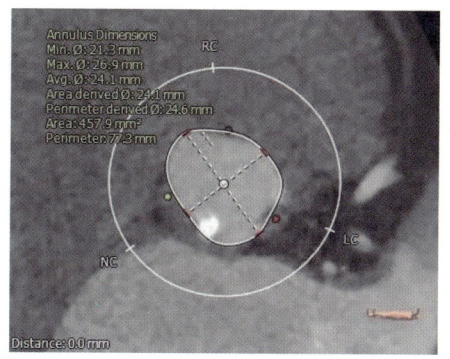

图4-32-2　瓣环平面

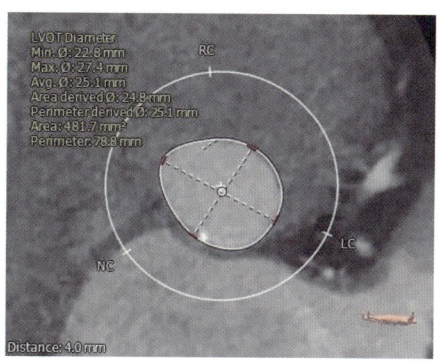

图4-32-3　流出道平面

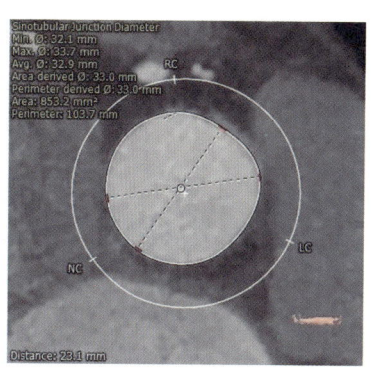

图4-32-4　窦管交界平面

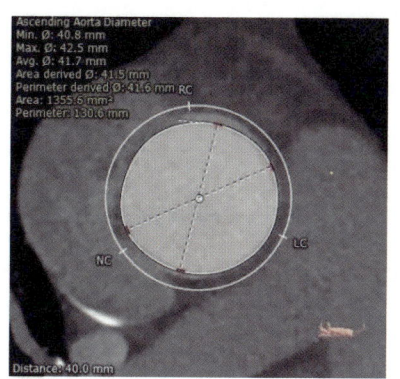

图4-32-5　瓣上40 mm升主平面

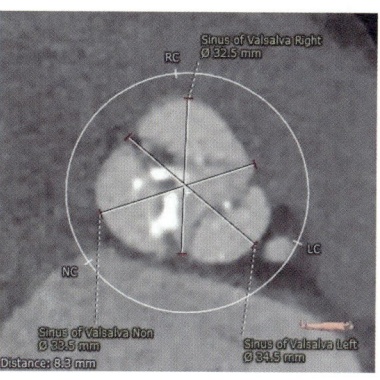

图4-32-5　瓦氏窦

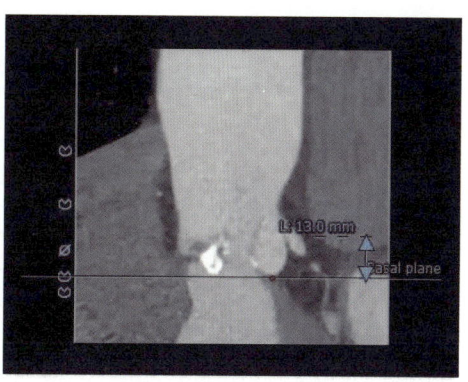

图4-32-7　左冠高度

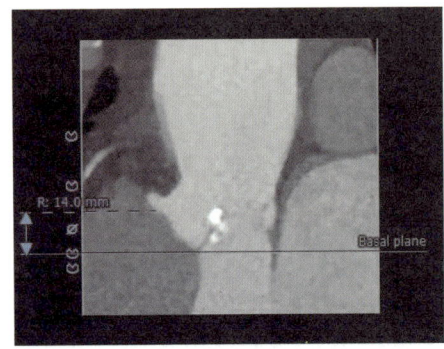
图4-32-8　右冠高度

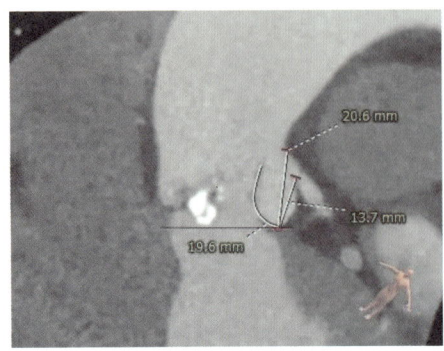
图4-32-9　左冠瓣叶长度

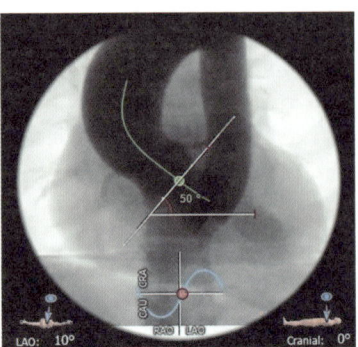
图4-32-10　横位心角度

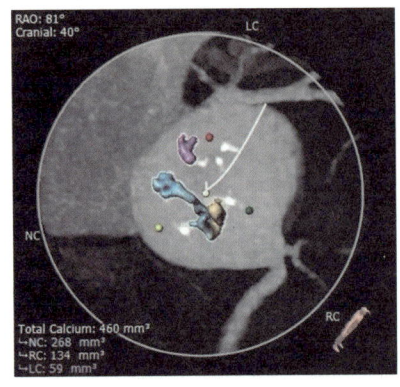
图4-32-11　钙化情况

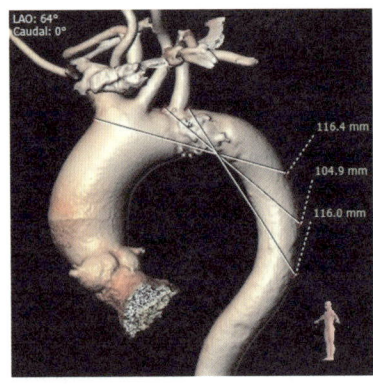
图4-32-12　升主及弓降部

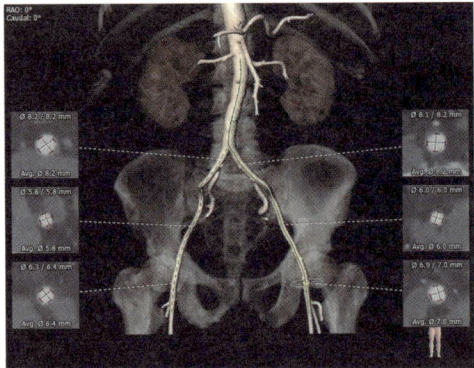
图4-32-13　入路情况

（该图片来源于荷兰 Pie medica imaging公司的3mensio术前评估软件）

手术过程

手术过程（图4-32-14-至图4-32-32）。

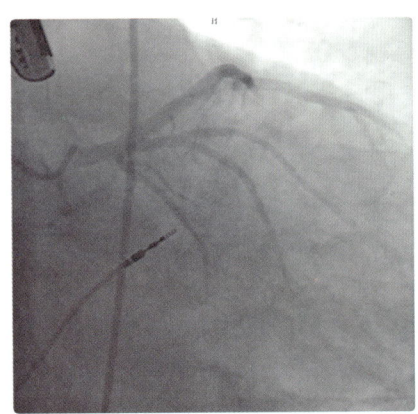
图4-32-14　冠脉造影

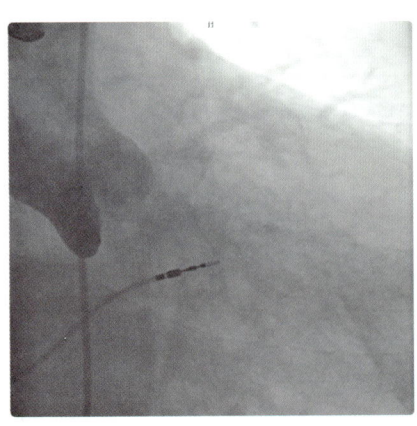
图4-32-15　主动脉根部造影

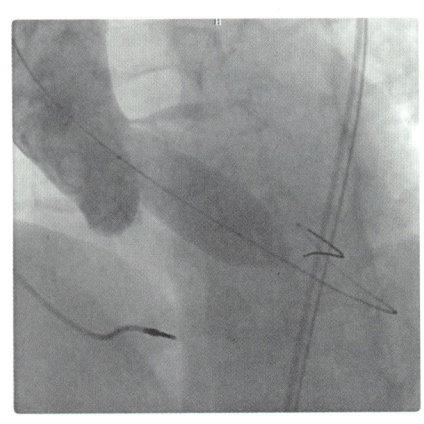
图4-32-16　Taurus Atlas 20 mm 球囊预扩

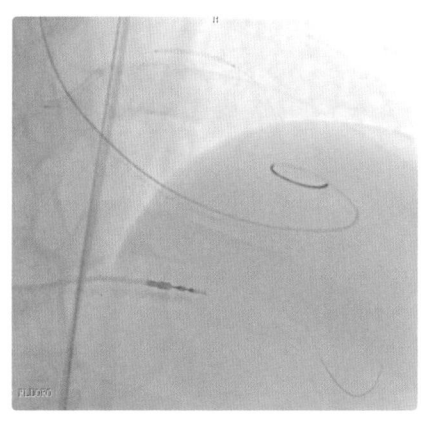

图4-32-17　预埋支架冠脉保护

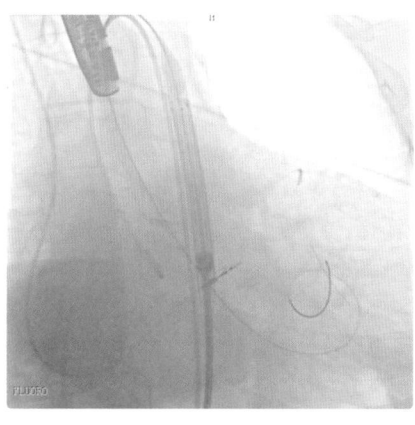

图4-32-18　TaurusElite 26号瓣膜过弓

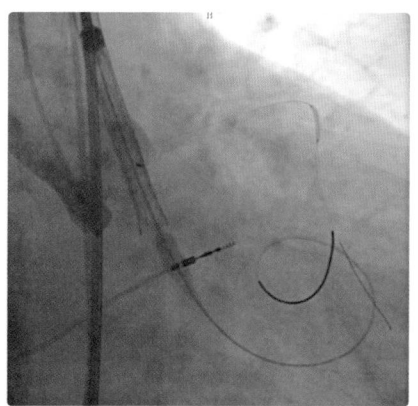

图4-32-19　瓣膜定位

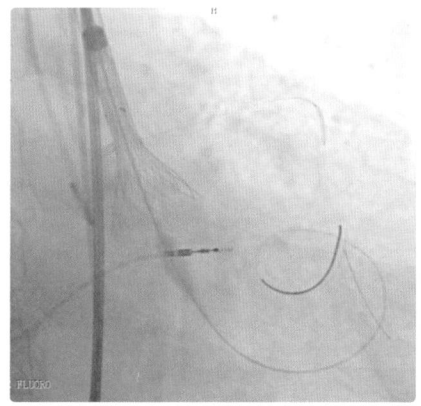

图4-32-20　瓣膜释放

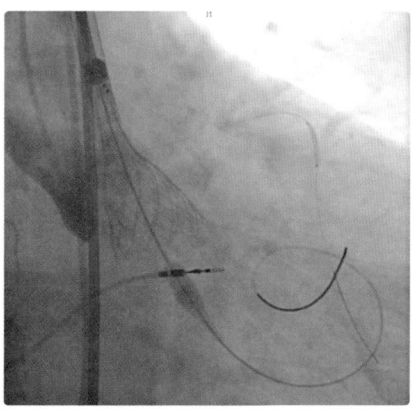

图4-32-21　造影确认植入深度过深

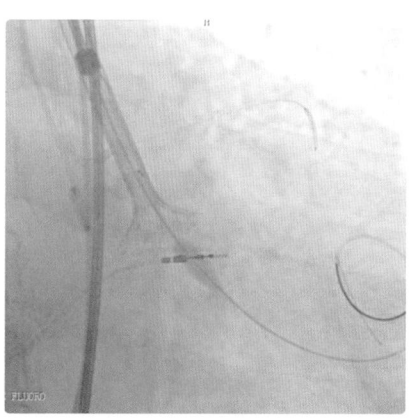

图4-32-22　第一次半回收再释放

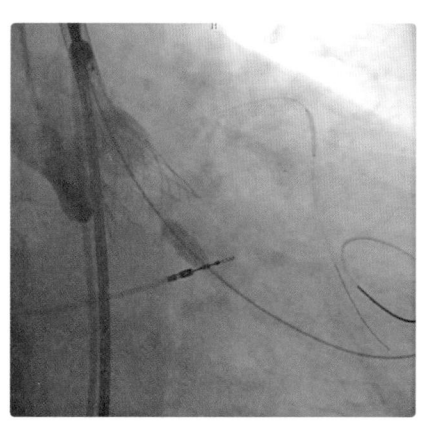

图4-32-23　再次确认植入深度

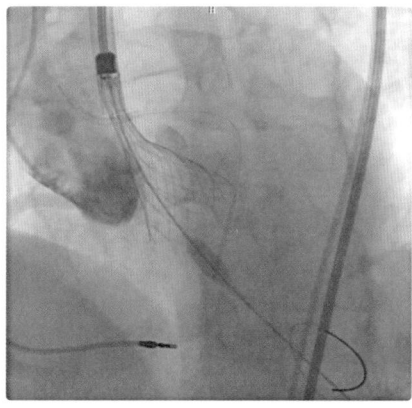

图4-32-24　多角度确认深度过深

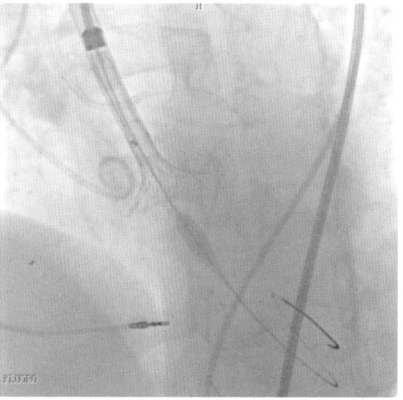

图4-32-25　第二次回收再释放

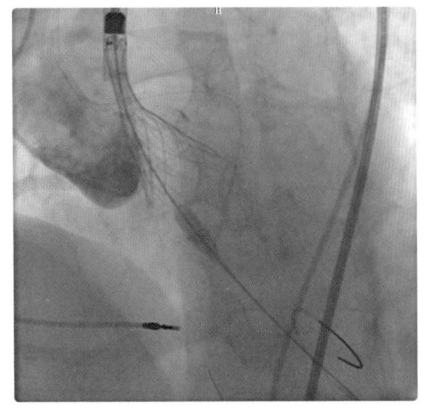
图4-32-26 确认深度满意

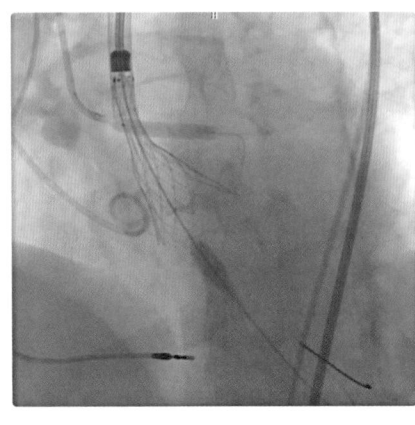
图4-32-27 释放冠脉保护支架

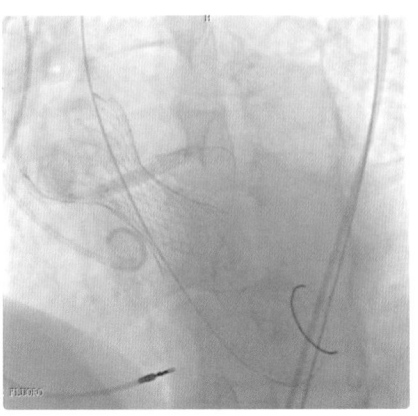
图4-32-28 瓣膜完全释放后再次扩张冠脉支架

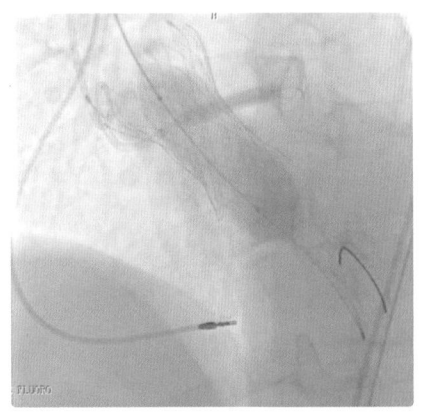
图4-32-29 20 mm球囊后扩瓣膜同时对吻烟囱支架

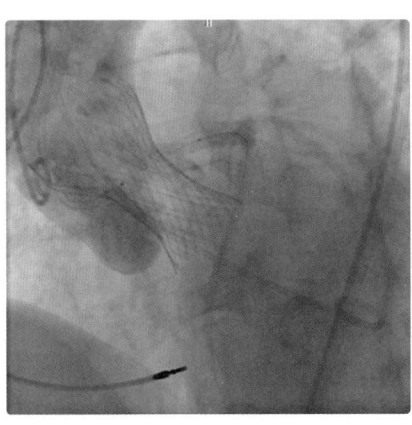
图4-32-30 复查根部造影

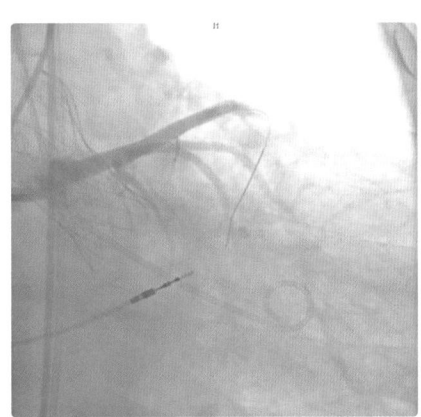
图4-32-31 复查冠脉造影

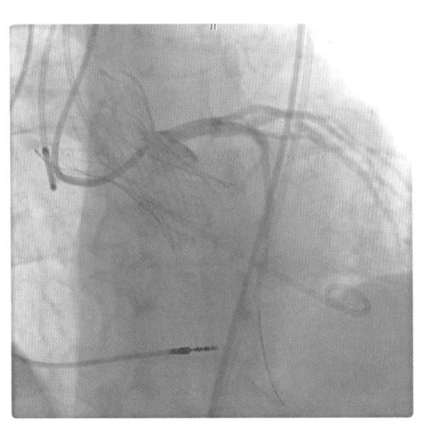
图4-32-32 复查冠脉造影

扫码看视频

术后

术后压差从53 mmHg降至2 mmHg，且查床边超声（图4-32-33）无瓣周漏，瓣膜正常工作，血流动力学得到明显改善。

心腔及大血管 (mm)	主动脉 47	左房 39	RVOT 前后径 34	左室舒张末 48	左室收缩末 35
升主动脉	右房上下径 50	右室上下径 39	主肺动脉 30	室间隔 15	左室后壁 14.6
瓣口血流度 (m/s)	二尖瓣 E 峰 1.04	主动脉瓣 1.08	肺动脉瓣 1.48	三尖瓣 E 峰 0.74	
	二尖瓣 A 峰	峰值压差 4 mmHg	峰值压差	三尖瓣 A 峰	左室射血分数 62%
	PHT	平均压差 2 mmHg	平均压差		
组织多普勒	S' (cm/s) 6	E' (cm/s) 7	A' (cm/s)	E/E'	

超声描述：
右房右室内可见起搏器电极回声，电极头端位于右室近心尖部；
主动脉瓣位内见人工生物瓣回声，可见生物瓣叶纤细，活动良好，心底短轴切面见人工瓣架呈圆形位于主动脉瓣口左侧部分，右侧部分仍可见粘连的右、无冠瓣，不活动。未见明显瓣周漏，局限性瓣内反流，瓣口前向血流速度较术前明显降低；左室长轴切面见人工瓣架位置固定，二尖瓣活动良好；
升主动脉瘤样扩张，主动脉弓及降主动脉起始处内径45 mm，31 mm；
双房扩大，左室壁增厚，左室壁侧壁厚16 mm，左室心尖部厚约12~16 mm，肺动脉内径增宽；
房室间隔连续完整，未见PDA征；
左室壁运动未见明显减弱；
心包腔见液性暗区：左室后壁4.0 mm，左室侧壁3.5 mm，右房顶3.3mm；

CDFI：二尖瓣反流，彩束面积1.8 cm²；主动脉瓣局限性反流（瓣内）；
三尖瓣反流，彩束面积4.63 cm²，PV=2.82 m/s，估测肺动脉收缩压35 mmHg。

超声提示：
主动脉瓣人工生物瓣功能良好，未见明显瓣周漏，局限性瓣内反流
心脏临时起搏器植入后
升主动脉瘤样扩张
双房扩大　左室壁肥厚
肺动脉增宽　轻度肺动脉高压
轻度二尖瓣反流　轻度三尖瓣反流
少量心包积液

图4-32-33　床边超声

病例点评

本例是功能性融合的二叶瓣病例，右无融合，虽然左冠高度13 mm，窦的大小有34 mm，STJ高度有23 mm，大小33 mm，但还是要非常注意左冠堵塞的风险。瓣膜选择上，虽然瓣环流出道大小落在29的范围，但因为瓣上结构有融合，再加上冠脉风险，考虑downsize到26号，选择20 mm的预扩球囊判断冠脉风险。球囊预扩后发现瓣叶堵塞左冠开口导致左冠显影不佳，考虑冠脉堵塞风险极高，此时选择冠脉保护策略为直接预埋支架保护。

从术中影像可以发现瓣膜释放过程中，明显向流出道移位。使用可回收器械提供了术中策略可调整的机会。为了与右无融合有更好的锚定贴合，投照角度调整为左冠切线位，此时右窦和无窦重叠，瓣膜边回收边往外拉，直到瓣膜与右无融合处贴合后再次释放。针对冠脉保护病例情况，冠脉支架球囊在释放冠脉支架后先不要撤走，以便后扩张时进行kissing操作（由于冠脉支架有一定程度外露，撤走的球囊有可能无法重新送入支架）。该患者的流出道呈敞口状，瓣膜高位限制明显，瓣膜下滑及瓣周漏也是我们术中需要注意的问题。TaurusElite瓣膜（图4-32-34）有着内外双层裙边的设计，能保证与组织有更好的贴合，降低瓣周漏的发生；同时因其收腰设计，可以减少对瓣叶的过度推移，降低冠脉阻挡的风险。网孔可通过12F器械，方便冠脉Re-access，对于开窗支架和TAVR后再次冠脉介入提供更多便利。

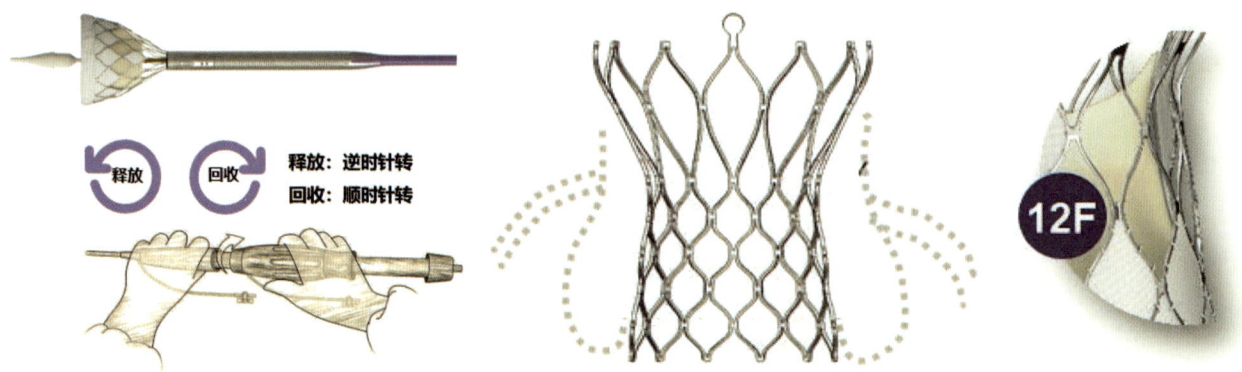

图4-32-34　TaurusElite瓣膜

33　L-N融合Type1型——瓣膜downsize保护冠脉

术前分析

患者，女，73岁，心悸、胸闷、胸痛17年余，加重2个月，健康状况一般。20多岁时体检发现主动脉瓣狭窄，既往高血压，最高达160/100 mmHg，

术前超声（图4-33-1）

AV：4.4 m/s，Max PG：79 mmHg，AVA：0.41 cm^2，LVEF：55%。

主动脉瓣重度狭窄并轻度反流。

左房增大，左室壁增厚。

二尖瓣轻度反流。

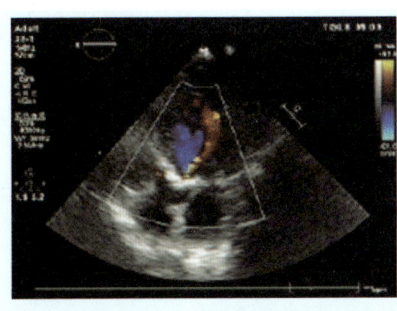 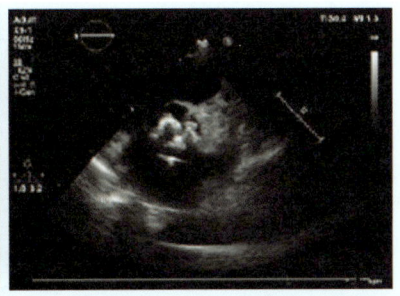

心腔及大血管 (mm)	主动脉 21	左房 35	RVOT 前后径 28	左室舒张末 48	左室收缩末 32
升主动脉 37	右房上下径 37	右室上下径 44	主肺动脉 24	室间隔 14	左室后壁 12
瓣口血流度 (m/s) 4.4	二尖瓣 E 峰 1	主动脉瓣 4.4	肺动脉瓣 0.9	三尖瓣 E 峰 0.5	
	二尖瓣 A 峰 1.1	峰值压差 79 mmHg	峰值压差	三尖瓣 A 峰 0.4	左室射血分数 55%
	PHT	平均压差	平均压差		
组织多普勒	S'（cm/s）	E'（cm/s）	A'（cm/s）	E/E'	

超声描述：
主动脉瓣为三叶瓣，瓣叶增厚，回声增强，多发钙化，开放受限，关闭欠佳；
余瓣膜形态未见明显异常；

图4-33-1　术前超声

心包腔未见明显异常。
多普勒：二尖瓣少量反流、三尖瓣微量反流，主动脉瓣前向血流速度增快。主动脉瓣可见少量反流。舒张期二尖瓣口前向血流E＜A。

超声提示：
主动脉瓣重度狭窄并轻度反流；
左房增大、左室壁增厚；
轻度二尖瓣反流

图4-33-1 （续）

术前心电图（图4-33-2）。

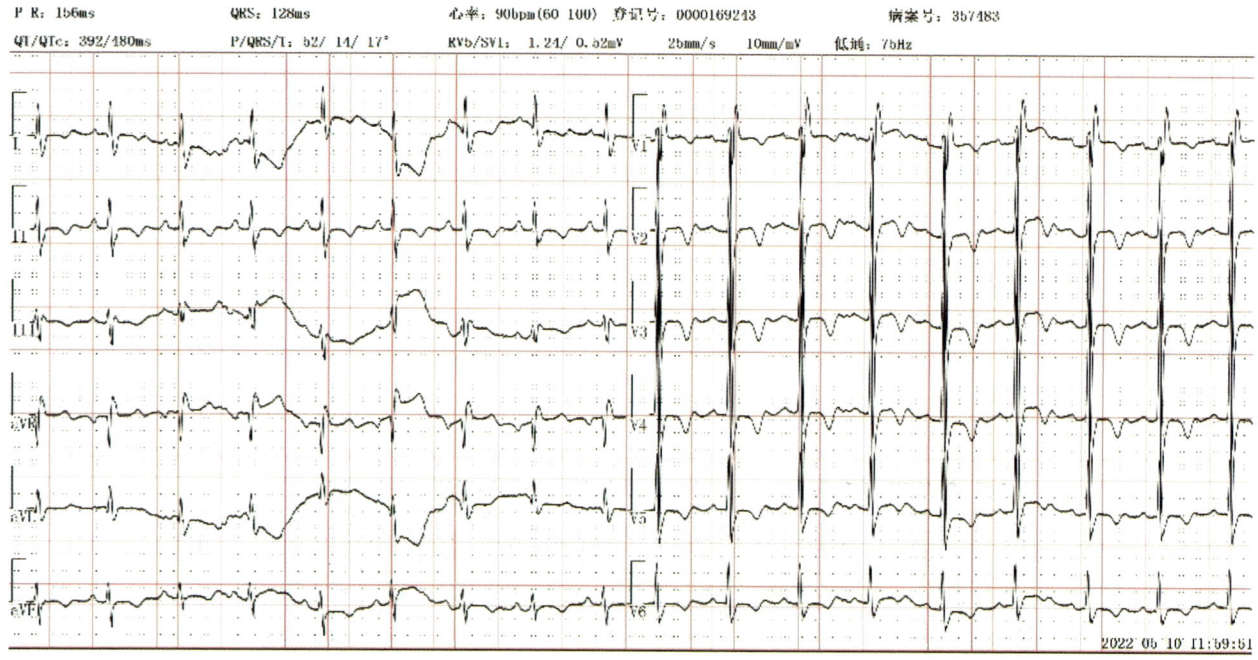

图4-33-2 术前心电图

根部解剖

根据术前CT分析（图4-33-3至图4-33-15），该病例为Type1型二叶瓣，重度钙化，瓣叶增厚增长，左无可见钙化脊，左右可见部分非钙化融合，双冠瓣叶长且厚尤其是右冠，瓣叶长度达22.3 mm远远长于冠脉口上缘，所以右冠状动脉阻塞风险极高。瓣环25.3 mm，LVOT 31.9 mm，窦部均径32 mm左右，STJ 27.5 mm，左冠高度约16.1 mm，右冠高度约12.6 mm，升主动脉增宽不明显，结合解剖结构，考虑到右冠脉风险，拟行单纯球囊扩张，解除部分狭窄，但不排除反流增加的可能，考虑使用20 mm的球囊扩张，根据反流量及双冠脉显影情况，拟行右冠预埋支架保护植入VenusA Plus 26号瓣膜。

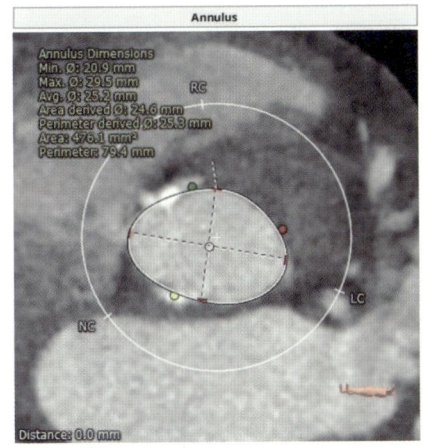

图4-33-3　瓣环平面

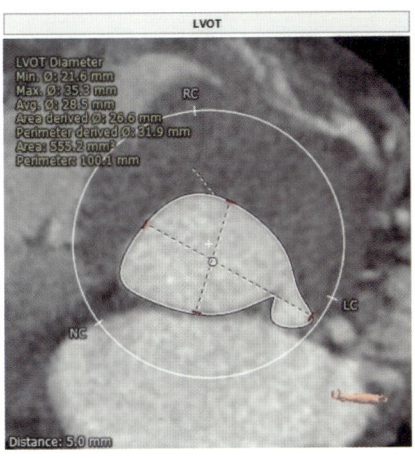

图4-33-4　流出道平面

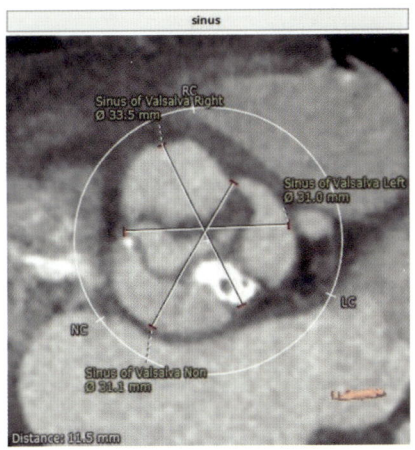

图4-33-5　瓦氏窦

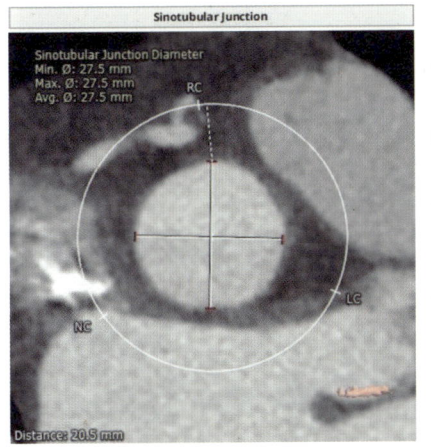

图4-33-6　窦管交界平面

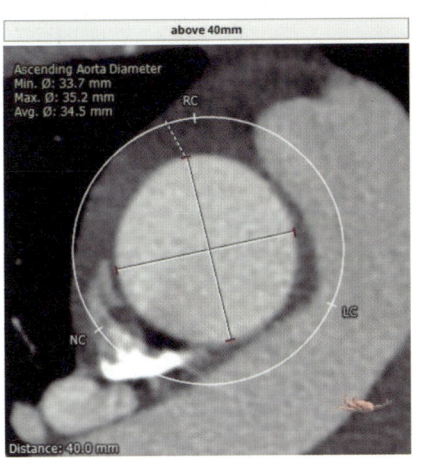

图4-33-7　瓣上40 mm升主平面

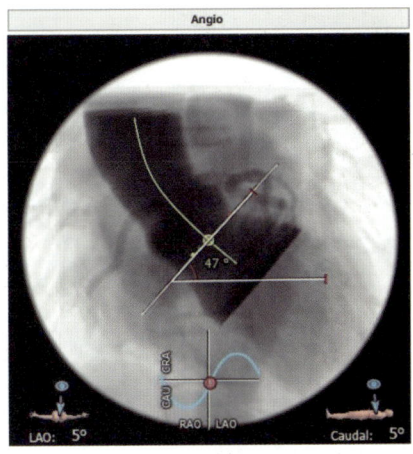

图4-33-8　横位心角度

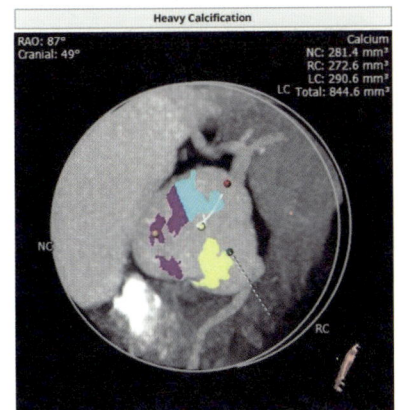

图4-33-9　钙化情况

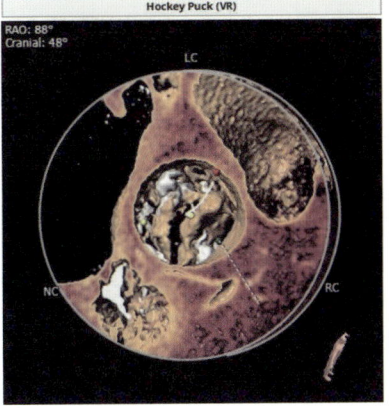

图4-33-10　腔内重建

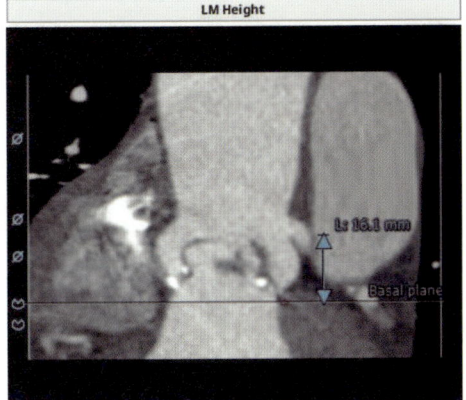

图4-33-11　左冠高度

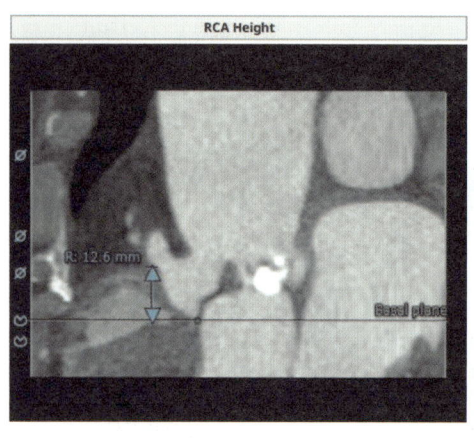

图4-33-12　左冠高度

图4-33-13　右冠瓣叶长度

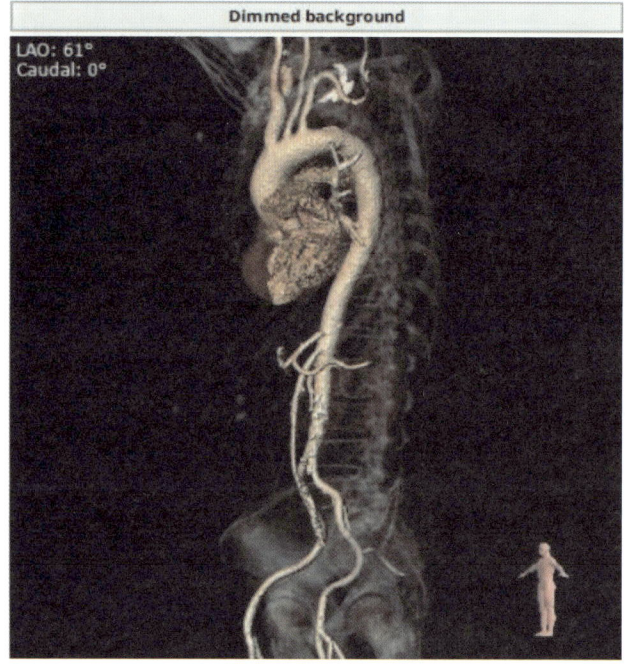

图4-33-14　全主动脉形态

图4-33-15　入路情况

（该图片来源于荷兰Pie medica imaging公司的3mensio术前评估软件）

手术过程

手术过程（图4-33-16至图4-33-29）。

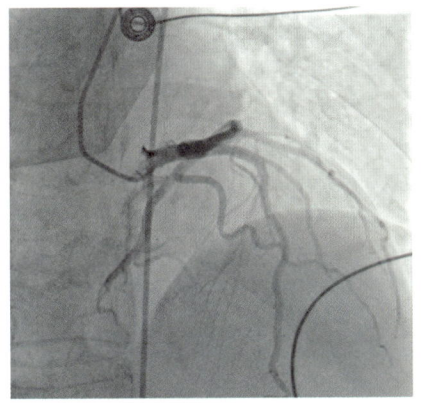

图4-33-16　冠脉造影

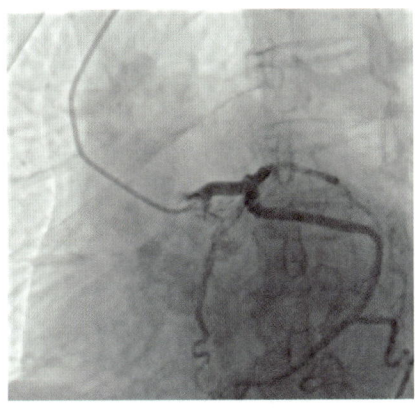

图4-33-17　冠脉造影

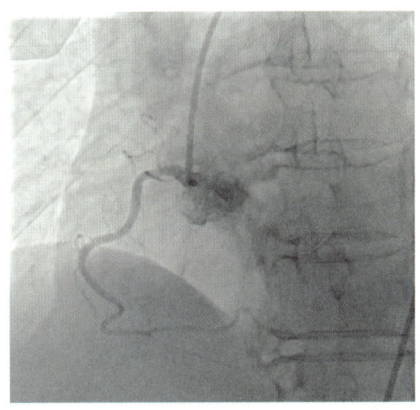

图4-33-18　冠脉造影

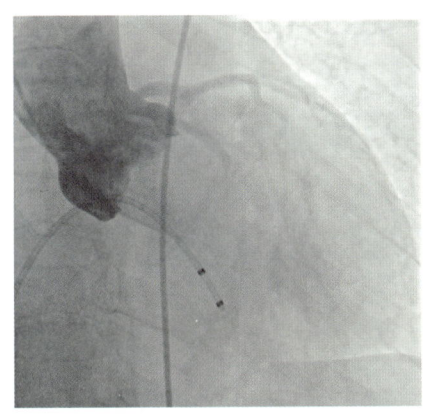

图4-33-19　主动脉根部造影

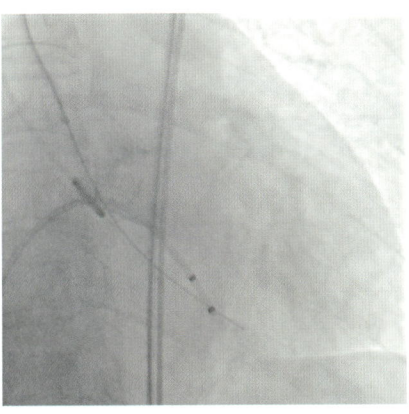

图4-33-20　导丝跨瓣

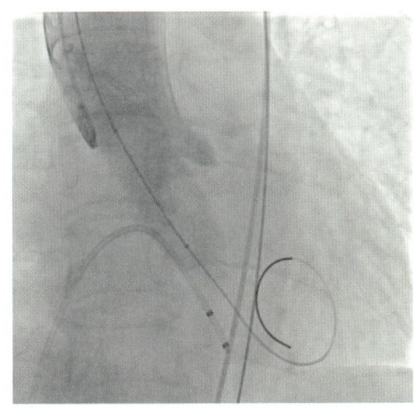

图4-33-21　20 mm球囊预扩

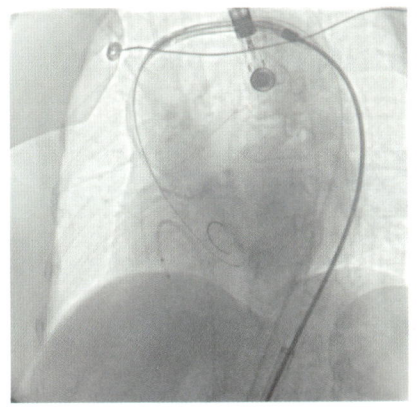

图4-33-22　预埋支架行冠脉保护后VenusA Plus 26号瓣膜过弓跨瓣

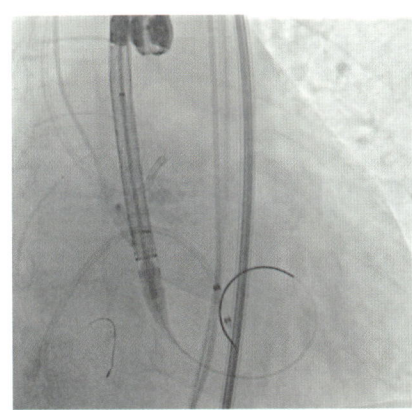

图4-33-23　瓣膜定位

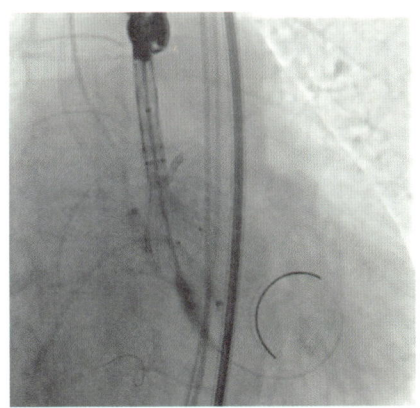

图4-33-24　瓣膜释放

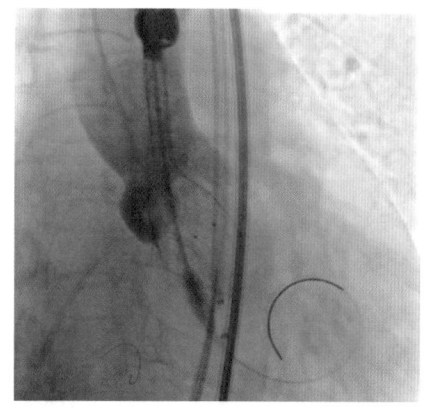
图4-33-25 造影确认深度满意

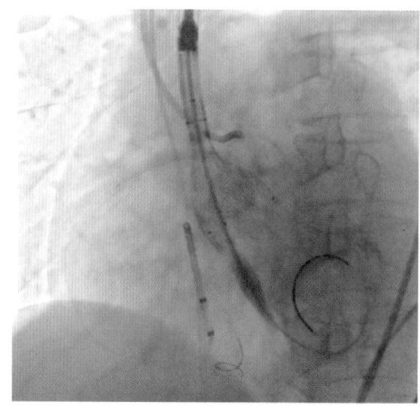
图4-33-26 植入右冠烟囱支架

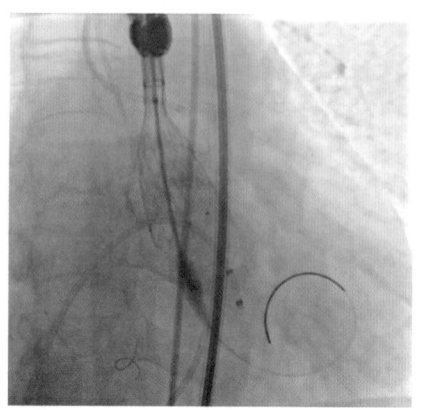
图4-33-27 瓣膜完全释放

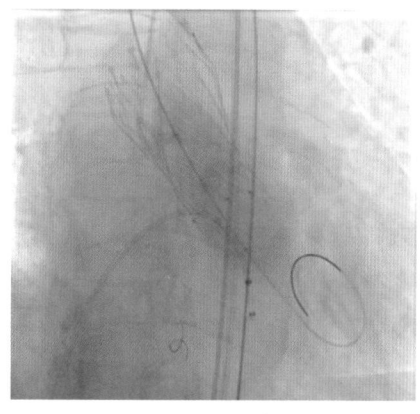
图4-33-28 22 mm球囊后扩

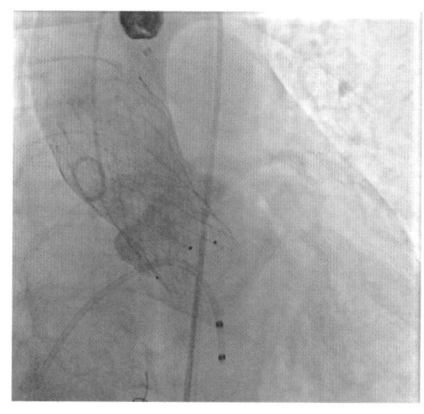
图4-33-29 复查根部造影

扫码看视频

术后

患者恢复良好，复查心电图（图4-33-30）。

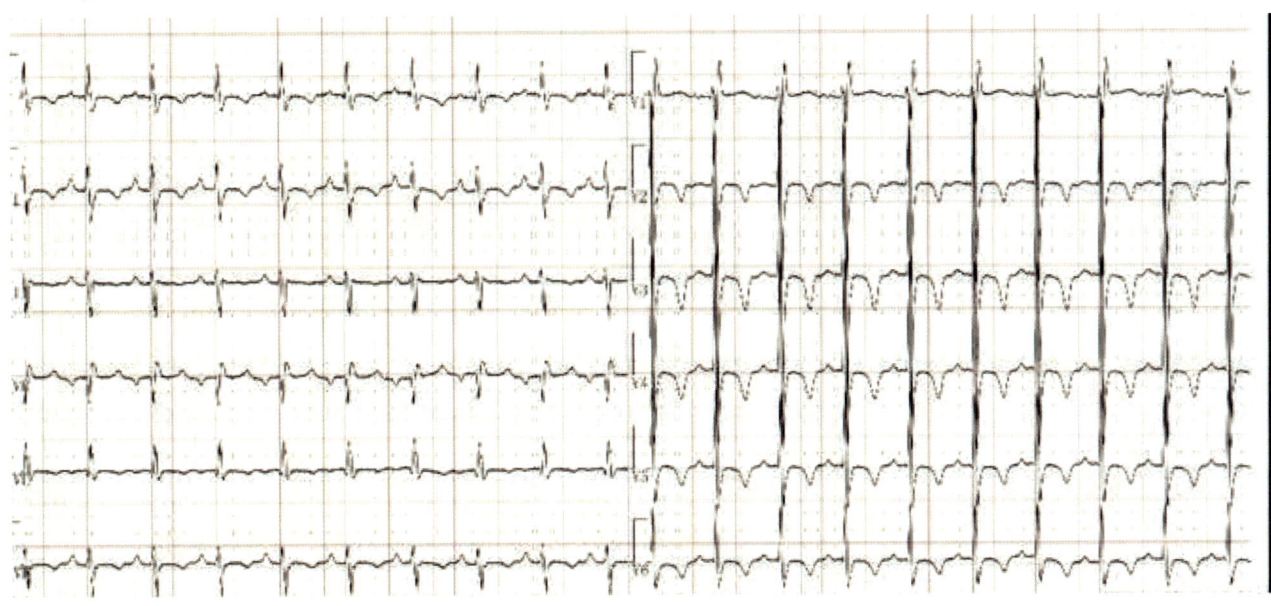

图4-33-30 复查心电图

病例点评

冠状动脉阻塞（coronary artery occlusion，CAO）是TAVR手术的严重并发症，发生率相对较低（<1%），但一旦发生短期死亡率高。冠脉阻塞可分为急性或迟发性冠脉堵塞。造成冠脉阻塞的解剖相关风险因素包括自体瓣叶冗长、增厚，窦部偏小、窦管交界位置低、冠脉开口低等。TAVR术中介入瓣膜将异常的瓣叶结构推至窦内，导致冠脉开口部分或完全阻塞，也有部分患者因血栓或瓣叶团块钙化等导致冠脉阻塞。

这是一个Type1型二叶瓣，左无有融合脊，脊钙化超一半，同时存在左右联合部的钙化融合，瓣叶肥厚，冗长，这种情况需要特别关注右冠堵塞的风险。窦部大小足够，但是左无融合脊钙化重，无法打开，瓣膜会偏向右冠窦。STJ较小，瓣叶长度接近STJ高度，这些都增加了冠脉堵塞的风险。策略上，考虑冠脉保护和二叶瓣，常规downsize到26号瓣膜，选择20 mm球囊预扩张判断右冠情况，若20 mm球囊没腰则选择26 mm，若右冠不显影，则支架保护右冠。因为多数情况下球囊预扩右冠都是不显影的，所以当CT判断右冠有风险时候，应更积极的使用支架保护甚至是烟囱技术。

34 R-N融合Type1型——左冠延长导管保护

术前分析

患者，男，67岁，因"胸闷气促伴咳嗽咳痰两月"入院。2个月前出现胸闷气促，伴咳嗽咳痰，痰为黄色黏痰，伴咯血，偶伴胸痛。于外院就诊，心脏超声示重度主动脉瓣狭窄，胸部CT提示肺部感染。予以对症处理后患者出院。患者为进一步到门诊诊治。

既往史：3年前行PCI，外院诊断肺腺癌。

术前超声（图4-34-1）

AV：4.5 m/s，MPG：52 mmHg，AVA：0.75 cm^2，LVEF：48%。

主动脉瓣重度狭窄并中度反流。

二尖瓣中度狭窄。

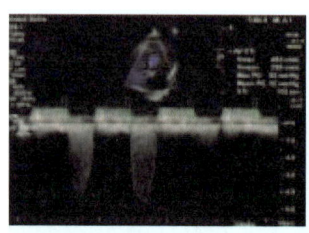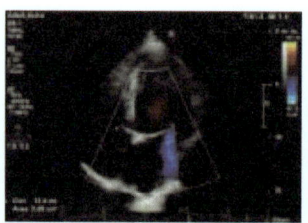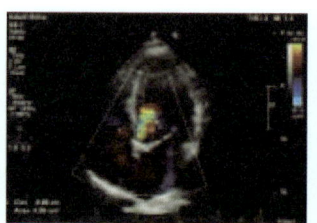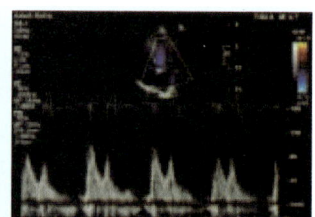

心腔及大血管 (mm)	主动脉 28	左房 41	RVOT 前后径 26	左室舒张末 54	左室收缩末 44
升主动脉 36	右房上下径 45	右室上下径 54	主肺动脉 20	室间隔 11	左室后壁 11
瓣口血流速 (m/s)	二尖瓣 E 峰 1.0	主动脉瓣 4.5	肺动脉瓣 0.7	三尖瓣 E 峰 0.4	
	二尖瓣 A 峰 0.8	峰值压差 82 mmHg	峰值压差	三尖瓣 A 峰	左室射血分数 48%
	PHT	平均压差 52 mmHg	平均压差		
组织多普勒	S' (cm/s) 5	E' (cm/s) 6	A' (cm/s) 8	E/E' 17	

超声描述：

透声窗差；

主动脉拟为三叶瓣，瓣叶增厚，回声增强，并见钙化，开放受限，关闭不拢；主动脉瓣环内径23 mm，连

图4-34-1　术前超声

续方程测AVA 0.75 cm²；升主动脉增宽，主动脉弓内径22 mm，降主动脉显示不清；其余瓣膜形态尚可；
左房、左室扩大，左室壁增厚，室壁运动尚好；
房室间隔未见中断，未见PDA；心包腔内未见液性暗区；

CDFI：二尖瓣反流，彩束面积5.0 cm²；主动脉瓣反流，彩束面积4.5 cm²；
三尖瓣反流，彩束面积1.0 cm²。

超声提示：
重度主动脉瓣狭窄并中度反流
左室收缩舒张功能减退
中度二尖瓣反流

图4-34-1　（续）

根部解剖

根据术前CT分析（图4-34-2至图4-34-13），该病例为功能型二叶瓣，右无冠窦可见部分融合，重度钙化，法式窦结构较大，左冠开口高度约14.2 mm，右冠开口高度约16.5 mm，STJ高度约21.2 mm、直径约30.7 mm，升主动脉稍增宽均径约35.5 mm，心脏角度约53°，左室形态大。结合自膨瓣选型思路，瓣环径27.7 mm应选择VenusA 32号瓣膜，该病例在瓣上10~16 mm无交界处有钙化融合，会增大瓣上限制性以及占据部分窦部空间，将器械往对侧挤压，对于左冠窦瓣叶高度接近左冠开口下缘的情况下，左冠具有一定冠脉风险，故最终采用"Downsize"策略选择VenusA 29号瓣膜。病例主要在于左冠风险，由于右无瓣叶钙化融合、左冠窦瓣叶增长增厚等情况相结合会增加左冠风险，术中拟用23 mm球囊进行预扩张，在左冠切线位下观察左冠显影情况，必要时行冠脉保护。

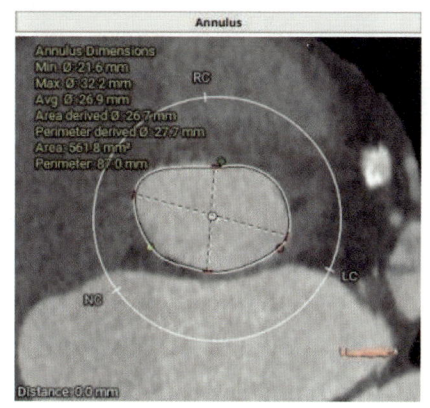

图4-34-2　瓣环平面

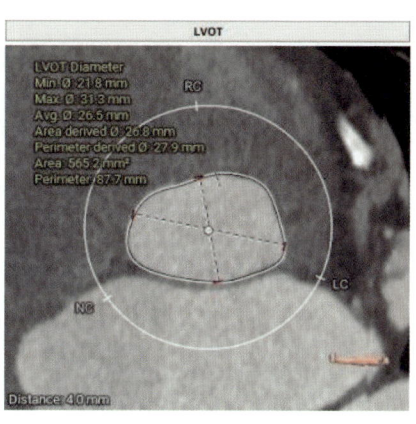

图4-34-3　流出道平面

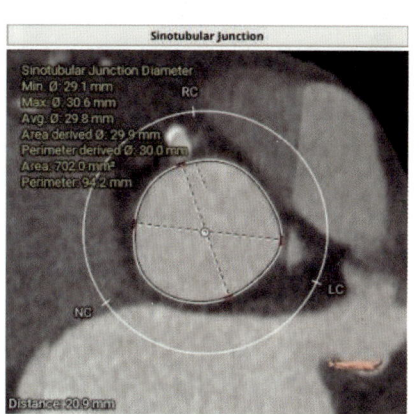

图4-34-4　窦管交界平面

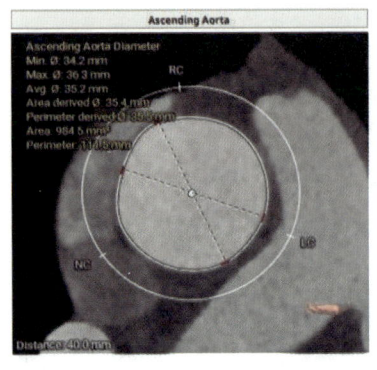

图4-34-5 瓣上40 mm处升主平面

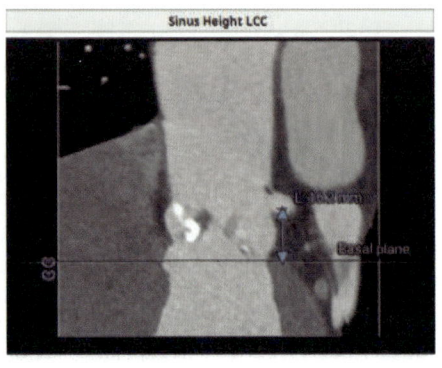

图4-34-6 左冠高度

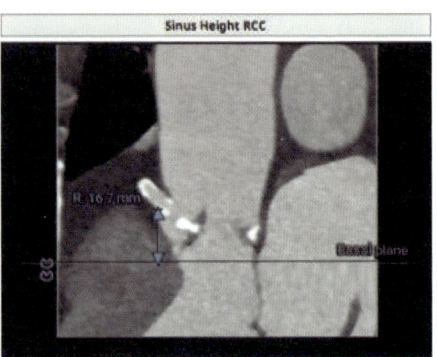

图4-34-7 右冠高度

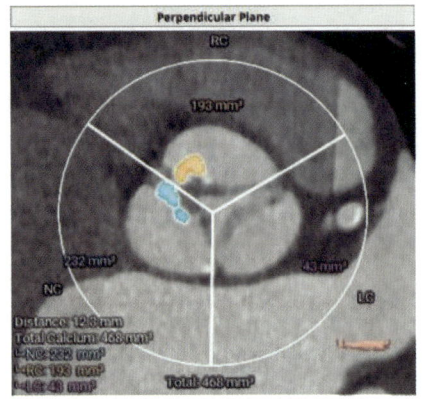

图4-34-8 钙化情况

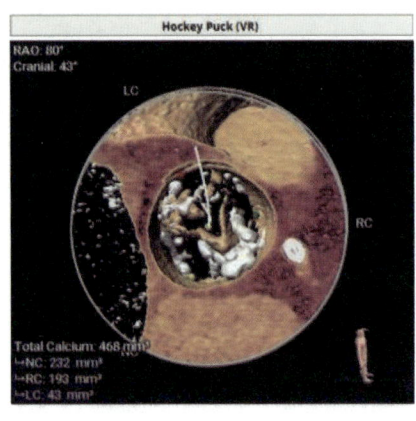

图4-34-9 腔内重建

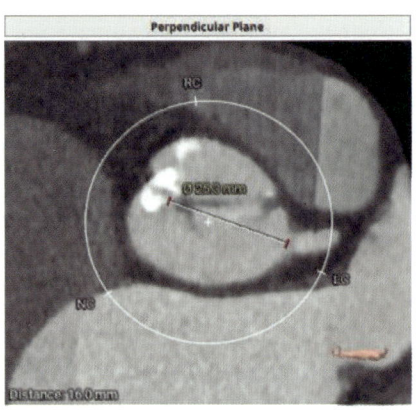

图4-34-10 左冠到对侧嵴

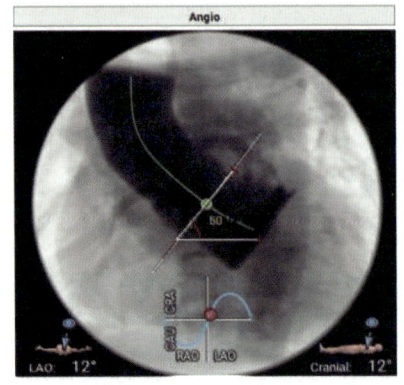

图4-34-11 横位心角度

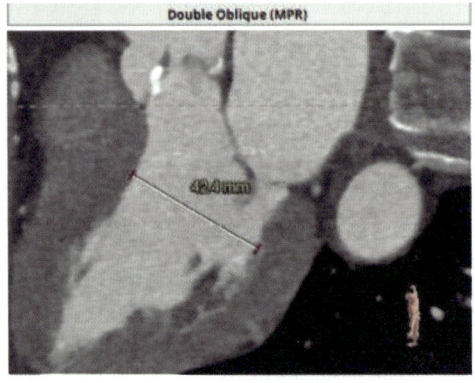

图4-34-12 左室大小

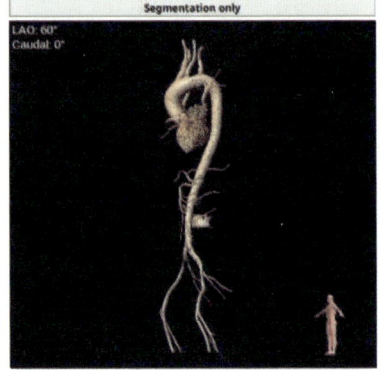

图4-34-13 全主动脉形态

（该图片来源于荷兰Pie medica imaging公司的3mensio术前评估软件）

手术过程

手术过程（图4-34-14至图4-34-26）。

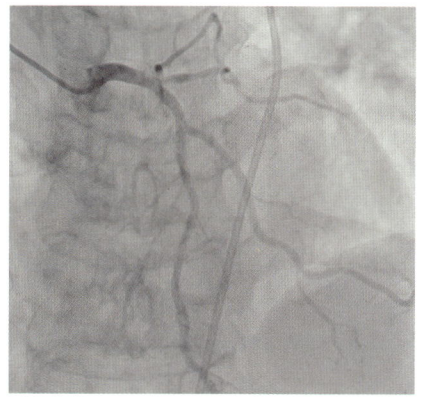

图4-34-14 冠脉造影

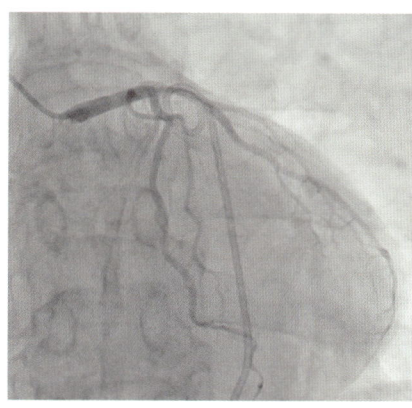

图4-34-15 冠脉造影

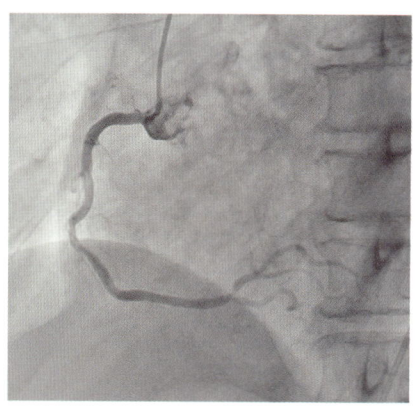

图4-34-16 冠脉造影

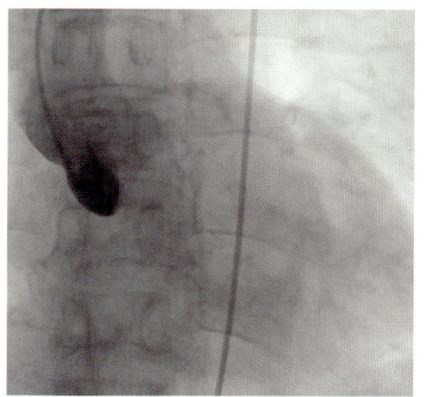

图4-34-17 根部造影

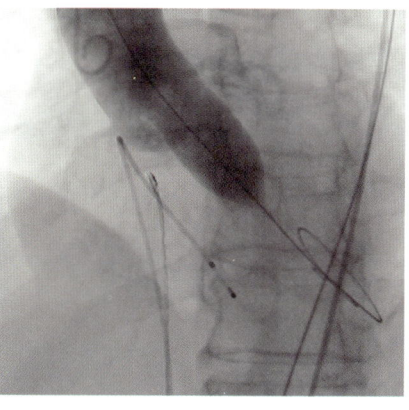

图4-34-18 23 mm球囊预扩左冠血流受影响

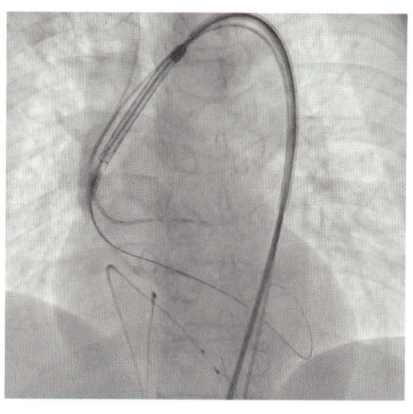

图4-34-19 置入Guidezilla导管行冠脉保护后瓣膜系统过弓跨瓣

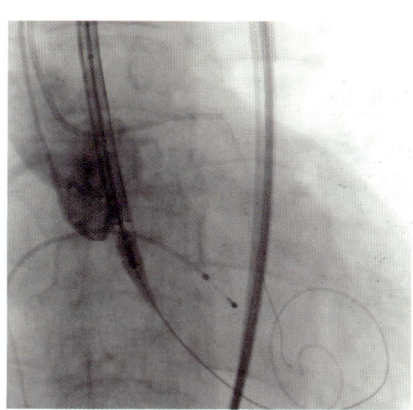

图4-34-20 VenusA 29号瓣膜定位

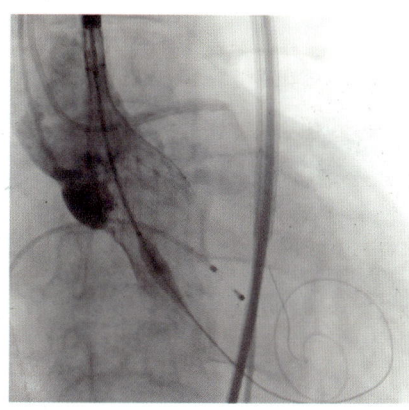

图4-34-21 造影复查深度满意

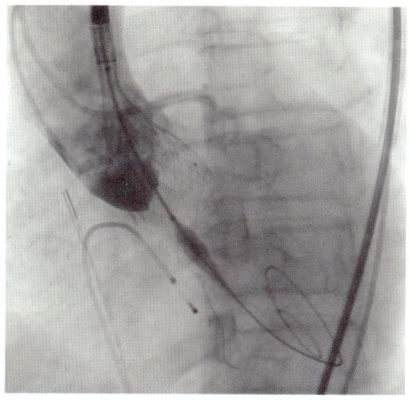

图4-34-22 左冠切线位复查左冠血流未受影响

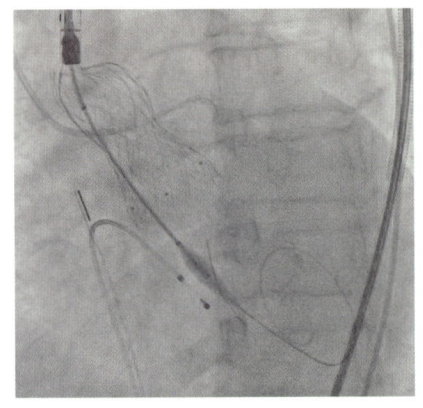
图4-34-23　完全释放瓣膜

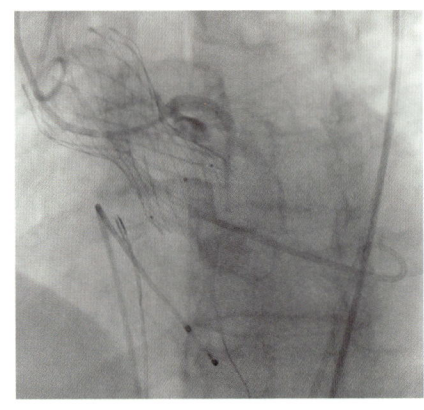
图4-34-24　复查左冠血流

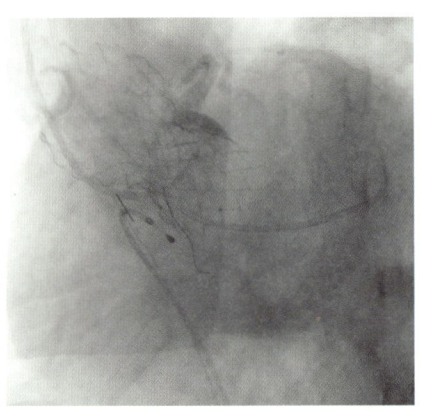
图4-34-25　多角度复查左冠血流

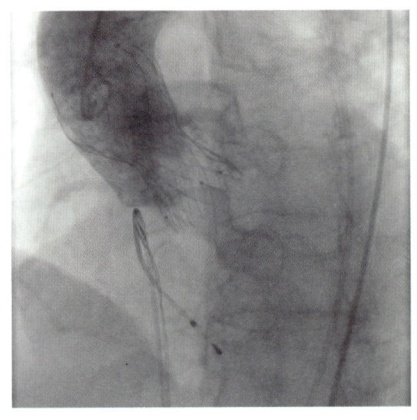
图4-34-26　复查根部造影

扫码看视频

术后

术后1周超声随访（图4-34-27）。

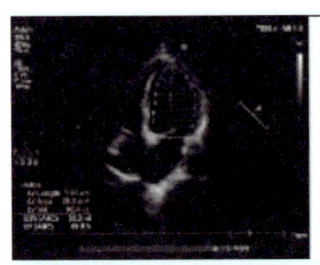 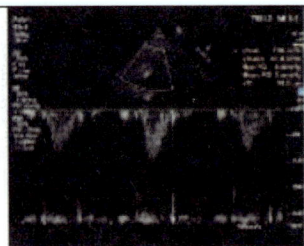 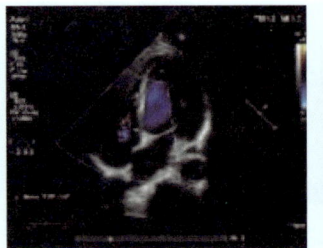 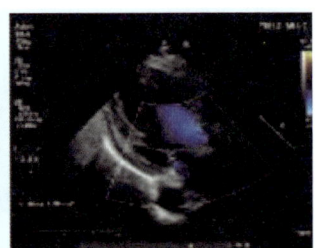

心腔及大血管 (mm)	主动脉 23	左房 40	RVOT 前后径 21	左室舒张末 55	左室收缩末 47
升主动脉 38	右房上下径 45	右室上下径 53	主肺动脉 23	室间隔 8	左室后壁 8

图4-34-27　术后1周超声

瓣口血流度 (m/s)	二尖瓣 E 峰 0.9	主动脉瓣 1.2	肺动脉瓣 0.84	三尖瓣 E 峰 0.4	
	二尖瓣 A 峰 0.9	峰值压差 5 mmHg	峰值压差	三尖瓣 A 峰	左室射血分数 29%
	PHT	平均压差 2 mmHg	平均压差		
组织多普勒	S'(cm/s) 5	E'(cm/s) 5	A'(cm/s) 6	E/E' 18	

超声描述：
主动脉瓣位见人工生物瓣，瓣膜活动正常，瓣周未见异常回声，工作区内径19 mm；
其余各瓣膜形态正常；
左心大，左室壁运动普遍减弱；
未见心包积液；

CDFI：二尖瓣反流，彩束面积3.8 cm²；
三尖瓣反流，彩束面积2.0 cm²，估测肺动脉收缩压20 mmHg。

超声提示：
TAVR术后，人工瓣膜功能良好
左室收缩功能明显减低
轻度二尖瓣反流
轻度三尖瓣反流

图4-34-27 （续）

病例点评

这是一个右无融合的功能性二叶瓣，常规需要关注左冠堵塞的风险。看起来窦的结构足够，堵塞风险不算高，需要术中球囊预扩再次评估。准备放29号瓣膜，用23 mm球囊预扩评估左冠风险。术中球囊扩张后左冠显影，但可疑瓣膜影响左冠开口，故选择延长导管进行左冠保护，如果瓣膜释放后不影响，可以及时撤出，如果需要支架，也可以通过延长导管送支架到冠脉，不至于被动，是一种比较安全的冠脉保护方法。

35　Type0 型二叶瓣——延迟冠脉闭塞

术前分析

患者，男，75岁。主诉：头晕气促4年，加重1年。既往病史：高血压病；COPD；胆囊结石。拟行TAVR手术。

术前超声（图4-35-1）

AV：4.0 m/s，MPG：40 mmHg，LVEF：35%。

主动脉瓣重度狭窄并重度反流。

二尖瓣重度反流。

三尖瓣轻度反流。

重度肺高压。

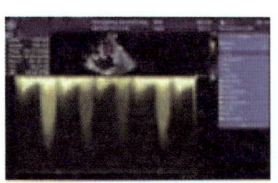 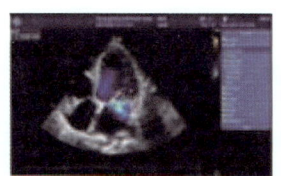 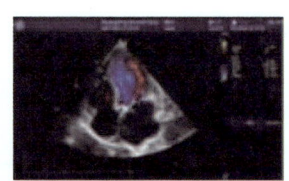 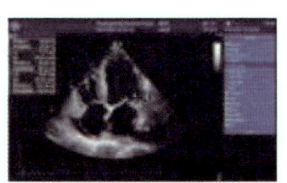

心腔及大血管 (mm)	主动脉 29	左房 47	RVOT 前后径 22	左室舒张末 66	左室收缩末 46
升主动脉 38	右房上下径 56	右室上下径 70	主肺动脉 24	室间隔 13	左室后壁 13
瓣口血流度 (m/s)	二尖瓣 E 峰 1.8	主动脉瓣 4.0	肺动脉瓣 0.6	三尖瓣 E 峰 0.6	
	二尖瓣 A 峰 0.8	峰值压差 65 mmHg	峰值压差	三尖瓣 A 峰	左室射血分数 35%
	PHT	平均压差 40 mmHg	平均压差		
组织多普勒	S' (cm/s) 3	E' (cm/s) 6	A' (cm/s) 6	E/E' 30	

超声描述：

主动脉瓣明显钙化，结构显示不清，瓣叶增厚，回声增强，开放受限，关闭不拢；

二尖瓣瓣环扩张，关闭见缝隙；

其余瓣膜形态正常；

图4-35-1　术前超声

全心大，左室壁增厚，室壁运动减弱；
房室间隔未见中断，未见PDA；
心包腔见液性暗区：右房顶10 mm，左室侧壁旁6 mm；

CDFI：二尖瓣反流，彩束面积10.6 cm²；主动脉瓣反流，彩束偏心，彩束面积8.3 cm²；
三尖瓣反流，彩束面积1.63 cm²，估测肺动脉收缩压75 mmHg。

超声提示：
主动脉瓣钙化，重度狭窄并重度反流
左室收缩舒张功能减退
重度二尖瓣反流
轻度三尖瓣反流
重度肺高压
少量心包积液

图4-35-1 （续）

根部解剖

根据术前CT分析（图4-35-2至图4-35-8），该病例为Type0 二叶瓣，重度钙化，瓣环27.8 mm，LVOT 28.8 mm，联合部径线24 mm，左右冠脉异窦，预计瓣口开口26.2 mm，窦部空间大，左右冠高度分别为15.8 mm和16.2 mm，左右冠脉异窦，考虑使用23 mm球囊预扩，优选VenusA 29号瓣膜。

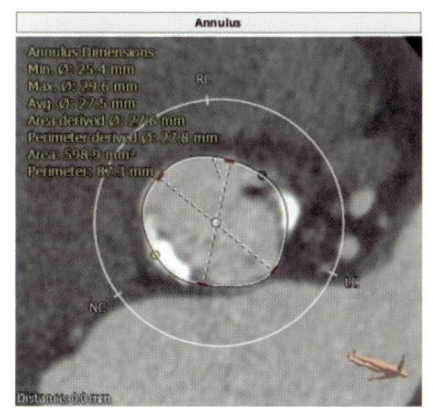 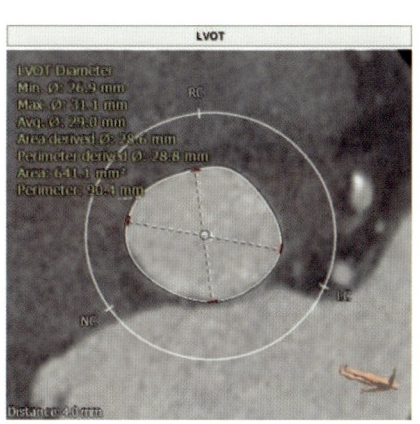 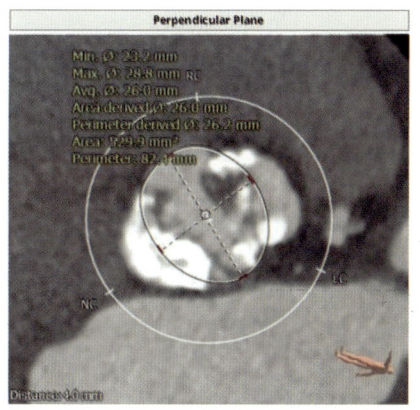

图4-35-2 瓣环平面　　　图4-35-3 流出道平面　　　图4-35-4 瓣上4 mm平面

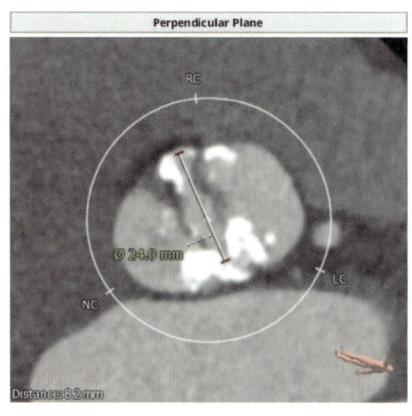
图4-35-5 中缝长度

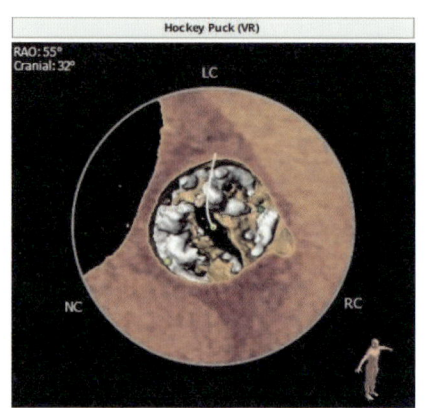
图4-35-6 腔内重建

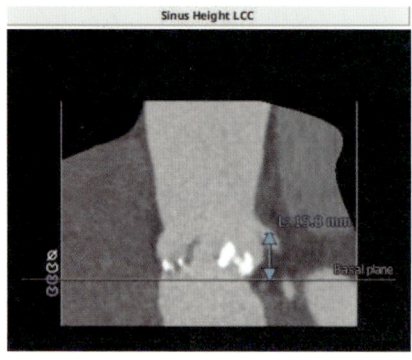
图4-35-7 左冠高度

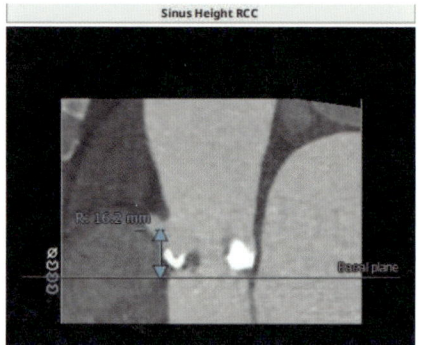
图4-35-8 右冠高度

（该图片来源于荷兰Pie medica imaging公司的3mensio术前评估软件）

手术过程

手术过程（图4-35-9至图4-35-30）。

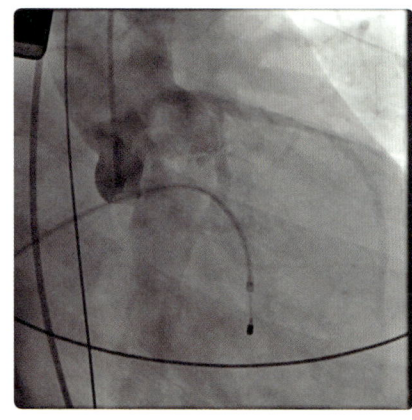
图4-35-9 根部造影

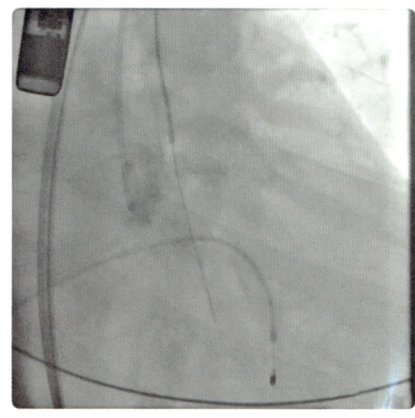
图4-35-10 导丝跨瓣

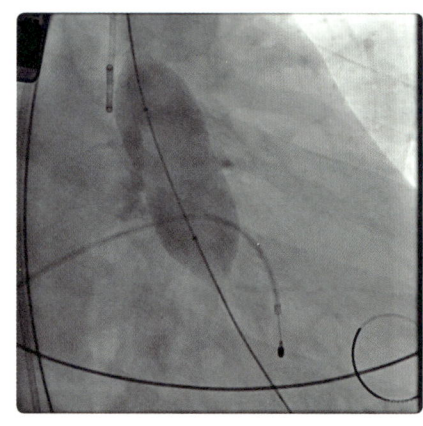
图4-35-11 Numed 23 mm球囊预扩

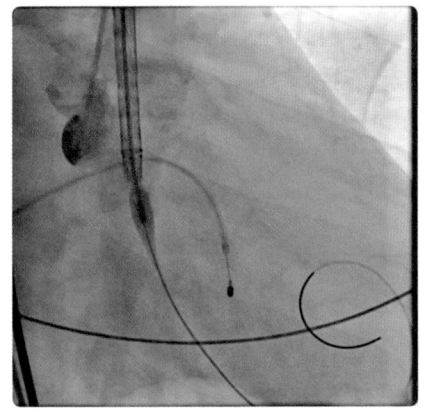
图4-35-12　Venus 29号瓣膜定位

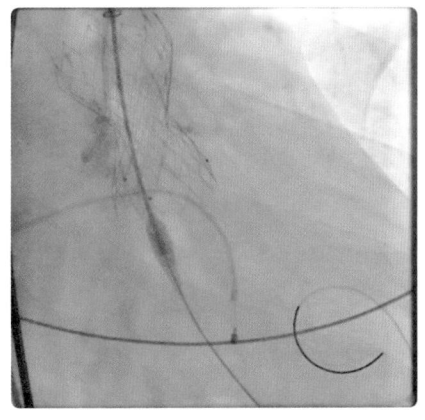
图4-35-13　完全释放

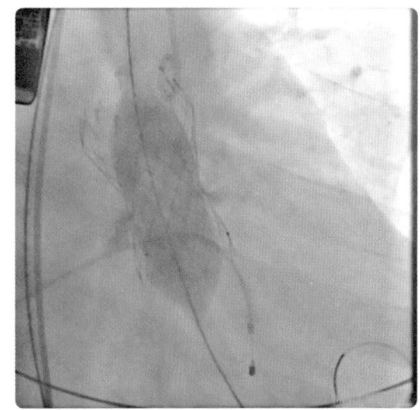
图4-35-14　Numed 23 mm球囊后扩

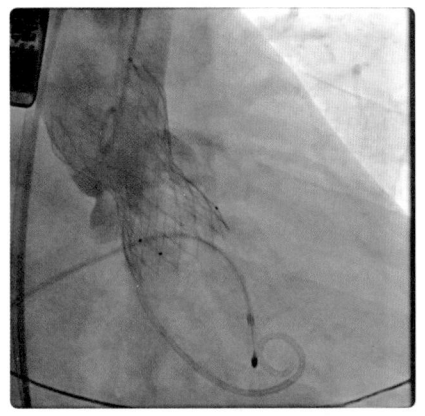
图4-35-15　最后造影

术后48小时
患者出现胸闷痛伴血压低，心率慢，心电图提示新发RBBB，心功酶升高，血气代酸合并呼碱代偿。

图4-35-16　病情变化

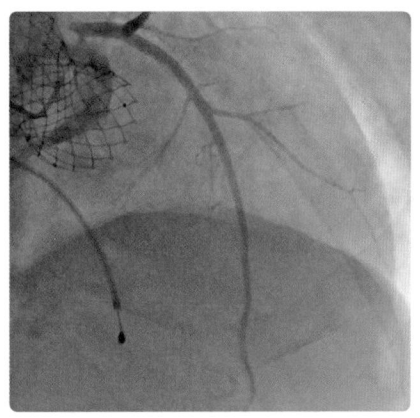
图4-35-17　急诊冠脉造影

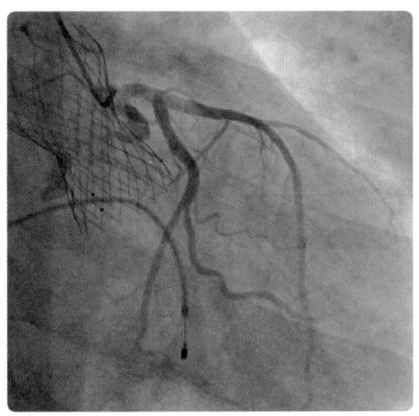
图4-35-18　左冠造影

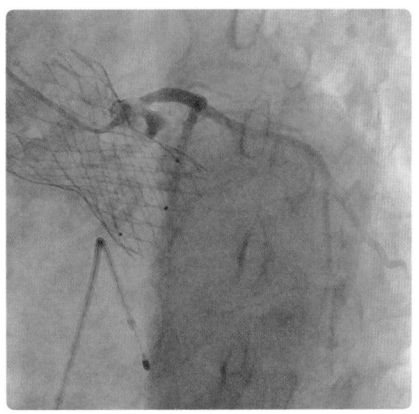
图4-35-19　可见左主干充盈缺损

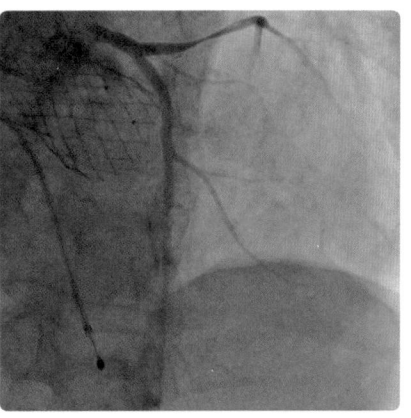
图4-35-20　多体位可见左主干充盈缺损

扫码看视频

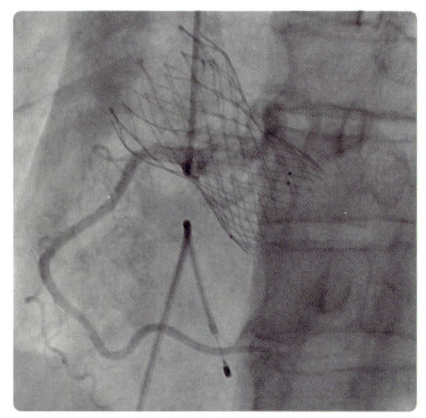

图4-35-21 右冠造影

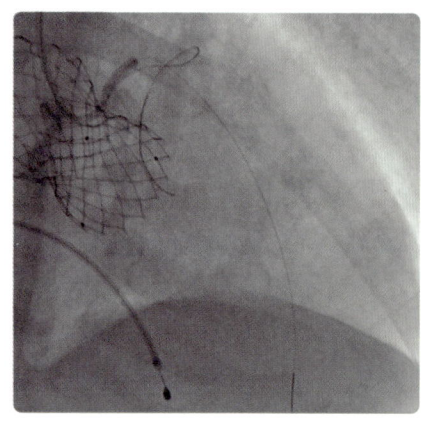

图4-35-22 植入IABP后JL3.5指引过导丝，3.0 mm×15 mm高压预扩

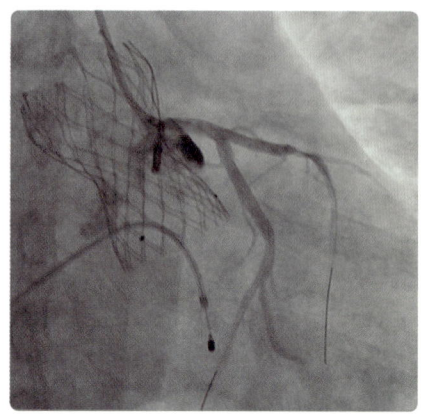

图4-35-23 预扩后复查造影

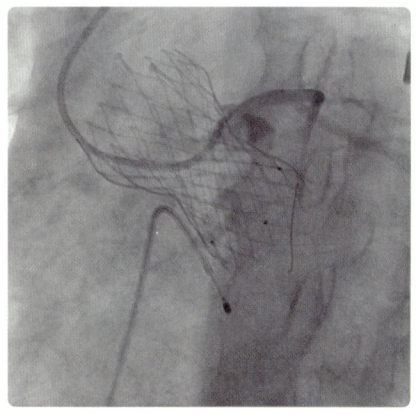

图4-35-24 植入4.0 mm×18 mm支架

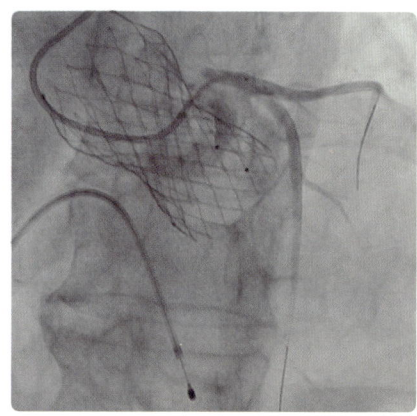

图4-35-25 多体位定位

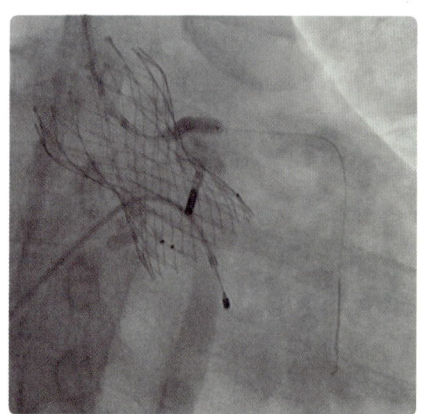

图4-35-26 释放左主干支架

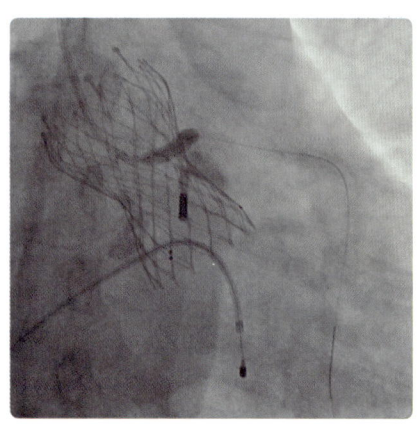

图4-35-27 后撤支架球囊再次扩张

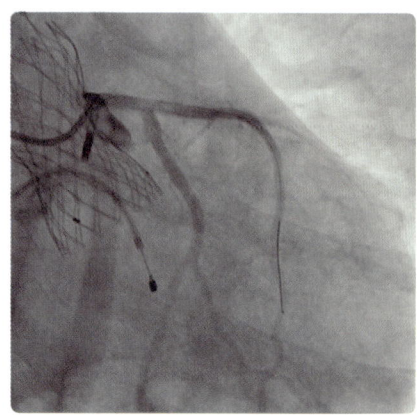

图4-35-28 复查造影

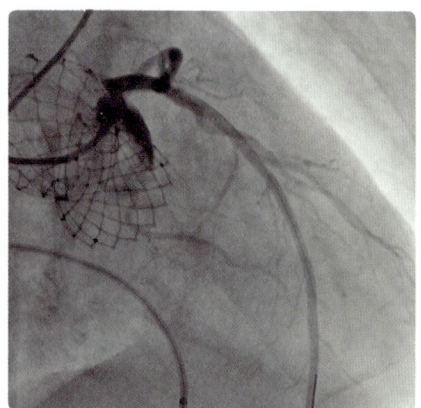

图4-35-29 多体位复查造影

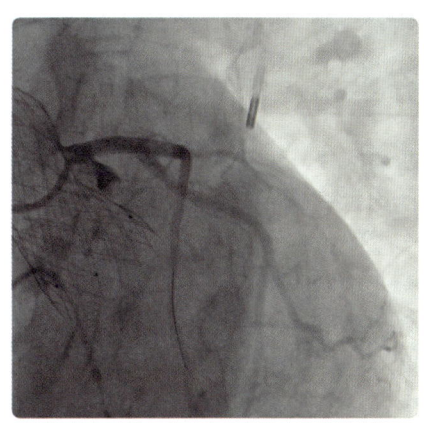

图4-35-30　多体位复查造影

术后

跨瓣压差消失（图4-35-31），无明显瓣周漏，患者一周后康复出院。

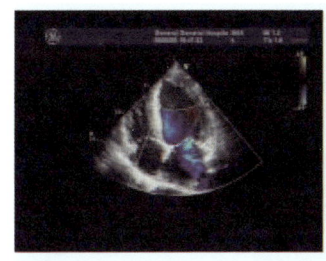 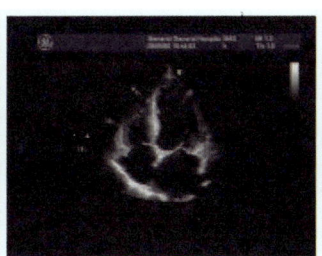 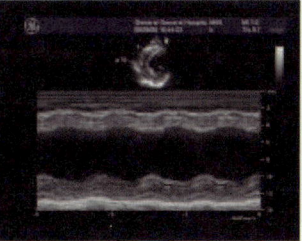 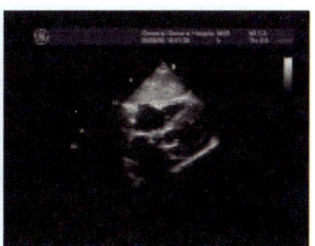

心腔及大血管(mm)	主动脉 33	左房 43	RVOT 前后径 26	左室舒张末 55	左室收缩末 38
升主动脉 41	右房上下径 47	右室上下径 56	主肺动脉 24	室间隔 15	左室后壁 15
瓣口血流度(m/s)	二尖瓣 E 峰 1.1	主动脉瓣 1.6	肺动脉瓣 0.8	三尖瓣 E 峰 0.39	
	二尖瓣 A 峰 1.2	峰值压差 11 mmHg	峰值压差	三尖瓣 A 峰	左室射血分数 40%
	PHT	平均压差 7 mmHg	平均压差		
组织多普勒	S'(cm/s) 4	E'(cm/s) 4	A'(cm/s) 4	E/E' 28	

超声描述：
主动脉瓣位见人工瓣膜支架，瓣架内径约22 mm，瓣周见细束反流信号，束宽约2 mm；
升主动脉增宽；
二尖瓣瓣环扩张，瓣叶闭合不拢；
左心扩大，左室壁明显增厚，室壁运动普遍减弱；
心包腔见液性暗区：左室后壁后3 mm，右室前壁前4~5 mm，右房顶部2~3 mm，右室心尖部6 mm；

图4-35-31　术后超声

CDFI：二尖瓣反流，彩束面积8.9 cm²；
　　　主动脉瓣人工瓣瓣内反流面积1.2 cm²，瓣周反流面积1.0 cm²；
　　　三尖瓣反流，彩束面积0.8 cm²，估测肺动脉收缩压32 mmHg。

超声提示：
TAVR术后，人工瓣膜支架少量瓣周反流
重度二尖瓣反流
左室收缩舒张功能减低
少量心包积液

图4-35-31　（续）

病例点评

　　冠脉堵塞是TAVR的严重并发症之一，CT预判，采取合适的冠脉保护策略，是避免冠脉堵塞的最好办法。但是总有一些患者难以做到术前100%预判，另外还有一些患者是术后才发生冠脉堵塞，本次病例正是属于后者。从术前CT看，患者窦足够大，STJ足够大，冠脉高度也够，唯一的风险就是冠脉开口接近联合部，而不像其他二叶瓣开口在窦底。临床遇到的未预判到的冠脉堵塞几乎都是出现在这种0型二叶瓣，冠脉开口接近联合部的情况。

　　患者比较幸运的是冠脉没有直接完全堵闭，而是在低血压时诱发了胸痛，ST段改变，以及肌钙蛋白阳性，在出现报警症状后，哪怕对手术再有信心，也应该急诊造影明确冠脉情况。本例患者阵发性心绞痛发作，伴低血压，在明确冠脉堵塞后，因为不知道rewire难度有多大，第一时间选择上IABP辅助循环，在完成开窗支架术式后即刻拔除IABP，术后双抗治疗，随访1年多患者无不适主诉。

36 Type1 型二叶瓣左冠术中急性闭塞的处理

术前分析

患者，女，68岁。主诉：反复活动气促1年余。现病史：1年前患者爬斜坡后出现气促，持续约数分钟，休息可缓解。至外院行心脏超声示重度主动脉瓣狭窄伴中度反流，冠状动脉CTA示动脉粥样硬化。诊断重度主动脉瓣狭窄，随后于半年前在医院住院治疗，住院期间查主动脉超声示：主动脉瓣退行性变，重度狭窄，轻度反流。主动脉CTA示：主动脉增厚并钙化，左心室增大。主动脉粥样硬化，腹主动脉远段穿透性溃疡形成。予利尿、抗心律失常对症处理，拒绝TAVR手术，气促时有发作，门诊进一步诊治。

既往史：既往有膝关节手术病史

术前超声（图4-36-1）

　　AV：5.2 m/s，MPG：65 mmHg，AVA：0.6 cm^2，LVEF：55%。

　　主动脉瓣重度狭窄并中度反流。

　　二尖瓣退行性变。

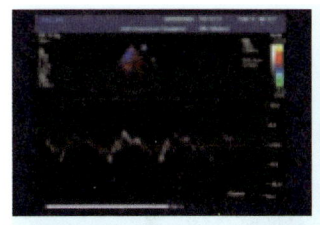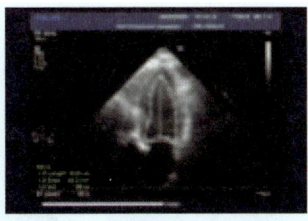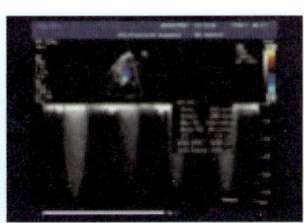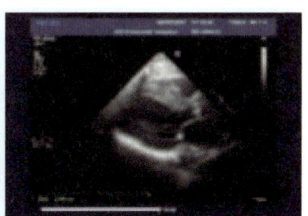

心腔及大血管 (mm)	主动脉 31	左房 43	RVOT 前后径 25	左室舒张末 43	左室收缩末 30
升主动脉 35	右房上下径 50	右室上下径 55	主肺动脉 22	室间隔 14	左室后壁 14
瓣口血流度 (m/s)	二尖瓣 E 峰 0.8	主动脉瓣 5.2	肺动脉瓣 0.8	三尖瓣 E 峰 0.5	
	二尖瓣 A 峰 1.3	峰值压差 107 mmHg		三尖瓣 A 峰	左室射血分数 55%
	PHT	平均压差 65 mmHg	平均压差		

图4-36-1　术前超声

| 组织多普勒 | S' (cm/s) 6 | E' (cm/s) 3 | A' (cm/s) 7 | E/E' 27 | |

超声描述：

透声窗差；

主动脉瓣似为三叶瓣结构，回声增强钙化，开放受限，关闭不拢，主动脉瓣环内径23 mm，估测瓣环面积0.60 cm^2；主动脉弓内径23 mm，降主动脉内径18 mm，血流速度0.55 m/s；二尖瓣后叶局灶性回声增强；其余瓣膜形态未见异常；

左房增大，室壁增厚，室壁运动尚好；

房室间隔未见中断，未见PDA征；

心包腔内未见液性暗区；

CDFI：主动脉瓣反流，彩束面积6.2 cm^2。

超声提示：

主动脉瓣退行性变，重度狭窄并中度反流

二尖瓣退行性变

左室舒张功能减退

图4-36-1 （续）

根部解剖

根据术前CT分析（图4-36-2至图4-36-13），该病例为Type1 型二叶瓣，右冠瓣与无冠瓣融合，融合嵴钙化。Annulus：24.1 mm，LVOT：22.7 mm，Asc.AO：33.4 mm，STJ：26.9 mm，LCA：12.8 mm，RCA：13.3 mm整体结构偏小合并中重度钙化，而瓣环流出道径线处于L23及L26瓣膜的临界值，故选用20 mm球囊进行Balloning sizing，根据球囊表现选择瓣膜，优选26号瓣膜。

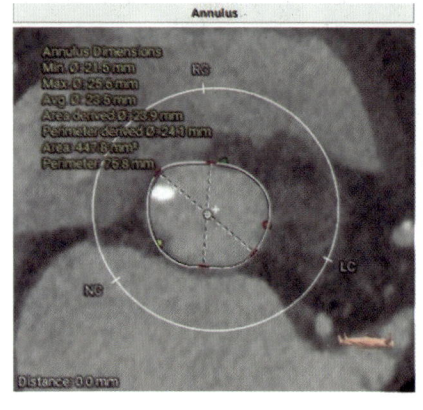
图4-36-2　瓣环平面

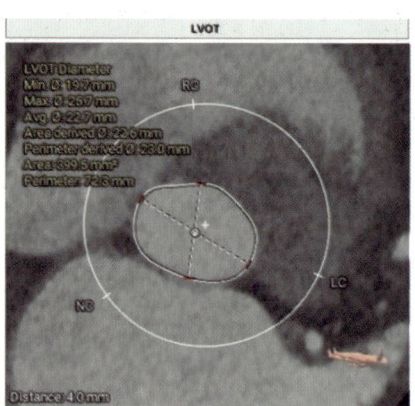
图4-36-3　流出道平面

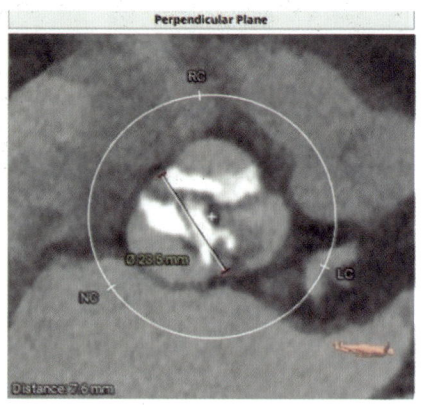
图4-36-4　中缝长度

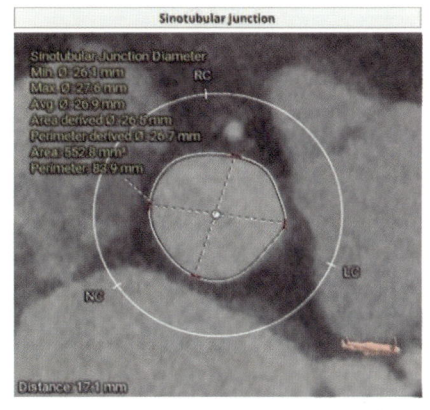
图4-36-5 窦管交界平面

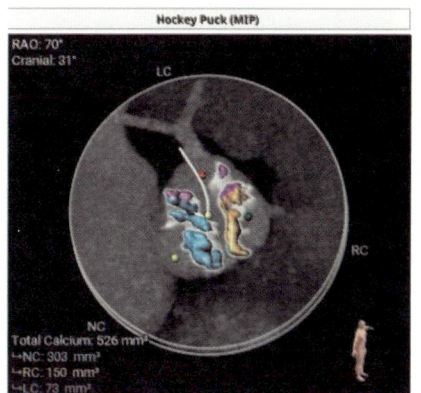
图4-36-6 钙化情况

图4-36-7 钙化分布

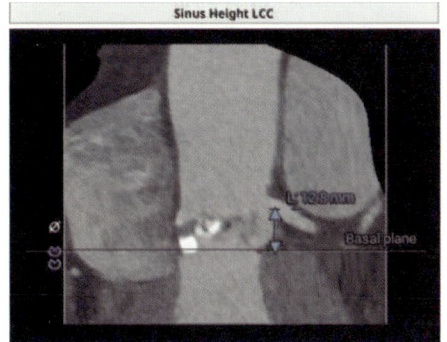
图4-36-8 左冠高度

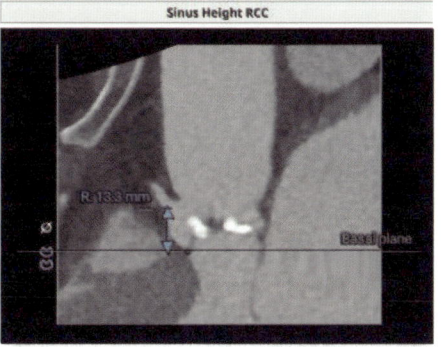
图4-36-9 右冠高度

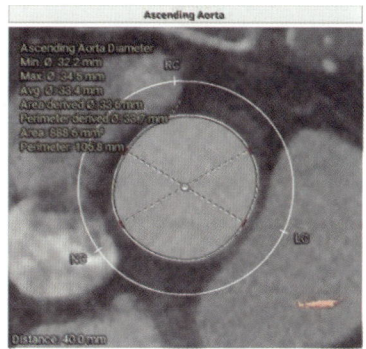
图4-36-10 瓣上40 mm升主平面

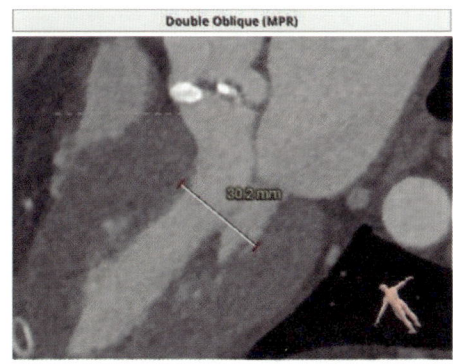
图4-36-11 左室大小

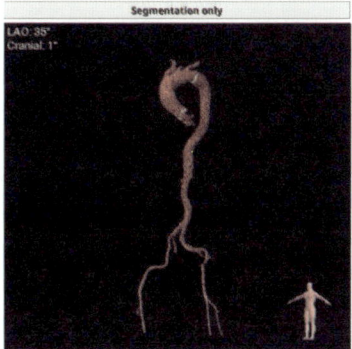
图4-36-12 全主动脉形态

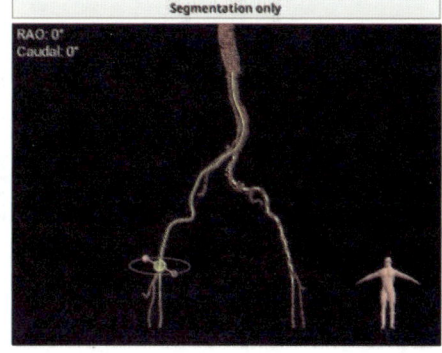
图4-36-13 入路情况

（该图片来源于荷兰Pie medica imaging公司的3mensio术前评估软件）

手术过程

手术过程（图4-36-14至图4-36-37）。

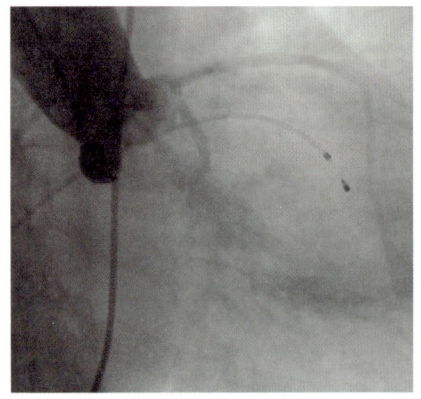

图4-36-14 根部造影

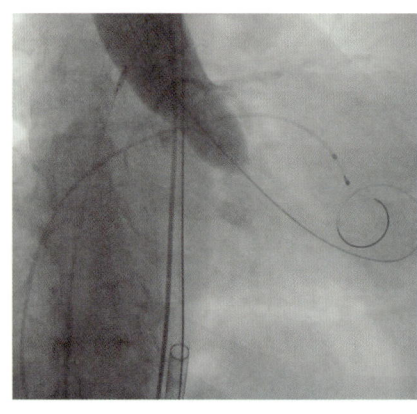

图4-36-15 20 mm球囊预扩冠脉显影正常轻微瓣周漏

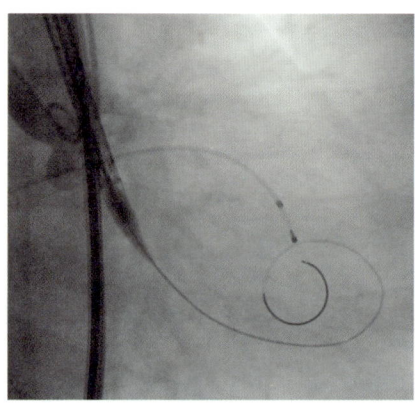

图4-36-16 VenusA 26号瓣膜定位

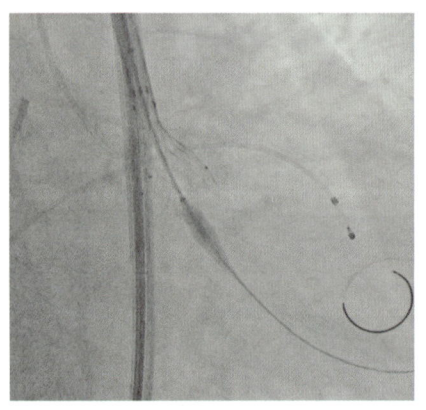

图4-36-17 瓣膜释放

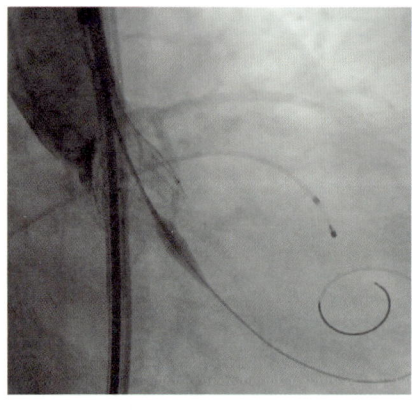

图4-36-18 造影确认深度过深

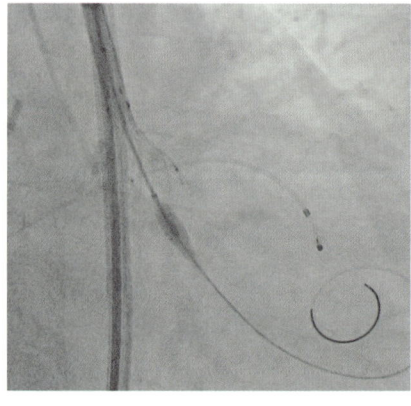

图4-36-19 瓣膜回收后高位再释放

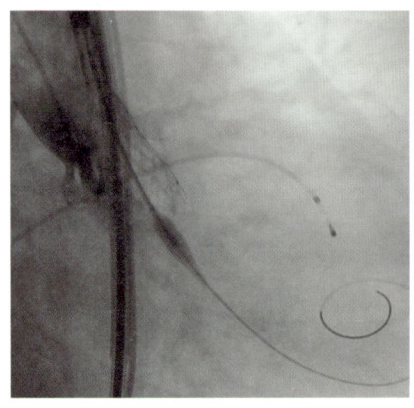

图4-36-20 造影确认深度

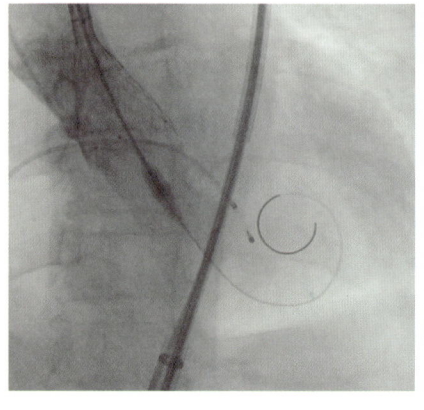

图4-36-21 多体位确认深度满意

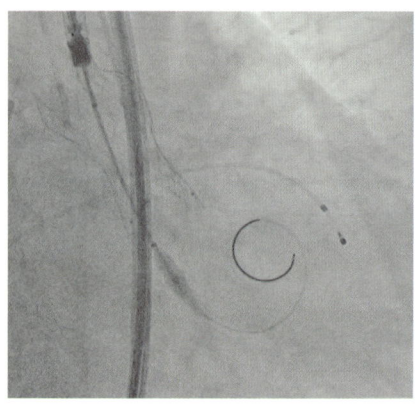

图4-36-22 瓣膜完全释放

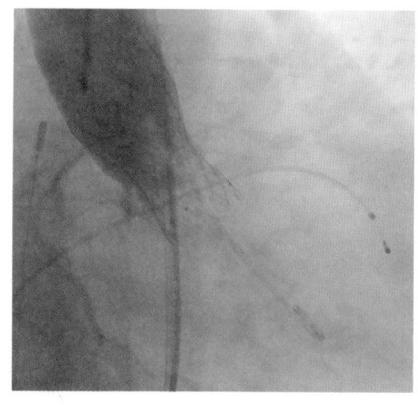
图4-36-23 血压逐渐下降心跳减弱马上复查根部造影

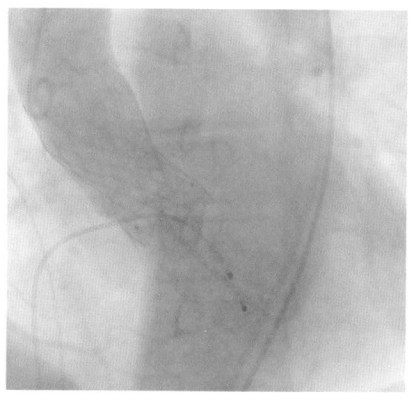
图4-36-24 左冠切线位确认左冠血流受影响

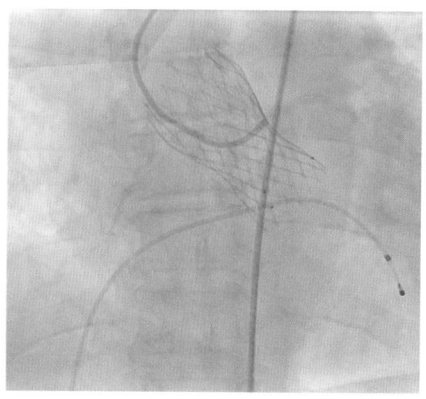
图4-36-25 指引导管到位

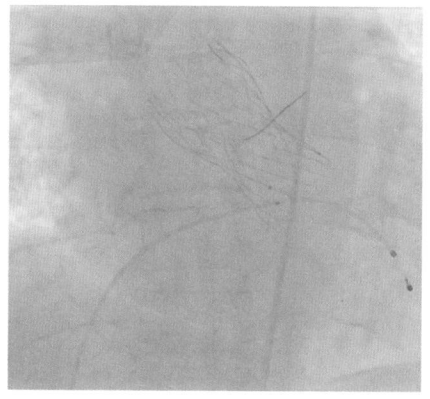
图4-36-26 导丝成功rewire进入左冠

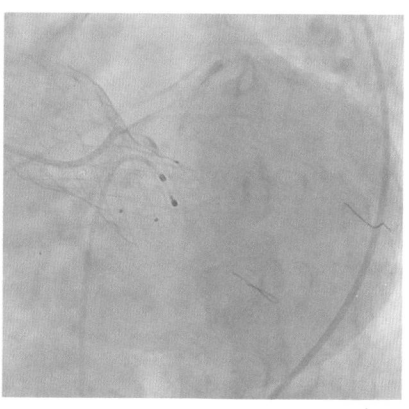
图4-36-27 造影确认左主干开口狭窄

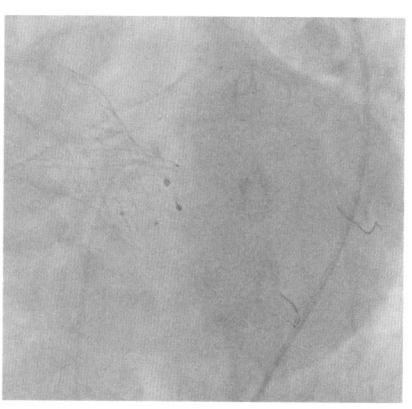
图4-36-28 2.5 mm预扩球囊扩张左主干后患者血压心跳恢复

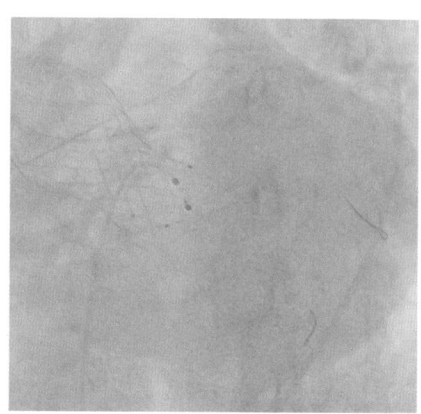
图4-36-29 3.5 mm高压扩张后行IVUS检查

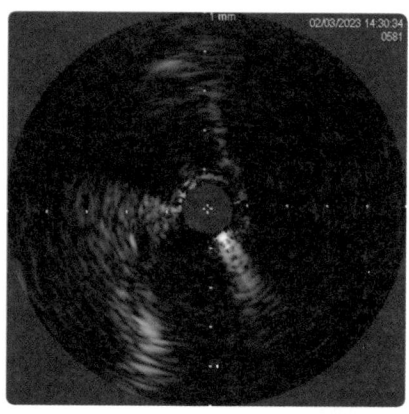
图4-36-30 IVUS探头可见高回声瓣膜钢梁和低回声瓣叶组织无法完全进入左主干

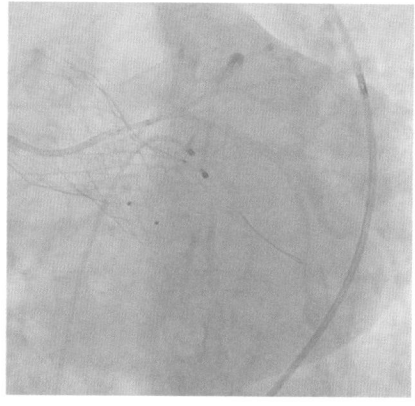
图4-36-31 使用Gazilla植入4.0_18左主干开窗支架

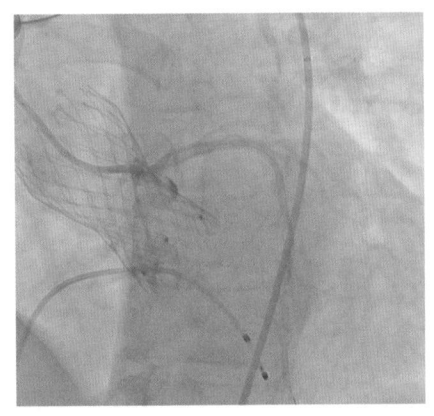
图4-36-32 植入后复查主干造影

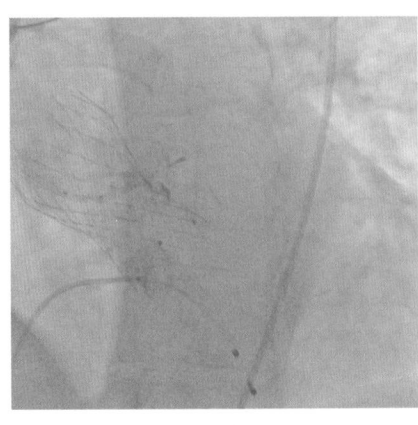
图4-36-33 再行IVUS复查

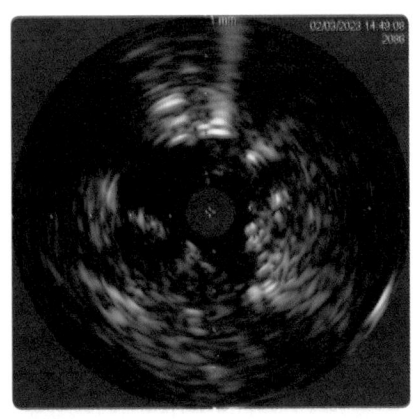
图4-36-34 IVUS可见植入支架近端成形不佳

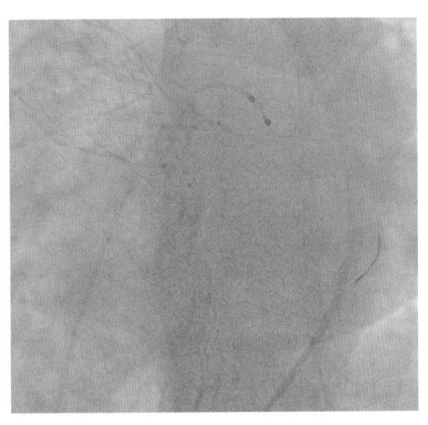
图4-36-35 4.5 mm高压球囊反复扩张冠脉支架近端

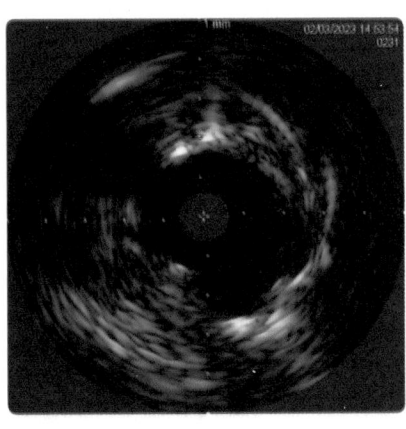
图4-36-36 后扩后复查IVUS主干开口处管腔满意

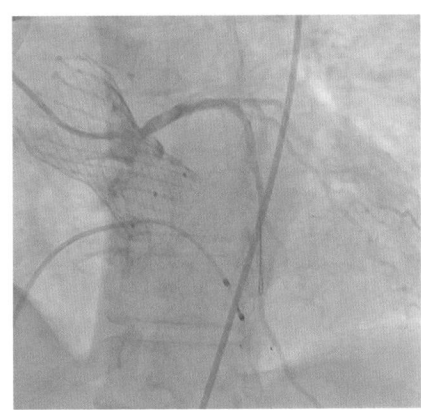
图4-36-37 复查左冠造影

扫码看视频

术后

术后1周超声随访(图4-36-38)。

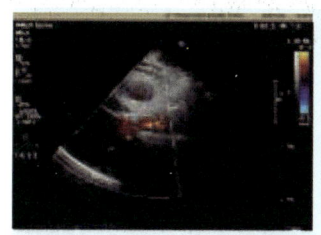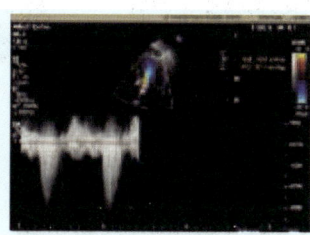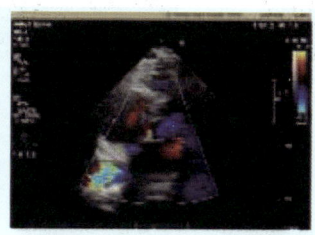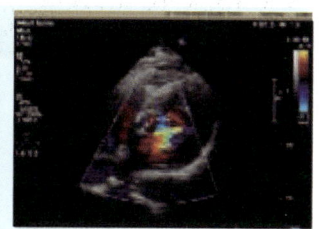

心腔及大血管 (mm)	主动脉 28	左房 41	RVOT 前后径 30	左室舒张末 44	左室收缩末 29
升主动脉 33	右房上下径 51	右室上下径 63	主肺动脉 25	室间隔 13	左室后壁 12
瓣口血流度 (m/s)	二尖瓣 E 峰 1.3	主动脉瓣 3.0	肺动脉瓣 0.9	三尖瓣 E 峰 0.6	
	二尖瓣 A 峰 1.2	峰值压差 37 mmHg	峰值压差	三尖瓣 A 峰	左室射血分数 60%
	PHT	平均压差 14 mmHg	平均压差		
组织多普勒	S' (cm/s) 7.1	E' (cm/s) 5.9	A' (cm/s) 7.5	E/E' 22	

超声描述:
透声窗差;
主动脉瓣位见人工瓣膜支架,位置固定,可见瓣周反流信号;
二尖瓣后叶基底部回声增强,余瓣膜形态尚好;
左房增大,左室壁增厚,室壁运动尚好;
心包腔未见液性暗区;

CDFI:主动脉瓣无冠瓣周见反流,彩束面积2.2 cm²。

超声提示:
TAVR术后,少量瓣周漏
左室舒张功能减退

图4-36-38 要后1周超声

术后1个月超声随访（图4-36-39）。

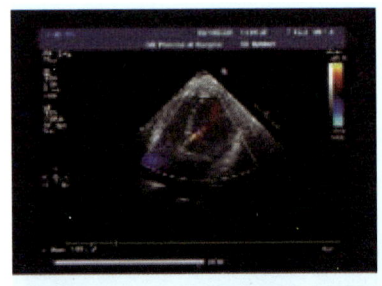
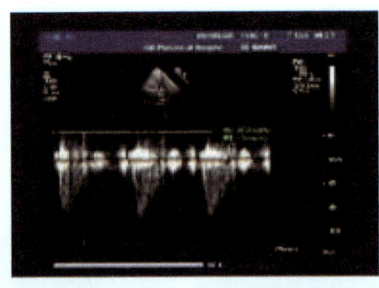
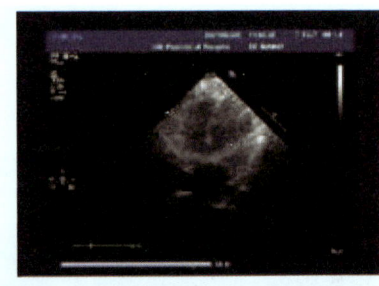

心腔及大血管 (mm)	主动脉 26	左房 43	RVOT 前后径 27	左室舒张末 49	左室收缩末 26
升主动脉	右房上下径 59	右室上下径 62	主肺动脉 28	室间隔 9	左室后壁 10
瓣口血流度 (m/s)	二尖瓣 E 峰 0.86	主动脉瓣 2.4	肺动脉瓣 0.88	三尖瓣 E 峰 0.5	
	二尖瓣 A 峰 1.3	峰值压差	峰值压差	三尖瓣 A 峰	左室射血分数 65%
	PHT	平均压差	平均压差		
组织多普勒	S'（cm/s）8	E'（cm/s）5	A'（cm/s）9	E/E' 17	

超声描述：
透声窗差；
主动脉瓣位见人工瓣膜支架，位置固定，可见瓣周反流信号；
二尖瓣后叶基底部回声增强，余瓣膜形态尚好；
左房增大，室壁运动尚好；
心包腔未见液性暗区；

CDFI：主动脉瓣无冠瓣周见反流，彩束面积1.9 cm²。

超声提示：
TAVR术后，少量瓣周漏
左室舒张功能减退

图4-36-39 术后1个月超声

病例点评

这是一个预料之外的冠脉堵塞，术前CT考虑左右融合的Type1型二叶瓣，脊有钙化但不重，左冠高度12 mm，考虑冠脉堵塞风险低。手术过程中基本按计划20 mm预扩，26号瓣膜，瓣膜释放到2/3的造影左冠显影清晰，故释放瓣膜。但是瓣膜脱钩后出现逐渐血压下降，心脏搏动减弱，马上行主动脉造影见左冠血流明显减慢。马上呼叫ECMO团队，同时撤出造影猪尾，用JL 3.5指引导管尝试到位左冠。比较幸运的是导丝比较顺利的rewire进入冠脉，用2.5 mm冠脉预扩球囊扩张左主干开口后血流恢复，血压恢复。选择性冠脉造影可见主干开口重度狭窄，用3.5 mm高压球囊扩张后行IVUS检查，开口可见瓣膜钢梁和瓣叶组织。由于指引和主干不同轴，又使用延长导管进入左主干，送入4.0 mm×18 mm冠脉支架行开窗支架植入术，并利用IVUS检查开窗支架并优化，最后结果患者恢复良好顺利出院。回顾术中情况，其实在瓣膜脱钩前的造影有提示左冠开口受累，但因为太相信术前CT，并未注意到。对于这种意料之外的冠脉堵塞，应该第一时间呼叫ECMO及外科团队，同时尝试PCI。这次比较幸运的是冠脉没堵死，还有机会顺利rewire，否则循环崩溃来的是非常快的，ECMO会给PCI或者外科搭桥争取时间。

37 延长导管保护堵塞冠脉血流

术前分析

患者，女，75岁，因"发现主动脉瓣狭窄4年余，气促1年，加重1周"收治入院。现病史：4年余前行心脏彩超示：主动瓣退行性变，中度狭窄并轻度反流，左室舒张功能减退；LVEF 60%。1年前开始出现快走后气促、疲劳，无胸闷、胸痛、心悸、头晕等不适，休息后可缓解。1周前开始出现胸部不适，为胸前压榨感，持续性，激动、着急时明显，休息后症状可稍改善。到急诊就诊，查心脏彩超：主动退行性变，重度狭窄并轻度二尖瓣反流；LVEF 63%。

术前心电图（图4-37-1）。

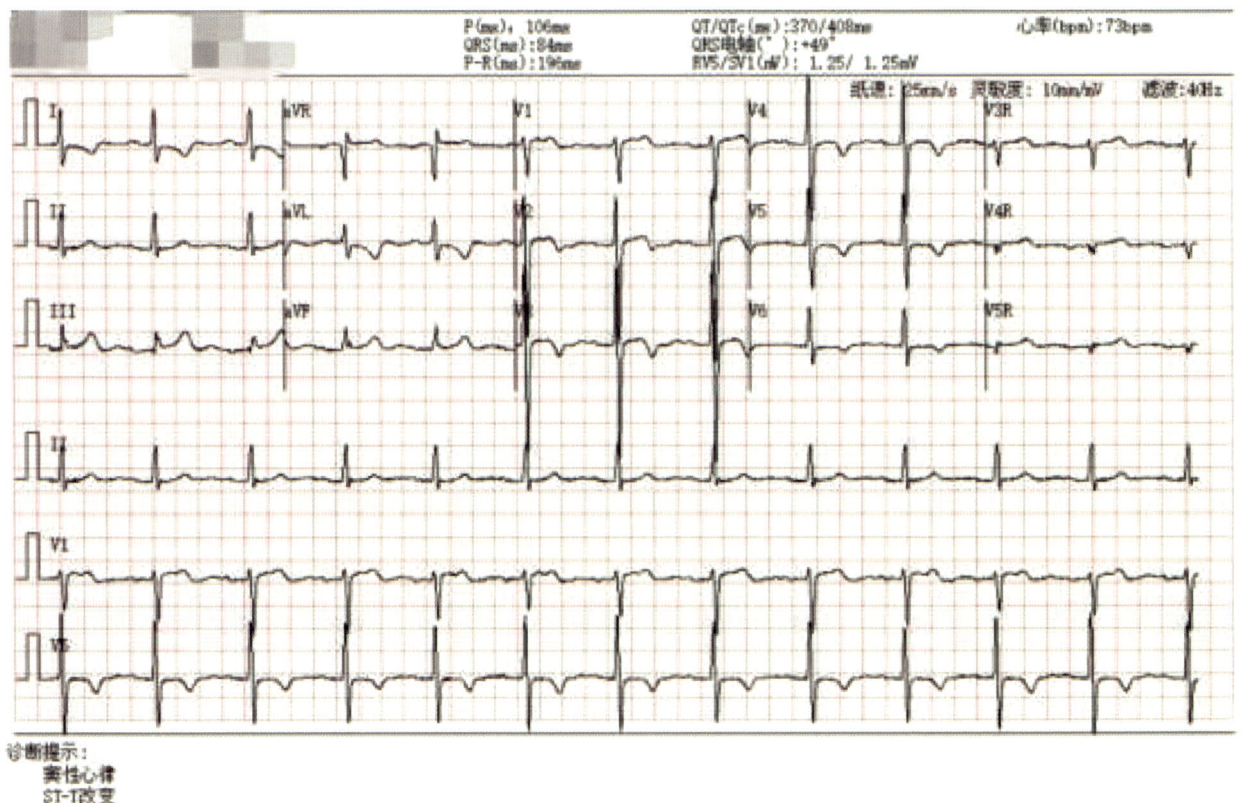

图4-37-1 术前心电图

术前超声（图4-37-2）

AV：4.9 m/s，MPG：62 mmHg，LVEF：63%。

主动脉瓣重度狭窄并轻度反流。

二尖瓣轻度狭窄。

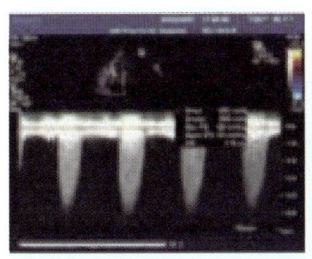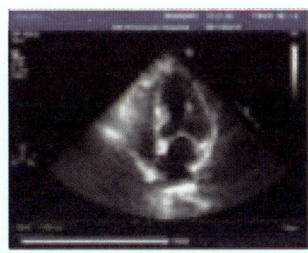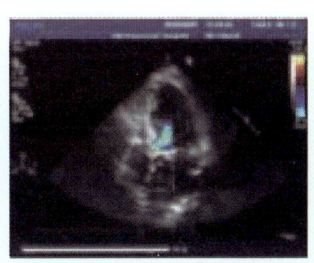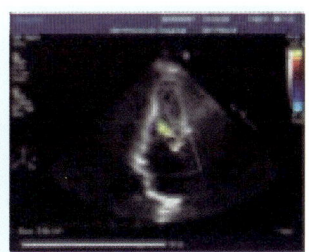

心腔及大血管 (mm)	主动脉 35	左房 43	RVOT 前后径 26	左室舒张末 54	左室收缩末 35
升主动脉 40	右房上下径 44	右室上下径 58	主肺动脉 22	室间隔 13	左室后壁 12
瓣口血流度 (m/s)	二尖瓣 E 峰 1.2	主动脉瓣 4.9	肺动脉瓣 0.9	三尖瓣 E 峰 0.6	
	二尖瓣 A 峰 1.0	峰值压差 96 mmHg	峰值压差	三尖瓣 A 峰	左室射血分数 63%
	PHT	平均压差 62 mmHg	平均压差		
组织多普勒	S'(cm/s) 7	E'(cm/s) 9	A'(cm/s) 8	E/E' 13	

超声描述：
升主动脉增宽，主动脉弓内径27 mm，降主动脉内径22 mm，降主动脉血流速度0.8 m/s；
主动脉瓣环内径22 mm，主动脉瓣增厚钙化，似为三叶，开放受限，关闭欠佳；其余瓣膜形态未见异常；
左心增大，室间隔基地段厚14 mm，左室壁增厚，室壁运动尚好；
房室间隔未见中断，未见PDA征；
未见心包腔积液；

CDFI：二尖瓣反流，彩束面积1.7 cm²；
　　　主动脉瓣反流，彩束面积2.8 cm²；

超声提示：
主动脉瓣重度狭窄并轻度反流，
轻度二尖瓣反流

图4-37-2　术前超声

根部解剖

根据术前CT分析（图4-37-3至图4-37-16），该病例为三叶瓣，轻度钙化，瓣叶增厚，各交界缘疑似部分粘连，Annulus：24.8 mm，LVOT：22.9 mm，Asc.AO：35.5 mm，STJ：25.1 mm，LCA：14.6 mm，RCA：16.0 mm，左冠高度约14.6 mm，右冠高度约16 mm，法式窦结构可，STJ高度约 20.2 mm、直径约25.1 mm，升主动脉未见明显扩张，心脏角度约47°，左室大小可，心肌增厚，CT可见瓣叶增厚冗长，球扩时应注意观察左冠。结合解剖结构，22 mm球囊预扩，优选VenusA-L29号瓣膜。

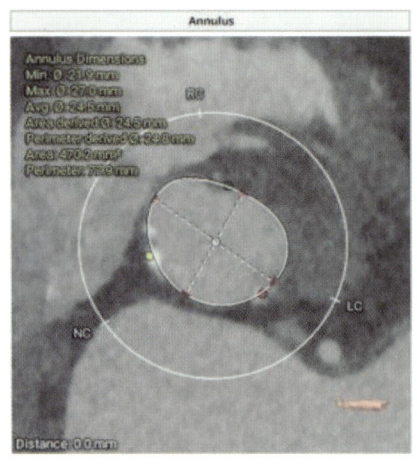
图4-37-3　瓣环平面

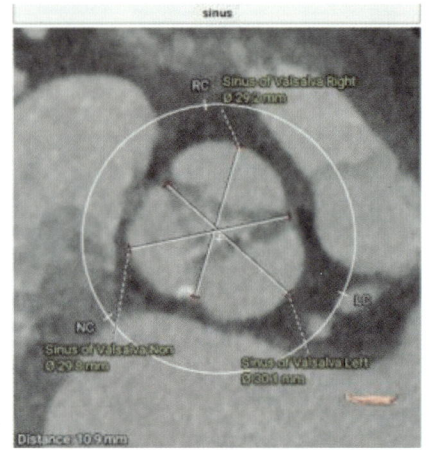
图4-37-5　瓦氏窦

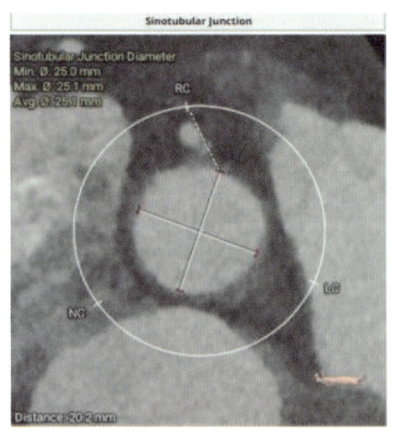
图4-37-6　窦管交界平面

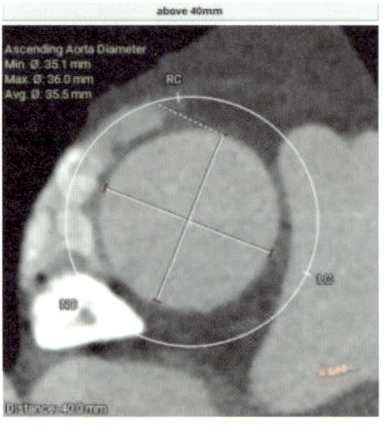
图4-37-7　瓣上40 mm处升主平

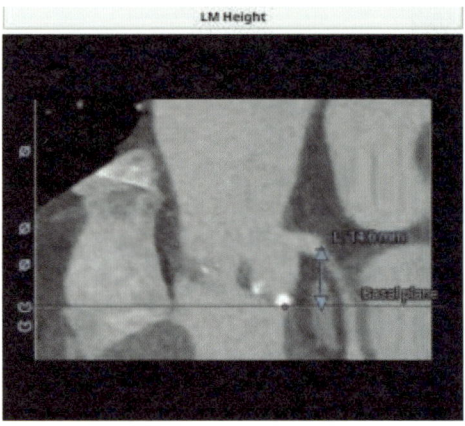
图4-37-8　左冠高度

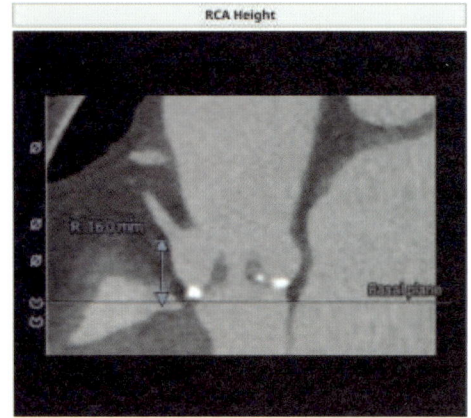
图4-37-9　右冠高度

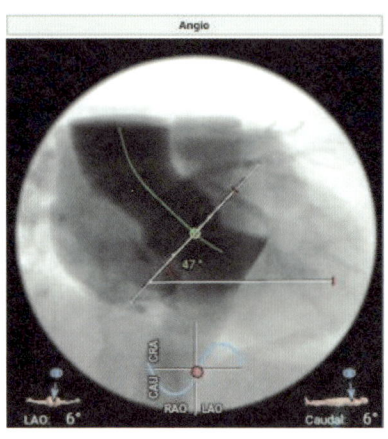
图4-37-10　横位心角度

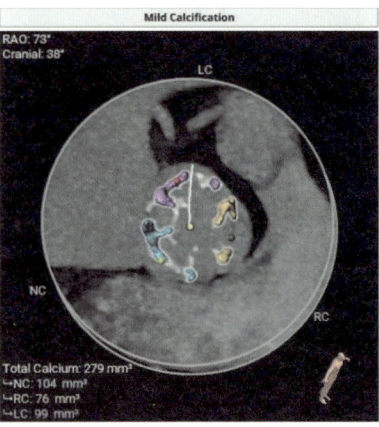
图4-37-11　钙化情况

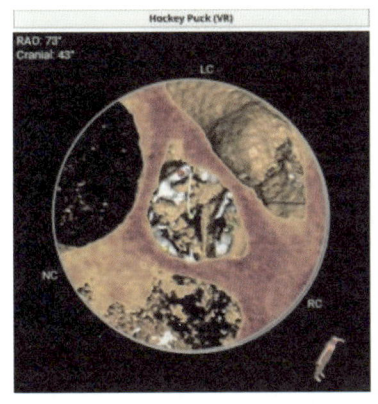
图4-37-12 腔内重建

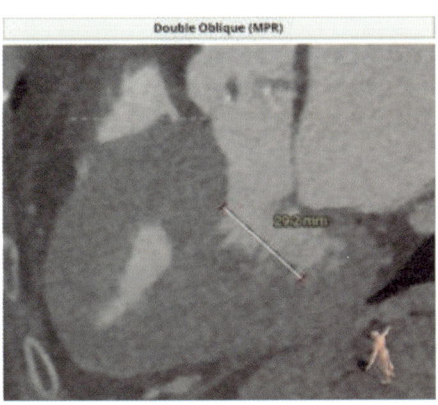
图4-37-13 左室大小

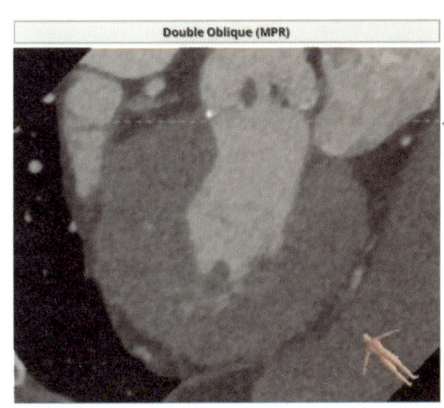
图4-37-14 左室大小

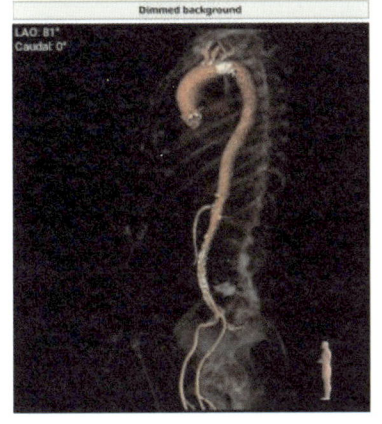
图4-37-15 全主动脉形态

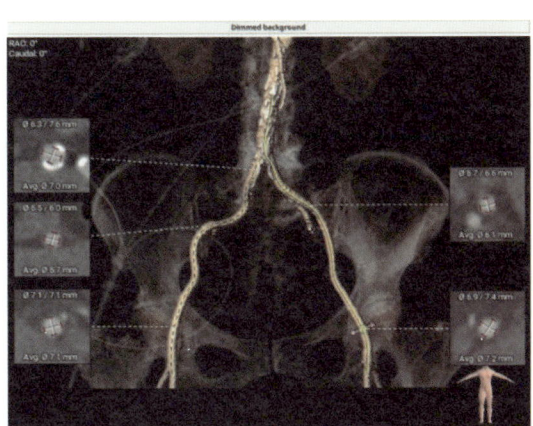
图4-37-16 入路情况

（该图片来源于荷兰Pie medica imaging公司的3mensio术前评估软件）

手术过程

手术过程（图4-37-17至图4-37-27）。

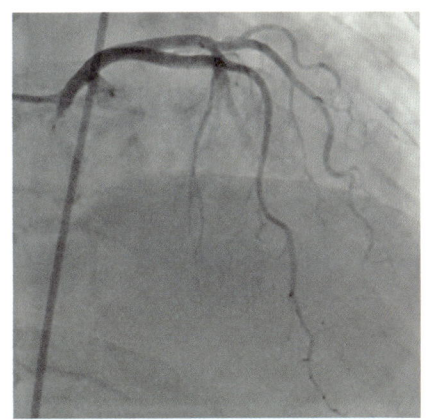
图4-37-17 冠脉造影

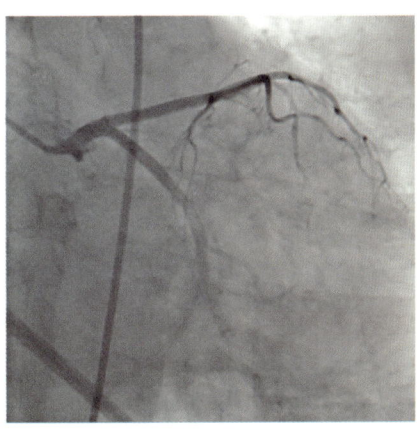
图4-37-18 冠脉造影

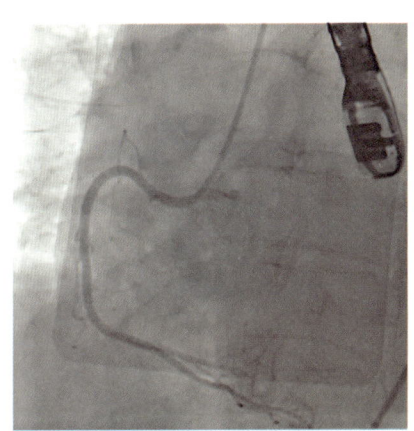
图4-37-19 冠脉造影

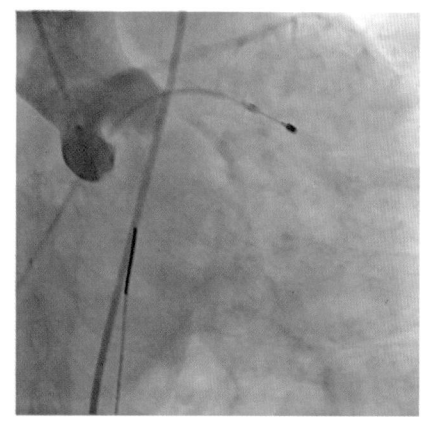
图4-37-20 根部造影

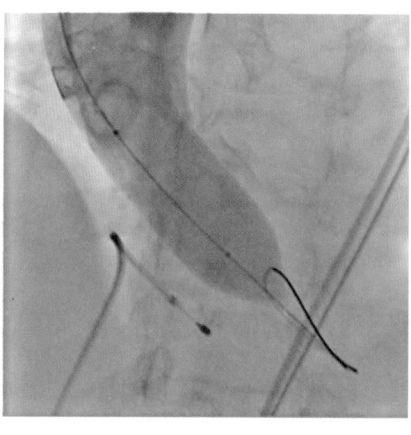
图4-37-21 22 mm球囊预扩可见左冠瓣叶遮挡不显影

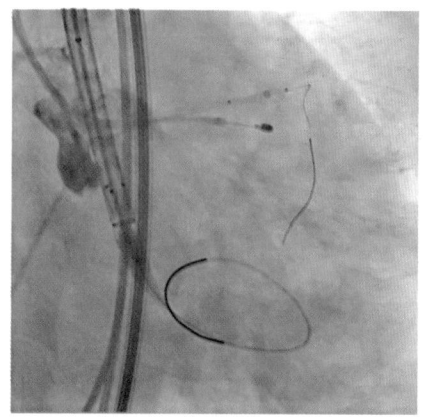
图4-37-22 将Guidezilla导管置于前降支行冠脉保护后瓣膜到位

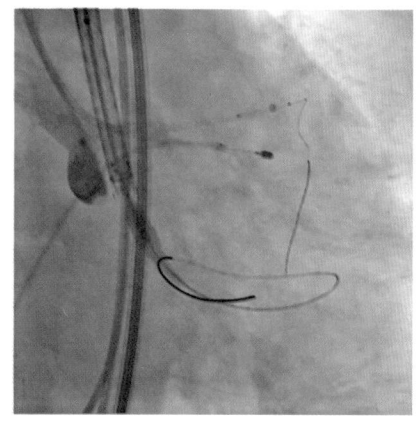
图4-37-23 VenusA 29号瓣膜定位

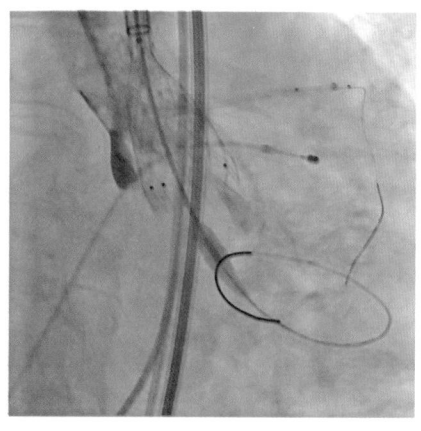
图4-37-24 瓣膜深度满意前降支血流受阻心跳变缓

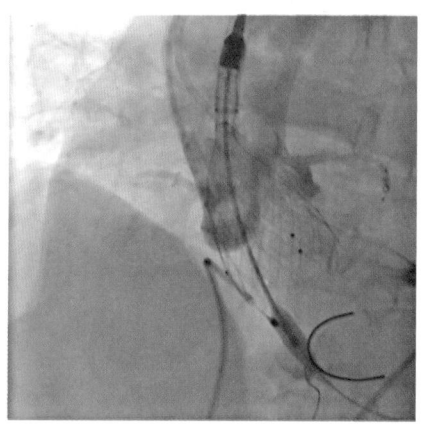
图4-37-25 确认左冠未被瓣叶遮挡

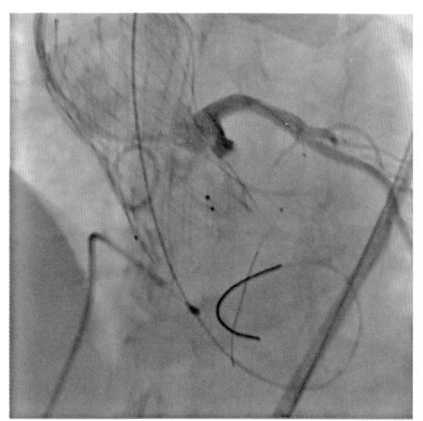
图4-37-26 撤去Guidezilla导管前降支血流恢复

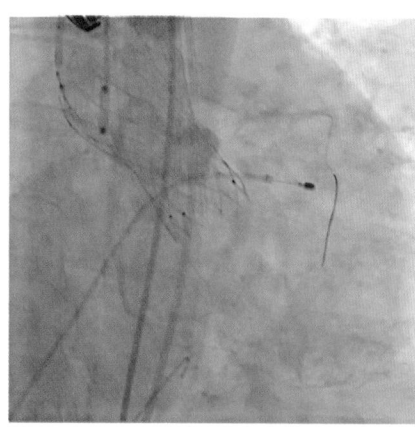
图4-37-27 复查根部造影

扫码看视频

术后

术后2周随访超声（图4-37-28）。

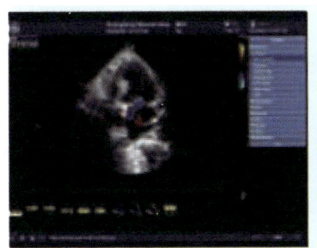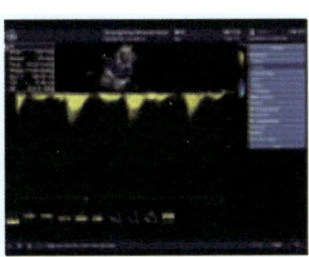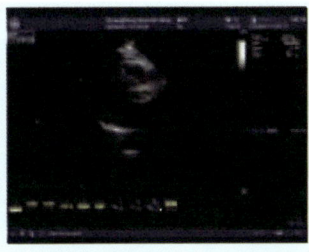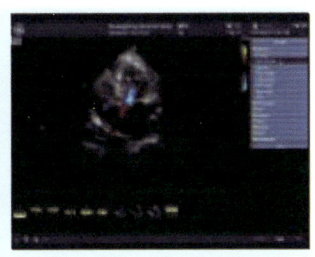

心腔及大血管 (mm)	主动脉 29	左房 44	RVOT 前后径 22	左室舒张末 49	左室收缩末 30
升主动脉 43	右房上下径 49	右室上下径 54	主肺动脉 27	室间隔 14	左室后壁 14
瓣口血流度 (m/s)	二尖瓣 E 峰 0.9	主动脉瓣 2.3	肺动脉瓣 1.3	三尖瓣 E 峰 0.6	
	二尖瓣 A 峰 1.2	峰值压差 21 mmHg	峰值压差	三尖瓣 A 峰	左室射血分数 63%
	PHT	平均压差 11 mmHg	平均压差		
组织多普勒	S'（cm/s） 5	E'（cm/s） 5	A'（cm/s） 5	E/E' 18	

超声描述：
透声窗差；
右心见起搏器电极回声；
主动脉瓣位见人工瓣膜支架，支架工作区内径21 mm，位置固定，开放尚可，未见明显瓣周反流信号，余瓣膜形态尚好；
左心扩大，左室壁增厚，室壁运动尚好；
心包腔未见液性暗区；

CDFI：二尖瓣反流，彩束面积3.4 cm²；
　　　三尖瓣反流，彩束面积0.8 cm²，估测肺动脉收缩压34 mmHg。

超声提示：
TAVR术后，人工主动脉瓣功能良好
起搏器植入术后
轻度二尖瓣反流

图4-37-28　术后2周超声

术后3个月随访超声（图4-37-29）。

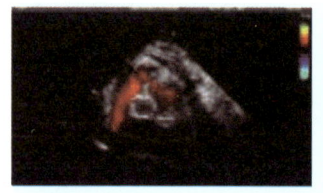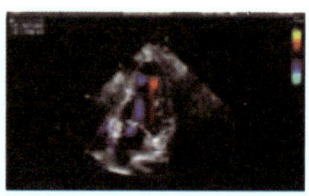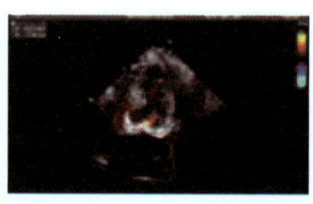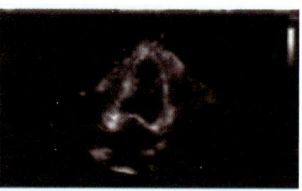

心腔及大血管:(mm)	主动脉 30	左房 45	RVOT 前后径 28	左室舒张末 47	左室收缩末 32
升主动脉 36	右房上下径 45	右室上下径 60	主肺动脉 26	室间隔 10	左室后壁 10
瓣口血流度 :(m/s)	二尖瓣 E 峰 0.55	主动脉瓣 1.8	肺动脉瓣 0.9	三尖瓣 E 峰 0.5	
	二尖瓣 A 峰 1.1	峰值压差	峰值压差	三尖瓣 A 峰	左室射血分数 60%
	PHT	平均压差	平均压差		
组织多普勒	S' (cm/s) 7	E' (cm/s) 6	A' (cm/s) 12	E/E' 9	

超声描述：
患者声窗欠佳
主动脉瓣位见人工瓣膜支架，位置固定，开放尚可；升主动脉增宽；
余瓣膜形态尚可；
左房增大，左室壁运动欠协调；
心包腔未见液性暗区；

CDFI：二尖瓣反流，彩束面积1.1 cm²；
　　　主动脉瓣人工瓣反流，彩束面积1.0 cm²（似源自瓣周）。

超声提示：
TAVR术后，轻度反流（似源自瓣周）

图4-37-29　术后3个月超声

病例点评

这是一个三叶瓣AS，主要风险在于冠脉堵塞风险，术前CT已经预判到了，术中球囊预扩再次验证，在选择冠脉保护方式上值得商榷。因为球囊预扩已经比较明确的冠脉堵塞，一般建议直接支架保护。该病例选择了延长导管保护，有个意外就是延长导管放到了前降支中段，影响了前降支血流，在瓣膜释放过程中因为快速起搏降压，导致前降支不显影，旋支是显影的，结果导致心跳几乎停了，还好及时发现问题，退出延长导管，同时左冠使用烟囱支架术式保护了冠脉，最后患者顺利恢复。延长导管用作冠脉保护注意不要放太深，放在主干是比较合适的，而且前端的导引球囊最好退出来。

（罗淞元）

第五章 跨瓣困难

CHAPTER 5

38 升主动脉扩张+横位心——球囊瓣膜跨瓣困难

术前分析

患者，男，80岁。主诉：头昏10余年，加重1周，门诊以"冠心病"收入院，经超声检查诊断为"主动脉瓣重度狭窄"。

术前超声

AV：4.0 m/s，MPG：33 mmHg，LVEF：59%。

主动脉瓣重度狭窄并少度反流。

二尖瓣轻度反流。

三尖瓣轻量反流。

左心扩大，左室壁稍增厚，左室舒张功能减低。

根部解剖

根据术前CT分析（图5-38-1至图5-38-13），该病例为功能型二叶瓣，轻度钙化，瓣环径为25 mm，LVOT 25.2 mm，左冠高度13.1 mm，右冠16.5 mm，瓦氏窦均径在32 mm左右，STJ 32.6 mm，横位心、升主明显扩张，腹主动脉走形迂曲，且主动脉弓向前方扭曲，术前经综合评估，使用20F埃普特大鞘，通过2条超硬导丝拉直血管，VenusA 29号瓣膜预装。

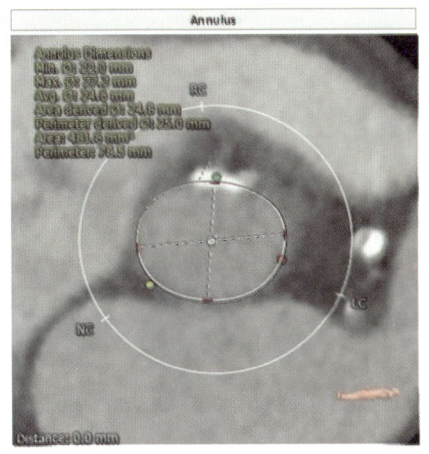

图5-38-1 瓣环平面

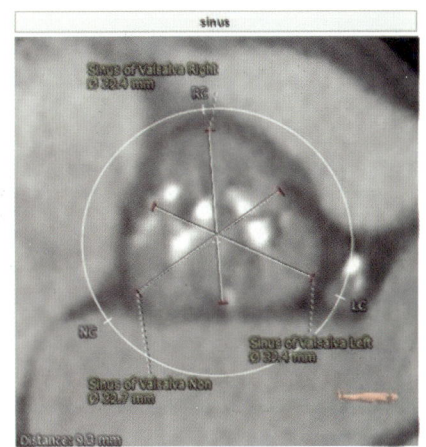

图5-38-2 流出道平面

图5-38-3 瓦氏窦

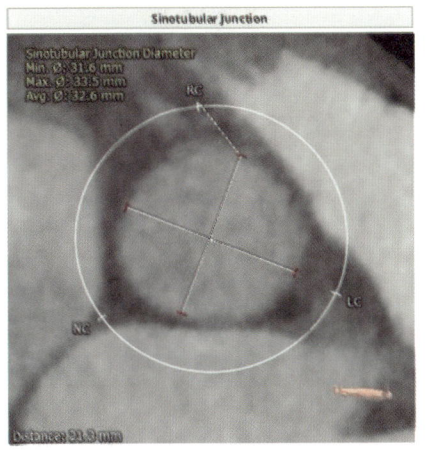

图5-38-4 窦管交界平面

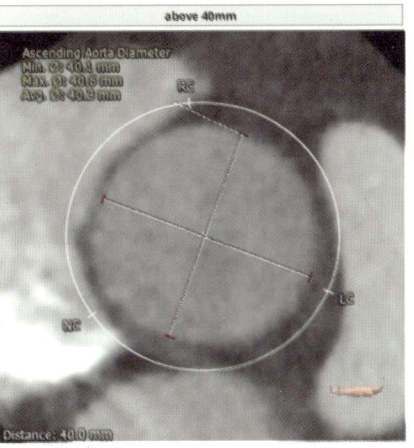

图5-38-5 瓣环上40 mm处升主平面

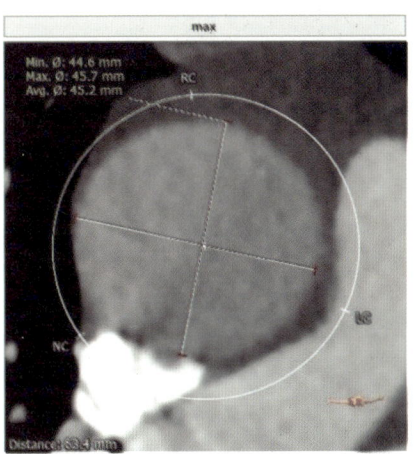

图5-38-6 升至最大平面

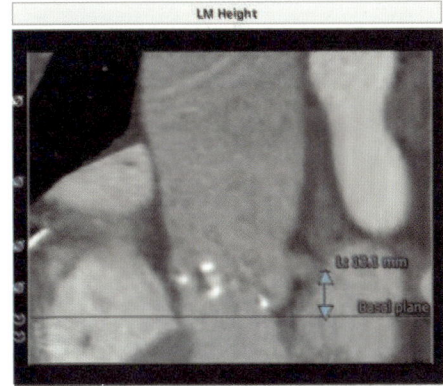

图5-38-7 左冠高度

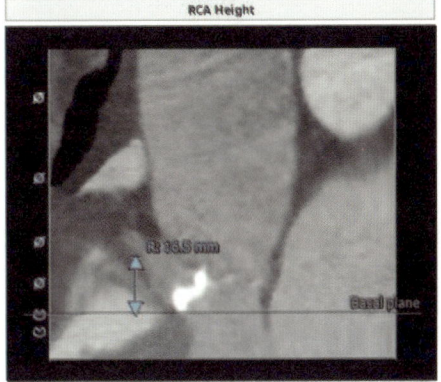

图5-38-8 右冠高度

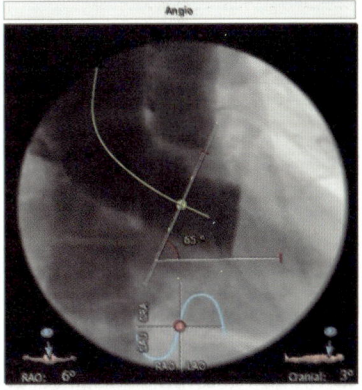

图5-38-9 横位心角度

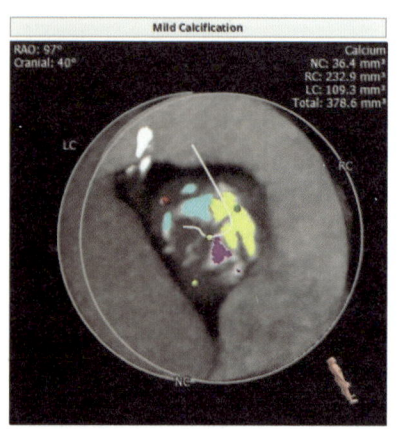 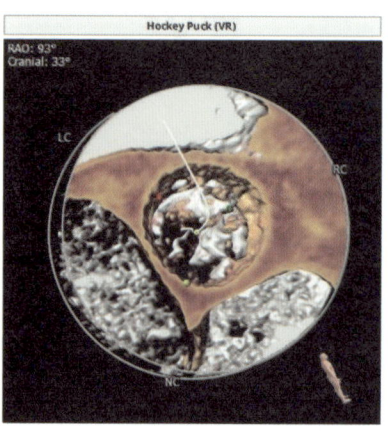 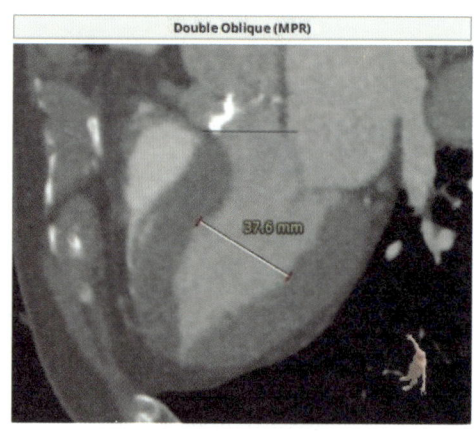

图5-38-10　钙化情况　　　图5-38-11　腔内重建　　　图5-38-12　左室大小

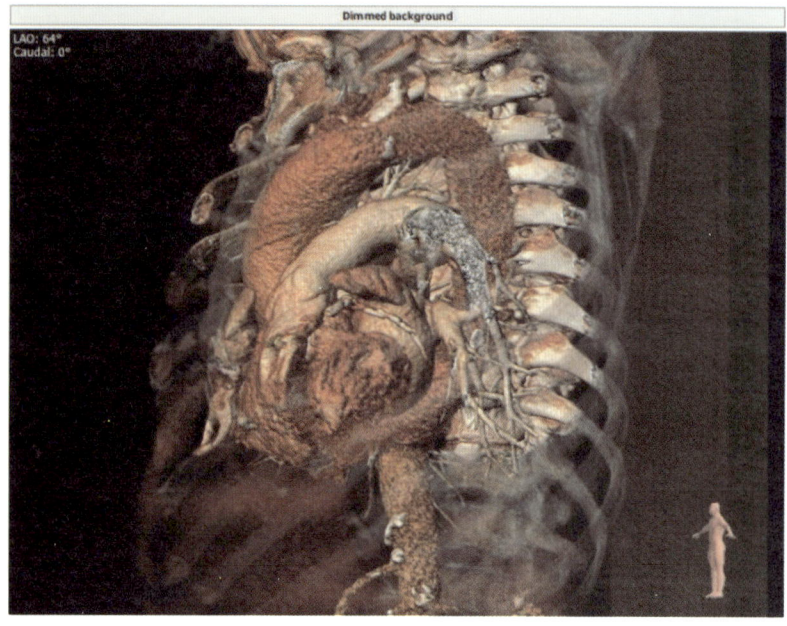

图5-38-13　主动脉形态

（该图片来源于荷兰Pie medica imaging公司的3mensio术前评估软件）

手术过程

手术过程（图5-38-14至图5-38-26）。

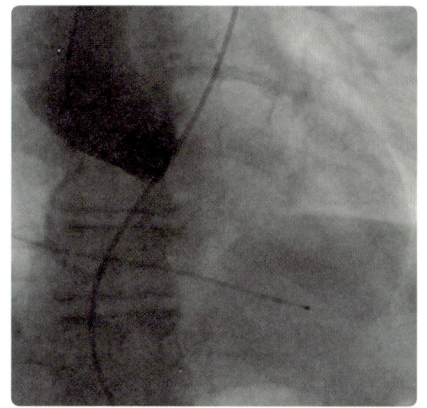

图5-38-14　根部造影

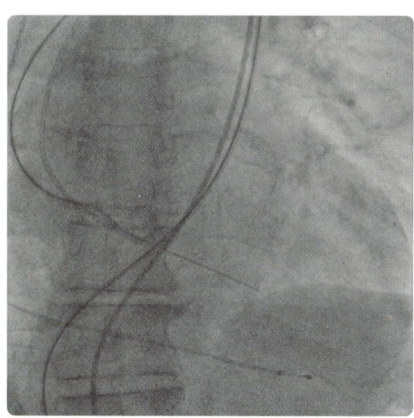

图5-38-15　导丝跨瓣

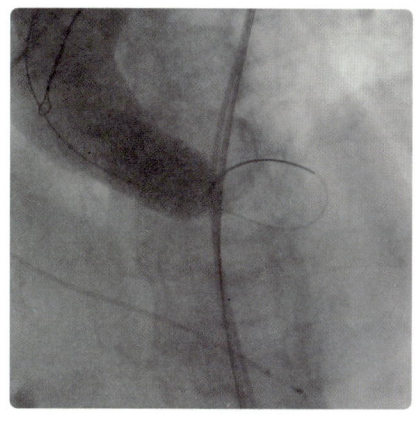

图5-38-16　抓捕器协助Numed 23 mm球囊跨瓣后预扩张

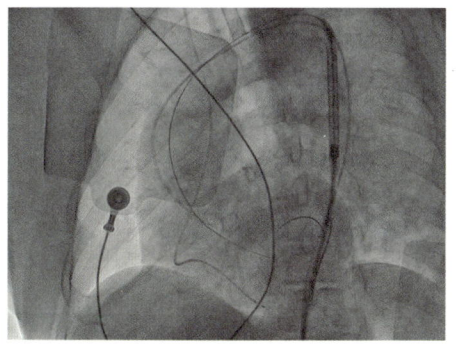

图5-38-17　输送系统过弓困难

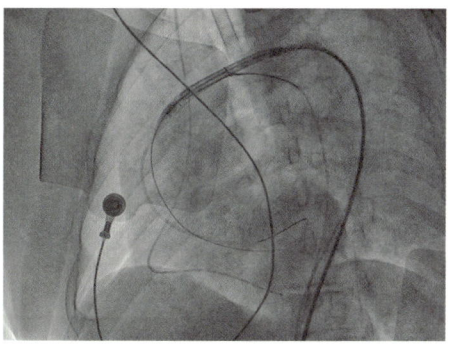

图5-38-18　抓捕器协助过弓

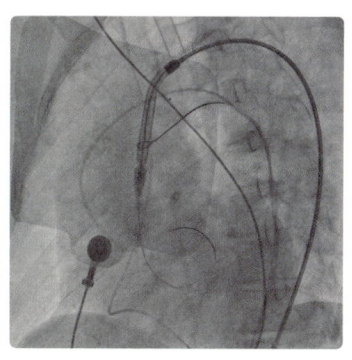

图5-38-19　抓捕器协助下无法跨瓣

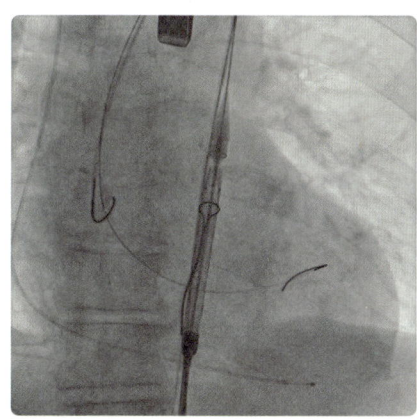

图5-38-20　改用双导丝策略：将另一条超硬导丝放入主动脉根部的猪尾导管

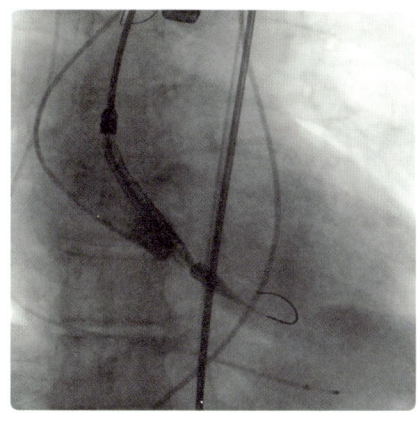

图5-38-21　成功跨瓣，VenusA 29号瓣膜定位

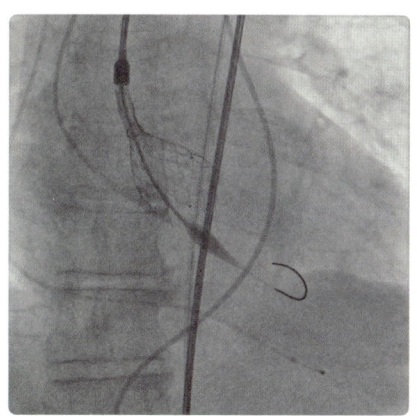

图5-38-22　瓣膜释放

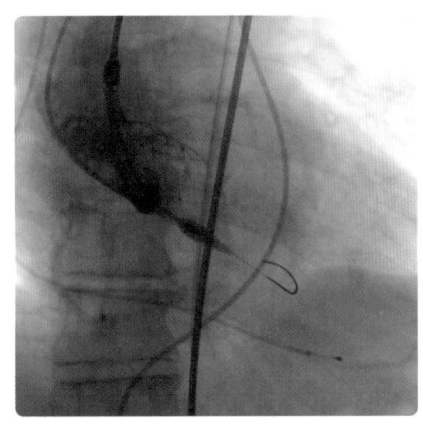
图5-38-23　造影确认深度

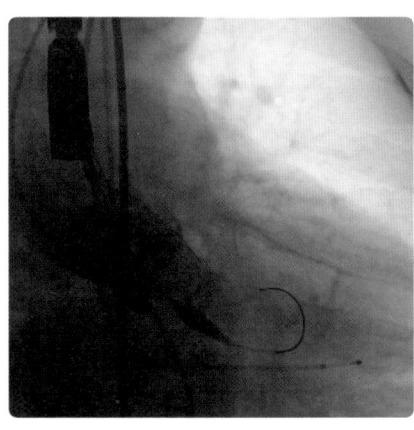
图5-38-24　多角度确认深度满意

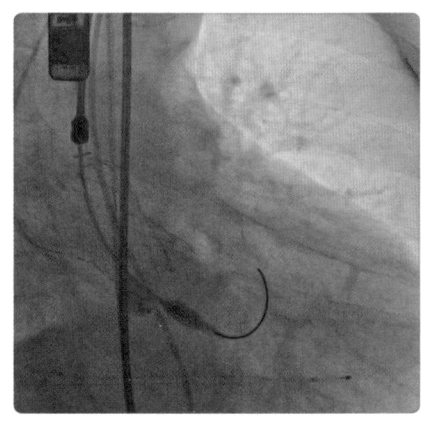
图5-38-25　瓣膜完全释放

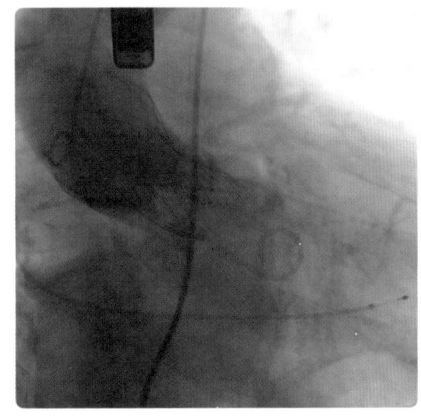
图5-38-26　复查造影

扫码看视频

术后

术后造影及超声探查（图5-35-27）可见少量瓣周漏，术后即刻压差6 mmHg，未见心包积液，术中及术后未出现相关并发症，手术圆满完成。

超声描述：
左心增大，心房正位。心室右袢，房室连接关系一致。
左室壁稍增厚，运动幅度尚可，收缩期室壁增厚率正常，室壁运动协调。
主动脉、肺动脉内径不宽，与左心室、右心室连接关系正常。CDFI：大动脉水平未见分流。
房间隔、室间隔回声连续。CDFI：房室水平未见分流。
TAVR术后，生物瓣瓣叶启闭正常，瓣上血流流速正常，CDFI：可见少量瓣周漏。
二尖瓣、肺动脉瓣、三尖瓣未见明显增厚及粘连。CDFI：可见TR、MR之花色血流信号。CW：可见TR、MR之湍流血流频谱；PW/TDI：二尖瓣：E峰＜A峰。
未见心包积液。

超声提示：
TAVR术后，生物瓣功能良好
二尖瓣退行性变伴少量反流，三尖瓣少量反流
左心增大
左室壁稍增厚、左室舒张功能减低

图5-38-27　术后超声

病例点评

这是一个高龄AS患者，80岁，不管是ESC指南还是ACC指南，都推荐首选TAVR治疗。解剖上是三叶瓣，可疑左右冠瓣融合，流出道-瓣环平面呈直筒型，策略上用23 mm球囊预扩，首选29号瓣膜。难度在于升主动脉扩张+横位心，会增加瓣膜跨瓣难度。此时要注意特硬导丝塑型，尽可能增加左室内导丝长度增加支撑力，第二就是可以考虑使用抓捕器。本例术中几个图像，都可以看到，第一，特硬导丝左室位置不佳，支撑不够，第二，抓捕器套住胶囊位置太靠前，导致主动脉小弯侧挡住抓捕器，反而影响跨瓣，应该套住胶囊的后1/3~1/2的位置比较合适，第三，如果使用双导丝策略，最好两条导丝都放到左室提供支撑。第四对于这种左右融合钙化重，无窦钙化轻的病例，如果选择29号的大瓣膜，最好起始释放位置不要太高，特别是Venus这种强支撑的瓣膜，跳出来的风险较高。迂曲的主动脉+升主动脉增宽+二叶瓣+横位心确实给手术带来很大的挑战。

顺便介绍这例使用到的埃普特（APT）大鞘是目前使用最多的大鞘，Braidin Pro导管鞘组是一种可调节止血阀的导管鞘，规格型号从14F-26F，能够满足大部分器械的植入与置换需求。通过按压的方式，调节止血阀的孔径大小，便于降低术中漏血；管身采用三层结构，内层PTFE可有效降低器械的摩擦力，中间层具有编织的钢丝网，可为导管鞘通过迂曲狭窄血管时提供良好的支撑性；鞘管表层具有选择性的亲水涂层，可降低导管鞘置入和退出血管时的阻力，提升置鞘稳定性（图5-38-28）。同时使用到的埃普特（APT）轨道导丝：susrail 35系列导丝，芯丝直径为0.0889 cm（0.035英寸），满足术中需要超强支撑力的器械输送与置换需求。头端采用Core-to-tips的复合双芯设计，远端内置4 cm显影弹簧，外置14 cm不锈钢弹簧，显影清晰且可术中塑形。

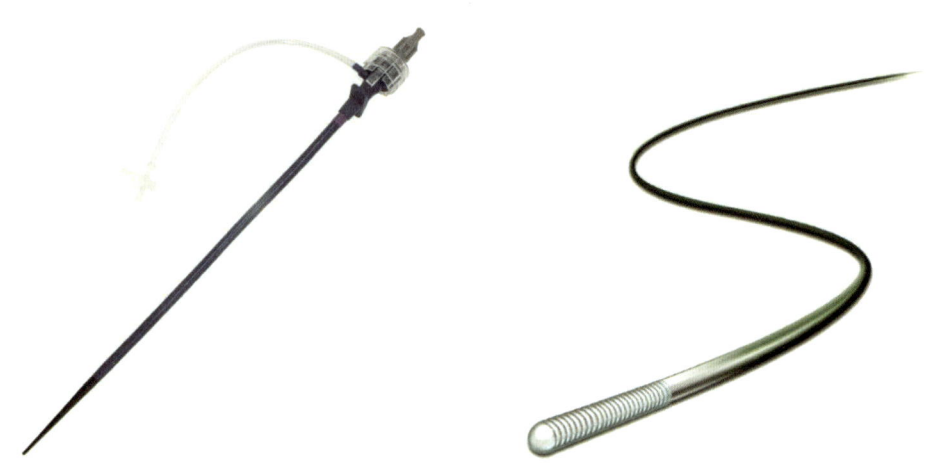

图5-38-28　埃普特导管鞘组及轨道导丝

39 特殊的跨瓣技巧——指引+双导丝技术

术前分析

患者，男，76岁，1年前起活动后出现胸闷、气促。既往合并高血压，糖尿病，心力衰竭，心脏瓣膜病，左室壁肥厚，主动脉瓣狭窄，升主动脉瘤样扩张。予以抗心力衰竭、输血、降压、护胃治疗后症状缓解，在当地医院出院带药服用半个月后，自行停药。后气促、双下肢浮肿逐渐加重，现为进一步诊治，收入心内科，完善心超提示主动脉瓣重度狭窄并中度反流。

术前超声（图5-39-1）

AV：4.93 m/s，MPG：57 mmHg，AVA：0.83 cm^2，LVEF：59%。

主动脉瓣重度狭窄并中度反流。

二尖瓣中度反流。

三尖瓣轻度反流。

轻度肺高压。

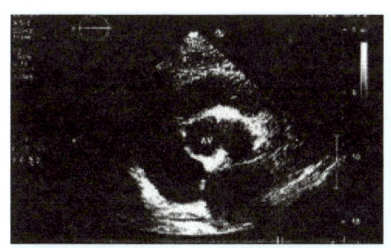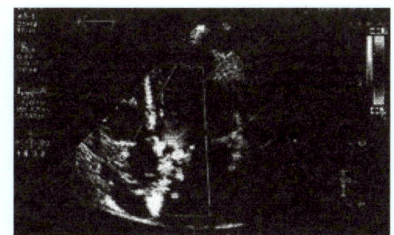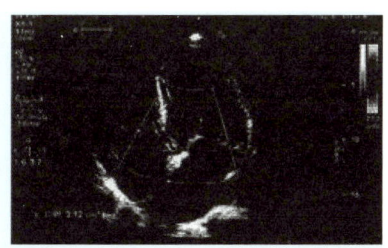

心腔及大血管 (mm)	主动脉 26	左房 43	RVOT 前后径 34	左室舒张末 56	左室收缩末 40
升主动脉 46	右房上下径 44	右室上下径 37	主肺动脉 24	室间隔 14.2	左室后壁 12.6
瓣口血流度 (m/s)	二尖瓣 E 峰 1.08	主动脉瓣 4.93	肺动脉瓣 1.18	三尖瓣 E 峰 0.35	
	二尖瓣 A 峰 0.85	峰值压差 97 mmHg	峰值压差	三尖瓣 A 峰 0.51	左室射血分数 59%
	PHT	平均压差 57 mmHg	平均压差		
组织多普勒	S'(cm/s) 5.4	E'(cm/s) 5.4	A'(cm/s) 6.4	E/E'	

图5-39-1　术前超声

超声描述：
主动脉瓣环、二尖瓣环回声增强，主动脉瓣为二窦、二尖瓣，瓣叶反射增粗增强，并可见强回声光团，瓣叶交界处粘连，左侧瓣叶几乎不活动，右侧瓣叶稍活动，瓣口前向血流速度显著加快，连续方程法测AVA：0.83 cm^2；左、右冠状动脉似分别起自左、右侧窦部；
升主动脉瘤样扩张，主动脉弓及降主动脉起始处内径为44 mm，33 mm；
二尖瓣环及二尖瓣腱索见强回声结节，二尖瓣叶未见明显增厚，活动良好；
三尖瓣环M型位移：18 mm，二尖瓣M型位移：13 mm；
双房左室增大，左室壁肥厚；
房室间隔连续完整，未见PDA征；
左室下壁基底段、左室下侧壁中断及基底段运动减弱，左室壁运动欠协调；
心包腔见液性暗区：右室游离壁2.6 mm，右房顶2.3 mm，左室侧壁2.5 mm，右室前壁2.4 mm，左室后壁2.6 mm；

CDFI：二尖瓣反流，彩束面积4.69 cm^2；主动脉瓣反流，彩束面积4.78 cm^2；
三尖瓣反流，彩束面积4.34 cm^2，估测肺动脉收缩压48 mmHg。

超声提示：
二叶式主动脉瓣（Type0），重度狭窄并中度反流
二尖瓣轻中度反流
双房左室扩大，左室壁肥厚
升主动脉瘤样扩张
轻度三尖瓣反流，轻度肺动脉高压
微量心包积液

图5-39-1　（续）

根部解剖

根据术前CT分析（图5-39-2至图5-39-13），该病例为Type0型二叶瓣，重度钙化，联合部钙化。有效瓣口面积小，跨瓣操作难度较大。术前无下肢入路CT，通过术前股动脉超声，考虑到右侧髂总分叉有瘤样扩张，因此右侧入路血管无法作为主入路的首选，再次增加了操作的难度。好在患者左侧入路血管虽较迂曲，但相对安全。因此选择左侧股动脉为主入路。CT分析显示主动脉瓣环29.7 mm，LVOT 29.5 mm，STJ 42.6 mm，窦部空间大，左右冠高度分别为20.5 mm和28.6 mm，冠脉风险低。因此我们选择22 mm球囊预扩张，首选VitaFlow TAV 27，备选VitaFlow TAV 30。

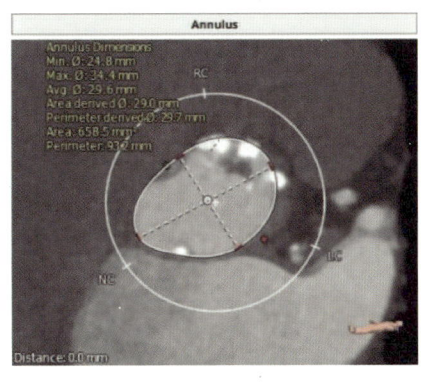
图5-39-2　瓣环平面

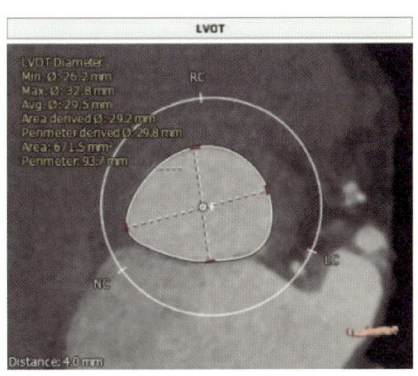
图5-39-3　流出道平面

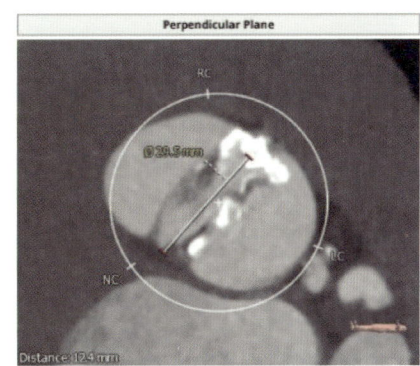
图5-39-4　中缝长度

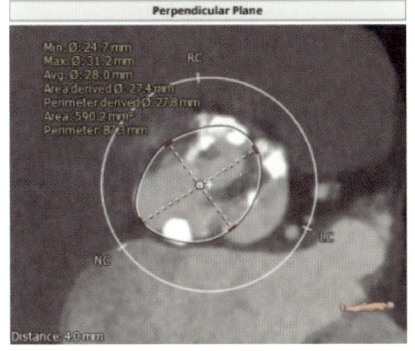
图5-39-5　瓣上4 mm平面

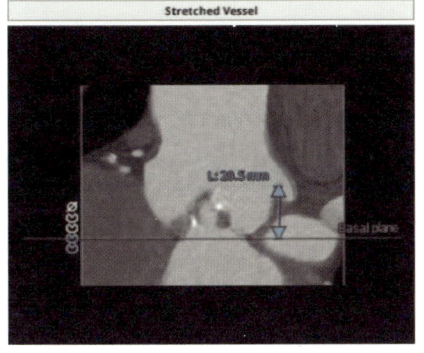
图5-39-6　左冠高度

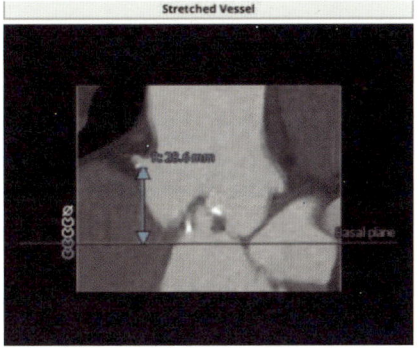
图5-39-7　右冠高度

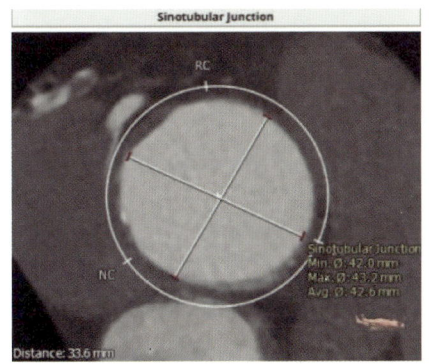
图5-39-8　窦管交界平面

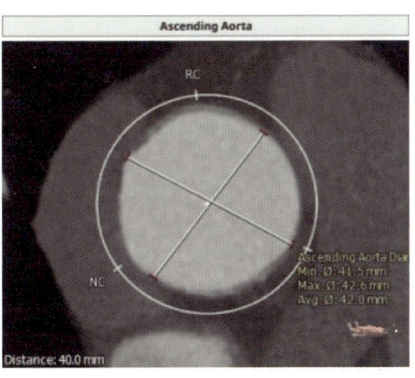
图5-39-9　瓣上40 mm处升主平面

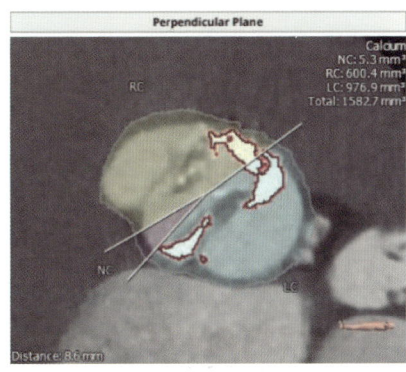
图5-39-10　钙化情况

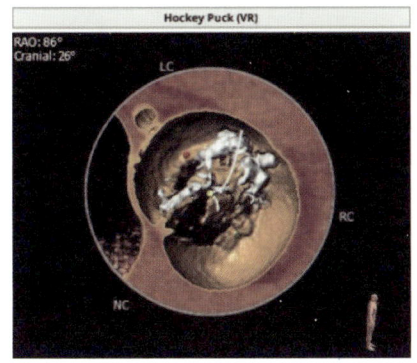
图5-39-11　腔内重建

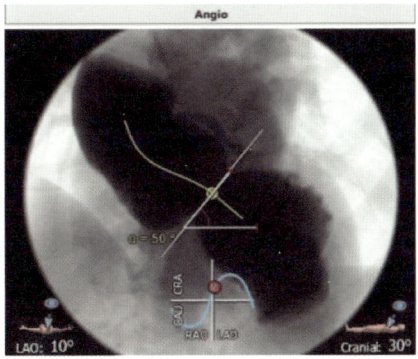
图5-39-12　横位心角度

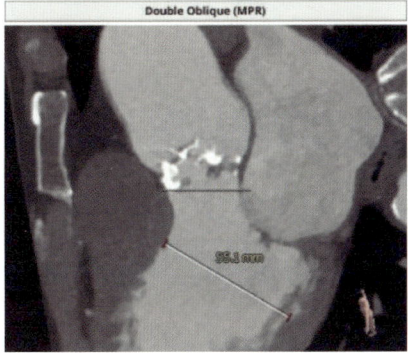
图5-39-13　左室大小

（该图片来源于荷兰 Pie medica imaging公司的3mensio术前评估软件）

手术过程

手术过程（图5-39-14至图5-39-27）。

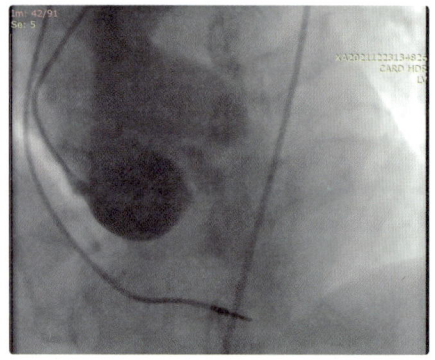

图5-39-14　根部造影

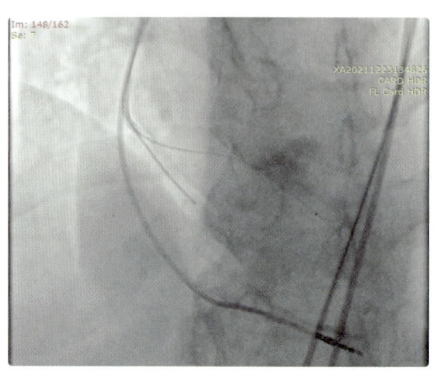

图5-39-15　JL4指引导管直头150 mm导丝辅助弯头泥鳅导丝跨瓣

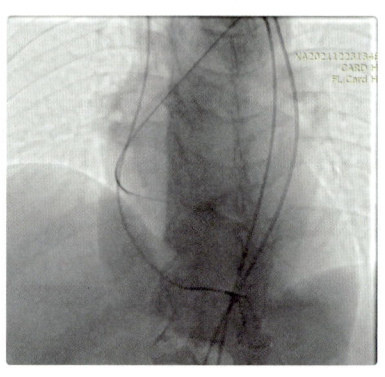

图5-39-16　交换JR4造影管进入心室建立轨道

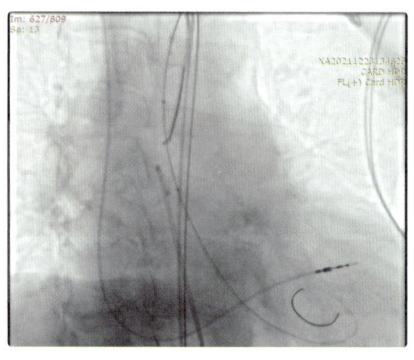

图5-39-17　抓捕器协助球囊跨瓣

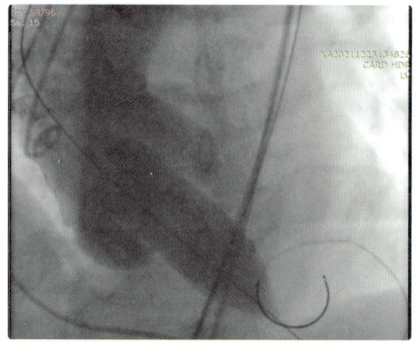

图5-39-18　22 mm球囊扩张

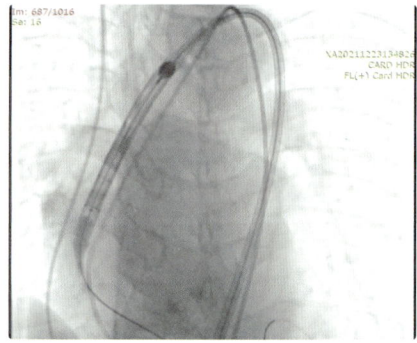

图5-39-19　27号瓣膜输送系统过弓后跨瓣困难

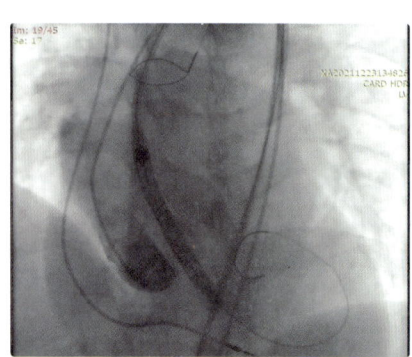

图5-39-20　抓捕器协助输送器跨瓣定位

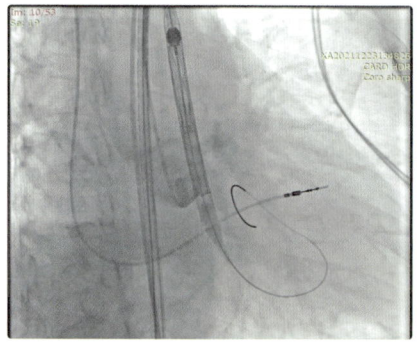

图5-39-21　瓣膜不同轴多体位造影确认

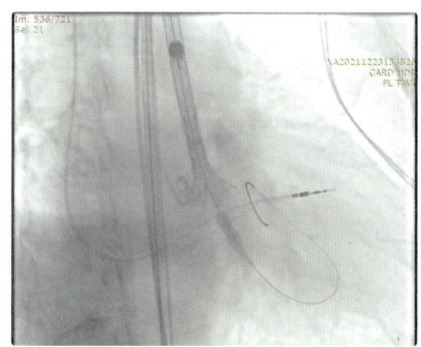

图5-39-22　瓣膜释放

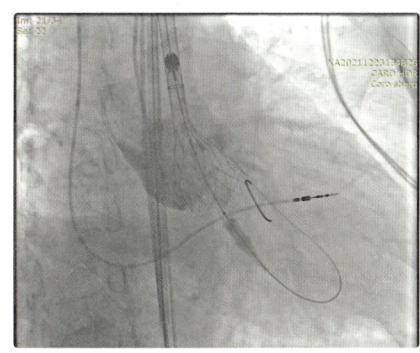 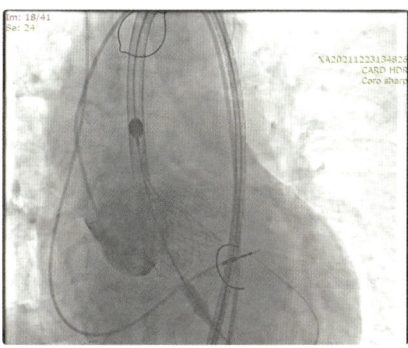 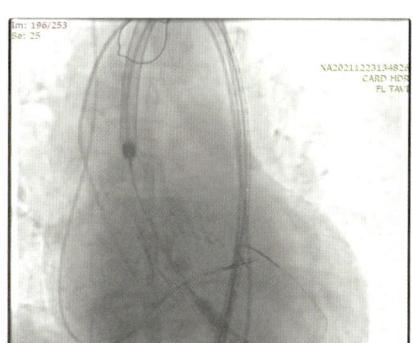

图5-39-23　造影确认植入深度　　图5-39-24　多角度确认深度满意　　图5-39-25　完全释放瓣膜

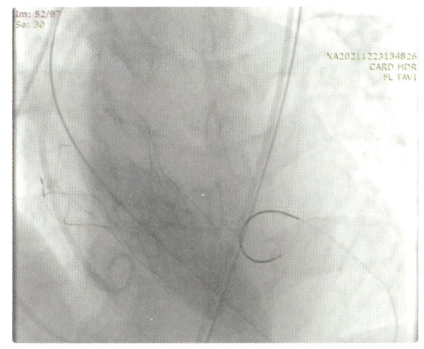 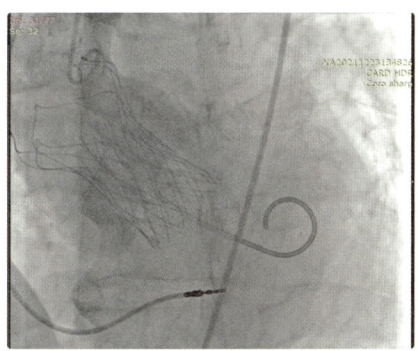 

图5-39-26　22 mm球囊后扩张　　图5-39-27　复查造影

扫码看视频

术后

术后随访超声（图5-39-28）。

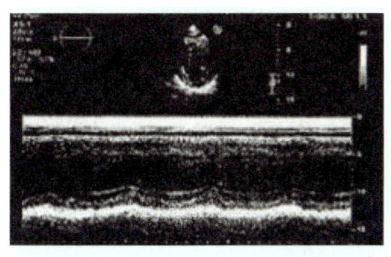 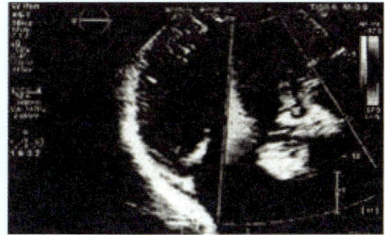 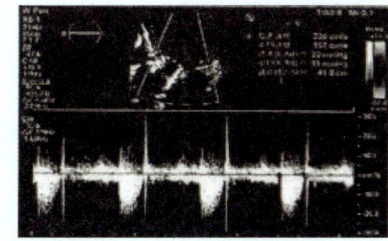

心腔及大血管 (mm)	主动脉 47	左房 45	RVOT 前后径 37	左室舒张末 59	左室收缩末 47
升主动脉	右房上下径 44	右室上下径 36	主肺动脉 29	室间隔 14.2	左室后壁 10.3
瓣口血流度 (m/s)	二尖瓣 E 峰 0.57	主动脉瓣 2.24	肺动脉瓣 0.91	三尖瓣 E 峰 0.42	
	二尖瓣 A 峰 0.96	峰值压差 20 mmHg	峰值压差	三尖瓣 A 峰 0.48	左室射血分数 42%

图5-39-28　术后超声

	PHT	平均压差 11 mmHg	平均压差		
组织多普勒	S'（cm/s）	E'（cm/s）	A'（cm/s）	E/E'	

超声描述：
双房左室扩大，左室壁肥厚；右房右室内可见起搏导管回声，导管头位于右室心尖部。
左室壁运动减弱，节段性室壁运动速度降低；
主动脉瓣位见人工生物瓣及支架回声，支架固定，瓣叶活动良好，心底短轴切面12-1点位置少量瓣周漏；
二尖瓣环及二尖瓣腱索见强回声结节，二尖瓣叶未见明显增厚，活动良好；
升主动脉瘤样扩张，主动脉弓及降主动脉起始处内径为44 mm，33 mm；
房室间隔连续完整，未见PDA征；
心包腔未见液性暗区；

CDFI：二尖瓣反流，彩束面积4.6 cm^2；主动脉瓣反流，彩束面积4.39 cm^2；
三尖瓣反流，彩束面积3.77 cm^2，估测肺动脉收缩压27 mmHg。

超声提示：
TAVR术后，人工瓣膜功能良好，少量瓣周漏
临时起搏器安装术后
节段性室壁运动减弱
双房左室扩大，左室壁肥厚
升主动脉瘤样扩张
轻中度二尖瓣反流，轻度三尖瓣反流

图5-39-28　（续）

病例点评

瓣膜跨瓣的操作首先是CT找好投照体位，三叶瓣一般是右冠居中位或者左右冠重叠位进行跨瓣操作，但如果是右无融合的功能性二叶瓣，一般会选择左冠切线位进行跨瓣。Type1型二叶瓣的话，左右融合的一般选择左右冠重叠位进行跨瓣，右无融合选择左冠切线位进行跨瓣，左无融合因为很难找到切线位，所以一般还是用左右冠重叠位进行跨瓣。Type0型二叶瓣一般选择两个窦分开的角度进行跨瓣，根据二叶瓣的方向不同而有所不同。其次是跨瓣导丝导管的选择，最常用的导管是AL2造影导管，升主动脉小于30 mm可以选择AL1，但是遇到横位心，升主动脉扩张的时候，JR4，JL4，多功能管等都有机会用到。导丝的选择主要普通直头导丝150 mm，或者直头加硬泥鳅，这2个比较常用，根据不同术者的习惯都可以选择，有时候遇到重度钙化，弯头泥鳅也可以选择。最后就是跨瓣的手法，这个可能需要反复的训练，调整导管找到血流推开导丝的方向，然后推送导丝跨瓣。最后的最后，跨瓣还需要一点点运气，有概率的问题在里面。

本例患者是Type0型二叶瓣，窦很大，钙化重，升主动脉扩张，主动脉与冠状窦的连接部位有个

弯，所以对于跨瓣来说是很大挑战。术中尝试了AL2、JR4、MPA，以及直头导丝和弯头泥鳅，始终无法跨瓣，因为始终对不到很好的瓣口方向。最后我们使用了JR4指引导管，用直头导丝固定好JR4的弯度，然后再进一根弯头泥鳅最终跨瓣。

40 抓捕器的使用技巧——打滑抓不住怎么办

术前分析

患者,女,68岁。主诉:反复胸闷、活动后气促4个月。既往有冠心病、糖尿病、心脏瓣膜病病史。术前超声(图5-40-1)

AV:5.5 m/s,MPG:75 mmHg,LVEF:65%。

主动脉瓣重度狭窄。

二尖瓣轻度狭窄。

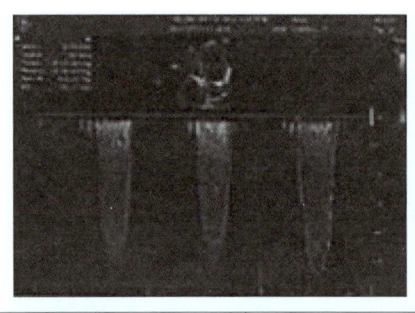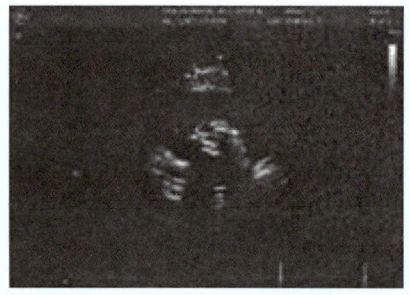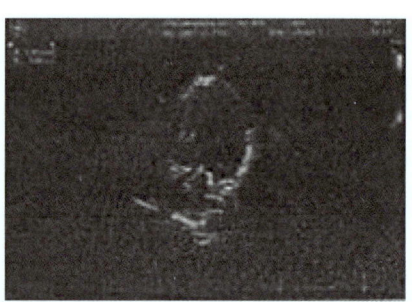

心腔及大血管(mm)	主动脉 25	左房 31	RVOT前后径 22	左室舒张末 41	左室收缩末 27
升主动脉 49	右房上下径 39	右室上下径 36	主肺动脉 26	室间隔 12	左室后壁 12
瓣口血流度(m/s)	二尖瓣E峰 0.5	主动脉瓣 5.5	肺动脉瓣 0.73	三尖瓣E峰 0.5	
	二尖瓣A峰 1	峰值压差 119 mmHg	峰值压差	三尖瓣A峰	左室射血分数 65%
	PHT	平均压差 75 mmHg	平均压差		
组织多普勒	S'(cm/s) 3	E'(cm/s) 2	A'(cm/s) 6	E/E'	

超声描述:

主动脉瓣增厚,回声增强,见明显钙化,瓣叶结构显示不清,开放明显受限,关闭尚可;主动脉瓣环内径24 mm,升主动脉瘤样扩张,主动脉弓内径37 mm,降主动脉内径19 mm,降主动脉流速约0.55 m/s;

二尖瓣EF斜率减慢,血流频谱呈松弛减退型;

各房室不大,左室壁增厚,运动尚好;

图5-40-1 术前超声

CDFI：二尖瓣反流，彩束面积1.9 cm²；
　　　三尖瓣反流，彩束面积1.0 cm²，估测肺动脉收缩压21 mmHg。

超声提示：
主动脉瓣钙化，重度狭窄
轻度二尖瓣狭窄

图5-40-1　（续）

根部解剖

根据术前CT分析（图5-40-2至图5-40-10），该病例为Type0型二叶式主动脉瓣，重度钙化，无窦和前窦瓣叶对合缘处钙化较重呈条状团块钙化并存在钙化黏连，前窦和无窦瓣叶不规则增厚粘连。冠脉开口高度可，瓦氏窦内径可，窦管交界、升主动脉扩张，左室心室内径较小，左室心室壁增厚。主动脉瓣环水平夹角69°，横位心，主动脉弓宽度、角度可，弓部散在钙化。外周入路走行适宜，腹主中下端及左右髂总动脉散在钙化，血管内径可。结合整体解剖结构，选择TaurusElite AV23号瓣膜。

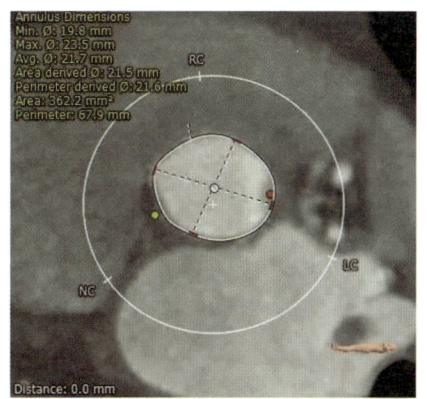
图5-40-2　瓣环平面

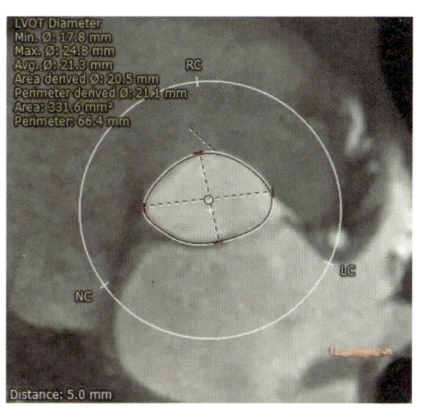
图5-40-3　流出道平面

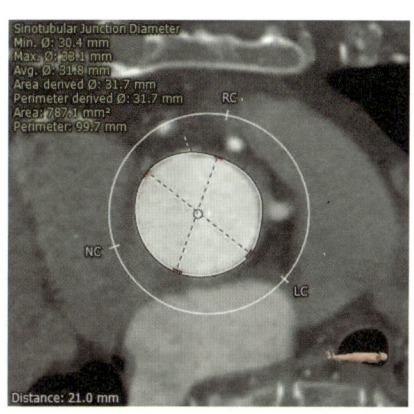
图5-40-4　窦管交界平面

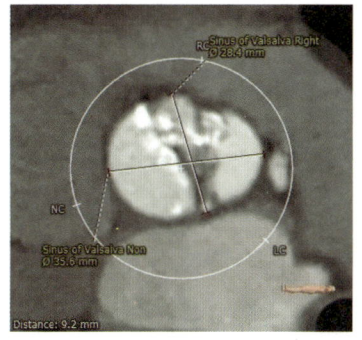
图5-40-5　瓦氏窦

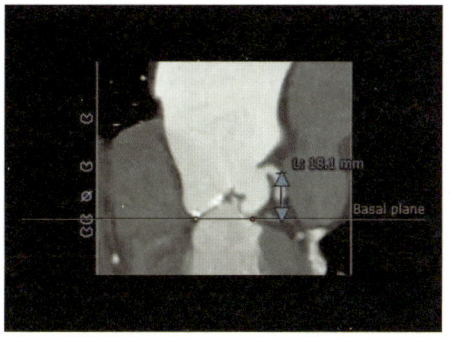
图5-40-6　左冠高度

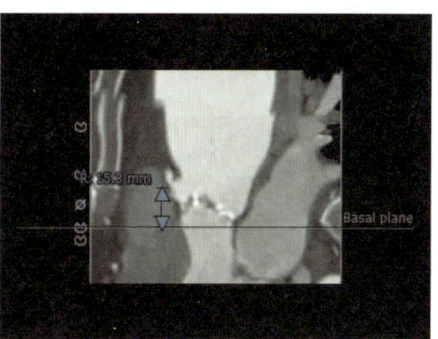
图5-40-7　右冠高度

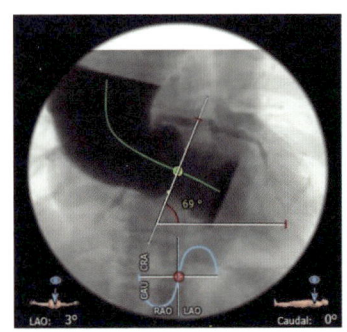

图5-40-8 横位心角度

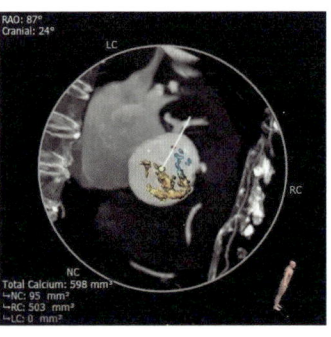

图5-40-9 钙化情况

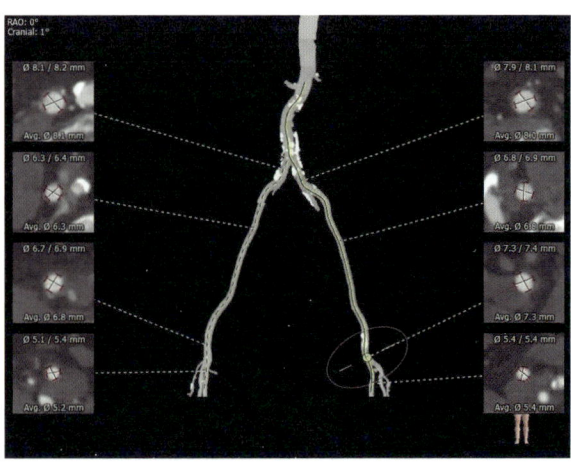

图5-40-10 入路情况

（该图片来源于荷兰Pie medica imaging公司的3mensio术前评估软件）

手术过程

手术过程（图5-40-11至图5-40-28）。

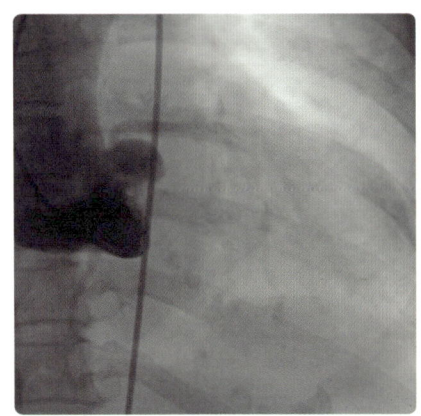

图5-40-11 根部造影

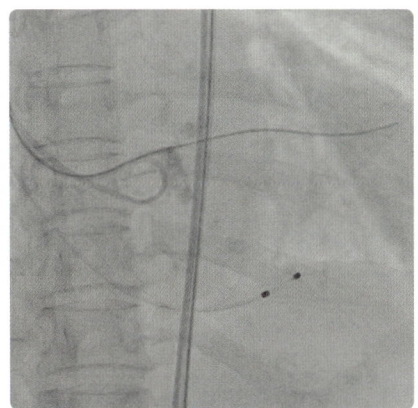

图5-40-12 导丝跨瓣

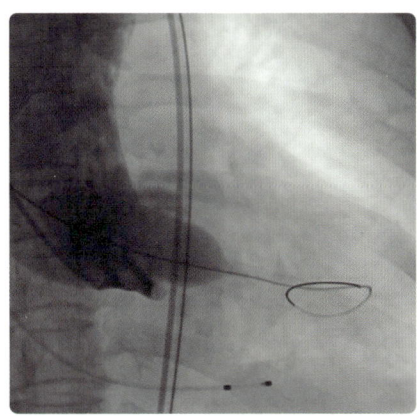

图5-40-13 TaurusAtlas 18 mm 球囊预扩

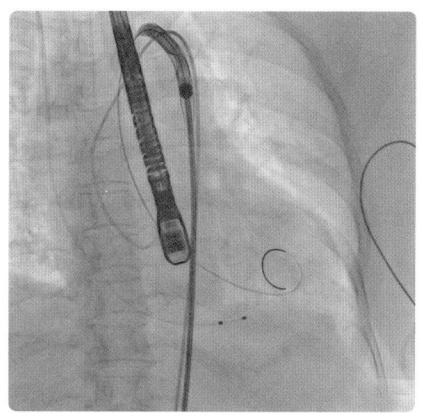
图5-40-14 TaurusElite AV23号瓣膜输送器过弓

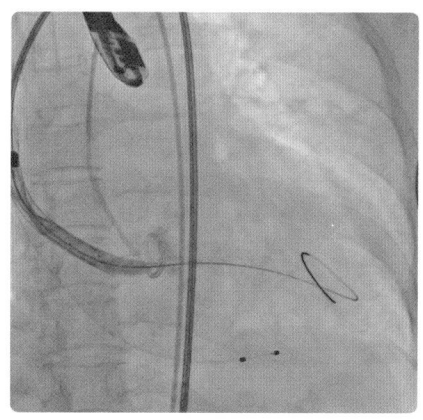
图5-40-15 跨瓣困难

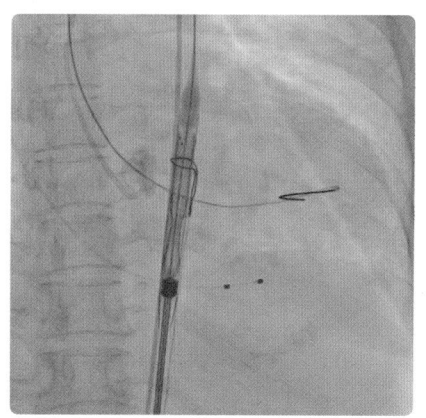
图5-40-16 抓捕器套牢输送器鞘管部分打滑

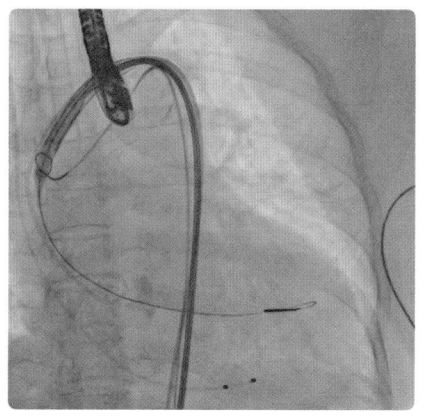
图5-40-17 抓捕器套牢Tip头

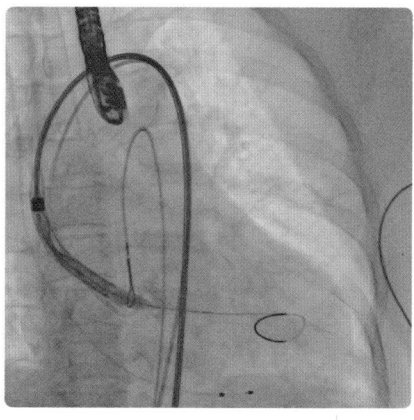
图5-40-18 抓捕器协助跨瓣成功

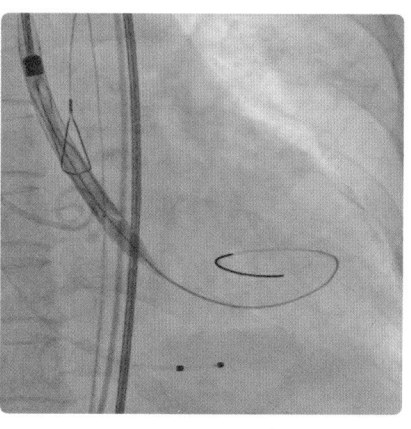
图5-40-19 跨瓣成功撤去抓捕器

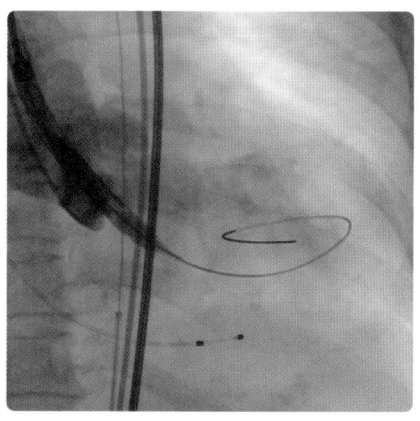
图5-40-20 瓣膜定位

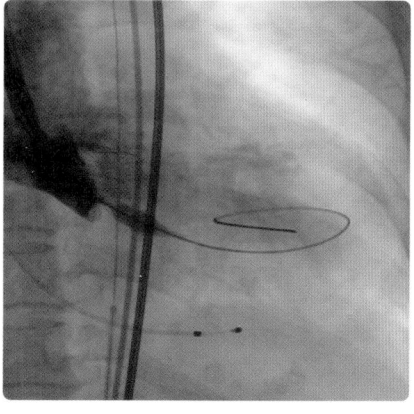
图5-40-21 造影确认植入深度

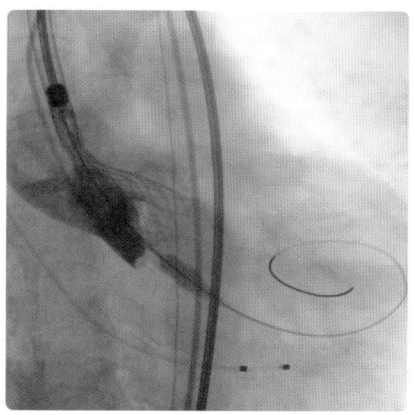
图5-40-22 多角度造影确认

扫码看视频

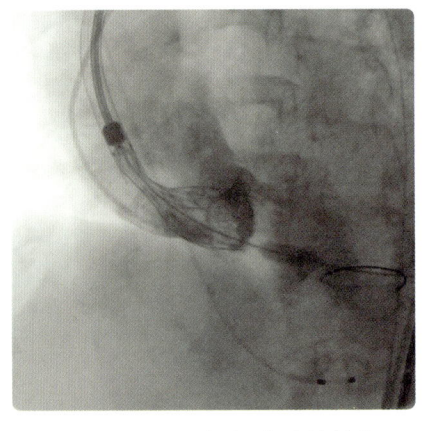
图5-40-23　多角度确认植入深度过浅

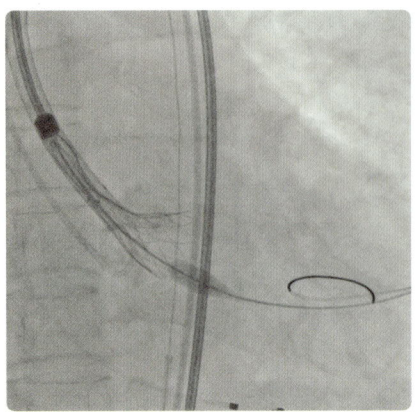
图5-40-24　回收瓣膜后再释放

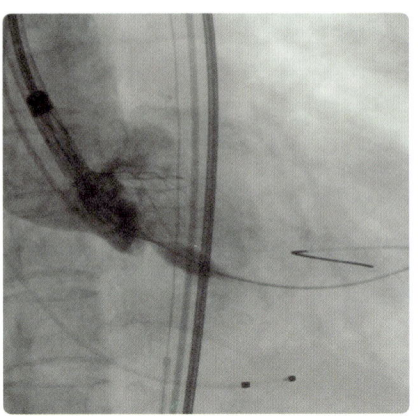
图5-40-25　造影确认植入深度

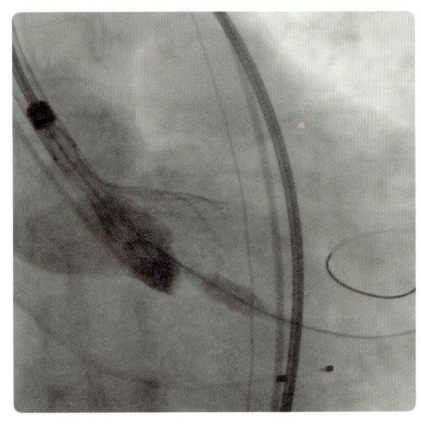
图5-40-26　多角度确认植入深度满意

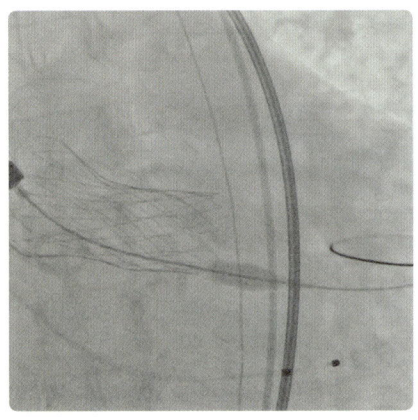
图5-40-27　完全释放瓣膜

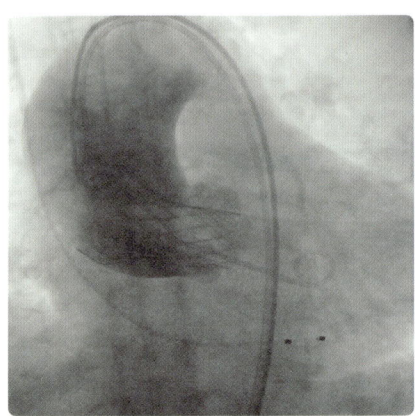
图5-40-28　复查造影

术后

术后压差从134 mmHg降至3 mmHg无瓣周漏，瓣膜正常工作，血流动力学即刻得到改善。

术后随访超声（图5-40-29）。

心腔及大血管 (mm)	主动脉 25	左房 33	RVOT 前后径 23	左室舒张末 41	左室收缩末 27
升主动脉 49	右房上下径 43	右室上下径 32	主肺动脉 24	室间隔 12	左室后壁 13
瓣口血流度 (m/s)	二尖瓣 E 峰 1.3	主动脉瓣 2.26	肺动脉瓣 0.7	三尖瓣 E 峰 0.6	
	二尖瓣 A 峰 1.2	峰值压差 20 mmHg	峰值压差	三尖瓣 A 峰	左室射血分数 65%
	PHT	平均压差 12 mmHg	平均压差		
组织多普勒	S' (cm/s) 5	E' (cm/s) 5	A' (cm/s) 7	E/E'	

超声描述：
升主动脉内径增宽；
主动脉瓣位见带瓣支架回声，瓣膜开放好，瓣内探及反流信号，最大彩束面积2.4 cm²；
余瓣膜形态活动正常；
各房室不大，左室壁增厚，运动尚好。

超声提示：
TAVR术后
轻度主动脉瓣反流
左室舒张功能减退

图5-40-29　术后随访超声

病例点评

该病例为典型的横位心，小心腔，Type0 型二叶瓣病例，前侧对合缘联合部有钙化融合，二叶瓣走形是比较友好的右前左后分布，所以投照角度考虑右足位，因为瓣环流出道较小，所以选择23号瓣膜。因为术前预判到可能需要抓捕器辅助，所以采用20F戈尔鞘。术中有一点需要注意的就是Taurus瓣膜的胶囊区覆盖有亲水涂层，抓捕器不易在胶囊区固定，会给操作带来较大挑战，术中采用是通过抓捕器抓取Tip头端的策略完成跨瓣。需要额外注意的是，在瓣膜跨瓣后要同步松开抓捕器，否则如该病例所示通过Snare跨瓣后，抓捕器有可能被钙化卡住导致回撤受阻，需要通过娴熟的操控把圈套器回撤到胶囊端以上位置，否则随着瓣膜缓慢释放，圈套器很难同步回撤有套在释放的瓣膜上的风险。最后在整个团队的协同操作下，先将圈套器回撤至胶囊近端再缓慢释放瓣膜。而这个过程中因为胶囊压住瓣膜，造成急性大量反流，患者血压不稳定，为整个手术带来了非常大的挑战。

关于圈套器在不同瓣膜系统中的操作技巧：对于横位心较大的主动脉瓣根部，常通过使用圈套器来调整瓣膜跨瓣的角度。但是随着越来越多可回收瓣膜系统在临床进行应用。如何利用不同器械的特性配合圈套器使用还需要临床积累更多的个人化操作经验。对于沛嘉TaurusElite瓣膜而言，可以套输送器鼻锥部分，对于启明VenusA瓣膜而言可以套胶囊区，而微创VitaFlow瓣膜因为带了内联鞘，情况比较复杂。总体而言使用Snare需要考虑的几个大原则包括：①入路条件允许，可以考虑上22F鞘，同侧上抓捕器，方法和前面两种描述一致。②对侧入路上抓捕器，这需要对瓣膜植入操作有准确的预判，否则整个系统退出后二次跨瓣会非常麻烦。③采用20F大鞘，剪掉部分内联鞘，暴露剩下的内联鞘部分，同侧上抓捕器。均可以完成相关跨瓣操作。

TaurusElite瓣膜输送系统的缓冲管仅15Fr，采用20Fr大鞘便可兼容同侧Snare，支持All-in-One，对入路条件的要求更低，便于瓣膜与Snare的操作配合，可减少术中使用Snare所带来的风险（图5-40-30）。

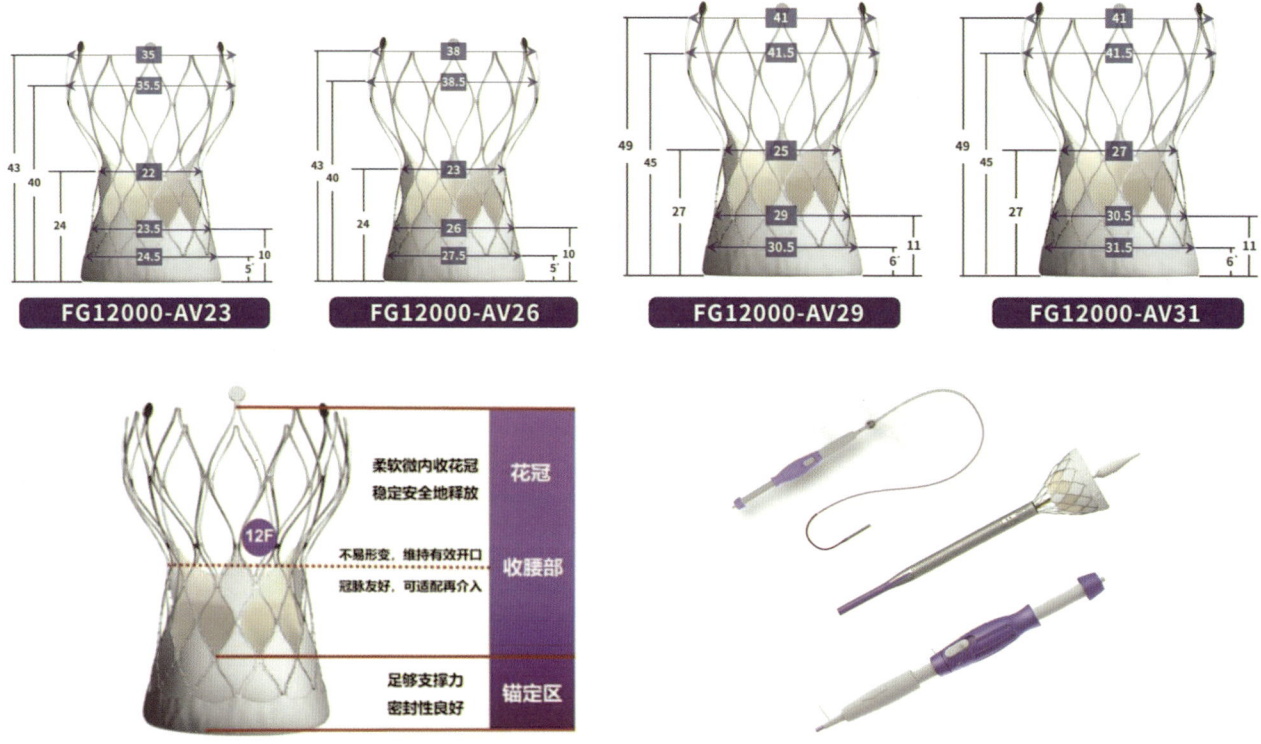

图5-40-30　TaurusElite瓣膜

41 跨瓣困难之双球囊"鞋拔子"技术

术前分析

患者，女，69岁，反复胸闷3年，主要以心前区为主，咳嗽伴咳白黏痰，爬1层楼梯即可出现乏力、气喘，期间未予特殊治疗，3年来患者反复出现胸闷，夜间偶有不可平卧入睡，需坐立缓解。

术前超声（图5-41-1）

AV：4.83 m/s，MPG：49 mmHg，LVEF：70%。

升主动脉增宽。

主动脉瓣二叶畸形，重度狭窄并轻度反流。

二尖瓣中重度反流。

三尖瓣中度反流。

中重度肺高压。

心腔及大血管 (mm)	主动脉 27	左房 47	RVOT 前后径 25	左室舒张末 48	左室收缩末 30
升主动脉	右房上下径 59	右室上下径 32	主肺动脉 24	室间隔 15	左室后壁 15
瓣口血流度 (m/s)	二尖瓣 E 峰 1.49	主动脉瓣 4.83	肺动脉瓣 0.8	三尖瓣 E 峰 0.6	
	二尖瓣 A 峰 0.65	峰值压差 93 mmHg	峰值压差	三尖瓣 A 峰	左室射血分数 70%
	PHT	平均压差 49 mmHg	平均压差		
组织多普勒	S' (cm/s)	E' (cm/s)	A' (cm/s)	E/E'	

超声描述：
左房、右房、右室增大，左室内径正常；
升主动脉增宽，搏动尚可，肺动脉主干内径正常；
主动脉瓣缘结节样增厚，回声增强，似呈二叶式，呈左前右后排列，可见多发强光团，开放受限，关闭欠佳；二尖瓣后瓣活动差，前后叶对合稍错位，余各瓣膜形态、回声未见异常；
室间隔及左室后壁增厚，运动相对；多切面观：左室各壁运动幅度未见异常，未探及节段性室壁运动异常；
心包未见明显液性暗区；

图5-41-1　术前超声

CDFI：二尖瓣偏心性反流，彩束面积9.2 cm²；主动脉瓣反流，彩束面积2.9 cm²；三尖瓣反流，彩束面积8.2 cm²，估测肺动脉收缩压79 mmHg。

超声提示：
主动脉瓣二叶瓣畸形可能，多发钙化，重度狭窄并轻度反流
二尖瓣前后叶对合错位，中重度反流
中度三尖瓣反流
中重度肺动脉高压

图5-41-1 （续）

根部解剖

根据术前CT分析（图5-41-2至图5-41-13），该病例为Type0型二叶瓣，瓣叶增厚，重度钙化，左右钙化融合，右无可见部分融合伴钙化，瓣环平面可见钙化，左冠开口高度约13.3 mm，右冠开口高度约13.6 mm，瓦氏窦结构可，STJ高度约23.9 mm、直径约28.1 mm，升主动脉未见明显扩张，心脏角度约46°，左室大小尚可，心肌增厚。结合解剖结构考虑，拟以右股动脉作为主入路，选用20 mm球囊进行预扩，优选VenusA-L26号瓣膜。

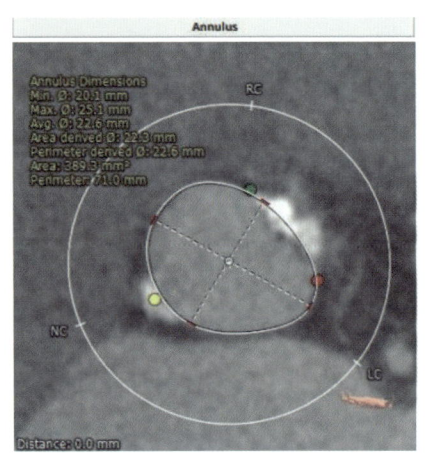
图5-41-2 瓣环平面

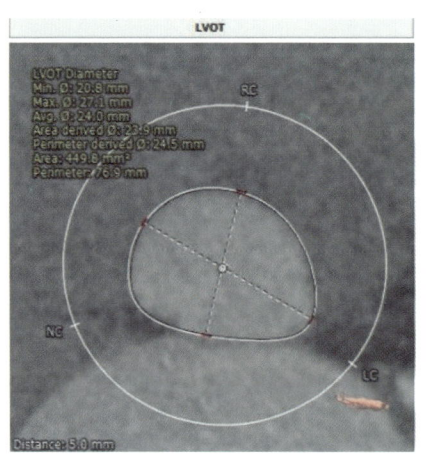
图5-41-3 流出道平面

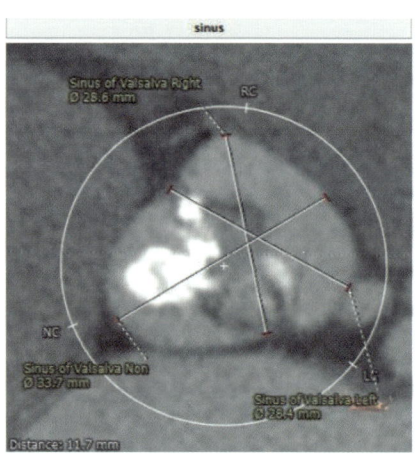
图5-41-4 瓦氏窦

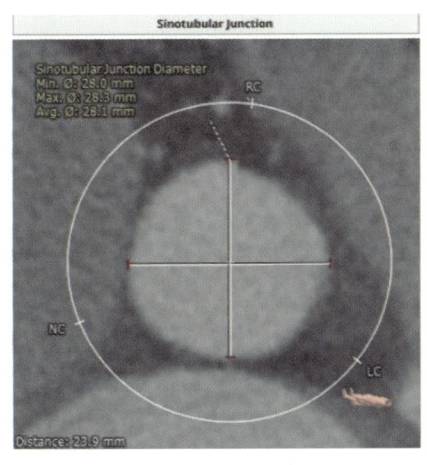

图5-41-5　窦管交界平面

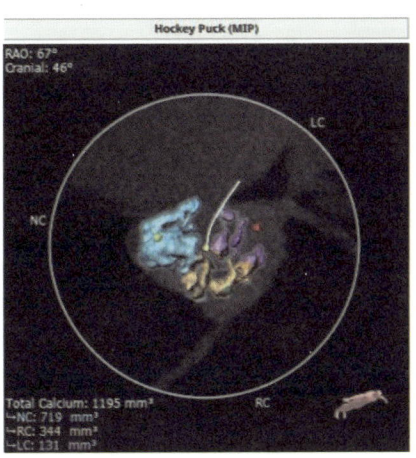

图5-41-6　钙化情况

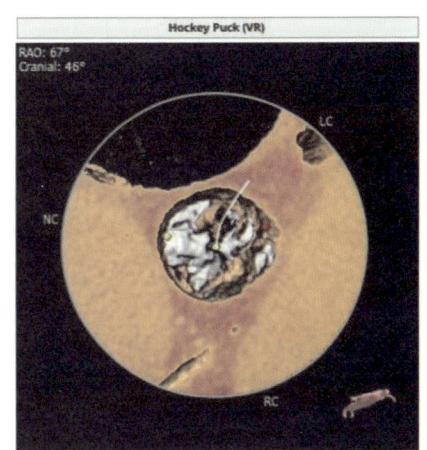

图5-41-7　腔内重建

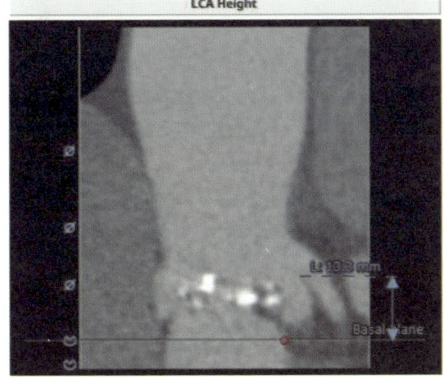

图5-41-8　左冠高度

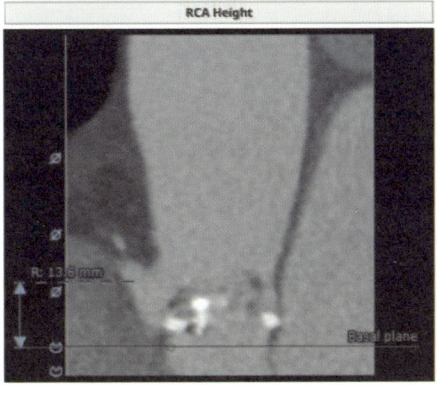

图5-41-9　右冠高度

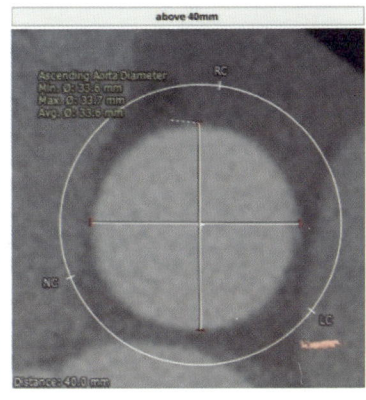

图5-41-10　瓣上40 mm处升主平面

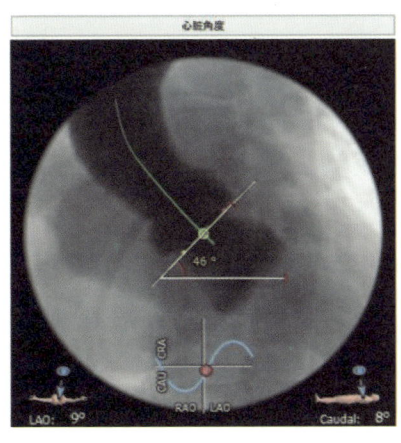

图5-41-11　横位心角度

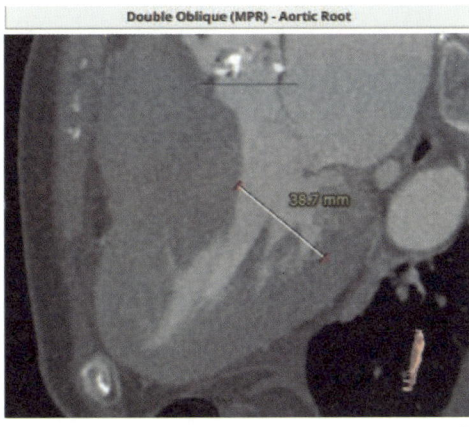

图5-41-12　左室大小

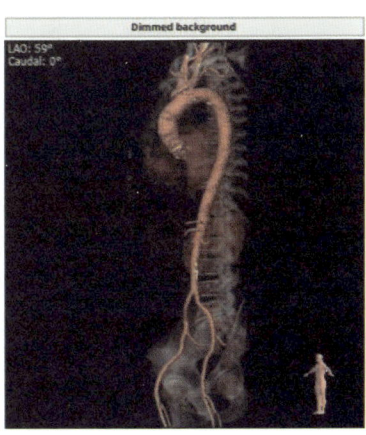

图5-41-13　全主动脉形态

（该图片来源于荷兰Pie medica imaging公司的3mensio术前评估软件）

手术过程

手术过程（图5-41-14至图5-41-27）。

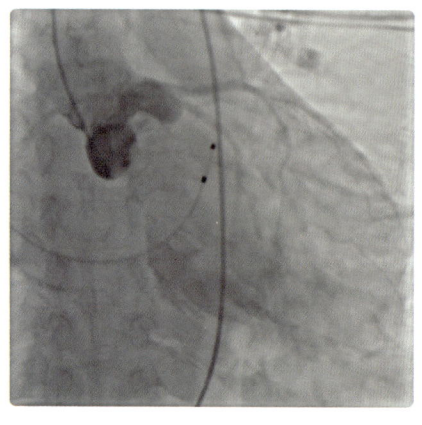

图5-41-14 主动脉根部造影

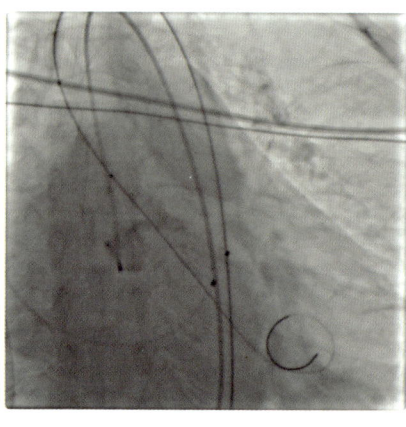

图5-41-15 球囊多次尝试跨瓣无果，在Snare辅助下也无法通过

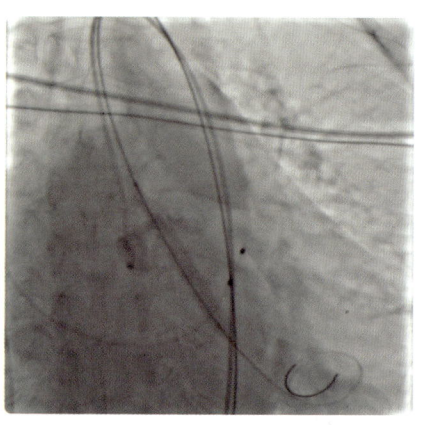

图5-41-16 交换8 mm×60 mm外周球囊后再次尝试20 mm球囊跨瓣，依旧无法成功跨瓣

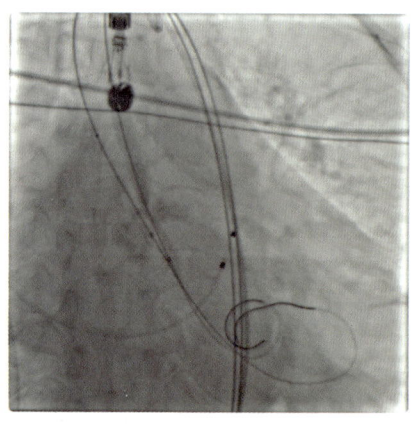

图5-41-17 行双导丝辅助跨瓣：左室内再置入一条超硬导丝，在外周球囊充盈的状况下进行20 mm球囊跨瓣

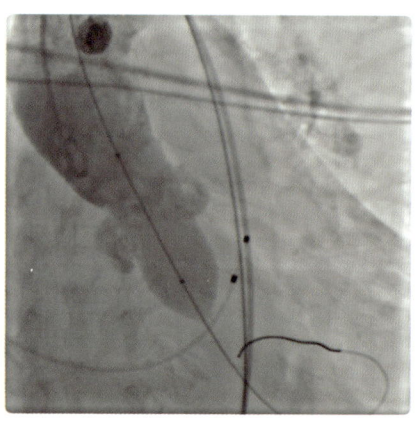

图5-41-18 成功跨瓣后，20 mm球囊扩张，可见瓣上结构被改变

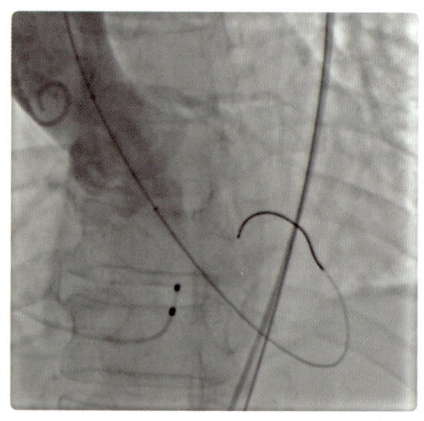

图5-41-19 考虑瓣上限制强，遂更换角度再次预扩时，球囊破裂

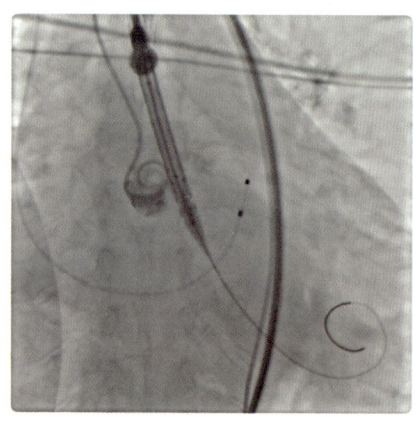

图5-41-20 检查生命体征稳定，超声证实瓣叶撕裂，置入VenusA 26号瓣膜

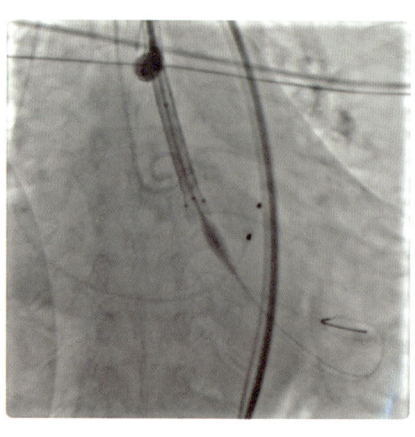

图5-41-21 瓣膜释放

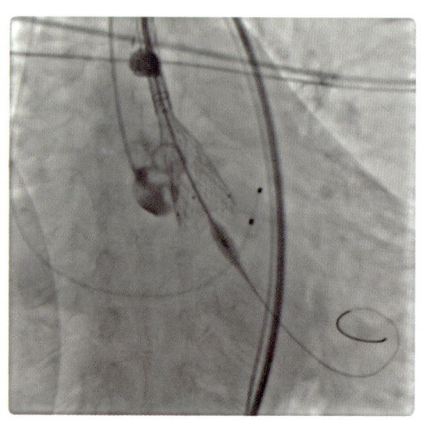

图5-41-22 造影确认深度过深

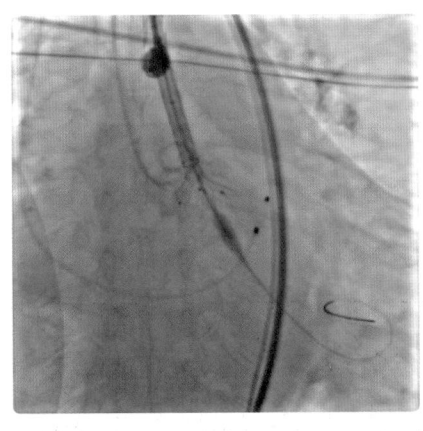
图5-41-23 回收瓣膜稍高位再次释放瓣膜

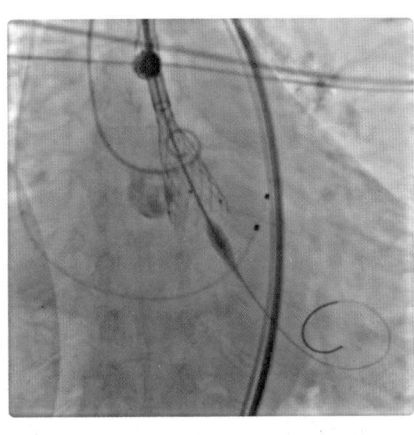
图5-41-24 再次造影确认深度满意

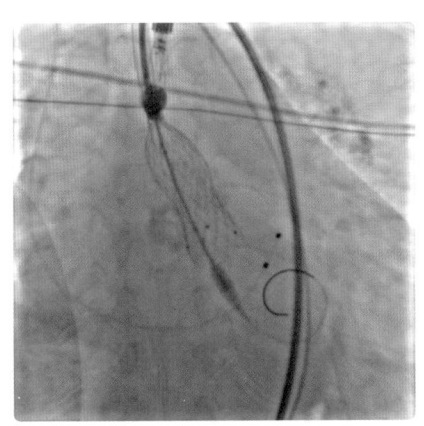
图5-41-25 完全释放瓣膜

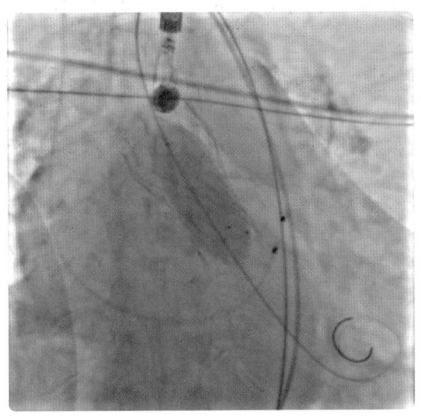
图5-41-26 20 mm球囊后扩

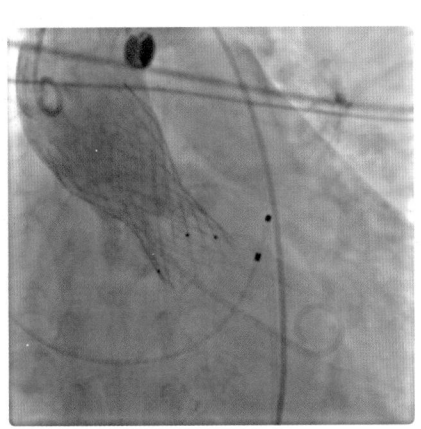
图5-41-27 复查造影

扫码看视频

术后

术前跨瓣压差测得180 mmHg左右，术后即刻跨瓣压差＜5（图5-41-28）。

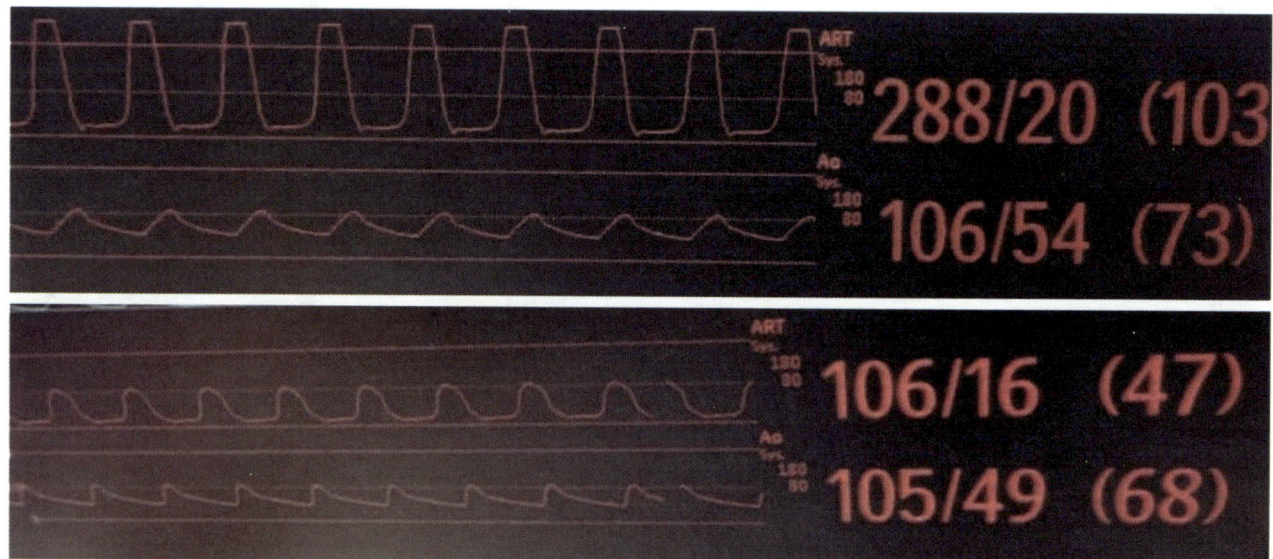

图5-41-28 跨瓣压差

术后超声随访（图5-41-29）。

超声描述：
床边便携式超声心动图检查，因患者体位受限，胸前区透声不良，部分切面无法显示，图像质量欠佳；

二维显像：
LA 42 mm　LVd 53 mm　IVS 15 mm　LVPW 15 mm 估测EF 67%
左房、左室内径增大，室间隔及左室后壁增厚，运动相对；
多切面观：左室各壁运动幅度未见异常，未探及节段性室壁运动异常；
TAVR术后，主动脉瓣人工瓣膜位置固定，可见瓣周少量反流，瓣内未见明显反流；
心包腔内见微量液性暗区：左室后壁之后液深约3 mm；

CDFI探查：过二尖瓣、三尖瓣见中量反流束。

超声提示：
TAVR术后，主动脉人工瓣瓣周轻度反流
左心增大，左室壁增厚
中度二尖瓣反流　中度三尖瓣反流
心包腔微量积液

图5-41-29 术后超声

病例点评

关于预扩球囊过不去怎么办？像这个Type0型二叶瓣的患者，钙化重，前联合还钙化融合，右窦这一侧钙化尤其重，这个位置的钙化，很容易导致球囊和瓣膜跨瓣困难。因为特硬导丝通常都紧贴大弯侧。这个患者导丝跨瓣后，预扩球囊无法通过，我们先是选择外周球囊预扩，一般使用8 mm×60 mm左右的外周球囊。预扩的效果，一是打开通路，二是可以改变导丝的位置，便于预扩球囊通过。在外周球囊扩了之后，预扩球囊还是过不去，这时候又使用了双导丝技术。具体做法是沿着第一条跨瓣导丝送入一个6F指引导管到左室，然后在指引导管里面再进一条特硬导丝，形成两条轨道。双导丝之后使用新导丝预扩球囊还是无法跨瓣，于是再次转换策略，使用"鞋拔子"技术，即一条导丝上外周球囊，一条导丝上预扩球囊，外周球囊跨瓣后打起来，回抽外周球囊的同时，把预扩球囊成功送到左室，完成跨瓣。其实还有第四种方法，就是使用抓捕器辅助预扩球囊跨瓣，具体操作和抓捕器辅助瓣膜跨瓣类似。这4种方法可以灵活掌握使用，根据患者的具体情况选择合适的方法。

这个病例还有一个特殊就是预扩后发现前联合撕裂开，这在重度钙化的Type0中偶尔会遇到，当有怀疑瓣上结构破坏时，即刻行食管超声可以确诊。这时候瓣上结构锚定力减弱，需要及时转变手术方案。本例手术发现瓣叶撕裂后，原本打算downsize放23号瓣膜，即刻调整为26号瓣膜，这样才能尽可能减少瓣周漏的风险。

42 Type0 型横位心——导丝倒置改善瓣膜同轴

术前分析

患者，男，58岁，反复气促5个月，既往2020年因下肢静脉曲张在外院行左下肢静脉腔内闭合+曲张静脉硬化剂注射+Trivex术。

术前超声（图5-42-1）

AV：5.3 m/s，MPG：86 mmHg，LVEF：35%。

左室心尖部室壁瘤。

主动脉瓣重度狭窄并轻度反流。

二尖瓣中度反流。

三尖瓣轻度反流。

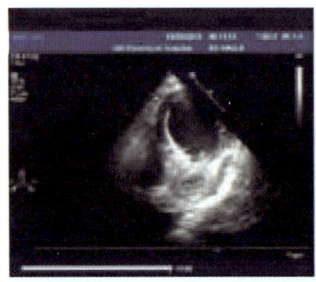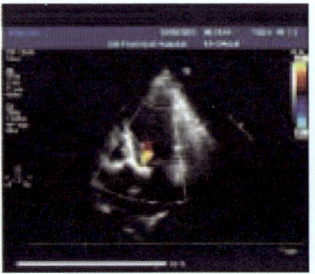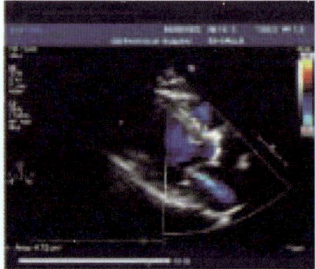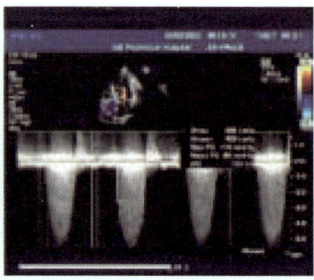

心腔及大血管 (mm)	主动脉 35	左房 45	RVOT前后径 29	左室舒张末 55	左室收缩末 44
升主动脉 39	右房上下径 55	右室上下径 70	主肺动脉 26	室间隔 10	左室后壁 10
瓣口血流速 (m/s)	二尖瓣 E 峰 0.7	主动脉瓣 5.3	肺动脉瓣 0.8	三尖瓣 E 峰 0.4	
	二尖瓣 A 峰 1.0	峰值压差 119 mmHg	峰值压差	三尖瓣 A 峰	左室射血分数 35%
	PHT	平均压差 86 mmHg	平均压差		
组织多普勒	S' (cm/s) 4.5	E' (cm/s) 3.6	A' (cm/s) 6.1	E/E' 19	

图5-42-1　术前超声

超声描述：
升主动脉扩张；主动脉瓣膜及瓣环增厚、钙化明显，呈二叶式开放，开放受限，关闭欠佳；二尖瓣后叶基底部回声增强，瓣环钙化，开放尚好，EF斜率减慢，血流频谱呈松弛减退型；余瓣膜形态正常；
全心扩大，左心为主，除左室侧壁基底段、中段、后壁心尖段运动较好外，余室壁运动减低，以室间隔中下段为著，左室心尖部心腔扩张，室壁变薄，向外下方膨出，稍呈矛盾运动，心腔内未见附壁血栓；
房室间隔连续完整，未见PDA；腹主动脉血流速度0.6 m/s；心包腔内未见液性暗区；

CDFI：二尖瓣反流，彩束面积4.7 cm²；主动脉瓣反流，彩束面积3.4 cm²；
三尖瓣反流，彩束面积2.0 cm²，估测肺动脉收缩压20 mmHg。

超声提示：
符合冠心病超声改变，左室心尖部室壁瘤形成
左室收缩舒张功能减低
主动脉瓣病变，重度狭窄并轻度反流
二尖瓣退行性变，轻中度反流
轻度三尖瓣反流

图5-42-1　（续）

根部解剖

根据术前CT分析（图5-42-2至图5-42-13），该病例为Type0型二叶瓣，瓣叶增长增厚，极重度钙化，瓣环26.8 mm，LVOT 27.8 mm，窦部瓣口短径27.3 mm，STJ 38.5 mm，LCA 20 mm，RCA 22 mm，升主动脉轻微扩张，横位心。结合整体解剖结构，拟以右股动脉作为主入路，选用22 mm球囊进行预扩，必要时使用圈套器辅助输送器过弓跨瓣，优选号VenusA-L29号瓣膜。

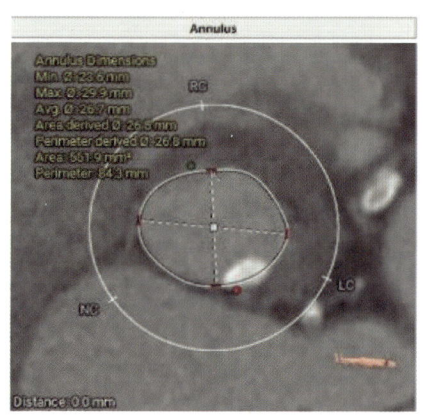
图5-42-2　瓣环平面

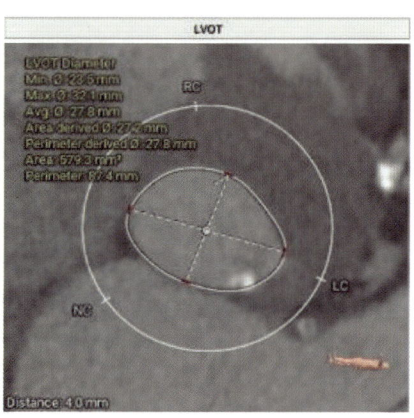
图5-42-3　流出道平面

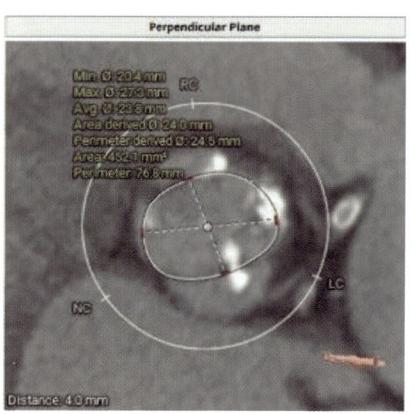
图5-42-4　瓣上4 mm平面

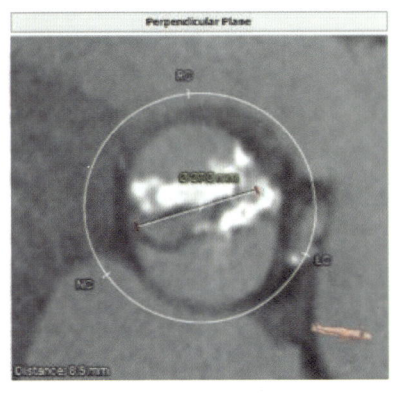
图5-42-5 中缝长度

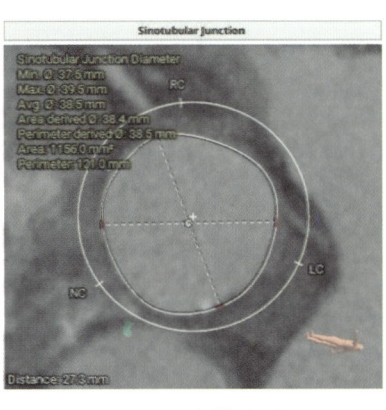
图5-42-6 窦管交界平面

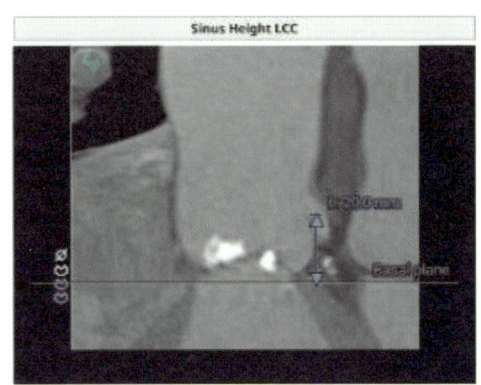
图5-42-7 左冠高度

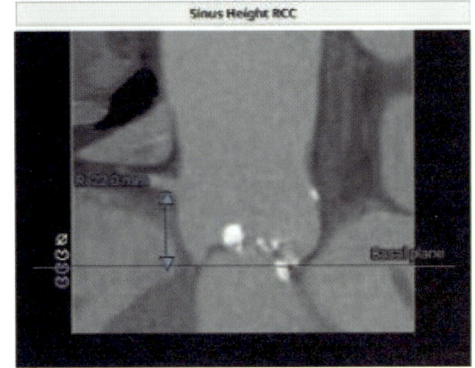
图5-42-8 右冠高度

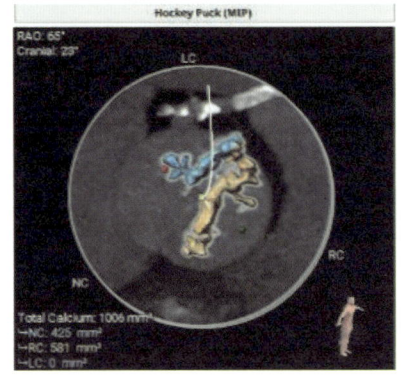
图5-42-9 钙化情况

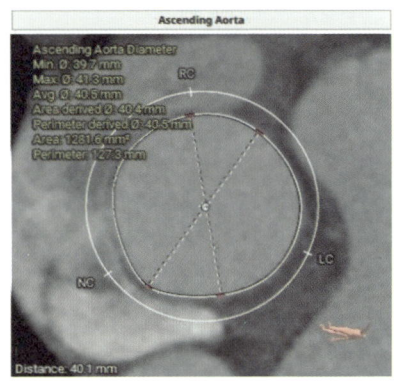
图5-42-10 瓣上40 mm处升主平面

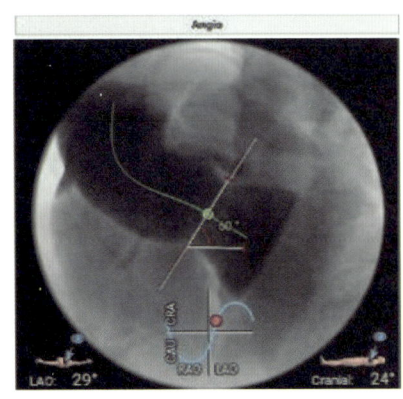
图5-42-11 横位心角度

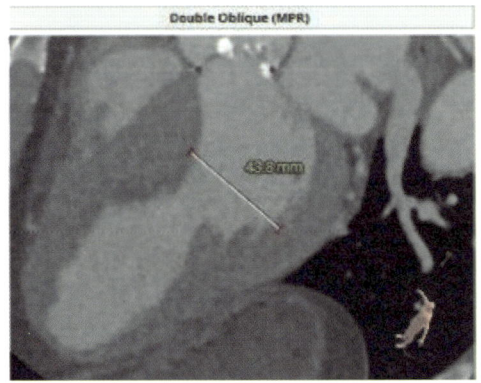
图5-42-12 左室大小

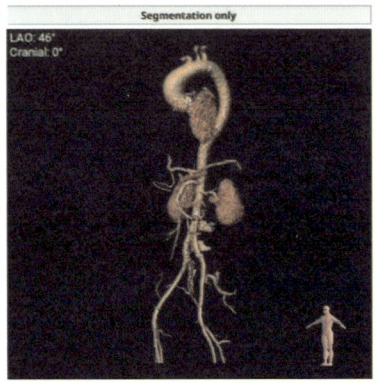
图5-42-13 全主动脉形态

（该图片来源于荷兰Pie medica imaging公司的3mensio术前评估软件）

手术过程

手术过程（图5-42-14至图5-42-24）。

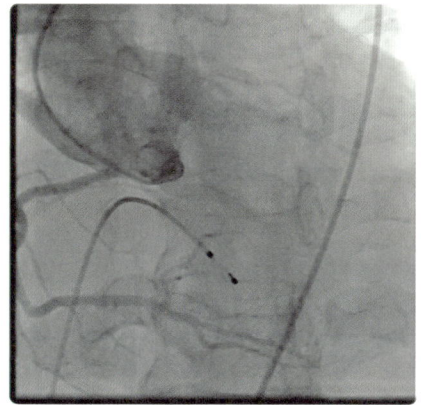

图5-42-14 根部造影

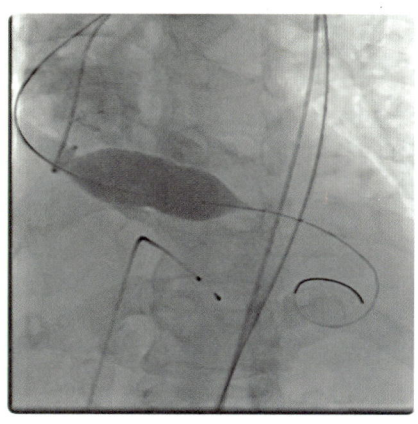

图5-42-15 超硬导丝采用"倒置"以辅助同轴下22 mm球囊预扩

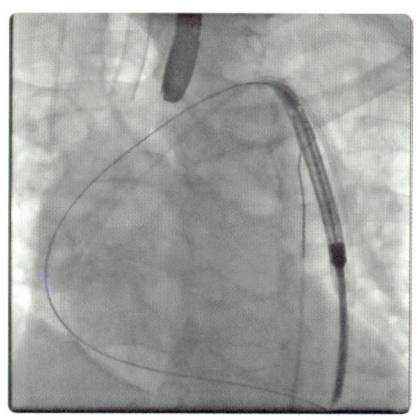

图5-42-16 圈套器在胶囊腔前1/3锁死，通过牵拉辅助输送器过弓

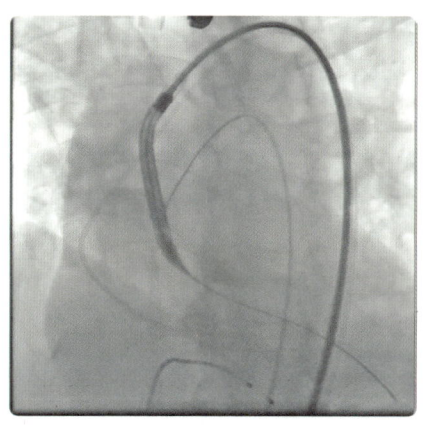

图5-42-17 抓捕器辅助跨瓣后撤出

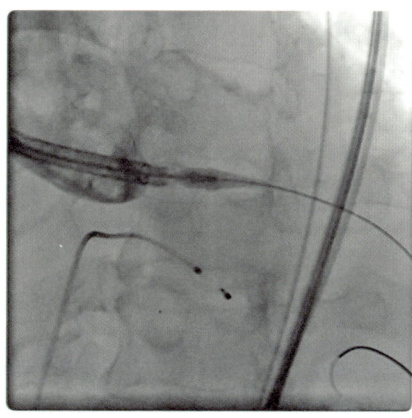

图5-42-18 VenusA 29号瓣膜定位

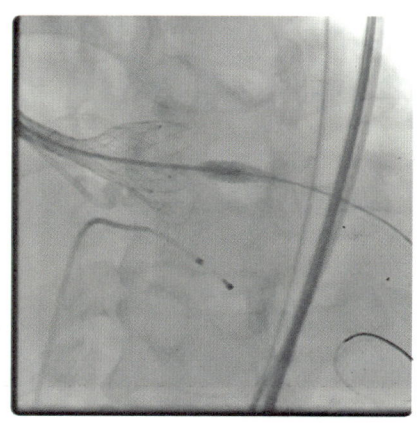

图5-42-19 瓣膜释放

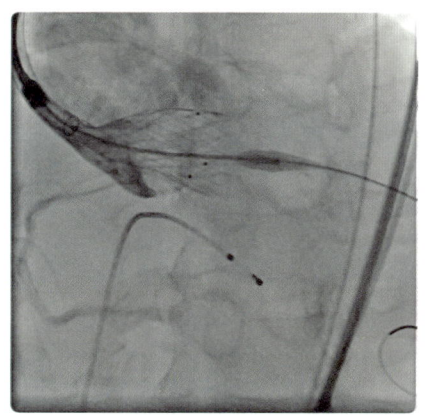

图5-42-20 造影确认植入深度

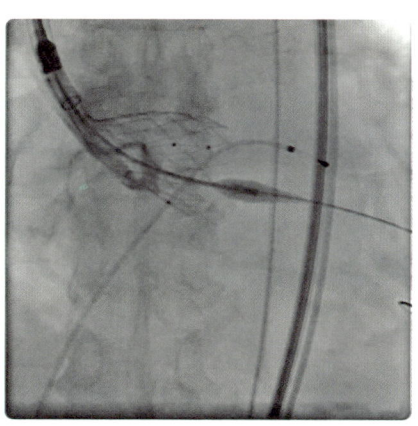

图5-42-21 多角度确认深度满意

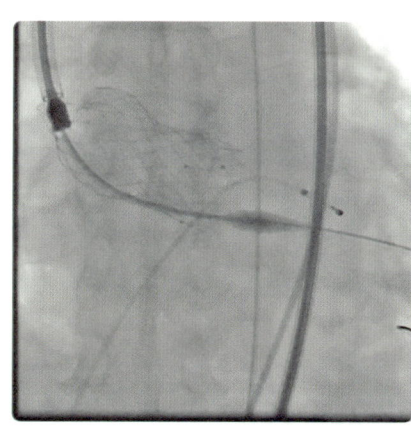

图5-42-22 完全释放瓣膜

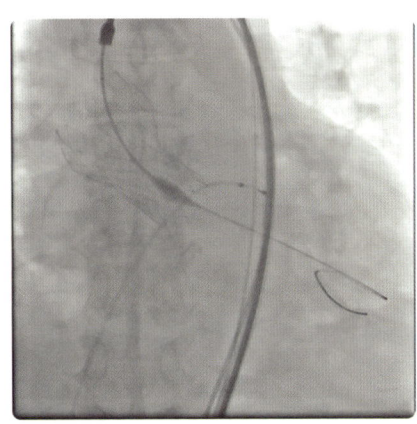
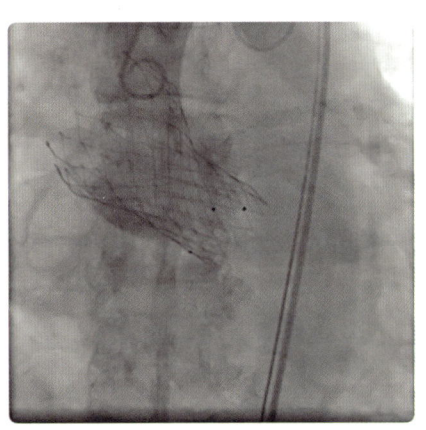

图5-42-23　调整导丝张力配合撤出输送器

图5-42-24　复查造影

扫码看视频

术后

术前测得跨瓣压差为172 mmHg，术后测得跨瓣压差为0，效果满意。

术后3个月随访超声（图5-42-25）。

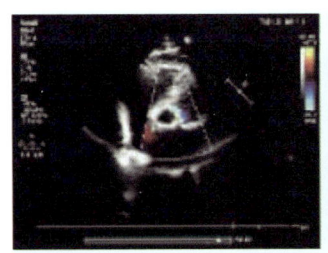
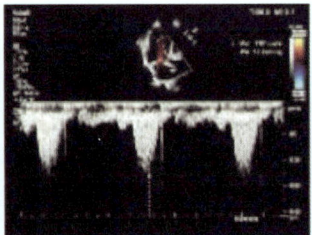
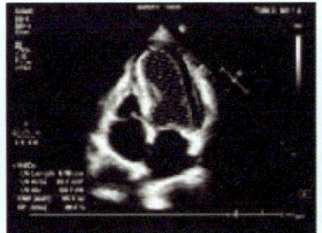
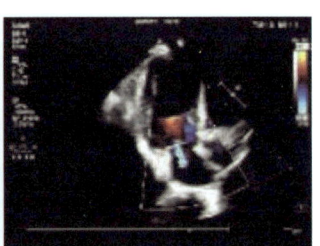

心腔及大血管 (mm)	主动脉 39	左房 48	RVOT 前后径 29	左室舒张末 62	左室收缩末 43
升主动脉 43	右房上下径 51	右室上下径 70	主肺动脉 24	室间隔 13	左室后壁 12
瓣口血流度 (m/s)	二尖瓣 E 峰 0.6	主动脉瓣 1.6	肺动脉瓣 0.8	三尖瓣 E 峰 0.4	
	二尖瓣 A 峰 1.0	峰值压差 10 mmHg	峰值压差	三尖瓣 A 峰	左室射血分数 39%
	PHT	平均压差	平均压差		
组织多普勒	S' (cm/s) 6	E' (cm/s) 5	A' (cm/s) 7	E/E' 12	

超声描述：

主动脉瓣位见人工瓣膜支架，瓣叶开放关闭好，工作区内径23 mm，见微量瓣周漏反流源于左冠窦瓣架外，彩束宽2.1 mm，面积约1.0 cm²；升主动脉扩张；

二尖瓣后叶基底部回声增强，EF斜率减慢，血流频谱呈松弛减退型；

图5-42-25　术后3个月超声

左心扩大，左室壁增厚，室间隔基底段梭形增厚达15 mm，左室前壁及前间隔中下段、下壁基底段心肌变薄、运动减低，余室壁运动尚可；
房室间隔连续完整，未见PDA征；心包腔未见液性暗区；

CDFI：二尖瓣反流，彩束面积3.1 cm²；
　　　三尖瓣反流，彩束面积1.5 cm²，估测肺动脉收缩压26 mmHg。

超声提示：
TAVR术后，主动脉瓣人工瓣膜支架开放正常，微量瓣周反流
符合冠心病超声改变，左室收缩舒张功能减低
二尖瓣退行性变，轻度反流
轻度三尖瓣反流

图5-42-25　（续）

术后1年随访（图5-42-26）。

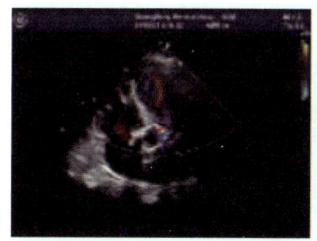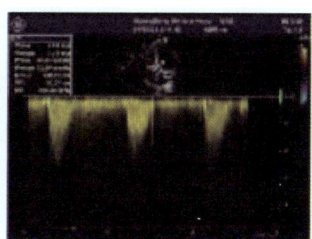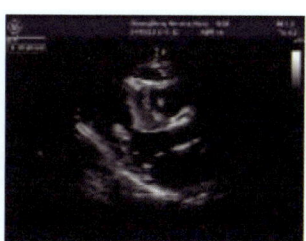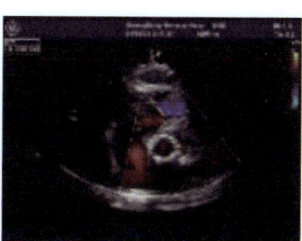

心腔及大血管 (mm)	主动脉 33	左房 39	RVOT 前后径 26	左室舒张末 53	左室收缩末 36
升主动脉 45	右房上下径	右室上下径 50	主肺动脉 24	室间隔 13	左室后壁 13
瓣口血流度 (m/s)	二尖瓣 E 峰 0.8	主动脉瓣 2.5	肺动脉瓣 1.0	三尖瓣 E 峰 0.4	
	二尖瓣 A 峰 0.8	峰值压差 25 mmHg	峰值压差	三尖瓣 A 峰	左室射血分数 62%
	PHT 56ms	平均压差 12.6 mmHg	平均压差		
组织多普勒	S' (cm/s) 9	E' (cm/s) 9	A' (cm/s) 9	E/E' 9	

超声描述：
主动脉瓣位见人工瓣膜支架，瓣叶开放关闭好，工作区内径21 mm，见微量瓣周漏反流源于左冠窦瓣架外，彩束宽2.8 mm，面积约2.3 cm²；升主动脉扩张；
余瓣膜形态尚可，二尖瓣EF斜率减慢；
左房扩大，左室壁增厚，室间隔基底段梭形增厚达15 mm，左室前壁及前间隔中下段、下壁基底段心肌变薄、运动减低，余室壁运动尚可；
房室间隔连续完整，未见PDA征；心包腔未见液性暗区；

CDFI：三尖瓣反流，彩束面积1.5 cm²，估测肺动脉收缩压23 mmHg。

超声提示：
TAVR术后，主动脉瓣人工瓣膜支架开放正常，轻度瓣周反流
符合冠心病超声改变，左室舒张功能减低
轻度三尖瓣反流

图5-42-26　术后1年超声

病例点评

该患者比较年轻，但是有心肌梗死病史，心尖部室壁瘤，EF下降，升主动脉扩张，外科会诊后考虑外科手术风险高危，建议TAVR治疗。解剖上来说，患者Type0型二叶瓣，重度钙化，横位心，升主动脉扩张，两个窦方向为前后排列，前联合部分钙化融合。策略上，瓣环26 mm，流出道27 mm，基本是桶状结构，瓣上结构钙化重，但比较对称，前后排列的窦方向，定位比较困难，不建议太高位释放，二叶瓣瓣上8.5 mm短轴长度有27 mm。故不考虑downsize，还是首选29号瓣膜，标准位置释放，宁可深一点封流出道。横位心，升主动脉扩张，加上室壁瘤，特硬导丝要小心操作，选择可回收瓣膜，增加容错率，但要使用抓捕器减少瓣膜跨瓣的困难导致破裂风险。预扩球囊的选择不宜过大，我们只是需要打开通路，选择了22 mm球囊预扩张，避免破坏瓣上结构。团队准备方面，全麻插管，食管超声，体外循环备台，外科备台，预约杂交手术室，这是挑战病例的基本操作。术中用22 mm球囊预扩虽然有腰没漏，但仍然选择29号瓣膜，因为目标是封流出道。抓捕器的使用术中看来也是必要的。国外有个案报道，导丝倒置可以让横位心的患者瓣膜释放同轴性更好，尝试后，总体没太明显，不过瓣膜脱钩后效果不错，还需要进一步更多的病例尝试。最后结果一切按预判进行，挑战高难度的二叶瓣比较成功。

43 R-N融合横位心——抓捕器的使用

术前分析

患者，男，79岁，气促7天。现病史：患者于7天前无明显诱因下出现气促，活动后加重，日常轻微活动即感气促，休息后症状可稍减轻，伴夜间阵发性呼吸困难，伴咳嗽、咳少量黄白色黏液痰。曾到外院就诊，予药物治疗后症状减轻（具体不详），停药后气促再发，半月前于外院就诊，查血常规提示白细胞7.55×10^9/L，中性粒细胞比值65.8%，血红蛋白127 g/L；胸片提示两肺慢支、肺气肿并感染改变。诊断"肺炎"，给予"头孢西丁钠、左氧氟沙星片、孟鲁司特钠咀嚼片、复方甲氧那明胶囊"治疗后患者气促稍减轻。既往史：平素体健，否认"高血压病"。

术前超声

左室增大，余心脏各房室下大：左室壁增厚（IVSD：14 mm，LVPWd：15 mm），左室壁搏动尚可。

主动脉瓣瓣叶增厚，瓣缘见结节样强回声，回声增强，开放受限，关闭不拢。二尖瓣、三尖瓣开放可，关闭不拢。

M超：IVS与LVPW逆向运动，搏幅尚可，二尖瓣前后叶逆向，心律不齐。

左室心功能测定：LVd：57 mm；LVs：39 mm；EF：58%，FS：31%。EDV：158 mL；ESV：67 mL；SV：91 mL；CO：5.4 L/min。

三尖瓣血流频谱呈松弛减退，A峰＞E峰。

心包腔未见明显液性暗区。

组织多普勒示：二尖瓣环室间隔组织速度Am峰>m峰。

CDFI：二尖瓣见反流，彩束面积$2.6~cm^2$；主动脉瓣见反流，彩束面积$11.4~cm^2$；主动脉瓣收缩期见五彩射流，峰值流速：494 cm/s，峰值压差：MaxPG：97 mmHg。

三尖瓣见反流，彩束面积$3.3~cm^2$，反流峰值流速：342 cm/s，估测肺动脉收缩压51 mmHg。

AV：4.94 m/s，MaxPG：97 mmHg，LVEF：58%。

主动脉瓣重度狭窄并重度反流。

二尖瓣轻度反流。

三尖瓣轻度反流。

根部解剖

根据术前CT分析（图5-43-1至图5-43-14），该病例为三叶瓣，瓣叶增厚增长，极重度钙化，瓣环26.4 mm，LVOT 30.9 mm，窦部均径大于35 mm，STJ 36.8 mm，LCA 12.4 mm，RCA 18.3 mm，升主动脉瘤样扩张，心室扩张。结合整体解剖结构，拟以右股动脉作为主入路，因瓣叶为右无融合的情况，备Snare辅助跨瓣，选用22 mm球囊进行预扩，选择VenusA-L29号瓣膜。

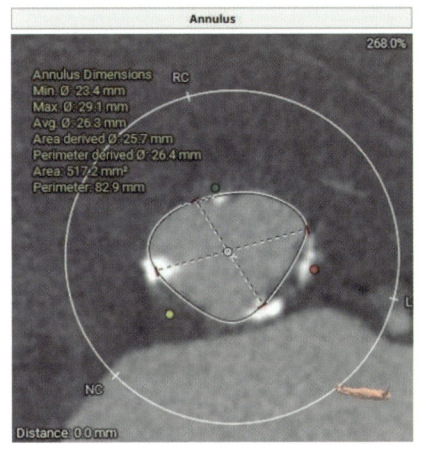

图5-43-1　瓣环平面

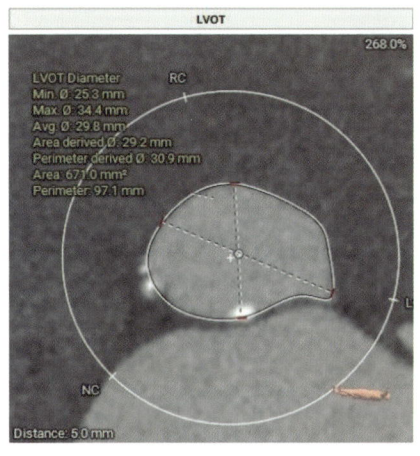

图5-43-2　流出道平面

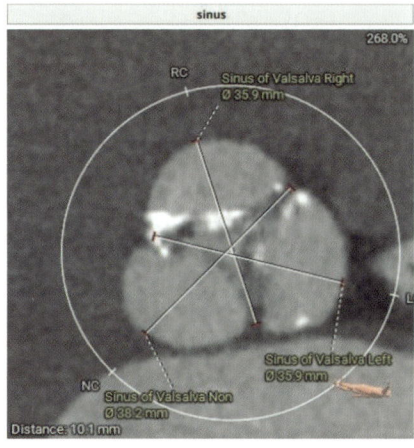

图5-43-3　瓦氏窦

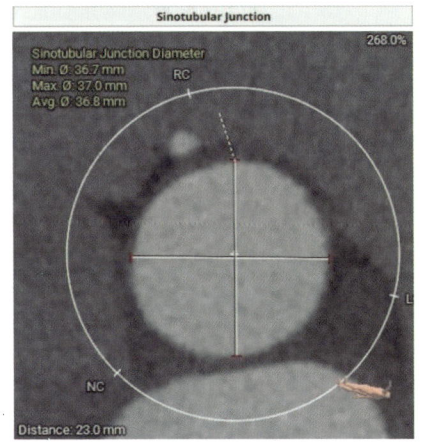

图5-43-14　窦管交界平面

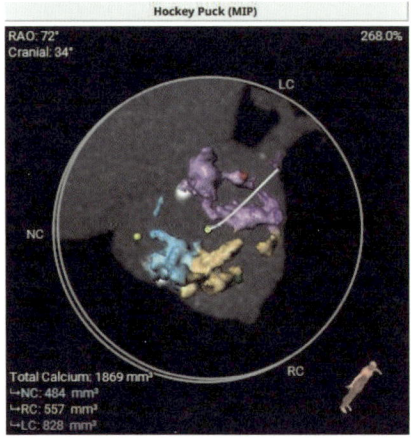

图5-43-15　钙化情况

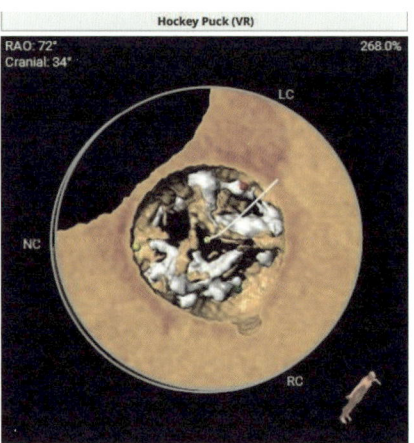

图5-43-6　腔内重建

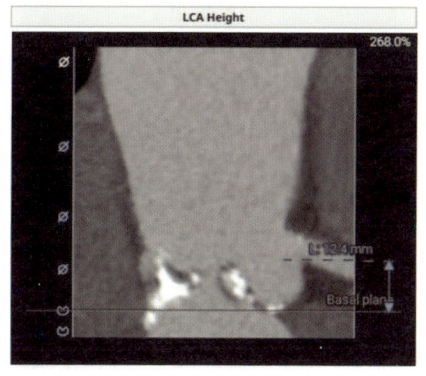
图5-43-7 左冠高度

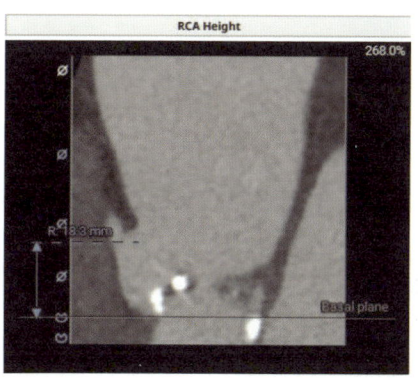
图5-43-8 右冠高度

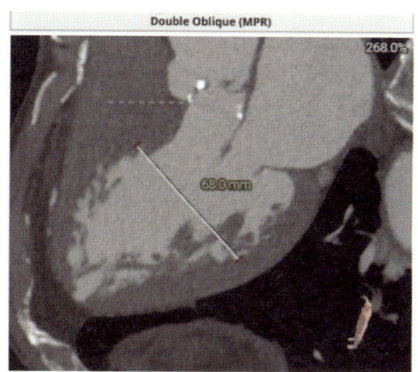
图5-43-9 左室大小

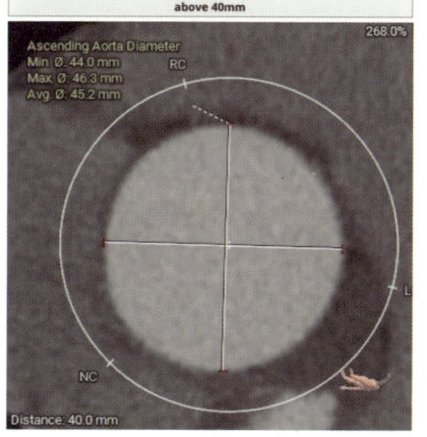
图5-43-10 瓣上40 mm处升主平面

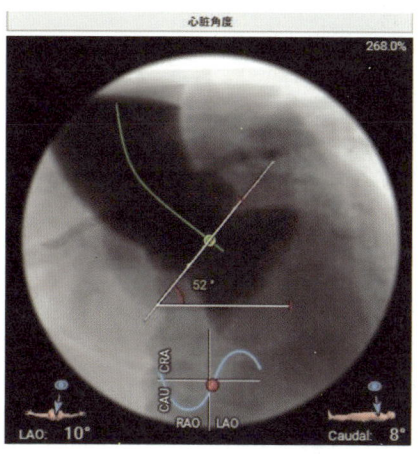
图5-43-11 横位心角度

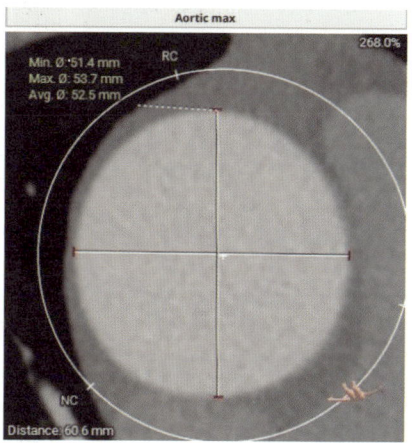
图5-43-12 升主最宽处

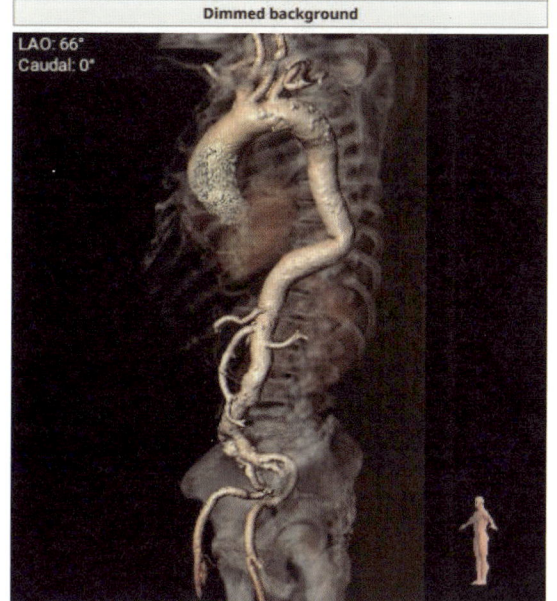
图5-43-13 全主动脉形态

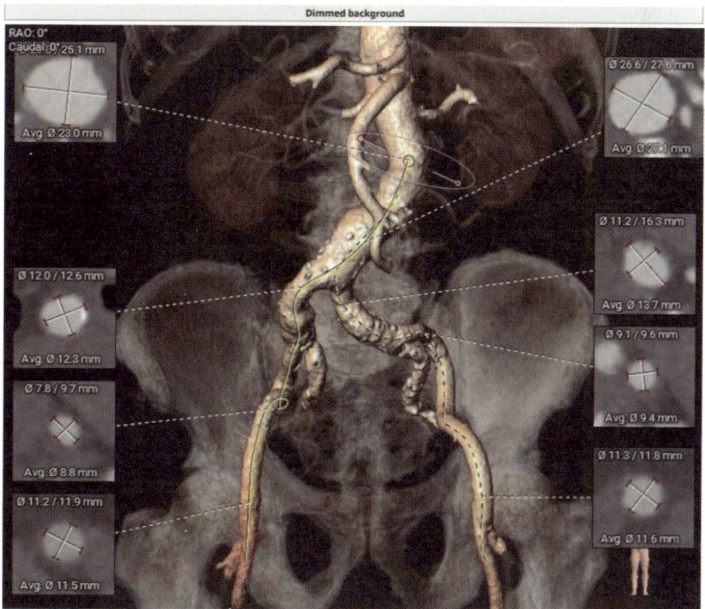
图5-43-14 入路情况

（该图片来源于荷兰 Pie medica imaging公司的3mensio术前评估软件）

手术过程

手术过程（图5-43-15至图5-43-25）。

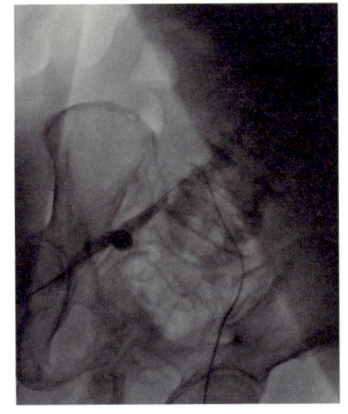

图5-43-15　股入路迂曲

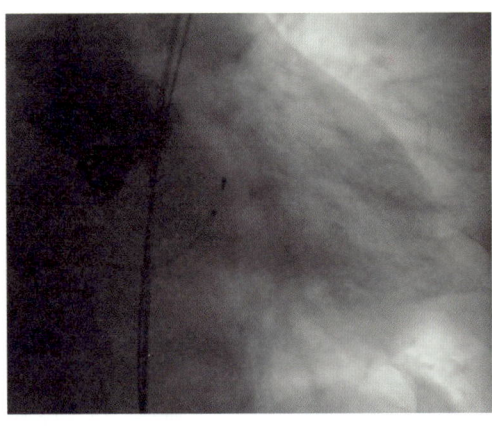

图5-43-16　根部造影

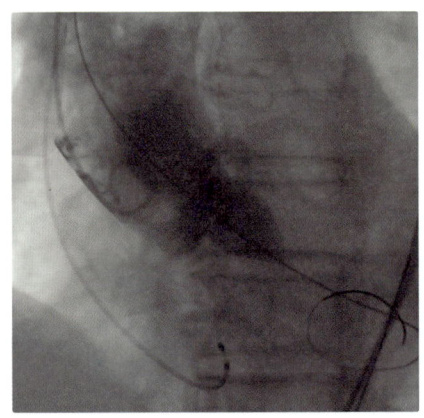

图5-43-17　22 mm球囊预扩

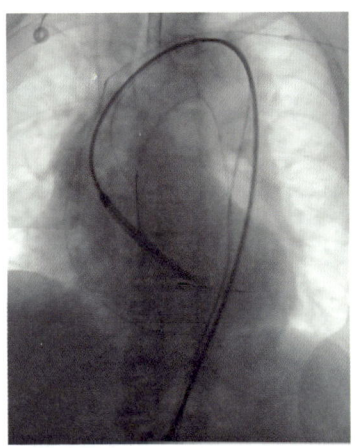

图5-43-18　VenusA 29号瓣膜在抓捕器辅助下跨瓣

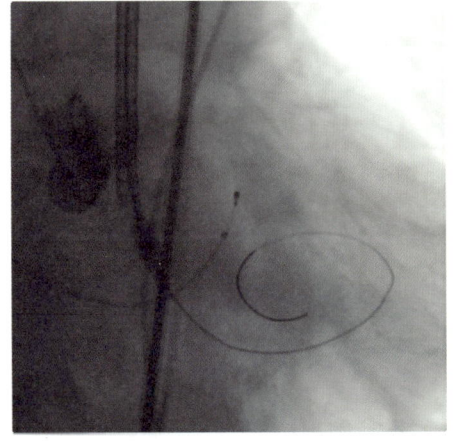

图5-43-19　瓣膜定位

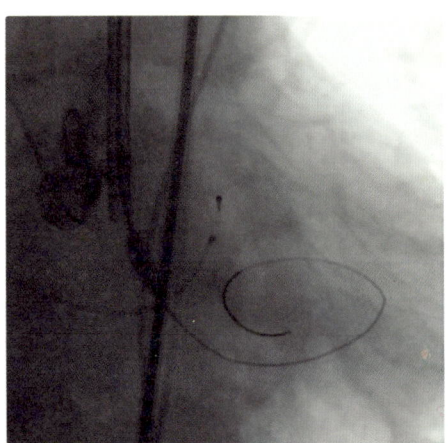

图5-43-20　瓣膜定位

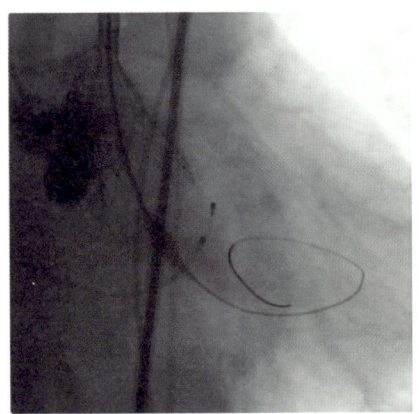

图5-43-21　造影确定深度

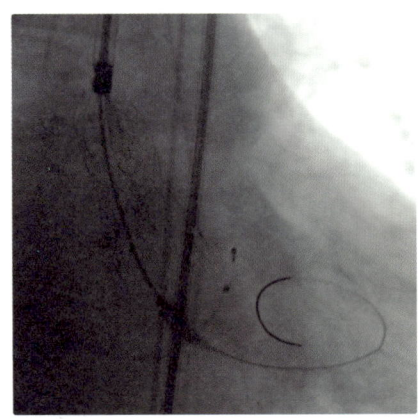

图5-43-22　完全释放瓣膜

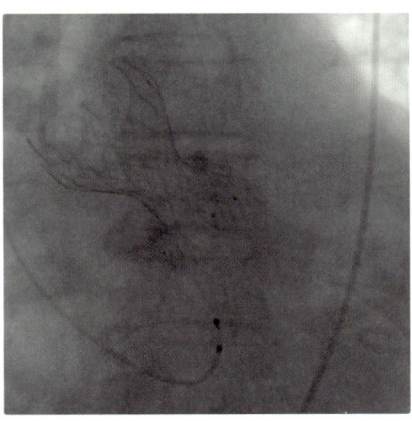

图5-43-23　多角度确认瓣膜形态可见腰症明显

扫码看视频

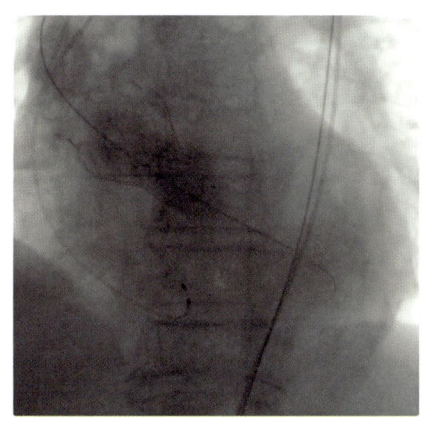
图5-43-24　22 mm球囊后扩

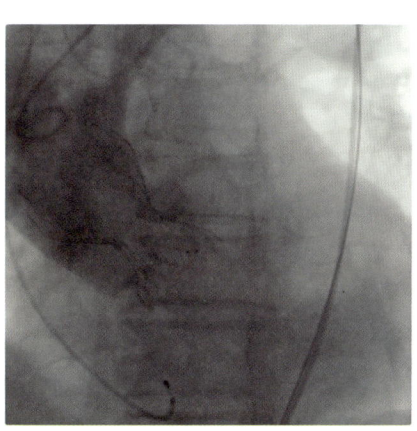
图5-43-25　复查造影

术后

术后1个月超声随访（图5-43-26）。

心腔及大血管 (mm)	主动脉 23	左房 36	RVOT 前后径 18	左室舒张末 47	左室收缩末 29
升主动脉	右房上下径 44	右室上下径 44	主肺动脉 23	室间隔 13	左室后壁 10
瓣口血流度 (m/s)	二尖瓣 E 峰 0.68	主动脉瓣 1.89	肺动脉瓣 0.71	三尖瓣 E 峰 0.62	
	二尖瓣 A 峰 1.11	峰值压差 14 mmHg	峰值压差	三尖瓣 A 峰	左室射血分数 66%
	PHT	平均压差 6 mmHg	平均压差		
组织多普勒	S' (cm/s)	E' (cm/s)	A' (cm/s)	E/E'	

超声描述：
TAVR术后；
主动脉主波搏幅尚可，重搏波存在。
左房轻度扩大，余心脏各房室不大，左室壁增厚，左室壁搏动尚可；
升主动脉内可见支架强回声，短轴显示支架内人工主动脉瓣呈圆形，开放尚好，瓣周未见明显异常回声；
二尖瓣前后瓣瓣缘见结节状钙化灶，二尖瓣、三尖瓣开放可，二尖瓣、三尖瓣关闭不拢，二尖瓣血流频谱呈松弛减退，A峰＞E峰；
心包腔未见明显液性暗区；

CDFI：二尖瓣反流，彩束面积2.5 cm²；
三尖瓣反流，彩束面积1.9 cm²，估测肺动脉收缩压25 mmHg。

超声提示：
TAVR术后，人工主动脉瓣功能良好

图5-43-26　术后1个月超声

左房轻度扩大，左室壁增厚
左室舒张功能减退
轻度二尖瓣反流　轻度三尖瓣反流

图5-43-26　（续）

病例点评

这是一个功能性二叶瓣患者，右和无的联合部有团块样钙化融合，重度钙化，升主动脉扩张，开放性流出道，再加上二叶瓣方向，整体解剖难度大，手术过程要谨慎操作。瓣膜选择上考虑29号备26号，选择22 mm球囊做bolloon sizing，虽然右无融合，但窦足够大，冠脉堵塞风险不大，但球扩时候还是要到左冠切线位进行观察。钙化团块在右-无联合部，加上升主动脉扩张，虽然角度只有40°左右，但这种解剖会加重横位心的角度，所以必须准备抓捕器。术中跨瓣后发现导丝紧贴大弯侧钙化，导致预扩球囊通过困难，故使用抓捕器辅助球囊跨瓣，瓣膜跨瓣自然也要用到抓捕器。预扩球囊没有腰，固选择29号瓣膜，0位开始释放，释放过程中瓣膜逐步滑到标准位。因钙化重，腰征明显，故选择22 mm球囊做后扩张，改善瓣膜形态。最后造影右无融合脊那里少量瓣周漏。身体情况特殊的患者也能施行手术，只是比较挑战，可能术中各种情况变化较多，要做好预案，最后就是要见好就收，接受不完美的手术效果。

44 Type0 型横位心——国产新一代瓣膜体验

术前分析

患者，女，74岁，反复活动后胸闷、气促3年余。

术前超声（图5-44-1）

AV：4.6 m/s，MPG：51 mmHg，LVEF：72%。

主动脉瓣重度狭窄。

升主动脉瘤样扩张。

三尖瓣轻度反流。

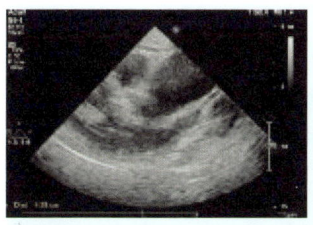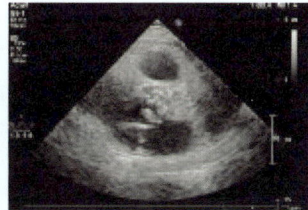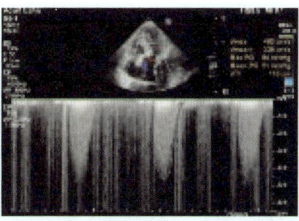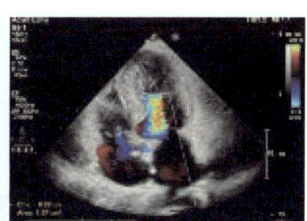

心腔及大血管 (mm)	主动脉 30	左房 31	RVOT 前后径 30	左室舒张末 42	左室收缩末 26
升主动脉 46	右房上下径 46	右室上下径 48	主肺动脉 25	室间隔 12	左室后壁 12
瓣口血流度 (m/s)	二尖瓣 E 峰 0.54	主动脉瓣 4.6	肺动脉瓣 0.77	三尖瓣 E 峰 0.48	
	二尖瓣 A 峰 0.87	峰值压差 84 mmHg	峰值压差	三尖瓣 A 峰	左室射血分数 72%
	PHT	平均压差 51 mmHg	平均压差		
组织多普勒	S' (cm/s) 5.6	E' (cm/s) 4.1	A' (cm/s) 7.4	E/E' 13	

超声描述：
主动脉瓣瓣叶数目显示不清，瓣叶增厚，回声增强，见明显钙化，开放明显受限，关闭尚可；主动脉瓣环内径22 mm；升主动脉明显扩张，主动脉弓内径30 mm，降主动脉内径26 mm，血流速度0.85 m/s；余瓣膜形态尚可；

各房室不大，左室壁增厚，室壁运动尚好；

图5-44-1　术前超声

房室间隔未见中断，未见PDA；

心包腔内未见液性暗区；

CDFI：二尖瓣反流，彩束面积1.4 cm²；

三尖瓣反流，彩束面积2.0 cm²，估测肺动脉收缩压22 mmHg。

超声提示：

主动脉瓣病变（明显钙化），重度狭窄

升主动脉瘤样扩张

轻度三尖瓣反流

图5-44-1　（续）

根部解剖

根据术前CT分析（图5-44-2至图5-44-13），该病例为Type0型二叶瓣，轻中度钙化，瓣环24 mm，LVOT 23.1 mm，窦部长径为35.1 mm，短径为22.8 mm，STJ 29.7 mm，LCA 17.2 mm，RCA 19.4 mm，升主动脉明显增宽，横位心，小心室。

结合解剖结构，主要难点为Type0型二叶瓣结构会有导致术后残留瓣周漏，升主动脉增宽及横位心导致输送系统跨瓣操作难度高，可能需要配合圈套器使用以及横位心导致的同轴性差影响后续瓣膜释放操作。拟以右股动脉为主入路，20 mm球囊预扩，选用VenusA pro L26号瓣膜。

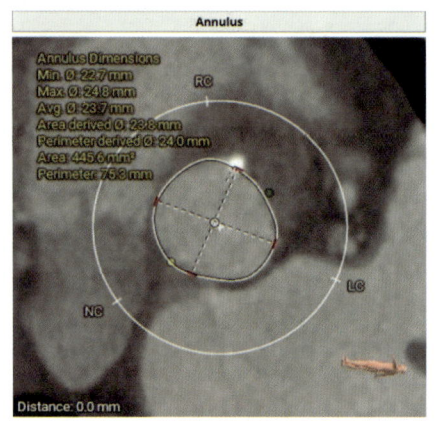 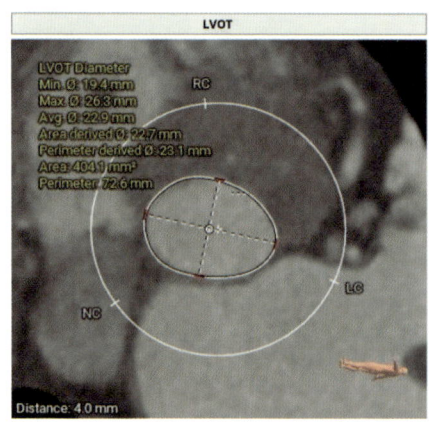 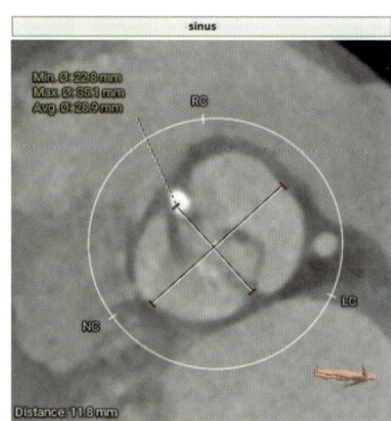

图5-44-2　瓣环平面　　　　　图5-44-3　流出道平面　　　　　图5-44-4　瓦氏窦

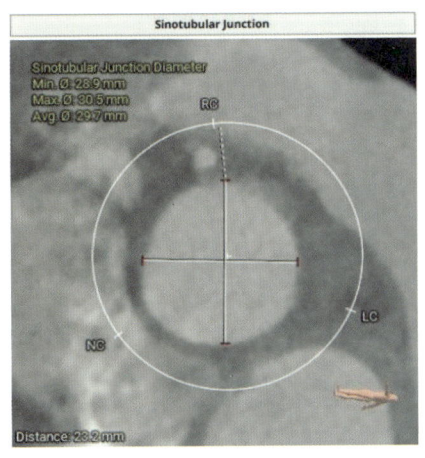
图5-44-5　窦管交界平面

图5-44-6　钙化情况

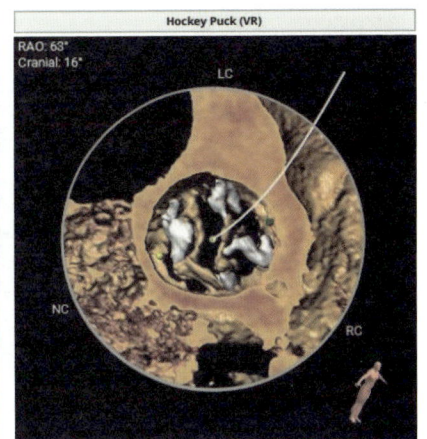
图5-44-7　腔内重建

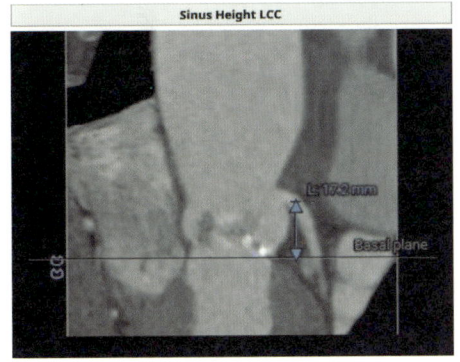
图5-44-8　左冠高度

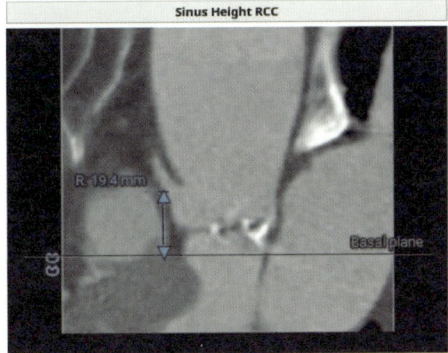
图5-44-9　右冠高度

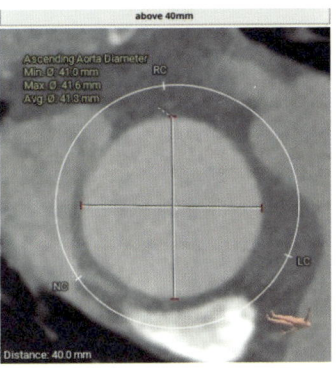
图5-44-10　瓣上40 mm处升主平面

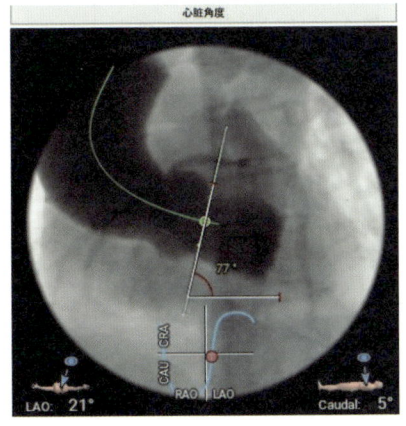
图5-44-11　横位心角度

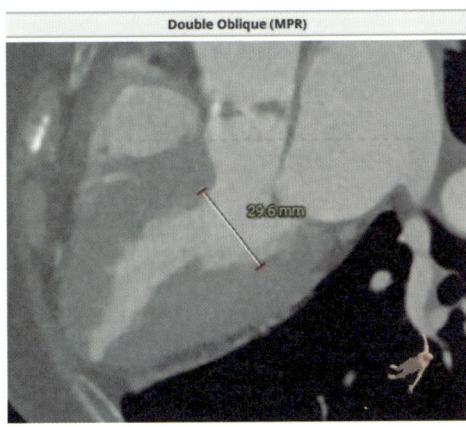
图5-44-12　左室大小

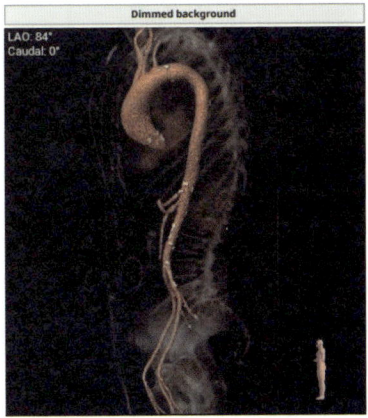
图5-44-13　全主动脉形态

（该图片来源于荷兰Pie medica imaging公司的3mensio术前评估软件）

手术过程

手术过程（图5-44-14至图5-44-26）。

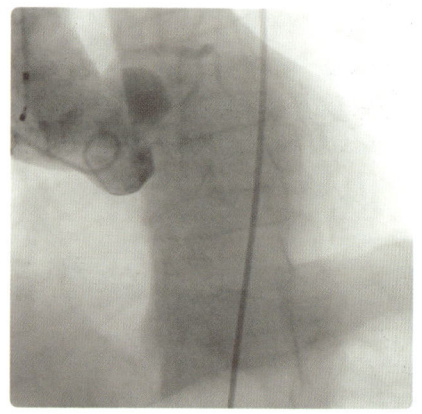

图5-44-14 根部造影

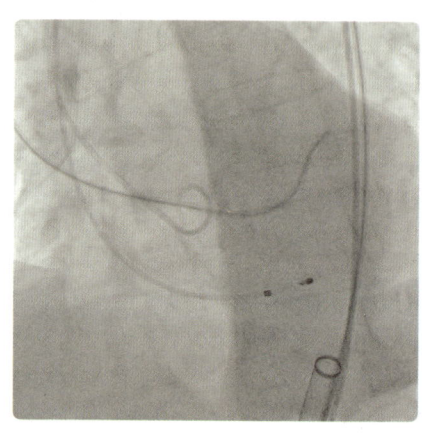

图5-44-15 导丝跨瓣

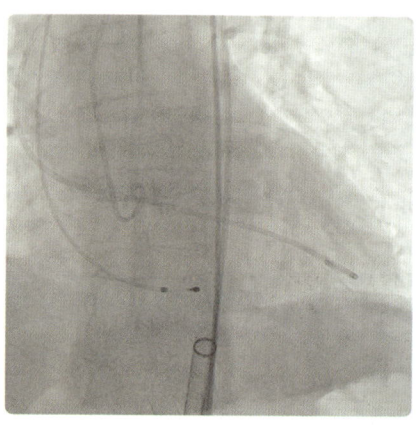

图5-44-16 跨瓣测压后交换导丝

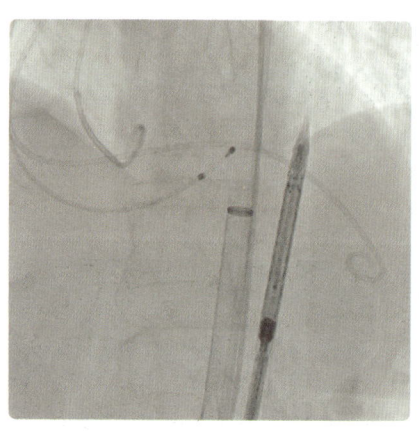

图5-44-17 体外检测瓣膜装载

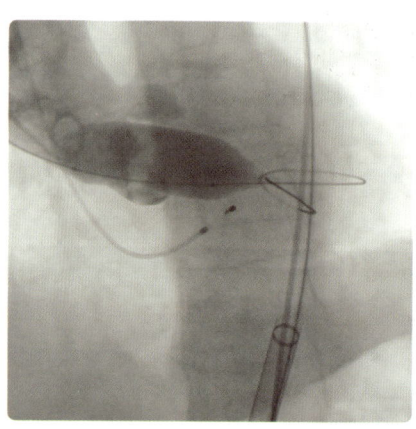

图5-44-18 20 mm球囊扩张

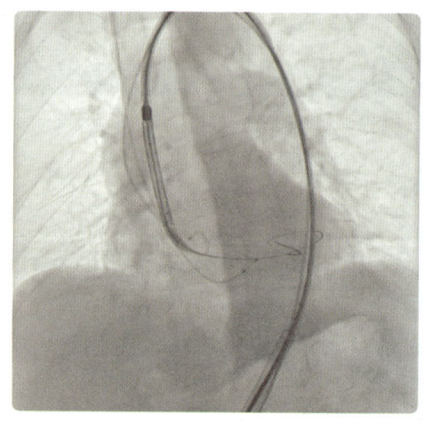

图5-44-19 VenusA 26号瓣膜过弓跨瓣

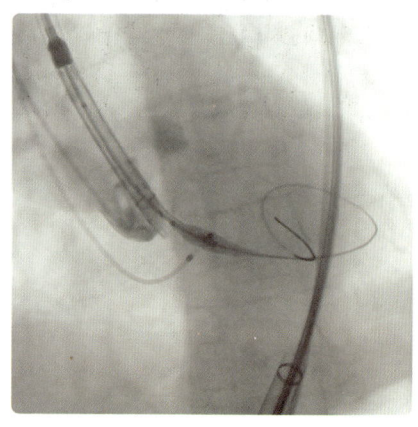

图5-44-20 瓣膜定位

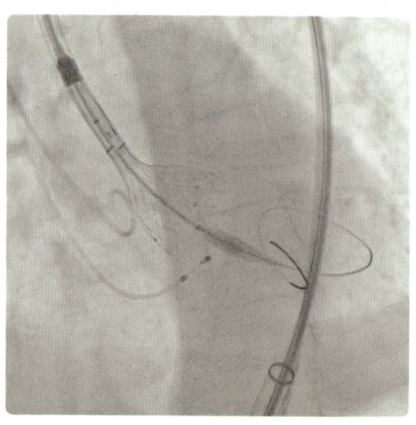

图5-44-21 瓣膜释放

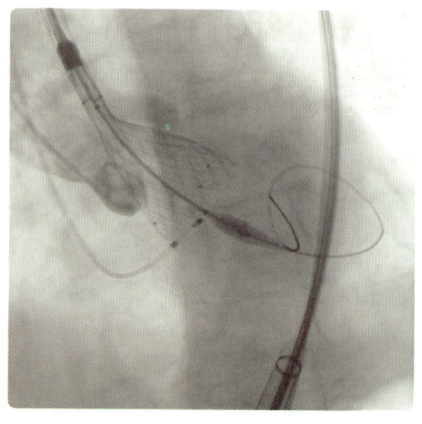

图5-44-22 造影确认植入深度过深

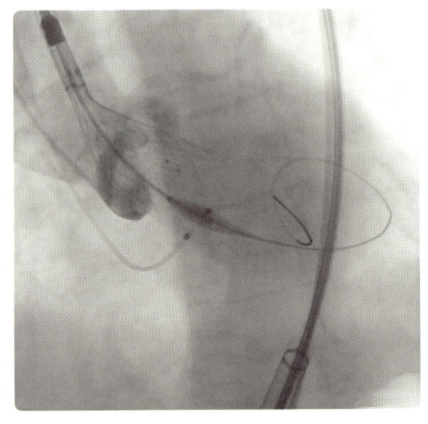
图5-44-23　回收后再次释放深度

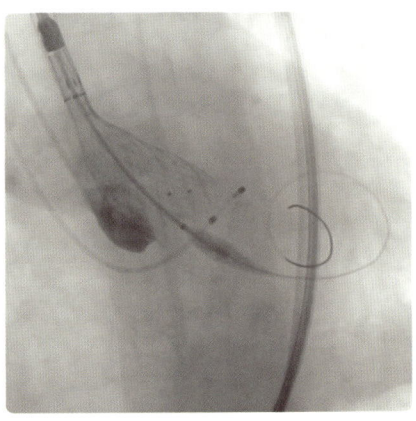
图5-44-24　多体位复查造影满意

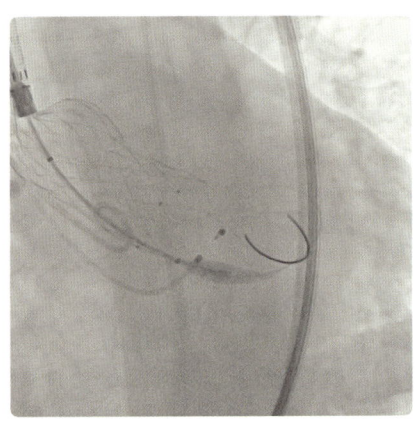
图5-44-25　完全释放瓣膜

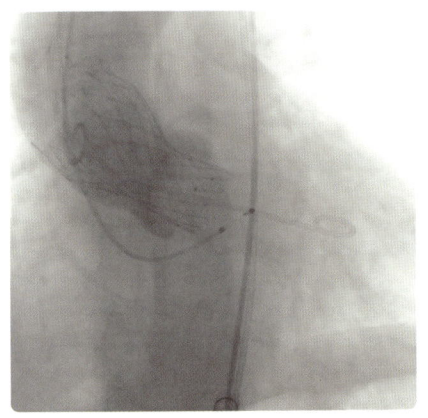
图5-44-26　复查造影

扫码看视频

术后

术后2个月随访（图5-44-27）。

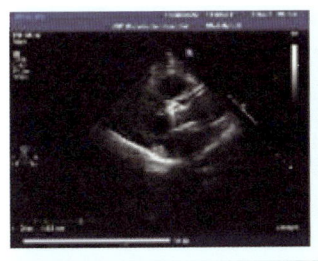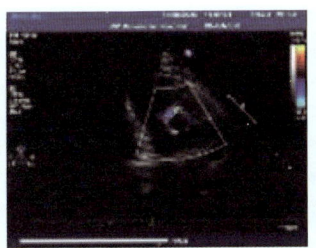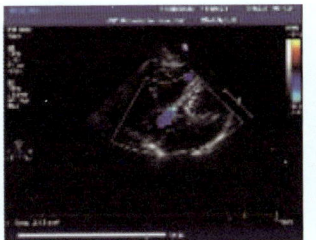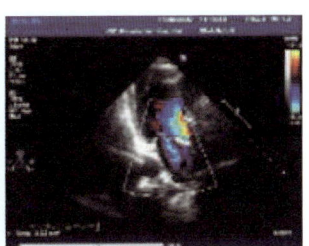

心腔及大血管 (mm)	主动脉 30	左房 36	RVOT 前后径 26	左室舒张末 43	左室收缩末 25
升主动脉 45	右房上下径 45	右室上下径 55	主肺动脉 23	室间隔 12	左室后壁 12

图5-44-27　术后2个月超声

瓣口血流度 (m/s)	二尖瓣 E 峰 1.1	主动脉瓣 1.2	肺动脉瓣 0.8	三尖瓣 E 峰 0.5	
	二尖瓣 A 峰 1.0	峰值压差 5 mmHg	峰值压差	三尖瓣 A 峰	左室射血分数 68%
	PHT	平均压差	平均压差		
组织多普勒	S'(cm/s) 5	E'(cm/s) 4	A'(cm/s) 6	E/E' 28	

超声描述：
主动脉瓣位支架人工生物瓣，瓣膜工作区内径19 mm，位置固定，见轻度瓣周反流信号源于大动脉短轴12点位置，升主动脉扩张；
余各瓣膜形态正常；
各房室不大，左室壁增厚，左室壁运动正常；
房室间隔完整，未见PDA征；心包腔未见液性暗区；

CDFI：主动脉瓣人工瓣膜支架反流，彩束面积2.1 cm²（源自瓣周）；
  二尖瓣反流，彩束面积3.3 cm²；
  三尖瓣反流，彩束面积1.0 cm²，估测肺动脉收缩压27 mmHg。

超声提示：
TAVR术后，人工瓣膜支架开放正常，轻度瓣周漏
轻度二尖瓣反流
左室舒张功能减退

图5-44-27　（续）

病例点评

本例患者的解剖特点是二叶瓣，横位心，小心腔，升主动脉扩张，难度在于瓣膜跨瓣，术前讨论时我们准备了抓捕器，因为使用新一代的VenusA pro输送系统，再加上钙化不是特别重，所以术中跨瓣没有使用抓捕器。再面临的问题就是横位心瓣膜不同轴，第一手法上，一号位不要过多的牵拉瓣膜，使用顶导丝的方法让瓣膜高位释放，第二，还是pro的设计，让瓣膜打开过程中更加平滑、可控，从而做到改善瓣膜同轴的目的。VenusA系列是最早商用化的国产瓣膜，瓣膜方面硬度高，径向支撑力是国内目前上市自膨式瓣膜中最强的，对于主动脉瓣二叶式畸形，钙化程度高的病例更为友好。VensuA瓣膜特点是在流入端下缘有3个黄金Mark点，该Mark在DSA下清晰可见，在术中可以方便精准定位瓣膜释放位置。同时瓣膜腰部有一个明显的收腰设计，这个设计可以给窦部留出更多空间，对于有冠脉风险的患者很有意义。

除了瓣膜上的一些使用感受外，本例使用的是 VenusA 瓣膜配套的第三代输送系统。相较于与前两代输送系统，第三代输送系最大的使用感受是柔顺性好，如上面案例所示，该患者是一例77°的

横位心。对于自膨瓣输送系统而言,该解剖结构瓣膜输送难度大、一般需要同步上抓捕器牵拉输送器。但VenusA Pro系统由于输送器的过弓段采用了海波管的设计使其柔顺性更佳,在较大横位心的解剖结构下,未使用抓捕器也顺利将瓣膜输送到位。VenusA Pro系统在瓣膜鞘管内芯加入了极限释放和极限回收2个显影点,在DSA下清晰可见,用于指示瓣膜实现可回收功能的极限释放点以及瓣膜完全回收的定位,操作更为友好。还加入了Commissural Alignment(对合缘对齐)设计,通过将输送器冲洗口朝向12点钟方向植入瓣膜,在植入过程中观察鞘管远端的轴向投影位置,可以实现人工瓣膜的对合缘与患者原生瓣膜的对合缘对齐。该功能有利于TAVR瓣膜植入后,需要PCI介入时降低操作难度和操作时间(图5-44-28)。

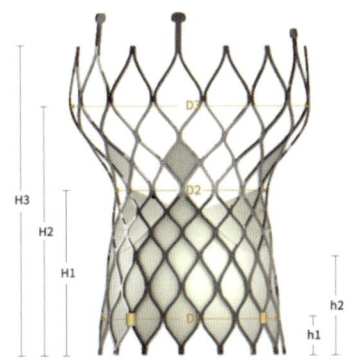
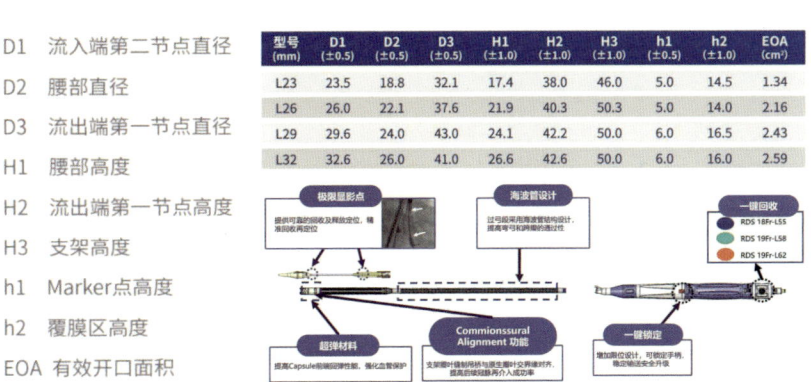

图5-44-28　VenusA Pro瓣膜系统

（罗淞元）

CHAPTER 6

第六章
纯反流

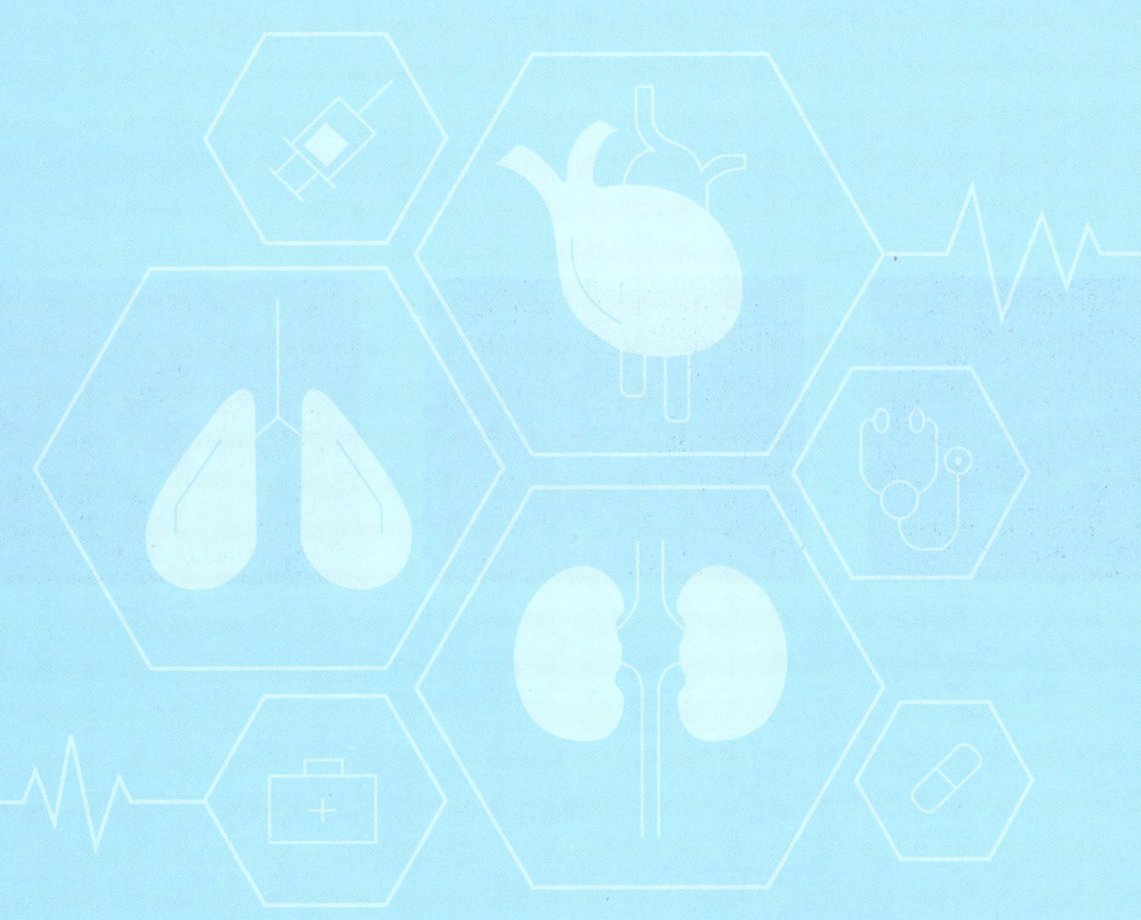

45 绿区纯反流——国产直筒型瓣膜体验

术前分析

患者，男，79岁，患者于3年余前活动后出现气促，伴胸闷，休息后略有缓解，无伴夜间阵发性呼吸困难、少尿、水肿；无胸痛、大汗、心悸，无黑蒙、晕厥、乏力，无咳嗽。当时未进一步诊治，此后上述症状反复发作，性质同前。

术前超声（图6-45-1）

主动脉瓣反流，彩束面积10.5 cm²，LVEF：65%。

主动脉瓣重度反流。

二尖瓣轻度反流。

升主动脉增宽。

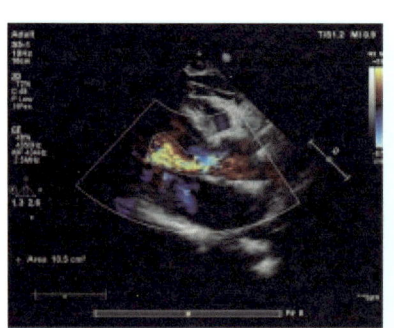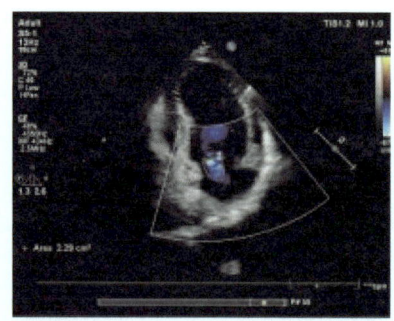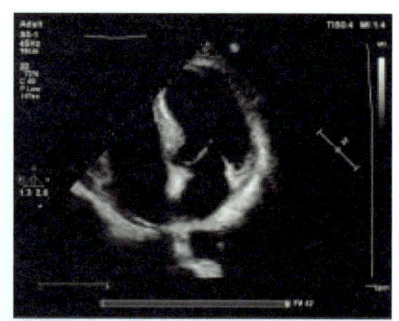

心腔及大血管 (mm)	主动脉 33	左房 39	RVOT 前后径 23	左室舒张末 53	左室收缩末 35
升主动脉 40	右房上下径 42	右室上下径 53	主肺动脉 26	室间隔 11	左室后壁 11
瓣口血流度 (m/s)	二尖瓣 E 峰 0.8	主动脉瓣 1.8	肺动脉瓣 1.0	三尖瓣 E 峰 0.6	
	二尖瓣 A 峰 1.1	峰值压差	峰值压差	三尖瓣 A 峰	左室射血分数 65%
	PHT	平均压差	平均压差		
组织多普勒	S' (cm/s) 8	E' (cm/s) 6	A' (cm/s) 10	E/E' 13	

图6-45-1　术前超声

超声描述：
升主动脉扩张；
主动脉瓣钙化回声增强，开放尚好，关闭不拢；
余瓣膜形态尚可；
左心稍大，室壁运动尚好；
房室间隔未见中断，未见PDA；心包腔内未见液性暗区；

CDFI：二尖瓣反流，彩束面积2.3 cm²；
主动脉瓣反流，彩束面积10.5 cm²。

超声提示：
主动脉瓣退行性变，重度反流
左室舒张功能减退
轻度二尖瓣反流
升主动脉增宽

图6-45-1　（续）

根部解剖

根据术前CT分析（图6-45-2至图6-45-14），该病例为三叶式主动脉瓣，重度反流。瓣叶交界轻度钙化。瓣环周长76.3 mm，平均径24.3 mm。LVOT周长75.3 mm，平均径24.0 mm。STJ周长105.7 mm，高度23 mm，升主周长126.5 mm增宽、瓦氏窦大。左右冠高度15.6 mm、17.2 mm，拟植入TAV 27号瓣膜。冠脉风险低。股动脉入路血管轻度迂曲，双侧股动脉分叉高度可。腹主动脉、双侧髂总动脉散在钙化斑块。右侧股动脉平均内径最小6.3 mm，左侧股动脉平均内径最小5.8 mm，选择右侧股动脉为主入路。

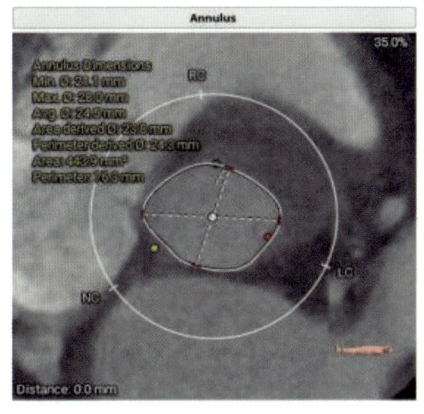
图6-45-2　瓣环平面

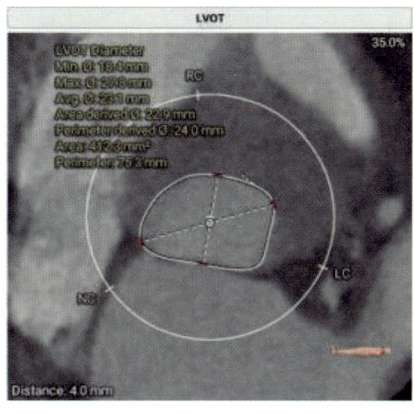
图6-45-3　流出道平面

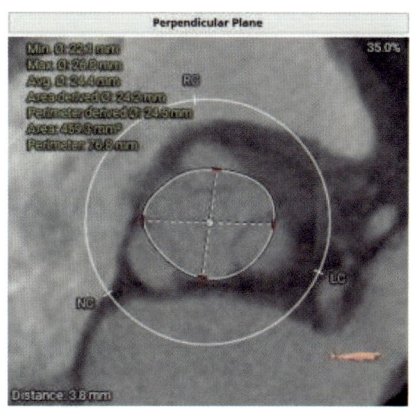
图6-45-4　瓣上3.8 mm平面

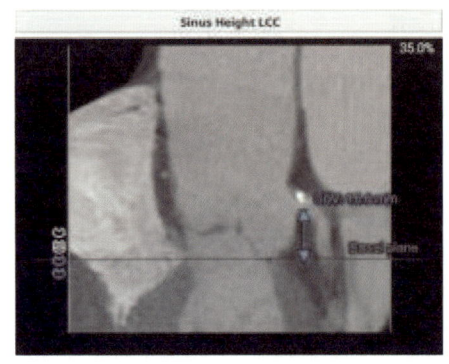
图6-45-5　左冠高度

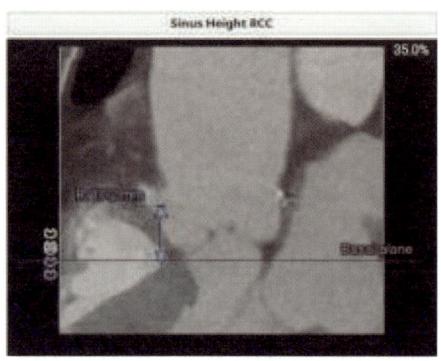
图6-45-6　右冠高度

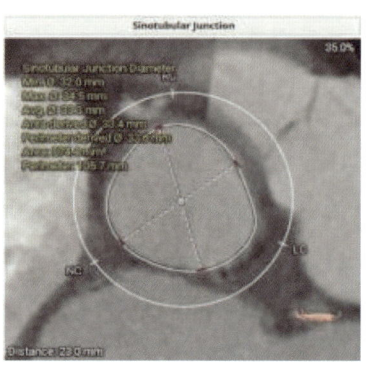
图6-45-7　窦管交界平面

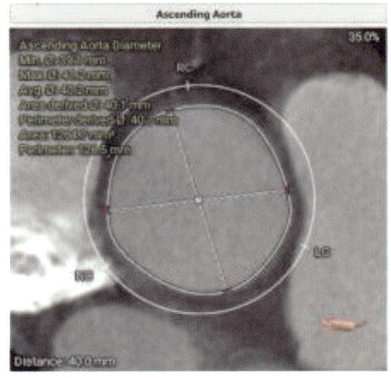
图6-45-8　瓣上40 mm处升主平面

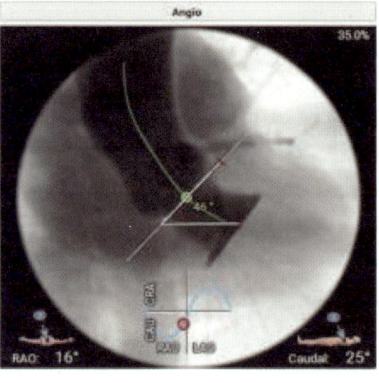
图6-45-9　横位心角度

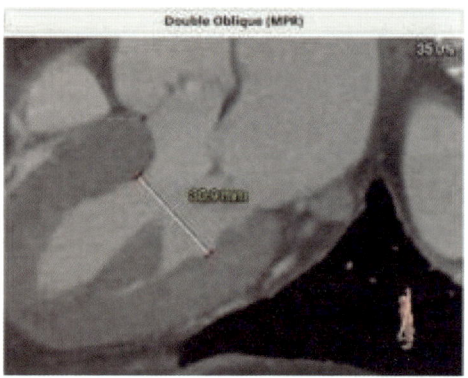
图6-45-10　左室大小

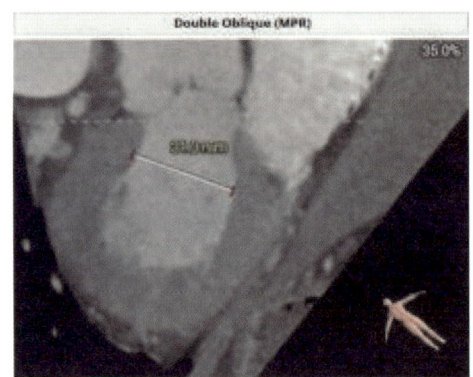
图6-45-11　左室大小

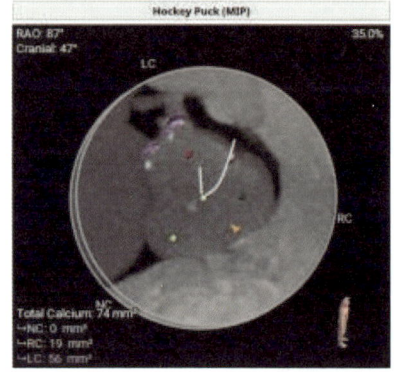
图6-45-12　钙化情况

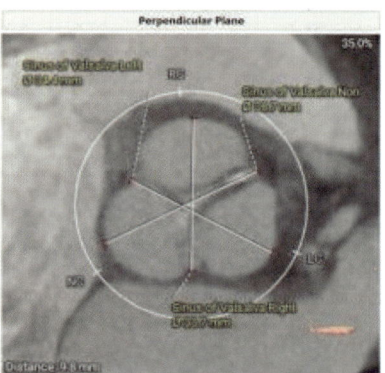
图6-45-13　瓦氏窦

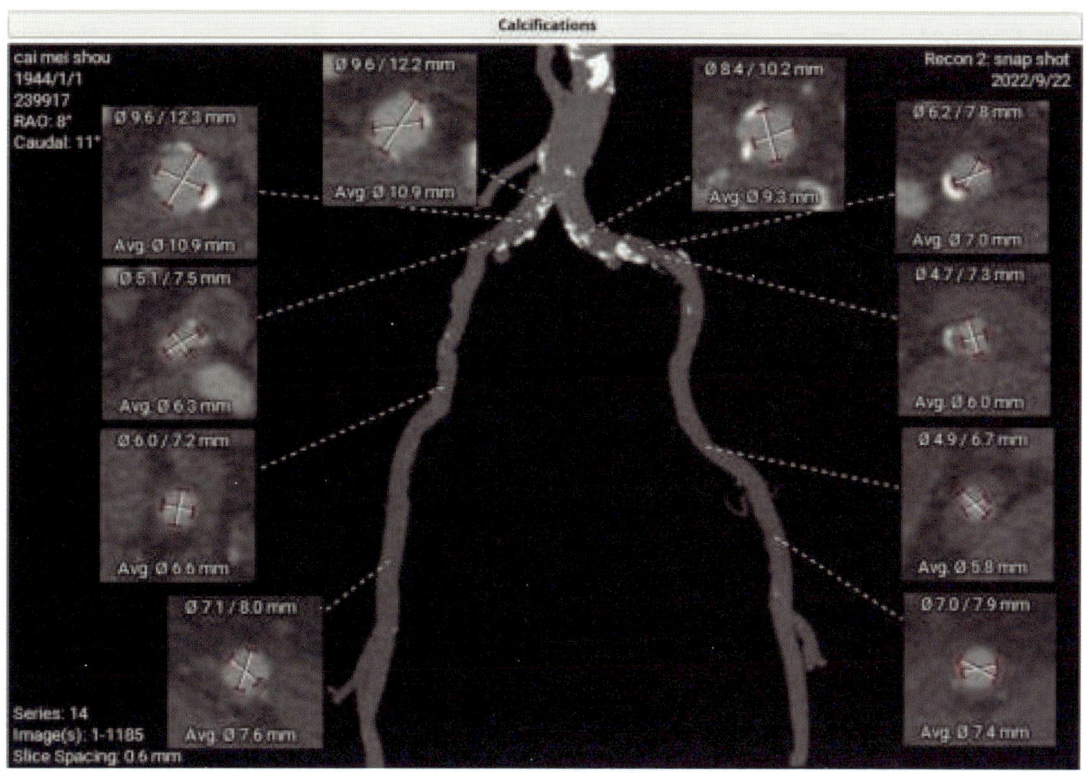

图6-45-14 入路情况

(该图片来源于荷兰Pie medica imaging公司的3mensio术前评估软件)

手术过程

手术过程（图5-45-15至图6-45-22）。

扫码看视频

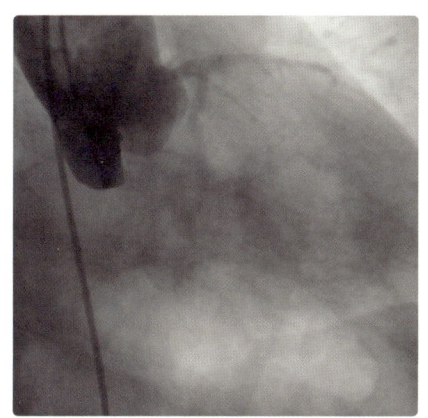

图6-45-15 主动脉根部造影

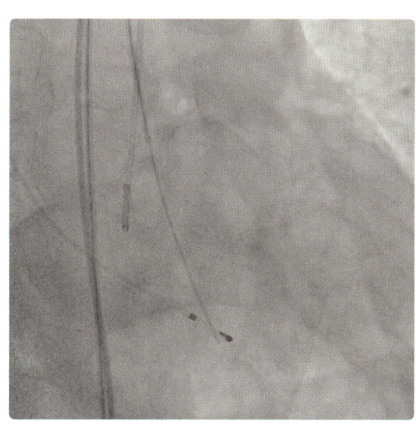

图6-45-16 导丝跨瓣

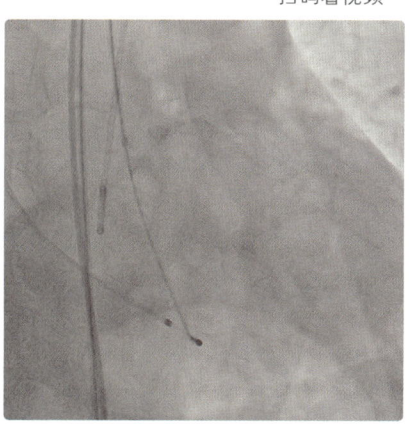

图6-45-17 导丝跨瓣

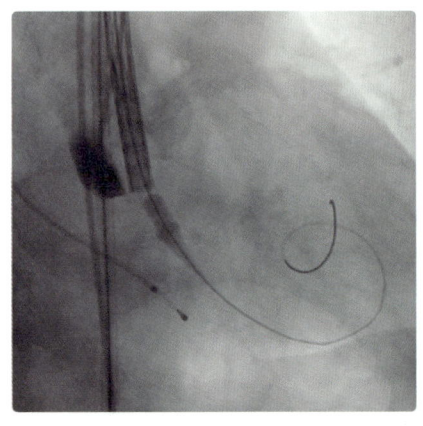 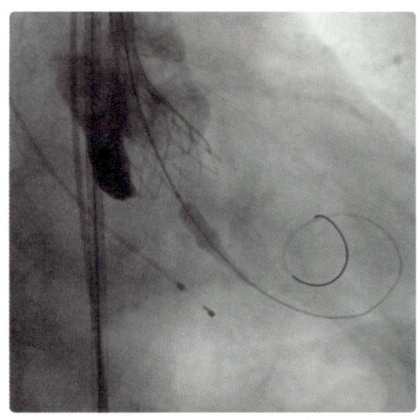 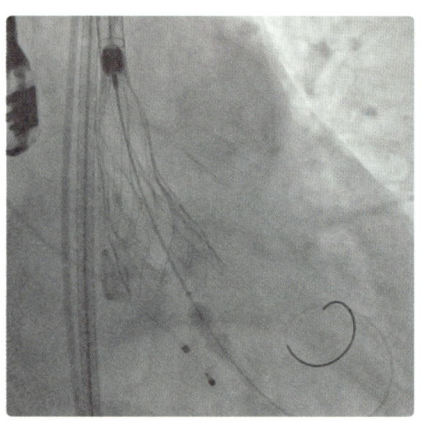

图6-45-18　VitaFlow 27号瓣膜定位　　图6-45-19　造影确认深度满意　　图6-45-20　完全释放瓣膜

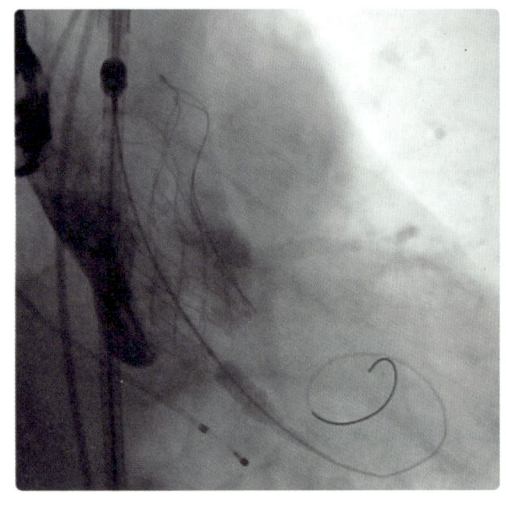 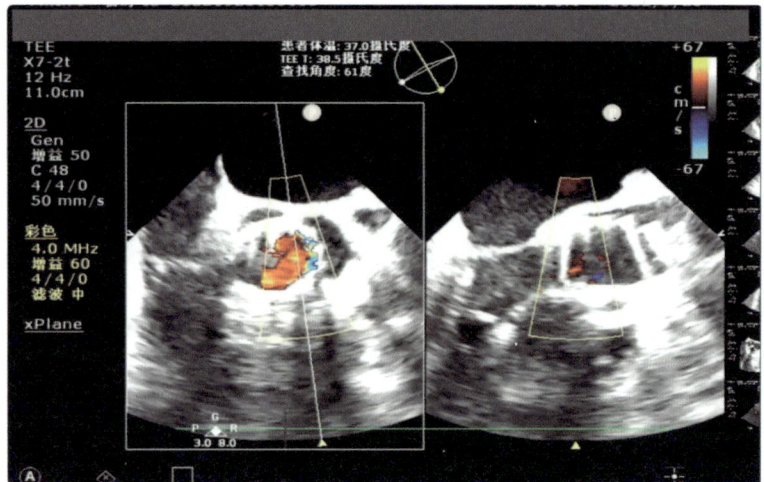

图6-45-21　复查造影　　　　　　　　图6-45-22　即刻经食管超声

术后

术后心超提示：瓣膜位置形态良好，无瓣周漏。

病例点评

本例患者是一个非常理想的纯反流病例。术前CT分析，瓣环-流出道都是24 mm左右，直筒型，瓣上结构看，瓣环上2 mm、4 mm、8 mm处直径都是在25 mm左右，而且有轻度钙化。也就是说，可以把从流出道-瓣上8 mm这么长的一个距离作为锚定区，选择一个没有腰的瓣膜会很合适。窦管结合部直径33 mm，升主动脉直径40 mm左右，升主动脉能提供的锚定力就很少了。角度不大46°，通常纯反流都合并横位心，横位心因为瓣膜不同轴，会放大瓣环大小，而这个病例正好角度不大，也是一个有利因素。综合以上分析，决定使用微创的二代瓣膜，27号，0位释放。手术中起搏180降压，缓慢释放，瓣膜基本没有移位，在确认锚定后，逐步降低心率，释放瓣膜张力后脱钩，达到完美的手术效果。

VitaFlow®主动脉瓣膜（图6-45-23）是国内首个获准上市的自膨胀式牛心包生物瓣膜，其通过双层"裙边"设计能够更有效地降低术后瓣周漏；大网孔设计，则为冠状动脉的介入治疗预留了空间。该产品采用电动输送系统，实现了瓣膜释放至75%前的完全回收与再定位，方便术者在释放瓣膜的同时操控导丝使得整个释放过程可以让二号位同时完成瓣膜释放和顶导丝的操作。

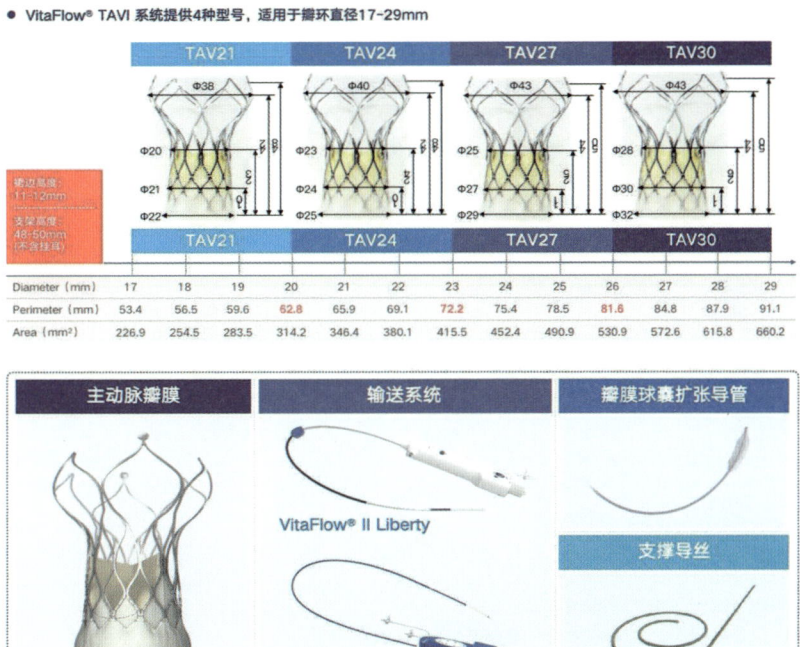

图6-45-23　VitaFlow®主动脉瓣膜

46 纯反流瓣膜——国产收腰型瓣膜体验

术前分析

患者，女，86岁，反复气促、乏力1个月余；既往右手腕骨折手术史。

术前超声

左心增大，升主动脉增宽，左室壁运动减弱，考虑心肌受累性病变。

左心功能减退，LVEF：35%。

主动脉瓣中重度反流。

二尖瓣中度反流。

三尖瓣轻度反流。

轻度肺高压。

根部解剖

根据术前CT分析（图6-46-1至图6-46-12），该病例为三叶瓣，瓣环23.7 mm，LVOT 27.5 mm，窦部均径30 mm左右，STJ 30.2 mm，LCA 9.3 mm，RCA 11.9 mm，升主动脉轻微扩张，心室扩张。结合整体解剖结构，拟以右股动脉作为主入路，优选号VenusA-L29号瓣膜。

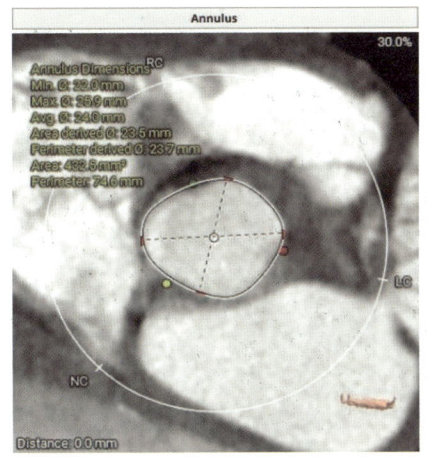
图6-46-1　瓣环平面

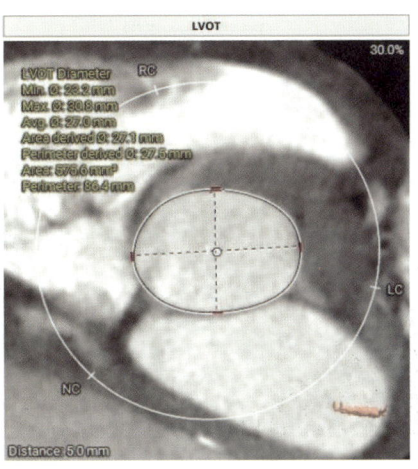
图6-46-2　流出道平面

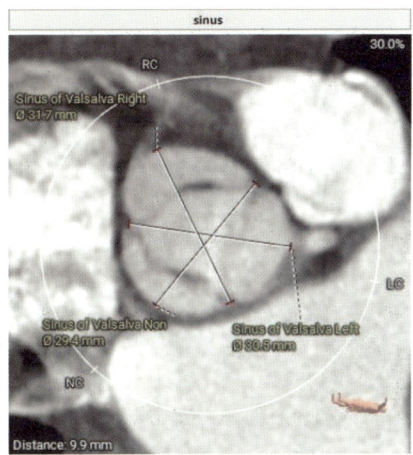
图6-46-3　瓦氏窦

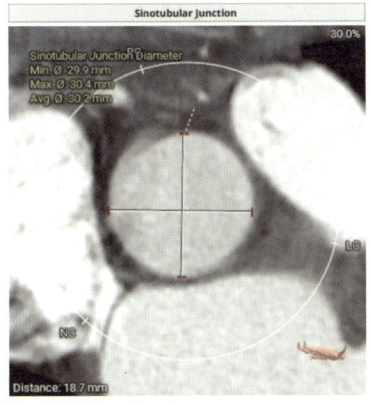
图6-46-4　窦管交界平面

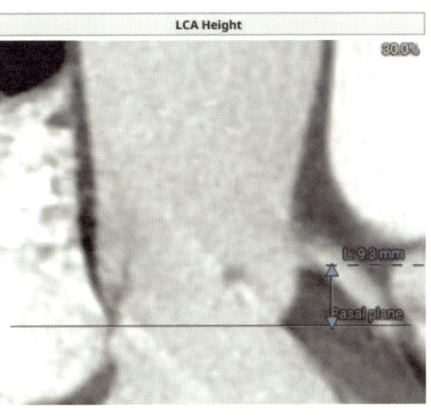
图6-46-5　左冠高度

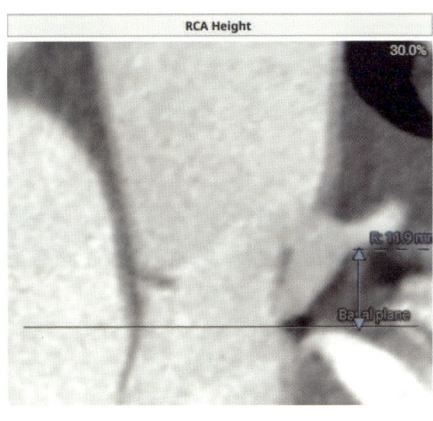
图6-46-6　右冠高度

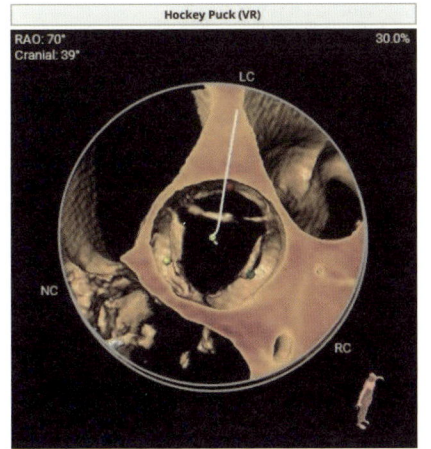
图6-46-7　腔内重建

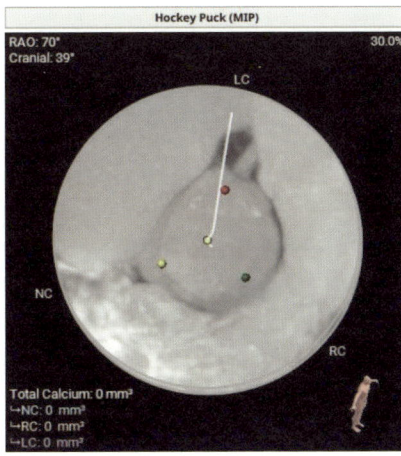
图6-46-8　钙化情况

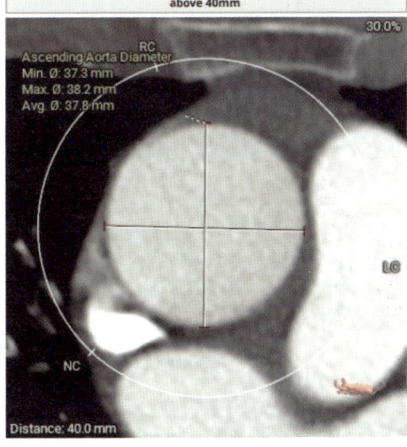
图6-46-9　瓣上40 mm处升主平面

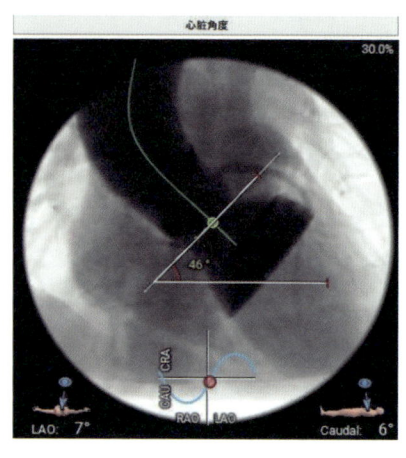 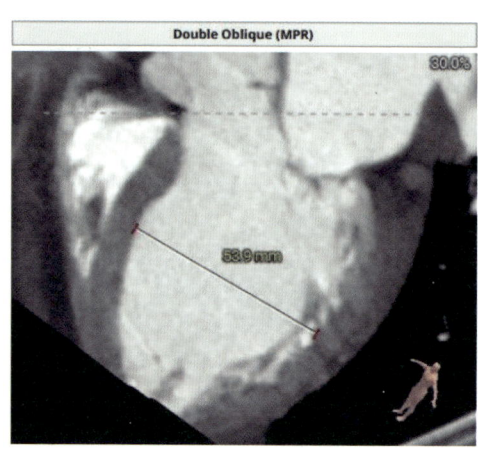 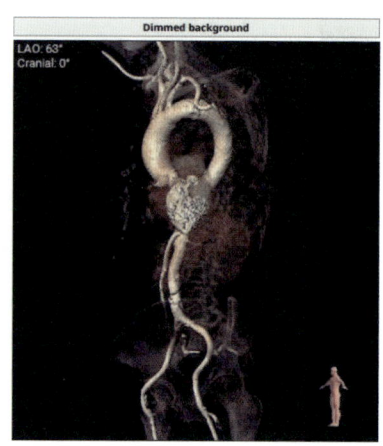

图6-46-10　横位心角度　　　　图6-46-11　左室大小　　　　图6-46-12　全主入路形态

（该图片来源于荷兰Pie medica imaging公司的3mensio术前评估软件）

手术过程

手术过程（图6-46-13至图6-46-19）。

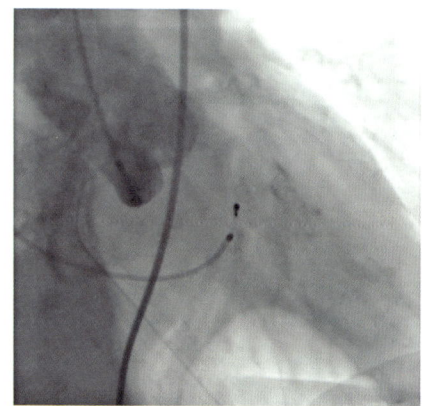 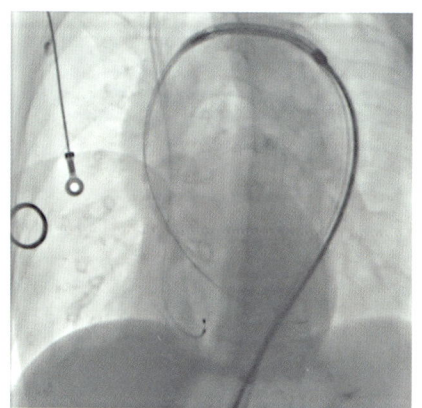 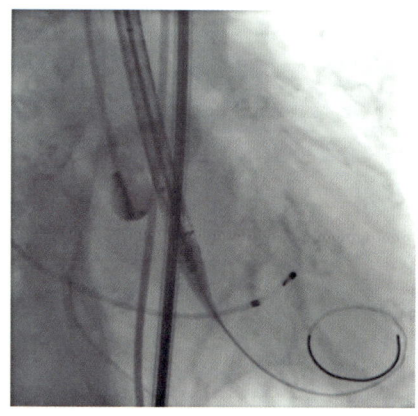

图6-46-13　根部造影　　　　图6-46-14　输送系统过弓跨瓣　　　　图6-46-15　VenusA 29号瓣膜定位

扫码看视频

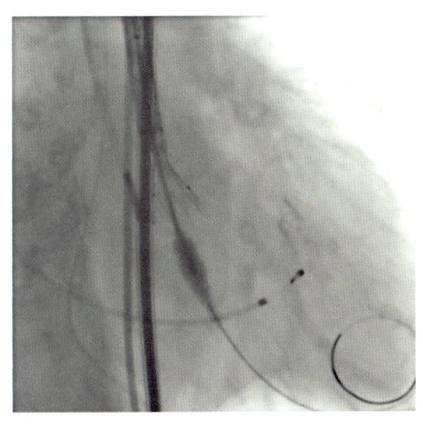

图6-46-16 起搏180次下释放瓣膜

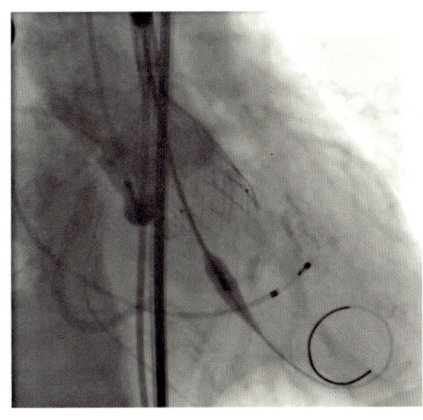

图6-46-17 造影确认深度满意

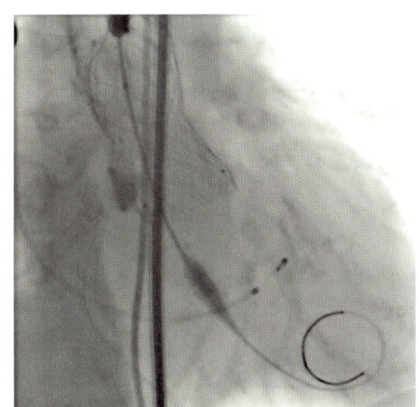

图6-46-18 完全释放瓣膜

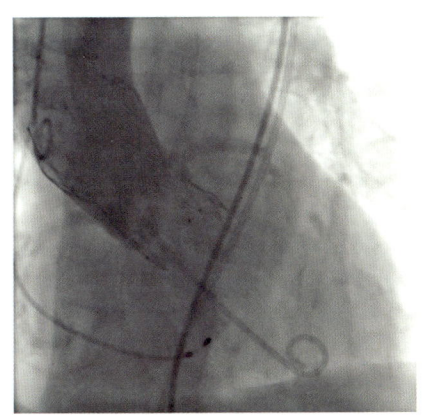

图6-46-19 复查根部造影

术后

术后超声随访（图6-46-20）

TAVR术后，主动脉瓣人工支架功能正常，未见明显瓣周漏；二尖瓣、三尖瓣关闭不全（轻、中度）；左室稍大，左室收缩功能正常。

心腔及大血管 (mm)	主动脉 23	左房 34	RVOT 前后径 28	左室舒张末 53	左室收缩末 38
升主动脉	右房上下径 35	右室上下径 31	主肺动脉 22	室间隔 12	左室后壁 9
瓣口血流度 (m/s)	二尖瓣 E 峰 0.53	主动脉瓣 1.5	肺动脉瓣 0.8	三尖瓣 E 峰 0.5	
	二尖瓣 A 峰 0.94	峰值压差 9 mmHg	峰值压差	三尖瓣 A 峰	左室射血分数 54%

图6-46-20 术后超声

	PHT	平均压差	平均压差		
组织多普勒	S' (cm/s)	E' (cm/s)	A' (cm/s)	E/E'	

超声描述：
升主动脉不宽，搏幅正常，重搏波存在；
主动脉瓣位见人工支架瓣膜回声，支架下缘距主动脉瓣环约10 mm，瓣膜启闭正常，血流通畅，彩色多普勒见轻微经瓣反流，未见明显瓣周漏；
二尖瓣不厚，开放正常，彩色多普勒见轻-中度反流；
三尖瓣不厚，开放正常，彩色多普勒见轻-中度反流；估测肺动脉收缩压为27 mmHg，肺动脉不宽，瓣膜不厚，开放正常，彩色多普勒未见反流；
左房不大，左室稍大，房内未见血栓；右房右室不大，房水平、室水平未见分流；
室间隔及左室后壁不厚，室壁运动正常；心包膜不厚，心包腔内未见积液征；

超声提示：
TAVR术后，主动脉瓣人工支架瓣膜启闭正常，未见明显瓣周漏
二尖瓣、三尖瓣关闭不全（轻-中度）
左室稍大，左室收缩功能正常

图6-46-20　术后超声

病例点评

这是一个纯反流的病例，目前纯反流行经股动脉TAVR仍然是超适应证使用，最新的中国专家共识提出在经验丰富的中心可以考虑在纯反流患者中行经股动脉TAVR。纯反流之所以没有适应证主要是缺乏RCT的临床证据支持，首先，关于哪些解剖结构适合行经股动脉TAVR目前仍没有定论。目前纯反流经验不多，主要是四个解剖平面有3个以上可以提供锚定，其次，就是瓣膜要足够大的oversize，最后就是可回收系统和带裙边的瓣膜。本例患者就是比较理想的解剖，瓣环，流出道，STJ以及升主动脉都可以提供锚定，瓣环23 mm，选择29号瓣膜oversize到25%，流出道略大，29号瓣膜oversize 7%，瓣上结构测量为24~25 mm，和29号瓣膜的腰比较合适，STJ直径30 mm，升主动脉直径36 mm，花冠处oversize大概16%，而且没有横位心。横位心会进一步放大瓣环流出道结构，因为不同轴的原因。总体来看29号瓣膜在各个解剖平面都比较合适。释放过程中团队协作也很重要，在180次/分快速起搏下释放，尽量让血压稳定，主动脉根部减少晃动，快速释放完毕，需要团队配合的默契度及对病例分析的完整性。

47 中度狭窄合并重度反流——到底是狭窄还是反流

术前分析

患者，女，65岁，反复头晕2年，胸闷气促1年；既往有高血压病史，收缩压最高200 mmHg，平时收缩压140~150 mmHg；有腔隙性脑梗死病史。

术前超声（图6-47-1）

AV：3.6 m/s，MPG：28 mmHg，主动脉瓣反流，彩束面积11.7 cm^2，LVEF：63%。

二叶主动脉瓣中度狭窄并重度反流。

二尖瓣轻度反流。

轻度肺高压。

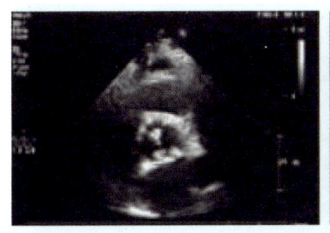 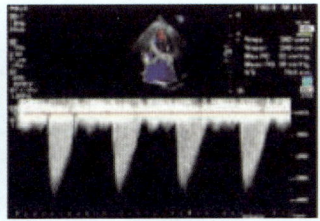 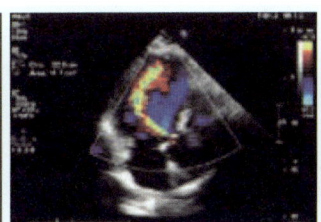 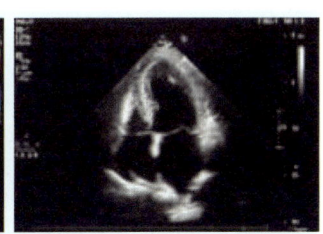

心腔及大血管 (mm)	主动脉 32	左房 40	RVOT 前后径 26	左室舒张末 55	左室收缩末 37
升主动脉 39	右房上下径 49	右室上下径 50	主肺动脉 21	室间隔 11	左室后壁 11
瓣口血流速 (m/s)	二尖瓣 E 峰 0.6	主动脉瓣 3.6	肺动脉瓣 1.3	三尖瓣 E 峰 0.6	
	二尖瓣 A 峰 1.1	峰值压差 52 mmHg	峰值压差	三尖瓣 A 峰	左室射血分数 63%
	PHT	平均压差 28 mmHg	平均压差		
组织多普勒	S' (cm/s) 8	E' (cm/s) 6	A' (cm/s) 10	E/E' 10	

超声描述：

主动脉瓣二叶瓣，左右排列，瓣叶增厚，回声增强，右侧瓣叶见结节状钙化，开放受限，关闭不拢；瓣环内径24 mm，升主动脉增宽，搏动呈弓背样；

其余瓣膜形态尚可；

图6-47-1 术前超声

左房室扩大，室壁运动正常；
房室间隔未见中断，未见PDA；心包腔内未见液性暗区；

CDFI：二尖瓣反流，彩束面积1.5 cm²；主动脉瓣反流，彩束面积11.7 cm²；
三尖瓣反流，彩束面积1.0 cm²，估测肺动脉收缩压38 mmHg。

超声提示：
二叶主动脉瓣，中度狭窄并重度反流（瓣叶钙化，未除外既往感染，请结合临床）
轻度二尖瓣反流
轻度肺高压

图6-47-1 （续）

根部解剖

根据术前CT分析（图6-47-2至图6-47-13），该病例为三叶瓣，右无交界缘瓣叶增厚融合粘连，瓣环28.1 mm，LVOT 27.8 mm，窦部大小合适，STJ 33 mm，LCA 14.2 mm，RCA 15.6 mm，横位心，轻微钙化。结合解剖结构，拟以右股动脉作为主入路，优选VenusA-L32号瓣膜。

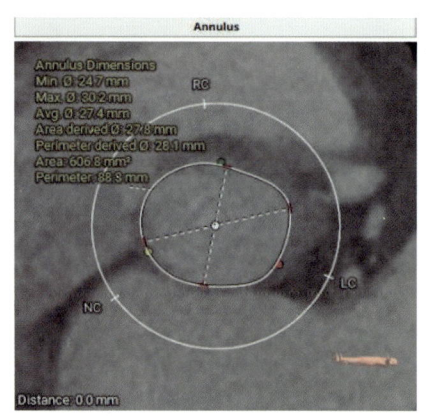 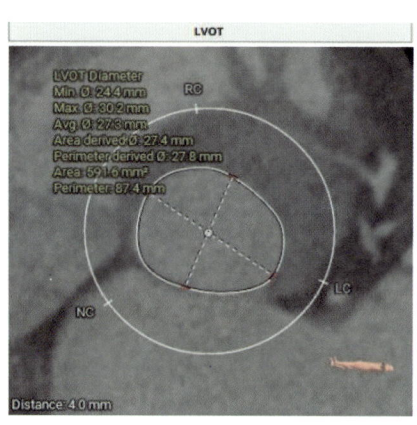 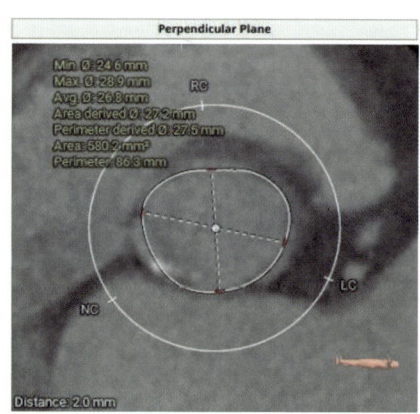

图6-47-2 瓣环平面　　　图6-47-3 流出道平面　　　图6-47-4 瓣上2 mm平面

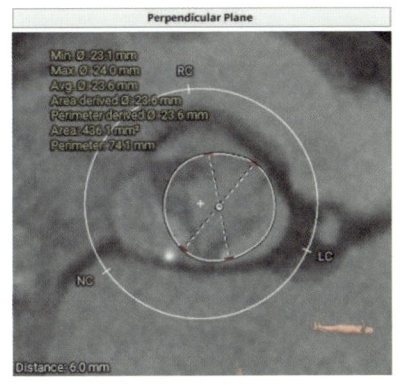

图6-47-5　瓣上6 mm平面

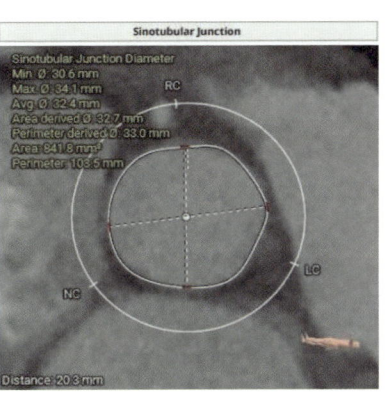

图6-47-6　窦管交界平面

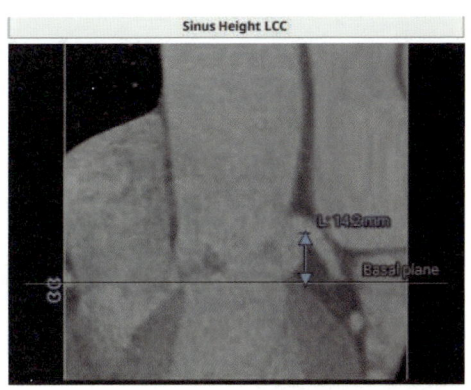

图6-47-7　左冠高度

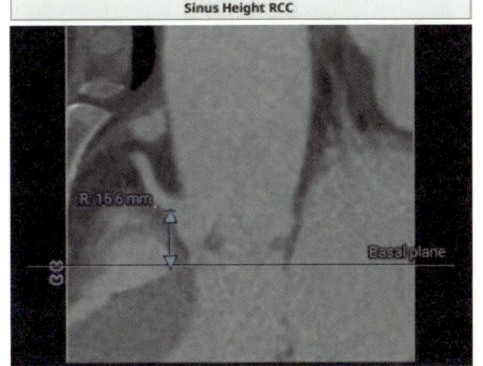

图6-47-8　右冠高度

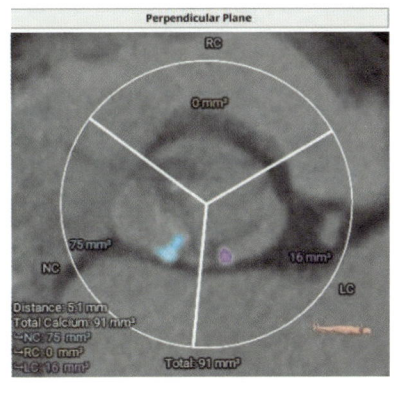

图6-47-9　钙化情况

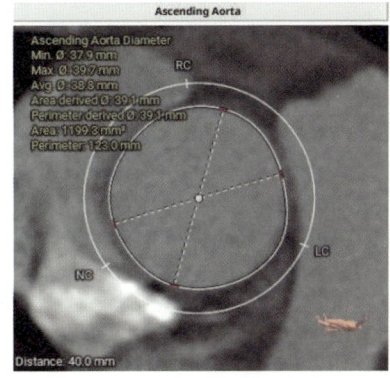

图6-47-10　瓣上40 mm处升主平面

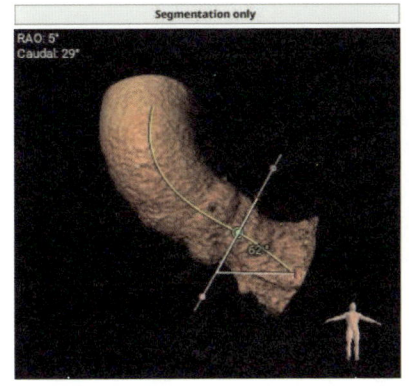

图6-47-11　横位心角度

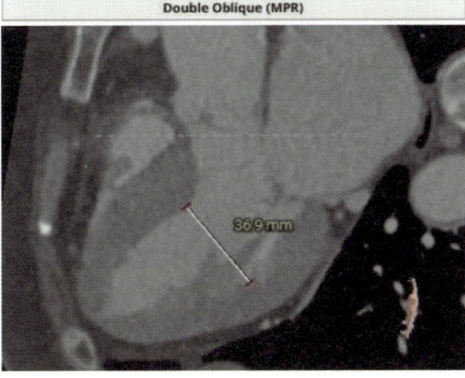

图6-47-12　左室大小

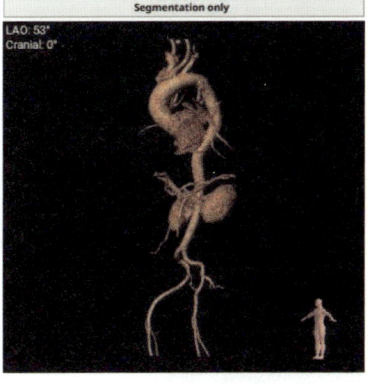

图6-47-13　全主动脉形态

（该图片来源于荷兰Pie medica imaging公司的3mensio术前评估软件）

手术过程

手术过程（图6-47-14至图6-47-22）。

扫码看视频

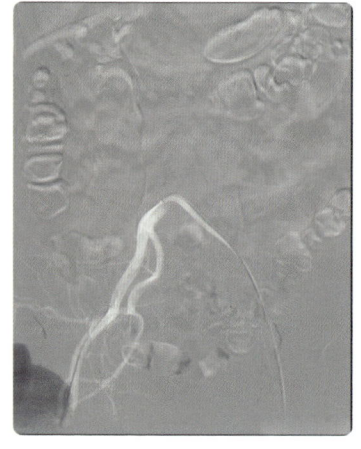

图6-47-14 翻山路图模式下穿刺主入路

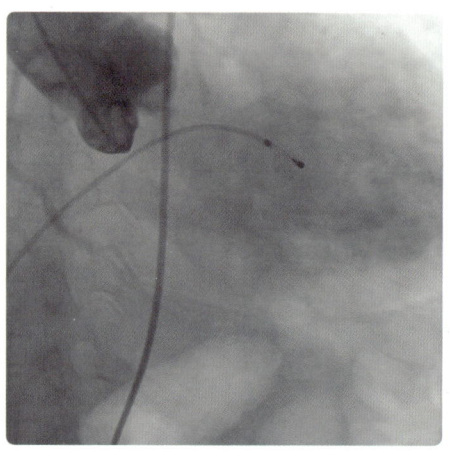

图6-47-15 根部造影

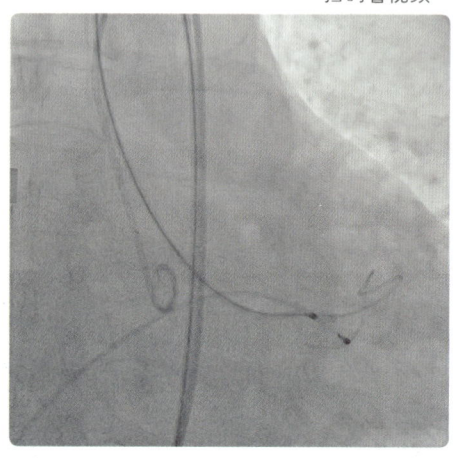

图6-47-16 常规直头导丝跨瓣交换加硬导丝

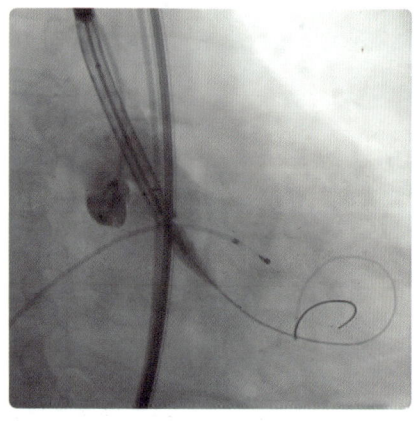

图6-47-17 VenusA 32号瓣膜定位

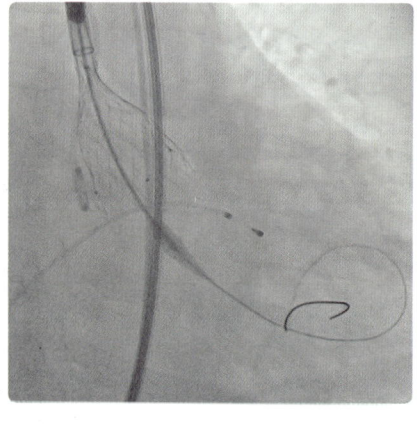

图6-47-18 180次起搏下释放瓣膜

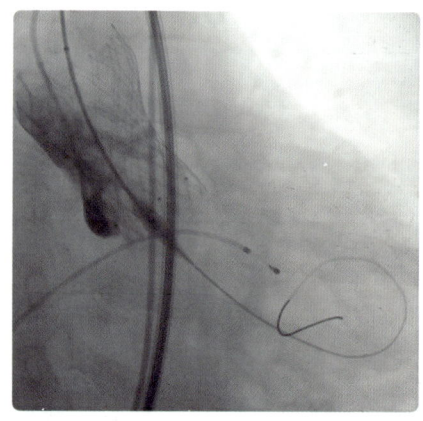

图6-47-19 确认植入深度满意

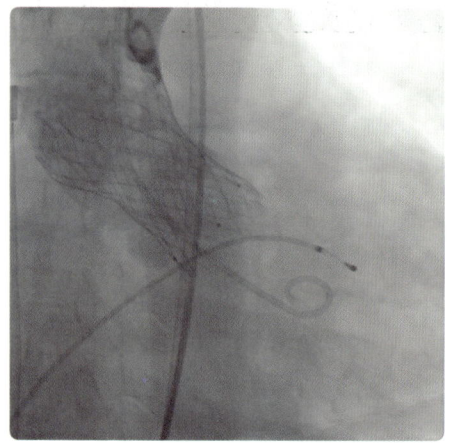

图6-47-20 复查根部造影

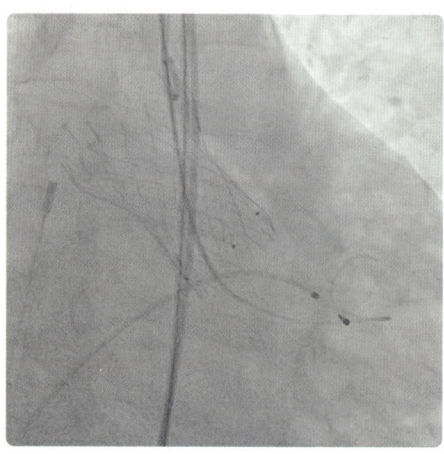

图6-47-21 观察20 min后导丝带猪尾撤出

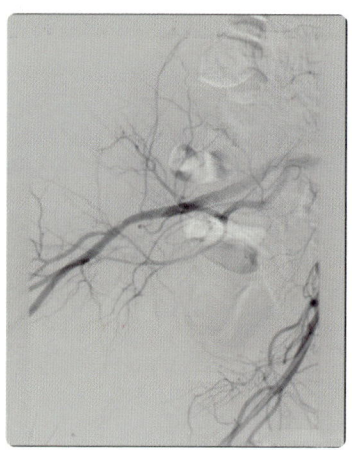

图6-47-22 复查主入路造影

术后

术后1个月随访超声（图6-47-23）。

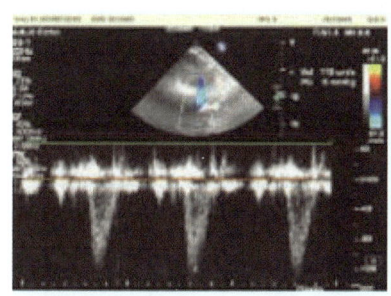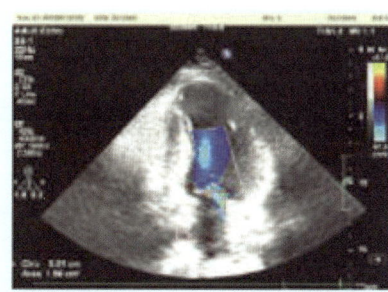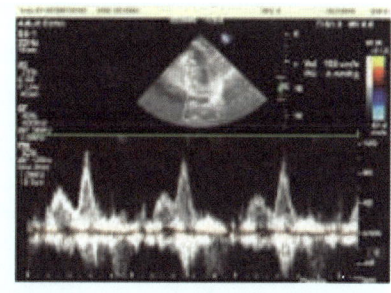

心腔及大血管(mm)	主动脉 33	左房 32	RVOT 前后径 30	左室舒张末 50	左室收缩末 27
升主动脉 36	右房上下径 50	右室上下径 60	主肺动脉 27	室间隔 12	左室后壁 12
瓣口血流度 (m/s)	二尖瓣 E 峰 0.58	主动脉瓣 1.2	肺动脉瓣 1.24	三尖瓣 E 峰 0.6	
	二尖瓣 A 峰 1.05	峰值压差	峰值压差	三尖瓣 A 峰	左室射血分数 63%
	PHT	平均压差	平均压差		
组织多普勒	S' (cm/s) 4.5	E' (cm/s) 3.0	A' (cm/s) 6.9	E/E' 19	

超声描述：
升主动脉增宽，搏动呈弓背样；
主动脉瓣位见人工瓣膜支架，瓣叶开放关闭好；
其余瓣膜形态尚可；
各房室不大，室壁运动正常；
房室间隔未见中断，未见PDA；心包腔内未见液性暗区；

CDFI：二尖瓣反流，彩束面积1.56 cm²；

超声提示：
TAVR术后
轻度二尖瓣反流

图6-47-23 术后1个月超声

病例点评

这个患者比较特殊的是钙化轻,反流重,结构大,需要按照纯反流的病例进行处理。术前CT分析瓣环流出道基本是桶状结构,直径28 mm左右,对应的瓣膜是32号,瓣上结构瓣叶稍厚,右冠瓣和无冠瓣有粘连,钙化很轻,瓣上结构测量腰25 mm左右,选择32号瓣膜的腰的直径就是25 mm,所以是比较合适。但是因为钙化轻,释放时候要特别小心瓣膜跳窦。是否预扩张,考虑根据术中跨瓣后看看是否有压差,如果没有压差就不需要预扩。术中造影看基本没有看到钙化,跨瓣后没有压差,故选择32号瓣膜。

一点小插曲就是导丝跨瓣后患者出现血压持续下降的情况,考虑反流突然加重所致,故瓣膜快速到位后180起搏,缓慢释放,释放过程中发现瓣膜稳定没有移位,遂一把放完没有中断。释放后起搏器逐步减少次数,血压稳定恢复。释放后交换猪尾,再观察20 min后血流动力学和瓣膜位置稳定,结束手术。

(孙英皓)

CHAPTER 7

第七章
ECMO 辅助

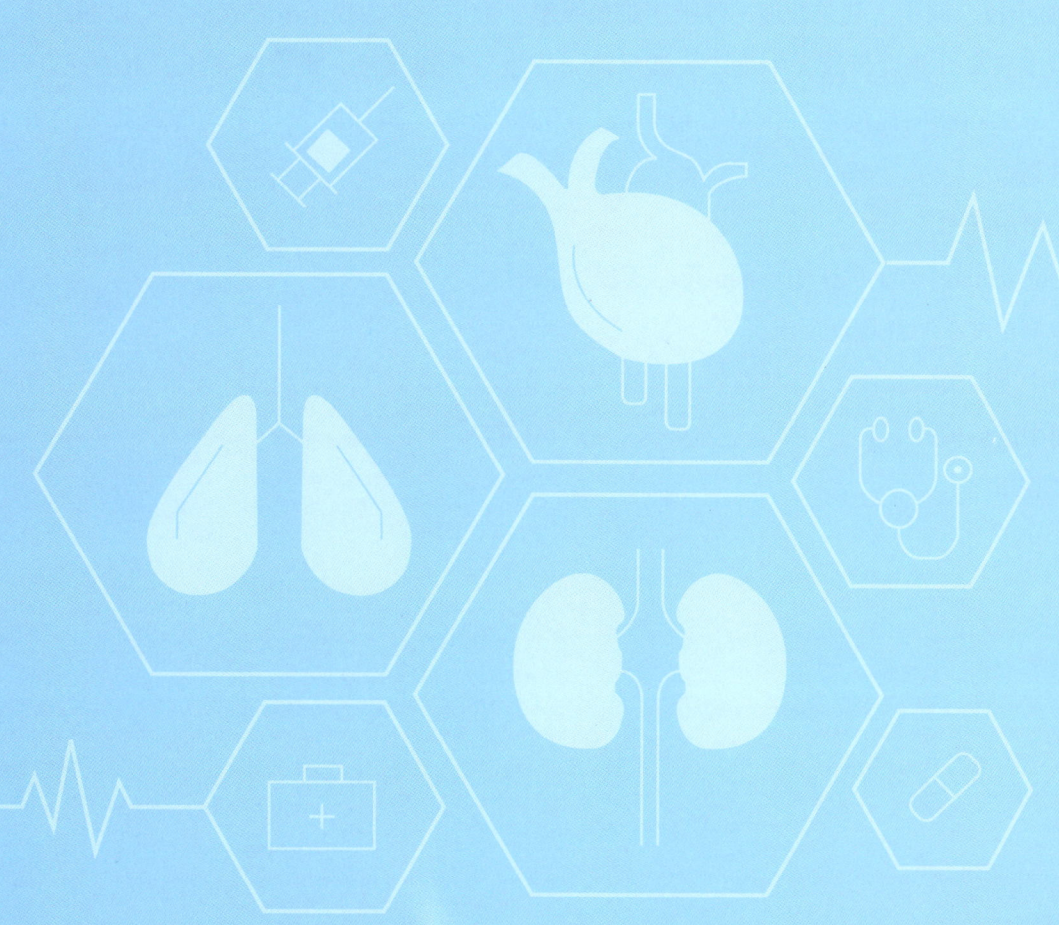

48 低流速低压差AS合并冠脉堵塞风险——ECMO辅助TAVR

术前分析

患者，女，74岁，于3个月前无明显诱因出现呼吸困难，轻微活动即可诱发，伴端坐呼吸，伴胸闷，伴双下肢轻度水肿，无咳粉红色泡沫痰，无腹胀，无晕厥，无咯血。至当地医院就诊，心脏超声示重度主动脉瓣狭窄，动态心电图示频发房性期前收缩，行冠脉造影示RCA中段次全闭塞，遂行右冠PCI。术后行抗血小板、调脂、利尿处理，呼吸困难稍缓解。为进一步治疗至本院就诊，心脏超声示主动脉瓣病变，重度狭窄并重度反流，中度二尖瓣反流，中度三尖瓣反流，重度肺高压，冠心病，PCI术后，左室收缩舒张功能明显减退，少量心包积液，LVEF 26%。拟诊断为"主动脉瓣狭窄合并关闭不全"收入住院。

术前超声（图7-48-1）

MPG：56 mmHg，MaxPG：105 mmHg，LVEF：26%。

主动脉瓣重度狭窄并重度反流。

二尖瓣中度反流。

三尖瓣中度反流。

重度肺高压。

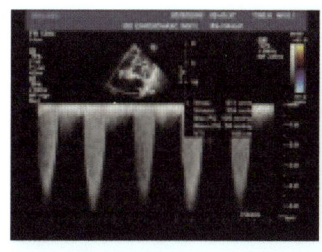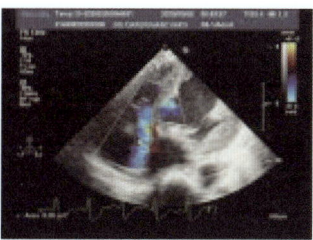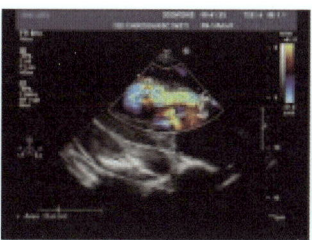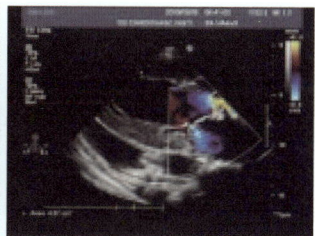

心腔及大血管 (mm)	主动脉 29	左房 42	RVOT 前后径 21	左室舒张末 52	左室收缩末 47
升主动脉 39	右房上下径 45	右室上下径 50	主肺动脉 29	室间隔 12	左室后壁 13
瓣口血流度 (m/s)	二尖瓣 E 峰 1.1	主动脉瓣	肺动脉瓣 0.5	三尖瓣 E 峰 0.6	
	二尖瓣 A 峰 0.8	峰值压差 105 mmHg	峰值压差	三尖瓣 A 峰	左室射血分数 26%
	PHT	平均压差 56 mmHg	平均压差		
组织多普勒	S' (cm/s) 3.5	E' (cm/s) 3.1	A' (cm/s) 4.5	E/E' 35.5	

超声描述：
主动脉瓣三叶瓣，瓣叶增厚，回声增强，可见钙化，开放受限，关闭不拢；瓣环内径21 mm，升主动脉增宽；
二尖瓣瓣叶稍增厚，瓣环扩张，关闭不拢；
左心增大，左室壁增厚，室壁运动普遍减弱；
房室间隔未见中断，未见PDA；心包腔内未见液性暗区；
左前降支近端见斑块，右冠见支架回声；

CDFI：二尖瓣反流，彩束面积4.9 cm²；主动脉瓣反流，彩束面积13.4 cm²；
三尖瓣反流，彩束面积6.3 cm²，估测肺动脉收缩压79 mmHg。

超声提示：
主动脉瓣病变，重度狭窄并重度反流
中度二尖瓣反流
中度三尖瓣反流，重度肺高压
冠心病，PCI术后
左室收缩舒张功能明显减退

图7-48-1　术前超声

根部解剖

根据术前CT分析（图7-48-1至图7-48-12），此患者瓣环为24.6 mm，LVOT24.9 mm，STJ27.2 mm，瓦式窦长短径接近30 mm，钙化积分767 mm³，右无窦融合，钙化较重，左窦侧瓣叶钙化较轻，瓣叶除钙化外，风湿样增厚，左冠高度12.8 mm，右冠11.9 mm，右无融合，左冠侧瓣叶长度到达左冠开口下缘，预计左冠风险相对较高，患者EF值低，心功能差，遂行ECMO辅助下TAVR术式。

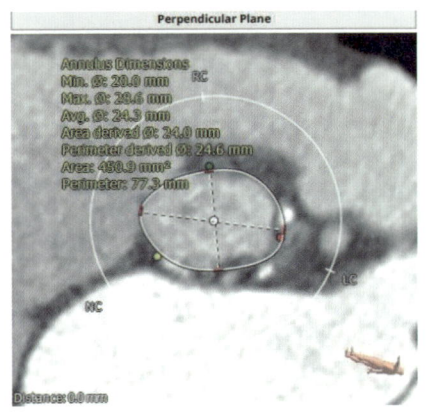

图7-48-2　瓣环平面

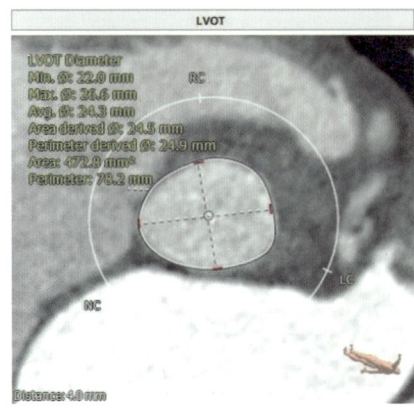

图7-48-3　流出道平面

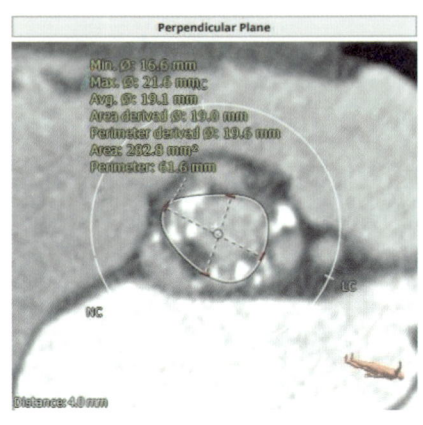

图7-48-4　瓣上4 mm平面

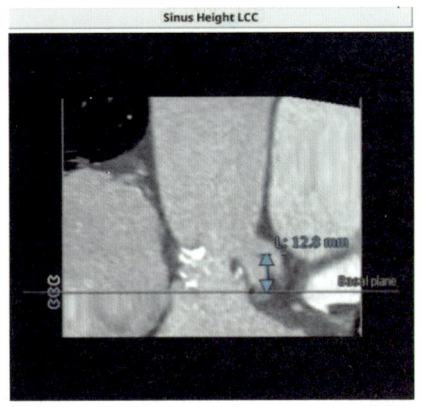

图7-48-5　左冠高度

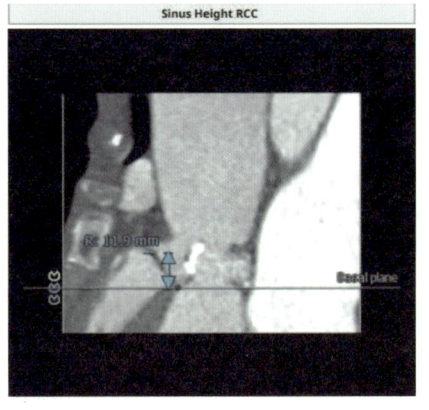

图7-48-6　右冠高度

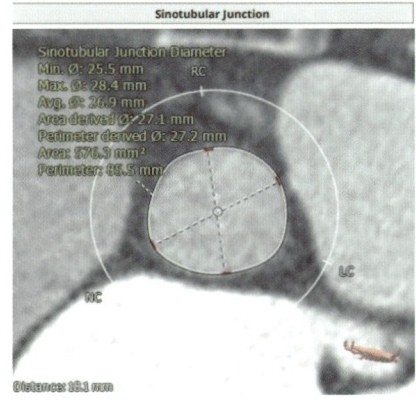

图7-48-7　窦管交界平面

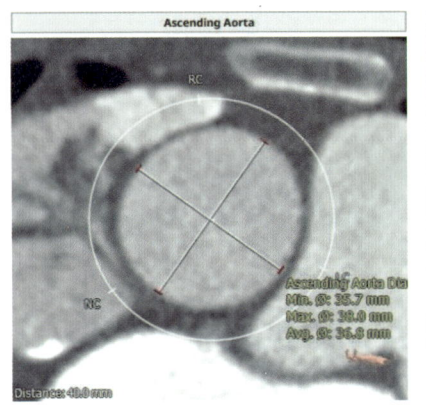

图7-48-8　瓣上40 mm处升平面

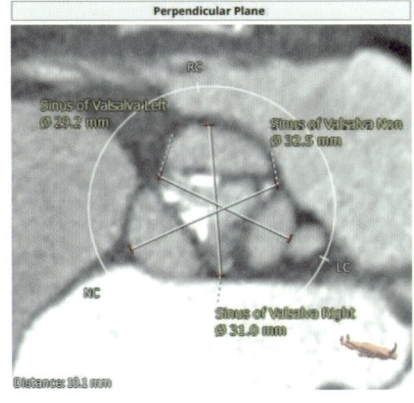

图7-48-9　瓦氏窦

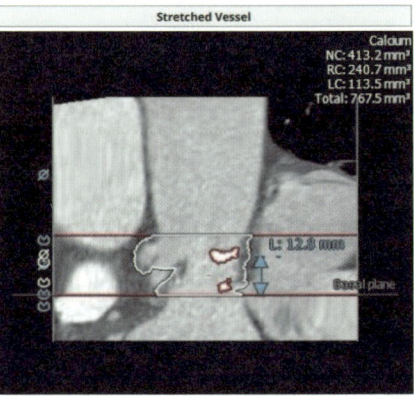

图7-48-10　钙化情况

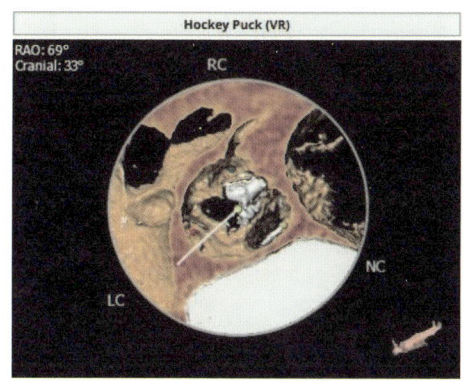

图7-48-11　腔内重建　　　图7-48-12　全主动脉形态

（该图片来源于荷兰 Pie medica imaging 公司的3mensio术前评估软件）

手术过程

手术过程（图7-48-13至图7-48-32）。

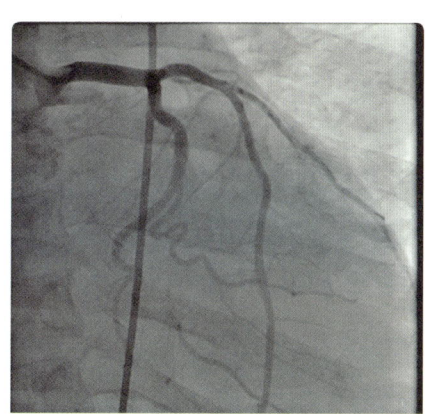 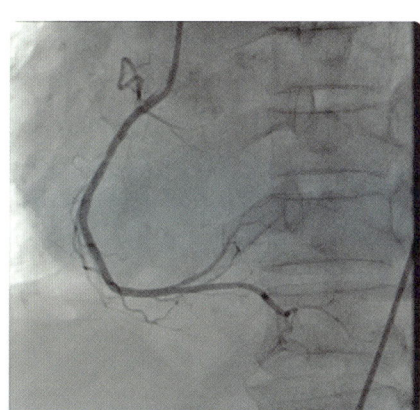 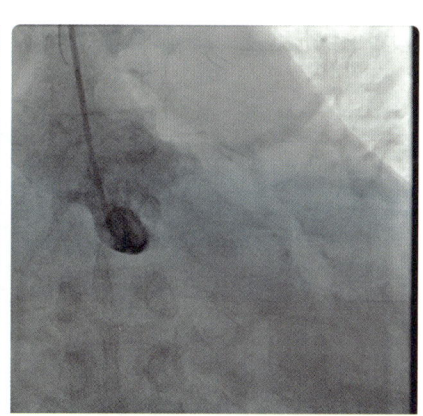

图7-48-13　冠脉造影　　　图7-48-14　冠脉造影　　　图7-48-15　根部造影

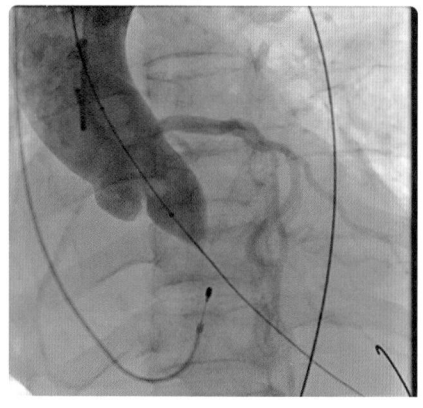

图7-48-16　Numed 20 mm球囊预扩

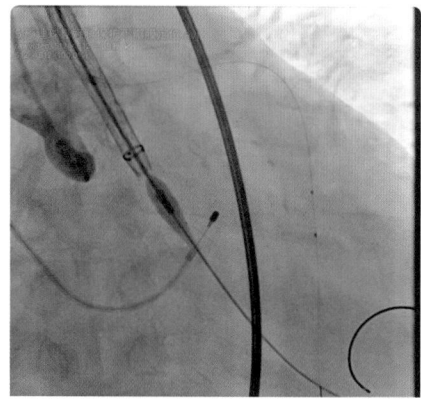

图7-48-17　预埋球囊冠脉保护下瓣膜定位

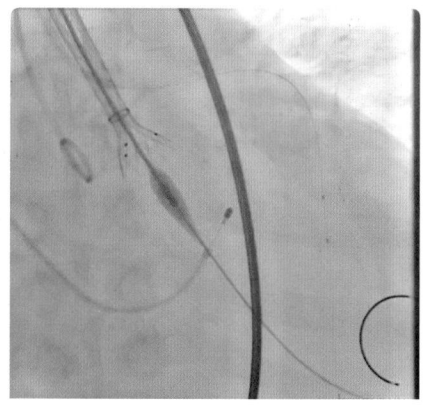

图7-48-18　瓣膜释放

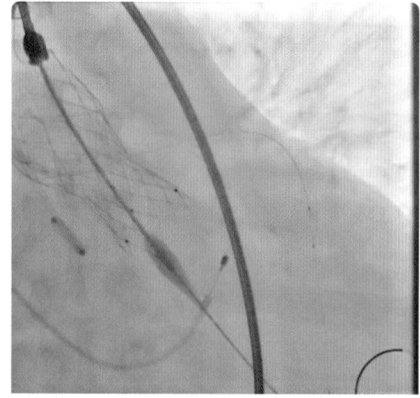

图7-48-19　瓣膜完全释放

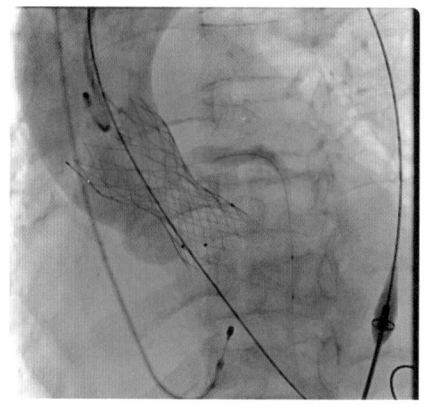

图7-48-20　复查造影

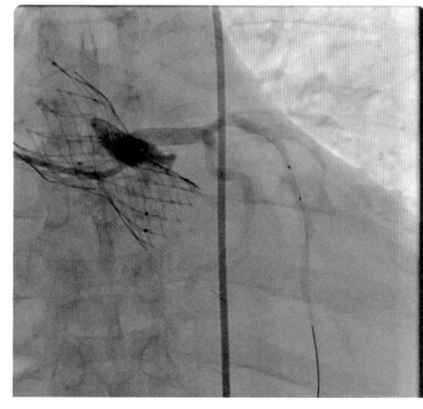

图7-48-21　多体位复查左冠开口情况

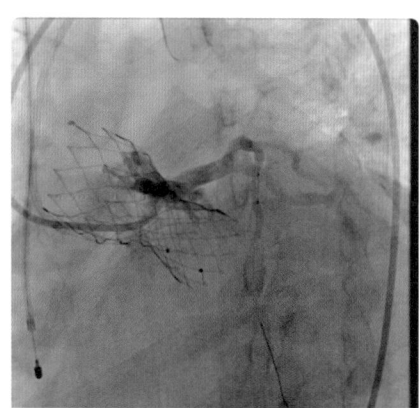

图7-48-22　多体位复查左冠开口情况

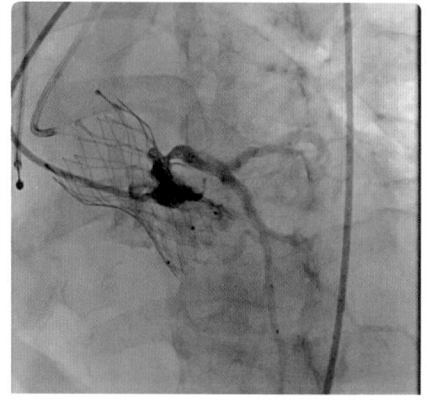

图7-48-23　多体位复查左冠开口情况

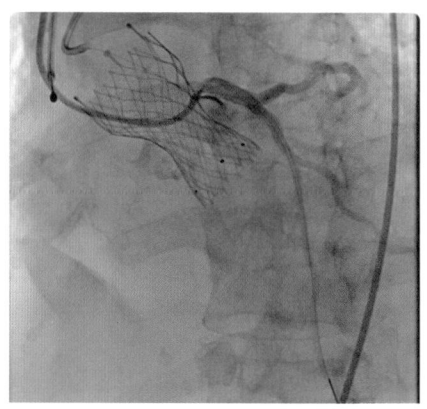

图7-48-24　穿瓣架网眼

扫码看视频

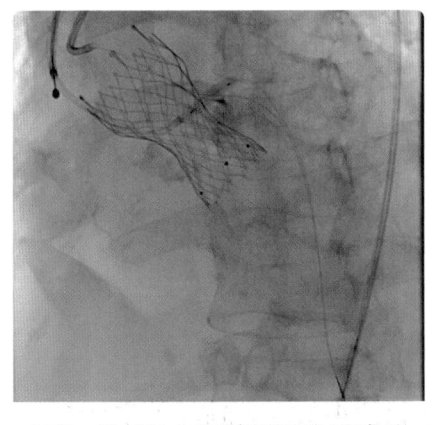

图7-48-25 穿瓣架网眼后球扩主干开口

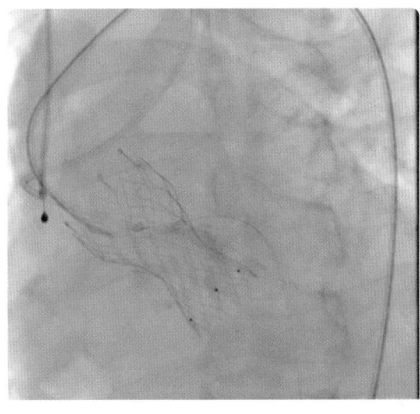

图7-48-26 撤走术前保护指引

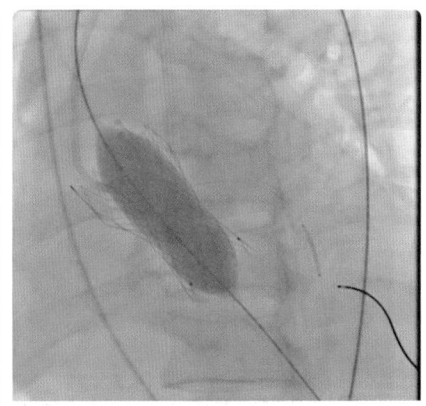

图7-48-27 预埋支架Numed 20 mm球囊后扩

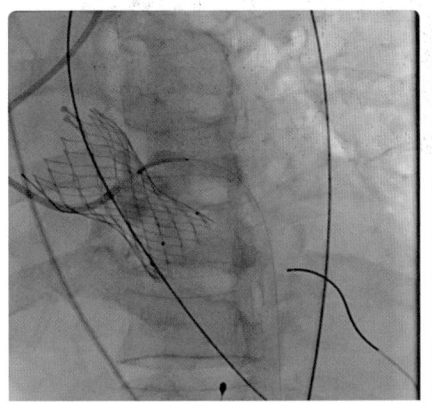

图7-48-28 定位开窗支架

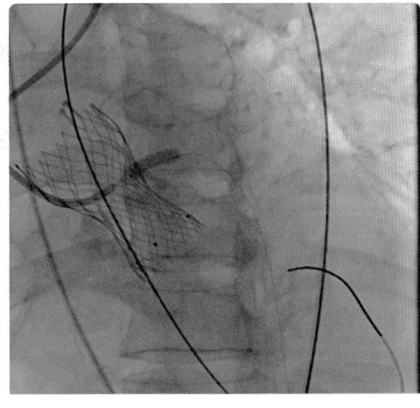

图7-48-29 开窗支架释放

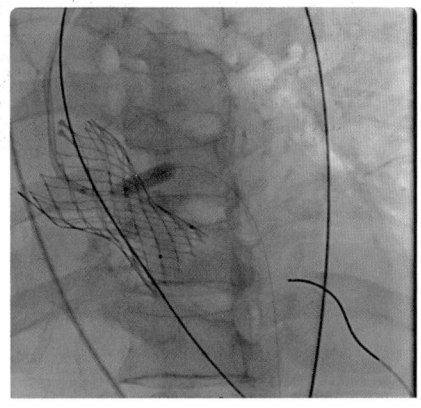

图7-48-30 后撤支架球囊再扩张

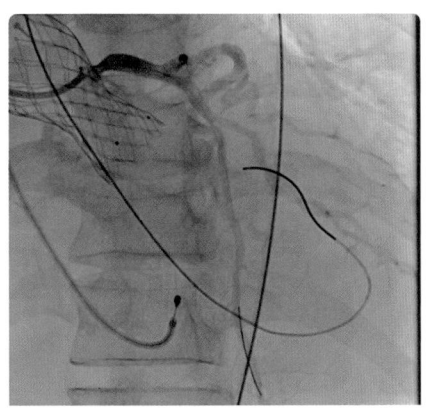

图7-48-31 复查冠脉造影

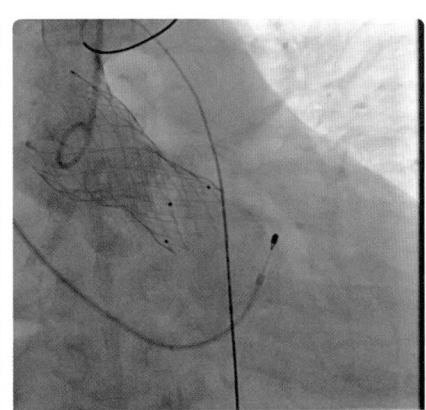

图7-48-32 复查根部造影

术后

患者跨瓣压差消失，轻度瓣周漏，ECMO成功撤机后转入CCU，6天后转入普通病房，恢复后出院。

1个月后随访超声（图7-48-33），人工瓣膜工作良好，轻度瓣周漏。

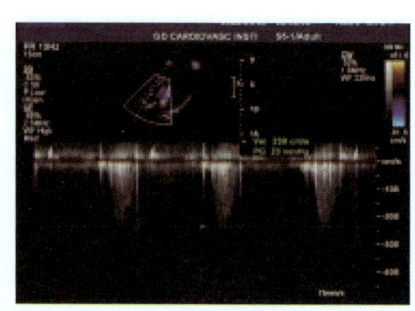 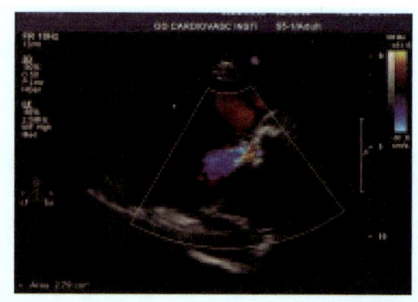

心腔及大血管(mm)	主动脉 27	左房 33	RVOT 前后径 23	左室舒张末 43	左室收缩末 29
升主动脉 30	右房上下径 45	右室上下径 52	主肺动脉 23	室间隔 15	左室后壁 13
瓣口血流度(m/s)	二尖瓣 E 峰 0.8	主动脉瓣 2.39	肺动脉瓣 0.8	三尖瓣 E 峰 0.4	
	二尖瓣 A 峰 0.9	峰值压差	峰值压差	三尖瓣 A 峰	左室射血分数 65%
	PHT	平均压差	平均压差		
组织多普勒	S'(cm/s) 5	E'(cm/s) 3	A'(cm/s) 5	E/E' 27	

超声描述：
主动脉瓣位见人工瓣膜支架，瓣叶开放关闭好，右无交界瓣周（大动脉短轴9点位置）见细小反流彩束；
二尖瓣及三尖瓣瓣叶增厚，活动尚好；
左房轻度扩大，左室壁增厚，心肌回声增强，室壁运动幅度尚可，不协调；
房室间隔未见中断，未见PDA征；
心包腔未见液性暗区；

CDFI：主动脉瓣反流，彩束面积2.8 cm²（源自瓣周）；
　　　三尖瓣反流，彩束面积3.3 cm²，估测肺动脉收缩压29 mmHg。

超声提示：
TAVR术后，人工瓣膜支架轻度瓣周漏
左室舒张功能减退
轻度三尖瓣反流

图7-48-33　术后1个月超声

病例点评

当遇到低流速低压差的AS患者，为了避免术中剧烈的血流动力学波动导致的循环崩溃，会考虑使用循环辅助装置。这种患者循环崩溃多数发生在球囊扩张前后，或者瓣膜输送系统到位后，因为瓣叶功能毁损，或者一侧瓣叶被输送系统顶开，导致急性的重度主动脉瓣反流，左室压急剧升高导致循环崩溃。此时如果没有辅助循环，通常需要边CPR边快速释放瓣膜，然后再持续CPR直至循环恢复，情况非常凶险。临床上可以选择的辅助装置主要是ECMO，或者体外循环装置。如果考虑术后可能带回CCU维持，首选ECMO。如果只考虑术中支持，体外循环装置也不失为一种经济的选择。

广东省人民医院多数患者采取ECMO辅助，因为使用国产套件，经济且便捷。一般EF低于30%，且解剖较为复杂，考虑ECMO辅助。本例患者因考虑低EF值，且左冠堵塞风险较高，可能会有较复杂的操作，故考虑ECMO辅助下TAVR治疗。一般流程为：先穿刺所有入路，包括桡动脉、双侧股动脉、左侧股静脉，其中双侧股动脉均预埋ProGlide缝合器。然后，全身肝素化，先接ECMO静脉端，再接动脉端，开始转机。一般循环稳定的情况下低流量支持就可以。手术结束后把ECMO流量调到最低，观察血压情况。如果术中循环稳定，血管活性药物剂量很小，即可以考虑撤机，双侧股动脉缝合止血。

49 重症AS合并解剖挑战——ECMO术中辅助

术前分析

患者，男，61岁，患者于5年前起逐渐出现活动后胸前区闷痛，伴气促，胸闷痛非压榨性，无向他处放射，休息约30 min，后渐缓解，无发绀，间伴夜间阵发性呼吸困难，间伴双侧踝关节红肿热痛。当时不重视，无就诊，近2个月患者胸闷痛伴气促症状加重，伴活动耐量下降。曾于外院住院，诊断：急性左心衰竭、重度主动脉瓣狭窄伴中度关闭不全、频发房性期前收缩、主动脉瘤样扩张、冠状动脉硬化。经治疗症状好转出院，今为求进一步手术治疗主动脉瓣膜病，门诊拟"重度主动脉瓣狭窄"收入院。经超声检查，患者为二叶瓣畸形，主动脉瓣重度狭窄伴中度反流（低流速低压差），经临床综合考虑，拟行ECMO辅助下TAVR手术。

术前超声（图7-49-1）

AV：3.3 m/s，MPG：29 mmHg，AVA：0.6 cm^2，LVEF：21%。

二叶主动脉瓣重度狭窄并中度反流（低流量低压差）。

左室壁增厚，左室收缩舒张功能明显减低。

升主动脉扩张。

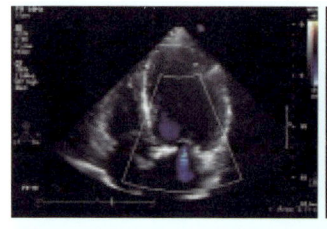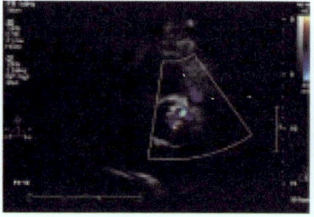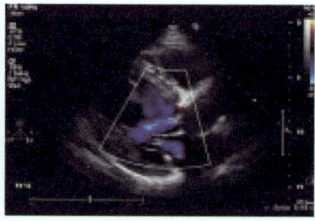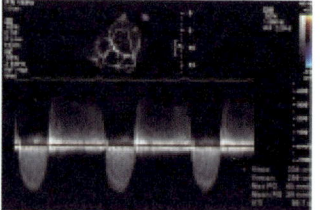

心腔及大血管 (mm)	主动脉 37	左房 40	RVOT 前后径 26	左室舒张末 58	左室收缩末 51
升主动脉 49	右房上下径 42	右室上下径 64	主肺动脉 24	室间隔 13	左室后壁 13
瓣口血流度 (m/s)	二尖瓣 E 峰 0.87	主动脉瓣 3.3	肺动脉瓣 0.6	三尖瓣 E 峰 0.34	
	二尖瓣 A 峰 0.54	峰值压差 45 mmHg	峰值压差	三尖瓣 A 峰	左室射血分数 21%

图7-49-1 术前超声

	PHT	平均压差 29 mmHg	平均压差		
组织多普勒	S' (cm/s) 4.1	E' (cm/s) 3.5	A' (cm/s) 5.6	E/E' 25	

超声描述：
主动脉瓣二叶瓣，左右排列，瓣叶增厚，回声增强，明显钙化，开放受限，关闭不拢；主动脉瓣环内径 29 mm，升主动脉明显扩张，主动脉弓降部未见明显异常；
其余瓣膜形态正常；
左心增大，左室壁增厚，左室壁运动弥漫性低平；
房室间隔未见中断，未见PDA；
心包腔内未见液性暗区；

CDFI：左室流出道血流速度0.4 m/s，VTI：10 cm，连续方程法估测主动脉瓣面积0.6 cm^2；
二尖瓣反流，彩束面积3.1 cm^2；主动脉瓣反流，彩束面积5.5 cm^2。

超声提示：
二叶主动脉瓣，重度狭窄并中度反流（低流量低压差）
左室壁增厚，左室收缩舒张功能明显减低
升主动脉扩张

图7-49-1　（续）

根部解剖

根据术前CT分析（图7-49-2至图7-49-15），该病例为Type0型二叶瓣，重度钙化，78°大横位心，左心明显扩大，EF值为21%，瓣环径为30.1 mm，LVOT 31.5 mm，钙化融合至对侧为27.5 mm，左右冠高度均为25.7 mm，升主明显扩张，考虑使用抓捕器协助过弓跨瓣，23 mm球囊预扩，优选VenusA 29号瓣膜。

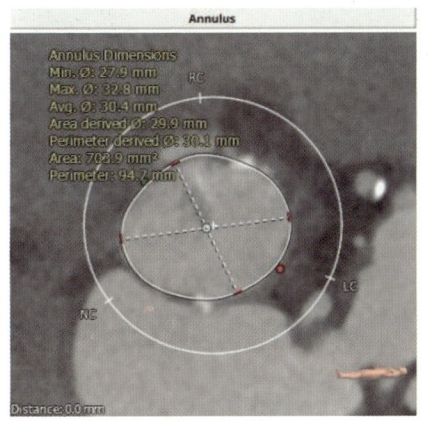

图7-49-2　瓣环平面

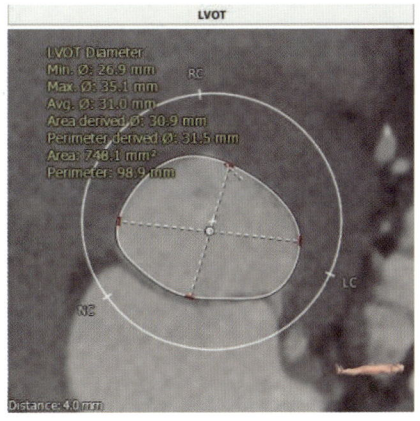

图7-49-3　流出道平面

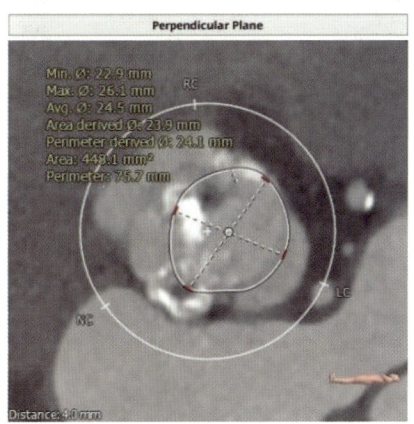

图7-49-4　瓣上4 mm平面

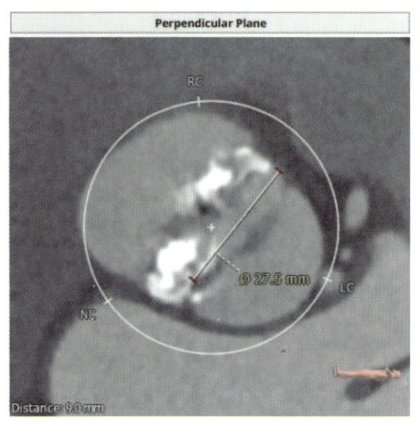
图7-49-5 中缘长度

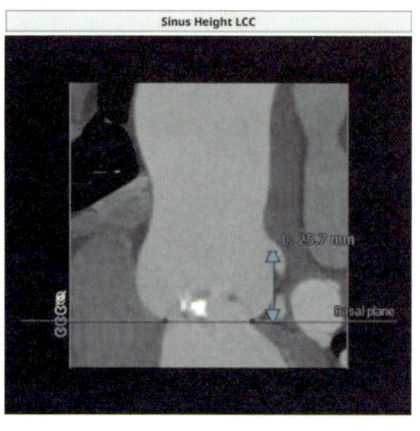
图7-49-6 左冠高度

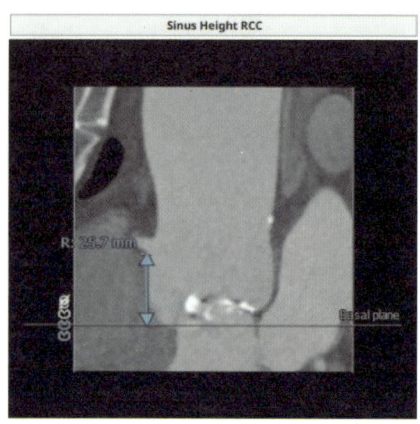
图7-49-7 右冠高度

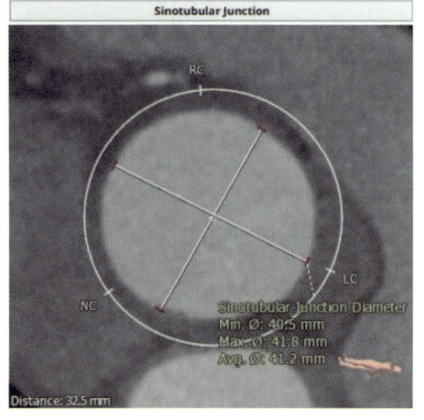
图7-49-8 窦管交界平面

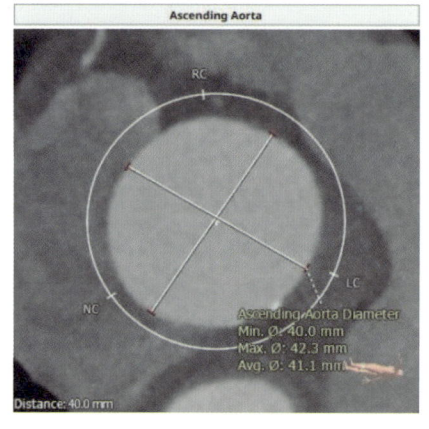
图7-49-9 瓣上40 mm处升主平面

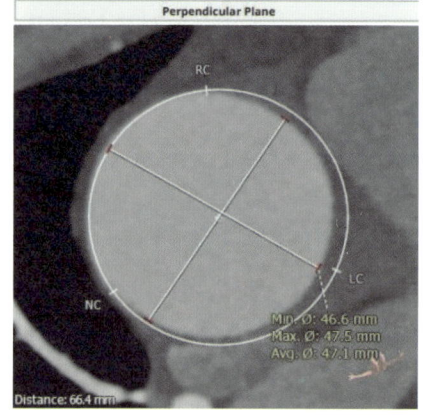
图7-49-10 升主最宽处

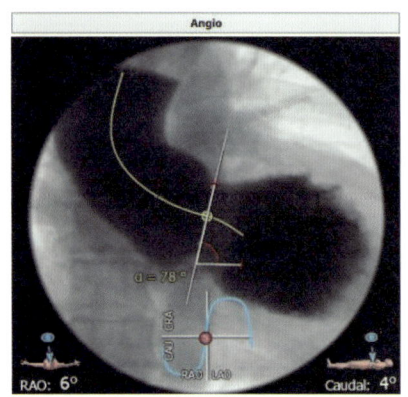
图7-49-11 横位心角度

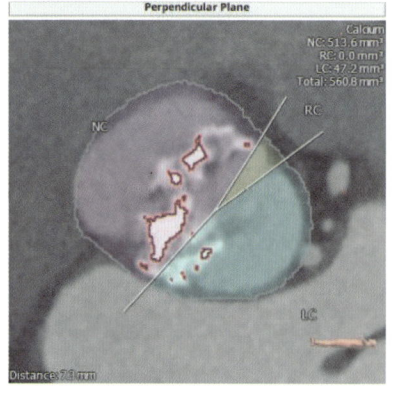
图7-49-12 钙化情况

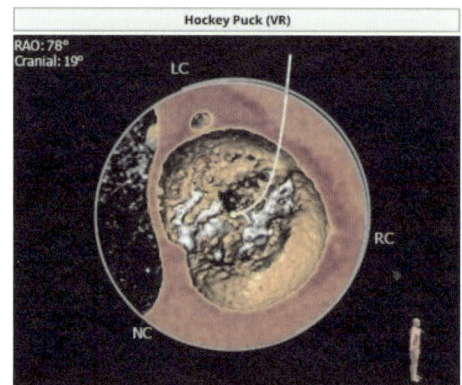
图7-49-13 腔内重建

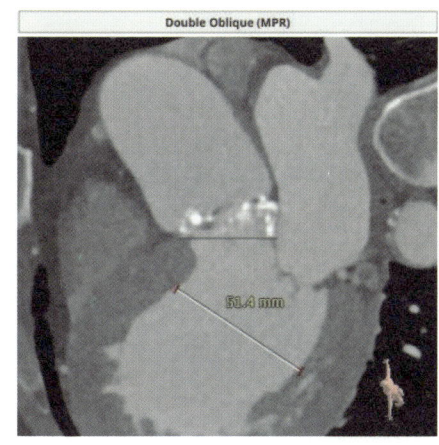

图7-49-14 左室大小

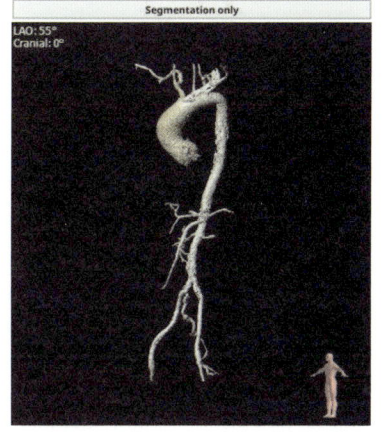

图7-49-15 全主动脉形态

（该图片来源于荷兰 Pie medica imaging 公司的3mensio术前评估软件）

手术过程

手术过程（图7-49-16至图7-49-30）。

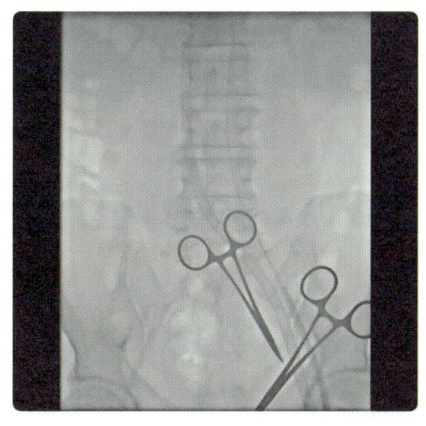

图7-49-16 左侧股动静脉置管ECMO

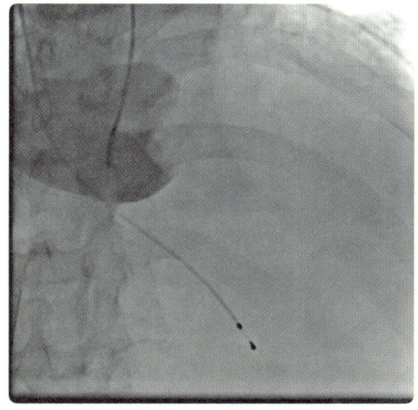

图7-49-17 根部切线位造影

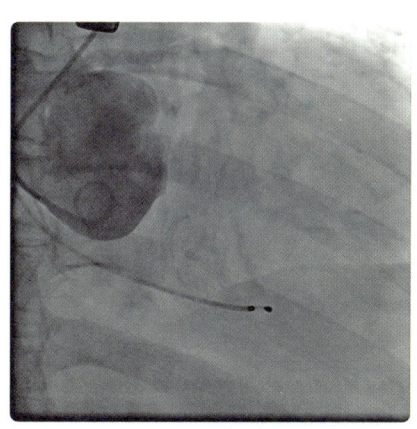

图7-49-18 补偿角度（右足）造影

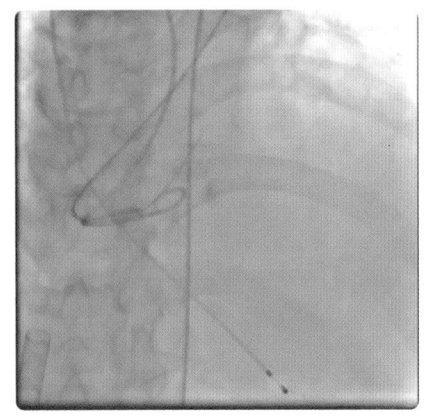
图7-49-19 常规跨瓣困难

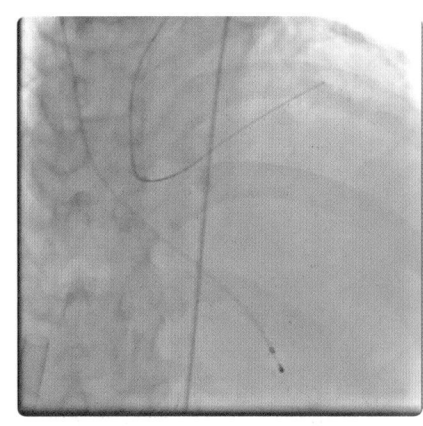
图7-49-20 JL4跨瓣成功

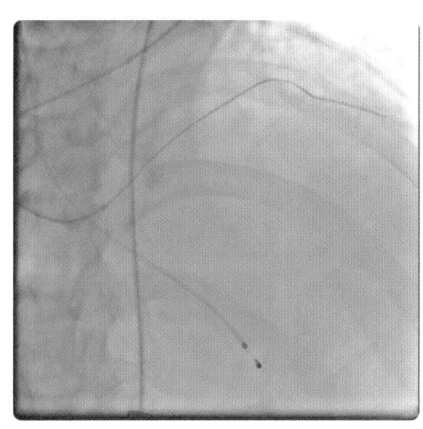
图7-49-21 建立轨道

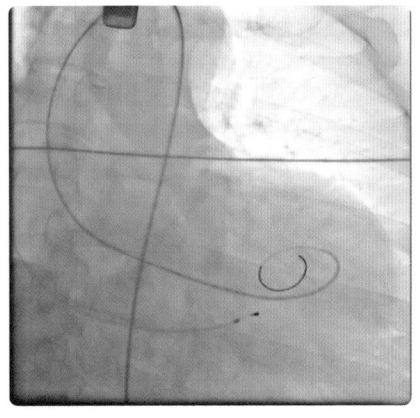
图7-49-22 交换心室导丝

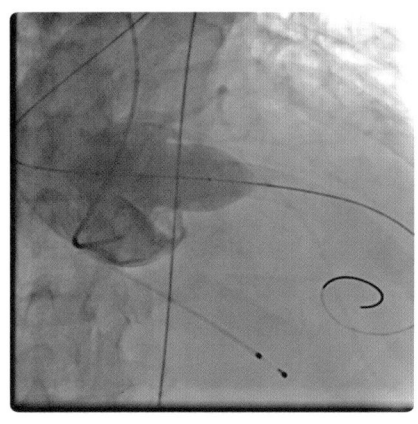
图7-49-23 Nmued 23 mm球囊预扩

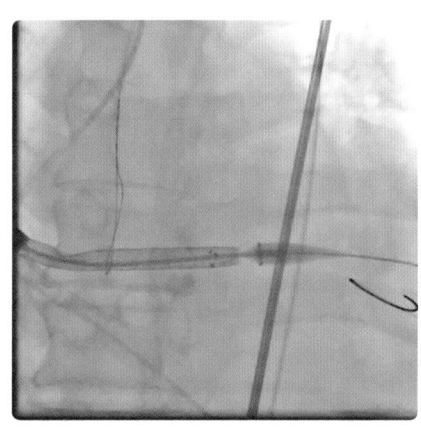
图7-49-24 抓捕器协助跨瓣

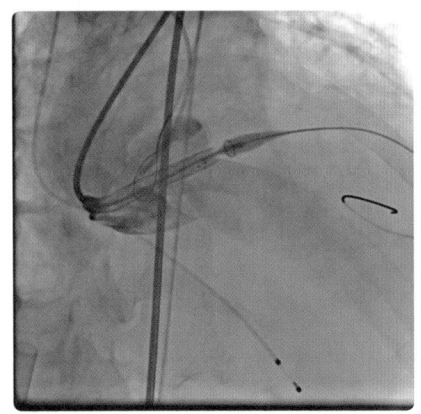
图7-49-25 切线位造影定位

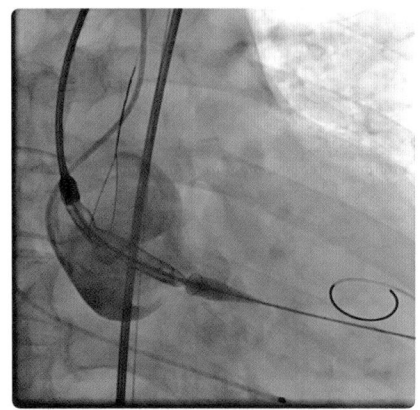
图7-49-26 右足位造影定位

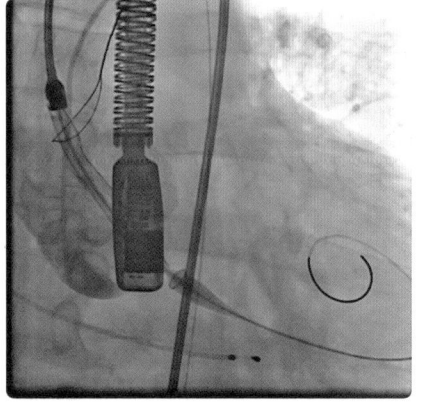
图7-49-27 食道超声协助确认深度

扫码看视频

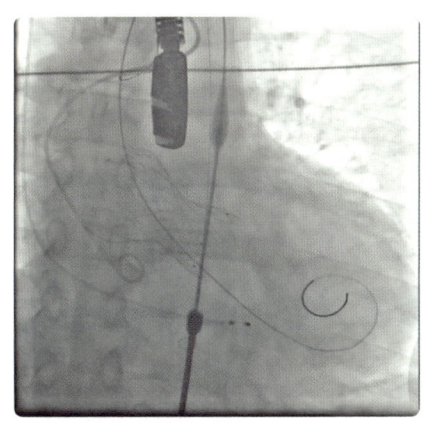
图7-49-28 VenusA 29号瓣膜植入

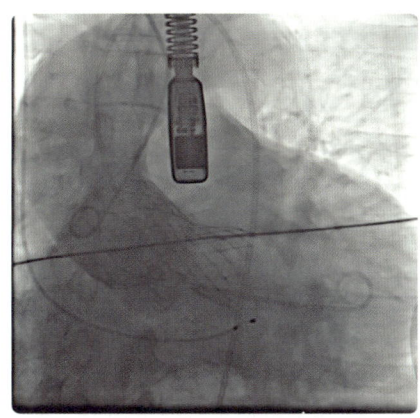
图7-49-29 复查造影

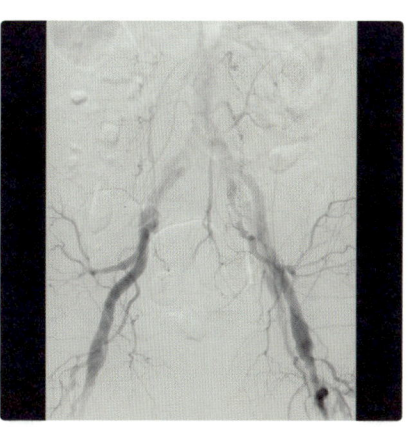
图7-49-30 撤去ECMO复查入路

术后

跨瓣压差下降为4 mmHg，生命体征平稳，拔出左股ECMO动静脉置管后闭合入路，遂送入CCU，术后2天床旁超声显示，人工瓣架功能良好，轻微瓣周漏，术后1个月随访超声（图7-49-31），EF值由21%提升到60%。

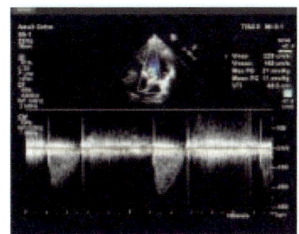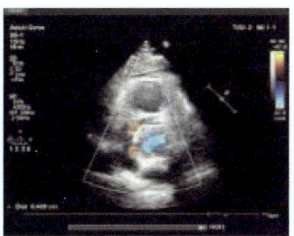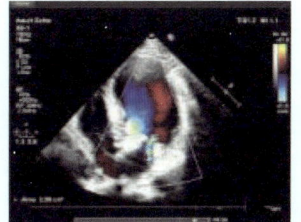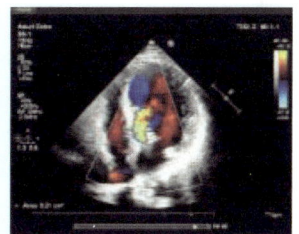

心腔及大血管(mm)	主动脉 44	左房 38	RVOT 前后径 32	左室舒张末 61	左室收缩末 41
升主动脉 47	右房上下径 50	右室上下径 60	主肺动脉 20	室间隔 12	左室后壁 12
瓣口血流度 (m/s)	二尖瓣 E 峰 0.64	主动脉瓣 2.3	肺动脉瓣 0.66	三尖瓣 E 峰 0.6	
	二尖瓣 A 峰 0.98	峰值压差 21mmHg	峰值压差	三尖瓣 A 峰	左室射血分数 60%
	PHT	平均压差 11mmHg	平均压差		
组织多普勒	S' (cm/s) 7.5	E' (cm/s) 10	A' (cm/s) 6	E/E' 6	

图7-49-31 术后1个月超声

超声描述：
主动脉瓣位人工瓣膜支架，位置固定，瓣叶开放尚可，右前瓣周见反流信号，束宽约4.0 mm，升主动脉扩张；
二尖瓣闭合不良，左室壁增厚，室壁运动尚可；
心包腔未见液性暗区；

CDFI：主动脉瓣人工生物瓣反流，彩束面积5.2 cm^2（源自瓣周）；
二尖瓣反流，彩束面积2.5 cm^2；
三尖瓣反流，彩束面积2.1 cm^2，估测肺动脉收缩压20 mmHg。

超声提示：
TAVR术后，主动脉瓣位人工瓣膜支架位置良好，中度瓣周反流
左心增大
轻度二尖瓣反流
轻度三尖瓣反流
升主动脉扩张

图7-49-31　（续）

病例点评

在TAVR前年代，低流速低压差AS患者建议术前行多巴酚丁胺实验评估心肌储备。早年，需要在充分的监护环境下，逐步加大多巴酚丁胺用量，同时超声评估左室收缩情况和瓣口流速，如果瓣口流速能提升20%以上，既认为多巴酚丁胺试验阳性，心肌有储备功能。在TAVR技术成熟后，英国的学者对比了多巴酚丁胺阳性和阴性的低流速低压差AS患者，两组行TAVR手术治疗后，心功能都比术前明显改善，EF值也明显升高。不同的是多巴酚丁胺阳性患者改善的时间更短，效果更明显。TAVR手术因其微创，不停跳的特点，对严重心功能不全的患者更加友好。但这部分患者相对于高压差的患者，仍然是高风险患者，术中必须考虑循环辅助装置的使用。

本例患者只有61岁，超声诊断低流速低压差AS，合并升主动脉扩张，CT下测量升主动脉超过50 mm，原则上首选外科手术。但经大血管组会诊后考虑患者低流速低压差，行主动脉瓣和升主动脉置换术，手术风险极高，建议TAVR。从解剖上，瓣环流出道的大小分别是30 mm、31 mm，但瓣上结构是Type0型二叶瓣，重度钙化，联合部有钙化融合，瓣上短轴31 mm，窦高度超过23 mm，横位心，角度78° 二叶瓣方向呈1~7点方向。这种解剖做TAVR无疑挑战极大。对于低流速低压差的患者合并解剖挑战的患者，术前计划就是ECMO辅助下TAVR。考虑二叶瓣和重度钙化，目标瓣膜是29号，故用23 mm球囊预扩，尽量不破坏瓣上结构。另外，考虑横位心，升主动脉宽，破裂风险高，瓣膜跨瓣困难，故准备抓捕器辅助跨瓣。投照角度方面准备了瓣膜切线位（左肩），用来跨瓣和球扩，同时准备

多一个右足位，这个角度下瓣环和人工瓣膜可以达到共平面，方便瓣膜定位。因为升主宽，横位心，主动脉迂曲，为减少破裂风险，没有选择plus。术中跨瓣遇到较大挑战，因为主动脉根部的角度大，普通的AL2，JR4，多功能导管均无法跨瓣，尝试直头导丝和弯头泥鳅也失败，最后是JL4加直头导丝成功跨瓣。预扩后瓣膜跨瓣尽管在抓捕器辅助下仍然非常困难，在反复尝试后侥幸跨瓣。瓣膜释放后位置偏深，但结合瓣膜角度，瓣周漏可以接受，压差消失，故未再行瓣中瓣。术中未发生停跳，故手术结束后撤去ECMO返回CCU。术后1个月随访EF值明显改善，患者自我感觉明显好转，虽然有中度瓣周漏，但是患者年轻，调整好心功能后，为以后外科置换升主动脉瓣和主动脉瓣打下基础。

50 升主动脉置换术后EF21%——ECMO辅助TAVR

术前分析

患者，男，73岁。主诉：反复胸闷气促伴双下肢水肿6个月，加重19天。现病史：6个月前患者无明显诱因出现胸闷气促，伴双下肢水肿，不伴胸痛，不伴头晕头痛，不伴恶心呕吐，不伴咳嗽咳痰，遂就诊于外院，心脏超声示：主动脉瓣重度狭窄伴轻度关闭不全，二尖瓣、三尖瓣重度反流，全心增大，中度肺高压。CTA 示：①主动脉瓣钙化伴主动脉瓣口狭窄；②升主动脉置换术后；③主动脉、双侧髂总动脉、髂内外动脉粥样硬化，右侧髂外动脉管腔轻度狭窄，右侧髂总动脉局部瘤样扩张；④左右冠脉壁钙化。予以对症处理后出院。此后症状反复发作，19天前患者自觉症状较前加重，偶有头晕头痛，遂就诊外院，心脏超声示：主动脉瓣钙化并重度狭窄及轻度关闭不全，全心增大，二尖瓣重度反流，三尖瓣中度反流，肺动脉高压（中度），双侧胸腔少—中度积液，建议患者行 TAVR 术，患者拒绝手术，给予以抗心力衰竭等对症治疗后出院。今为进一步治疗，门诊拟诊"主动脉瓣狭窄"收入病房，精神、食欲、胃纳一般，大小便无异常，近期体重无减轻。拟行TAVR术式。

术前超声（图7-50-1）

AV：4.2 m/s，MPG：42 mmHg，LVEF：21%。

主动脉瓣重度狭窄。

全心扩大，左室收缩舒张功能明显减低。

升主动脉人工血管置换术后。

二尖瓣重度反流。

三尖瓣中度反流。

中度肺高压。

第七章 ECMO 辅助

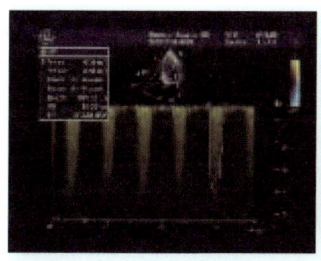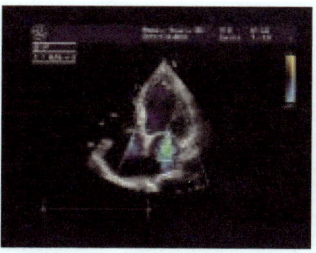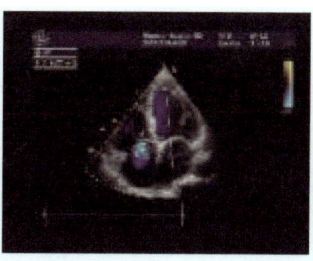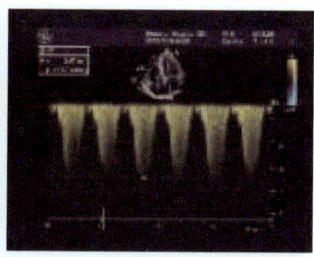

心腔及大血管 (mm)	主动脉	左房 48	RVOT 前后径 28	左室舒张末 62	左室收缩末 56
升主动脉	右房上下径 55	右室上下径 62	主肺动脉 28	室间隔 12	左室后壁 10
瓣口血流度 (m/s)	二尖瓣 E 峰 1.2	主动脉瓣 4.2	肺动脉瓣 0.7	三尖瓣 E 峰 0.5	
	二尖瓣 A 峰	峰值压差 69 mmHg	峰值压差	三尖瓣 A 峰	左室射血分数 21%
	PHT	平均压差 42 mmHg	平均压差		
组织多普勒	S' (cm/s) 5	E' (cm/s) 4	A' (cm/s) 6	E/E' 30	

超声描述：
升主动脉内可见人工血管回声，内径25 mm，管壁回声稍增强，血流通畅；
主动脉瓣弥漫性钙化，开放受限；
二尖瓣瓣环扩张，瓣叶稍增厚，回声增强，开放尚好，关闭不拢；
其余各瓣膜形态活动正常；
全心扩大，左室壁弥漫性运动减弱；
未见心包积液；

CDFI：二尖瓣反流，彩束面积8.5 cm²；
三尖瓣反流，彩束面积6.7 cm²，估测肺动脉收缩压58 mmHg。

超声提示：
重度主动脉瓣狭窄
全心扩大，左室收缩舒张功能明显减低
升主动脉人工血管置换术后
重度二尖瓣反流
中度三尖瓣反流
中度肺高压

图7-50-1 术前超声

根部解剖

根据术前CT分析（图7-50-2至图7-50-12），该患者既往行全升主人工血管置换，为Type1 型二叶瓣畸形患者，瓣环28.7 mm，左室流出道30.2 mm，二叶瓣鱼嘴短径为26.6 mm，重度钙化，左右冠分别为12.7 mm与15.1 mm，STJ 30.8 mm，升主均径人工血管为27.7 mm，患者EF值极低，心功能极差，遂行ECMO辅助下TAVR。考虑使用20 mm球囊预扩，优选VenusA 26号瓣膜。

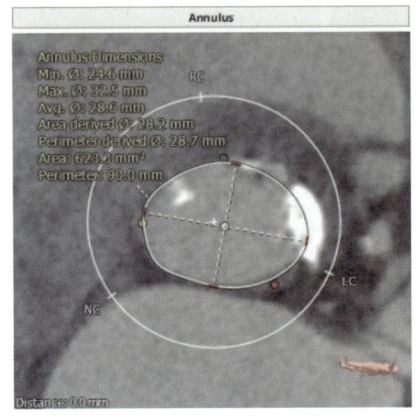

图7-50-2　瓣环平面

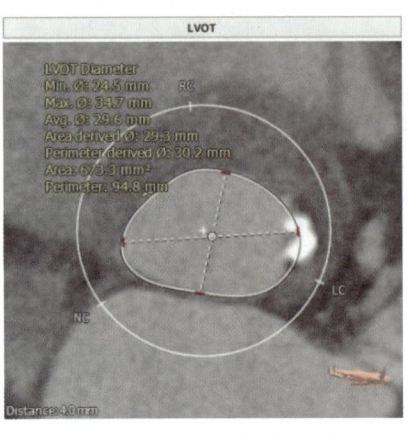

图7-50-3　流出道平面

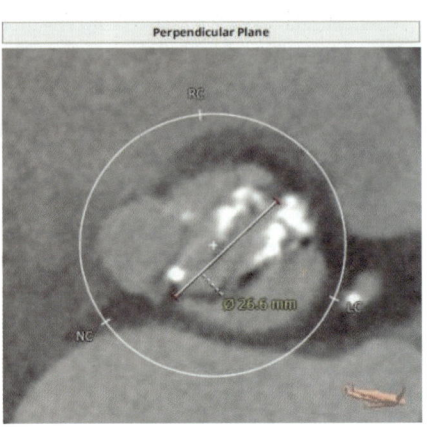

图7-50-4　中缝长度

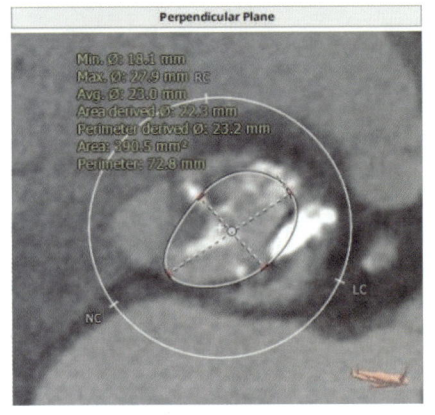

图7-50-5　瓣上4 mm平面

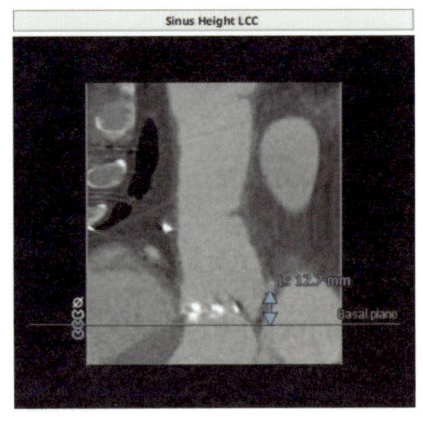

图7-50-6　左冠高度

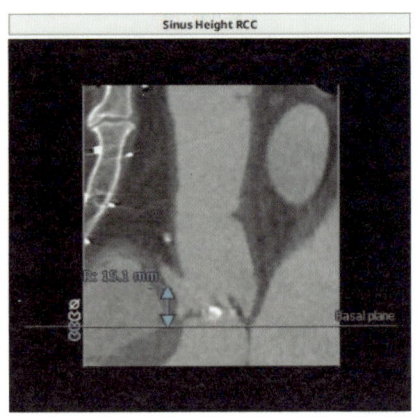

图7-50-7　右冠高度

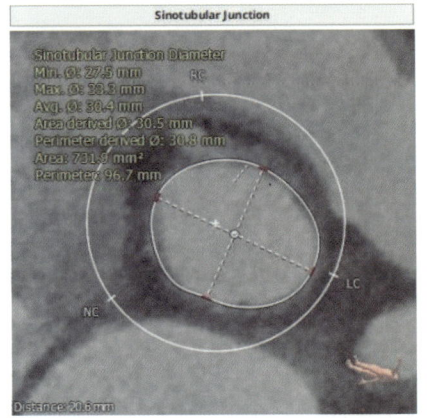

图7-50-8　窦管交界平面

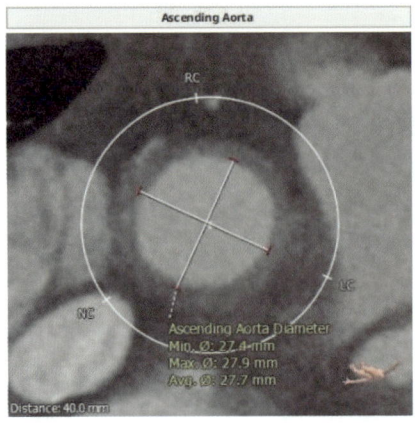

图7-50-9　瓣上40 mm处升主平面

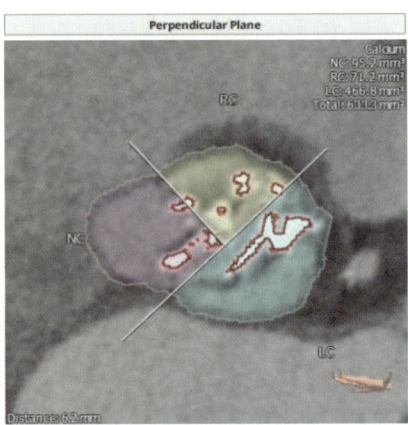

图7-50-10　钙化情况

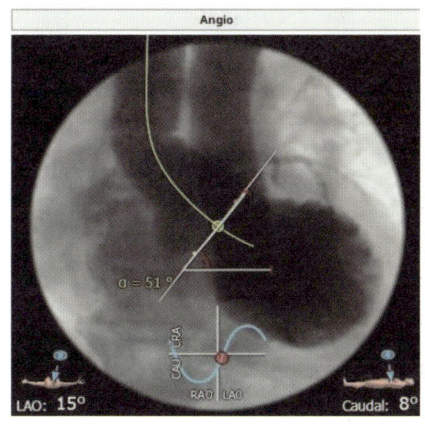
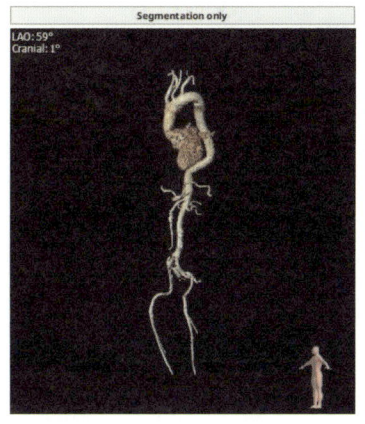

图7-50-11 横位心角度　　图7-50-12 全主动脉形态

（该图片来源于荷兰 Pie medica imaging 公司的3mensio术前评估软件）

手术过程

手术过程（图7-50-13至图7-50-24）。

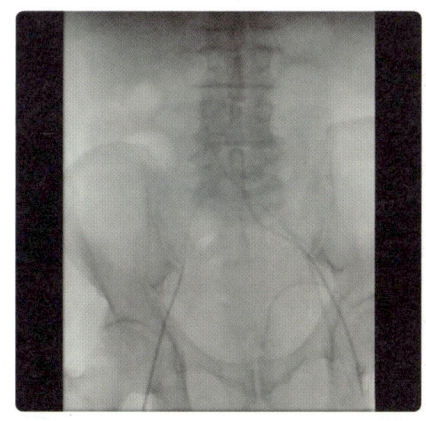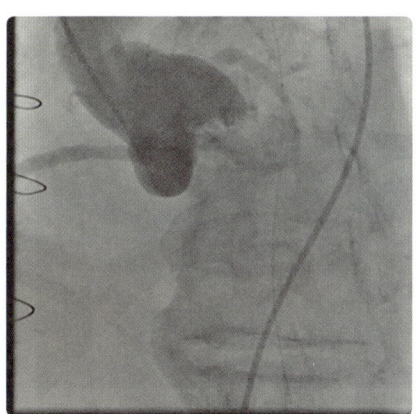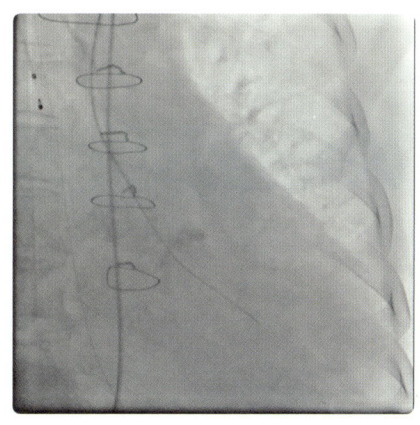

图7-50-13 右入路夹层透视下过导丝置管上ECMO　　图7-50-14 根部造影　　图7-50-15 跨瓣后右前斜送导丝到心尖

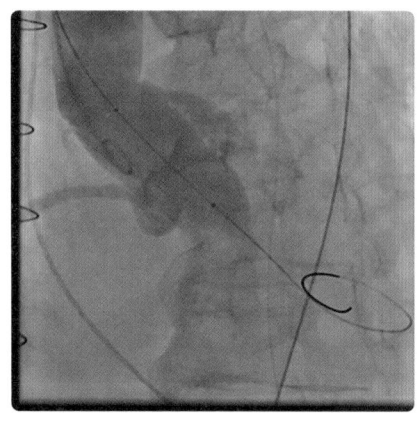
图7-50-16　Numed 20 mm球囊扩张

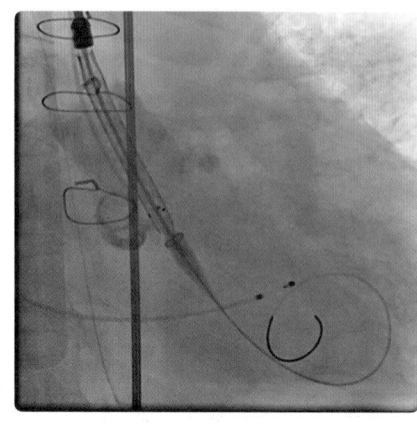
图7-50-17　VenusA 26号瓣膜定位

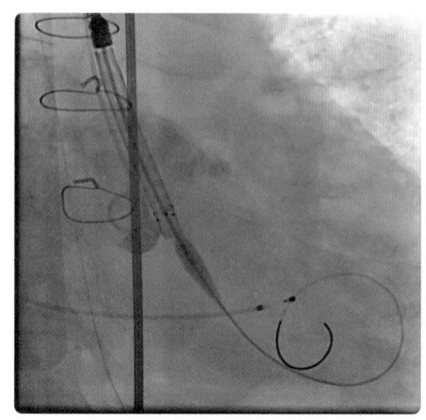
图7-50-18　瓣膜定位

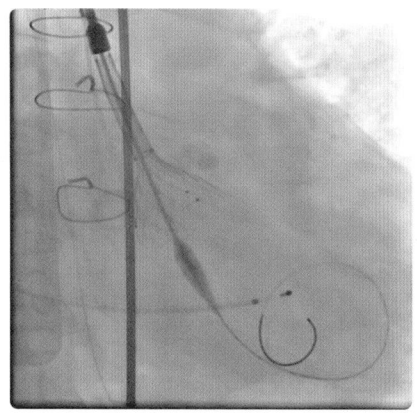
图7-50-19　瓣膜释放

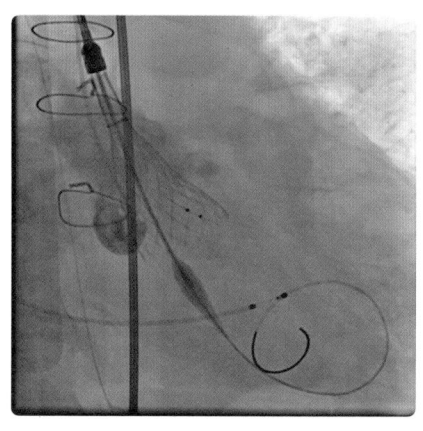
图7-50-20　确认位置满意

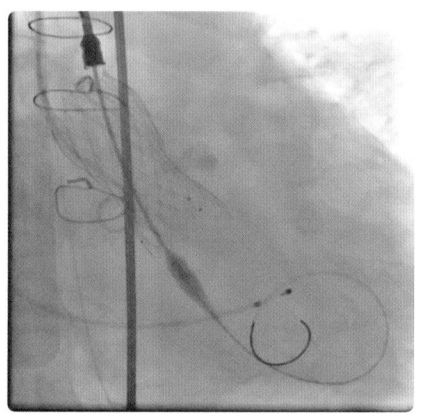
图7-50-21　瓣膜完全释放

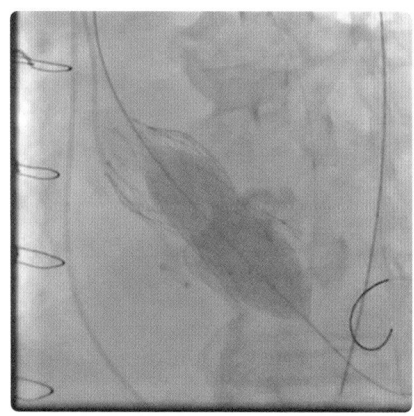
图7-50-22　Numed 20 mm球囊后扩

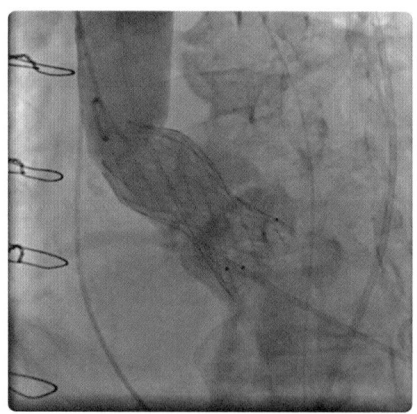
图7-50-23　复查造影

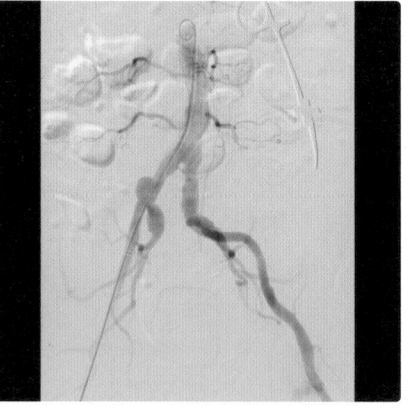
图7-50-24　复查入路造影

扫码看视频

术后

患者跨瓣压差消失，轻、中度瓣周漏，ECMO成功撤机后转入CCU，6天后转入普通病房，出院前超声（图7-50-25）显示EF值已提升为40%，患者症状改善，随后出院。

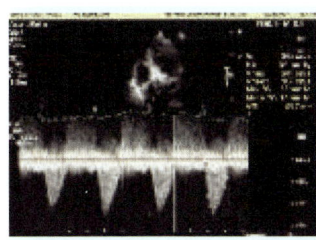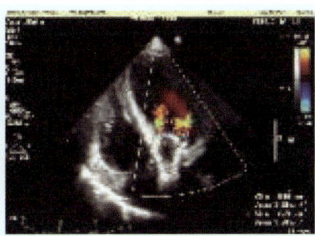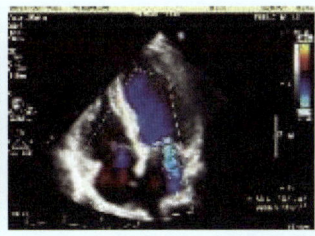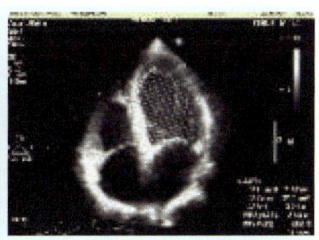

心腔及大血管 (mm)	主动脉 30	左房 48	RVOT 前后径 34	左室舒张末 59	左室收缩末 44
升主动脉	右房上下径 54	右室上下径 61	主肺动脉 24	室间隔 12	左室后壁 12
瓣口血流度 (m/s)	二尖瓣 E 峰 1.16	主动脉瓣 2.41	肺动脉瓣 0.85	三尖瓣 E 峰 0.47	
	二尖瓣 A 峰 0.84	峰值压差 23 mmHg	峰值压差	三尖瓣 A 峰	左室射血分数 40%
	PHT	平均压差 13 mmHg	平均压差		
组织多普勒	S' (cm/s) 6.5	E' (cm/s) 6	A' (cm/s) 5	E/E' 19	

超声描述：
主动脉瓣位支架人工生物瓣，位置正常，瓣叶活动可，瓣膜工作区内径21.5 mm，AV-VTI：46.7 cm，LVOT-VTI：20.6 cm，连续方程测AVA 1.89 cm^2；
升主动脉内可见人工血管回声，内径26 mm，管壁回声稍增强，血流通畅；
二尖瓣瓣环扩张，瓣叶回声增强，开放尚好，关闭欠佳；余瓣膜形态正常；
双房及左室扩大，左室壁稍增厚，室壁运动弥漫性减弱；
下腔静脉内径21 mm，随呼吸塌陷率大于50%；心包腔未见液性暗区；

CDFI：二尖瓣反流，彩束面积6.4 cm^2；
主动脉瓣膜支架瓣周见两束反流（短轴切面3-4点及9-10点处），彩束面积分别为2.9 cm^2、3.3 cm^2；
三尖瓣反流，彩束面积2.3 cm^2，估测肺动脉收缩压30 mmHg。

超声提示：
TAVR术后，主动脉瓣位支架人工生物瓣位置良好，轻中度瓣周漏
左室收缩舒张功能减低
升主动脉人工血管置换术后
中度二尖瓣反流
轻度三尖瓣反流

图7-50-25 出院前超声

病例点评

本例患者行ECMO辅助主要原因有2个：第一，虽然患者流速有4 m/s，但是EF只有21%，属于极低EF，临床上既往有主动脉置换术的病史，STS评分高危；第二，患者解剖上属于开放性流出道，瓣膜移位风险较高，升主动脉较小，可能给瓣中瓣操作带来困难。基于以上两点，为了尽可能平稳手术，故选择ECMO辅助TAVR。解剖上，这个患者虽然是右无融合的二叶瓣，但是右窦发育较小，形态上接近0型二叶瓣，瓣上钙化重，且集中在左窦，接近左右瓣叶联合部。瓣环及流出道平面较大，而瓣上结构较小，瓣叶联合部距离只有26 mm，这种情况下只能考虑根据瓣上结构进行选择瓣膜。目标瓣膜为26号，为了避免破坏瓣上结构，选择26号瓣膜的下限20 mm球囊进行扩张。20 mm球囊扩张可以看到左窦钙化很硬，右无联合可以推开，没有反流，故选择26号瓣膜，高位释放。释放后瓣膜下滑到标准位，有明显的腰，故用20 mm球囊进行后扩张。最后造影虽然有中度瓣周漏，但是考虑患者狭窄解除，且升主动脉人工血管限制了瓣膜的流出端，未再行瓣中瓣。术中撤除ECMO，辅助循环约1 h。

对于复杂危重患者，ECMO辅助可以让手术更加平稳，这类患者行TAVR治疗以救命为主，术中不需要追求完美，达到既定目标即可收台。

51 瓣环35合并EF25%的手术策略

术前分析

患者，男，75岁，患者于5年前开始出现气促，偶伴心前区不适，偶伴下肢水肿，无咳嗽咳痰、头昏、头痛、恶心呕吐，多于活动后出现，休息可缓解。5年来，上述症状反复发作，多次就诊于外院，予以利尿等对症支持治疗，均好转。26天前患者自觉气促加重，夜间不能平卧，伴双下肢水肿，伴咳嗽咳痰，痰为白色，无头昏头痛、恶心呕吐，自服利尿剂不能消肿，遂于16天前至外院住院，完善心脏超声提示LVEF 25%，LVDd 82 mm，左心及右房增大，节段性运动异常，主动脉瓣中、重度狭窄及轻中度反流，二尖瓣轻度脱垂、瓣体撕裂并中重度反流，三尖瓣中、重度反流，轻度肺高压。外院考虑急性心力衰竭，予抗心力衰竭治疗后，上述症状控制欠佳，为求进一步诊治考虑"急性心力衰竭，心脏瓣膜病，肺部感染，肝功能不全"，予以无创辅助通气、利尿、护肝、抗感染、急诊血透治疗后，患者气促、下肢水肿明显好转。现要求手术治疗。患者自发病以来，精神欠佳，胃纳欠佳，大便正常，入院前小便量少，现小便较多。EF值极低，拟行ECMO下TAVR术式。

术前超声（图7-51-1）

AV：3.39 m/s，MPG：25 mmHg，AVA：1.05 cm^2，LVEF：25%。

二叶主动脉瓣中重度狭窄并重度反流。

二尖瓣重度反流。

三尖瓣中度反流。

轻度肺高压。

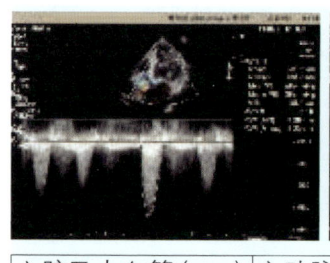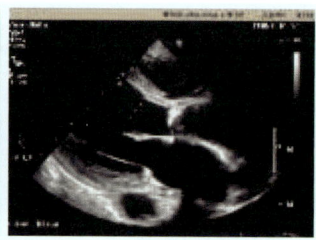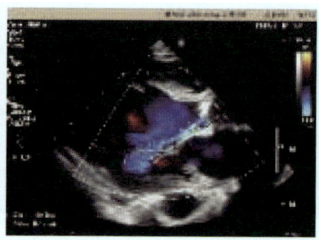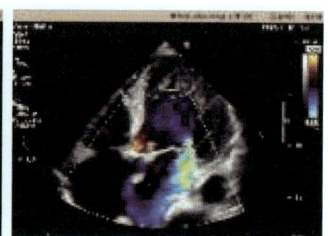

心腔及大血管 (mm)	主动脉 41	左房 50	RVOT 前后径 27	左室舒张末 84	左室收缩末 76
升主动脉 46	右房上下径 62	右室上下径 73	主肺动脉 26	室间隔 12	左室后壁 12
瓣口血流度 (m/s)	二尖瓣 E 峰 0.41	主动脉瓣 3.39	肺动脉瓣 0.76	三尖瓣 E 峰 0.5	
	二尖瓣 A 峰 0.79	峰值压差 46 mmHg	峰值压差	三尖瓣 A 峰	左室射血分数 25%
	PHT	平均压差 25 mmHg	平均压差		
组织多普勒	S' (cm/s) 3.4	E' (cm/s) 4.3	A' (cm/s) 3.8	E/E' 10	

超声描述：

主动脉瓣为二叶瓣，呈前后排列，瓣叶增厚，并见结节样强回声，开放受限，关闭不拢；主动脉瓣环内径 29 mm，连续方程测 AVA 1.05 cm^2；主动脉窦部内径 49 mm，升主动脉明显扩张，主动脉弓内径 30 mm，降主动脉内径 29 mm；

二、三尖瓣对合错位；全心扩大，左室壁稍厚，运动弥漫性减弱；右室运动减弱；

房间隔似见原发隔与继发隔分离，左向右分流，彩束宽约 1.5 mm，室间隔未见中断，未见 PDA；

心包腔见液性暗区：右室游离壁 5 mm，左室侧壁旁 7 mm，左室后壁后 5 mm；

CDFI：二尖瓣反流，彩束面积 16 cm^2；主动脉瓣反流，彩束面积 8.7 cm^2；

　　　三尖瓣反流，彩束面积 5.0 cm^2，估测肺动脉收缩压 42 mmHg。

超声提示：

全心大，左室收缩舒张功能明显减低，右室收缩功能减低

二叶主动脉瓣，中重度狭窄并重度反流

重度二尖瓣反流

中度三尖瓣反流

轻度肺高压

少量心包积液　卵圆孔未闭待排

图7-51-1　术前超声

根部解剖

根据术前CT分析（图7-51-2至图7-51-12），该病例为Type1 二叶瓣，重度钙化，整体解剖偏大，可见左右冠瓣融合，瓣环35.2 mm，LVOT 36.6 mm，左右冠瓣融合，瓣口开口长径33.1 mm，左冠

16.1 mm，右冠20.6 mm，STJ 43.2 mm，升主44.5 mm，考虑心功能差，拟行ECMO辅助下TAVR，考虑使用25 mm球囊预扩，优选VenusA 32号瓣膜。

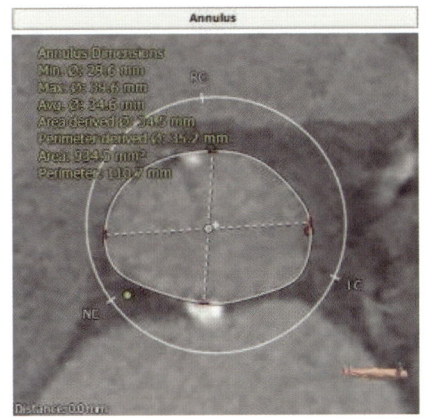

图7-51-2　瓣环平面

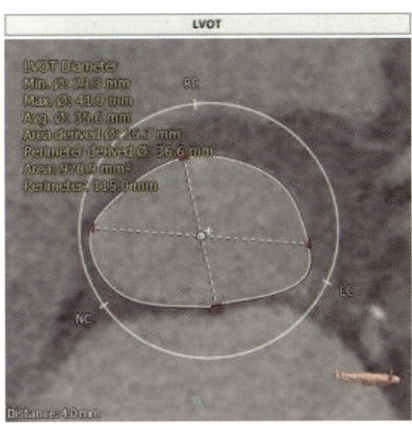

图7-51-3　流出道平面

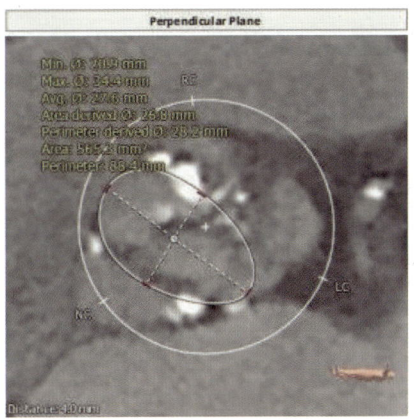

图7-51-4　瓣上4 mm平面

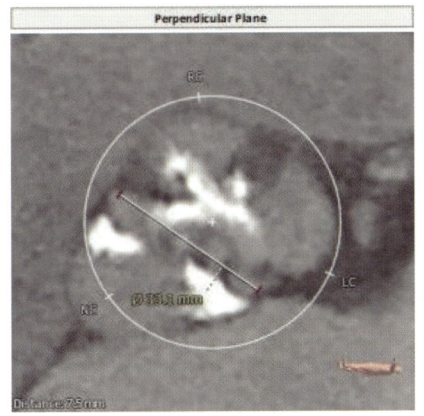

图7-51-5　中缝长度

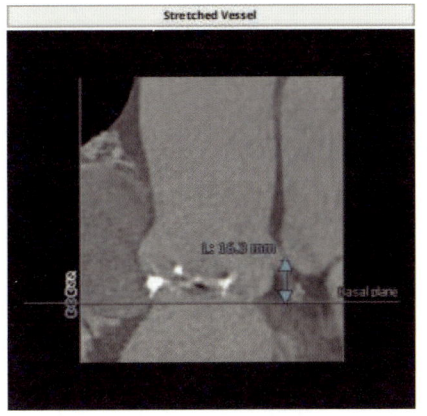

图7-51-6　左冠高度

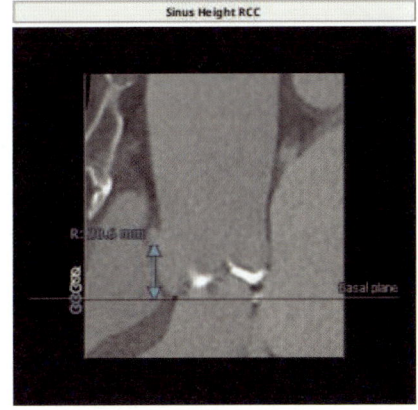

图7-51-7　右冠高度

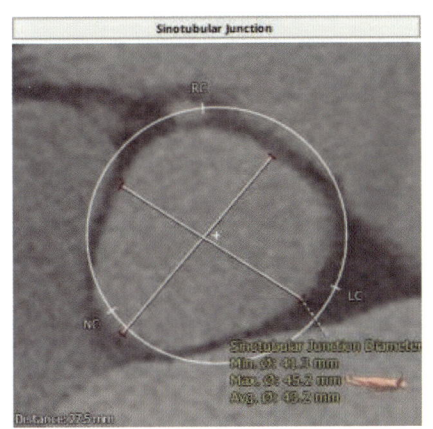

图7-51-8　窦管交界平面

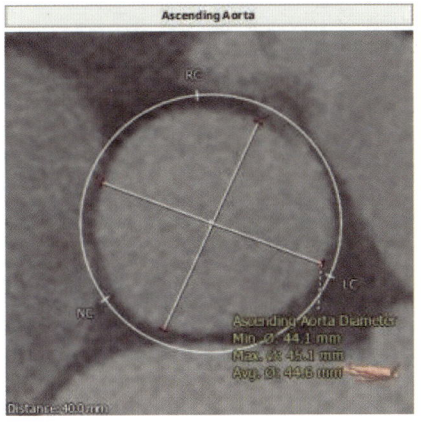

图7-51-9　瓣上40 mm处升主平面

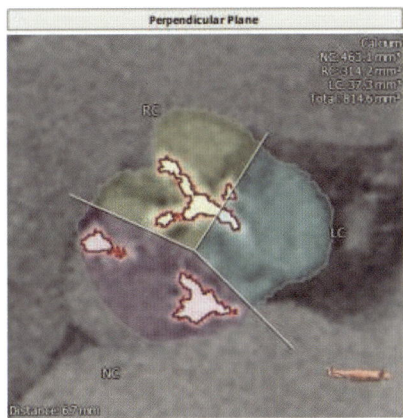

图7-51-10　钙化情况

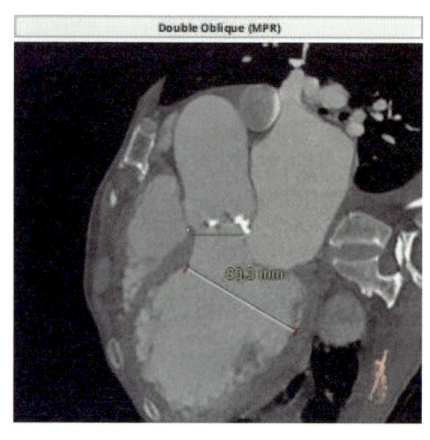
图7-51-11　左室大小

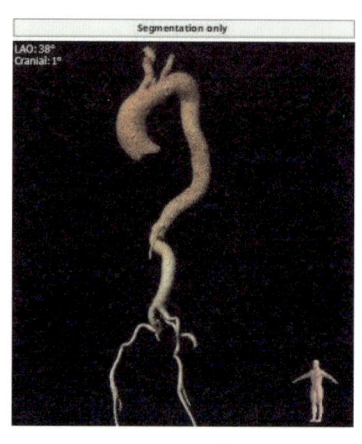
图7-51-12　全主动脉形态

（该图片来源于荷兰 Pie medica imaging公司的3mensio术前评估软件）

手术过程

手术过程（图7-51-13至图7-51-25）。

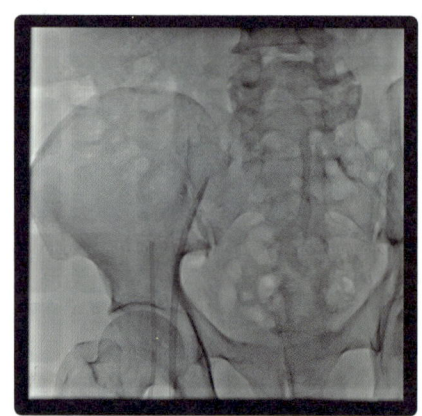
图7-51-13　置管上ECMO

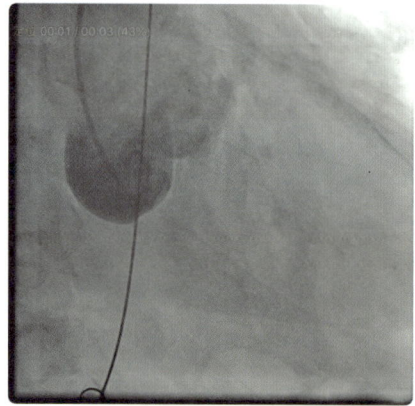
图7-51-14　根部造影

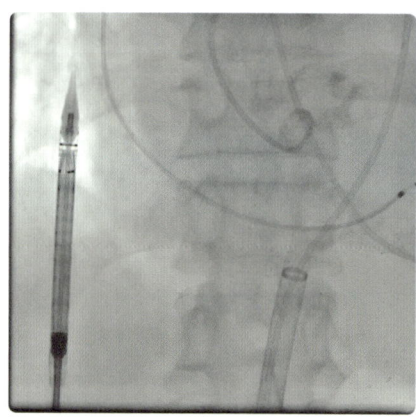
图7-51-15　预装VenusA 32号瓣膜体外透视下检查

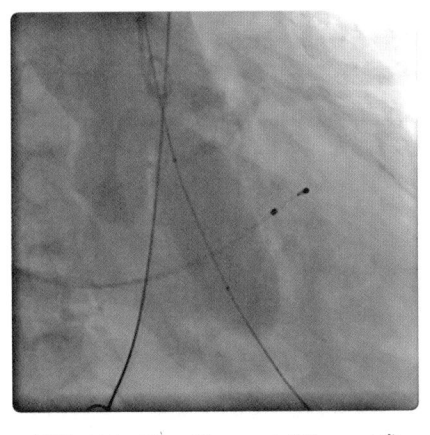
图7-51-16　Numed 25 mm球囊扩张移位

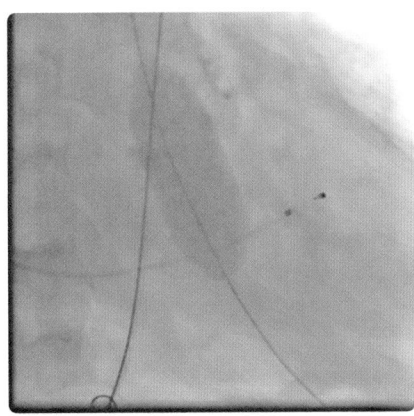
图7-51-17　再次预扩

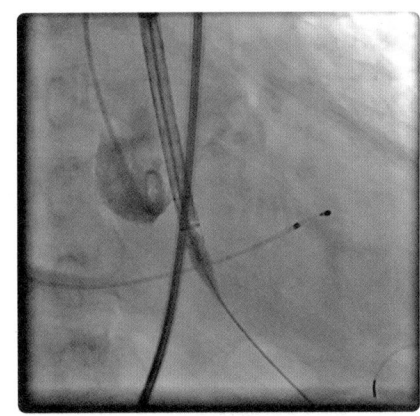
图7-51-18　瓣膜定位

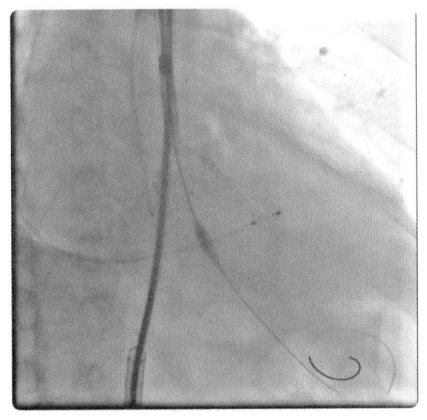
图7-51-19　瓣膜释放

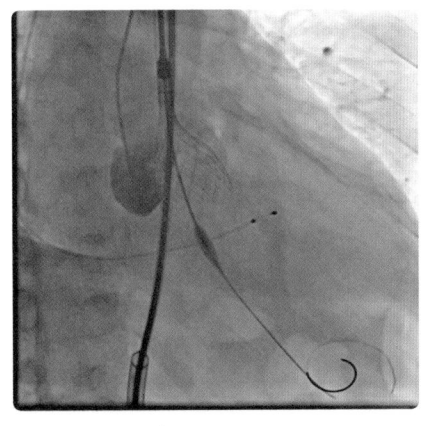
图7-51-20　确认植入深度

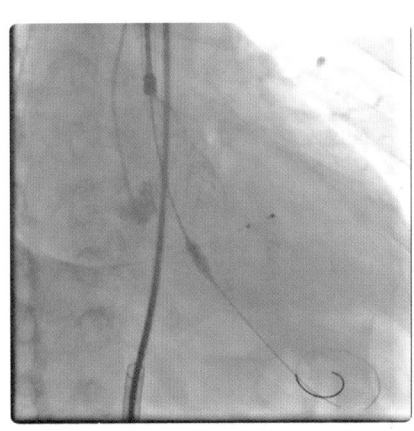
图7-51-21　完全释放瓣膜

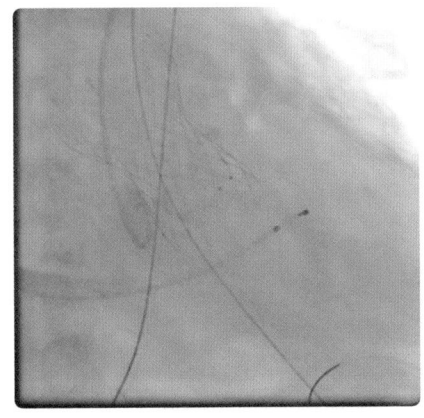
图7-51-22　多角度检查瓣膜成形

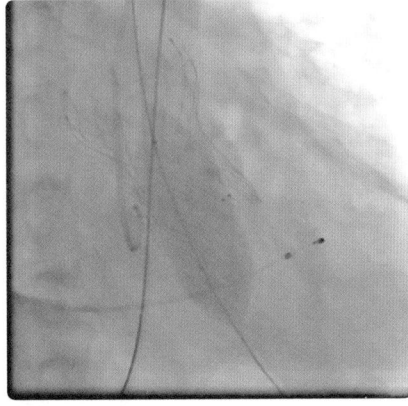
图7-51-23　Numed 25 mm球囊后扩张

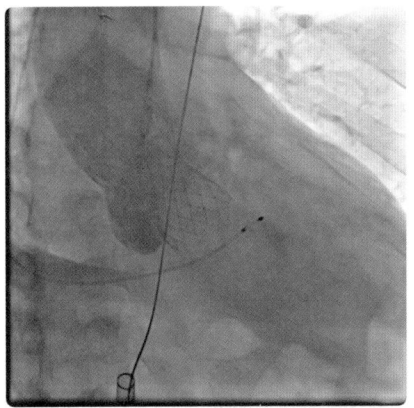
图7-51-24　复查造影

扫码看视频

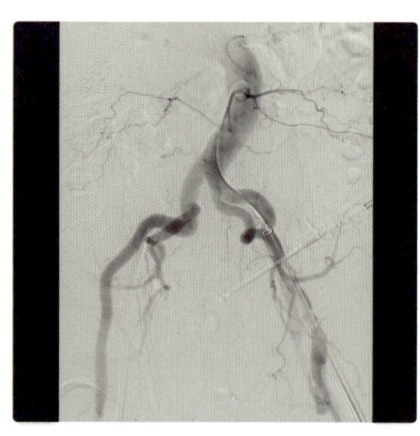

图7-51-25 撤机检查入路

术后

患者顺利下台,跨瓣压差下降为3,反流改善,轻中度瓣周漏,ECMO顺利撤机,术后超声(图7-51-26)提示EF值上升,1周后顺利出院。

心腔及大血管(mm)	主动脉 23	左房 48	RVOT前后径 23	左室舒张末 88	左室收缩末 79
升主动脉 43	右房上下径 66	右室上下径 67	主肺动脉 23	室间隔 12	左室后壁 10
瓣口血流度(m/s)	二尖瓣 E 峰 0.75	主动脉瓣 2.67	肺动脉瓣 1.09	三尖瓣 E 峰 0.43	
	二尖瓣 A 峰 0.62	峰值压差 28 mmHg	峰值压差	三尖瓣 A 峰	左室射血分数 26%
	PHT	平均压差 16 mmHg	平均压差		
组织多普勒	S'(cm/s) 15.7	E'(cm/s) 11.6	A'(cm/s) 6.3	E/E' 6	

超声描述:
主动脉瓣人工生物瓣,瓣架工作内径23 mm,瓣叶开放关闭良好,瓣周2点钟位置可见中量反流信号;
二、三尖瓣对合错位,关闭不拢;
全心扩大,左室壁稍厚,运动弥漫性减弱;
心包腔见液性暗区:右室游离壁6.9 mm,左室侧壁旁6.7 mm,左室后壁后6.2 mm;
下腔静脉内径16 mm,呼吸变异度小于50%;

CDFI:二尖瓣反流,彩束面积12 cm²;主动脉瓣瓣周反流,彩束面积7.8 cm²;
三尖瓣反流,彩束面积7.3 cm²,估测肺动脉收缩压44 mmHg。

超声提示:
TAVR术后,中度瓣周漏

图7-51-26 术后复查超声

左室收缩功能明显减低
重度二尖瓣反流
中重度三尖瓣反流
轻度肺高压
少量心包积液

图7-51-26 （续）

病例点评

这是一个主瓣重窄重漏的患者，升主动脉扩张，左室扩大，合并重度二尖瓣反流，低流速低压差，临床上有严重心力衰竭表现。患者CT显示，瓣环35 mm，流出道36 mm，已经超过了最大型号瓣膜直径。瓣上结构是左右融合的Type1型二叶瓣，重度钙化（钙化积分800+），瓣上4 mm平面周长折算直径是28 mm，最窄处大概是瓣上7.5 mm，再往上STJ和升主动脉都是45 mm左右，主动脉根部总体呈现一个上下大，中间小的葫芦型。临床上，患者已经是外科手术禁忌，只有TAVR可以尝试。患者心力衰竭重，解剖有挑战，决定术中ECMO辅助循环。球囊选择25号球囊进行预扩张，选择32号瓣膜，因考虑开放型流出道，备32号瓣中瓣。术后CCU超声复查虽有中度瓣周漏，但患者心力衰竭明显缓解，尿量增加，1周后顺利出院。对于这种患者，术后充分的抗心力衰竭药物治疗非常重要，心脏彩超多数会在术后半年左右有明显改善。

52 低流速低压差并重度钙化 ECMO辅助

术前分析

患者，男，69岁，反复胸闷、气促2年余，再发加重1个月。既往糖尿病史多年，现规律服药治疗，血糖控制可，有慢性肾脏病3期、高尿酸血症、慢性胃炎多年。

术前超声（图7-52-1）

AV：3.69 m/s，MPG：28 mmHg，AVA：0.5 cm^2，LVEF：22%。

主动脉瓣重度狭窄并轻度反流。

二尖瓣中度反流。

三尖瓣重度反流。

重度肺高压。

全心扩大，左室收缩舒张功能明显减低。

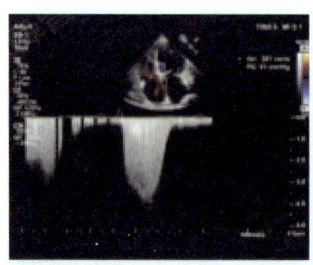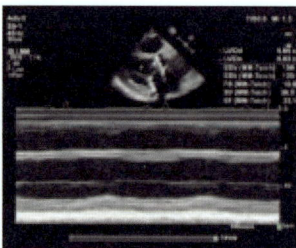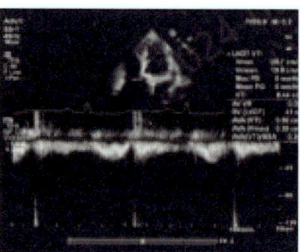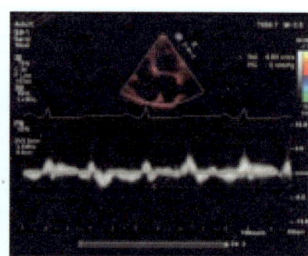

心腔及大血管 (mm)	主动脉 31	左房 55	RVOT 前后径 29	左室舒张末 56	左室收缩末 51
升主动脉 41	右房上下径 68	右室上下径 70	主肺动脉 29	室间隔 10	左室后壁 13
瓣口血流度 (m/s)	二尖瓣 E 峰 0.94	主动脉瓣 3.69	肺动脉瓣 0.5	三尖瓣 E 峰 0.46	
	二尖瓣 A 峰 0.27	峰值压差 54 mmHg	峰值压差	三尖瓣 A 峰	左室射血分数 22%
	PHT	平均压差 28 mmHg	平均压差		
组织多普勒	S'(cm/s) 4	E'(cm/s) 4.5	A'(cm/s) 2	E/E' 21	

图7-52-1　术前超声

超声描述：

主动脉瓣三叶瓣结构，弥漫性钙化，开放明显受限，关闭不拢；2D测主动脉瓣口面积0.47 cm^2，连续方程测AVA 0.5 cm^2；主动脉瓣环内径31 mm，主动脉窦内径34 mm，升主动脉扩张，主动脉弓内径33 mm，降主动脉显示不清；

二尖瓣瓣环增宽，可见钙化，开放尚好，关闭不拢；三尖瓣瓣叶稍增厚，开放尚好，关闭不拢；

全心扩大，弥漫性左室壁运动减弱，左室心尖部室壁运动消失；

房室间隔未见中断，未见PDA；

心包腔见液性暗区：左室后壁4 mm；

CDFI：二尖瓣反流，彩束面积6.0 cm^2；主动脉瓣反流，彩束面积2.5 cm^2；
三尖瓣反流，彩束面积10.5 cm^2，估测肺动脉收缩压71 mmHg。

超声提示：

主动脉瓣钙化，重度主动脉瓣狭窄并轻度反流

中度二尖瓣反流　重度三尖瓣反流　重度肺高压

全心扩大，左室收缩舒张功能明显减低

微量心包积液

图7-52-1　（续）

根部解剖

根据术前CT分析（图7-52-2至图7-52-13），该病例为Type0型二叶瓣，极重度钙化。Annulus：29.8 mm，LVOT：32.1 mm，STJ：32.8 mm，LCA：14.8 mm，RCA：20.2 mm，升主动脉稍增宽，考虑患者心功能差，拟备ECMO机。结合解剖结构考虑，使用23 mm球囊预扩，通过术中球扩球囊腰征、反流情况来判断瓣膜型号；首选VenusA-L29号瓣膜备VenusA-L26号瓣膜。

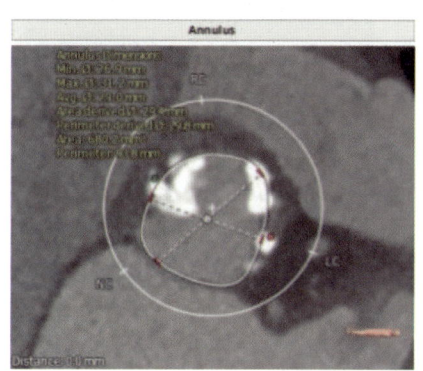 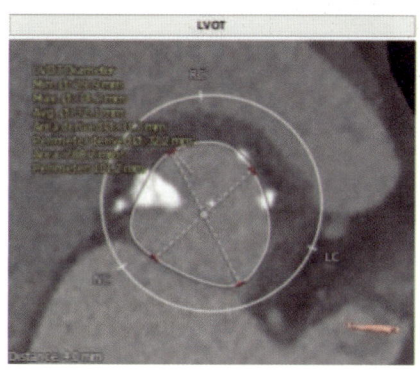 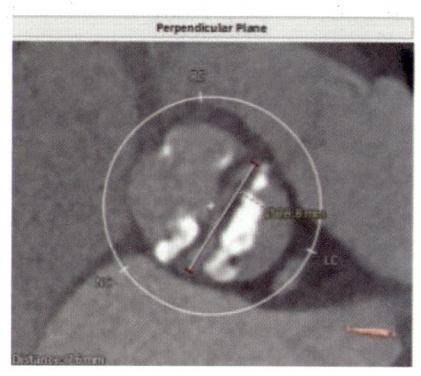

图7-52-2　瓣环平面　　　　图7-52-3　流出道平面　　　　图7-52-4　中缝长度

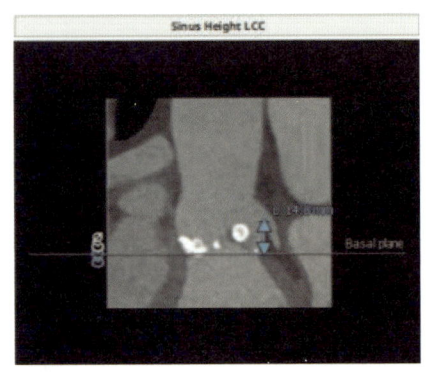
图7-52-5　左冠高度

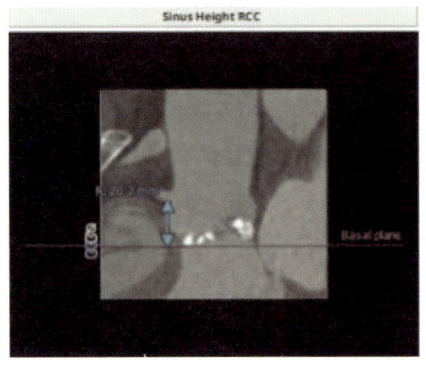
图7-52-6　右冠高度

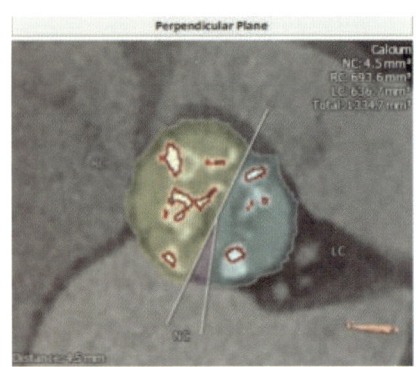
图7-52-7　钙化情况

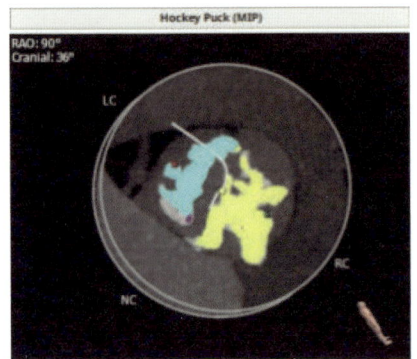
图7-52-8　钙化分布

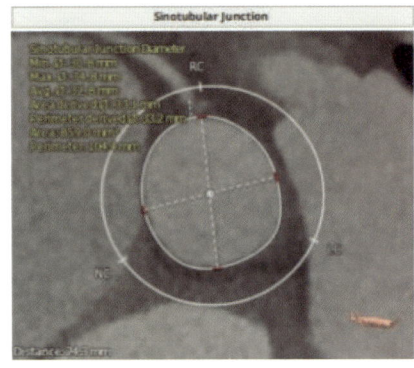
图7-52-9　窦管交界平面

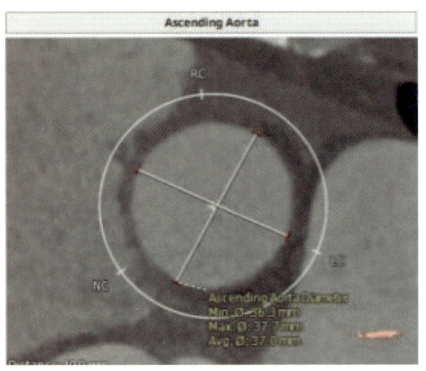
图7-52-10　瓣上40 mm处升主平面

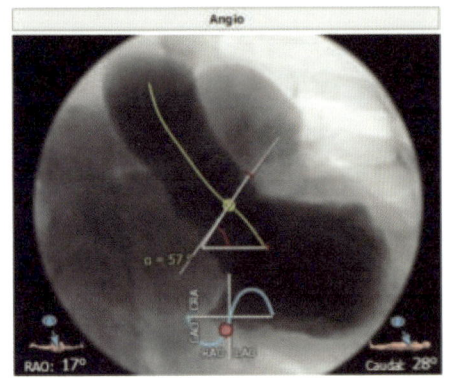
图7-52-11　横位心角度

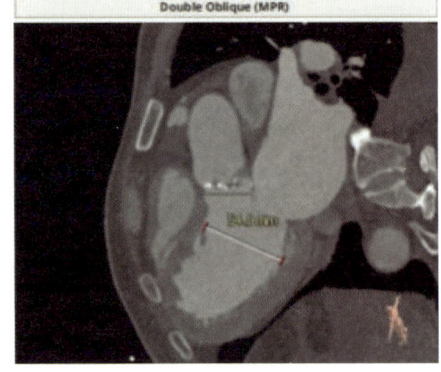
图7-52-12　左室大小

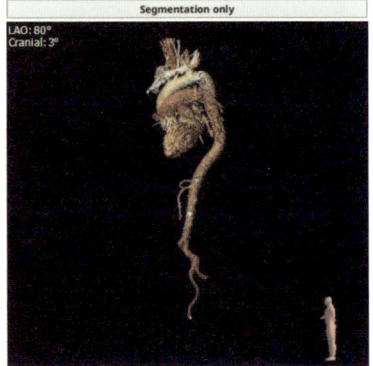
图7-52-13　全主动脉形态

（该图片来源于荷兰Pie medica imaging公司的3mensio术前评估软件）

手术过程

手术过程（图7-52-14至图7-52-22）。

扫码看视频

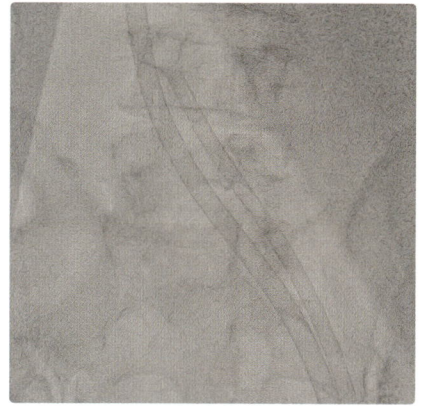
图7-52-14　ECMO置管转机

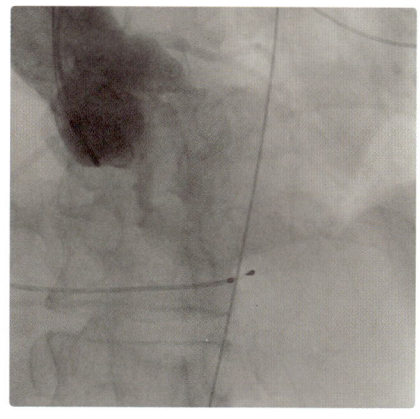
图7-52-15　主动脉根部造影

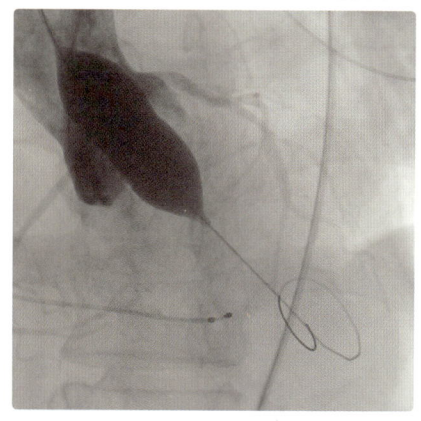
图7-52-16　23 mm球囊预扩

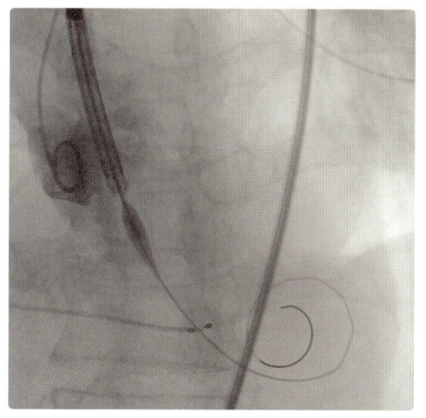
图7-52-17　VenusA 26号瓣膜定位

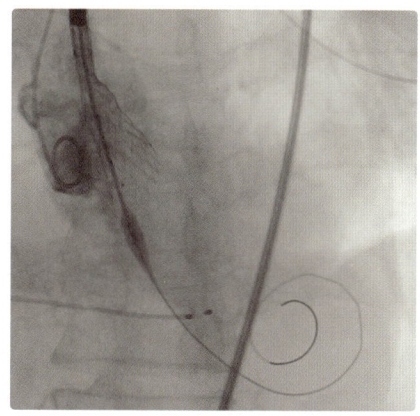
图7-52-18　造影确认植入深度

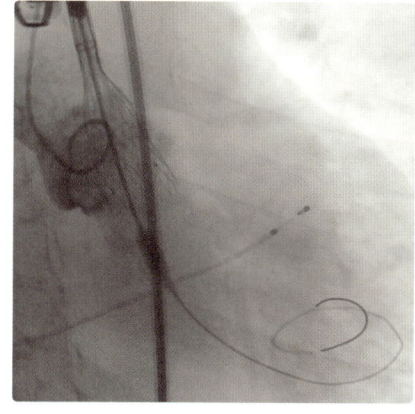
图7-52-19　多角度确认深度满意

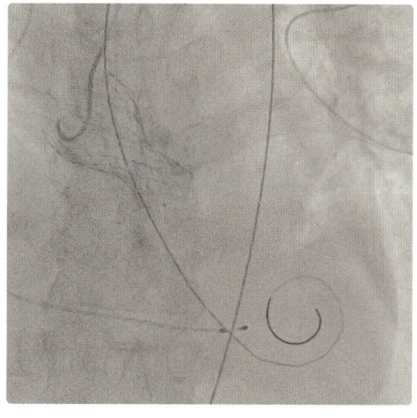
图7-52-20　瓣膜完全释放后撤出猪尾

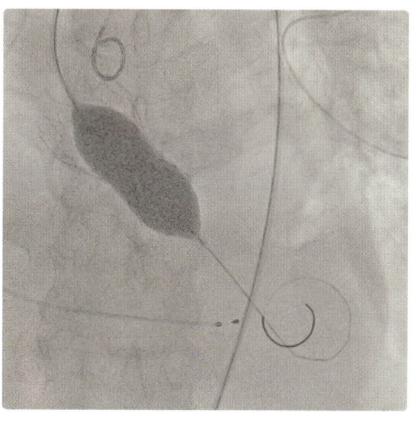
图7-52-21　23 mm球囊后扩

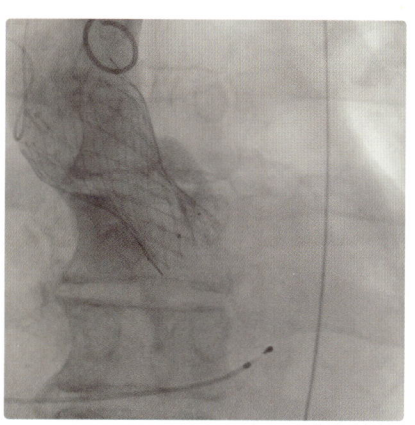
图7-52-22　复查造影

术后

术后循环稳定，即刻撤去ECMO，安返病房。

病例点评

这是一个典型的低流速低压差患者，解剖上也比较挑战，所以术前就考虑ECMO辅助下TAVR。患者入手术室后，因为血压低，心率快，麻醉科担心全麻后循环难以维持，与麻醉科商量后决定先穿刺上ECMO，再插管全麻。遂左侧股动脉预埋两把缝合器后就左侧股动静脉上V-A ECMO。因为计划手术结束后撤去ECMO，所以没有插远端灌注管。

53 ACS+三支钙化病变+AS+腹主动脉瘤——多学科联动的重要性

术前分析

患者，男，77岁，反复胸闷痛2年余，再发胸闷10余天。患者就医，于2021年1月行冠脉造影术：LAD全程弥漫狭窄，中远段最严重处约80%；LCX近中段弥漫性狭窄约85%；RCA全程近中段弥漫性狭窄约80%，远段后三叉处弥漫性狭窄90%，PL开口局限性狭窄90%，诊断为冠心病（三支病变），给予RCA植入支架5枚（自诉），术后予以冠心病二级预防，自诉规律服药，出院后仍有间断胸闷，均能自行缓解。

患者于2023年1月清晨再次出现胸闷，持续难以缓解，无伴冷汗，无端坐呼吸、咳粉红色泡沫痰，于1月20日开始出现呼吸困难。遂至外院就诊，查肌钙蛋白T：1651 pg/L，pro-BNP：7172 pg/mL，心超提示左室节段性运动异常，主动脉瓣钙化并中度狭窄，轻度关闭不全。二尖瓣钙化并中度关闭不全。左室收缩舒张功能减退，少量心包积液。CT提示双侧胸腔积液、主动脉弓部动脉瘤。诊断为"急性心力衰竭、心源性休克、双侧胸腔积液、急性心肌梗死、冠脉支架植入术后、主动脉瓣狭窄、高血压3级、主动脉瘤"。会诊后诊断"急性非ST段抬高型心肌梗死"。

既往史：高血压病史2年余，收缩压最高190$^+$ mmHg，服用氯沙坦、美托洛尔降压，自诉血压控制可；有外伤史，3年前因右手掌侧被玻璃割伤于外院行局部缝合；有手术史，2年前行冠脉支架植入术；有过敏史，对局麻药（具体不详）过敏，曾在外院行拔牙术时注射局麻药物（具体不详）后出现晕厥，给予静脉推注药物（具体不详）后恢复意识。

术前心电图（图7-53-1）。

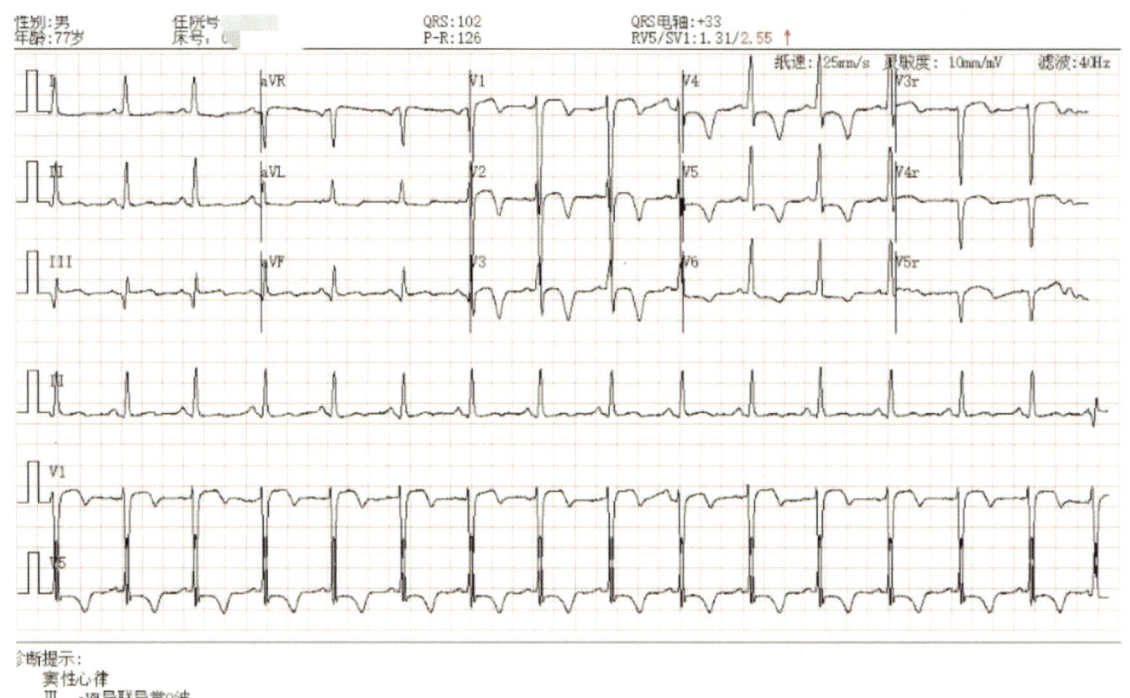

图7-53-1　术前心电图

术前超声（图7-53-2）

　　AV：3.04 m/s，MPG：23 mmHg，AVA：0.7 cm^2，LVEF：35%。

　　左室心尖室壁瘤形成，左室收缩舒张功能明显减退。

　　主动脉瓣重度狭窄并轻度反流。

　　二尖瓣轻度反流。

　　三尖瓣轻度反流。

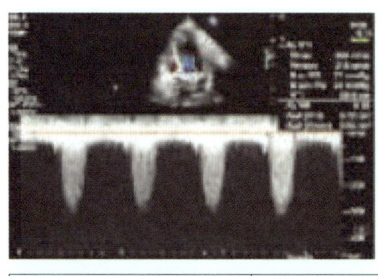 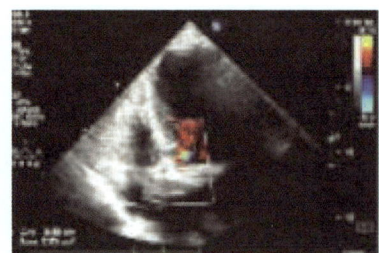 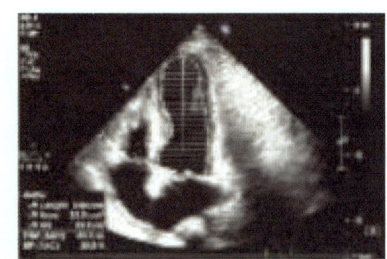

心腔及大血管 (mm)	主动脉 22	左房 31	RVOT 前后径 19	左室舒张末 46	左室收缩末 35
升主动脉 29	右房上下径 42	右室上下径 47	主肺动脉 23	室间隔 12	左室后壁 9
瓣口血流度 (m/s)	二尖瓣 E 峰 0.63	主动脉瓣 3.04	肺动脉瓣 0.91	三尖瓣 E 峰 0.43	

图7-53-2　术前超声

	二尖瓣 A 峰 1.1	峰值压差 37 mmHg	峰值压差	三尖瓣 A 峰	左室射血分数 35%
	PHT	平均压差 23 mmHg	平均压差		
组织多普勒	S' (cm/s) 8.1	E' (cm/s) 3.3	A' (cm/s) 6.7	E/E' 19	

超声描述：

透声窗欠佳；

主动脉瓣似为三叶瓣，回声增强，显著钙化，开放受限，关闭不拢；连续方程测AVA 0.7 cm²；

二尖瓣后叶基底部回声增强，瓣环钙化，开放尚好，M型示前后叶逆向；EF斜率减慢，血流频谱呈松弛减退型；其余瓣膜形态正常；

各房室无明显扩大，左室壁增厚，下壁后间隔和前壁、前间壁、室间隔心尖段心肌变薄，搏动明显减弱，左室心尖部心腔扩张，室壁变薄，向外下方膨出，呈矛盾运动，未见附壁血栓；

房室间隔未见中断，未见PDA；

心包腔见液性暗区：左室侧壁之外2.8 mm；

CDFI：二尖瓣反流，彩束面积2.3 cm²；主动脉瓣反流，彩束面积2.9 cm²；
三尖瓣反流，彩束面积1.9 cm²，估测肺动脉收缩压29 mmHg。

超声提示：

符合冠心病超声改变，左室心尖室壁瘤形成，左室收缩舒张功能减退

主动脉瓣退行性变，重度狭窄并轻度反流

轻度二尖瓣反流　轻度三尖瓣反流

微量心包积液

图7-53-2　（续）

根部解剖

根据术前CT分析（图7-53-3至图7-53-16），该患者为三叶瓣。Annulus：24.9 mm，LVOT：25.1 mm，Asc.AO：33.0 mm，STJ：27.4 mm，LCA：11.8 mm，RCA：16.0 mm。考虑患者冠脉多支病变，为低流速、低压差型，LVEF为35%，合并髂动脉瘤等症状，经多学科会诊讨论全程拟ECMO辅助下进行，行PCI+TAVR一站式手术，股动脉做辅入路、左颈动脉作为主入路，控制左颈阻断时间在20 min以下，选用22 mm球囊进行预扩，优选L29号VenusA-Valve瓣膜。

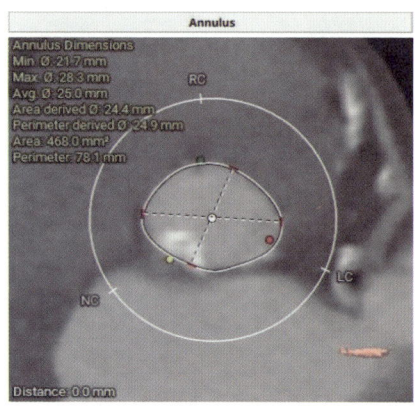
图7-53-3　瓣环平面

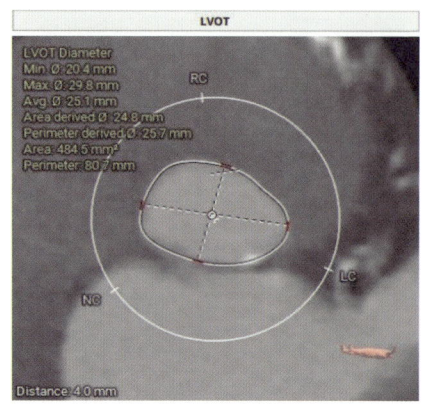
图7-53-4　流出道平面

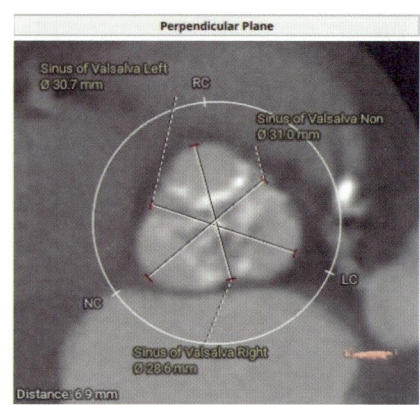
图7-53-5　瓦氏窦

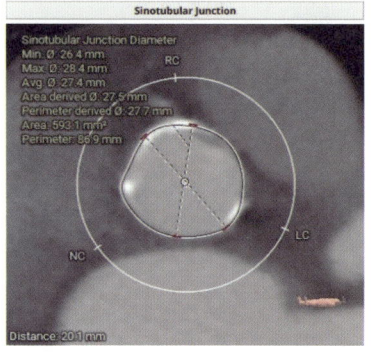
图7-53-6　窦管交界平面

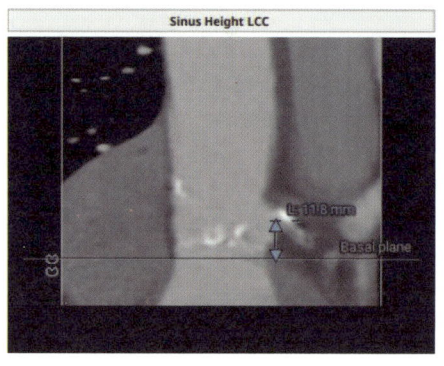
图7-53-7　左冠高度

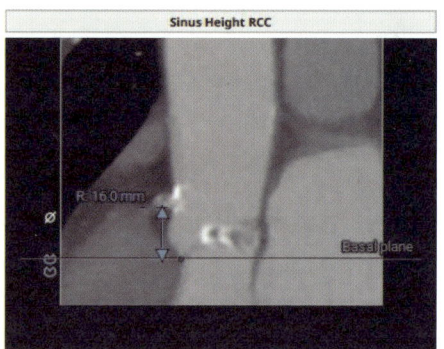
图7-53-8　右冠高度

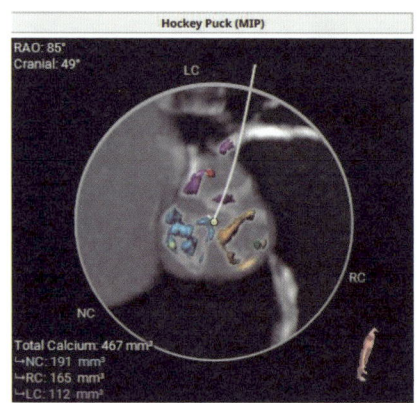
图7-53-9　钙化情况

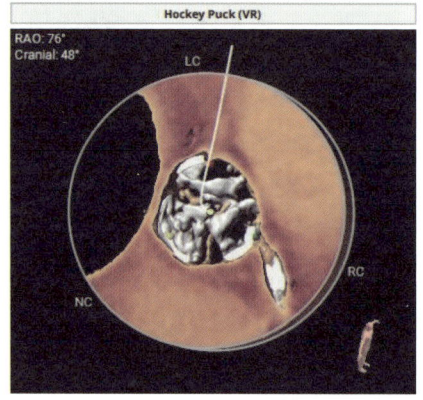
图7-53-10　腔内重建

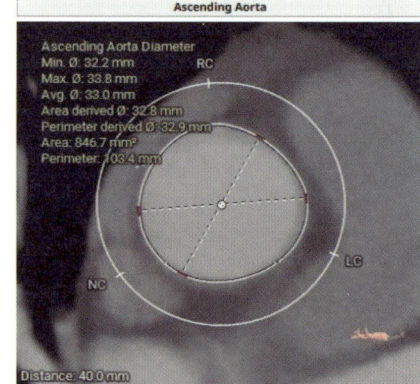
图7-53-11　瓣上40 mm处升主平面

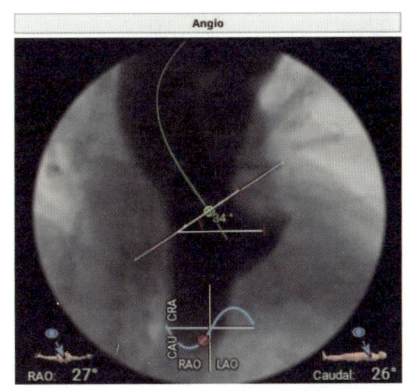
图7-53-12　横位心角度

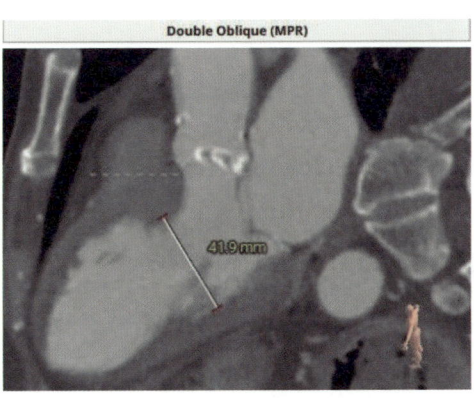
图7-53-13　左室大小

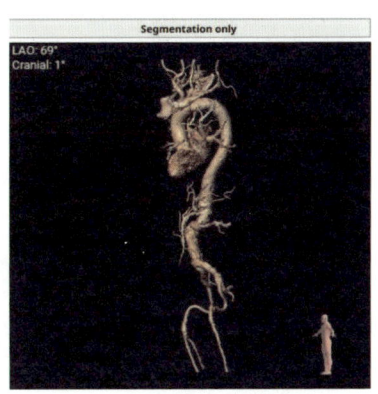
图7-53-14　全主动脉形态

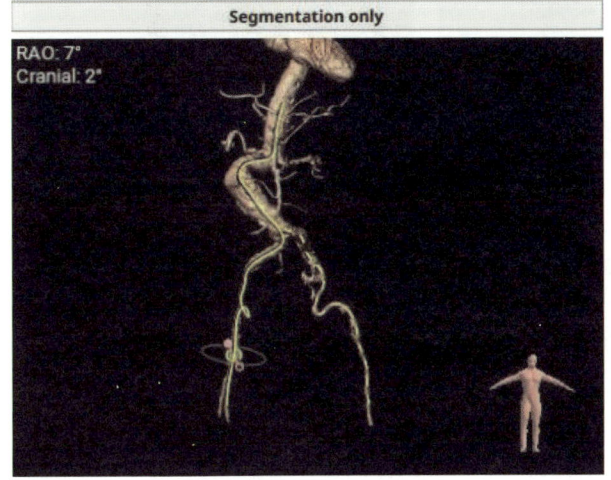
图7-53-15　腹主动脉

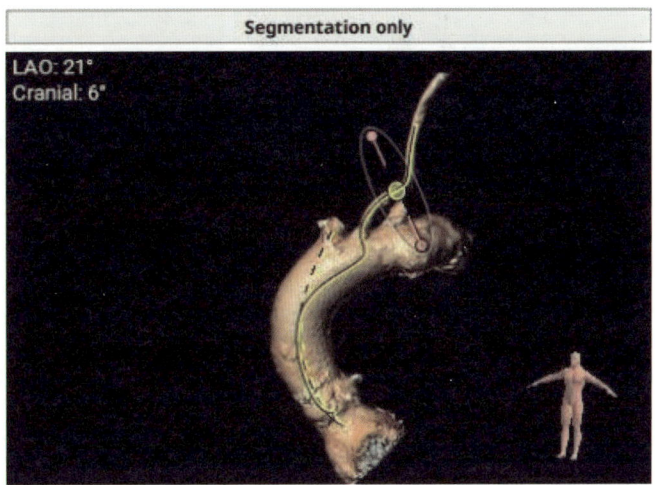
图7-53-16　左侧颈动脉

（该图片来源于荷兰Pie medica imaging公司的3mensio术前评估软件）

手术过程

手术过程（图7-53-17至图7-53-38）。

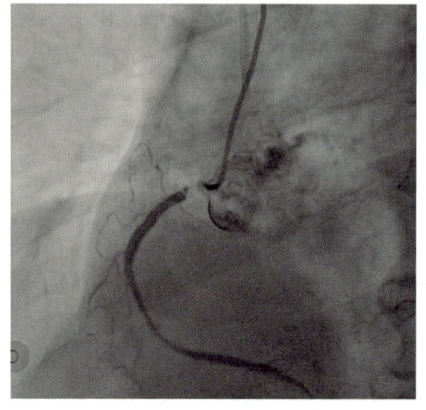
图7-53-17　2天前急诊冠脉造影

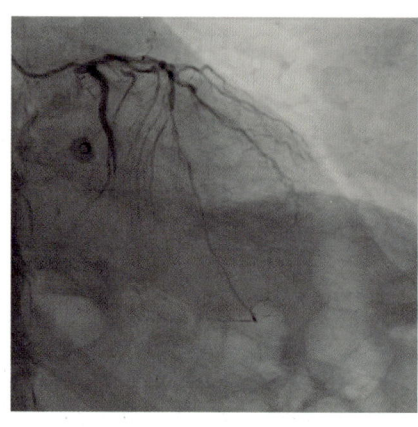
图7-53-18　2天前急诊冠脉造影

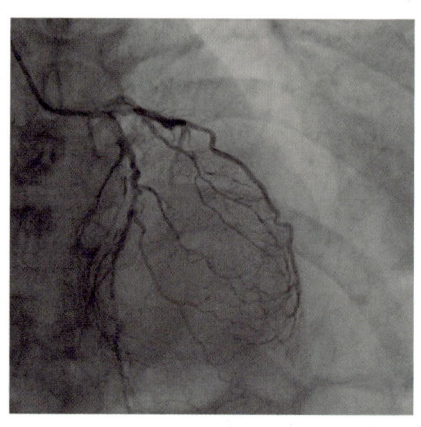
图7-53-19　2天前急诊冠脉造影

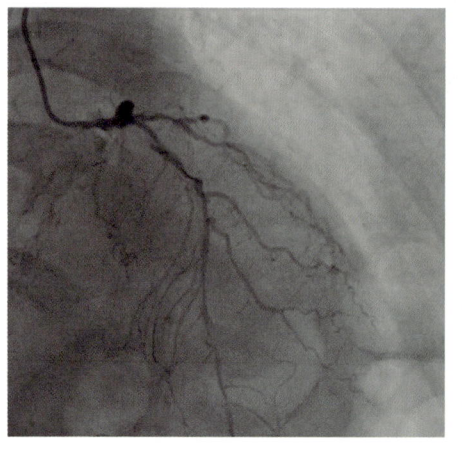
图7-53-20　2天前急诊冠脉造影

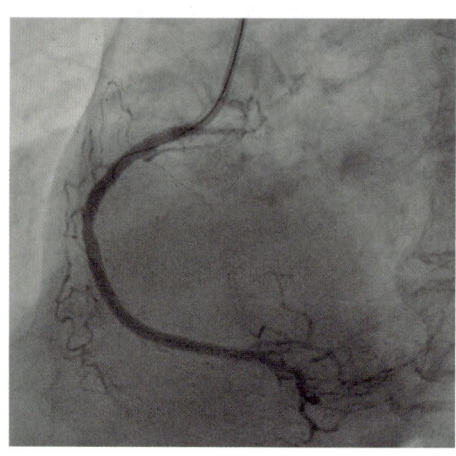
图7-53-21　急诊处理右冠开口后

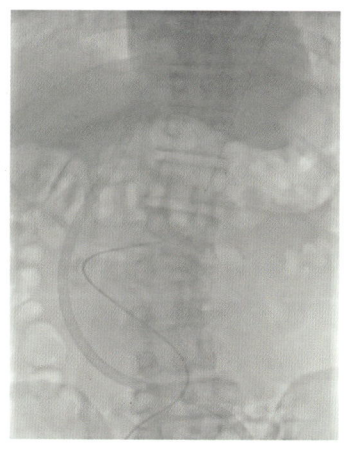
图7-53-22　建立ECMO支持后经股动脉建立辅入路

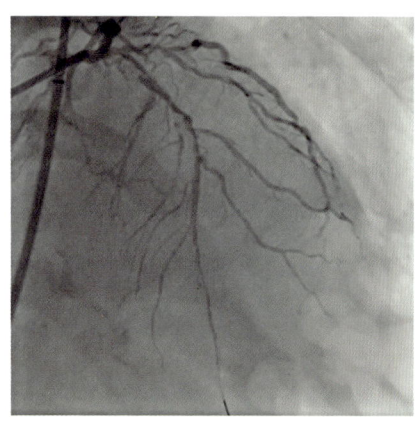
图7-53-23　经辅入路行PCI

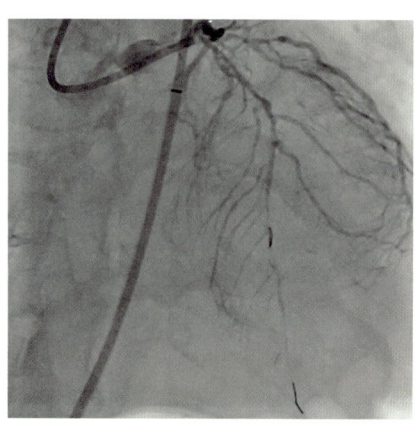
图7-53-24　严重钙化导致旋磨导丝断裂

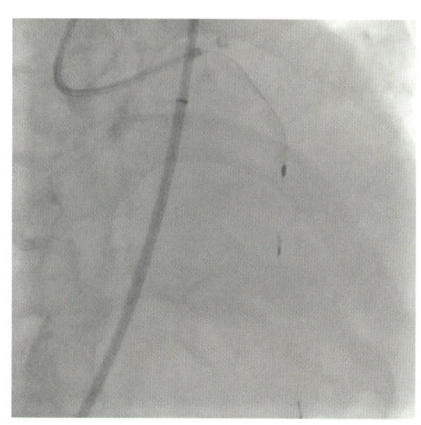
图7-53-25　于前降支近中段多次旋磨

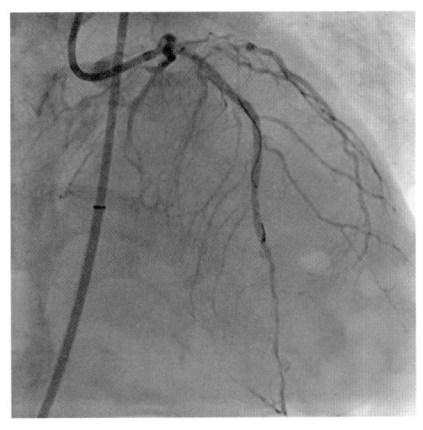
图7-53-26 植入支架后复查冠脉造影

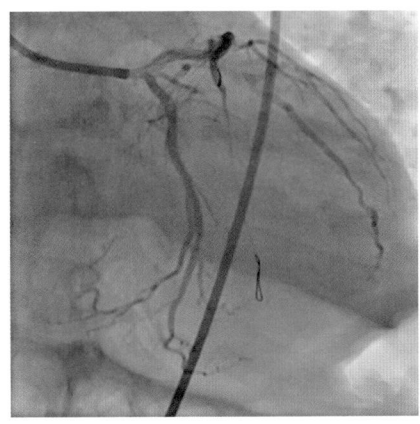
图7-53-27 复查冠脉造影

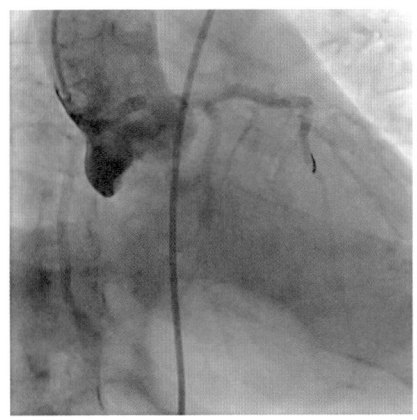
图7-53-28 根部造影

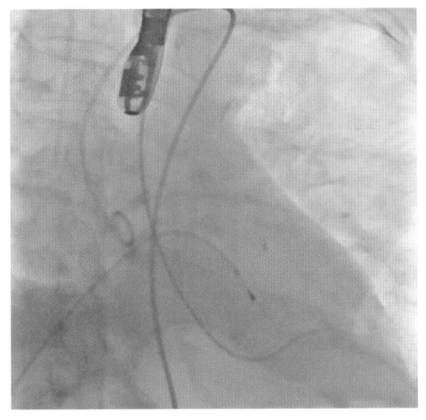
图7-53-29 导丝跨瓣建立轨道后经左侧颈动脉进大鞘阻断

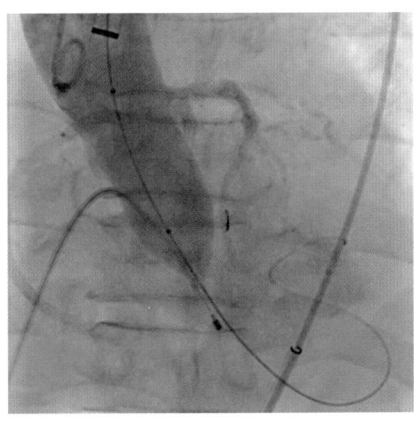
图7-53-30 22 mm球囊预扩

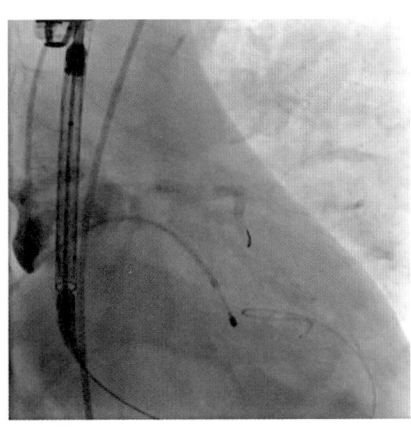
图7-53-31 VenusA29号瓣膜定位

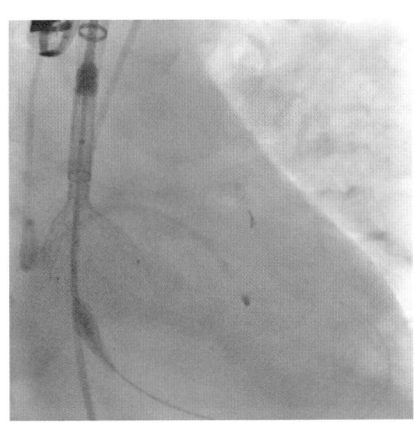
图7-53-32 瓣膜释放

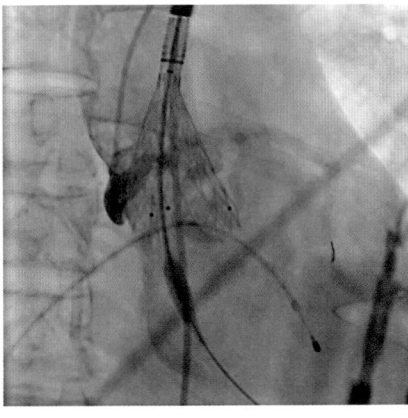
图7-53-33 复查造影确认深度满意

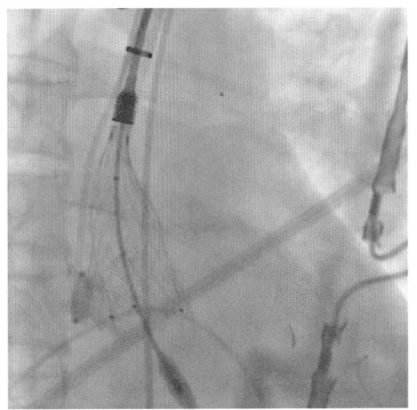
图7-53-34 瓣膜完全释放

扫码看视频

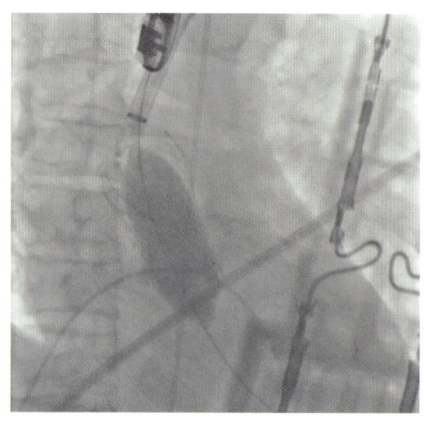
图7-53-35　22 mm球囊后扩

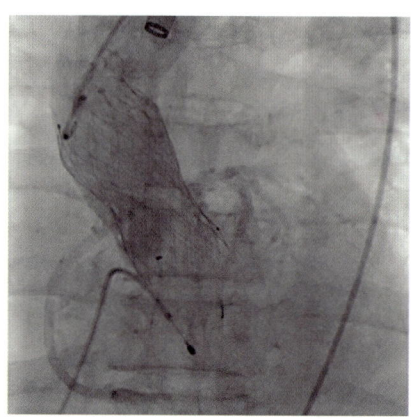
图7-53-36　复查根部造影

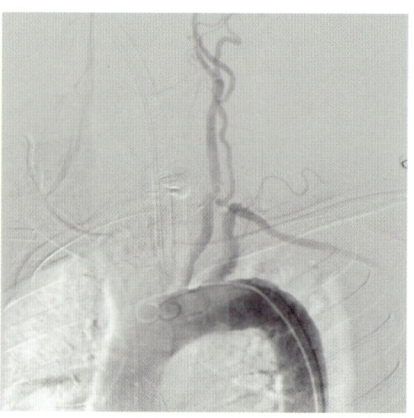
图7-53-37　缝合颈动脉入路后复查主入路造影

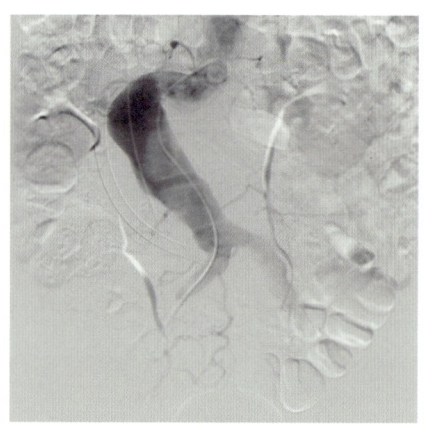
图7-53-38　复查腹主动脉造影

术后

术后即刻超声（图7-53-39）。

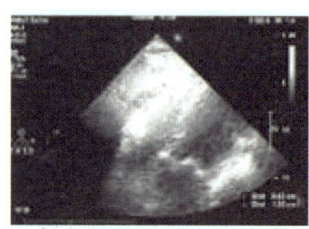
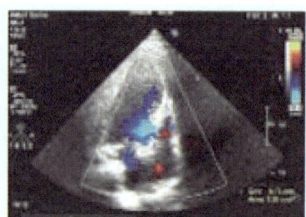
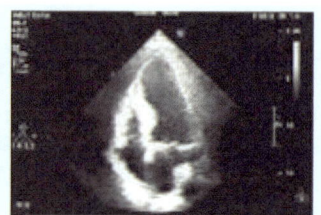
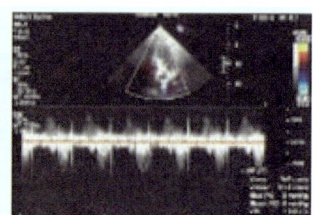

心腔及大血管 (mm)	主动脉	左房 38	RVOT 前后径 18	左室舒张末 55	左室收缩末 42
升主动脉	右房上下径 40	右室上下径 54	主肺动脉	室间隔 13	左室后壁 11

图7-53-39　术后即刻超声

瓣口血流度(m/s)	二尖瓣 E 峰 1.3	主动脉瓣 1.4	肺动脉瓣	三尖瓣 E 峰 0.4	
	二尖瓣 A 峰	峰值压差 8 mmHg	峰值压差	三尖瓣 A 峰	左室射血分数 20%
	PHT	平均压差 4 mmHg	平均压差		
组织多普勒	S'(cm/s) 8	E'(cm/s) 6	A'(cm/s)	E/E' 22	

超声描述：
床旁平卧位探查，ECMO流量2.0 L/min，呼吸机辅助呼吸，检查时心率不齐，胸骨旁透声窗极差，部分参数无法测量；
主动脉瓣位见人工瓣膜支架，位置正常，瓣膜工作区内径21.1 mm，瓣叶活动可，未见明显瓣周漏；二尖瓣后叶基底部回声增强，余瓣膜形态尚可；
左心稍大，右心腔偏小，左室壁稍增厚，左室前壁、下壁后间隔和室间隔中下段心肌变薄，搏动明显减弱，左室心尖部心腔扩张，室壁变薄，向外下方膨出，呈矛盾运动，未见明显附壁血栓；
心包腔见液性暗区：左室后壁后6.9 mm，左室侧壁旁6.1 mm，右房顶3.5 mm，右室游离壁旁7.7 mm；
剑突下切面探查，心包内右室游离壁旁见低回声团块附着，范围约8.6 mm×1.5 mm；

CDFI：二尖瓣反流，彩束面积2.5 cm²；
　　　三尖瓣反流，彩束面积1.0 cm²。

超声提示：
TAVR术后，主动脉瓣位支架人工生物瓣位置正常
符合冠心病超声改变，左室心尖室壁瘤，左室收缩功能明显减低
心包内右室游离壁旁异常回声，考虑血栓形成
少量心包积液
轻度二尖瓣反流

图7-53-39　（续）

术后2天复查超声（图7-53-40）。

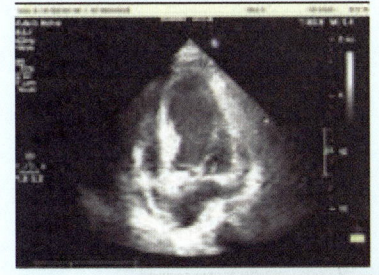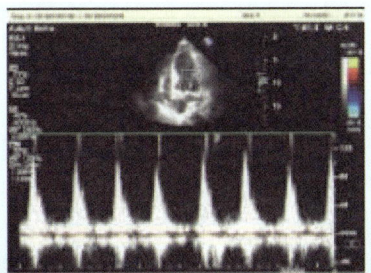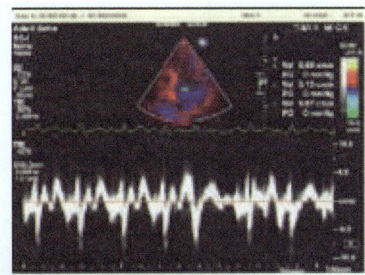
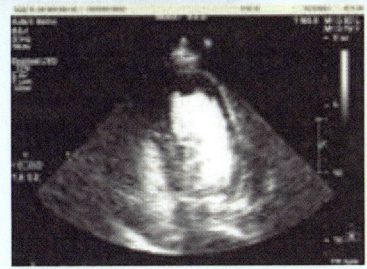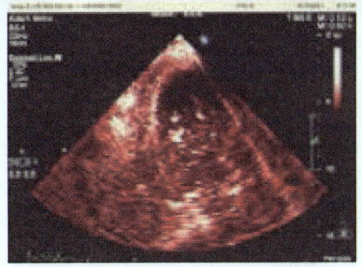

超声描述：
TAVR术后床旁超声；

图7-53-40　术后2天超声

ECMO流量1.5 L/min，呼吸机辅助呼吸，HR 124 bpm，透声窗差；
经肘静脉注射造影剂声诺维后心室腔及心肌逐渐显影，心尖四腔心切面、两腔心切面、三腔心切面见下壁后间隔和前壁、前间壁、室间隔心尖段心肌灌注缺损，搏动明显减弱，左室心尖部心腔扩张，室壁变薄，向外下方膨出，呈矛盾运动，未见附壁血栓；
估测EF 30%，主动脉瓣位见人工瓣膜支架；
心包腔见液性暗区：左室侧壁旁7.8 mm，右室游离壁旁8 mm；
心包腔未见声学造影剂。

超声提示：
左室声学造影提示符合冠心病超声改变，左室心尖室壁瘤形成，左室收缩功能减退
TAVR术后
少量心包积液

图7-53-40　（续）

病例点评

这是一个典型的AS合并CAD的患者。患者既往在我院行PCI，本次因ACS入院，心脏彩超呈现低流速低压差的重度AS，对于这类患者PCI和TAVR的手术策略需要慎重考虑。患者因ACS入院，当天行急诊PCI，右冠开口严重的支架内再狭窄，急诊行PCI治疗，同时发现前降支严重的钙化及弥漫病变，考虑合并AS，不考虑急诊处理。第一次PCI后患者在CCU仍发作急性左侧心力衰竭，考虑患者的心功能及瓣膜问题，准备同期PCI+TAVR。术前CT检查发现第三个问题：腹主动脉瘤，瘤体较大，同时非常迂曲。鉴于患者心功能差，合并症多，术前行MDT讨论。鉴于患者腹主动脉瘤的情况，心外科建议行锁骨下动脉插管上ECMO，经颈动脉TAVR，腹主动脉瘤以后择期处理。心内科TAVR团队考虑患者严重三支病变，合并AS，心功能差，既然已经使用ECMO，就同期行PCI+TAVR。先经右侧股动脉，用抗折长鞘行LAD旋磨后PCI，TAVR手术方面考虑颈动脉入路，29号瓣膜，22 mm球囊预扩。最后，患者在ECMO辅助下顺利完成手术，ECMO带管回CCU，术后5天成功拔除ECMO。

（孙英皓）

CHAPTER 8

第八章
入路选择

54 颈动脉入路治疗AS

术前分析

患者，男，70岁。主诉：反复气促3年余，加重1个月。现病史：患者于3年前出现气促、胸闷，活动后加重，无晕厥，夜间可平躺，无端坐呼吸，偶有咳嗽、咳痰，无双下肢水肿，无胸痛，无恶心、呕吐，于2年前患者上述症状加重，伴咳嗽，到外院就诊，TNT：47.61 pg/mL，脑利钠肽前体：9315 pg/mL，心脏超声提示：二尖瓣中度反流，三尖瓣重度反流，主动脉瓣中度反流，胸部CT提示感染，给予抗衰、抗凝、护胃、降压、抗感染等对症治疗后缓解。患者于1个月余前上述症状再发加重，伴夜间阵发性呼吸困难，端坐呼吸，伴双下肢水肿，偶有咳痰，无伴头晕、头痛，到外院就诊，拟"慢性心功能不全急性加重，心脏瓣膜病"收住院，给予抗心力衰竭、护肾、降压、止咳化痰、抗凝、控制心室率等对症治疗后缓解，现为处理瓣膜问题来医院进步诊治，目前患者左下肢凹陷性水肿，右侧肢体乏力，偶有咳痰。近1个月患者胃纳、精神、睡眠差，大小便如常，体重无显变化。

既往史：有右输尿管结石病史，慢性肾功能不全病史，有高血压病史每日1次规律服用拜新同60 mg，特拉唑嗪（泰乐）10 mg睡前服用，比索洛尔2.5 mg降压；有房颤病史，4天前因鼻出血患者自行停用华法林钠（3 mg，每日1次）；否认外伤史；有手术史，曾行"腰椎间盘突出"外科手术史，"下肢骨髓炎手术史"。

术前超声（图8-54-1）

AV：3.9 m/s，MPG：40 mmHg，AVA：0.79 cm^2，LVEF：65%。

主动脉瓣重度狭窄并中度反流。

二尖瓣中度反流。

三尖瓣极重度反流。

轻度肺高压。

升主动脉瘤样扩张。

双侧股动脉、腘动脉多发硬化斑块形成。

右侧股动脉几近闭塞。

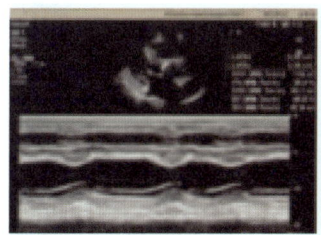 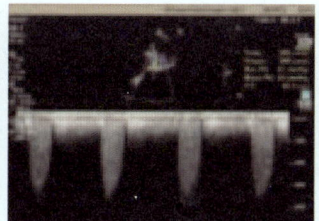 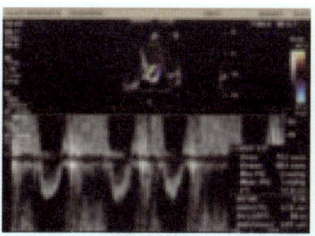 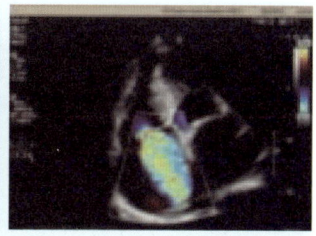

心腔及大血管 (mm)	主动脉 41	左房 46	RVOT 前后径 28	左室舒张末 52	左室收缩末 33
升主动脉 53	右房上下径 70	右室上下径 60	主肺动脉 27	室间隔 13	左室后壁 13
瓣口血流度 (m/s)	二尖瓣 E 峰 1.25	主动脉瓣 3.9	肺动脉瓣 0.76	三尖瓣 E 峰 0.57	
	二尖瓣 A 峰	峰值压差 61 mmHg	峰值压差	三尖瓣 A 峰	左室射血分数 65%
	PHT	平均压差 40 mmHg	平均压差		
组织多普勒	S' (cm/s) 5.1	E' (cm/s) 6.7	A' (cm/s)	E/E' 19	

超声描述：

主动脉瓣叶数目显示不清（似为二叶瓣），瓣叶增厚，回声增强，并见明显钙化，开放受限，连续方程测 AVA 0.79 cm^2，关闭不拢；主动脉瓣环内径27 mm，升主动脉明显扩张，主动脉弓降部显示欠清；其余瓣膜形态正常；

双房、左室扩大，左室壁增厚，左右室壁运动尚可；

房室间隔未见中断，未见PDA；心包腔内未见明显积液；

CDFI：二尖瓣反流，彩束面积6.3 cm^2；主动脉瓣反流，彩束面积7.0 cm^2；

三尖瓣反流，彩束面积24 cm^2，估测肺动脉收缩压40 mmHg。

超声提示：

主动脉瓣病变，重度狭窄并中度反流

中度二尖瓣反流 极重度三尖瓣反流 轻度肺高压

升主动脉瘤样扩张

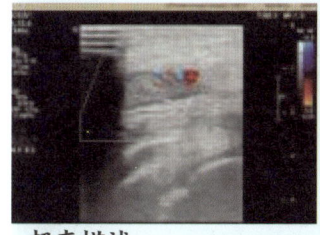 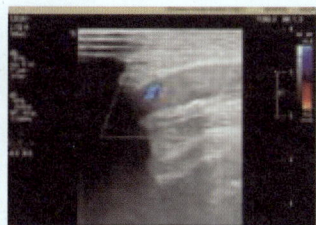 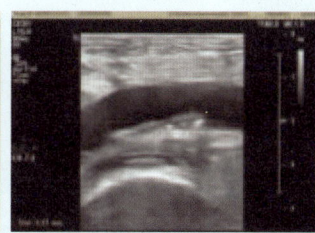 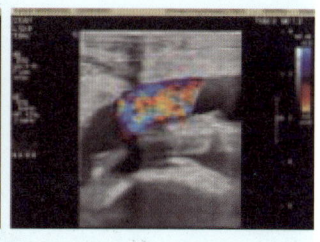

超声描述：

左侧股总动脉内径11.7 mm，管壁欠光滑，内膜增厚，散在斑块最厚处5.2 mm，血流充盈缺损；

右侧股总动脉内径10.2 mm，管壁欠光滑，内膜增厚，散在混合回声斑块，最厚处10 mm，致使管腔狭窄约97%，血流充盈缺损；

左侧腘动脉内径6.8 mm，管壁欠光滑，内膜增厚，散在斑块最厚处2.2 mm，血流充盈良好；右侧腘动脉内径8.8 mm，管壁欠光滑，内膜增厚，散在斑块最厚处2.4 mm，血流充盈良好。

超声提示：

双侧股动脉、腘动脉多发硬化斑块形成

右侧股总动脉几近闭塞

图8-54-1 术前超声

根部解剖

根据术前CT分析（图8-54-2至图8-54-15），该病例为Type0型二叶瓣，瓣叶增厚，瓣环29 mm，LVOT 29.7 mm，瓣口短径29.9 mm，极重度钙化，LCA 11.6 mm，RCA 21.1 mm，升主动脉增宽，横位心，结合双下肢超声，股动脉多发硬化斑块，右侧股动脉闭塞，主入路选择右侧颈动脉，结合解剖结构，选择VensuA 29号瓣膜。

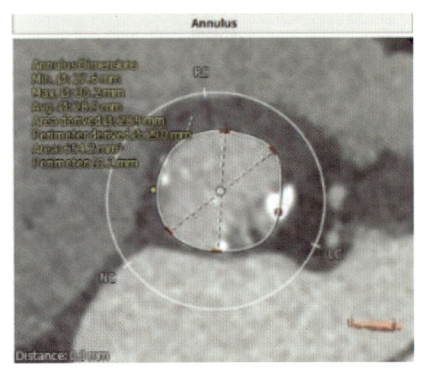

图8-54-2　瓣环平面

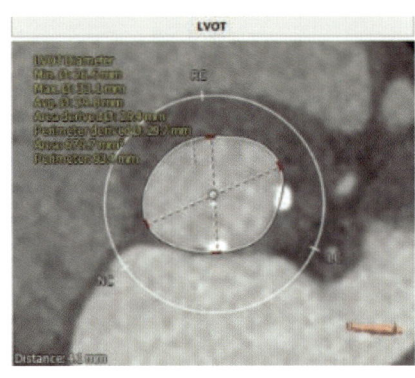

图8-54-3　流出道平面

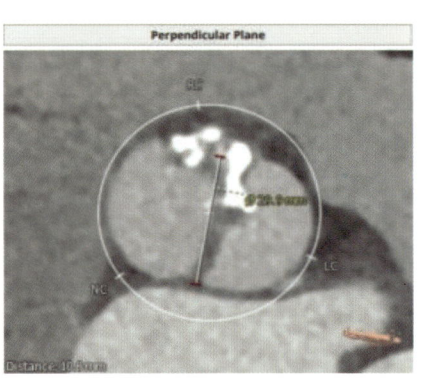

图8-54-4　中缝长度

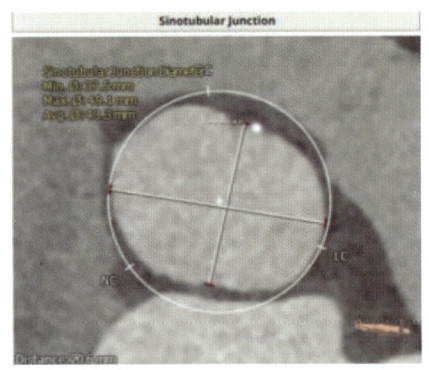

图8-54-5　窦管交界平面

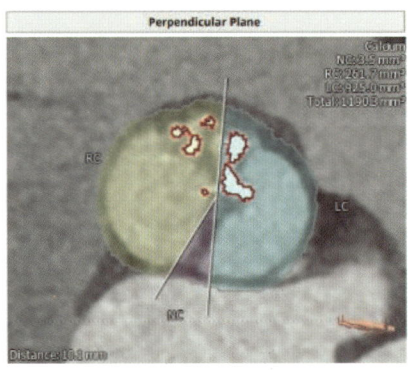

图8-54-6　钙化情况

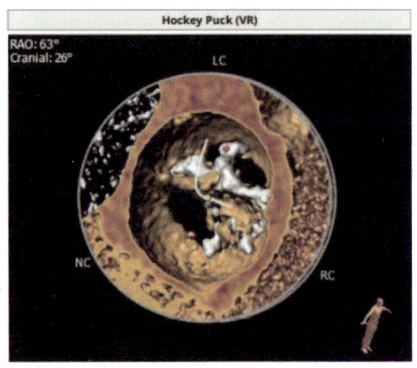

图8-54-7　腔内重建

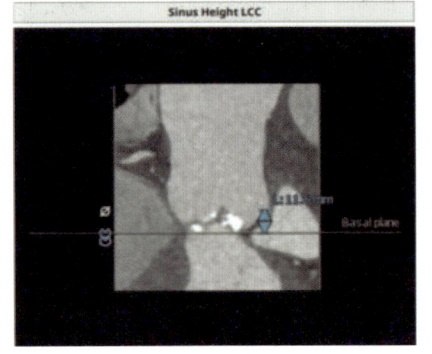

图8-54-8　左冠高度

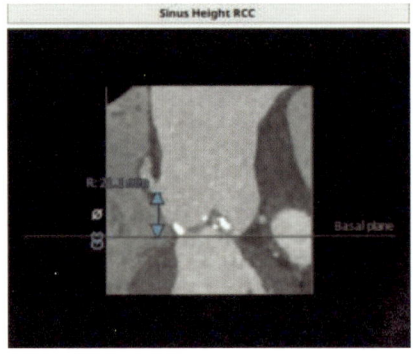

图8-54-9　右冠高度

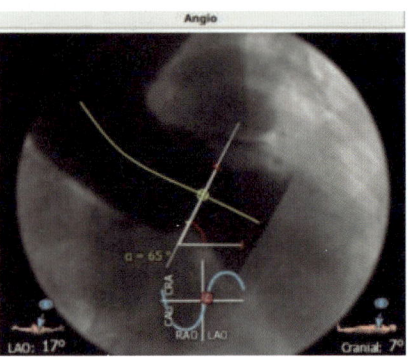

图8-54-10　横位心角度

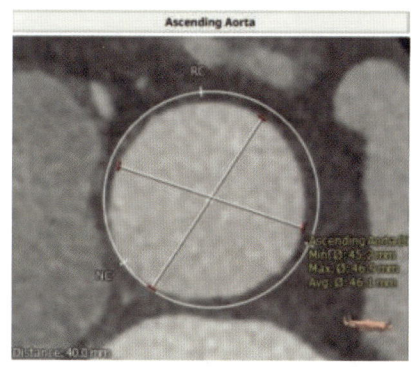 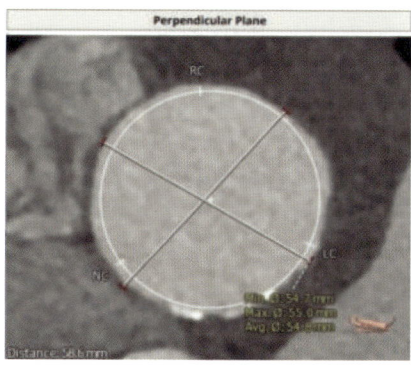 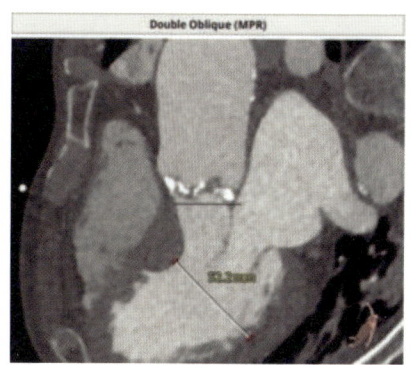

图8-54-11　瓣上40 mm处升主动脉平面　　　图8-54-12　升主动脉最宽处　　　图8-54-13　左室大小

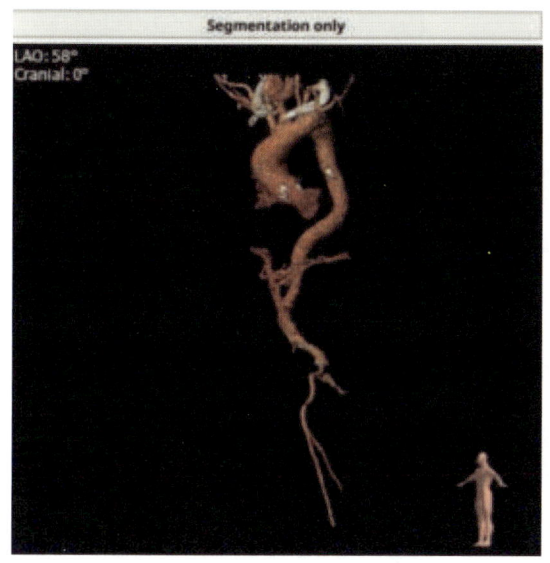 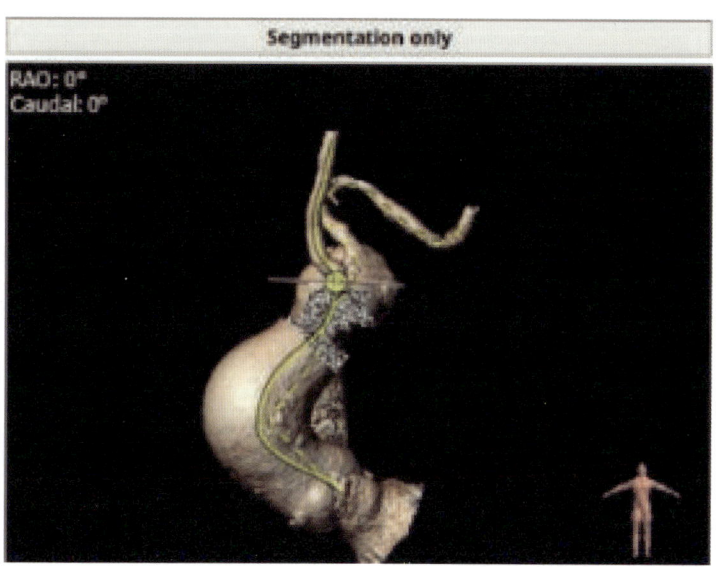

图8-54-14　全主动脉形态　　　图8-54-15　左侧颈动脉

（该图片来源于荷兰Pie medica imaging公司的3mensio术前评估软件）

手术过程

手术过程（图8-54-16至图8-54-23）。

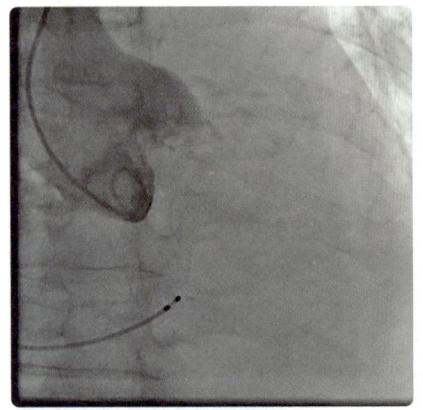
图8-54-16　根部造影

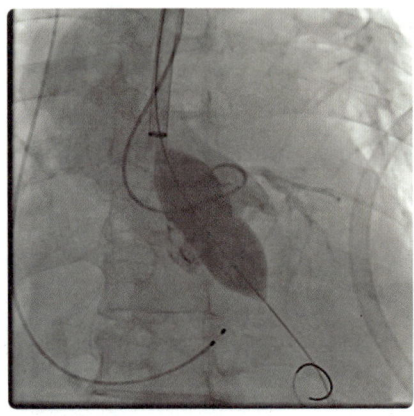
图8-54-17　跨瓣后大鞘阻断迅速23 mm球囊扩张

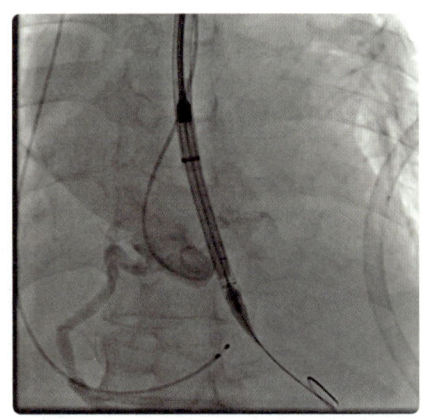
图8-54-18　VenusA 29号瓣膜定位

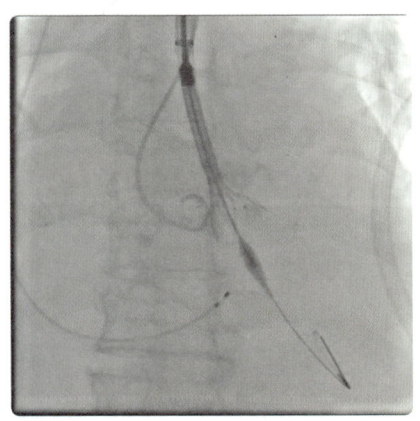
图8-54-19　回撤大鞘释放瓣膜

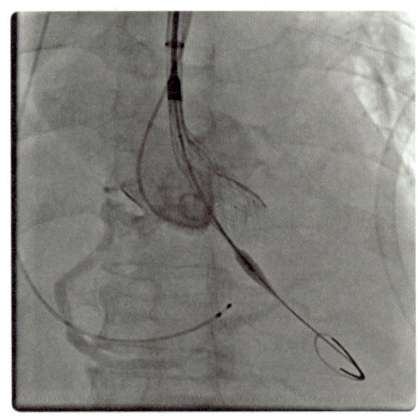
图8-54-20　确认植入深度

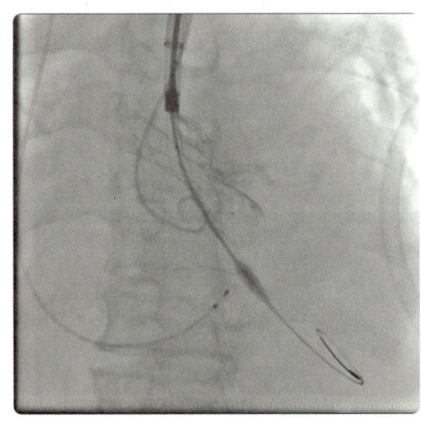
图8-54-21　完全释放瓣膜

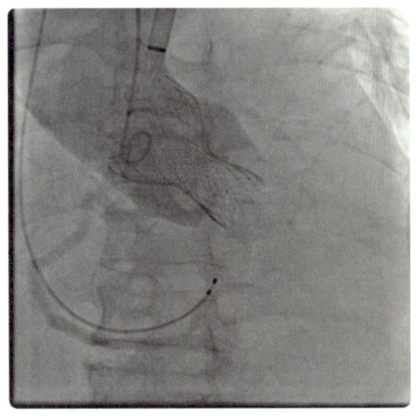
图8-54-22　复查主动脉根部造影

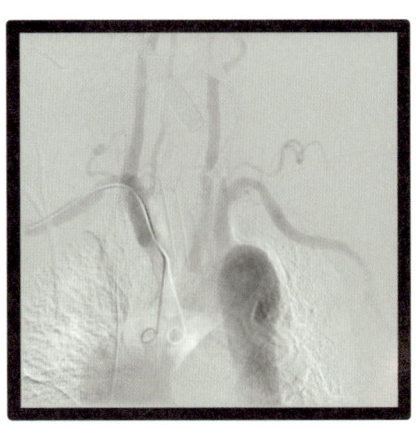
图8-54-23　复查入路造影

扫码看视频

术后

超声随访（图8-54-24）。

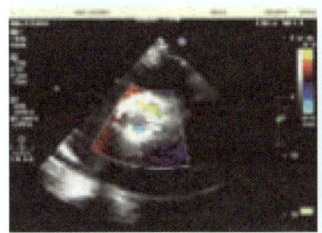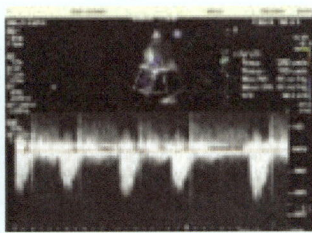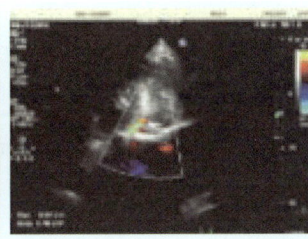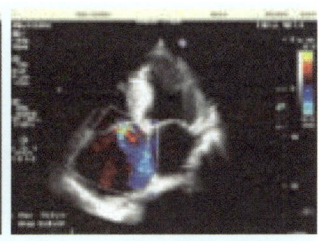

心腔及大血管 (mm)	主动脉 25	左房 49	RVOT 前后径 26	左室舒张末 53	左室收缩末 33
升主动脉 55	右房上下径 70	右室上下径 57	主肺动脉 28	室间隔 15.5	左室后壁 16
瓣口血流速度 (m/s)	二尖瓣 E 峰 1.04	主动脉瓣 1.02	肺动脉瓣 0.57	三尖瓣 E 峰 0.58	
	二尖瓣 A 峰	峰值压差 16 mmHg	峰值压差	三尖瓣 A 峰	左室射血分数 56%
	PHT	平均压差 10 mmHg	平均压差		
组织多普勒	S'（cm/s） 5.8	E'（cm/s） 7.2	A'（cm/s） 5	E/E' 14	

超声描述：
主动脉瓣位见人工瓣膜支架，瓣架内径25 mm，短轴切面瓣周6点到12点处探及两束反流，彩束面积1.8 cm^2 和1.7 cm^2，VTI法估测主动脉瓣面积1.5 cm^2；
其余瓣膜形态尚好；
右房、左心扩大，左室壁增厚，室壁运动尚可；
心包腔液性暗区：右室心尖2.8 mm；

CDFI：二尖瓣反流，彩束面积5.1 cm^2；
主动脉瓣反流，彩束面积1.8 cm^2和1.7 cm^2（源自瓣周）；
三尖瓣反流，彩束面积12.9 cm^2，估测肺动脉收缩压47 mmHg。

超声提示：
TAVR术后，人工瓣膜支架轻度瓣周漏
中度二尖瓣反流
重度三尖瓣反流　轻度肺高压
微量心包积液

图8-54-24　随访超声

病例点评

本例患者解剖上有几大难点：①大瓣环结构，瓣环流出道周长都＞90 mm；②二叶瓣方向呈左前右后型；③前联合钙化融合；④重度钙化，且分布不均匀，左窦的钙化更重；⑤横位心（65°）+升主动脉扩张（55 mm）；⑥主动脉弓迂曲，双下肢动脉严重狭窄乃至闭塞。针对以上情况选择颈动脉入路，既可以避开迂曲的主动脉，又可以解决入路问题。瓣膜选择上常规down size，二叶瓣中缝的大小29 mm左右，目标瓣膜29号应该合适，选择29号瓣膜的下限23 mm作为预扩张球囊，瓣上结构锚定，适当高位释放，大鞘阻断时间约15 min。

55 颈动脉入路治疗AR

术前分析

患者，男，83岁，因气促2个月余入院。入院查体闻及主动脉瓣区收缩期粗糙的杂音。院内诊断：心力衰竭（退行性主动脉瓣疾患）；腹主动脉瘤（未提及破裂）；心功能Ⅲ级（NYHA分级）；高血压2级（很高危组）；肺气肿。

术前超声（图8-55-1）

　　AV：2.9 m/s，MPG：17 mmHg，主动脉反流彩束面积9.7 cm^2，LVEF：60%。

　　主动脉瓣轻度狭窄并重度反流。

　　二尖瓣轻度反流。

　　三尖瓣轻度反流。

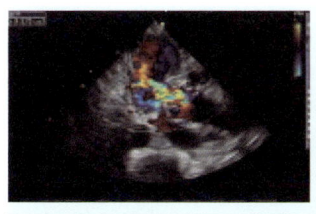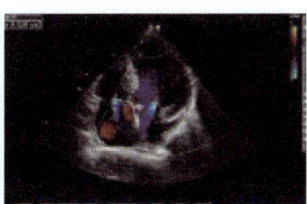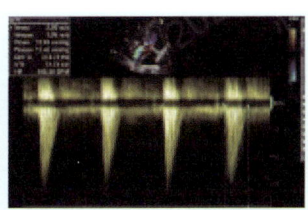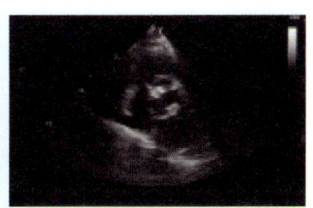

心腔及大血管 (mm)	主动脉 40	左房 41	RVOT 前后径 26	左室舒张末 59	左室收缩末 40
升主动脉 41	右房上下径 45	右室上下径 52	主肺动脉 26	室间隔 11	左室后壁 11
瓣口血流度 (m/s)	二尖瓣 E 峰 0.86	主动脉瓣 2.9	肺动脉瓣 0.86	三尖瓣 E 峰 0.48	
	二尖瓣 A 峰 0.62	峰值压差 35 mmHg	峰值压差	三尖瓣 A 峰	左室射血分数 60%
	PHT	平均压差 17 mmHg	平均压差		
组织多普勒	S'(cm/s) 7	E'(cm/s) 4	A'(cm/s) 8	E/E' 22	

超声描述：

主动脉瓣呈三叶瓣，瓣膜及瓣环回声增强，可见钙化，开放稍受限，闭合不拢，主动脉瓣环内径23 mm，窦部内径43 mm，升主动脉扩张，降主动脉流速0.74 m/s；余瓣膜形态尚可；

图8-55-1　术前超声

左心增大，室间隔基底段增厚约15 mm，室壁运动尚好；
房室间隔未见中断，未见PDA；心包腔内未见液性暗区；

CDFI：二尖瓣反流，彩束面积4.0 cm²；
　　　主动脉瓣反流，彩束面积9.7 cm²；
　　　三尖瓣反流，彩束面积3.7 cm²，估测肺动脉收缩压38 mmHg。

超声提示：
主动脉瓣退行性变，重度反流并轻度狭窄
主动脉及窦部扩张
左室舒张功能减退
轻度二尖瓣反流 轻度三尖瓣反流
轻度肺高压

图8-55-1　（续）

根部解剖

根据术前CT分析（图8-55-2至图8-55-14），该病例解剖为三叶瓣，瓣环径25.5 mm，LVOT 25 mm，法式窦结构大，长短颈均超过43 mm，左冠高度16.2 mm，右冠高度18.4 mm，STJ 39.9 mm，高度为27.7 mm，升主动脉稍增宽，均径在40.1 mm。

综合整体结构，决定选用VenusA 29号瓣膜进行植入，VenusA 29号瓣膜29 mm的瓣环径相对于25.5 mm的瓣环解剖，25 mm的LVOT有13%以上的oversize，且STJ高度为39.9 mm，升主为40.1 mm，相对于VenusA 29号瓣膜最大处44 mm的特点，均可以提供锚定力。

病例难度主要在于患者入路，该患者腹主迂曲且腹主动脉瘤，无法经常规股动脉入路进行植入，经颈动脉入路TAVR的难点在于整个MDT团队的配合，对于手术器械的摆放，术中无菌操作，尤其是释放瓣膜时器械的整体稳定性相比于常规股动脉入路都对整个团队提出更高的要求。此例患者心功能差，且为避免长时间阻断颈动脉对患者远期脑功能造成影响，导管操作时间需尽量控制在20 min以内。

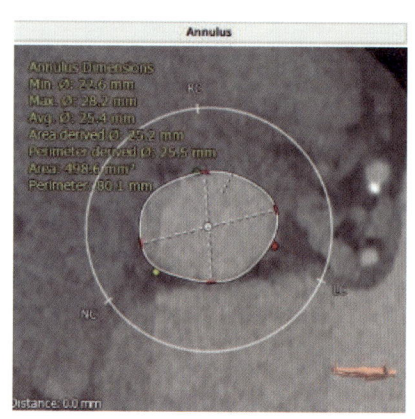

图8-55-2　瓣环平面

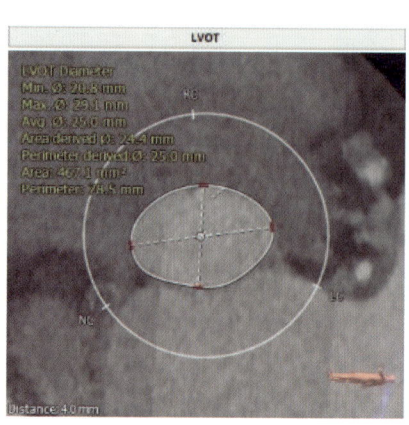

图8-55-3　流出道平面

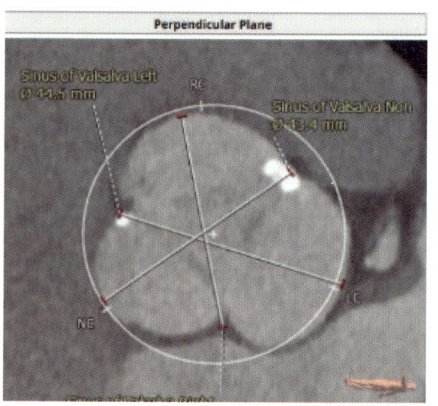

图8-55-4　瓦氏窦

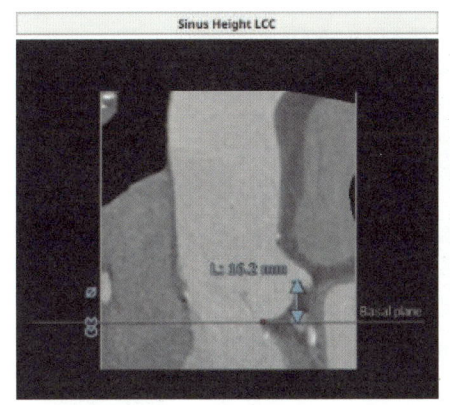

图8-55-5　左冠高度

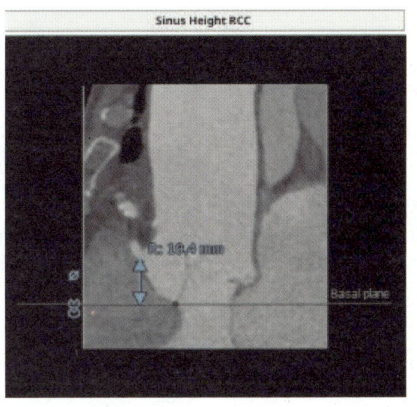

图8-55-6　右冠高度

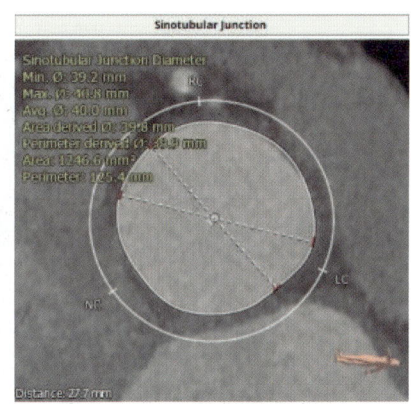

图8-55-7　窦管交界平面

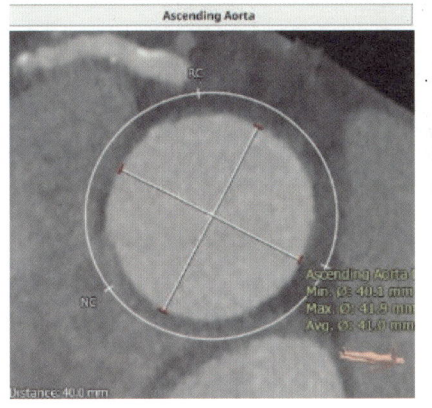

图8-55-8　瓣上40 mm处升主平面

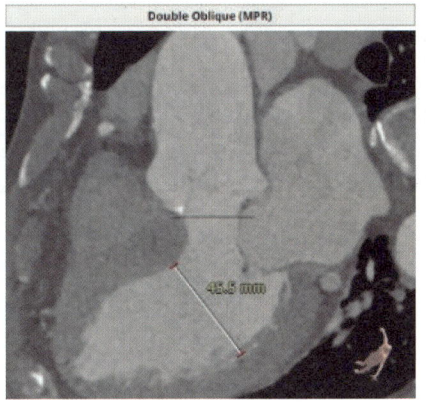

图8-55-9　左室大小

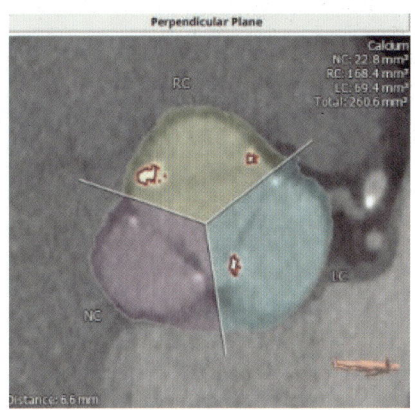

图8-55-10　钙化情况

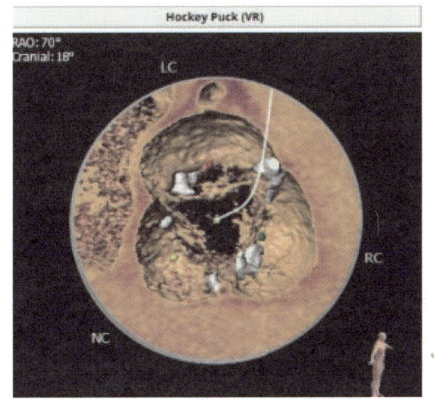

图8-55-11　腔内重建

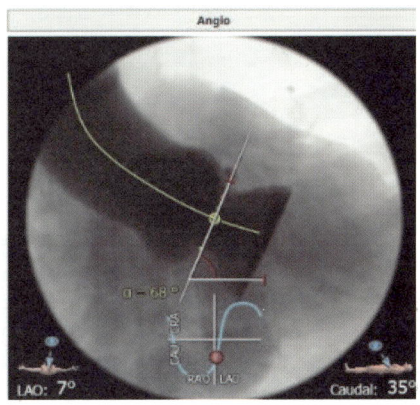

图8-55-12　横位心角度

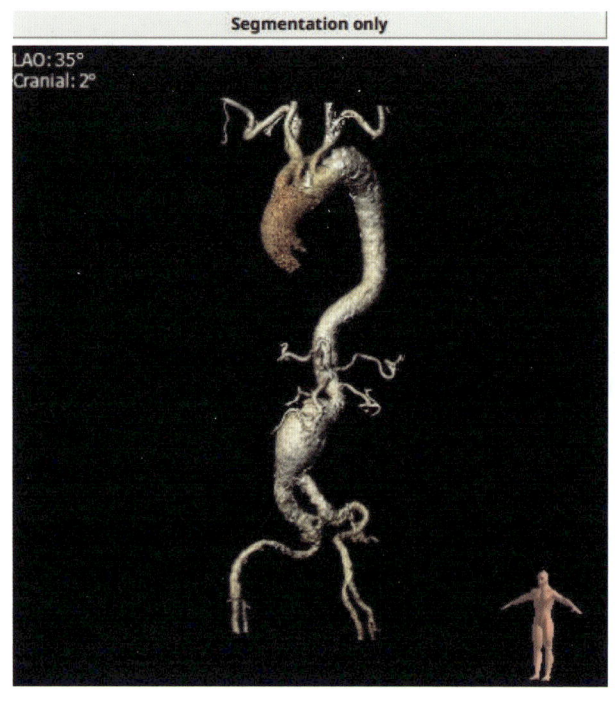

图8-55-13　全主动脉形态　　　　　图8-55-14　左侧颈动脉

（该图片来源于荷兰 Pie medica imaging公司的3mensio术前评估软件）

手术过程

手术过程（图8-55-15至图8-55-19）。

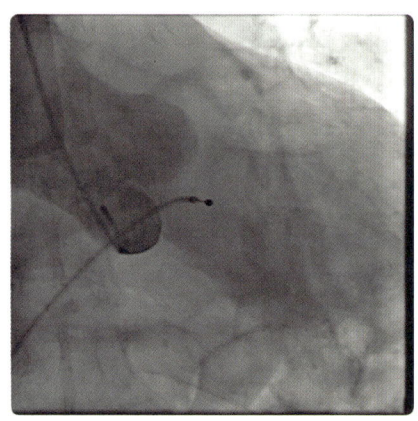 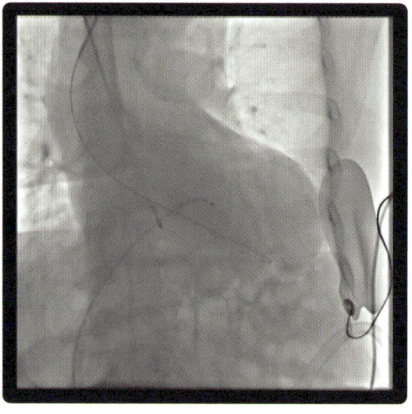 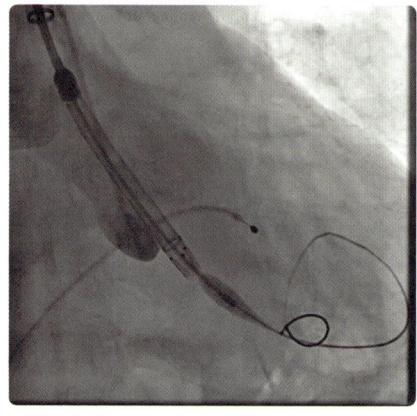

图8-55-15　根部造影　　　图8-55-16　跨瓣完成后进大鞘开始阻断颈动脉　　　图8-55-17　VenusA 29号瓣膜定位

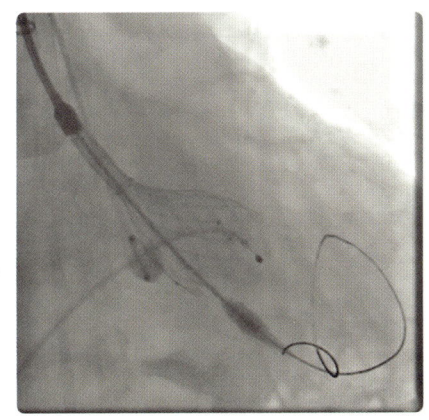
图8-55-18　瓣膜释放

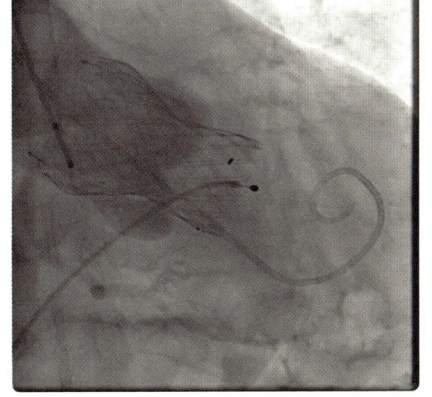
图8-55-19　复查造影

扫码看视频

术后

瓣膜功能良好，患者反流消失，颈动脉阻断时间12 min，患者术后顺利苏醒，无脑血管并发症，1周后顺利出院。

术后1个月随访超声（图8-55-20），瓣膜位置无明显位移，恢复良好。

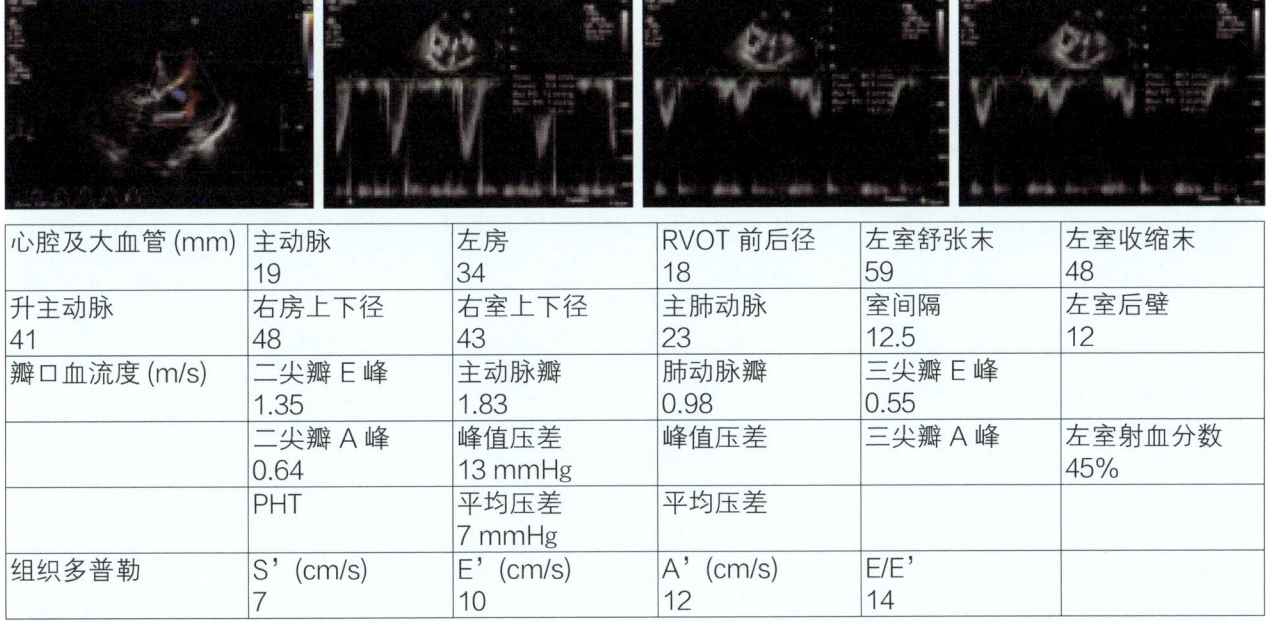

心腔及大血管 (mm)	主动脉 19	左房 34	RVOT 前后径 18	左室舒张末 59	左室收缩末 48
升主动脉 41	右房上下径 48	右室上下径 43	主肺动脉 23	室间隔 12.5	左室后壁 12
瓣口血流度 (m/s)	二尖瓣 E 峰 1.35	主动脉瓣 1.83	肺动脉瓣 0.98	三尖瓣 E 峰 0.55	
	二尖瓣 A 峰 0.64	峰值压差 13 mmHg	峰值压差	三尖瓣 A 峰	左室射血分数 45%
	PHT	平均压差 7 mmHg	平均压差		
组织多普勒	S'(cm/s) 7	E'(cm/s) 10	A'(cm/s) 12	E/E' 14	

超声描述：
主动脉瓣位见人工瓣膜支架，短轴切面瓣周11-12点、1-2点处各探及一束反流，彩束面积2.4 cm²、1.2 cm²；

图8-55-20　术后1个月超声

瓣膜工作区内径22 mm，AV-VTI：35.9 cm，LVOT-VTI：14.8 cm，连续方程测AVA 1.56 cm²；
二尖瓣EF斜率减慢，血流频谱呈假性正常型；其余瓣膜形态尚好；
左心扩大，左室壁增厚，室壁运动欠协调；
心包腔液性暗区：左室侧壁外5 mm，右室前壁之前9 mm；

CDFI：二尖瓣反流，彩束面积2.8 cm²；
主动脉瓣反流，彩束面积2.4 cm²、1.2 cm²（源自瓣周）；
三尖瓣反流，彩束面积4.8 cm²，估测肺动脉收缩压35 mmHg。

超声提示：
TAVR术后，人工瓣膜功能良好，轻度瓣周漏
左室收缩舒张功能减低
轻度二尖瓣反流
中度三尖瓣反流
少量心包积液

图8-55-20 （续）

术后1年随访超声（图8-55-21）。

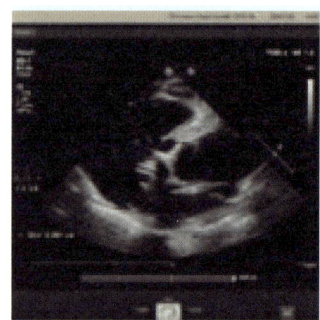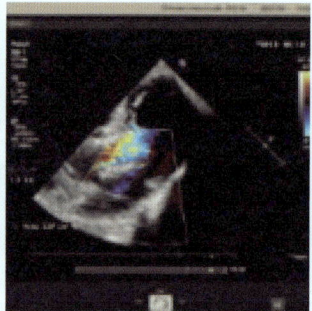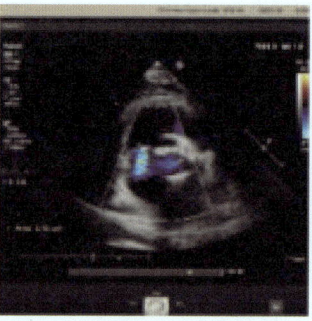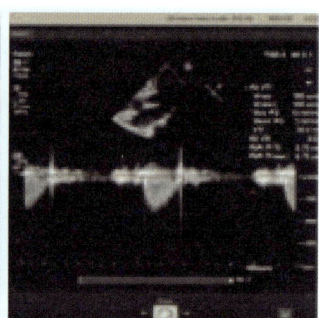

心腔及大血管 (mm)	主动脉 28	左房 39	RVOT 前后径 27	左室舒张末 45	左室收缩末 28
升主动脉 43	右房上下径 46	右室上下径 44	主肺动脉 23	室间隔 9.7	左室后壁 9.5
瓣口血流度 (m/s)	二尖瓣 E 峰 0.57	主动脉瓣 1.6	肺动脉瓣 1.0	三尖瓣 E 峰 0.45	
	二尖瓣 A 峰 1.03	峰值压差 10 mmHg	峰值压差	三尖瓣 A 峰	左室射血分数 73%
	PHT	平均压差 5 mmHg	平均压差		
组织多普勒	S' (cm/s) 4	E' (cm/s) 3	A' (cm/s) 8	E/E' 19	

超声描述：
主动脉瓣位见人工瓣膜支架，连续方程估测主动脉瓣口面积2.7 cm²；
升主动脉增宽；余瓣膜形态尚好；
左房增大，左室壁不厚，室壁运动尚好；
心包腔未见液性暗区；

CDFI：二尖瓣反流，彩束面积2.9 cm²；
三尖瓣反流，彩束面积3.1 cm²，估测肺动脉收缩压38 mmHg。

图8-55-21 术后1年超声

超声提示：
TAVR术后，人工瓣膜功能良好
轻度二尖瓣反流
轻度三尖瓣反流
轻度肺动脉高压

图8-55-21　（续）

病例点评

目前用经股动脉TAVR做纯反流的患者仍然是Ⅲ类推荐，但因为纯反流的患者群体超过狭窄的患者群体很多，所以经常会遇到外科手术高危的纯反流患者。如何去治疗这些患者，是否可以尝试用TAVR来治疗纯反流，经股TAVR治疗纯反流的解剖适应证是什么？国内的不少同行在这方面做出探索。单中心回顾了之前做的30例纯反流患者，简单做了一些分析和总结，供大家讨论。瓣中瓣的发生率为20%左右，使用最多的型号是29 mm（34%）和32 mm（34%），其次是26 mm（31%），没有使用过23 mm瓣膜。三叶瓣占79.3%，二叶瓣占13.7%，四叶瓣占6.9%。解剖上来看，瓣环平均直径是24.99±2.80 mm，流出道平均直径是25.85±3.55 mm，STJ平均直径是33.31±3.97 mm，升主动脉平均直径是37.55±3.61 mm。总体来说瓣环选择的oversize在15.88%±6.45左右。在严格挑选解剖的情况下，是可以用TAVR治疗纯反流的。瓣环≤25 mm，流出道≤26 mm，STJ≤33 mm，升主动脉≤37 mm，这四个平面的解剖学参数不超过以上标准，或者4个满足3个以上标准，同时非开放性流出道（A/L≥0.96），那么一个瓣膜成功的可能性会比较大。

本次的病例巧妙地选择了经颈动脉。一方面，因为评估患者的腹主动脉瘤，上下的瘤颈不够，不适合行腔内治疗，所以不考虑一站式手术，那么就只能绕行；另一方面，利用颈动脉距离短、控制稳的优势，大胆尝试在大结构的纯反流患者中行TAVR治疗，最后效果完美。

56 腋动脉入路TAVR

术前分析

患者，男，77岁。患者于3周前无明显诱因开始出现气促，夜间明显，阵发性呼吸困难，坐位可缓解。遂至当地医院急诊就诊，急诊期间曾出现呼吸心搏骤停，心肺复苏1 min后恢复意识，后行气管插管入住ICU，诊断"主动脉瓣重度狭窄"。

术前超声（图8-56-1）

AV：5.2 m/s，MPG：71 mmHg，LVEF：64%。

主动脉瓣重度狭窄并轻度反流。

二尖瓣轻度反流。

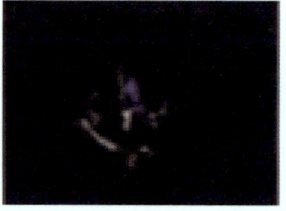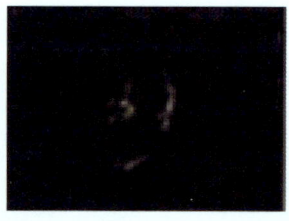

心腔及大血管 (mm)	主动脉 38	左房 36	RVOT 前后径 25	左室舒张末 40	左室收缩末 25
升主动脉 41	右房上下径 45	右室上下径 59	主肺动脉 22	室间隔 12	左室后壁 12
瓣口血流度 (m/s)	二尖瓣 E 峰 0.7	主动脉瓣 5.2	肺动脉瓣 1.1	三尖瓣 E 峰 0.6	
	二尖瓣 A 峰 1.5	峰值压差 110 mmHg	峰值压差	三尖瓣 A 峰	左室射血分数 64%
	PHT	平均压差 71 mmHg	平均压差		
组织多普勒	S'（cm/s） 7	E'（cm/s） 3	A'（cm/s） 7	E/E'	

超声描述：
升主动脉扩张；
主动脉瓣叶数目不清，瓣叶可见明显团状钙化，开放明显受限，关闭欠佳；
二尖瓣关闭欠佳，余瓣膜形态及启闭未见明显异常；

图8-56-1 术前超声

左房稍大，左室壁增厚，室壁运动尚好；
房室间隔连续完整，未见PDA征；
心包腔内未见液性暗区；

CDFI：二尖瓣反流，彩束面积2.1 cm²；主动脉瓣反流，彩束面积2.8 cm²；
三尖瓣反流，彩束面积0.7 cm²，估测肺动脉收缩压29 mmHg。

超声提示：
主动脉瓣钙化，重度狭窄并轻度反流
轻度二尖瓣反流
左室舒张功能减低
升主动脉增宽

图8-56-1　（续）

根部解剖

根据术前CT分析（图8-56-2至图8-56-19），该病例瓣叶右无融合、钙化体积2 221 mm³。瓣环周长74.9 mm，均径23.8 mm。LVOT周长72.7 mm，均径23.1 mm。瓣上预计可扩开空间为67.1 mm，均径21.4 mm。STJ 周长107.0 mm，高度22.1 mm，升主周长124.4 mm，增宽、瓦氏窦大。主动脉弓、胸腹主动脉、髂总动脉、股动脉弥漫性钙化分布。左侧股动脉血管平均最小内径3.7 mm，右侧股动脉血管平均最小内径4.7 mm。左侧颈动脉平均最小内径5.3 mm，右侧颈动脉平均最小内径4.0 mm。左侧锁骨下动脉平均最小内径5.2 mm，右侧锁骨下动脉平均最小内径3.8 mm。患者入路血管条件差，经股动脉、经颈动脉或锁骨下动脉入路均存在较大的并发症风险。结合解剖选择20 mm球囊预扩，优选VitaFlow TAV 24号瓣膜，选择左侧腋动脉为主入路，左侧股动脉股为副入路。

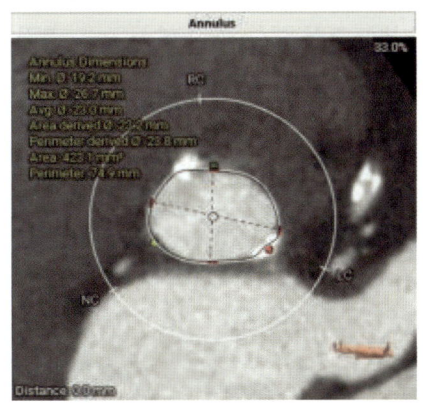

图8-56-2　瓣环平面

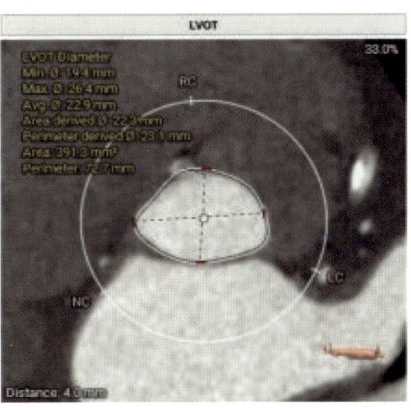

图8-56-3　流出道平面

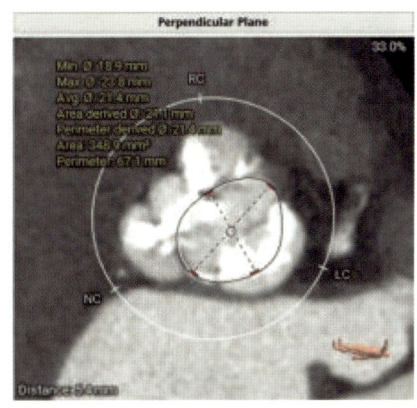

图8-56-4　瓣上5 mm平面

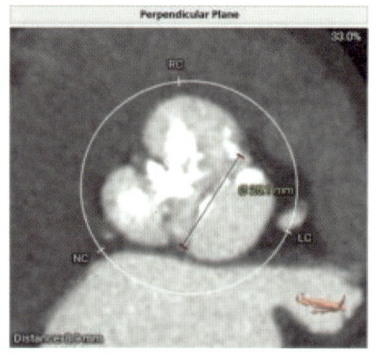
图8-56-5　中缝长度

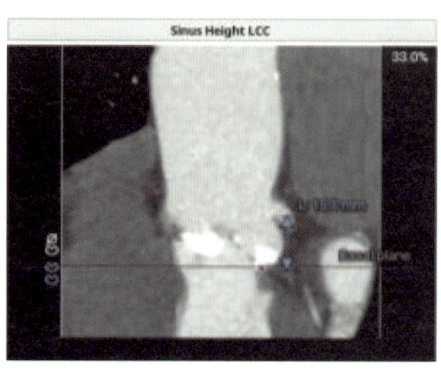
图8-56-6　左冠高度

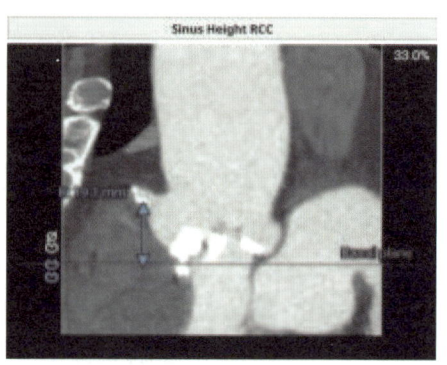
图8-56-7　右冠高度

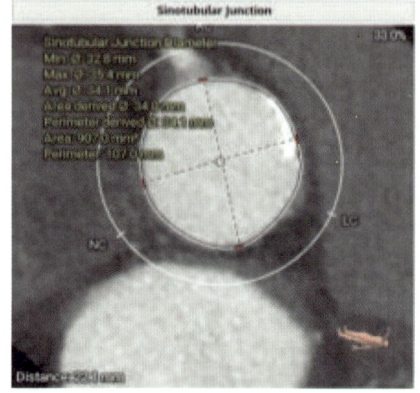
图8-56-8　窦管交界平面

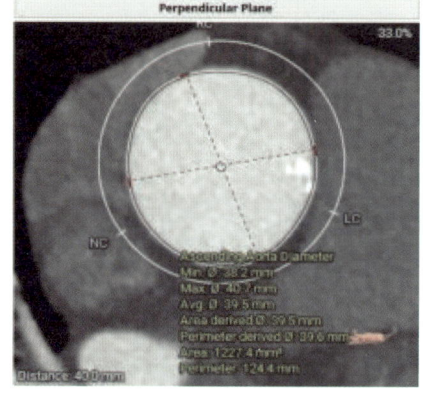
图8-56-9　瓣上40 mm处升主平面

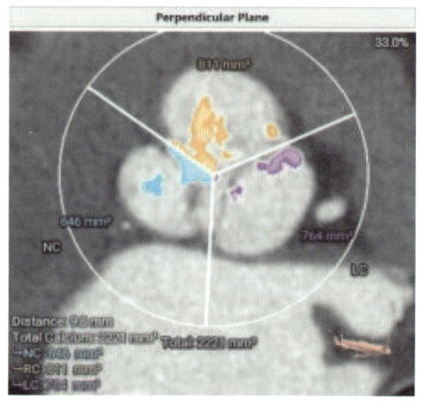
图8-56-10　钙化情况

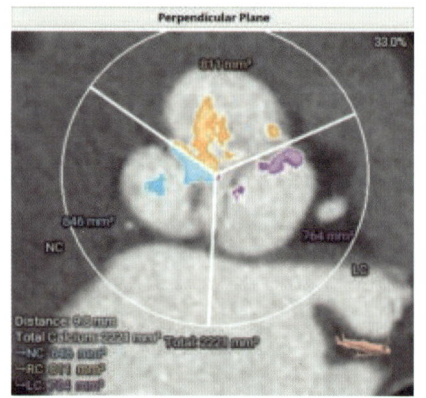
图8-56-11　钙化情况

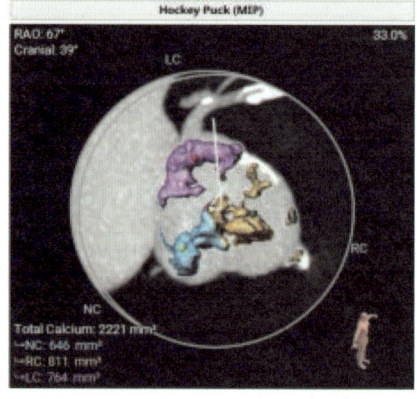
图8-56-12　钙化情况

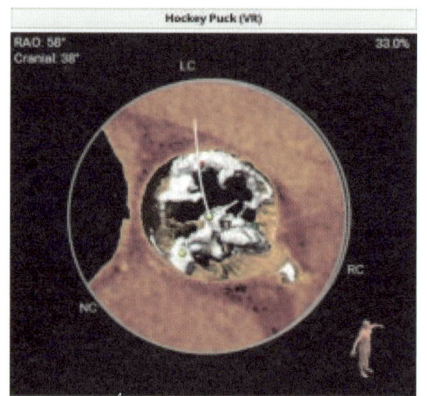
图8-56-13　腔内重建

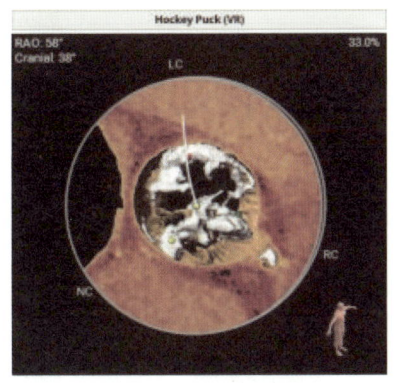 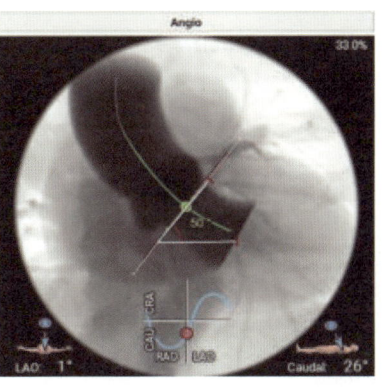 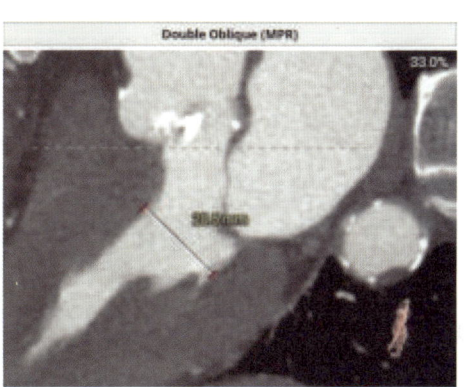

图8-56-14　腔内重建　　　　图8-56-15　横位心角度　　　　图8-56-16　左室大小

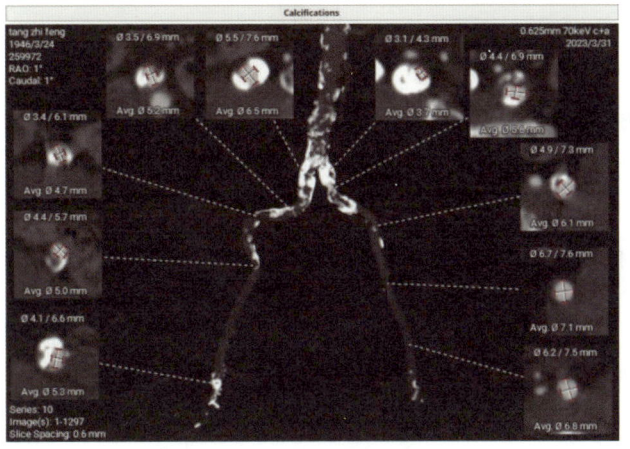 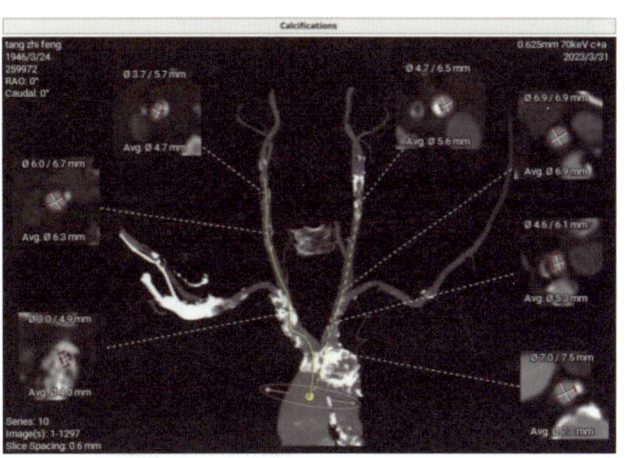

图8-56-17　股动脉情况　　　　　　　　　　图8-56-18　颈动脉情况

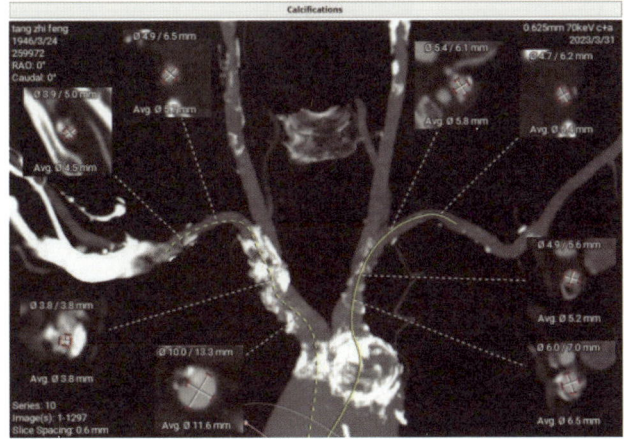

图8-56-19　腋动脉情况

（该图片来源于荷兰 Pie medica imaging 公司的3mensio术前评估软件）

手术过程

手术过程（图8-56-20至图8-56-29）。

扫码看视频

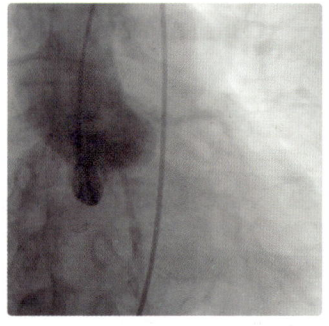
图8-56-20 根部造影

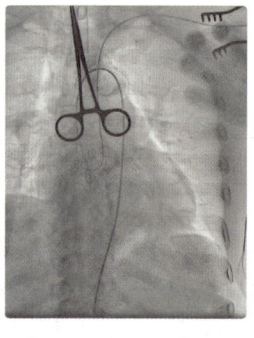
图8-56-21 左侧腋动脉分离预缝荷包后穿刺进导丝

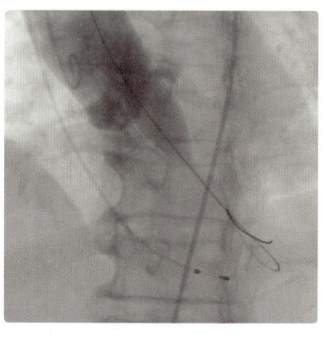
图8-56-22 20 mm球囊预扩

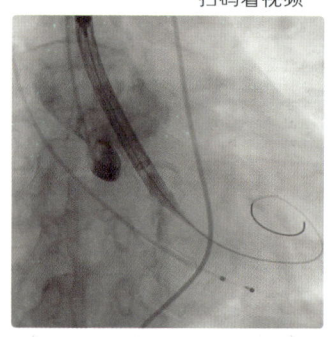
图8-56-23 VitaFlow TAV 24号瓣膜定位

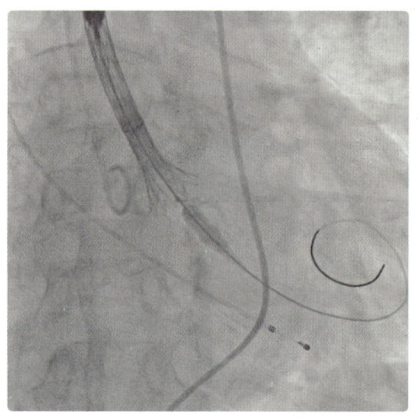
图8-56-24 瓣膜释放

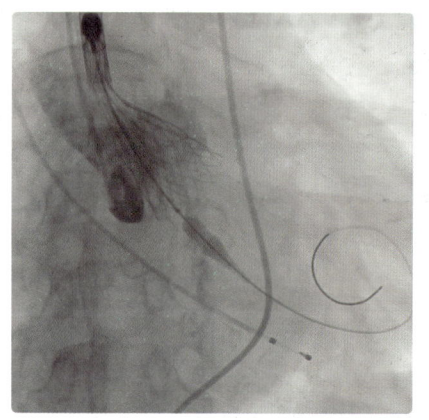
图8-56-25 造影确认深度满意

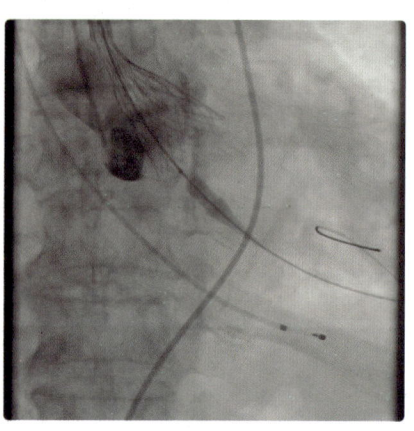
图8-56-26 多角度确认深度满意

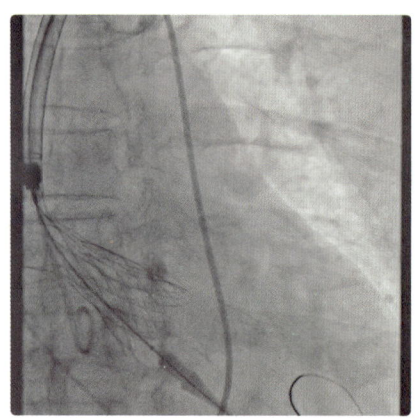
图8-56-27 瓣膜完全释放

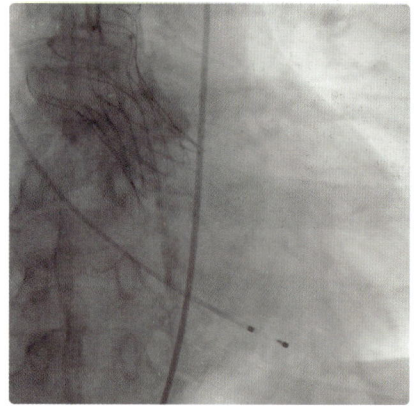
图8-56-28 复查根部造影

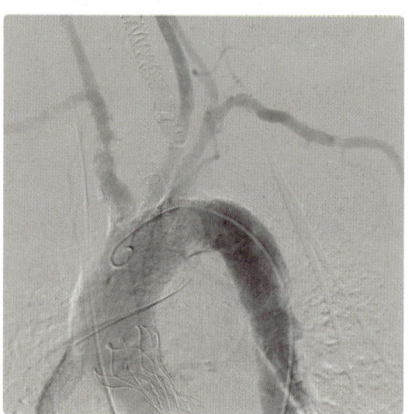
图8-56-29 复查腋动脉造影

术后

术后复查超声（图8-56-30）。

心腔及大血管:(mm)	主动脉	左房 34	RVOT 前后径 25	左室舒张末 41	左室收缩末 25
升主动脉	右房上下径 46	右室上下径 59	主肺动脉	室间隔 12	左室后壁 12
瓣口血流度 (m/s)	二尖瓣 E 峰 0.8	主动脉瓣 2.1	肺动脉瓣	三尖瓣 E 峰 0.6	
	二尖瓣 A 峰 1.3	峰值压差	峰值压差	三尖瓣 A 峰	左室射血分数 62%
	PHT	平均压差	平均压差		
组织多普勒	S'（cm/s）	E'（cm/s）	A'（cm/s）	E/E'	

超声描述：
主动脉瓣位见人工支架回声，位置固定，瓣膜开闭可；
余瓣膜形态及活动正常；
各房室腔大小正常，左室壁增厚，室壁运动尚好；
心包腔未见液性暗区；

超声提示：
TAVR术后，未见明显瓣周漏
左室收缩功能正常

图8-56-30 术后超声

病例点评

本例是右无融合的二叶瓣、钙化重，左冠风险不高的患者。这种情况下哪怕是用微创的瓣膜也会考虑downsize到TAV 24。主要挑战在入路，双侧股髂动脉均有钙化狭窄、主动脉弓溃疡很多，这样行经股路径风险就很大，哪怕系统上得去，万一右无融合需要使用抓捕器，这个主动脉弓出现夹层的风险就太大，必须考虑其他入路。考虑颈动脉的话，患者右侧颈动脉闭塞，左侧颈动脉狭窄50%，既往脑梗史，这样颈动脉入路也用不了。最后剩下锁骨下，因为右侧头臂干钙化狭窄，所以只能选左侧腋动脉入路。需要外科切开游离腋动脉，预缝荷包，再直视下穿刺腋动脉。站位方面，需要一个术者在患者左侧扶助大鞘，大鞘外露较多，可以弯过来让一号位和二号位术者常规患者右侧站位，这样操作较方便，其他操作无特殊。腋动脉入路安全性高、方便操作，是重要的替代入路。

（杨珏）

CHAPTER 9

第九章
TAVR 术中并发症

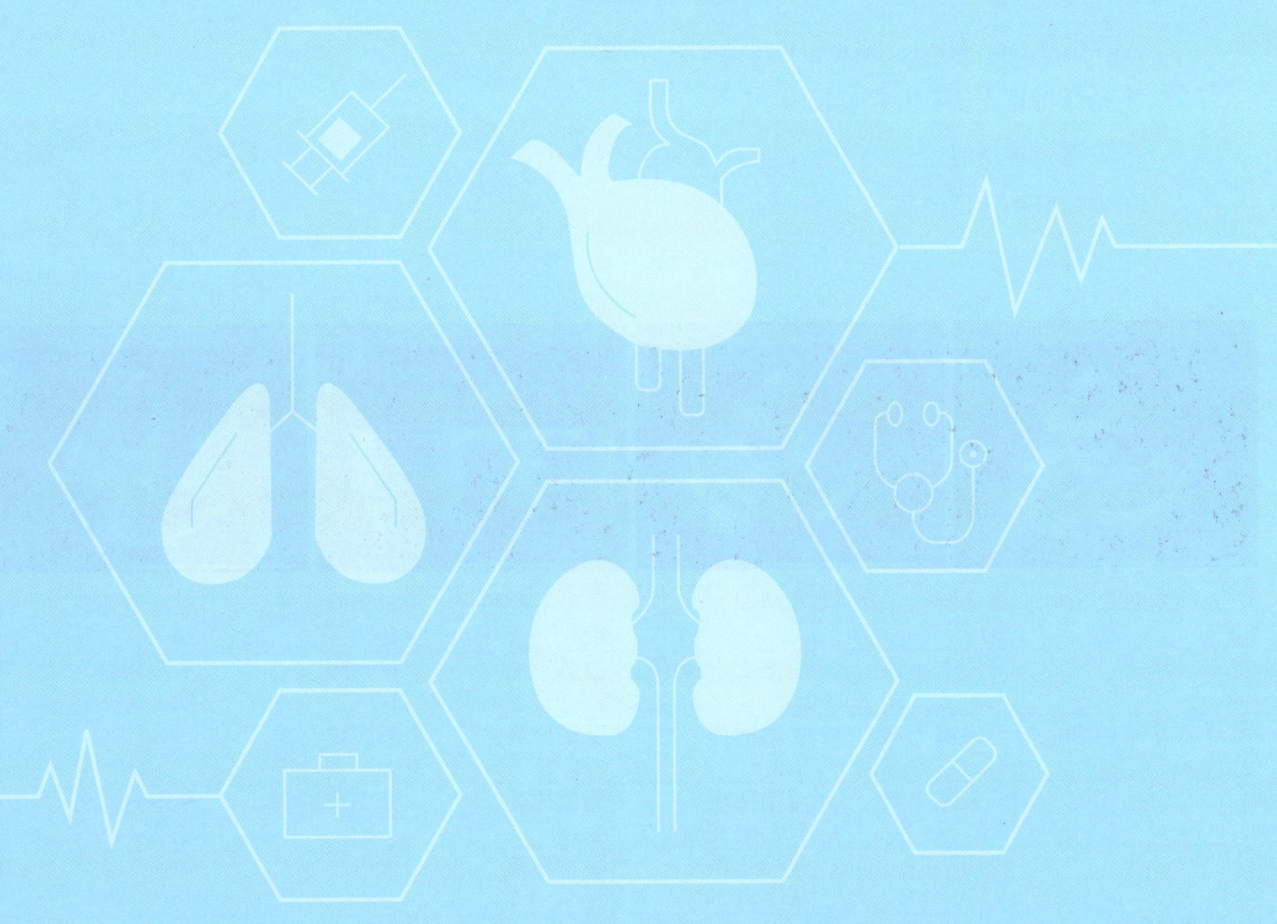

57 大鞘堵塞腹主动脉导致循环崩溃

术前分析

患者，女，71岁，11天前无明显诱因下出现眼前发黑后晕厥，无意识，伴冷汗和四肢无力。

既往史：高血压20年，最高收缩压200 mmHg，自述服用降压药，糖尿病1年，使用胰岛素治疗。

诊断：主动脉瓣重度狭窄伴轻度关闭不全，高血压3级（极高危组），慢性肾脏病5期。

术前超声（图9-57-1）

　　AV：5.0 m/s，MPG：66 mmHg，LVEF：48%。

　　主动脉瓣重度狭窄并轻度反流。

　　二尖瓣重度反流。

　　三尖瓣轻中度反流。

　　中度肺高压。

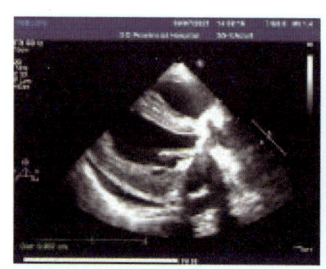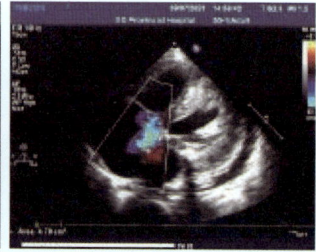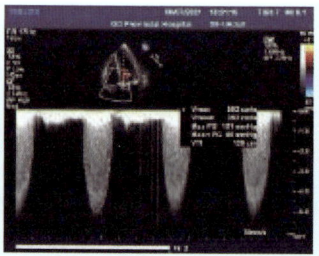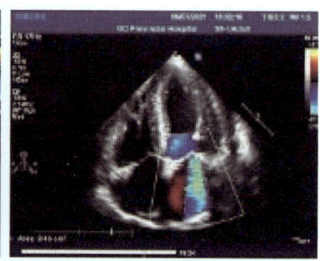

心腔及大血管 (mm)	主动脉 30	左房 44	RVOT 前后径 33	左室舒张末 48	左室收缩末 34
升主动脉 31	右房上下径 57	右室上下径 67	主肺动脉 27	室间隔 14	左室后壁 14
瓣口血流度 (m/s)	二尖瓣 E 峰 1.5	主动脉瓣 5.0	肺动脉瓣 1.1	三尖瓣 E 峰 0.5	
	二尖瓣 A 峰 1.1	峰值压差 101 mmHg	峰值压差	三尖瓣 A 峰	左室射血分数 48%
	PHT	平均压差 66 mmHg	平均压差		
组织多普勒	S'（cm/s） 4	E'（cm/s） 3	A'（cm/s） 6	E/E' 50	

图9-57-1　术前超声

超声描述：

胸骨上窝切面显示不清；

主动脉瓣似为三叶瓣结构，回声增强钙化，开放受限，关闭不拢；主动脉瓣环直径21 mm，升主动脉不宽；二尖瓣前叶回声增强，后叶活动僵硬，后瓣环及瓣下腱索见明显钙化；

左房、左室增大，左室壁增厚，室壁运动弥漫性减弱；

心包腔见液性暗区：左室后壁9 mm，左室侧壁旁9.4 mm，右房后壁7 mm；

CDFI：二尖瓣反流，彩束面积9.5 cm²；主动脉瓣反流，彩束面积3.5 cm²；
　　　三尖瓣反流，彩束面积4.7 cm²，估测肺动脉收缩压65 mmHg。

超声提示：

心脏瓣膜退行性变，左室舒张收缩功能减退

重度主动脉瓣狭窄并轻度反流

重度二尖瓣反流

轻中度三尖瓣反流，中度肺高压

少量心包积液

图9-57-1　（续）

根部解剖

根据术前CT分析（图9-57-2至图9-57-10），该病例为三叶瓣，重度钙化，瓣环径为21 mm，LVOT 21.1 mm，左冠高度11.3 mm，右冠15.4 mm，瓦氏窦均径在27 mm左右，STJ 26.3 mm，升主无明显扩张，整体结构偏小，考虑使用18 mm球囊预扩，优选VenusA 23号瓣膜。

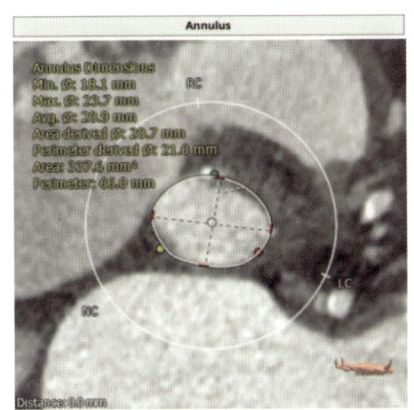
图9-57-2　瓣环平面

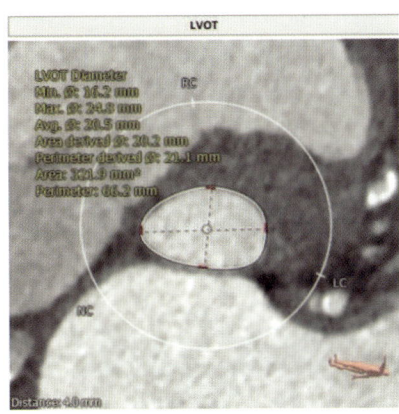
图9-57-3　流出道平面

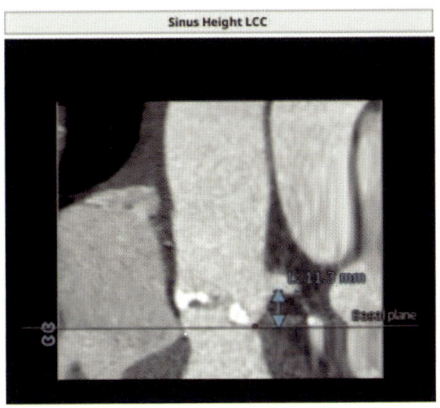
图9-57-4　左冠高度

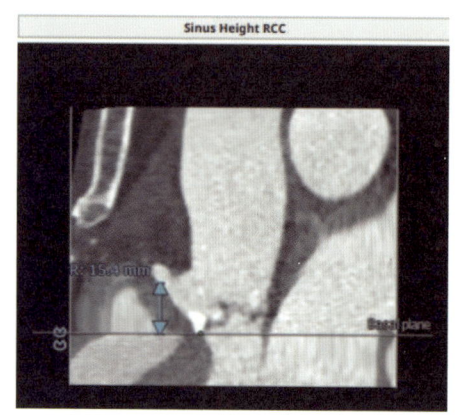

图9-57-5　右冠高度

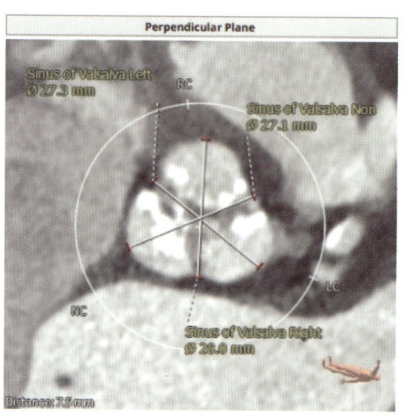

图9-57-6　瓦氏窦

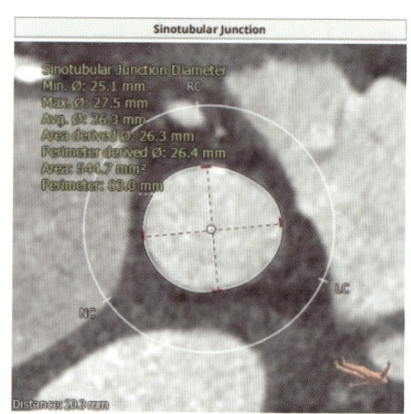

图9-57-7　窦管交界平面

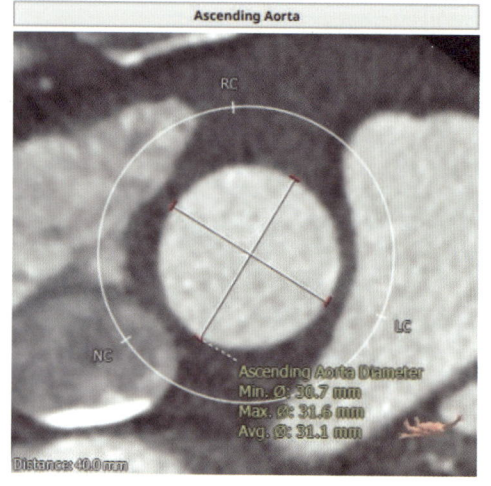

图9-57-8　瓣上40 mm处升主平面

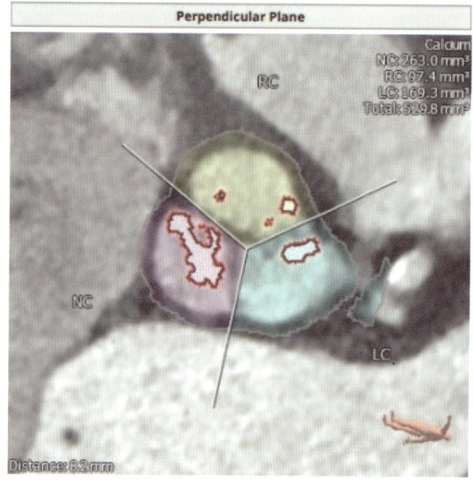

图9-57-9　钙化情况

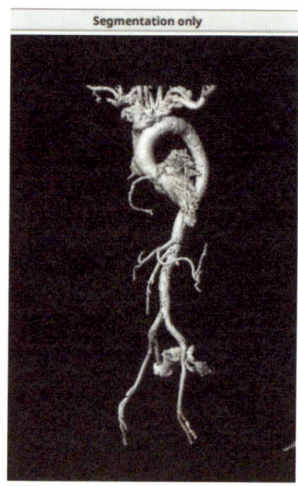

图9-57-10　全主动脉形态

（该图片来源于荷兰Pie medica imaging公司的3mensio术前评估软件）

手术过程

手术过程（图9-57-11至图9-57-19）。

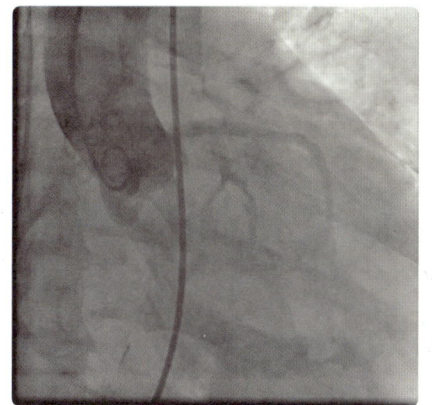

图9-57-11 根部造影

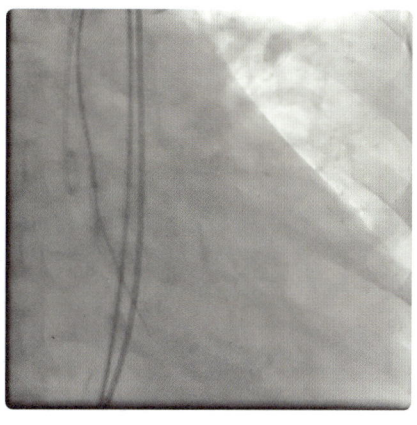

图9-57-12 导丝跨瓣后血压下降、心脏搏动减弱，麻醉升压药物不起作用

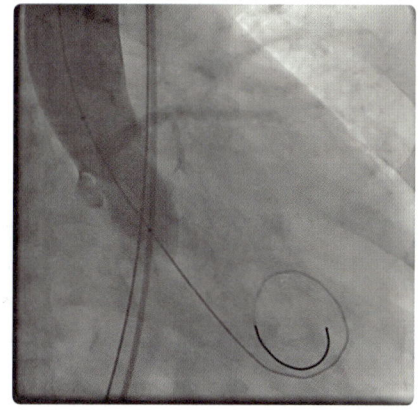

图9-57-13 Numed 18mm球囊扩张

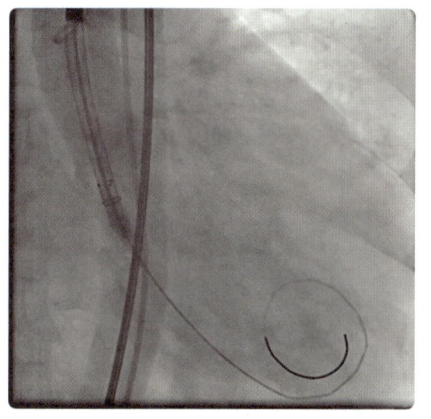

图9-57-14 VenusA 23号瓣膜定位，可见降主造影剂滞留

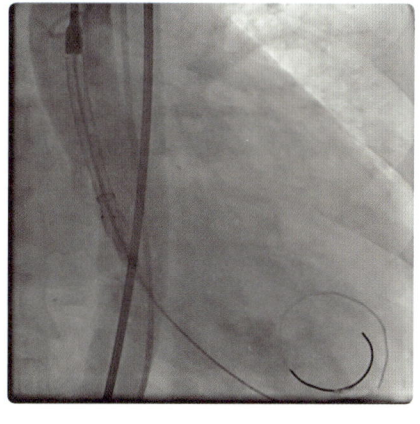

图9-57-15 冒烟确认瓣膜位置

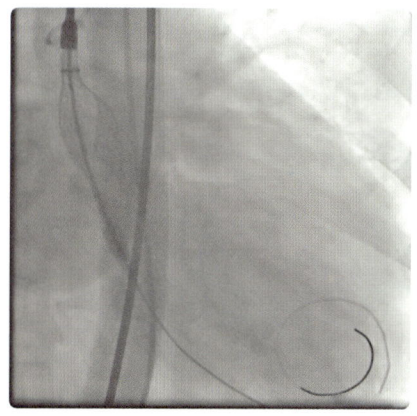

图9-57-16 快速释放瓣膜

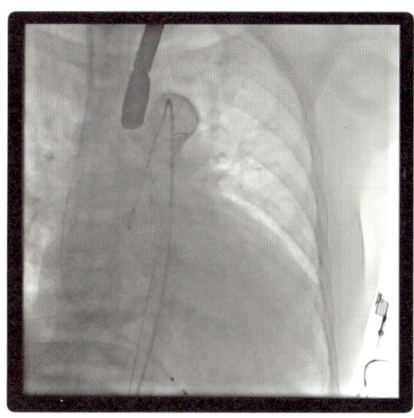

图9-57-17 撤出输送器及大鞘

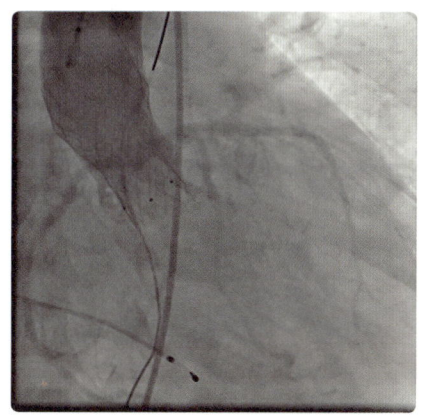

图9-57-18 复查造影降主无造影剂滞留

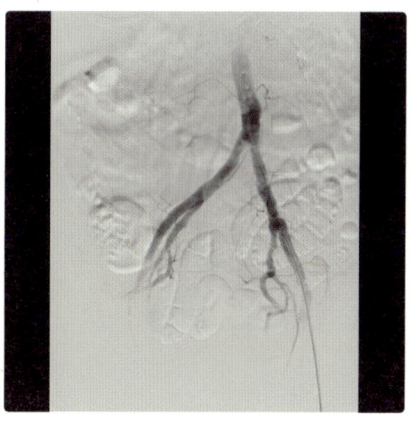

图9-57-19 复查腹主动脉造影

术后

术后压差下降为10 mmHg，床旁超声（图9-57-20）显示无明显瓣周漏，患者术后即刻苏醒，意识清晰，无脑部并发症。

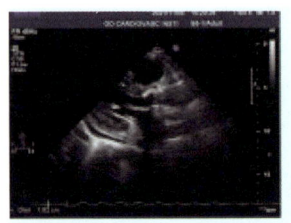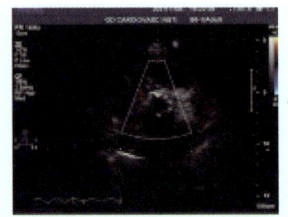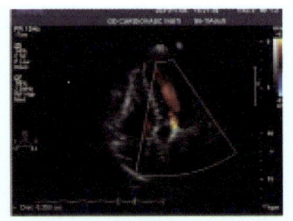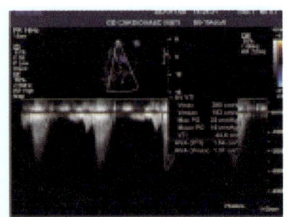

心腔及大血管 (mm)	主动脉 26	左房 40	RVOT 前后径 21	左室舒张末 43	左室收缩末 25
升主动脉 29	右房上下径 44	右室上下径 62	主肺动脉 25	室间隔 15	左室后壁 15
瓣口血流度 (m/s)	二尖瓣 E 峰 1.1	主动脉瓣 3.0	肺动脉瓣 1.5	三尖瓣 E 峰 0.6	
	二尖瓣 A 峰 1.6	峰值压差 35 mmHg	峰值压差	三尖瓣 A 峰	左室射血分数 71%
	PHT	平均压差 18 mmHg	平均压差		
组织多普勒	S' (cm/s) 7	E' (cm/s) 3	A' (cm/s) 9	E/E' 37	

超声描述：
主动脉瓣位见支架人工生物瓣膜，位置正常，瓣叶活动可，瓣膜工作区内径19 mm，AV-VTI：45 mm，LVOT-VTI：27 cm，连续方程测AVA 1.54 cm^2；
二尖瓣后瓣环及瓣下腱索见钙化，后叶活动僵硬；
左房扩大，左室壁增厚，室壁运动尚可；
心包腔见液性暗区：左室后壁后5.2 mm，右室前壁前2.6 mm，后室间沟8.1 mm，左室侧壁旁5.2 mm，右房顶6.2 mm，

CDFI：二尖瓣反流，彩束面积2.6 cm^2；
主动脉瓣支架人工生物瓣膜反流，彩束起始部宽3.5 mm，面积1.6 cm^2（源自短轴切面3~4点处瓣周）。

超声提示：
TAVR术后，主动脉瓣位支架人工生物瓣功能良好，轻度瓣周漏
二尖瓣退行性变，轻度反流
左室壁明显增厚，左室舒张功能减退
少量心包积液

图9-57-20　术后超声

病例点评

　　TAVR手术循环崩溃是罕见但严重的术中并发症，会直接影响患者预后，做好充分的术前评估和应急预案，以及完备的心脏团队，是处理循环崩溃的重要手段，在进行TAVR手术时，对于循环崩溃风险较高的患者往往采用瓣膜预装，体循或ECMO湿备来保证手术安全。循环崩溃常见原因是患者基础心功能差，在球囊预扩张后出现瓣膜失功能导致严重反流，血压持续下降逐渐停跳。这种原因一般一次造影可以马上明确，处理方法是对于低流速低压差患者，第一预装ECMO辅助循环，第二是术前预判预装瓣膜，在明确病因后瓣膜尽快到位并释放，然后快速CPR加升压药辅助，第三是可以利用临时起搏器把心率提高到80~100次/分，缩短舒张期，尽可能降低舒张末压。其他原因可能是瓣膜释放后堵塞冠脉，升主动脉或左室破裂，这些都是灾难性的，需要外科尽快干预。

　　本例患者出现循环崩溃的原因较为罕见。术前分析时，认为患者心功能尚可，解剖上无特殊难点，唯一要注意的是患者因长期透析导致腹主动脉严重钙化狭窄，担心大鞘通过有困难，故特意选了23号瓣膜搭配18F大鞘，术中小心操作，避免腹主动脉破裂的可能。术中大鞘通过虽略有阻力，但基本还是比较顺利的通过腹主动脉狭窄处，但在跨瓣时就发现血压逐渐下降，DSA下发现心脏搏动减弱，当时一度以为是瓣口过于狭窄，导丝通过后导致血压下降。于是快速交换特硬导丝进行预扩张，扩张后血压没有改善，升压药物不起效，此时DSA下发现预扩时造影剂滞留在降主动脉，结合CT解剖，考虑是大鞘堵塞腹主动脉导致急性的后负荷升高，遂快速释放瓣膜后退大鞘到髂总动脉，然后CPR，大概1分钟后患者心率血压恢复。建议术者每个病例亲自做术前CT分析，否则漏掉腹主动脉狭窄这一重要信息，没有及时退大鞘，CRP很难成功，再次证明了术前CT分析的重要性。

58 TAVR下肢并发症——髂动脉夹层植入裸支架

术前分析

患者，女，73岁，因发现"主动脉瓣狭窄"入院。院内超声提示主动脉瓣重度狭窄合并中度反流，左室收缩功能降低，重度二尖瓣反流，轻度肺高压，中度三尖瓣反流。

术前超声（图9-58-1）

AV：4.01 m/s，MPG：40 mmHg，AVA：0.7 cm^2，LVEF：40%。

主动脉瓣重度狭窄并中度反流。

左心大，左室壁显著增厚，弥漫性室壁运动减弱，左室收缩功能减低。

二尖瓣重度反流。

三尖瓣中度反流。

轻度肺高压。

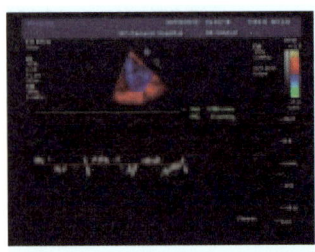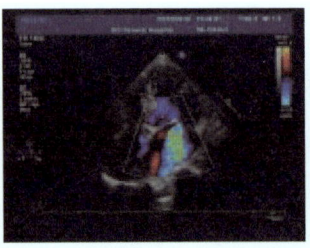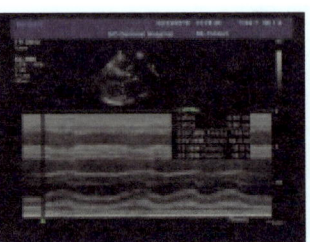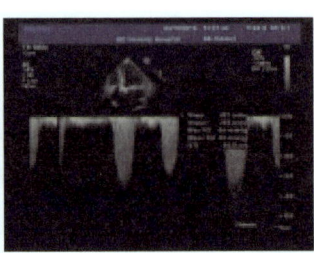

心腔及大血管 (mm)	主动脉 33	左房 51	RVOT前后径 27	左室舒张末 57	左室收缩末 45
升主动脉 44.5	右房上下径 56	右室上下径 62	主肺动脉 36	室间隔 14	左室后壁 13
瓣口血流度 (m/s)	二尖瓣E峰 1.17	主动脉瓣 4.01	肺动脉瓣 0.59	三尖瓣E峰 0.49	
	二尖瓣A峰	峰值压差 64 mmHg	峰值压差	三尖瓣A峰	左室射血分数 40%
	PHT	平均压差 40 mmHg	平均压差		
组织多普勒	S'(cm/s) 3.5	E'(cm/s) 4	A'(cm/s)	E/E' 29.3	

图9-58-1　术前超声

超声描述：
主动脉瓣为三叶瓣，瓣叶增厚，回声增强，显著钙化，开放受限，关闭不拢；主动脉瓣环内径24 mm，升主动脉明显扩张，主动脉弓内径27 mm，降主动脉内径23 mm，AV-VTI：73.3 mm，LVOTI：11.3 cm，连续方程测主动脉瓣口面积 0.7 cm²；
右房内可见置管征象；二尖瓣退变，钙化；其余瓣膜形态尚可；
全心大，左心扩大为主，左室壁增厚，弥漫性室壁运动减弱；
房室间隔未见中断，未见PDA；
心包腔内见液性暗区；左室后壁后方6 mm；

CDFI：二尖瓣反流，彩束面积16.7 cm²；主动脉瓣反流，彩束面积4.5 cm²；
三尖瓣反流，彩束面积4.5 cm²，估测肺动脉收缩压43 mmHg。

超声提示：
主动脉瓣显著钙化，重度主动脉瓣狭窄并中度反流
左心大，左室壁显著增厚，弥漫性室壁运动减弱，左室收缩功能减低
重度二尖瓣反流
中度三尖瓣反流
轻度肺高压
少量心包积液

图9-58-1　术前超声

根部解剖

根据术前CT分析（图9-58-2至图9-58-10），此病例为三叶瓣，轻度钙化，瓣叶无明显增厚，瓣环23.1 mm，LVOT 24.1 mm，STJ 32 mm，瓦氏窦空间较大，长短径均超过30 mm，升主略增宽，左冠高度10.8 mm，右冠18.4 mm，左冠稍低，但左侧瓣叶不长，窦部空间够，冠脉风险不高。综合根部结构，使用23 mm球囊预扩，优选VenusA 29号瓣膜。腹主动脉稍有瘤样扩张，选择右侧股动脉作为主入路。

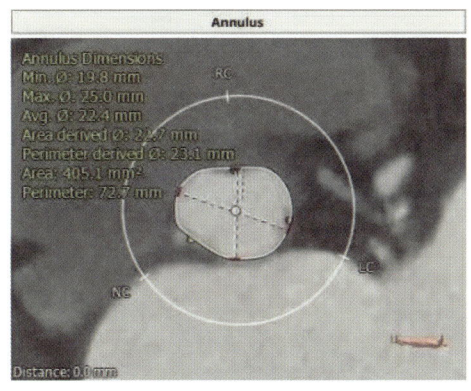

图9-58-2　瓣环平面

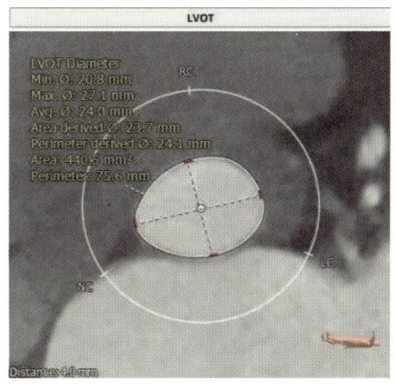

图9-58-3　流出道平面

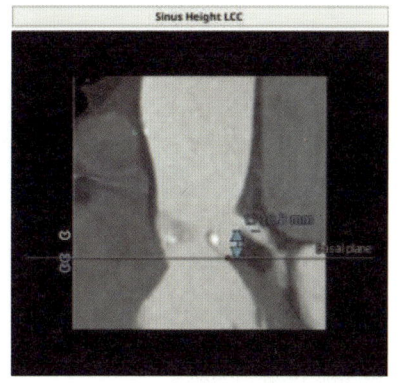

图9-58-4　左冠高度

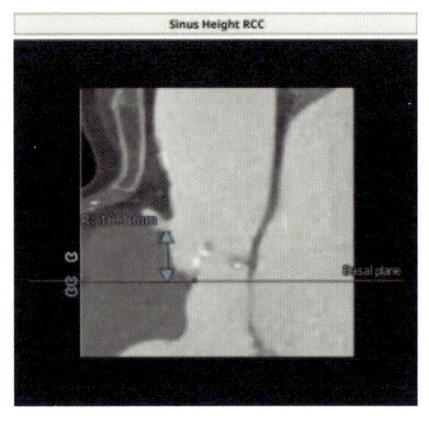
图9-58-5　右冠高度

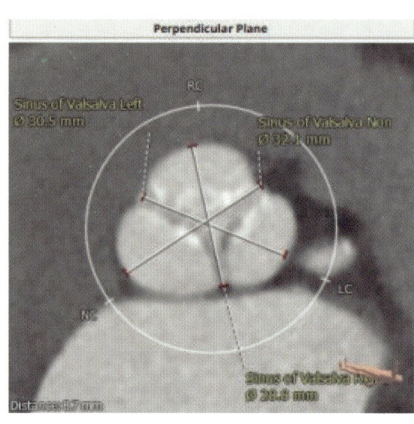
图9-58-6　瓦氏窦

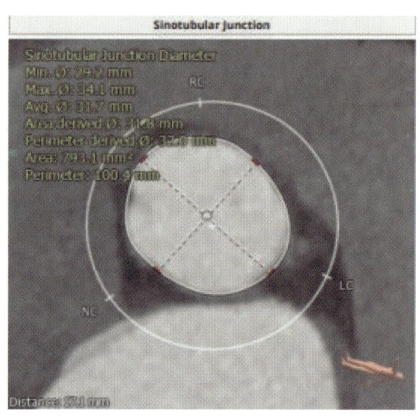
图9-58-7　窦管交界平面

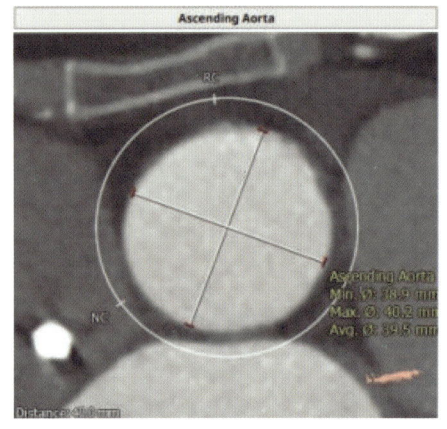
图9-58-8　瓣上40 mm处升主平面

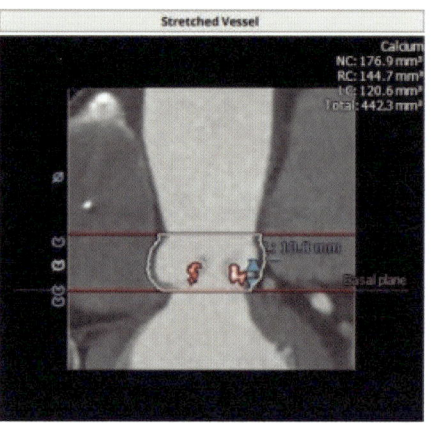
图9-58-9　钙化情况

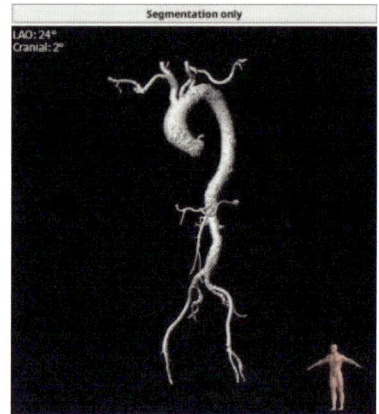
图9-58-10　全主动脉形态

（该图片来源于荷兰 Pie medica imaging公司的3mensio术前评估软件）

手术过程

手术过程（图9-58-11至图9-58-23）。

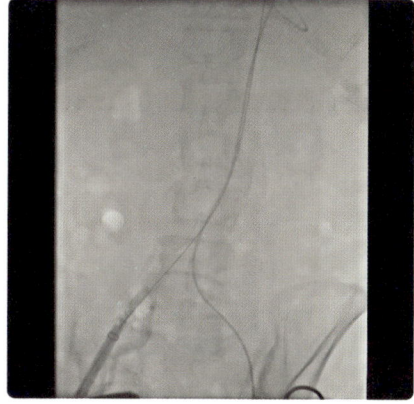

图9-58-11　上20F大鞘时推送不顺

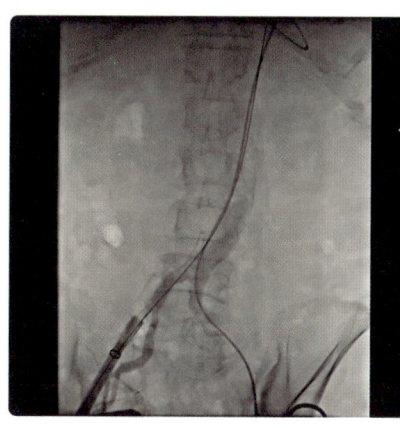

图9-58-12　造影发现内膜上翻血管夹层

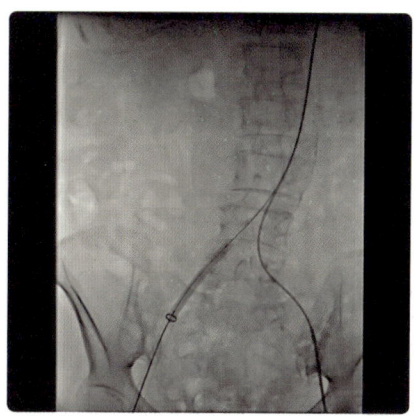

图9-58-13　使用8 mm×60 mm外周球囊扩张

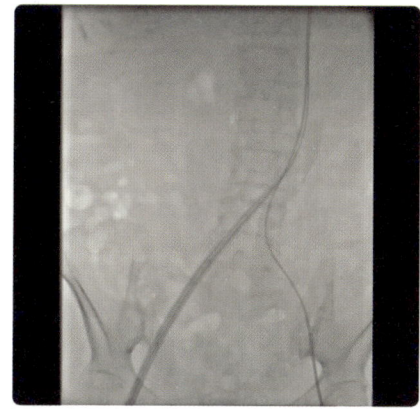

图9-58-14　带鞘芯小心推送大鞘到位

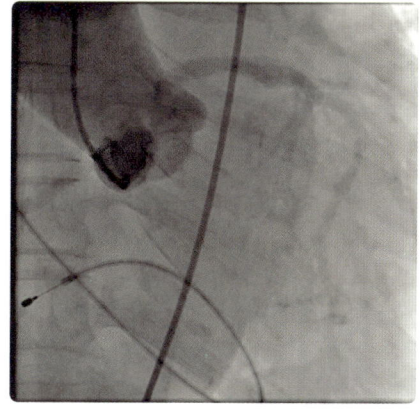

图9-58-15　根部造影

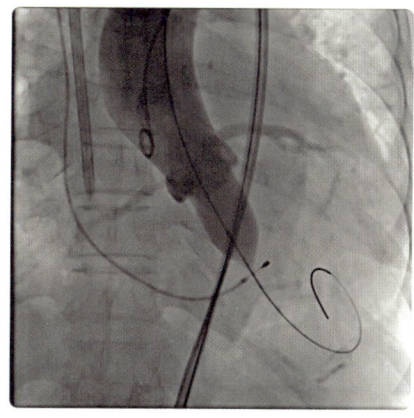

图9-58-16　Mumed 22 mm球囊预扩

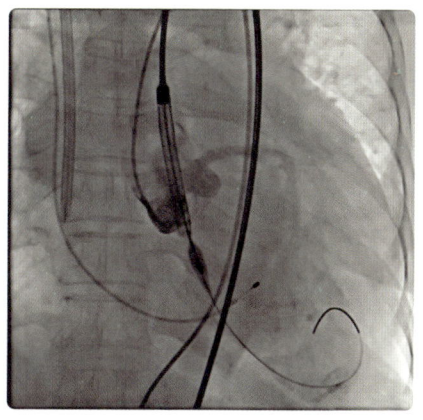

图9-58-17　VenusA 26号瓣膜定位

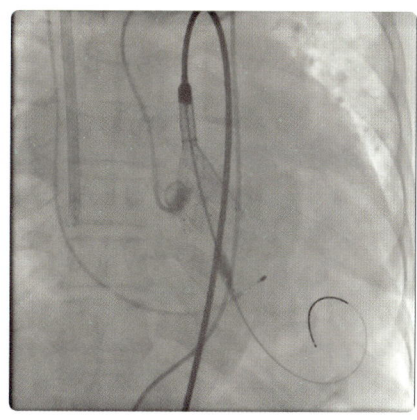

图9-58-18　瓣膜释放

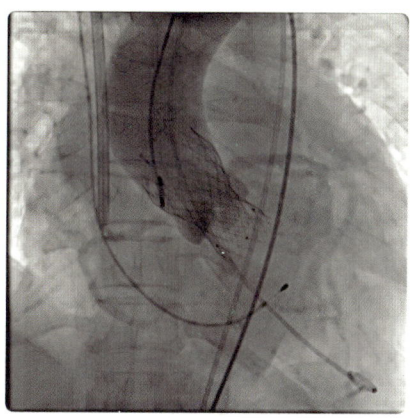

图9-58-19　复查造影

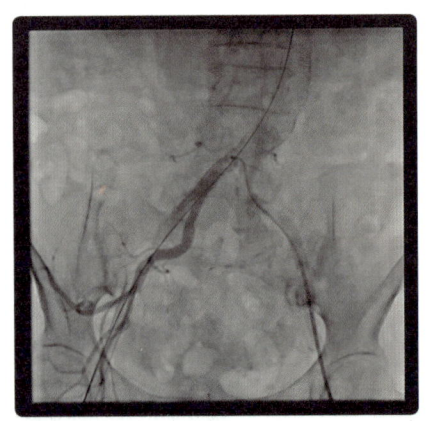
图9-58-20 髂动脉翻山造影

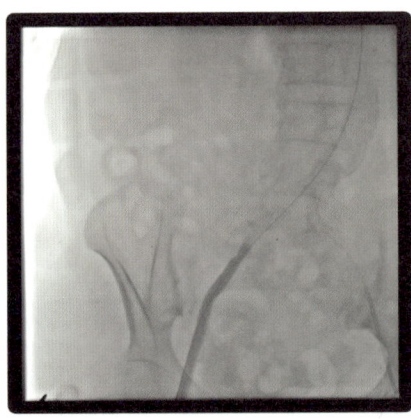
图9-58-21 股动脉对侧造影

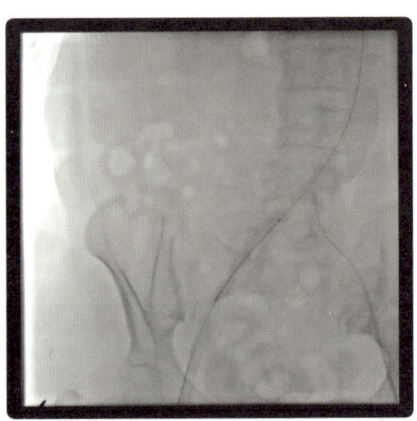
图9-58-22 植入巴德 10 mm×60 mm支架

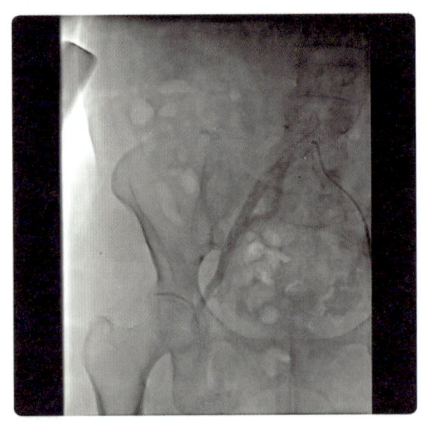
图9-58-23 复查髂动脉造影

扫码看视频

术后

超声（图9-58-24）患者跨瓣压差消失，入路植入支架后，无后续并发症出现，1周后，患者出院，定期随访，疗效显著。

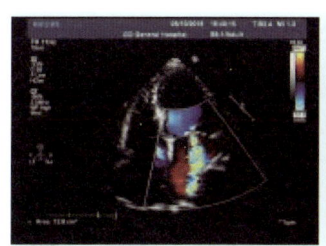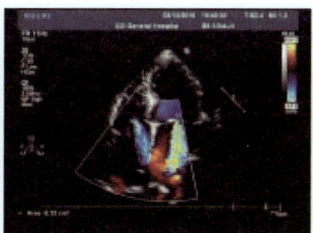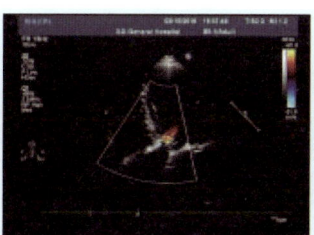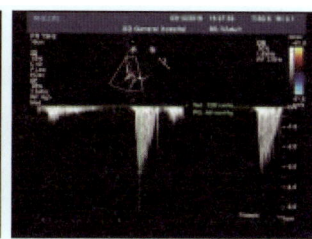

心腔及大血管(mm)	主动脉 26	左房 47	RVOT 前后径 30	左室舒张末 60	左室收缩末 51
升主动脉 31	右房上下径 82	右室上下径 57	主肺动脉 33	室间隔 13	左室后壁 12
瓣口血流度(m/s)	二尖瓣 E 峰 1.25	主动脉瓣 3.3	肺动脉瓣 1.32	三尖瓣 E 峰 0.7	
	二尖瓣 A 峰	峰值压差	峰值压差	三尖瓣 A 峰	左室射血分数 46%
	PHT	平均压差	平均压差		
组织多普勒	S' (cm/s) 6	E' (cm/s) 6	A' (cm/s)	E/E' 21	

超声描述：
主动脉瓣位见人工瓣膜支架，瓣叶开放关闭好，主动脉瓣瓣周1-3点处见两束反流，彩束面积0.66 cm²、0.72 cm²；
二尖瓣瓣叶钙化；其余瓣膜形态尚可；
全心大，双房扩大为主，左室壁增厚，弥漫性室壁运动减弱；
房室间隔未见中断，未见PDA；
心包腔内见液性暗区；左室后壁后方6 mm，右房后壁15 mm；

CDFI：二尖瓣反流，彩束面积12.8 cm²；
三尖瓣反流，彩束面积6.1 cm²，估测肺动脉收缩压37 mmHg。

超声提示：
TAVR术后，人工瓣膜支架轻度瓣周漏
左室收缩功能减低
重度二尖瓣反流
中度三尖瓣反流
少量心包积液

图9-58-24　随访超声

病例点评

目前所报道的经股动脉路径TAVR相关的血管并发症发生率为1.9%~30.7%。发生率的高低取决于手术风险、手术路径、患者一般情况、瓣膜类型等，随着输送系统和器械的发展，血管相关并发症的发生率有所下降。在第三代球扩式瓣膜的临床对照研究结果中，VARC-2定义的主要血管并发症在中风险人群的发生率为6%~7.9%，在低风险人群中的发生率为2%~3.8%，自膨式瓣膜在中风险人群的主要血管并发症发生率为6%。发生TAVR相关血管并发症的独立预测因素和危险因素，可以分为术者、手术、患者相关的因素。术者的因素主要是术前CT的阅读理解，穿刺的熟练程度，以及缝合器的使用。目前股动脉穿刺方法主要有3种，本中心多数使用的是ROADMAP指导下穿刺。当穿刺口附近钙化较重，建议使用超声引导下穿刺，避开钙化部位。国内缝合器多使用两把ProGlide交叉预缝合的方法进行，缝合器的使用需要在理解原理的基础上反复的练习，培养手感。患者自身的情况也与血管并发症的发生有显著的关系，包括血管壁的钙化、血管迂曲、管腔直径、外周血管疾病、糖尿病、鞘管与股动脉直径比值（SFAR）等一些风险因素与血管并发症的发生独立相关。当患者的血管钙化迂曲严重，SFAR要＜1.0甚至0.95，如果血管比较直，钙化不重，SFAR甚至可以大于1.5。无论如何选择，在上大鞘的时候操作务必轻柔，如果觉得有阻力一定要停下来查找原因。本例患者就是因为术者在上鞘过程中明显觉得手感和平时不同，停下来检查发现血管夹层，如果这种情况下继续送鞘，有可能导致灾难性后果。TAVR相关的下肢动脉夹层大多数是局限的、非阻塞性的。除非有神经血管损伤，通常采用保守治疗：监测下肢血管通畅性。严重的动脉夹层会因血栓后游离瓣堵塞而导致下肢急性缺血，一旦发生急性下肢缺血需紧急干预行血管成形术或植入支架封堵破口。本例患者术后检查发现夹层影响远端股动脉血流，故在术后直接植入支架封堵夹层。

总的来说，建立入路的要点有3个：读图选路，穿刺技术，缝合器的使用。这三点做好了，剩下的就是熟悉外周介入器械及各种下肢并发症的处理方法，以不变应万变。

随着TAVR技术在国内如火如荼的进展，临床上遇到越来越多的挑战病例，除关注患者主动脉根部及弓步结构以外，入路常常是完成TAVR手术的拦路虎。

对于TAVR准备阶段，以国内现在大规模使用的自展瓣为例，通常需要使用20F的大鞘，CT分析入路情况是保证手术安全的前提，除常规需要5.5 mm甚至是6.0 mm以上的股动脉内径外，须关注股动脉的钙化情况，以及ProGlide的熟练使用都是避免血管相关并发症的前提，当然，术中出现入路并发症，也需丰富的经验来判断风险，手术是否能继续，术前需要准备相关耗材都是处理入路并发症的前提。TAVR团队术前除常规耗材外，还常备外周8 mm×60 mm高压球囊及外周支架以备不时之需。

59　TAVR并发症之腹膜后血肿

术前分析

患者，男，64岁，反复活动后气促2年，加重1周。否认高血压史，否认糖尿病史，2017年因心肌梗死行PCI治疗，2019年6月起，患者出现反复活动后气促，当地医院考虑主动脉瓣狭窄伴关闭不全，予以扩管、利尿、改善心室重构、降低心肌氧耗量等治疗，好转后出院。出院后，患者再频发气促，休息时即可发作，于就诊，完善检查后拟行TAVR。

术前超声（图9-59-1）

AV：3.6 m/s，MPG：25 mmHg，主动脉瓣反流彩束面积14.1 cm^2，LVEF：59%。

主动脉瓣中度狭窄并重度反流。

二尖瓣中重度反流。

三尖瓣中度反流。

重度肺高压。

左室壁节段运动异常，左室收缩功能减退。

心腔及大血管 (mm)	主动脉 30	左房 42	RVOT 前后径 33	左室舒张末 70	左室收缩末 46
升主动脉 41	右房上下径 70	右室上下径 62	主肺动脉 30	室间隔 13	左室后壁 12
瓣口血流度 (m/s)	二尖瓣 E 峰 1.0	主动脉瓣 3.6	肺动脉瓣 0.8	三尖瓣 E 峰 0.4	
	二尖瓣 A 峰 0.5	峰值压差 53 mmHg	峰值压差	三尖瓣 A 峰	左室射血分数 59%
	PHT	平均压差 25 mmHg	平均压差		
组织多普勒	S' (cm/s) 5	E' (cm/s) 4	A' (cm/s) 5	E/E' 25	

超声描述：

主动脉瓣三叶瓣，瓣叶弥漫增厚钙化，无冠瓣活动尚可，余瓣叶活动受限，关闭不拢，瓣环内径22 mm，窦部内径31 mm，升主动脉扩张；

二尖瓣前叶舒张期纤细扑动，EPSS 20 mm，血流频谱充盈限制型；

图9-59-1　术前超声

三尖瓣瓣环扩张，关闭不拢；
全心扩大，左心为著，左室壁增厚，左室下壁、侧壁中下段运动减弱，余室壁运动尚可；
未见心包积液；

CDFI：二尖瓣反流，彩束面积7.9 cm²；主动脉瓣反流，彩束面积14.1 cm²；
三尖瓣反流，彩束面积6.9 cm²，估测肺动脉收缩压79 mmHg；
肺动脉瓣反流，面积1.6 cm²，估测肺动脉平均压41 mmHg。

超声提示：
主动脉瓣钙化，重度反流并中度狭窄
中重度二尖瓣反流
中度三尖瓣反流 重度肺高压
左室壁节段性运动异常
左室舒张功能减退

图9-59-1 （续）

根部解剖

根据术前CT分析（图9-59-2至图9-59-8），该病例为三叶瓣，重度钙化，瓣环27.4 mm，LVOT 28.9 mm，左右冠高度分别为14.2 mm和19.3 mm，考虑使用25 mm球囊预扩，优选VenusA 32号瓣膜。

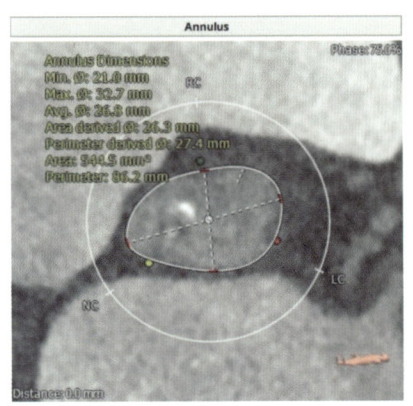 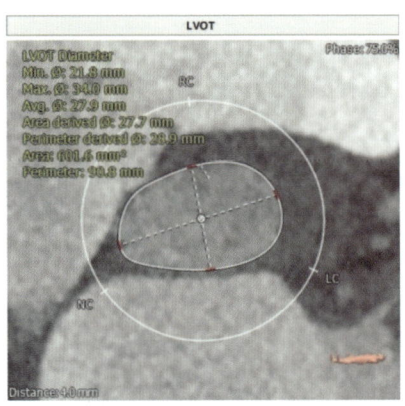 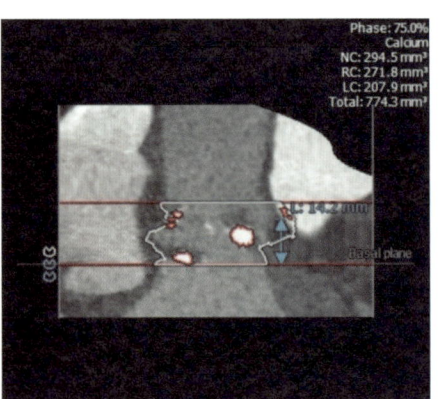

图9-59-2 瓣环平面　　　　图9-59-3 流出道平面　　　　图9-59-4 钙化情况

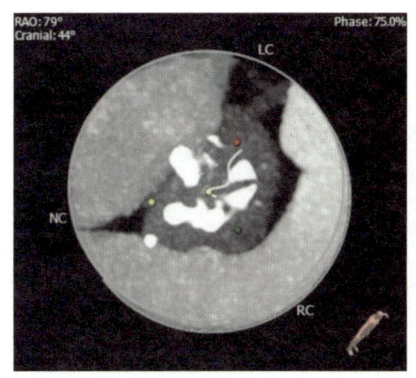
图9-59-5 钙化分布

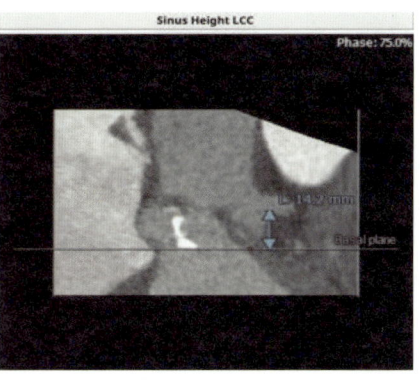
图9-59-6 左冠高度

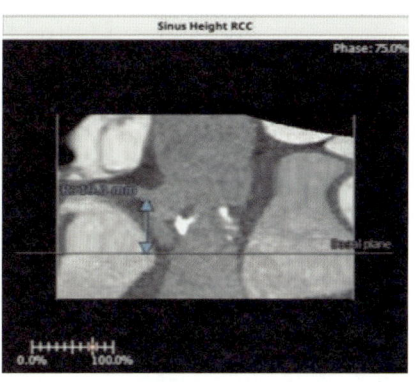
图9-59-7 右冠高度

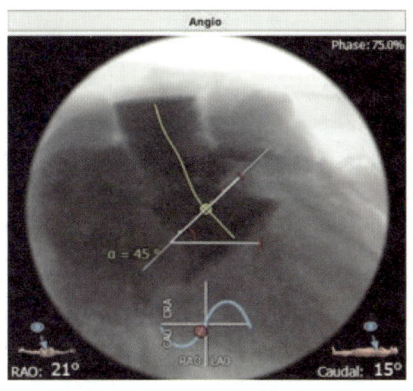
图9-59-8 横位心角度

（该图片来源于荷兰 Pie medica imaging公司的3mensio术前评估软件）

手术过程

手术过程（图9-59-9至图9-59-28）。

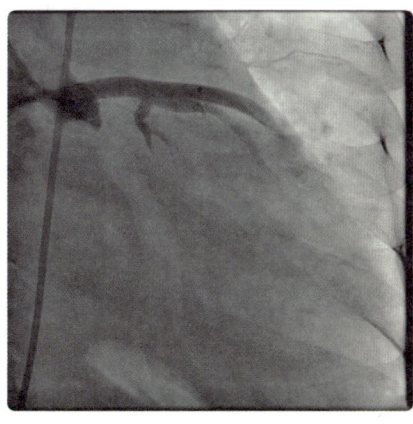
图9-59-9 左冠造影

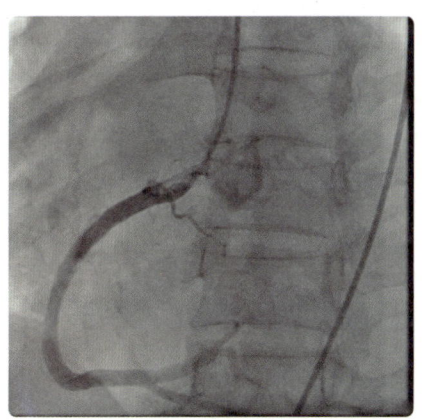
图9-59-10 右冠造影

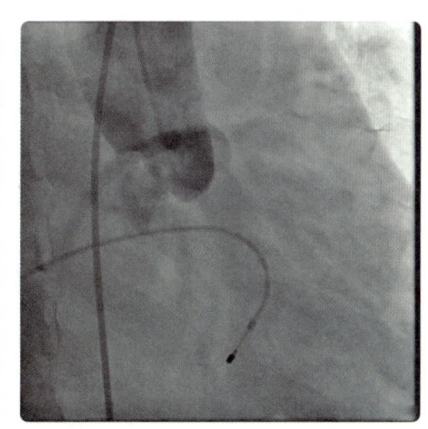
图9-59-11 根部造影，猪尾位于右窦结构显示不清

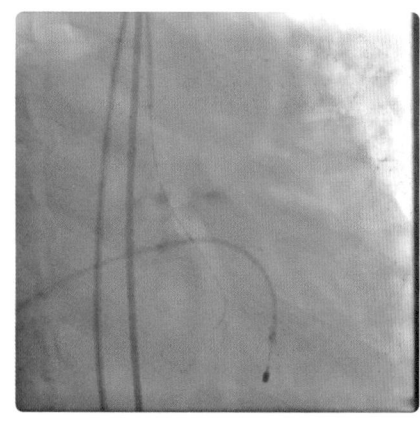

图9-59-12 泥鳅导丝跨瓣

导丝跨瓣后测得跨瓣压差升主动脉压104/36 mmHg左室压145/15 mmHg跨瓣压差41 mmHg

此时患者出现室速，血气提示代谢性酸中毒、高钾血症，予电复率、补碱、补镁、胺碘酮等治疗后恢复窦性心律

图9-59-13 病情变化

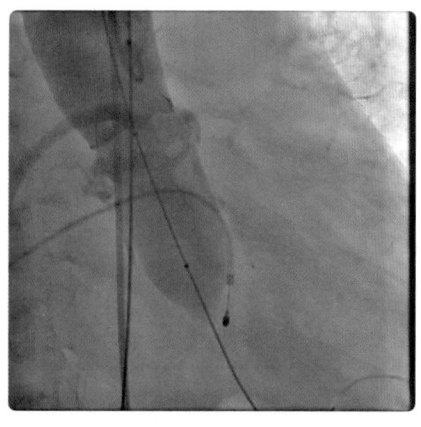

图9-59-14 Numed 25 mm球囊扩张左冠血流受影响

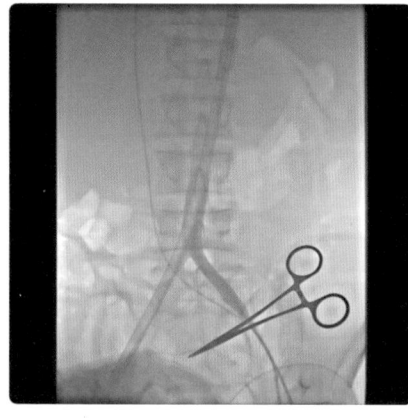

图9-59-15 扩瓣后患者心搏骤停予心外按压，并予ECMO支持患者恢复自主心率

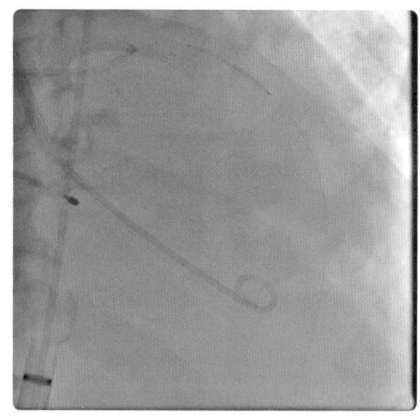

图9-59-16 经桡动脉预埋4.0 mm×23 mm支架行冠脉保护

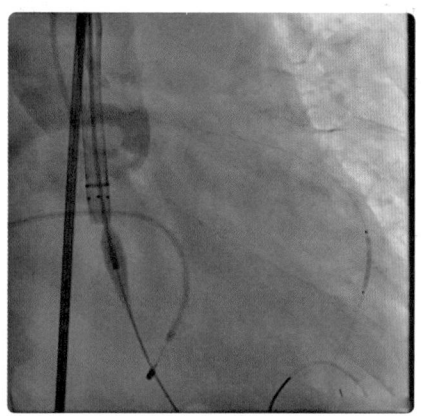

图9-59-17 VenusA 32号瓣膜定位

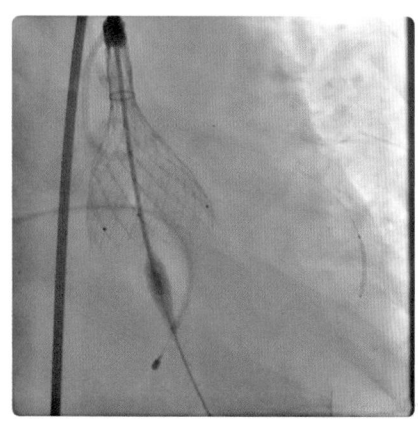

图9-59-18 瓣膜释放

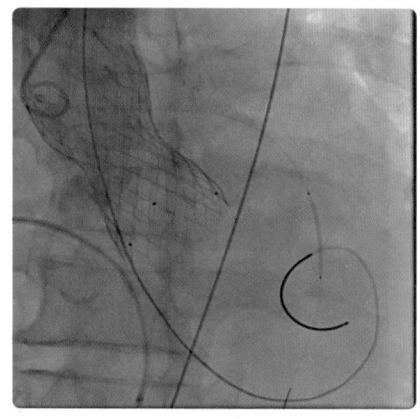

图9-59-19 复查根部造影

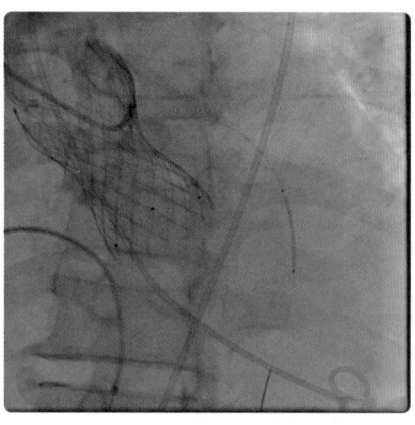

图9-59-20 复查左冠发现血流好

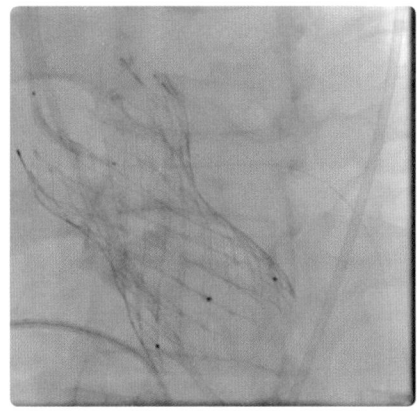
图9-59-21 撤去冠脉保护支架

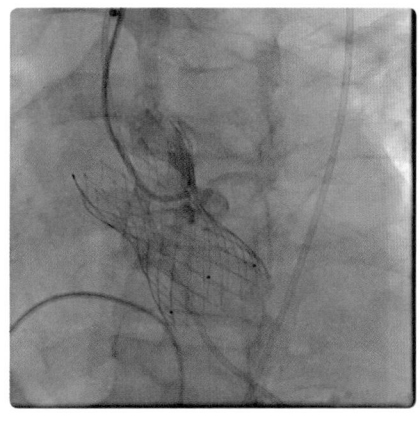
图9-59-22 再次复查发现左冠开口狭窄

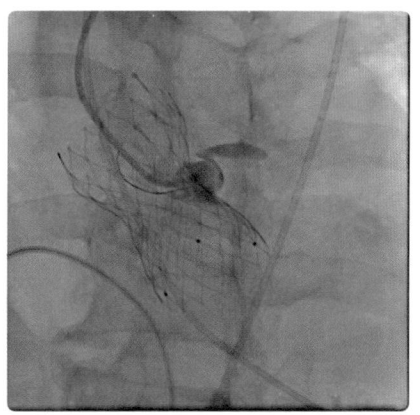
图9-59-23 复查冠脉开口充盈缺损

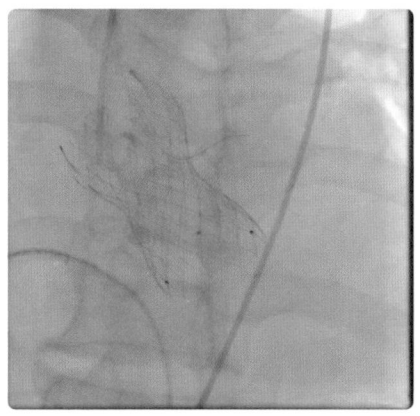
图9-59-24 重新rewire导丝到前降支

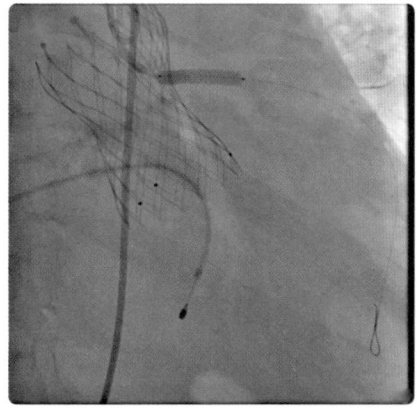
图9-59-25 植入冠脉支架

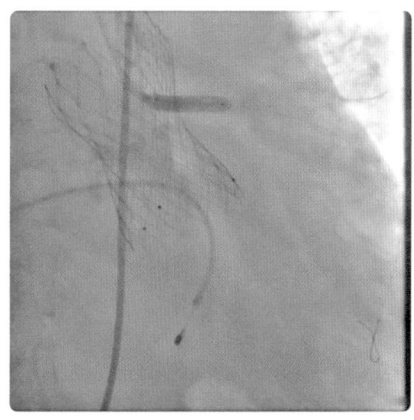
图9-59-26 撤回球囊再次扩张支架

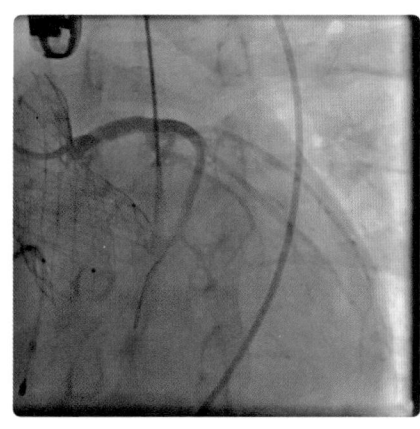
图9-59-27 复查左冠造影

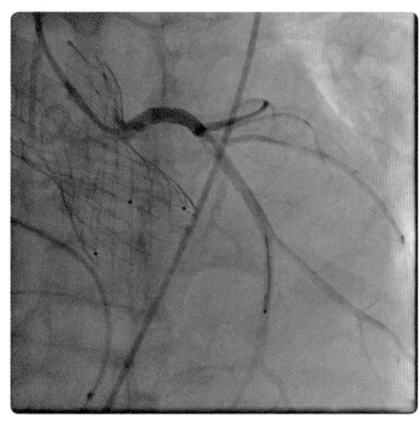
图9-59-28 多体位复查左冠造影

扫码看视频

术后

术后即刻超声（图9-59-29）。

心腔及大血管 (mm)	主动脉 21	左房 34	RVOT 前后径 24	左室舒张末 59	左室收缩末 42
升主动脉 39	右房上下径 59	右室上下径 58	主肺动脉	室间隔 13	左室后壁 14
瓣口血流度 (m/s)	二尖瓣 E 峰 0.78	主动脉瓣 1.59	肺动脉瓣 0.96	三尖瓣 E 峰 0.39	
	二尖瓣 A 峰 0.54	峰值压差	峰值压差	三尖瓣 A 峰	左室射血分数 60%
	PHT	平均压差	平均压差		
组织多普勒	S' (cm/s) 6	E' (cm/s) 3.1	A' (cm/s) 2.5	E/E' 25	

超声描述：
主动脉瓣位见人工瓣膜支架，瓣架内径21 mm，短轴切面瓣周7-3点处探及多束细小反流，彩束面积最大处3.4 cm^2；
二尖瓣EF斜率减慢，血流频谱呈假性正常型；其余瓣膜形态尚好；
左室扩大，左室壁增厚，前间隔基底段、下壁中间段室壁运动稍减弱，其余室壁搏动尚好；
右房右室见起搏导丝回声；
心包腔可见明显液性暗区：左室侧壁外侧深度3.9 mm，左室后壁后方深度3.8 mm；
下腔静脉内见起搏器导丝回声，宽度22 mm，呼吸变异度＜50%；

CDFI：二尖瓣反流，彩束面积11.6 cm^2；主动脉瓣反流，彩束面积3.4 cm^2（源自瓣周）；
三尖瓣反流，彩束面积11.4 cm^2，估测肺动脉收缩压56 mmHg。

超声提示：
TAVR术后，人工瓣膜支架轻度瓣周漏
左室舒张功能减低
重度二尖瓣反流
重度三尖瓣反流，中度肺高压
临时起搏器植入术后

图9-59-29 术后即刻超声

术后病情变化:TAVR术后3日Hb较前下降(63 g/L);CT提示左侧腹膜后、髂窝及腹股沟区巨大血肿(图9-59-30)。

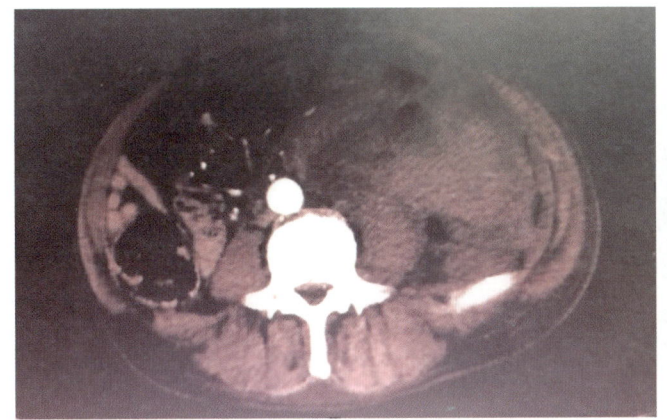
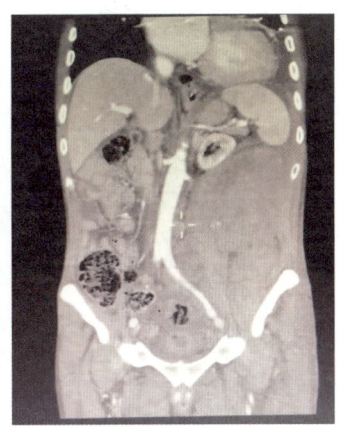

图9-59-30　术后行急诊CT检查

明确出血原因后行急诊下肢覆膜支架植入术(图9-59-31至图9-59-37)。

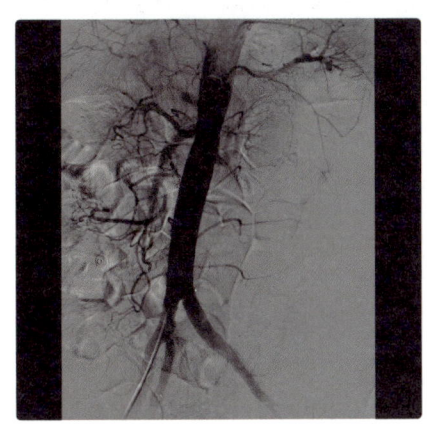
图9-59-31　腹主动脉造影

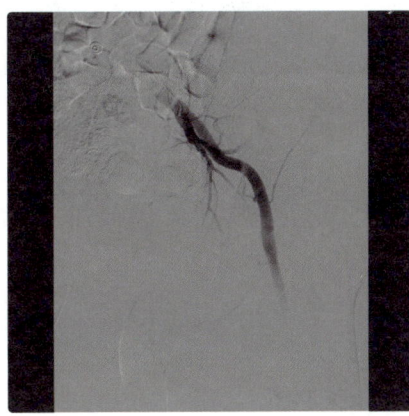
图9-59-32　左侧髂动脉造影

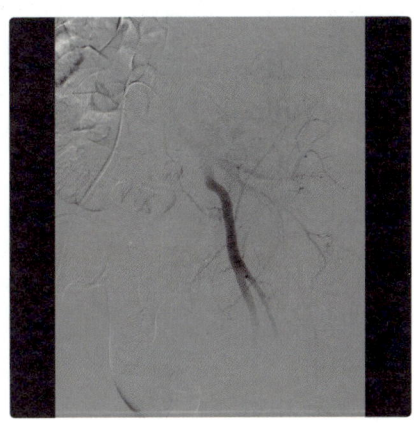
图9-59-33　左侧股动脉造影

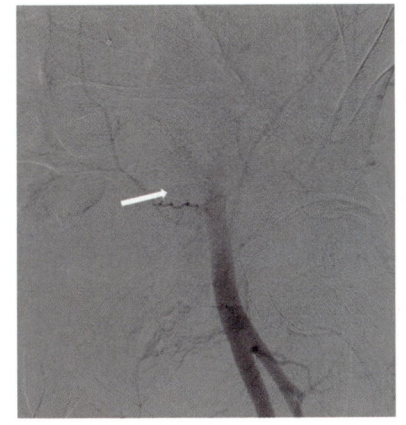
图9-59-34　左侧股动脉见造影剂外渗

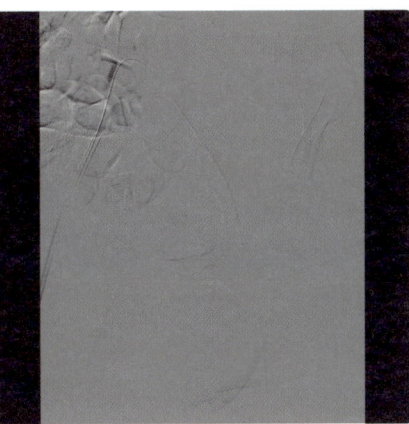
图9-59-35　植入覆膜支架

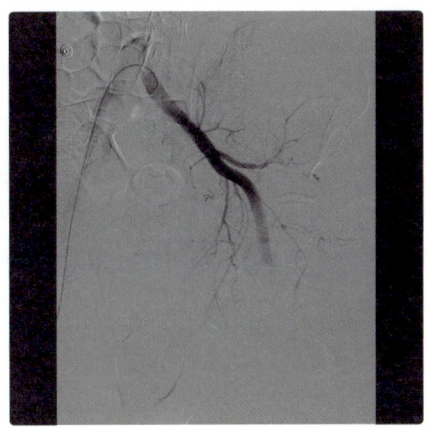
图9-59-36　复查造影

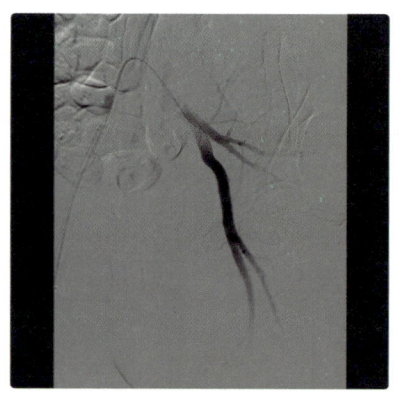

图9-59-37　复查造影外渗消失

术后患者Hb回升，情况稳定，1周后出院，随访超声（图9-59-38）。

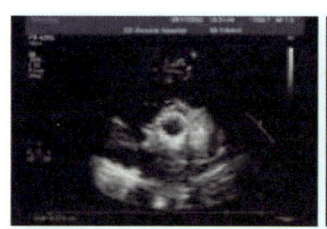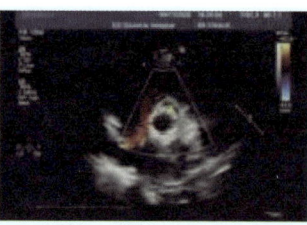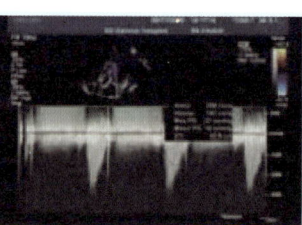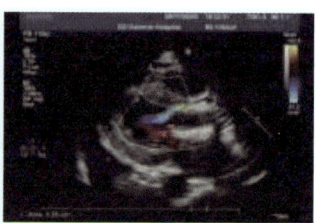

心腔及大血管 (mm)	主动脉 30	左房 40	RVOT 前后径 29	左室舒张末 54	左室收缩末 35
升主动脉 32	右房上下径 48	右室上下径 64	主肺动脉 29	室间隔 14	左室后壁 14
瓣口血流度 (m/s)	二尖瓣 E 峰 0.6	主动脉瓣 2.7	肺动脉瓣 1.1	三尖瓣 E 峰 0.5	
	二尖瓣 A 峰 0.79	峰值压差 27 mmHg	峰值压差	三尖瓣 A 峰	左室射血分数 65%
	PHT	平均压差 16 mmHg	平均压差		
组织多普勒	S' (cm/s) 7.3	E' (cm/s) 4.6	A' (cm/s) 6.7	E/E' 13	

超声描述：
主动脉瓣位见人工瓣膜支架，瓣架内径22 mm，短轴切面瓣周大约1点处瓣架与瓣周见裂隙，宽约2.7 mm；
二尖瓣EF斜率减慢，其余瓣膜形态尚好；
左室扩大，左室壁增厚，室壁运动尚好；
心包腔未探及液性暗区；

CDFI：主动脉瓣反流，彩束面积3.2 cm^2（源自瓣周）；
　　　三尖瓣反流，彩束面积1.8 cm^2，估测肺动脉收缩压36 mmHg。

超声提示：
TAVR术后，人工瓣膜支架轻度瓣周漏
左室舒张功能减低
轻度三尖瓣反流
轻度肺高压
左侧胸腔积液

图9-59-38　随访超声

病例点评

这是个一波三折的病例，虽然最后患者顺利出院，不过当中确实非常曲折，手术策略也有很多值得商榷的地方。这个患者从超声看，是一个以反流为主的病例，狭窄只是中度，左室直径70 mm；根据CT分析，瓣环-流出道呈开放性，左右冠瓣可疑融合，左冠高度虽然有14 mm，但是左冠瓣叶很长，增厚，提示有冠脉风险。导丝刚跨瓣，患者就出现室颤，经药物调整后暂时稳定，25 mm的球囊预扩后发现左冠完全不显影，而且患者再次反复室颤，此时为了稳定循环，又因为冠脉风险，决定先从左侧股动静脉上ECMO保护。因为25 mm球囊预扩没有腰征，所以当时选择32号的瓣膜，同时预埋支架保护左冠。瓣膜释放完当时选择性造影左冠显影好，故撤出保护导丝和支架，这时再做非选择造影发现冠脉堵塞。由于有ECMO保护，循环稳定，尝试40 min成功rewire左冠，完成开窗支架，然后撤除ECMO。术后第三天发现患者腹胀明显，腰痛，血红蛋白进行性下降，CT明确腹膜后巨大血肿。此时因为腹压高，CTA无法提示具体哪里出血，只能考虑左侧髂动脉可能性大。遂紧急介入，找到出血小分支后球囊堵塞30 min无效，植入带膜支架。

腹膜后血肿是经股动脉介入治疗的并发症之一，在经股动脉TAVR中尽量使用普通J头导丝，避免使用泥鳅导丝，全程透视跟进，可以很好地避免此并发症，本例患者就是考虑泥鳅导丝刺穿分支小血管导致腹膜后血肿。腹膜后血肿CT很好诊断，但是很难明确出血血管，只能是介入下靠手术医生的经验去寻找犯罪血管，封堵的方法有球囊封堵、明胶海绵、弹簧圈以及带膜支架，可以根据血管的大小灵活选择。还有一点可以讨论的，就是29号瓣膜是否可行，既然冠脉风险高，当时循环不稳定的情况下，不上ECMO而考虑冠脉风险downsize直接放29号，是否是更优选择。

60 瓣叶撕裂导致飞瓣

术前分析

患者，男，68岁，活动后胸闷气促3个月余，既往有高血压病史。

术前超声（图9-60-1）

AV：5.46 m/s，MPG：72 mmHg，AVA：0.59 cm^2，LVEF：66%。

主动脉瓣重度狭窄并轻度反流。

二尖瓣轻度反流。

左室收缩功能减退。

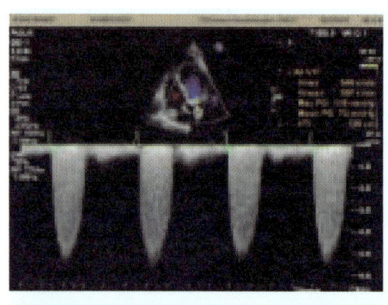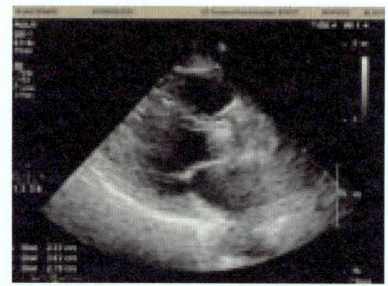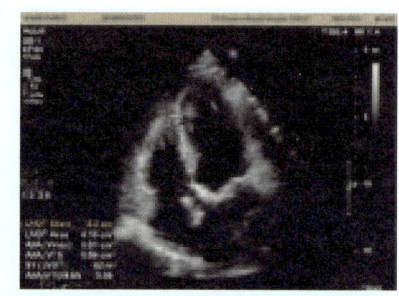

心腔及大血管 (mm)	主动脉 27	左房 42	RVOT 前后径 26	左室舒张末 50	左室收缩末 32
升主动脉 33	右房上下径 43	右室上下径 58	主肺动脉 24	室间隔 12	左室后壁 12
瓣口血流度 (m/s)	二尖瓣 E 峰 0.95	主动脉瓣 5.46	肺动脉瓣 0.95	三尖瓣 E 峰 0.4	
	二尖瓣 A 峰 0.65	峰值压差 119 mmHg	峰值压差	三尖瓣 A 峰	左室射血分数 66%
	PHT	平均压差 72 mmHg	平均压差		
组织多普勒	S' (cm/s) 5.5	E' (cm/s) 6	A' (cm/s) 6	E/E' 16	

超声描述：

主动脉瓣似为二叶瓣，瓣叶增厚，回声增强，并见明显钙化，程度重，开放受限，关闭欠佳，连续方程法测AVA（VTI）0.59 cm^2；主动脉窦部内径36 mm，主动脉瓣环内径22 mm，主动脉弓内径26 mm，降主动脉显示不清；左室舒张末容积120 mL，左室收缩末容积41 mL；

图9-60-1 术前超声

其余瓣膜形态正常；
左房增大，左室壁增厚，下壁后间隔搏动稍弱，余室壁运动尚好；
房室间隔未见中断，未见PDA；心包腔内未见液性暗区；

CDFI：二尖瓣反流，彩束面积2.5 cm²；主动脉瓣反流，彩束面积2.8 cm²；
　　　三尖瓣反流，彩束面积1.0 cm²。

超声提示：
疑似二叶主动脉瓣，重度狭窄并轻度反流
轻度二尖瓣反流
左室舒张功能减退

图9-60-1　术前超声

根部解剖

根据术前CT分析（图9-60-2至图9-60-13），该病例为功能型二叶瓣，右无钙化融合，瓣叶增厚增长，瓣环25.6 mm，LVOT 24.5 mm，瓣口短径25.6 mm，STJ 28.3 mm，LCA：16.1 mm，RCA：20.9 mm，极重度钙化，升主动脉未见明显增宽，经入排标准后确定入组TriGUARD 3TM装置，拟以右股动脉作为主入路，选用18 mm球囊进行预扩，优选L26号VenusA-Valve瓣膜。

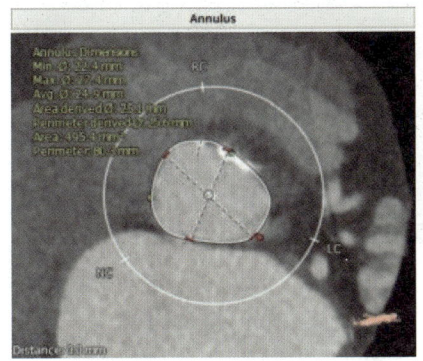

图9-60-2　瓣环平面

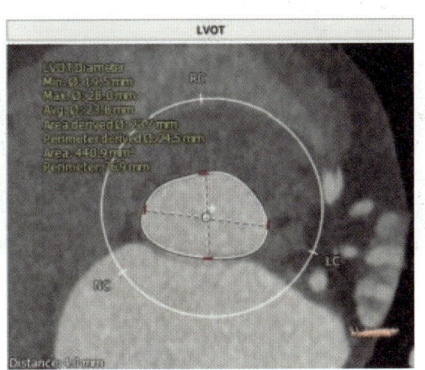

图9-60-3　流出道平面

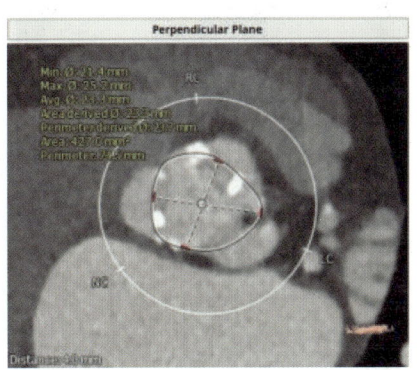

图9-60-4　瓣上4 mm平面

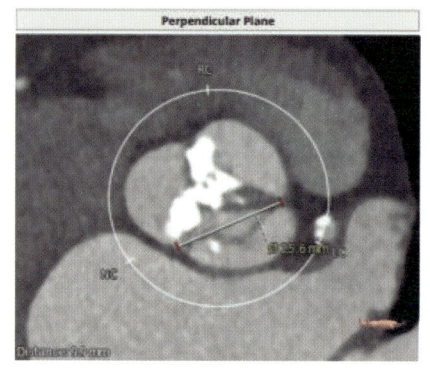
图9-60-5 中缝长度

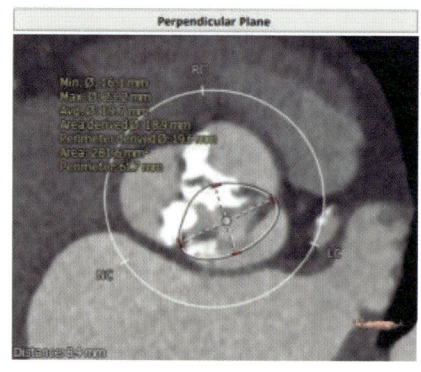
图9-60-6 瓣上8 mm平面

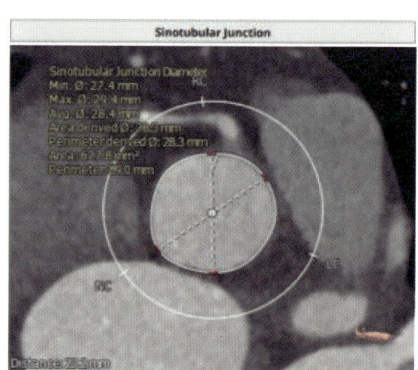
图9-60-7 窦管交界平面

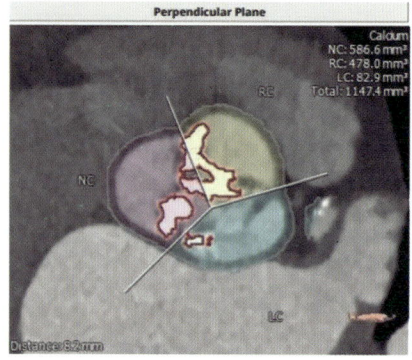
图9-60-8 钙化情况

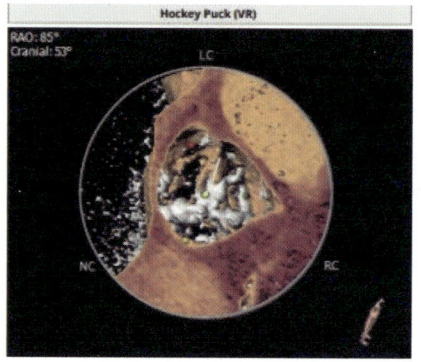
图9-60-9 腔内重建

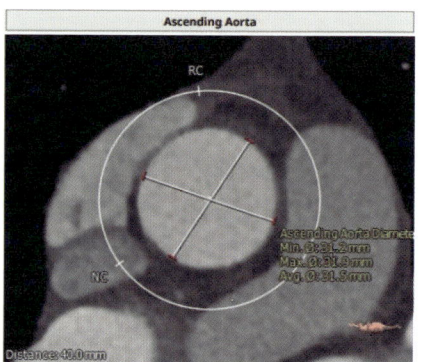
图9-60-10 瓣上40 mm处升主平面

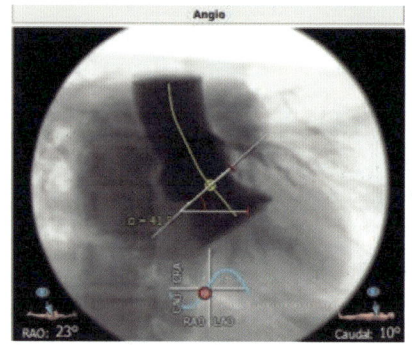
图9-60-11 横位心角度

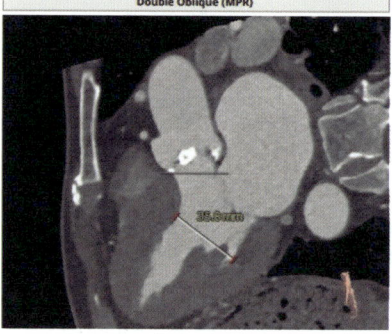
图9-60-12 左室大小

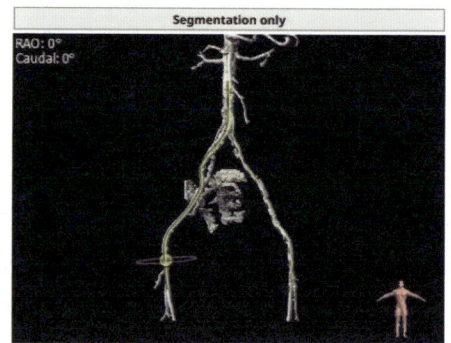
图9-60-13 入路情况

（该图片来源于荷兰Pie medica imaging公司的3mensio术前评估软件）

手术过程

手术过程（图9-60-14至图9-60-23）。

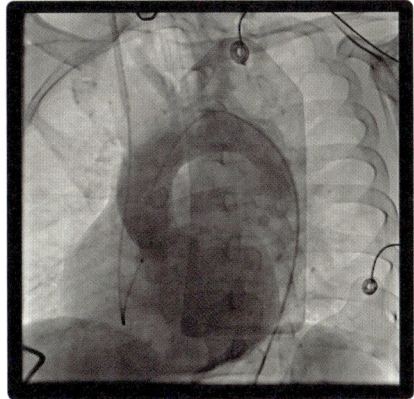

图9-60-14 升主造影

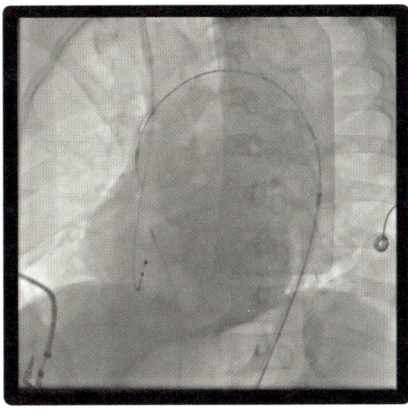

图9-60-15 置入脑保护装置

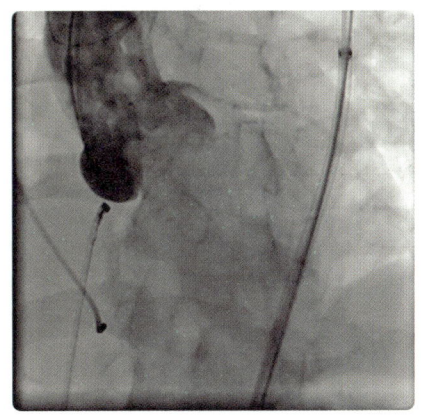

图9-60-16 主动脉根部造影

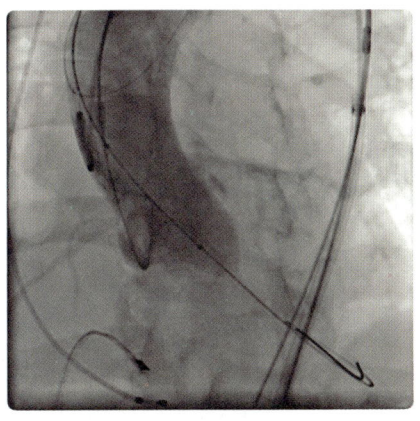

图9-60-17 18 mm球囊扩张过程发现大量反流

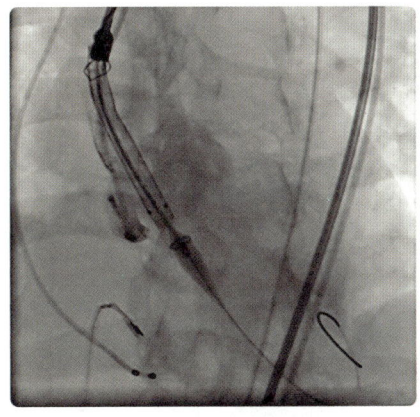

图9-60-18 圈套器辅助Venus26号瓣膜定位

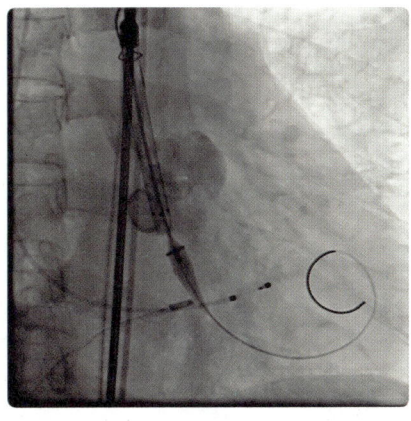

图9-60-19 多体位可见瓣膜不同轴

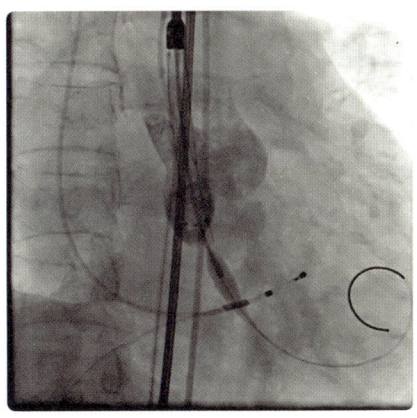

图9-60-20 瓣膜释放偏在无窦

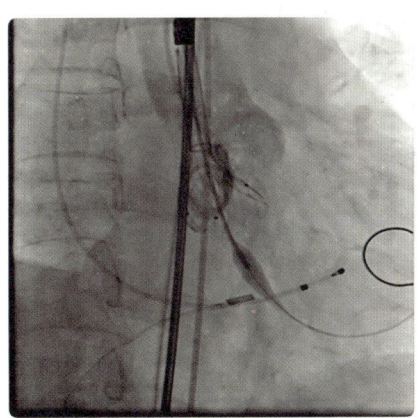

图9-60-21 确认深度满意

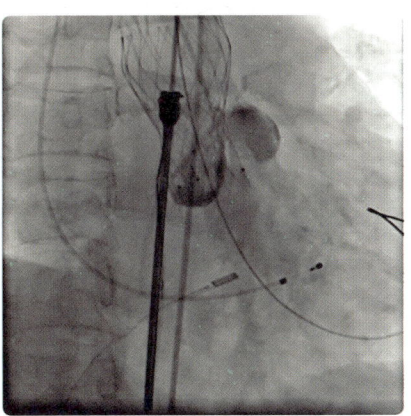

图9-60-22 完全释放后瓣膜向升主移位

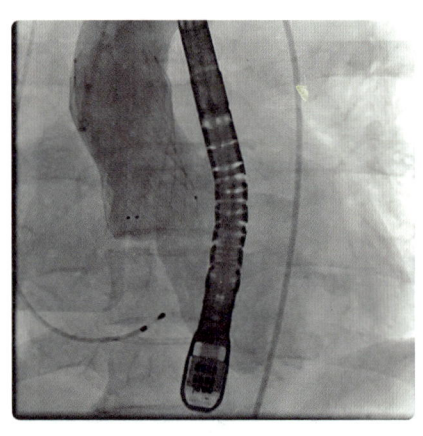

扫码看视频

图9-60-23　复查造影

术中瓣膜发生跳窦，中转外科开胸。

外科术中见：心脏轻度增大，升主动脉直径正常，内膜见散在钙化斑块，主动脉瓣右无交界融合并钙化，形成功能二叶瓣，瓣口重度狭窄。无冠瓣钙化处裂开（图9-60-24），导致TAVR瓣膜移位至主动脉窦部。

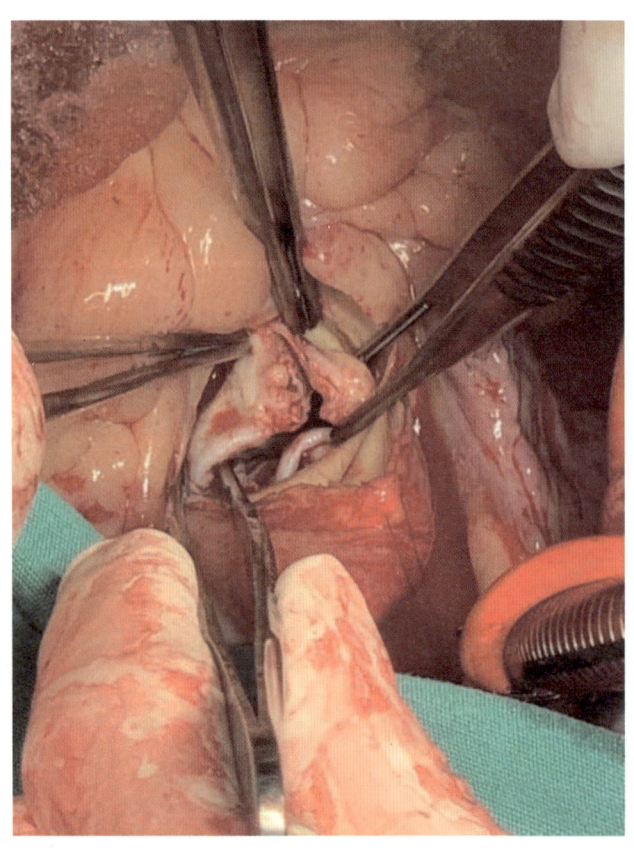
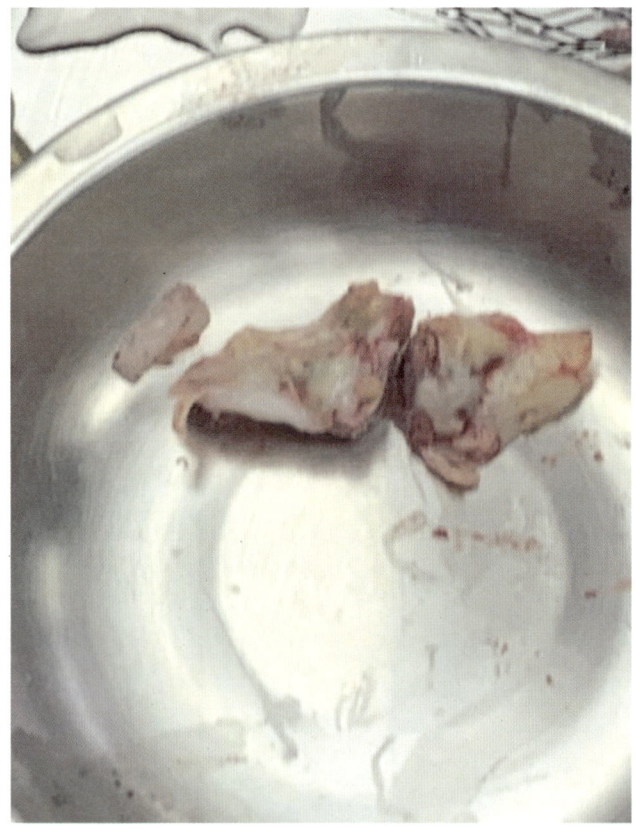

图9-60-24　外科开胸可见

术后

术后第二天：患者清醒，呼吸机辅助呼吸，双肺呼吸音可闻及，查动脉血气满意，经皮血氧饱和度98%~100%，调整呼吸机参数后，给予试停机，患者自主呼吸平顺，血流动力学稳定，复查血气示氧合好，给予拔管。

术后第三天：患者转入普通病房，VTE情况评估无肺栓塞或深静脉血栓性疾病

术后第七天：患者神清，无明显发热，无胸闷、气促，精神尚可，食欲一般，胃纳尚可，大小便正常，生命体征平稳，双肺呼吸音清，未闻及干、湿啰音。心脏听诊无杂音。切口愈合良好，无红肿、渗液。术后复查超声（图9-60-25）结果满意，遂出院。

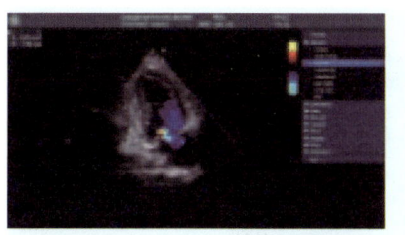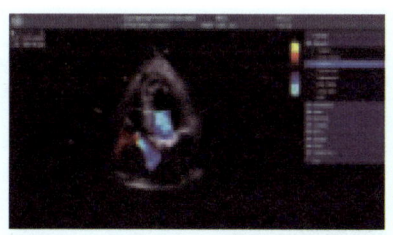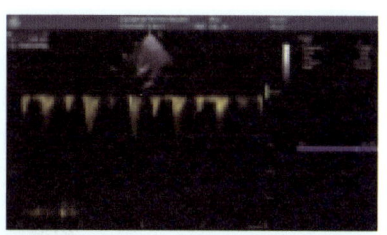

心腔及大血管 (mm)	主动脉 25	左房 34	RVOT 前后径 22	左室舒张末 52	左室收缩末 34
升主动脉 27	右房上下径 50	右室上下径 56	主肺动脉 23	室间隔 11	左室后壁 11
瓣口血流度 (m/s)	二尖瓣 E 峰 1.0	主动脉瓣 1.8	肺动脉瓣 1.0	三尖瓣 E 峰 0.6	
	二尖瓣 A 峰 0.6	峰值压差	峰值压差	三尖瓣 A 峰	左室射血分数 64%
	PHT	平均压差	平均压差		
组织多普勒	S' (cm/s) 5	E' (cm/s) 6	A' (cm/s) 5	E/E' 17	

超声描述：
主动脉瓣人工生物瓣，瓣膜纤细，活动正常，瓣周未见异常回声；
其余各瓣膜形态正常；
左室壁运动正常；
未见心包积液；

CDFI：二尖瓣反流，彩束面积3.0 cm²；
三尖瓣反流，彩束面积4.3 cm²，估测肺动脉收缩压24 mmHg。

超声提示：
主动脉瓣置换术后，人工生物瓣功能良好
轻度二尖瓣反流
轻度三尖瓣反流

图9-60-25 术后超声

病例点评

这个病例右侧有联合部的钙化融合,而且整条嵴都有钙化,跨瓣的特硬导丝沿着大弯侧下后,就紧贴着钙化。虽然术前为了避免破坏二叶瓣的结构,用最小的18 mm球囊去做预扩,但还是出现了瓣叶撕裂,撕裂处见图9-60-26。然后,导丝就嵌入瓣叶中间,导致瓣膜跨瓣困难,不得不使用抓捕器。同时输送系统下去后瓣叶发生内卷,导致瓣膜释放之后跳窦,随后心脏团队讨论决定开胸换瓣,后顺利康复出院。对于二叶瓣的患者,尽量不要大球囊扩张破坏瓣上结构,否则就会出现各种意外情况,万一出现切割需要尽快调整手术策略,熟练使用抓捕器。心脏团队需要具备外科处理能力,最好在杂交手术室进行,本例患者直接开胸没有出现血流动力学的不稳定,术后7天出院。

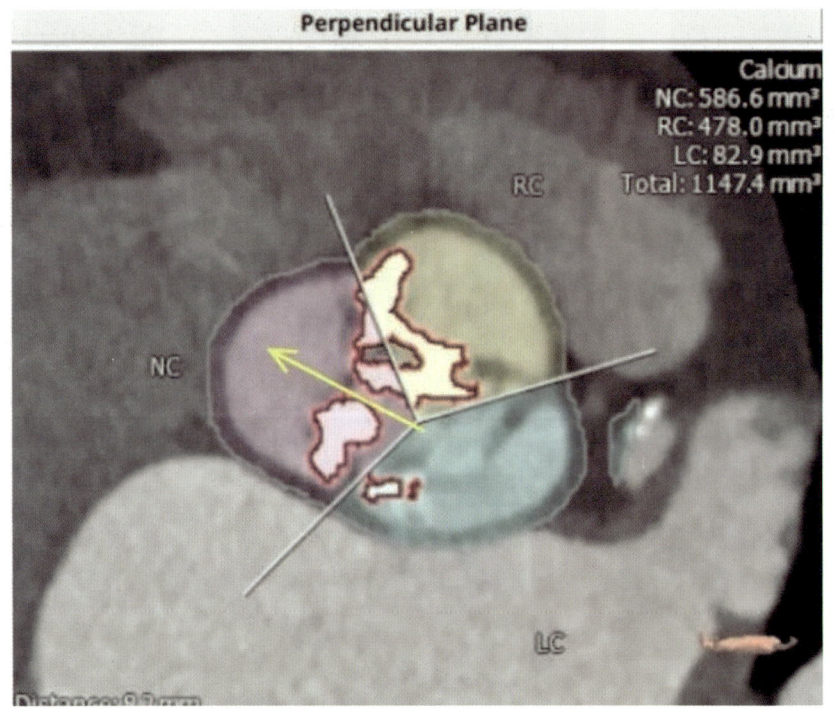

图9-60-26　导丝从钙化薄弱处切割瓣叶

61　TAVR的主动脉夹层并发症

术前评估

患者，男，68岁，因"体检发现心电图及心脏彩超异常1个月"后入院。现病史：患者于1个月前体检时发现心电图异常。心电图提示：窦性心律；P波增宽；异常q/Q波（Ⅲ、aVF、V1）；r波递增不良；怀疑下壁心肌梗死；左心室肥厚；轻度ST段抬高；继发性T波改变。在外院诊断考虑冠状动脉粥样硬化性心脏病，给予铝镁匹林、阿托伐他汀治疗。于半年前住院治疗，行冠造影+支架植入术示：左右冠开口正常，冠脉呈左优势型：LM未见狭窄，前向血流TIMI 3级；LAD未见狭窄，前向血流TIMI 3级；LCX近段管壁不光整，CM第1分支狭窄70%，第2分支狭窄80%~90%，前向血流IM 3级。RCA细小未见狭窄，前向血流TIMI 3级。术中诊断：冠心病。考虑患者合并主动脉瓣狭窄，左心室测压为收缩压245 mmHg，猪尾导管撤至主动脉，收缩压158 mmHg。与患者及家属沟通病情后，建议先行经导管主动脉瓣置换。为行经导管主动脉瓣置换术再次住院治疗。既往史：有2型糖尿病病史，血糖控制情况不详；有高血压病史，长期服用降压药，具体药物及血压控制不详。

术前超声（图9-61-1）

　　AV：4.8 m/s，MPG：60 mmHg，LVEF：60%。

　　主动脉瓣重度狭窄并中度反流。

　　二尖瓣轻度反流。

　　三尖瓣轻度反流。

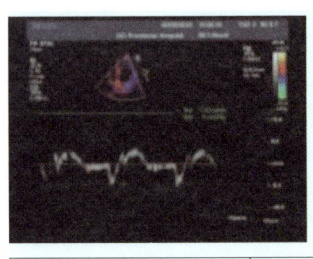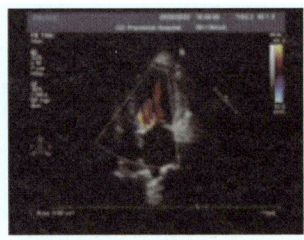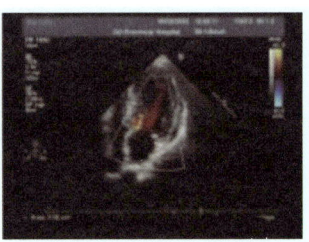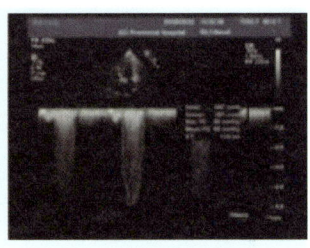

心腔及大血管(mm)	主动脉 33	左房 42	RVOT前后径 24	左室舒张末 49	左室收缩末 32
升主动脉 38	右房上下径 52	右室上下径 59	主肺动脉 27	室间隔 16	左室后壁 15
瓣口血流度(m/s)	二尖瓣E峰 0.7	主动脉瓣 4.8	肺动脉瓣 0.7	三尖瓣E峰 0.55	
	二尖瓣A峰 0.9	峰值压差 95 mmHg	峰值压差	三尖瓣A峰 7	左室射血分数 60%
	PHT	平均压差 60 mmHg	平均压差		
组织多普勒	S' (cm/s) 5	E' (cm/s) 2	A' (cm/s) 7	E/E' 35	

超声描述：

透声窗欠佳；升主动脉增宽；

主动脉瓣瓣叶结构显示不清，瓣叶挛缩增厚，回声增强，可见明显钙化，开放明显受限，关闭不拢；主动脉窦部内径35 mm，主动脉瓣瓣环内径17 mm，弓部内径24 mm，降主动脉内径23 mm；

二尖瓣瓣叶增厚，回声增强；余瓣膜形态正常；

左心相对增大，左室壁明显增厚，室壁运动欠协调，收缩幅度尚可；

房室间隔未见中断，未见PDA征；心包腔未见液性暗区；

CDFI：二尖瓣反流，彩束面积3.2 cm²；主动脉瓣反流，彩束面积5.8 cm²；
三尖瓣反流，彩束面积3.4 cm²，估测肺动脉收缩压27 mmHg。

超声提示：

主动脉瓣重度狭窄并中度反流

二尖瓣轻度反流

三尖瓣轻度反流

图9-61-1 术前超声

根部解剖

根据术前CT分析（图9-61-2至图9-61-13），该病例疑似左右钙化融合二叶瓣，流出道呈类直筒型结构；瓣叶增长增厚，重度钙化，主要集中于无冠窦游离缘及对侧融合脊；瓣叶开口长径约22.3 mm，整体窦部结构尚可，综合考虑拟20 mm球囊预扩张，选择VenusA-Pro系统L26瓣膜植入，高位释放。风险点：①瓣上限制相对较重，左右钙化融合脊及集中在无冠窦游离缘钙化对瓣膜挤压力量偏大，整体瓣膜下滑风险较高，需术中注意牵拉时机；②左窦瓣叶高度达左冠开口下缘，结合瓣叶具有左右钙化融合脊，综合考虑冠脉风险低危；③70°横位心+升主动脉增宽会降低瓣膜系统与虚拟瓣环平面的同轴性，增加瓣膜释放定位难度；④降主动脉具有折角，对整体系统推送增加难度及增加血管并发症发生率。

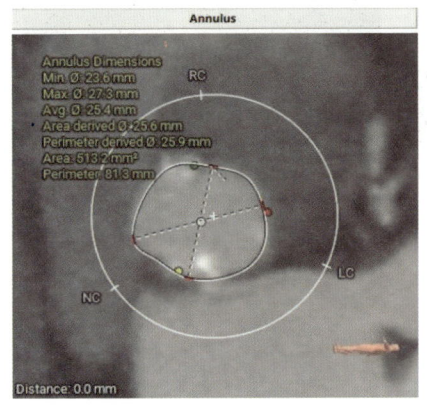
图9-61-2　瓣环平面

图9-61-3　流出道平面

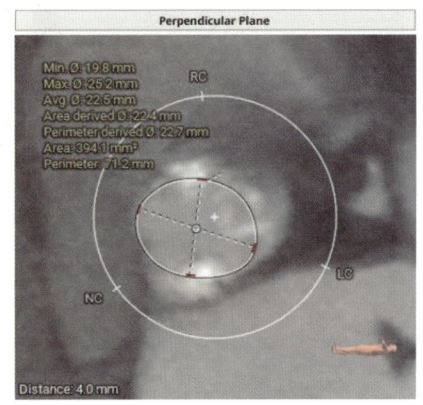
图9-61-4　瓣上4mm平面

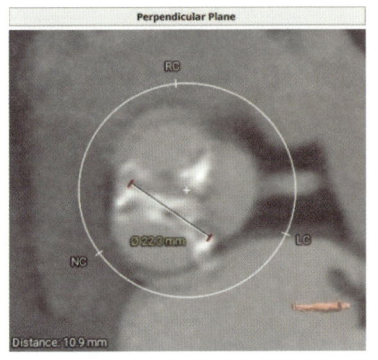
图9-61-5　中缝长度

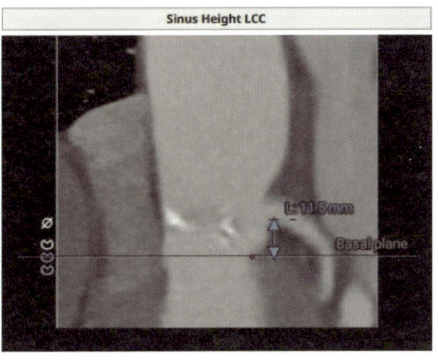
图9-61-6　左冠高度

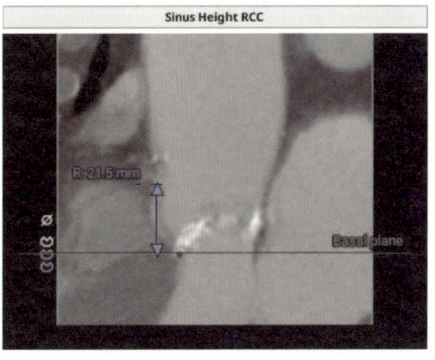
图9-61-7　右冠高度

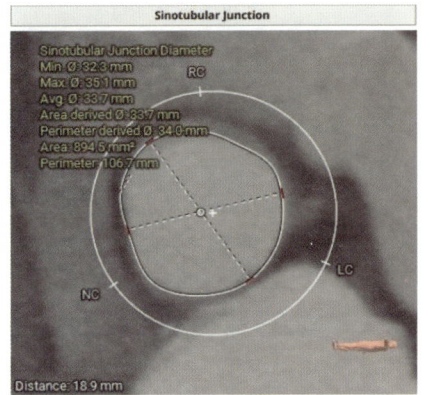
图9-61-8　窦管交界平面

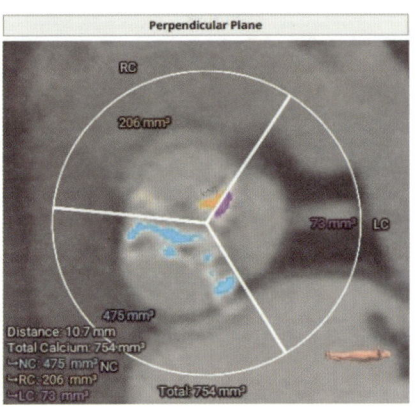
图9-61-9　钙化情况

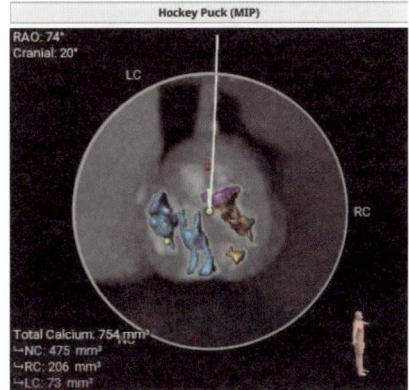
图9-61-10　钙化分布

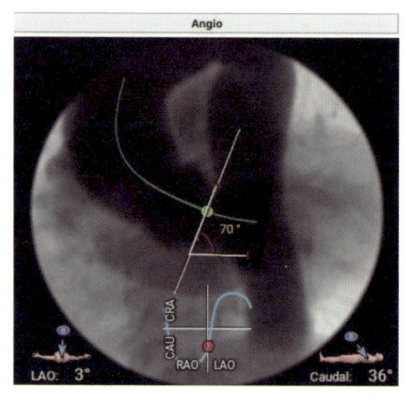
图9-61-11 横位心角度

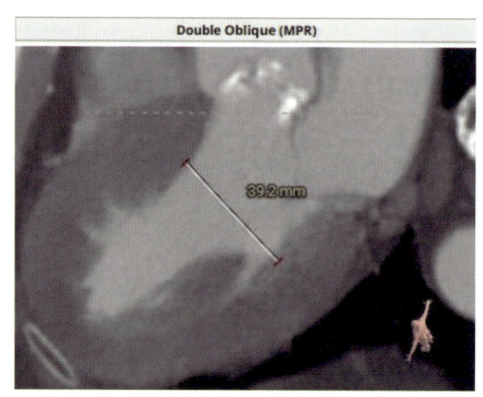
图9-61-12 左室大小

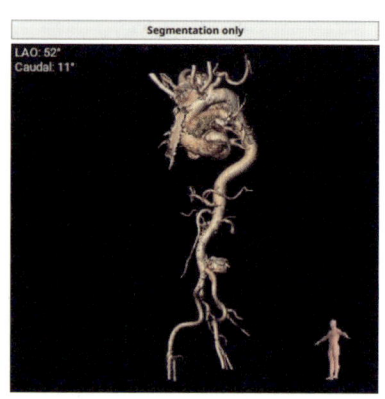
图9-61-13 全主动脉形态

（该图片来源于荷兰 Pie medica imaging公司的3mensio术前评估软件）

手术过程

手术过程（图9-61-14至图9-61-33）。

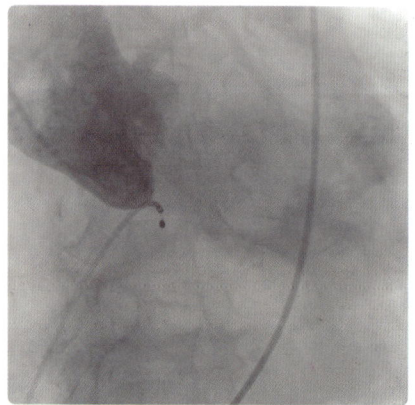
图9-61-14 主动脉根部造影

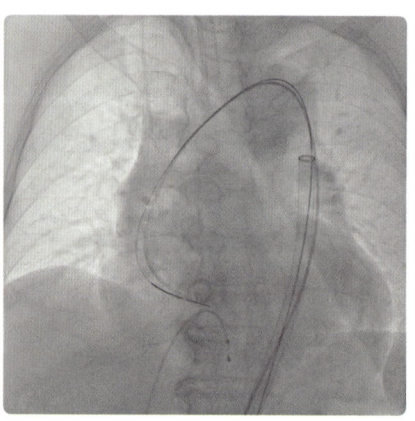
图9-61-15 考虑主动脉迂曲 65mm长鞘置入

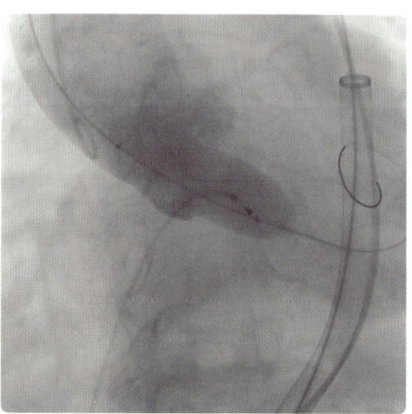
图9-61-16 20 mm球囊预扩

扫码看视频

第九章 TAVR 术中并发症

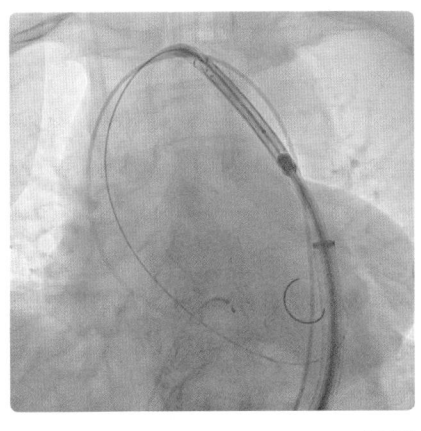

图9-61-17　VenusA-Pro 26号瓣膜过弓跨瓣

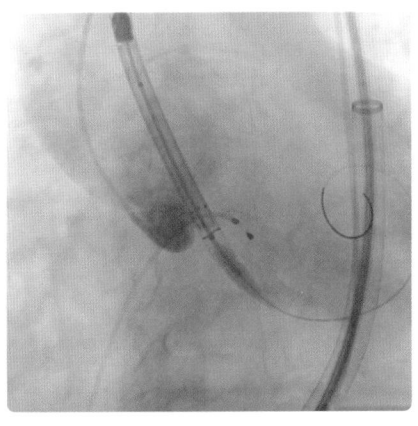

图9-61-18　瓣膜定位

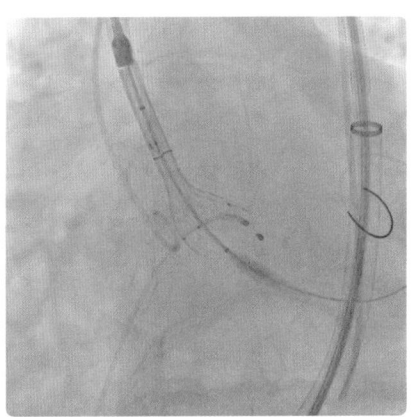

图9-61-19　瓣膜释放

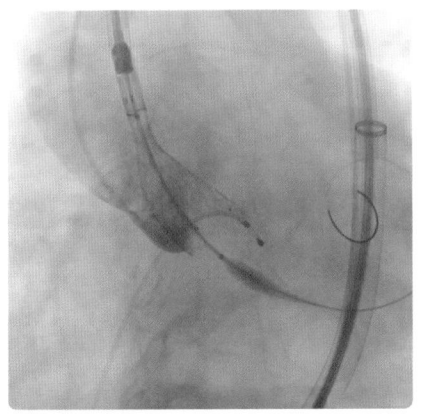

图9-61-20　确认植入深度

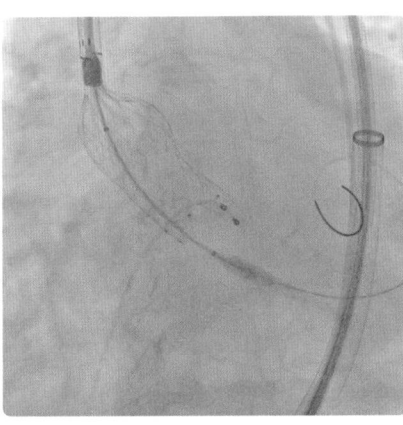

图9-61-21　瓣膜完全释放

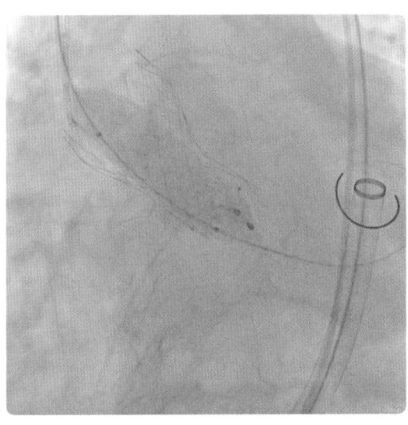

图9-61-22　20 mm球囊后扩瓣膜

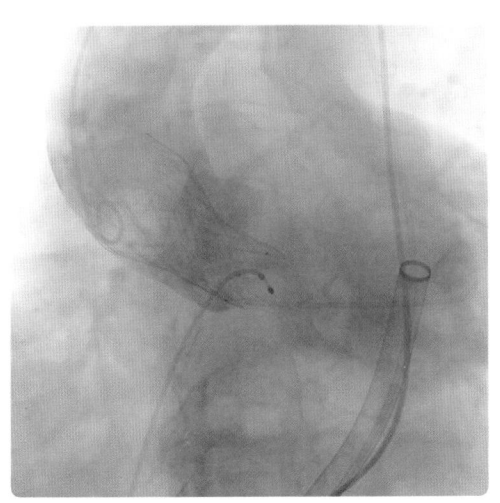

图9-61-23　复查根部造影

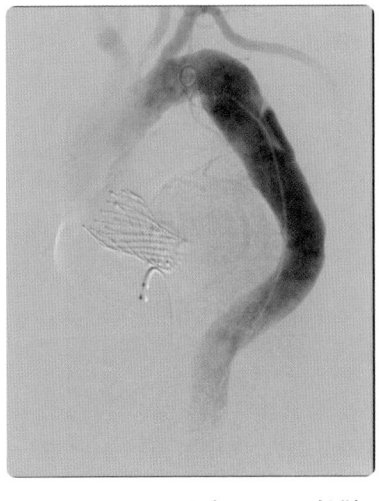

图9-61-24　退出65 mm长鞘复查主动脉造影发现降主夹层

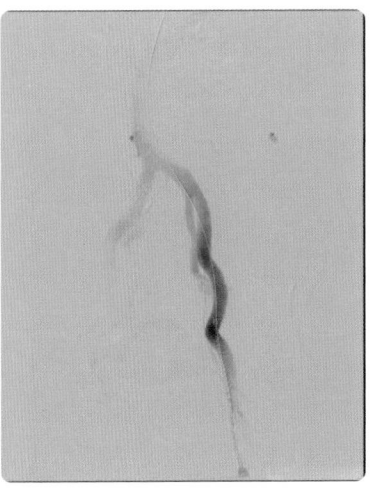

图9-61-25　确认入路情况

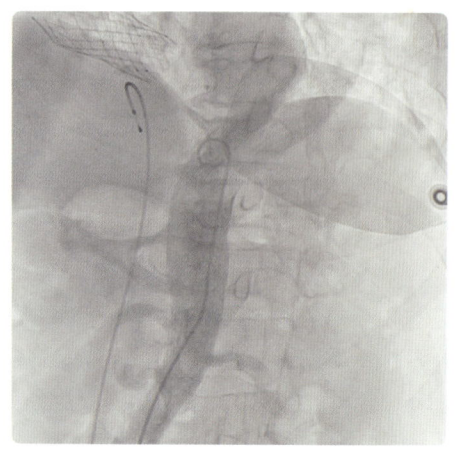

图9-61-26 猪尾冒烟探查真腔

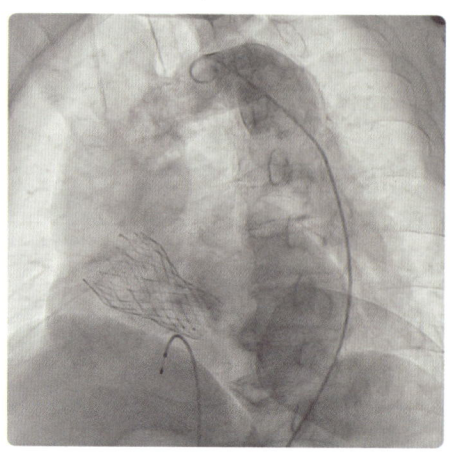

图9-61-27 猪尾顺利置于主动脉弓建立轨道

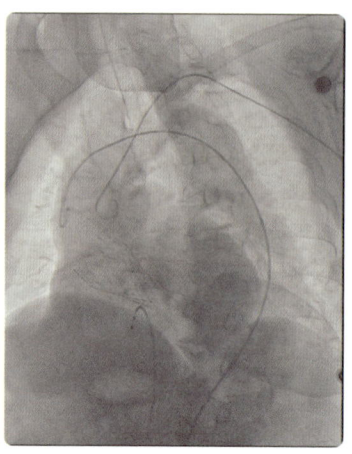

图9-61-28 穿刺左桡置猪尾于主动脉弓造影定位

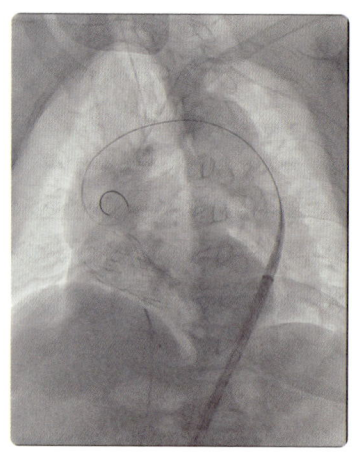

图9-61-29 34 mm×200 mm 先健胸主动脉支架置入

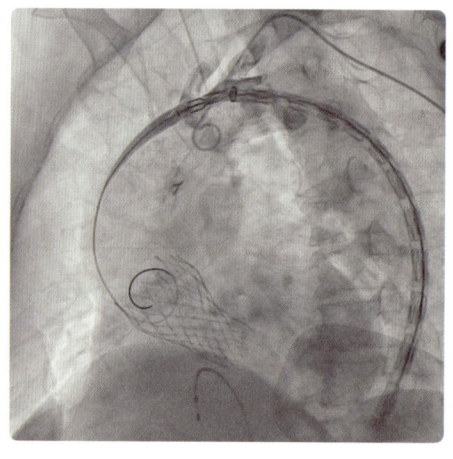

图9-61-30 左锁骨下开口锚定区定位

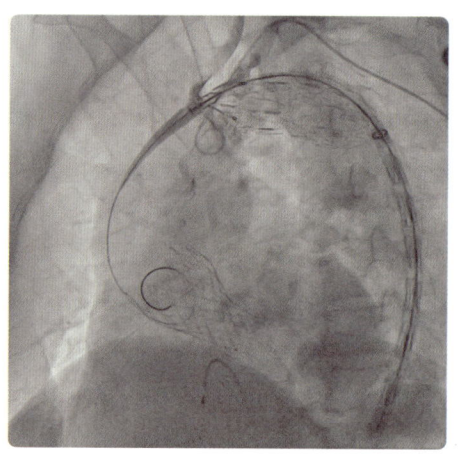

图9-61-31 胸主动脉支架释放

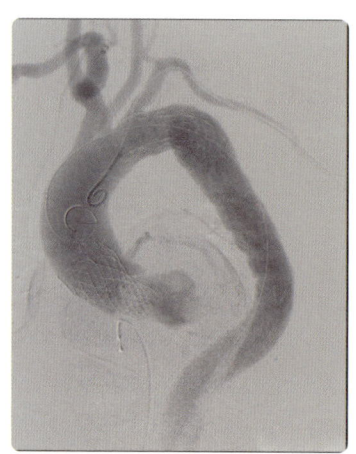

图9-61-32 复查胸主动脉造影

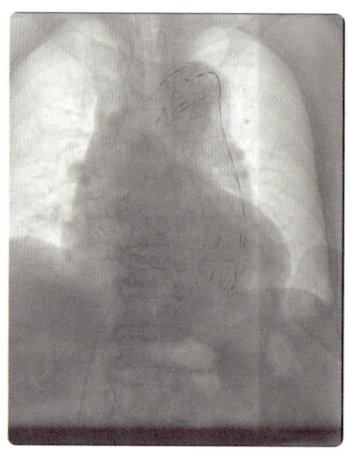

图9-61-33 最后形态

术后

术后即刻心脏彩超（图9-61-34）。

心腔及大血管 (mm)	主动脉 28	左房 39	RVOT 前后径 31	左室舒张末 44	左室收缩末 26
升主动脉 40	右房上下径 34	右室上下径 43	主肺动脉 24	室间隔 18	左室后壁 16
瓣口血流度 (m/s)	二尖瓣 E 峰 1.4	主动脉瓣 2.78	肺动脉瓣 0.9	三尖瓣 E 峰	
	二尖瓣 A 峰 0.4	峰值压差 31 mmHg	峰值压差	三尖瓣 A 峰	左室射血分数 58%
	PHT	平均压差 14 mmHg	平均压差		
组织多普勒	S' (cm/s)	E' (cm/s)	A' (cm/s)	E/E'	

超声描述：
主动脉瓣位见人工瓣膜支架，瓣架内径18 mm，短轴切面瓣周4-5点处探及一束反流，彩束面积3.3 cm²；
二尖瓣EF斜率减慢，血流频谱充盈限制型；其余瓣膜形态尚好；
左房大，左室壁增厚，室壁运动尚好；
右房右室见起搏导丝回声；
心包腔未见明显液性暗区；

CDFI：主动脉瓣反流，彩束面积3.3 cm²（源自瓣周）。

超声提示：
TAVR术后，人工瓣膜支架轻度瓣周漏
临时起搏器植入术后

图9-61-33　术后即刻超声

病例点评

主动脉夹层是TAVR手术罕见但严重的并发症，通常与升主动脉扩张，主动脉迂曲，主动脉钙化溃疡等有关。术前主动脉全程CTA应该对以上危险因素进行评估，对于夹层风险高的病例应该采取相应的措施。本例患者术前评估是横位心以及主动脉迂曲，考虑可能需要抓捕器辅助，及选择使用更长的长鞘跨越迂曲的主动脉。术后行主动脉造影检查，发现降主动脉局部夹层，为避免夹层进展，同期行主动脉腔内隔绝术，术后患者顺利康复。

（杨珏）

CHAPTER 10

第十章
新器械及脑保护装置

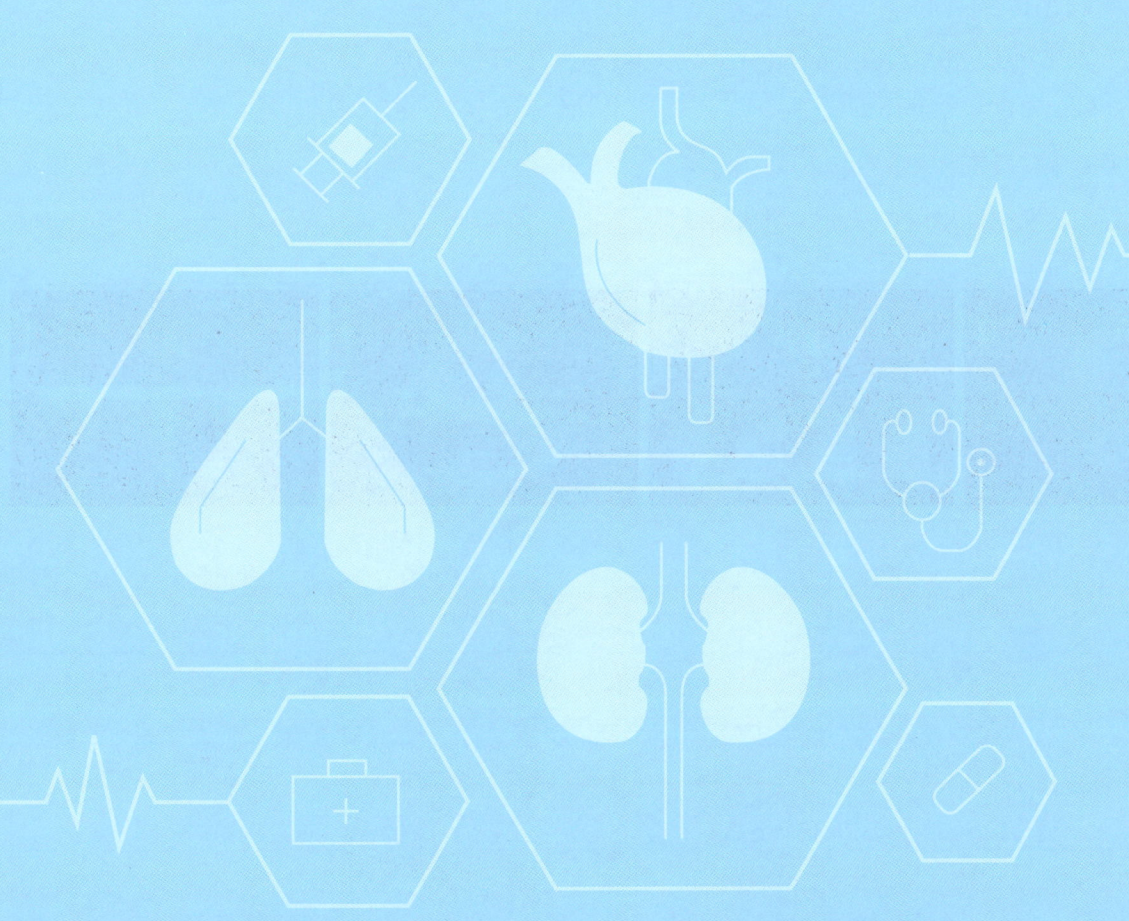

62 电动释放装置使用体验

术前分析

患者，男，76岁，2年前出现活动后胸闷、气促，位于心前区，无放射，伴乏力，近2个月出现症状加重，表现为夜间憋醒，需站立20 min可继续平卧入睡；心肌二项：高敏肌钙蛋白63.8 pg/mL、Ntpro-BNP 8 555.0 pg/mL，无高血压、糖尿病。

术前超声（图10-62-1）

AV：4.55 m/s，MPG：48 mmHg，AVA：0.86 cm^2，LVEF：47%。

主动脉瓣重度狭窄并中度反流。

二尖瓣中度反流。

左心大，左室壁增厚，左室收缩功能减低。

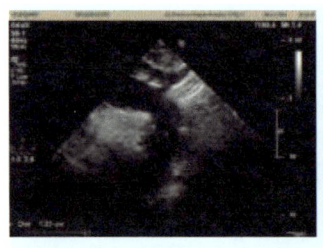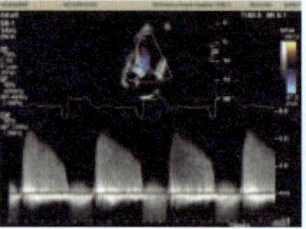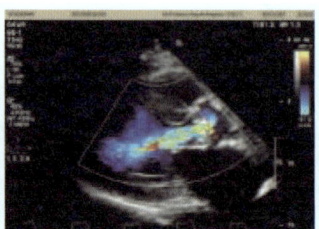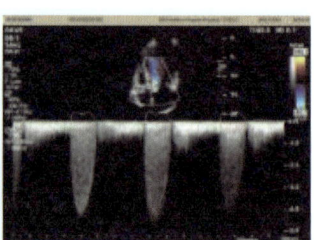

心腔及大血管 (mm)	主动脉 30	左房 46	RVOT 前后径 26	左室舒张末 63	左室收缩末 48
升主动脉 38	右房上下径 50	右室上下径 55	主肺动脉 26	室间隔 13	左室后壁 13
瓣口血流度 (m/s)	二尖瓣 E 峰 1.26	主动脉瓣 4.55	肺动脉瓣 0.7	三尖瓣 E 峰 0.4	
	二尖瓣 A 峰 0.4	峰值压差 83 mmHg	峰值压差	三尖瓣 A 峰	左室射血分数 47%
	PHT	平均压差 48 mmHg	平均压差		
组织多普勒	S' (cm/s) 5	E' (cm/s) 8	A' (cm/s) 8	E/E' 16	

图10-62-1　术前超声

超声描述：

主动脉瓣呈三叶瓣，瓣叶显著钙化，开放明显受限，关闭不拢；主动脉瓣环内径28 mm，AV-VTI：110 cm，LOVT-VTI：19.5 cm，连续方程测AVA 0.86 cm²；升主动脉扩张，主动脉弓内径27 mm，弓降部内径24 mm，降主动脉流速1.23 m/s；

余瓣膜形态尚可；左心大，左室壁增厚，运动幅度减低；

心包腔内未见液性暗区；

CDFI：二尖瓣反流，彩束面积5.5 cm²；
       主动脉瓣反流，彩束面积7.0 cm²。

超声提示：

主动脉瓣退行性变，重度狭窄并中度反流
中度二尖瓣反流
左心大，左室壁增厚，左室收缩舒张功能减低

图10-62-1　（续）

根部解剖

根据术前CT分析（图10-62-2至图10-62-13），该病例为三叶瓣，重度钙化，瓣环29.1 mm，LVOT 28.6 mm，预计瓣口开口29.1 mm，STJ 32.3 mm，窦部空间大，左右冠高度分别为16.2 mm和19.8 mm，考虑使用20 mm球囊预扩，VitaFlowa 30号瓣膜。

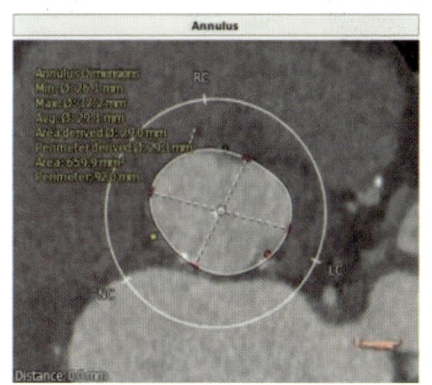
图10-62-2　瓣环平面

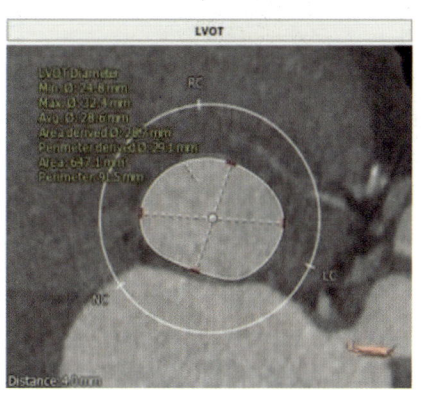
图10-62-3　流出道平面

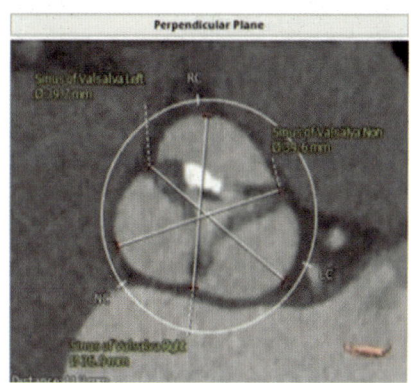
图10-62-4　瓦氏窦

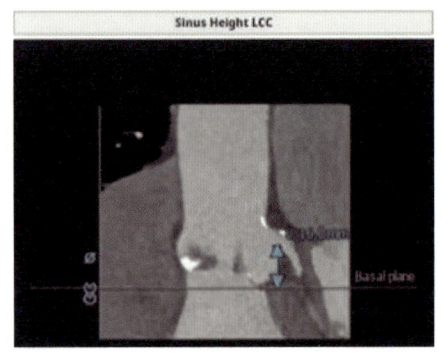
图10-62-5　左冠高度

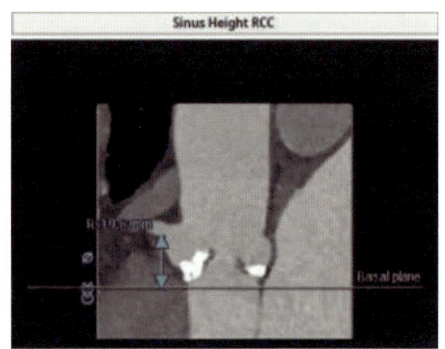
图10-62-6　右冠高度

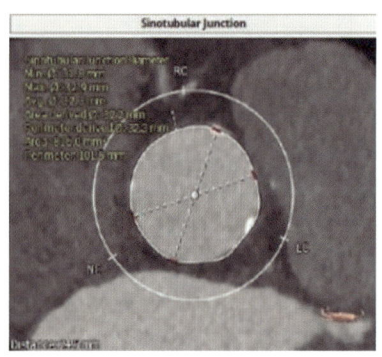
图10-62-7　窦管交界平面

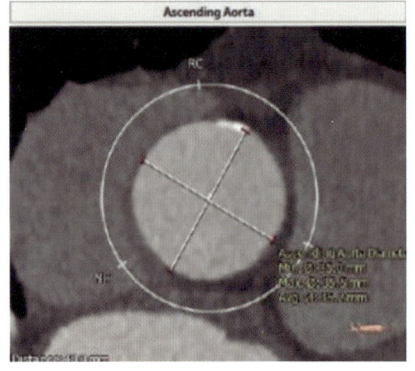
图10-62-8　瓣上40 mm处升主平面

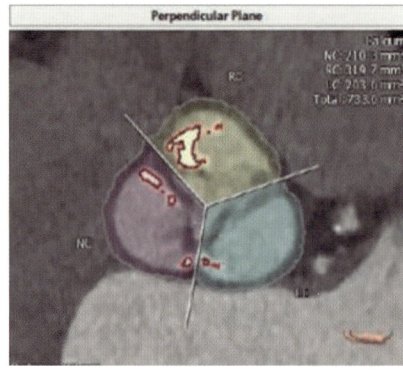
图10-62-9　钙化情况

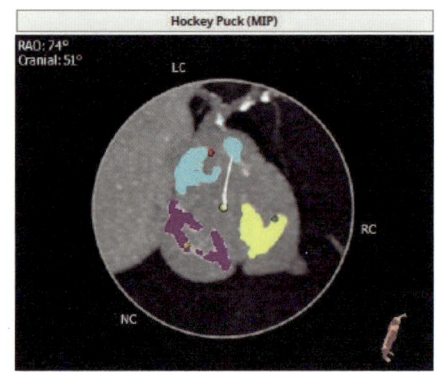
图10-62-10　钙化分布

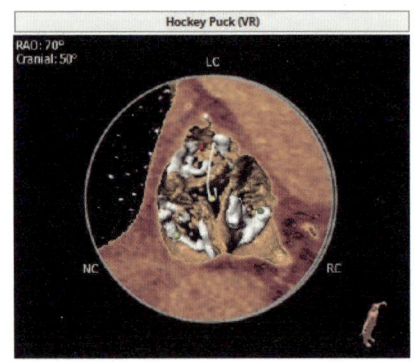
图10-62-11　腔内重建

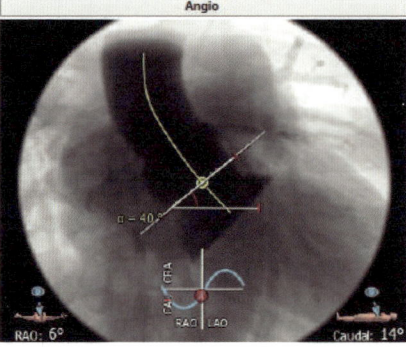
图10-62-12　横位心角度

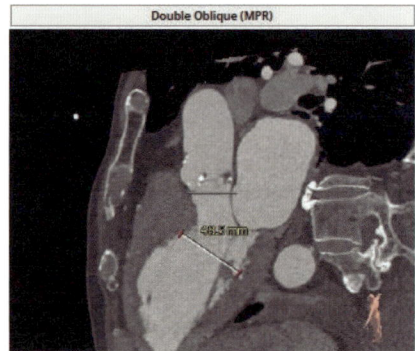
图10-62-13　左室大小

（该图片来源于荷兰 Pie medica imaging公司的3mensio术前评估软件）

手术过程

手术过程（图10-62-14至图10-62-29）。

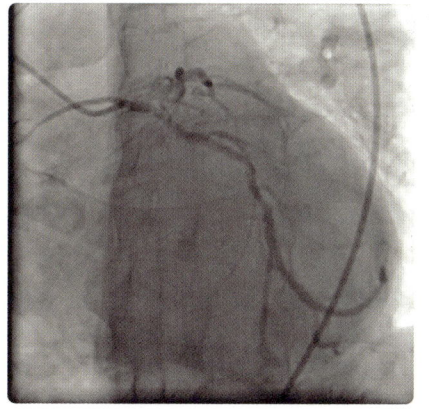
图10-62-14　左冠造影

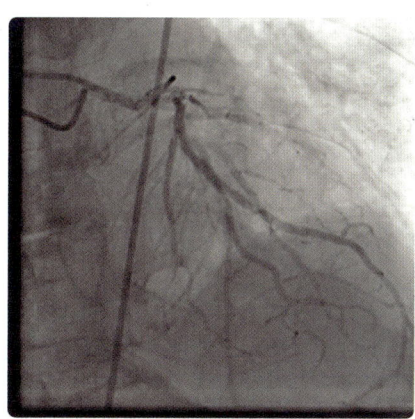
图10-62-15　旋支优势

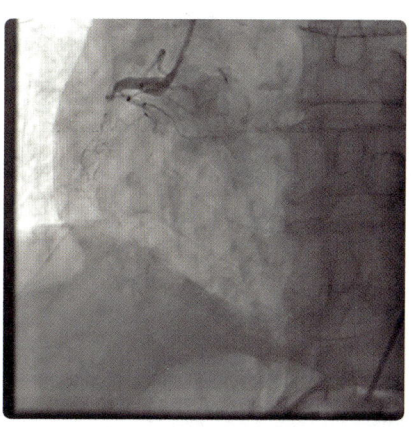
图10-62-16　右冠CTO侧支良好

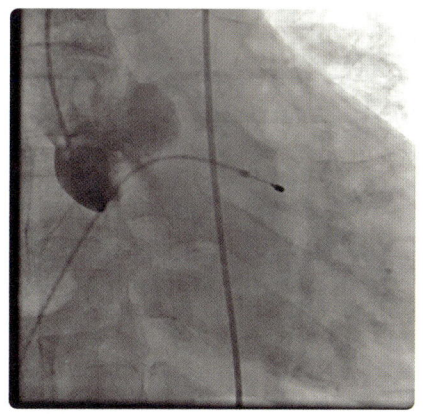
图10-62-17　根部造影

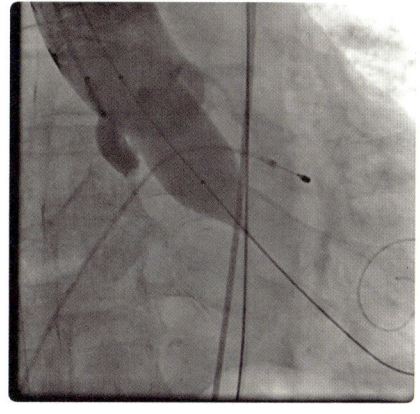
图10-62-18　微创24 mm球囊预扩

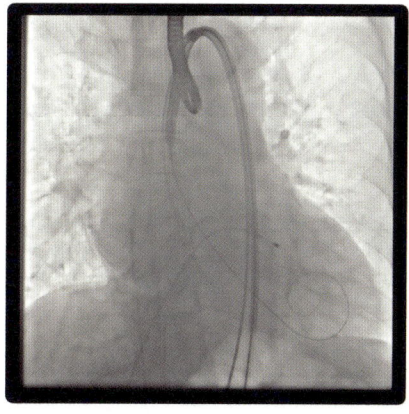
图10-62-19　VitaFlowavi 30号瓣膜过弓跨瓣

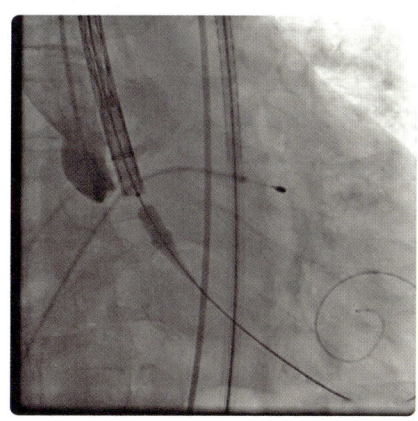
图10-62-20　瓣膜定位

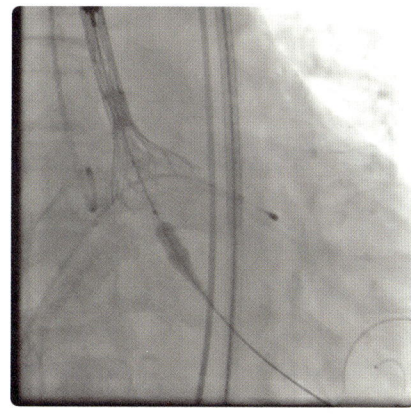
图10-62-21　瓣膜释放

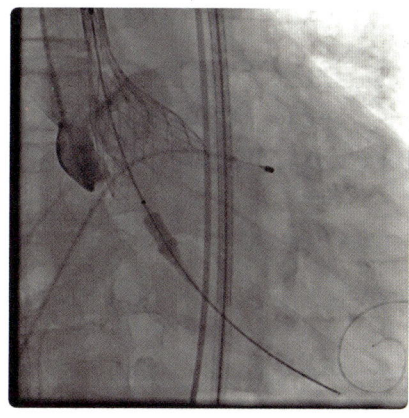
图10-62-22　造影确认深度

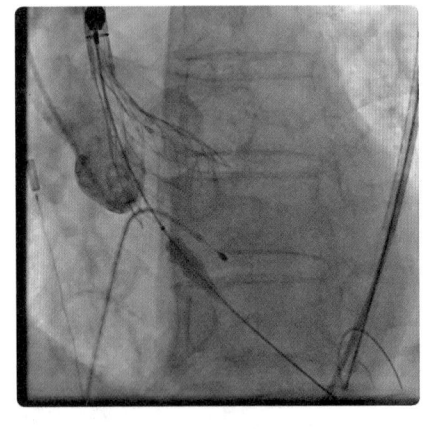
图10-62-23 多体位确认深度

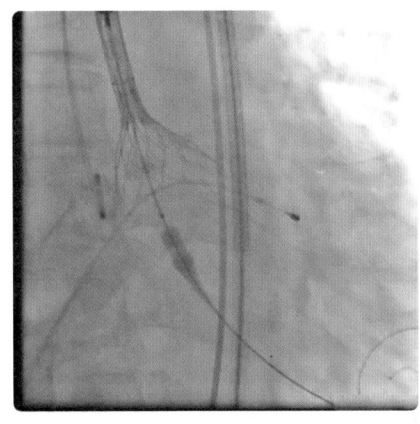
图10-62-24 瓣膜半回收再释放

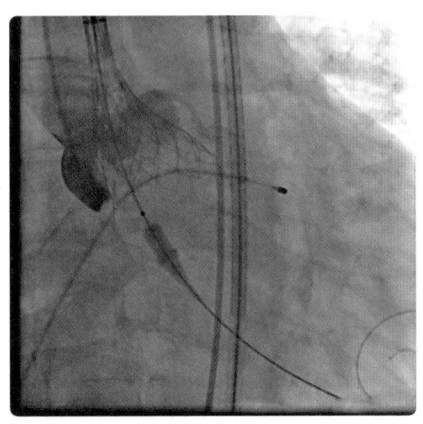
图10-62-25 造影确认深度

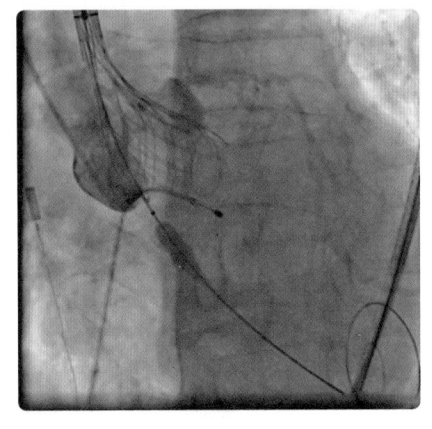
图10-62-26 多体位确认深度满意

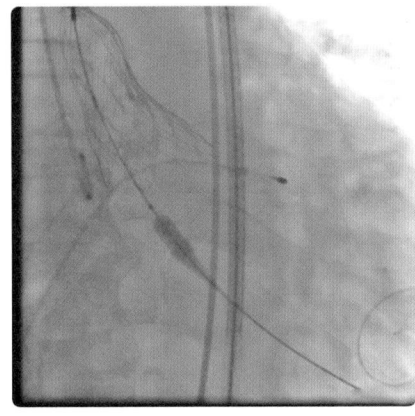
图10-62-27 瓣膜完全释放

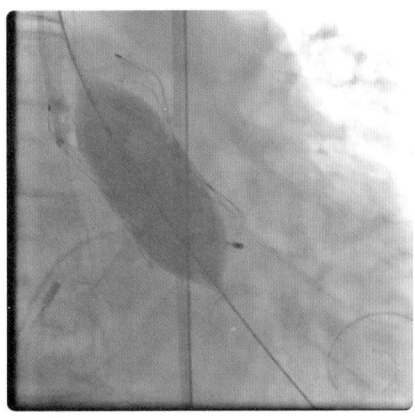
图10-62-28 微创25 mm球囊后扩

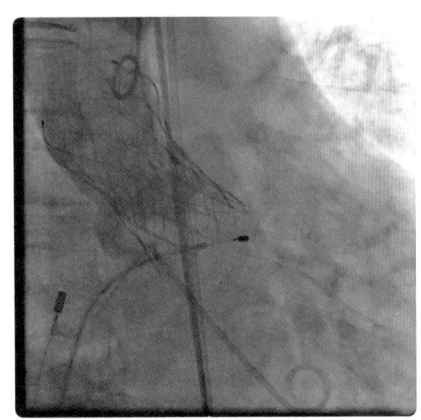
图10-62-29 复查根部造影

扫码看视频

术后

术后1周超声（图10-62-30）。

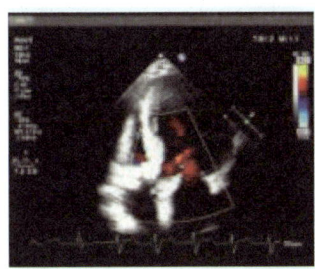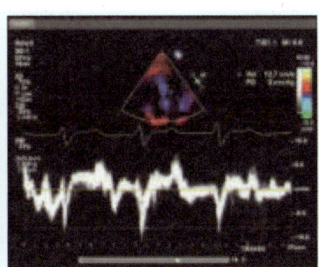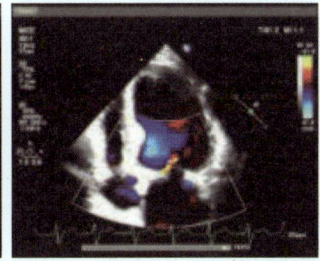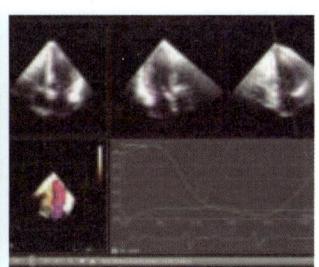

心腔及大血管 (mm)	主动脉 24	左房 49	RVOT 前后径 24	左室舒张末 59	左室收缩末 45
升主动脉 33	右房上下径 49	右室上下径 69	主肺动脉 26	室间隔 13	左室后壁 13
瓣口血流度 (m/s)	二尖瓣 E 峰 0.73	主动脉瓣 1.35	肺动脉瓣 0.76	三尖瓣 E 峰 0.45	
	二尖瓣 A 峰 1.08	峰值压差 7 mmHg	峰值压差	三尖瓣 A 峰	左室射血分数 40%
	PHT	平均压差 4 mmHg	平均压差		
组织多普勒	S' (cm/s) 6	E' (cm/s) 4.5	A' (cm/s) 12	E/E' 16	

超声描述：
主动脉瓣位支架人工生物瓣，位置正常，瓣叶活动可，瓣周未见异常回声，瓣膜工作区内径25 mm，AV-VTI：23.4 cm，LOVT-VTI：8.6 cm，连续方程测AVA 1.8 cm²；
余瓣膜形态正常；左心大，左室壁增厚，左室壁运动稍弱，欠协调；
右房右室内见起搏电极回声；心包腔未见液性暗区；

CDFI：主动脉瓣膜支架见少许瓣周漏（短轴切面1点钟），彩束面积1.2 cm²；
　　　二尖瓣反流，彩束面积1.5 cm²；三尖瓣反流，彩束面积1.0 cm²。

超声提示：
TAVR术后，主动脉瓣位支架人工生物瓣位置良好，轻度瓣周漏
起搏器植入术后
轻度二尖瓣反流
左心大，左室壁增厚，左室壁收缩舒张功能减退

图10-62-30　术后1周超声

术后1年复查超声（图10-62-31）。

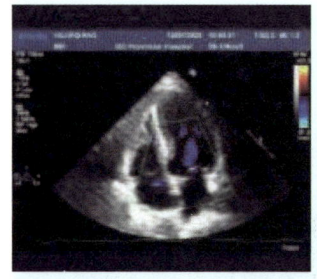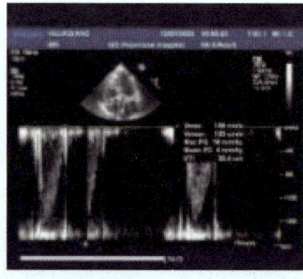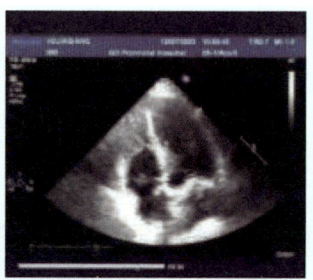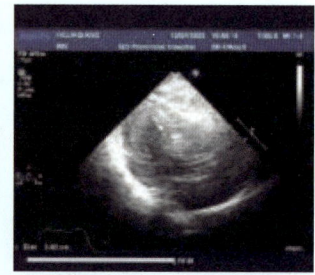

心腔及大血管(mm)	主动脉 25	左房 34	RVOT前后径 27	左室舒张末 45	左室收缩末 27
升主动脉 32	右房上下径 49	右室上下径 66	主肺动脉 25	室间隔 13	左室后壁 13
瓣口血流度(m/s)	二尖瓣E峰 0.78	主动脉瓣 1.56	肺动脉瓣 0.9	三尖瓣E峰 0.41	
	二尖瓣A峰 1.0	峰值压差 10 mmHg	峰值压差	三尖瓣A峰	左室射血分数 70%
	PHT	平均压差 5 mmHg	平均压差		
组织多普勒	S'(cm/s) 4	E'(cm/s) 3	A'(cm/s) 7	E/E' 26	

超声描述：
主动脉瓣位支架人工生物瓣，位置正常，瓣叶活动可，瓣周未见异常回声，瓣膜工作区内径25.5 mm，连续方程测AVA 2.0 cm²；
余瓣膜形态正常；二尖瓣EF斜率减慢，测量频谱呈松弛减退型；
各房室不大，左室壁增厚，左室壁运动尚可；
心包腔未见液性暗区；

CDFI：主动脉瓣膜支架见少许瓣周漏（短轴切面6点处），彩束面积1.0 cm²；
　　　二尖瓣反流，彩束面积1.0 cm²。

超声提示：
TAVR术后，主动脉瓣位支架人工生物瓣位置良好，轻微瓣周漏
左室壁增厚，左室舒张功能减退

图10-62-31　术后1年超声

病例点评

本例相关两个小话题，第一就是大瓣环主窄的TAVR，第二个就是关于最近可回收系统的一点使用心得。

把本中心CT测量瓣环周长＞90 mm以上的患者筛选出大概20个患者，平均瓣环周长是95.77 mm，

流出道平均周长是99.19 mm，平均钙化积分955.21，其中二叶瓣占55%。术前心脏彩超平均EF 43%，左室大小舒张末61 mm。其中瓣中瓣9例（45%），远大于本中心瓣中瓣发生率（10%），ECMO辅助3例（15%），术中心肺复苏1例（5%）。使用瓣膜型号见图10-62-32。术后一个月随访彩超，EF明显改善（49% vs 43%），左室缩小（61.5 vs 59）。可见这些大瓣环的患者，普遍呈开放性流出道，钙化更重，超声看心功能更差，对于一代不可回收瓣膜，这类患者做该手术难度更高，所以瓣中瓣发生率明显更高。同时因为钙化重，二叶瓣多，而且瓣环和流出道太大所以无法提供锚定，所以downsize多，主要瓣膜型号只是26号和29号，甚至有用到23号。心功能差，所以ECMO辅助需求更多，但是多数患者通过TAVR手术后心脏彩超随访心功能都有明显改善。

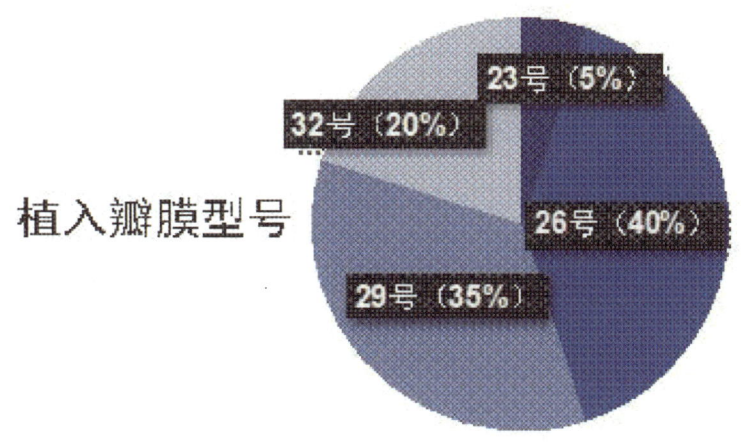

图10-62-32　使用瓣膜型号

目前国内主要的自膨瓣都具备可回收功能。可回收系统在瓣膜出现移位时可以回收再定位，让术者可以更有信心。那么，可回收的操作有哪些细节呢？当瓣膜向流出道移位时，此时可以考虑不全回收，而使用"微回收"的操作。此时反转输送系统，让胶囊回收瓣膜到1号位可以拉动瓣膜的时候，这时候轻微调整瓣膜高度，然后继续释放，而不是像以前那样完全回收后重新定位释放。这样做一方面可以减少回收操作对瓣膜功能的影响，另一方面可以在第一次释放的基础上调整瓣膜位置，而不需要重新定位，重新释放，这样会更加准确。而当瓣膜跳窦的时候，就需要完全回收，重新跨瓣，此时要注意完全回收是否导致瓣膜折叠，如果折叠需要退出更换瓣膜。

63 Type0 型横位心——球扩瓣使用体验

术前分析

患者，女，79岁，反复晕厥1个多月入院。院外动态心电图示：窦性心率，频发房性期前收缩，部分成对及短阵性房性心动过速，偶发室性期前收缩，完全性右束支传导阻滞。院外超声示重度主动脉瓣狭窄，予以控制血压、调脂治疗。

术前超声（图10-63-1）

AV：4.19 m/s，MPG：42 mmHg，LVEF：68%。

二叶主动脉瓣重度狭窄并轻度反流。

升主动脉瘤。

二尖瓣轻、中度反流。

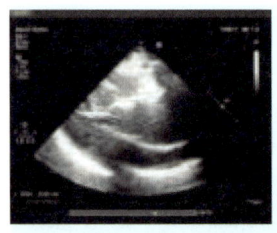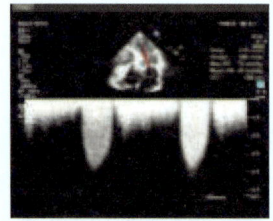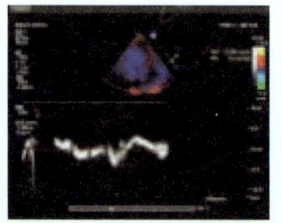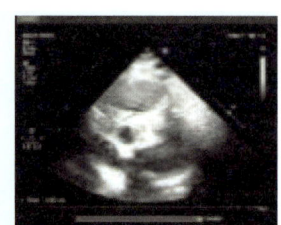

心腔及大血管 (mm)	主动脉 39	左房 33	RVOT 前后径 23	左室舒张末 49	左室收缩末 28
升主动脉 54	右房上下径 45	右室上下径 52	主肺动脉 24	室间隔 12.5	左室后壁 12.5
瓣口血流度 (m/s)	二尖瓣 E 峰 0.42	主动脉瓣 4.19	肺动脉瓣 0.88	三尖瓣 E 峰 0.5	
	二尖瓣 A 峰 0.94	峰值压差 70 mmHg	峰值压差	三尖瓣 A 峰	左室射血分数 68%
	PHT	平均压差 42 mmHg	平均压差		
组织多普勒	S' (cm/s) 5.5	E' (cm/s) 3.8	A' (cm/s) 6.5	E/E' 11	

超声描述：

主动脉瓣为二叶瓣，左右排列，瓣叶增厚，回声增强，并见钙化，开放受限，关闭不拢；主动脉瓣环内径

图10-63-1 术前超声

26 mm，升主动脉明显扩张，主动脉弓内径41 mm，弓降部内径34 mm，流速0.48 m/s；
二尖瓣后叶根部钙化，关闭欠佳；
各房室不大，左室壁运动正常；
房室间隔未见中断，未见PDA；

CDFI：二尖瓣反流，彩束面积3.5 cm^2；
　　　主动脉瓣反流，彩束面积3.8 cm^2。

超声提示：
二叶主动脉瓣，重度狭窄并轻度反流
升主动脉瘤
轻中度二尖瓣反流

图10-63-1　（续）

根部解剖

根据术前CT分析（图10-63-2至图图10-63-10），该病例为Type0 型二叶式主动脉瓣，升主动脉与主动脉窦部扩张严重，横位心角度82°。此类解剖在Type0 型主窄患者中非常常见，通常会面临瓣膜系统跨瓣难度增加，升主动脉夹层，人工瓣膜定位及同轴性不佳等风险。瓣叶纤维化增厚严重并中度钙化，钙化主要分布在右侧窦底。升主动脉增宽，最宽约55.6 mm。主动脉瓣瓣环平均直径21.2 mm，瓣环面积352.2 mm^2。左室流出道平均直径20.4 mm，LVOT面积323.7 mm^2。瓦式窦宽度26.6 mm×45.1 mm，STJ窦管结合部宽度34.5 mm×43.5 mm，高度约21.2 mm。至于瓣膜的容积问题，由于瓣环以上3~6 mm处瓣叶增厚明显以及窦低钙化较多，选择16 mm球囊预扩，既可在减少循环崩溃风险前提下评估容积增减的问题，亦可为瓣膜系统的通过提供保证。左冠开口下缘高度13.2 mm，上缘高度17.4 mm；右冠开口高度19.3 mm。冠脉风险较低。右侧股动脉最小直径为6.5 mm，14Fr eSheath完全可兼容。术前计划定为16 mm球囊预扩，23 mm SAPIEN 3瓣膜减1 cm^3（1cc）或额定容积，高位释放，右侧股动脉作为主入路。

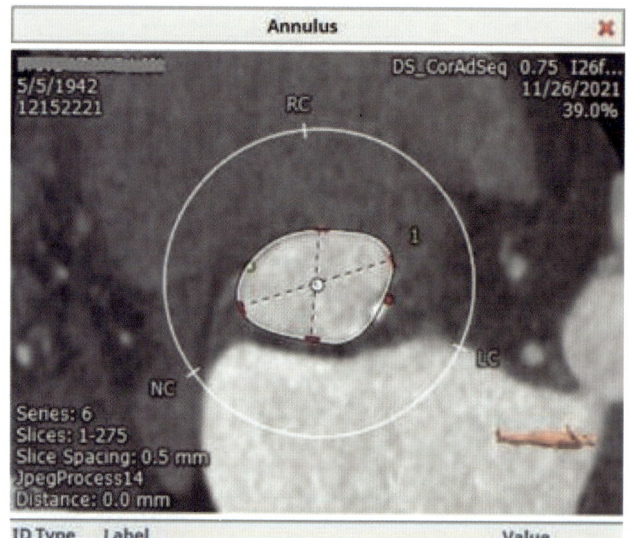

图10-63-2　瓣环平面　　　　　　　　　　　　图10-63-3　流出道平面

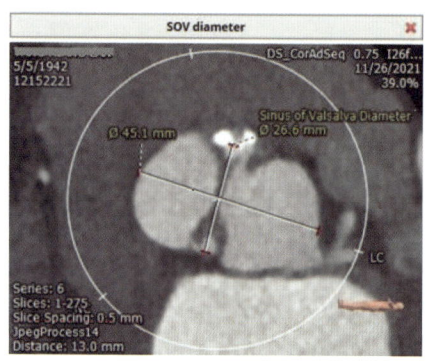

图10-63-4　中缝长度

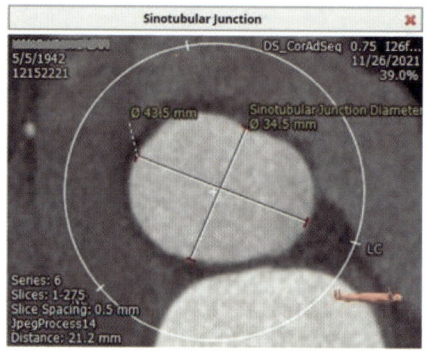

图10-63-5　窦管交界平面

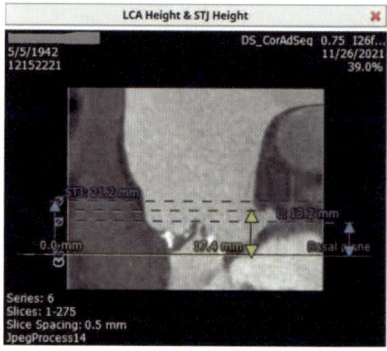

图10-63-6　左冠高度

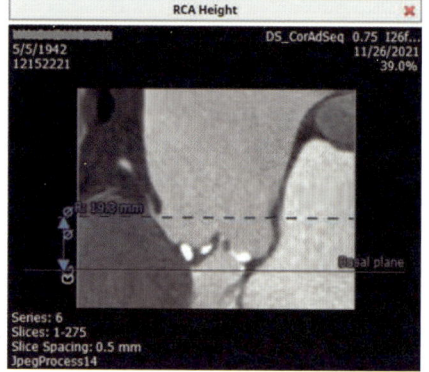

图10-63-7　右冠高度

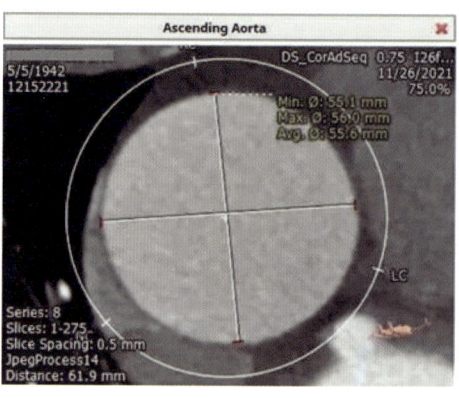

图10-63-8　升主动脉

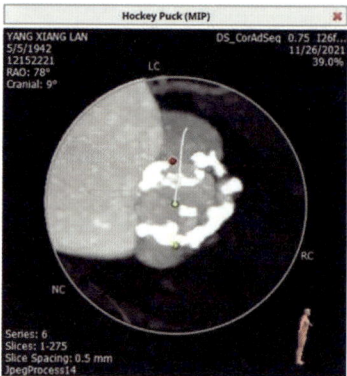

图10-63-9　钙化分布

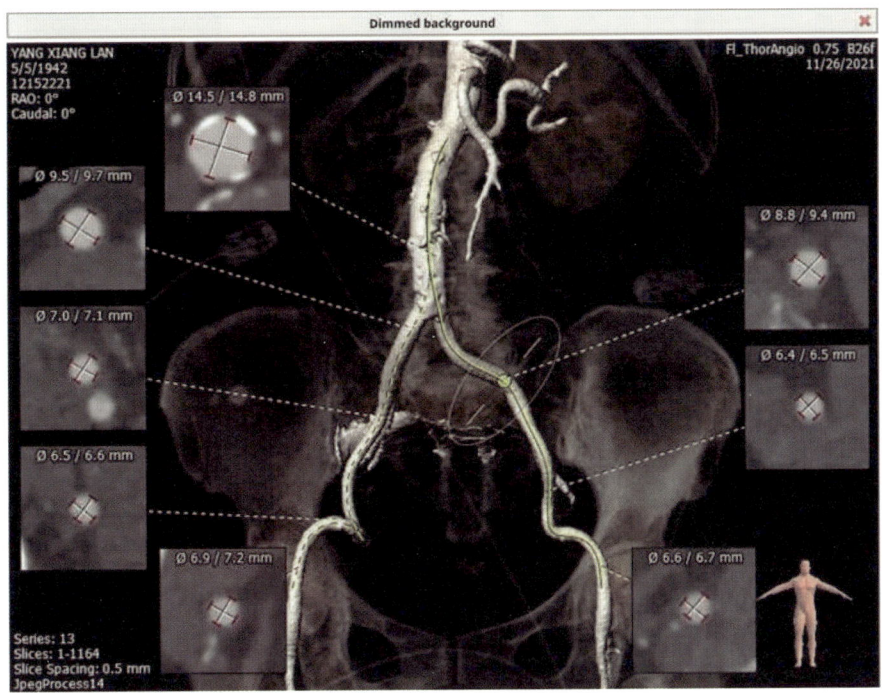

图10-63-10　入路情况

（该图片来源于荷兰 Pie medica imaging公司的3mensio术前评估软件）

手术过程

手术过程（图10-63-11至图10-63-18）。

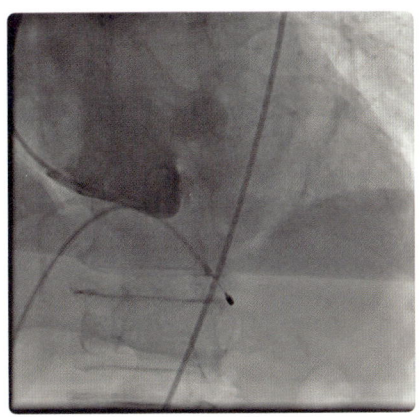

图10-63-10　根部造影

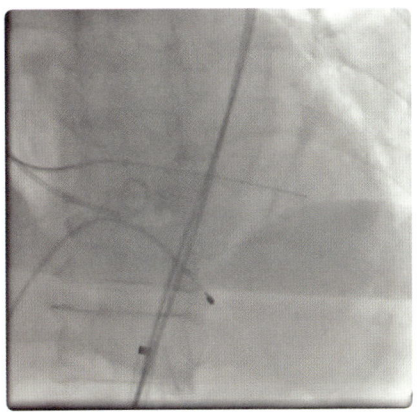

图10-63-11　导丝跨瓣后测压主动脉压力90/46 mmHg，左心室压力219/10 mmHg，跨瓣压差119 mmHg

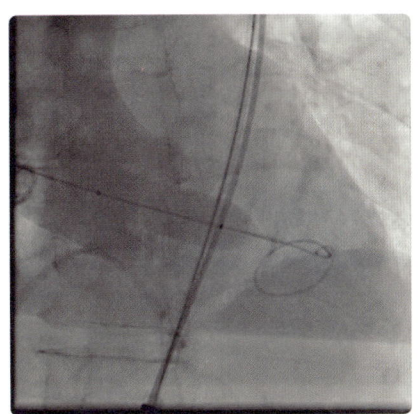

图10-63-12　爱德华16 mm球囊扩张，没有腰症周漏少确认23 mm瓣膜容积减少1 mL

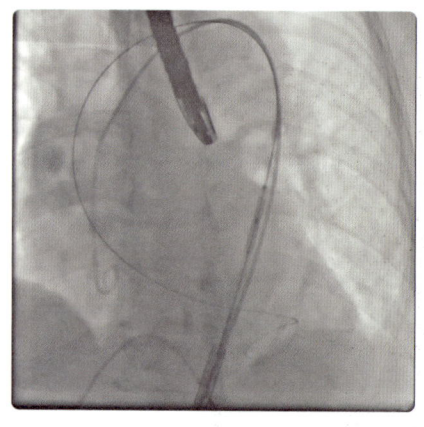

图10-63-13 SAPIEN3 Commander 系统降主组装

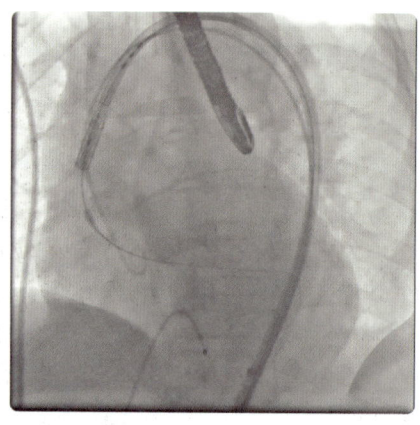

图10-63-14 SAPIEN3 Commander 系统调弯跨瓣

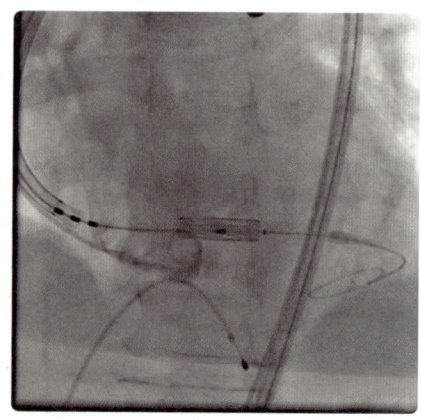

图10-63-15 SAPIEN3 23号瓣膜定位

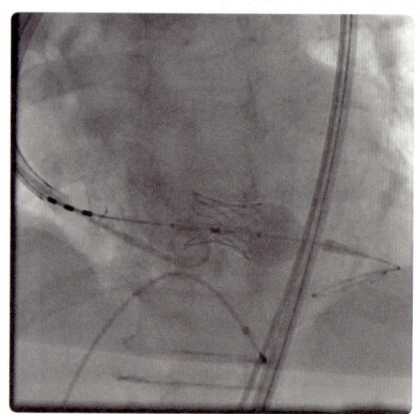

图10-63-16 瓣膜释放

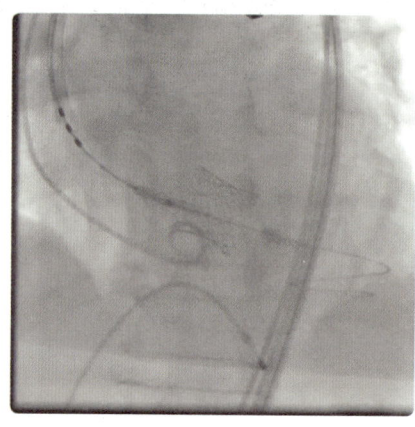

图10-63-17 退出输送器后测得主动脉压力115/58 mmHg，118/08 mmHg，跨瓣压差3 mmHg

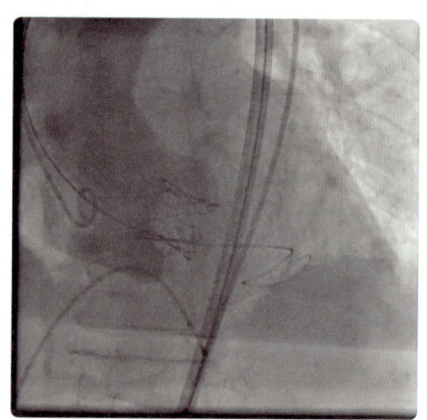

图10-63-18 复查造影

扫码看视频

术后

术后超声（图10-63-19）提示：TAVR术后，主动脉瓣位人工瓣位置正常，开放尚可，功能良好，瓣周约1点处可见微量反流，轻度二尖瓣反流，升主动脉扩张。

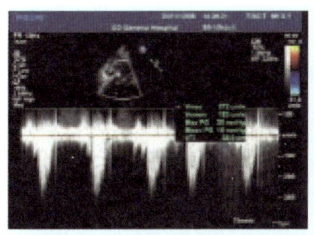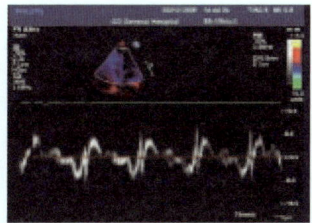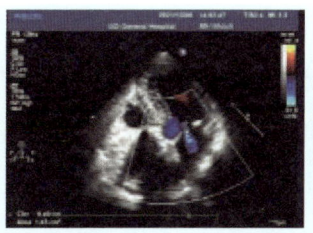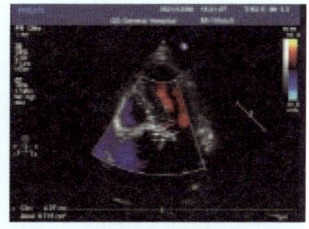

心腔及大血管 (mm)	主动脉 45	左房 36	RVOT 前后径 28	左室舒张末 39	左室收缩末 24
升主动脉 53	右房上下径 50	右室上下径 50	主肺动脉 23	室间隔 12	左室后壁 12
瓣口血流度 (m/s)	二尖瓣 E 峰 0.4	主动脉瓣 2.7	肺动脉瓣 0.62	三尖瓣 E 峰 0.4	
	二尖瓣 A 峰 1.06	峰值压差 28 mmHg	峰值压差	三尖瓣 A 峰	左室射血分数 68%
	PHT	平均压差	平均压差		
组织多普勒	S' (cm/s) 7	E' (cm/s) 2.6	A' (cm/s) 7	E/E' 15	

超声描述：
主动脉瓣位人工瓣膜支架，位置正常，开放尚好，瓣周约1点处见微量瓣周反流，升主动脉扩张；余各瓣膜形态活动正常，二尖瓣M型示前后叶逆向；
各房室不大，室壁增厚，室壁运动正常；
未见心包积液；

CDFI：二尖瓣反流，彩束面积1.5 cm²；
　　　主动脉瓣反流，彩束面积0.7 cm²（源自瓣周）；
　　　三尖瓣反流，彩束面积1.0 cm²，估测肺动脉收缩压23 mmHg。

超声提示：
TAVR术后，主动脉瓣位人工瓣膜功能良好
轻度二尖瓣反流
升主动脉扩张

图10-63-19　术后超声

病例点评

这是一个非常典型的二叶瓣患者，具备了所有的解剖挑战因素，包括升主动脉宽、横位心、小心腔、重度钙化、二叶瓣方向不理想等。如果使用自膨瓣，手术风险较高，心脏团队讨论后决定使用球扩瓣减少手术风险。为了减少二叶瓣联合部撕裂的风险，特地使用小一号球囊（16 mm）进行预扩张。利用短瓣膜的可调弯系统，顺利地过弓和跨瓣，相对自膨瓣使用抓捕器，操作和安全性上明显改善。有一点意料之外的问题，就是瓣膜跨瓣后，因为严重的横位心，即使松开调弯系统，仍然无法很

好的同轴。这对于球扩瓣是一个挑战。处理方法是确定瓣膜上缘盖过二叶瓣的瓣膜后，适当后撤系统减轻张力，然后缓慢打球囊，让瓣膜在逐步释放的过程中自我同轴，然后一号位根据瓣膜自适应的过程中位置的变化，适当前推输送系统，最后达到完美释放。

SAPIEN3球扩瓣（图10-63-20）采用的生物材料为牛心包，其抗钙化技术与其开胸用生物瓣一致。瓣架材料为钴铬合金，径向支撑力强，短瓣架直筒型，瓣膜标称容积下释放后瓣架高度为15.5~22.5 mm，上缘为大网孔，瓣叶缝合处所占面积远比自膨瓣小。所以该瓣膜设计对冠脉口非常友好，尤其是远期可能进行冠脉介入的患者。短瓣架加上钴铬合金一次成型，所以术后PPI发生率远低于自膨瓣。

输送系统Commander为可调弯鞘，最大可弯曲至270°，通过手柄上的Flex滚轮调节，旁边的可视窗提示弯度。后方的微调滚轮用于瓣膜定位时精细化调节，球囊上具有3个Marker，中央Marker长度3 mm，其与瓣环平面相切时为标准释放位置，在该位置释放后瓣架约70%在瓣环平面以上，30%在瓣环平面以下。做TAVR时要求"E"字logo必须朝上，TMVIV和TTVIV时"E"字logo朝下。

大鞘eSheath型号为14F（适配20/23/26 mm瓣膜）和16F（适配29 mm），鞘身为可扩张设计，在瓣膜通过时会微微扩张，瓣膜进入血管后合上。表面有亲水涂层，非常容易置入，所以注意不能用纱布擦拭，避免擦除涂层。近端有2个小孔，用于缝合固定，避免太滑脱出。eSheath是三重阀门设计，无需按压或拧等任何动作都不会渗血。操作时要求直进直出，"E"字logo必须朝上。

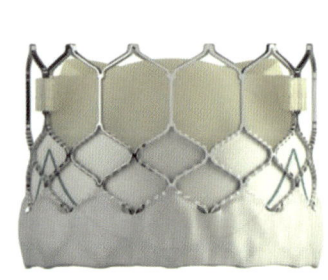

	20mm	23 mm	26 mm	29 mm
三维面积	273~345mm²	338~430 mm²	430~548 mm²	540~683 mm²
由三维面积推导出的直径	18.6~21.0mm	20.7~23.4mm	23.4~26.4 mm	26.2~29.5mm
预装后高度(2)	21mm	24.5 mm	27 mm	31 mm
释放后高度	15.5mm	18 mm	20 mm	22.5 mm
纵向短缩	5.5mm	6.5 mm	7 mm	8.5 mm
内裙缘高度	7.9mm	9.3 mm	10.2 mm	11.6 mm
外密封裙缘高度	5.2mm	6.6 mm	7.0 mm	8.1 mm

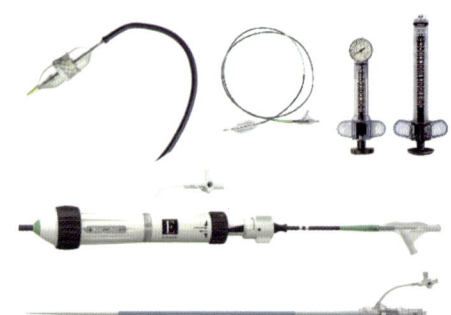

图10-63-20　SAPIEN 3球扩瓣系统

64 脑保护装置TG3的运用

术前分析

患者，女，74岁，于4个月前出现胸痛，活动后（步行速度过快或爬楼梯二楼时）出现胸闷。术前超声（图10-64-1）

AV：5.0 m/s，MPG：56 mmHg，LVEF：60%。

主动脉瓣重度狭窄。

二尖瓣轻度反流。

三尖瓣轻度反流。

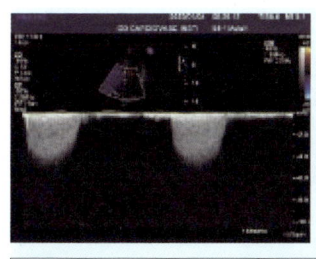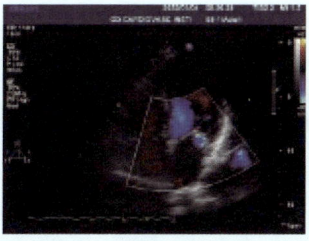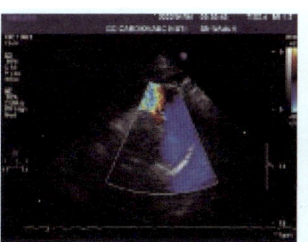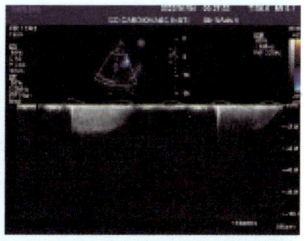

心腔及大血管 (mm)	主动脉 30	左房 30	RVOT 前后径 25	左室舒张末 36	左室收缩末 25
升主动脉 44	右房上下径 38	右室上下径 49	主肺动脉 23	室间隔 12	左室后壁 10
瓣口血流度 (m/s)	二尖瓣 E 峰 0.68	主动脉瓣 5.0	肺动脉瓣 0.9	三尖瓣 E 峰 0.57	
	二尖瓣 A 峰 0.87	峰值压差 99 mmHg	峰值压差	三尖瓣 A 峰	左室射血分数 60%
	PHT	平均压差 56 mmHg	平均压差		
组织多普勒	S' (cm/s) 6.5	E' (cm/s) 5.1	A' (cm/s) 10.2	E/E' 13	

超声描述：
主动脉瓣似为二叶瓣，瓣叶增厚，回声增厚，并见钙化，开放受限，关闭不拢；主动脉瓣环内径23 mm，升主动脉明显扩张，主动脉弓内径25 mm，降主动脉内径22 mm；
其余瓣膜形态正常；各房室不大，室壁运动正常；
房室间隔未见中断，未见PDA；心包腔内未见液性暗区；

图10-64-1　术前超声

CDFI：二尖瓣反流，彩束面积1.5 cm²；
　　　三尖瓣反流，彩束面积2.0 cm²，估测肺动脉收缩压34 mmHg。

超声提示：
主动脉瓣钙化，重度狭窄
升主动脉瘤样扩张
轻度二尖瓣反流
轻度三尖瓣反流

图10-64-1　（续）

根部解剖

根据术前CT分析（图10-64-2至图图10-64-14），该患者为Type0 型二叶瓣，中度钙化，瓣环22.2 mm，LVOT 22.4 mm，鱼嘴短径25.9 mm，左右冠开口高度均超过15 mm，STJ 32.7 mm，升主瘤样扩张，心脏角度51°，经综合评估决定Numed 20 mm球囊预扩，根据预扩判断使用Venus 26号或23号瓣膜。

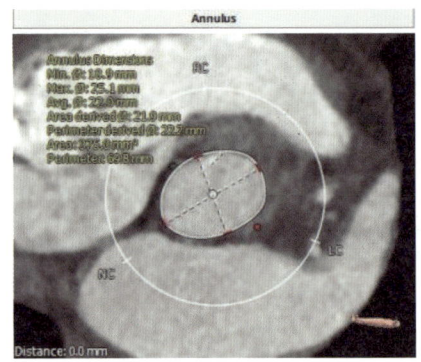

图10-64-2　瓣环平面

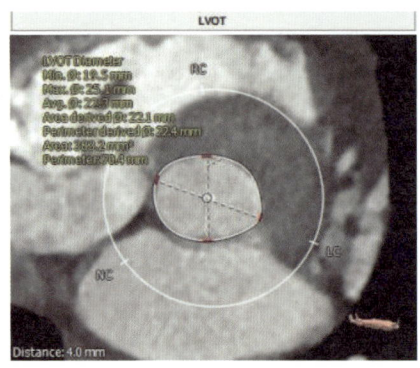

图10-64-3　流出道平面

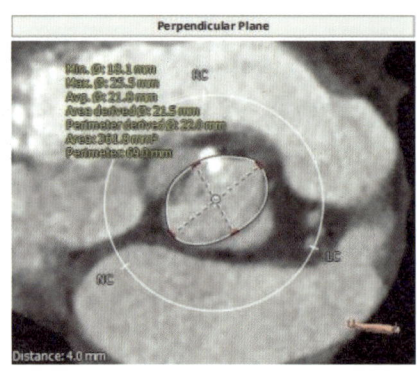

图10-64-4　瓣上4 mm平面

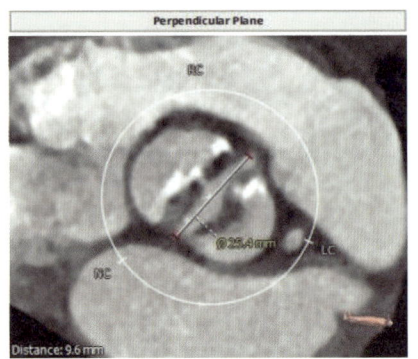

图10-64-5　中缝长度

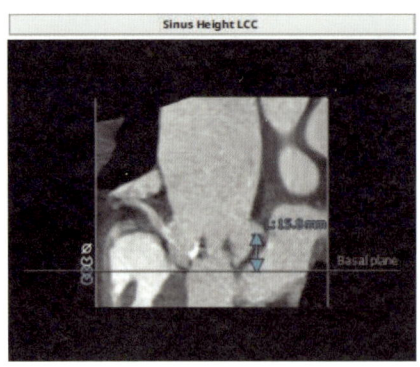

图10-64-6　左冠高度

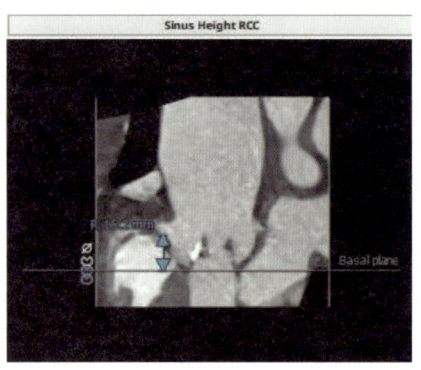

图10-64-7　右冠高度

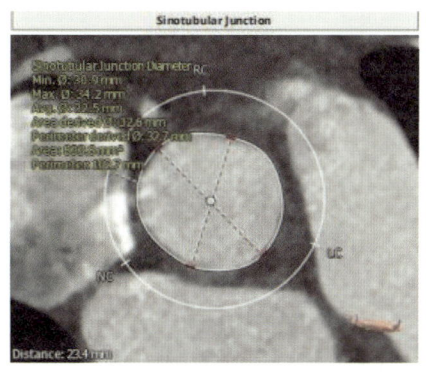
图10-64-8　窦管交界平面

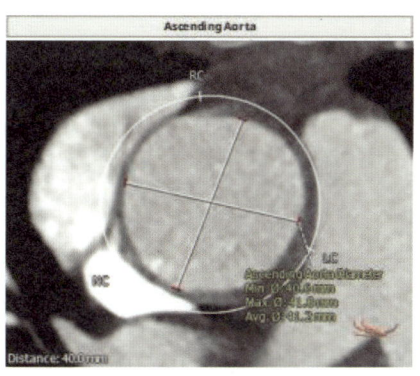
图10-64-9　瓣上40 mm处升主平面

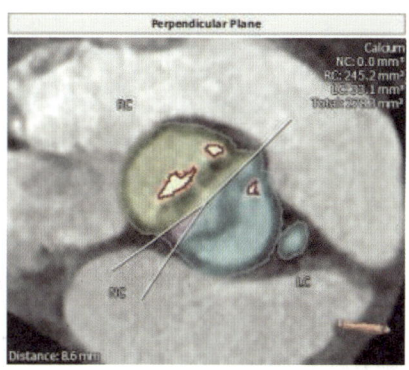
图10-64-10　钙化情况

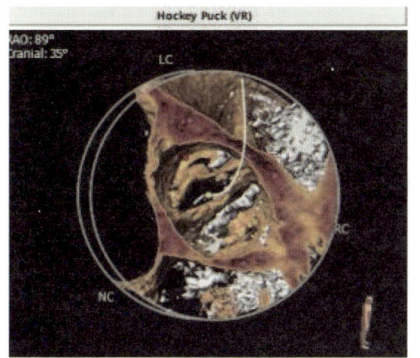
图10-64-11　腔内重建

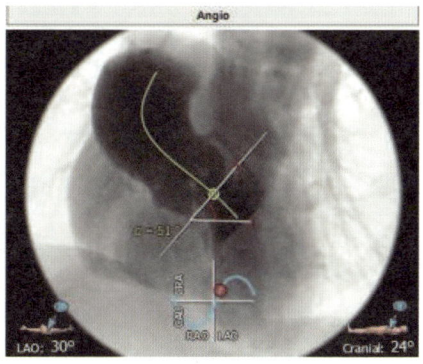
图10-64-12　横位心角度

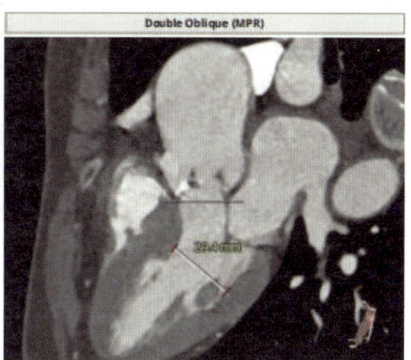
图10-64-13　左室大小

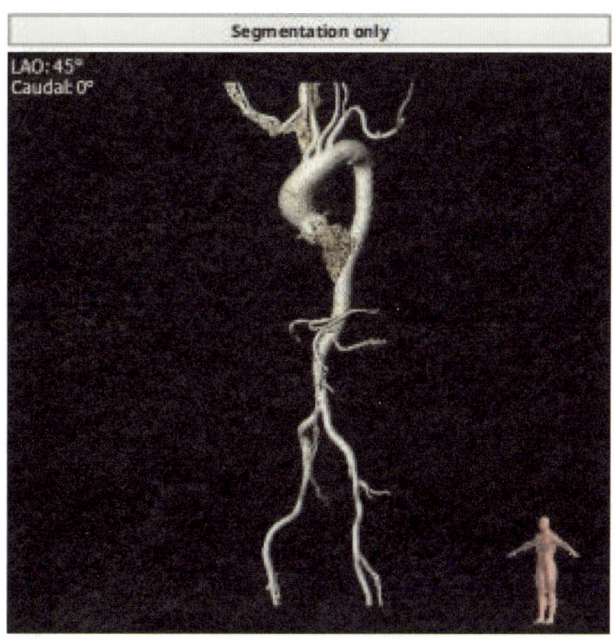
图10-64-14　全主动脉形态

（该图片来源于荷兰Pie medica imaging公司的3mensio术前评估软件）

手术过程

手术过程（图10-64-15至图10-64-28）。

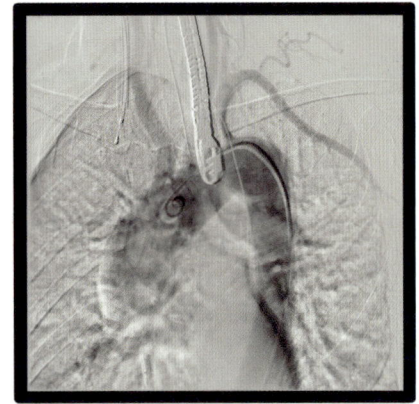

图10-64-15　主动脉弓造影

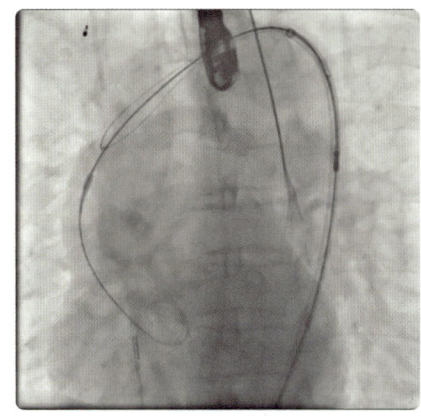

图10-64-16　左前斜释放脑保护装置

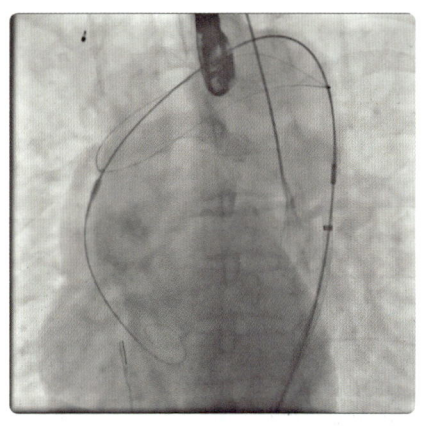

图10-64-17　调整导丝完全释放脑保护装置

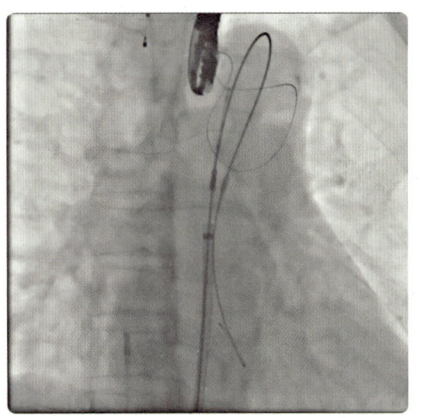

图10-64-18　右前斜确认形态

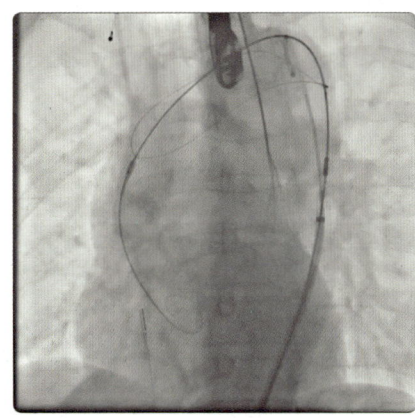

图10-64-19　置猪尾于无窦定位

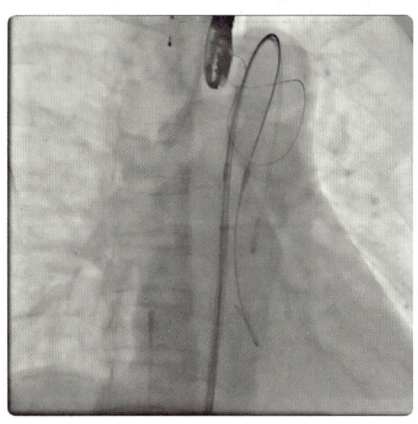

图10-64-20　右前斜确认猪尾在脑保护装置内侧

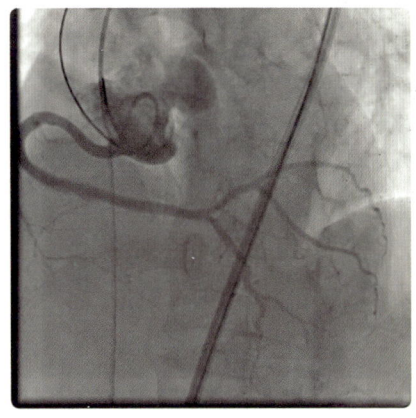

图10-64-21　主动脉根部造影

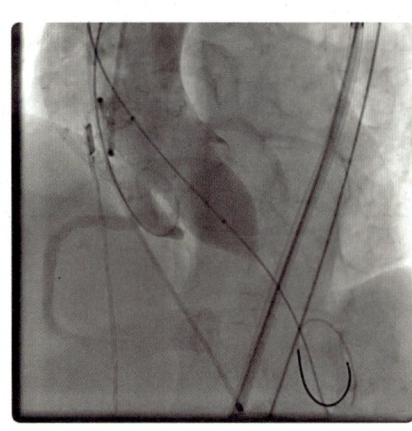

图10-64-22　Numed 20 mm球囊扩张

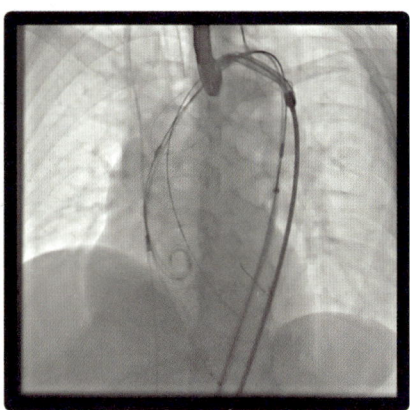

图10-64-23　VenusA 26号瓣膜过弓

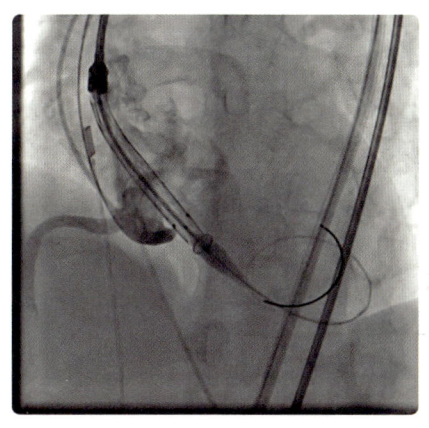

图10-64-24 瓣膜定位

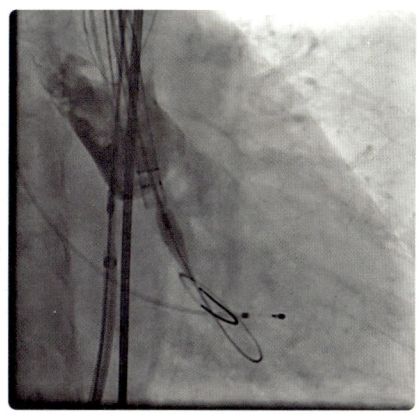

图10-64-25 切线位再次定位

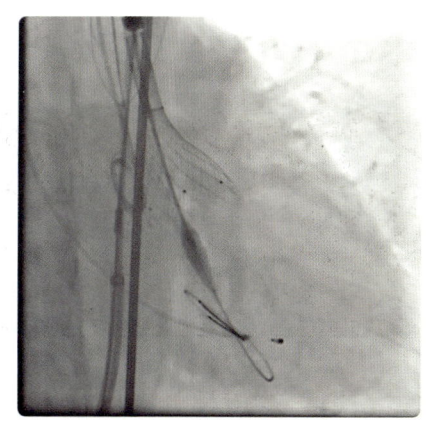

图10-64-26 瓣膜释放

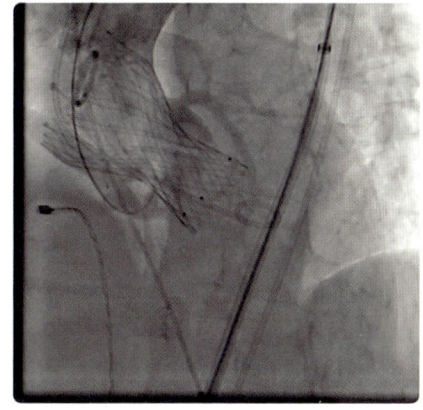

图10-64-27 复查主动脉根部造影

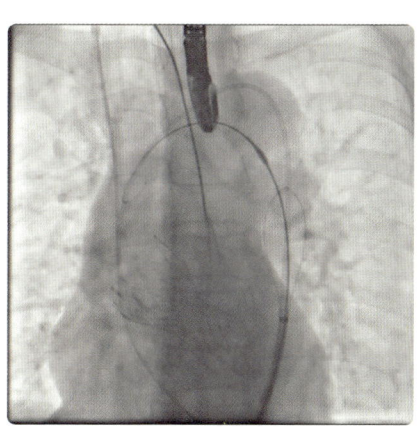

图10-64-28 回收脑保护装置

扫码看视频

术后

患者术后压差由110 mmHg下降为低于10 mmHg，瓣架形态良好，超声（图10-64-29）提示轻度瓣周漏，术后无相关并发症。

术后1周随访。

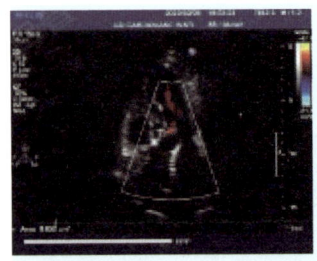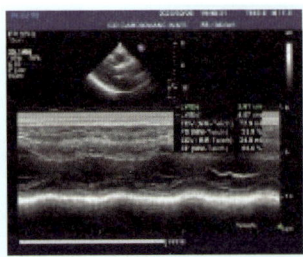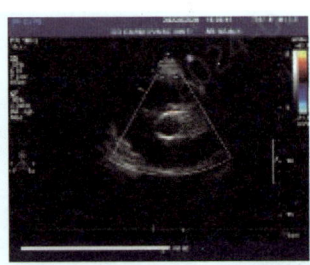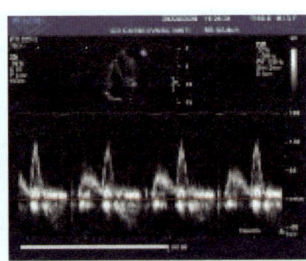

心腔及大血管 (mm)	主动脉 30	左房 33	RVOT 前后径 24	左室舒张末 40	左室收缩末 26
升主动脉 43	右房上下径 49	右室上下径 52	主肺动脉 20	室间隔 10	左室后壁 9
瓣口血流度 (m/s)	二尖瓣 E 峰 0.67	主动脉瓣 2.5	肺动脉瓣 0.85	三尖瓣 E 峰 0.44	
	二尖瓣 A 峰 1.2	峰值压差 24 mmHg	峰值压差	三尖瓣 A 峰	左室射血分数 66%
	PHT	平均压差 11 mmHg	平均压差		
组织多普勒	S' (cm/s) 7.7	E' (cm/s) 5.7	A' (cm/s) 8.8	E/E' 12	

超声描述：
主动脉瓣位见人工瓣膜支架，瓣架内径20 mm，短轴切面瓣周12点处探及一束反流，彩束面积0.6 cm²；
二尖瓣EF斜率减慢，血流频谱呈松弛减退型；其余瓣膜形态尚好；
各房室不大，左室壁运动尚好；
心包腔未见液性暗区；

CDFI：主动脉瓣瓣反流，彩束面积0.6 cm²（源自瓣周）；
三尖瓣反流，彩束面积1.7 cm²，估测肺动脉收缩压20 mmHg。

超声提示：
TAVR术后，人工瓣膜支架轻度瓣周漏
轻度三尖瓣反流
升主动脉瘤样扩张

图10-64-29　术后1周超声

病例点评

　　TAVR术中脑卒中的发生率并不高，文献报道症状性卒中发生率大概在1%~5%之间，但是一旦发生对患者的预后和生活质量影响较大。本团队800多例的经验中卒中只发生了3例，2例经神经介入及康复治疗后明显好转，1例合并脑出血预后较差。脑保护装置的使用可以大大减少术中脑损伤的发生率，症状性卒中方面虽然没有显著差异，虽然由于病例数少，发生率低，样本量不够看不出差异，但是从随访MR的脑损伤确实是明显减少的。目前世界上主要的TAVR脑保护装置主要是Sentinel和TriGUARD 3，其中TriGUARD 3进入国内正在上市前的临床实验阶段，本中心参与了此次临床研究并和各位分享这个装置的一些使用体会。

TriGUARD 3大小是8F，可以"裸奔"，如果带鞘需要使用10F股鞘，解剖上需要辅入路足够容纳8F大小，主动脉弓不要太迂曲。流程上一般穿刺好双侧股动脉后就可以从辅入路上脑保护装置，用Superstiff导丝把脑保护装置像撑伞一样撑开并透视下确认伞的位置。然后经脑保护装置的侧孔置入造影猪尾，注意要使用125 cm的长猪尾，否则长度会不够。主入路的跨瓣导丝经过时要确认是在保护伞的下面经过，瓣膜经过时要注意观察和保护伞的相对位置，其他操作与平时没有区别。瓣膜释放完先撤主入路，再撤保护装置，最后用一把ProGlide缝合血管。总体来说没有明显增加手术操作的复杂程度，同时减少了脑损伤的风险，以后应该会成为TAVR手术的标配。

65 Type0 型二叶瓣中进口自膨瓣使用体验

术前分析

患者，女，70岁，出现胸闷气促1个多月，活动休息后均发作，伴有头晕、乏力。冠状动脉呈右冠优势，LAD开口狭窄30%，前向TIMI3级。右侧大脑前动脉重度狭窄。诊断重度主动脉瓣狭窄，心功能Ⅲ级。STS评分10分。

术前超声（图10-65-1）

AV：5.7 m/s，MPG：82 mmHg，LVEF：46%。

主动脉瓣重度狭窄并中度反流。

二尖瓣中度反流。

三尖瓣中度反流。

中度肺高压。

升主动脉扩张，左室收缩功能减低。

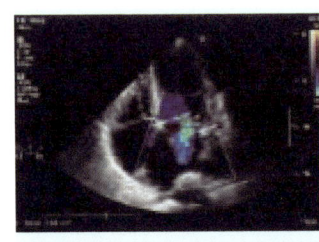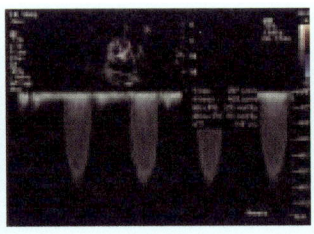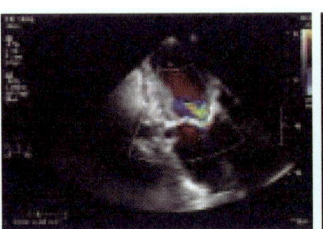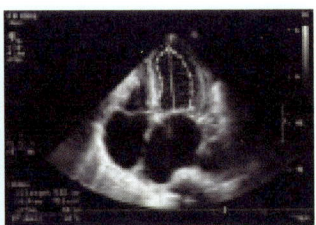

心腔及大血管 (mm)	主动脉 35	左房 43	RVOT 前后径 27	左室舒张末 47	左室收缩末 38
升主动脉 50	右房上下径 59	右室上下径 53	主肺动脉 31	室间隔 13	左室后壁 13
瓣口血流度 (m/s)	二尖瓣 E 峰 1.2	主动脉瓣 5.7	肺动脉瓣 0.5	三尖瓣 E 峰 0.5	
	二尖瓣 A 峰	峰值压差 129 mmHg	峰值压差	三尖瓣 A 峰	左室射血分数 46%
	PHT	平均压差 82 mmHg	平均压差		
组织多普勒	S' (cm/s) 3	E' (cm/s) 4	A' (cm/s) 3	E/E' 30	

图10-65-1 术前超声

超声描述：
主动脉瓣弥漫性钙化，似为二叶瓣结构，开放明显受限，关闭欠佳；升主动脉扩张，主动脉瓣环直径 20 mm，主动脉弓内径28 mm，降主动脉内径26 mm，血流速度1.0 m/s；
其余瓣膜形态尚好；双房增大，心尖四腔心切面大小约62 mm×71 mm；
左室壁增厚，左室下壁运动稍减弱，余室壁运动尚好；
房室间隔未见中断，未见PDA征；心包腔未见液性暗区；

CDFI：二尖瓣反流，彩束面积7.4 cm^2；主动脉瓣反流，彩束面积4.4 cm^2；
三尖瓣反流，彩束面积5.6 cm^2，估测肺动脉收缩压55 mmHg。

超声提示：
主动脉瓣重度狭窄并中度反流，考虑二叶主动脉瓣可能性大
中度二尖瓣反流
中度三尖瓣反流
中度肺高压
升主动脉扩张
左室收缩舒张功能减低

图10-65-1 （续）

根部解剖

根据术前CT分析（图10-65-2至图10-65-9），该病例为Type0 型二叶瓣，瓣环25.2 mm，瓦氏窦34.3 mm，STJ：33.9 mm，左右冠高度均大于10 mm，升主动脉有膨大，外周血管钙化明显，其中右侧髂总有180°半环型钙化，于是采取左侧入路。根据瓣膜选型原则，选择29号瓣膜。备26号瓣膜。

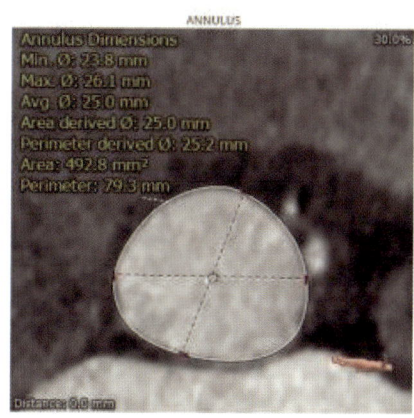
图10-65-2 瓣环平面

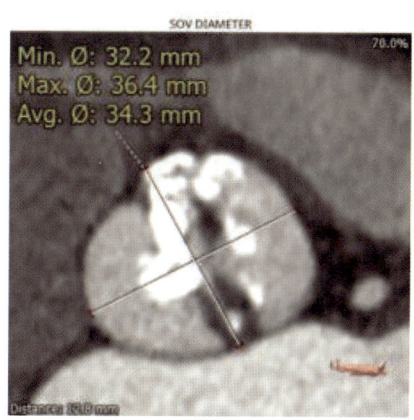
图10-65-3 中缝长度

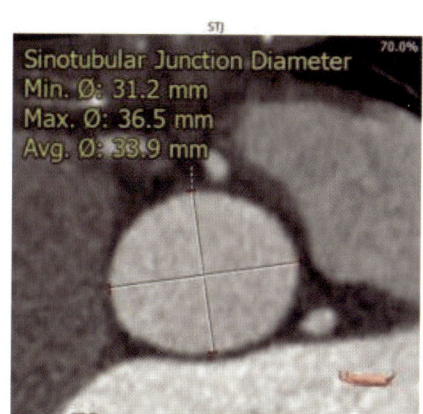
图10-65-4 窦管交界平面

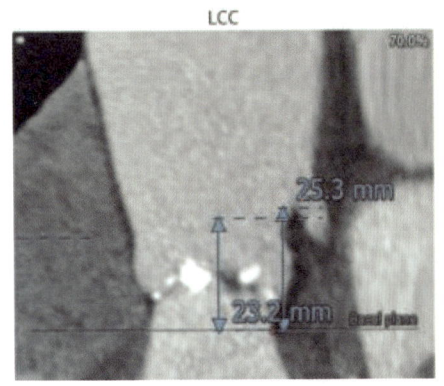
图10-65-5 左冠高度

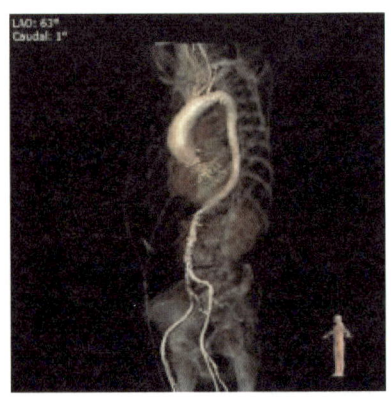
图10-65-6 右冠高度 图10-65-7 全主动脉形态

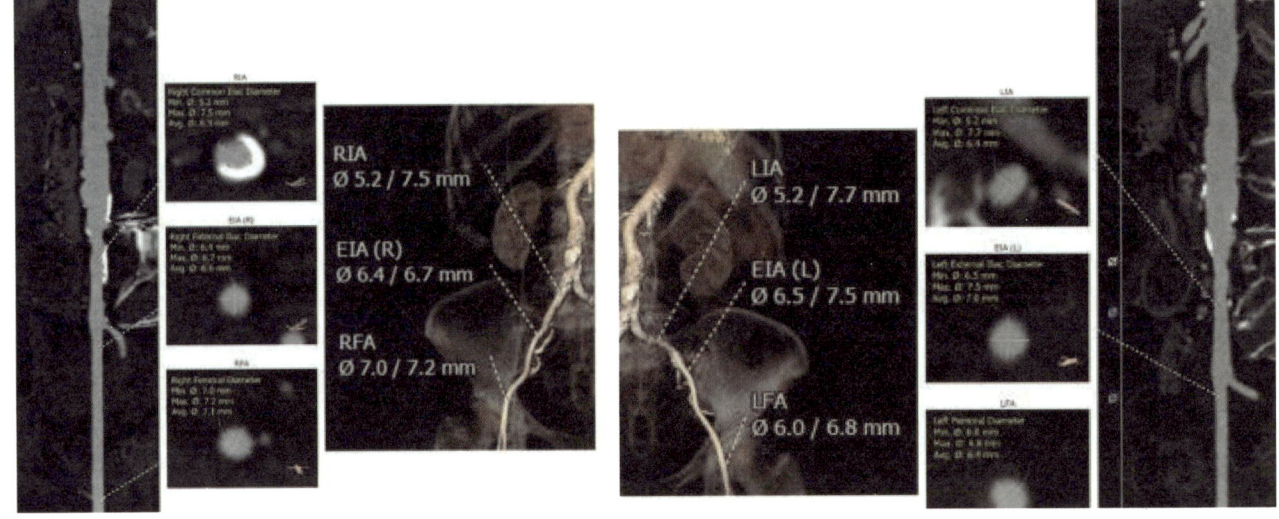
图10-65-8 右侧髂动脉　　　　　　　图10-65-9 左侧髂动脉

（该图片来源于荷兰Pie medica imaging公司的3mensio术前评估软件）

手术过程

手术过程（图10-65-10至图10-65-23）。

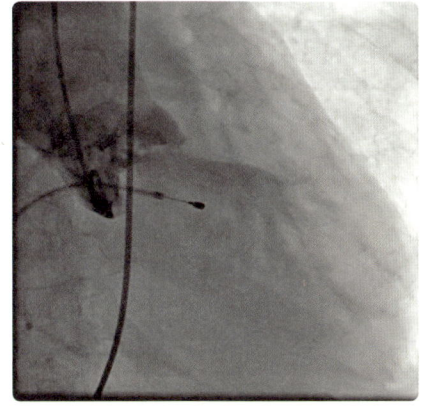
图10-65-10 根部造影

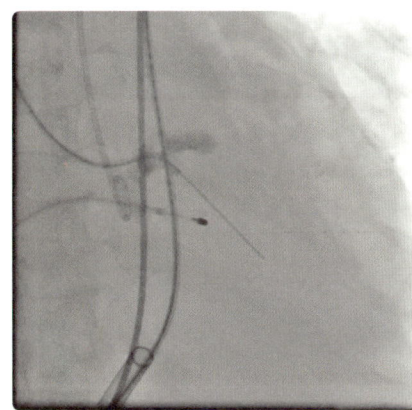
图10-65-11 导丝跨瓣

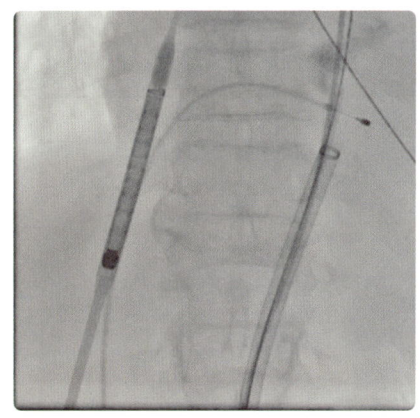
图10-65-12 体外检查瓣膜装载

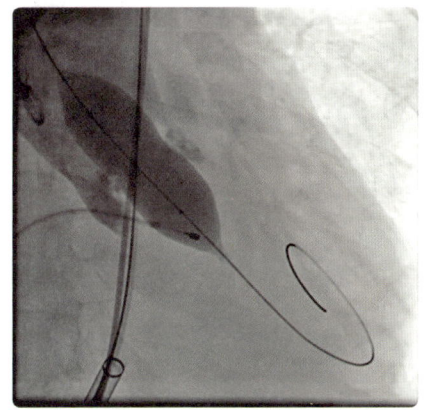
图10-65-13 Z-med 22mm球囊预扩

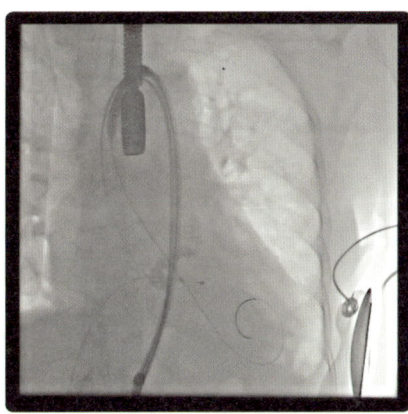
图10-65-14 输送器过弓跨瓣

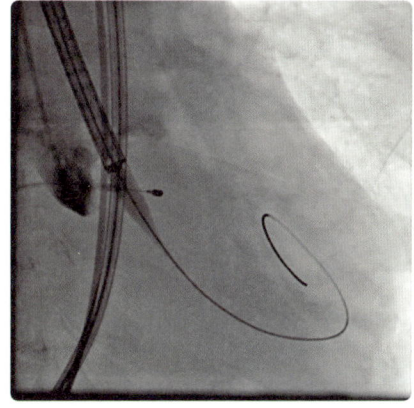
图10-65-15 瓣膜定位

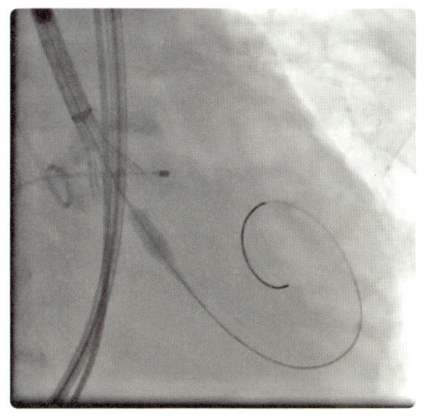
图10-65-16 瓣膜开花下移

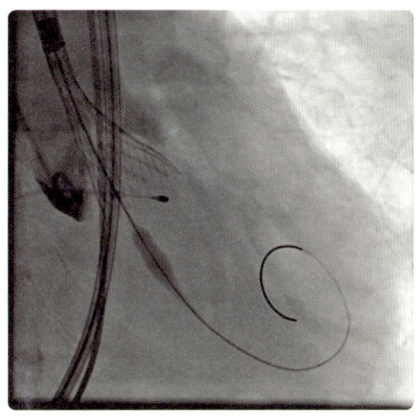
图10-65-17 确认植入深度

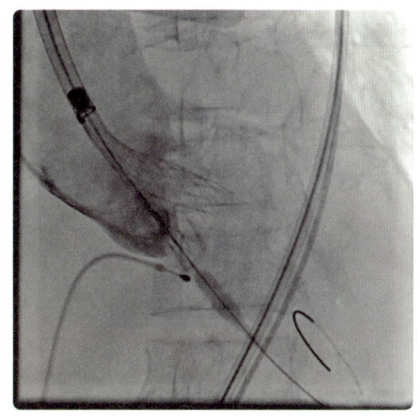
图10-65-18 多角度确认深度

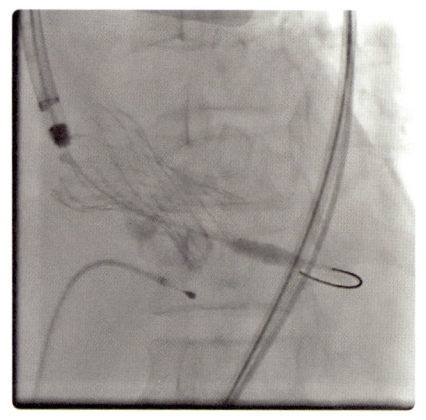
图10-65-19 完全释放瓣膜回撤输送器

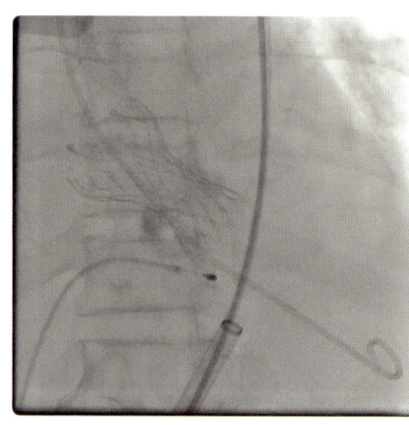
图10-65-20 多角度观察瓣膜形态欠佳

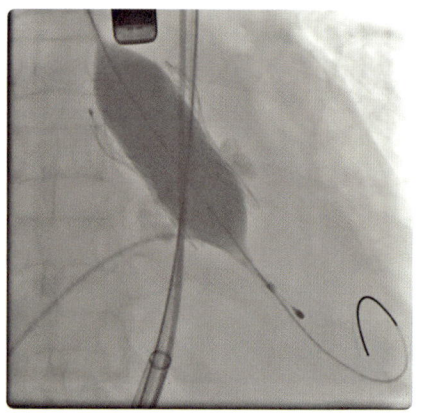
图10-65-21 Z-med 22 mm球囊后扩

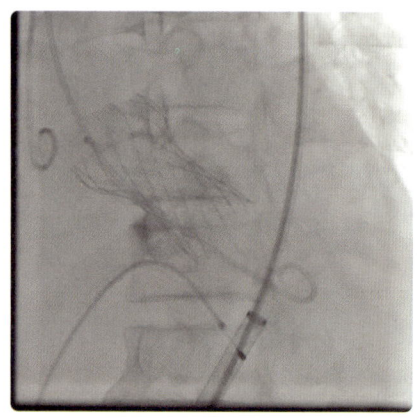
图10-65-22 多角度复查瓣膜形态明显改善

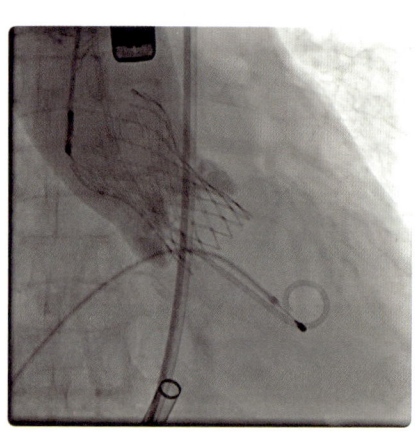
图10-65-23 复查根部造影

扫码看视频

术后

术后即刻超声（图10-65-24）提示，主动脉瓣最大跨瓣流速1.8 m/s，平均跨瓣压差5 mmHg，无瓣周漏。

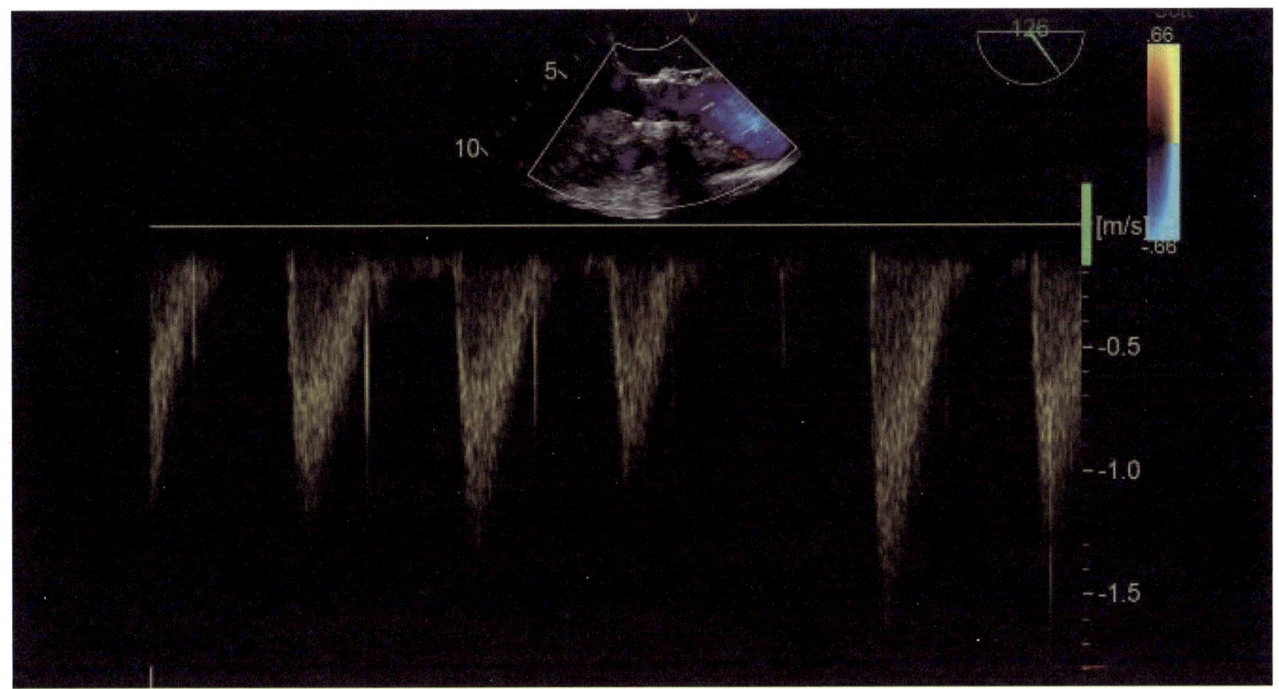

图10-65-24 术后即刻主动脉流速

病例点评

关于美敦力瓣膜支架系统的一些使用感受：第一是瓣膜整体柔顺性较好，比如，这次这个病例，是比较经典的0型二叶瓣，重度钙化，前联合钙化融合，如果是国产自膨瓣一般会选择downsize策略，但是并没有。释放过程中没有出现太明显的下滑，只是在脱钩那一下，下滑2~3 mm。刚放开时瓣膜的腰很明显，但是后扩后能达到一个比较满意的形态且不会回弹，说明支撑力还是比较适中的。好的柔顺性让瓣膜前联合钙化融合下方，可以比较好的贴住流出道，最大程度减少瓣周漏。第二个特点就是瓣叶缝合区高，外裙边高，这个特点加上柔顺性，可以最大程度的减少瓣周漏，这也是这个病例可以做到几乎没有漏的原因。当然缝合区高再加上cusp overlap view的高放，会对冠脉的再介入产生影响，所以另辟蹊径很有针对性地提出"对合缘对齐"的技术来减轻对冠脉的影响。第三就是花冠偏小，一般只有34 mm左右，所以不做纯反流。输送系统方面在某方向上可以比较大的打弯，和国产某牌类似。系统的过弓能力很好，据了解极少用到抓捕器。第四就是释放到可回收的极限位置会有咔咔声提示，是个比较友好的设计。第五就是内联鞘设计，最小只有16F，通过性提高，但是内联鞘没法拆卸掉，如果用大鞘还是要20F，遇到要用抓捕器的情况会比较麻烦。第六释放手法上就是起始定位要高，因为前三节释放瓣膜会有比较明显的往下走的过程，缓慢张开，熟悉了感觉就好。因为瓣膜远端有两个挂钩，所以脱钩要特别慢。最后就是后撤系统前要先拉导丝，基本整条导丝要退到鼻锥内，让鼻锥翘起来，再退系统，同时顶导丝。整个系统和瓣膜（图10-65-25）设计还是很人性化，带有比较典型的特点，使用体验极佳。

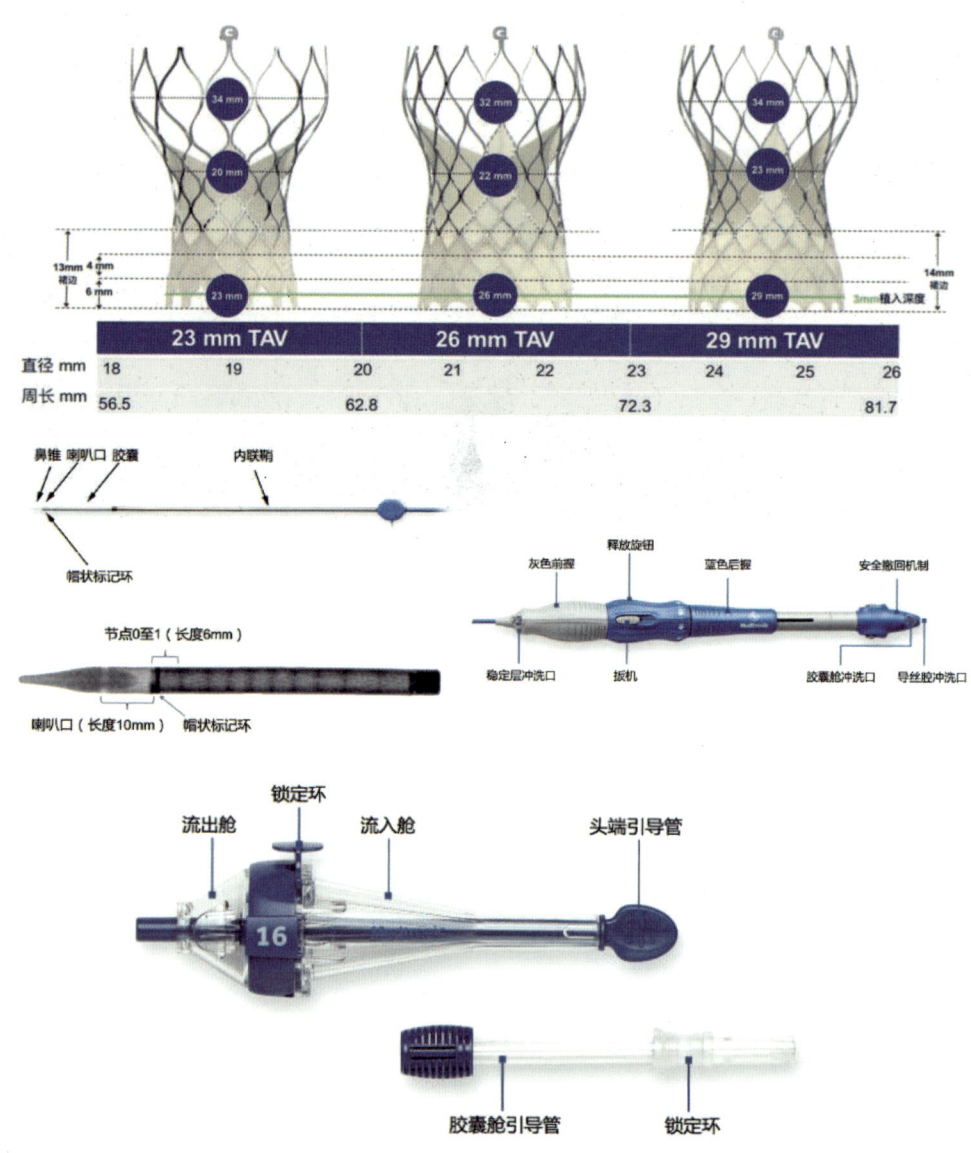

图10-65-25　美敦力瓣膜支架系统

66 自膨瓣+短瓣膜+完全可回收的应用体会

术前分析

患者,女,70岁,反复活动后气促半年,既往有高血压病史10余年,收缩压最高达189 mmHg,目前采用每日1次缬沙坦80 mg和每日1次苯磺酸左氨氯地平片2.5 mg口服降血压治疗,收缩压低至80 mmHg;帕金森病史8年,既往服用多巴丝肼等药物治疗,自诉已停药。

术前超声(图10-66-1)

　　AV:5.4 m/s,MPG:69 mmHg,AVA:0.78 cm^2,LVEF:62%。

　　主动脉瓣重度狭窄并中度反流。

　　二尖瓣轻度反流。

　　三尖瓣轻度反流。

　　左室收缩功能减退。

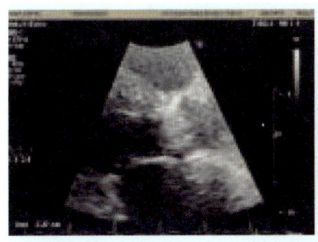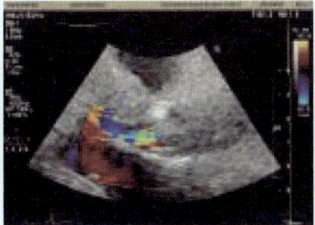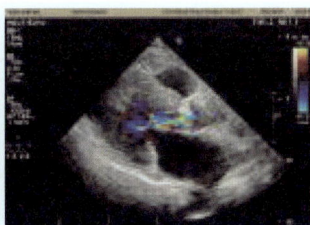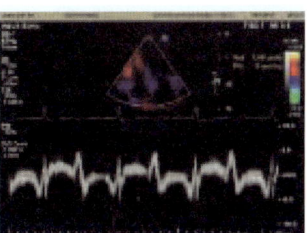

心腔及大血管 (mm)	主动脉 27	左房 40	RVOT 前后径 25	左室舒张末 49	左室收缩末 32
升主动脉 36	右房上下径 40	右室上下径 48	主肺动脉 24	室间隔 12.5	左室后壁 12.5
瓣口血流度 (m/s)	二尖瓣 E 峰 0.98	主动脉瓣 5.4	肺动脉瓣 0.85	三尖瓣 E 峰 0.45	
	二尖瓣 A 峰 1.10	峰值压差 115 mmHg	峰值压差	三尖瓣 A 峰	左室射血分数 62%
	PHT	平均压差 69 mmHg	平均压差		
组织多普勒	S'(cm/s) 4	E'(cm/s) 5.5	A'(cm/s) 7.5	E/E' 18	

图10-66-1　术前超声

超声描述：
主动脉瓣弥漫增厚钙化，回声增强，呈三叶式，右前左后排列，开放明显受限，关闭欠佳，瓣环直径23 mm，连续方程法测主动脉瓣口面积0.78 cm²；
二尖瓣后叶基底部回声增强，EF斜率减慢，血流频谱呈松弛减退型；
左房扩大，左室壁增厚，运动尚好；
房室间隔连续完整，未见PDA；
心包腔内未见液性暗区；

CDFI：二尖瓣反流，彩束面积3.8 cm²；主动脉瓣反流，彩束面积4.2 cm²；
三尖瓣反流，彩束面积1.3 cm²，估测肺动脉收缩压35 mmHg。

超声提示：
心脏瓣膜退行性变
主动脉瓣钙化，重度狭窄并中度反流
轻度二尖瓣反流
轻度三尖瓣反流
左室舒张功能减退

图10-66-1　术前超声

根部解剖

根据术前CT分析（图10-66-2至图10-66-10）该病例为三叶瓣，瓣叶增厚增长，瓣环22.5 mm，LVOT 23.8 mm，窦部均径在29 mm左右，STJ 24.9 mm，LCA 13 mm，RCA 13.6 mm，轻中度钙化。该患者为主动脉瓣重度狭窄、钙化伴有关闭不全、轻度反流，术前CT报告提示为三叶瓣，主动脉瓣弥漫增厚钙化，开放明显受限，左房扩大，左室壁增厚。拟全麻状态下行TAVR+CAG术，以右股动脉作为主入路，选用18 mm球囊进行预扩，同时决定使用ScienCrown®可回收主动脉瓣膜系统，视预扩张情况，优选植入23号瓣膜。

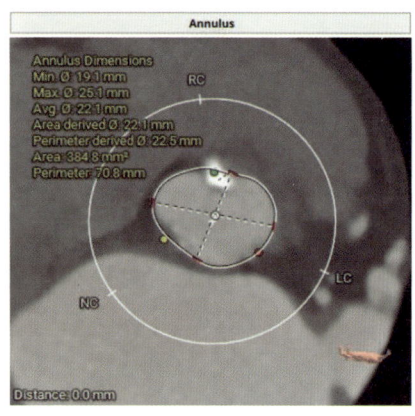
图10-66-2　瓣环平面

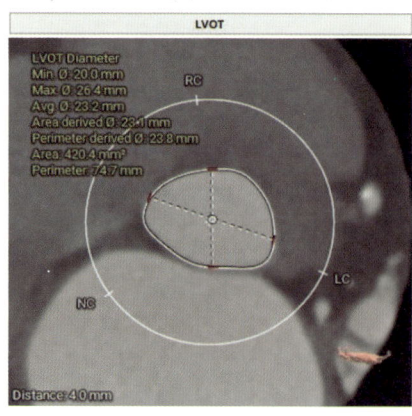
图10-66-3　流出道平面

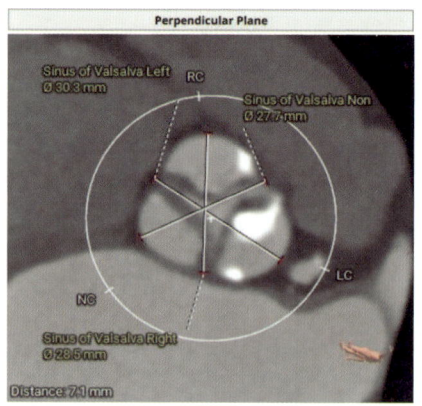
图10-66-4　瓦氏窦

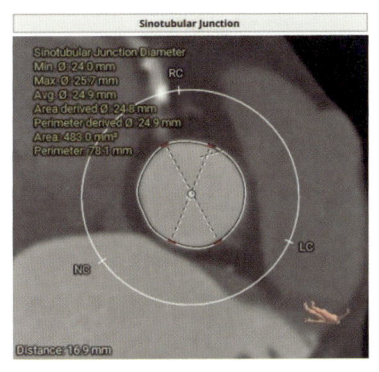

图10-66-5　窦管交界平面

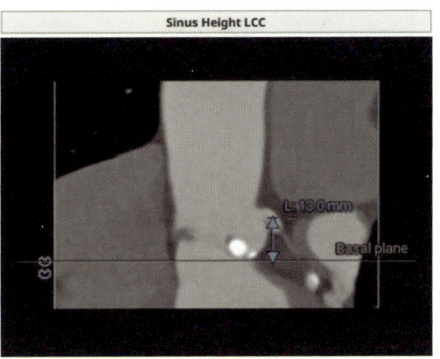

图10-66-6　左冠高度

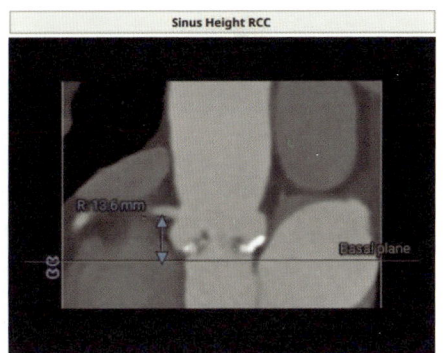

图10-66-7　右冠高度

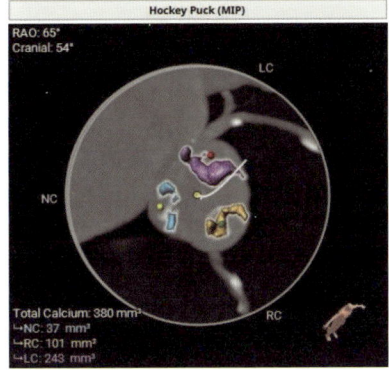

图10-66-8　钙化情况

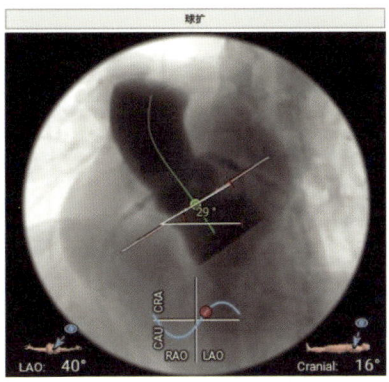

图10-66-9　横位心角度

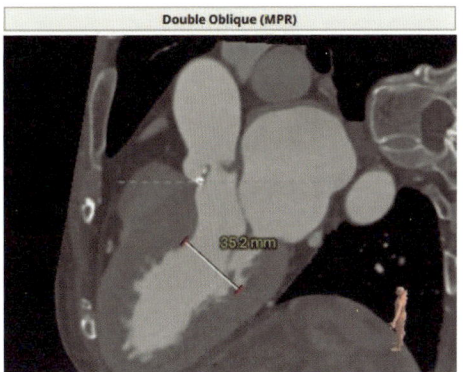

图10-66-10　左室大小

（该图片来源于荷兰 Pie medica imaging公司的3mensio术前评估软件）

手术过程

手术过程（图10-66-11至图10-66-22）。

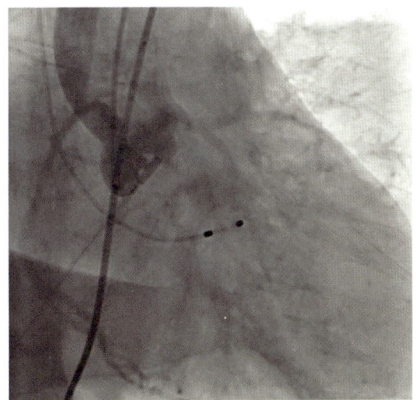

图10-66-11　根部造影

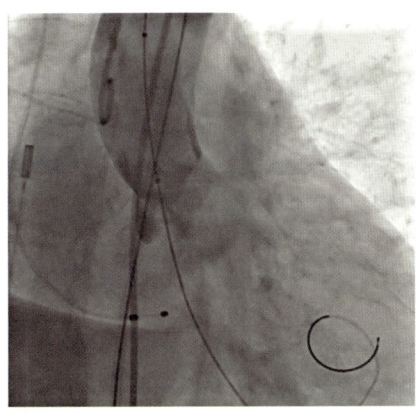

图10-66-12　18 mm球囊预扩打滑

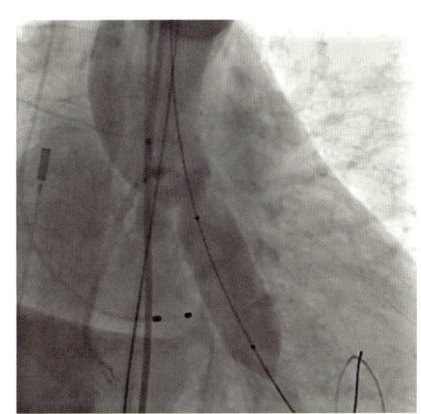

图10-66-13　再次扩张

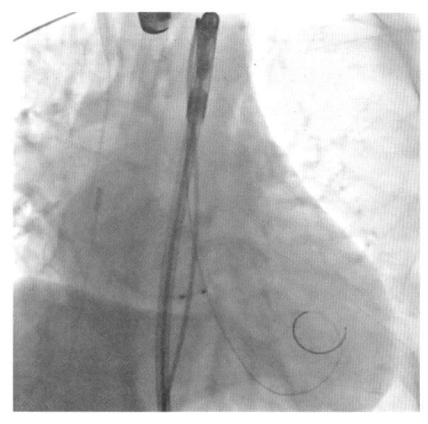
图10-66-14　ScienCrown 23号瓣膜过弓跨瓣

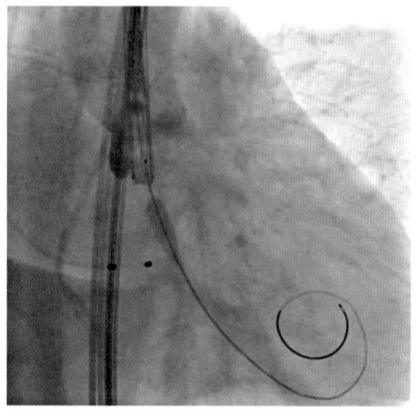
图10-66-15　瓣膜定位

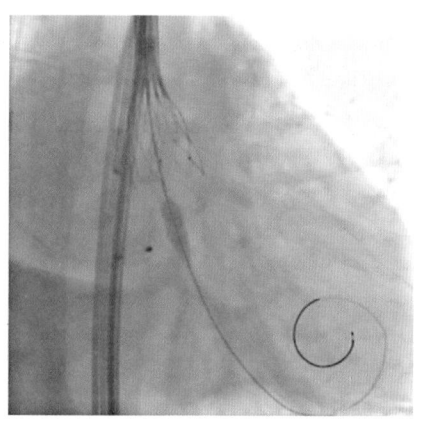
图10-66-16　瓣膜释放

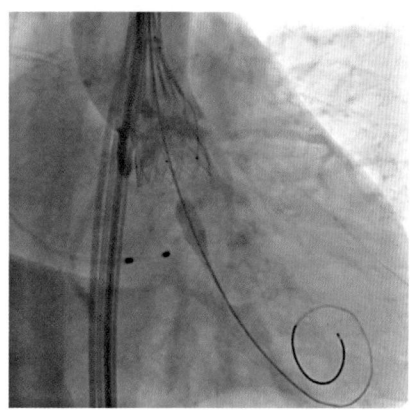
图10-66-17　造影确认植入深度，瓣膜已工作

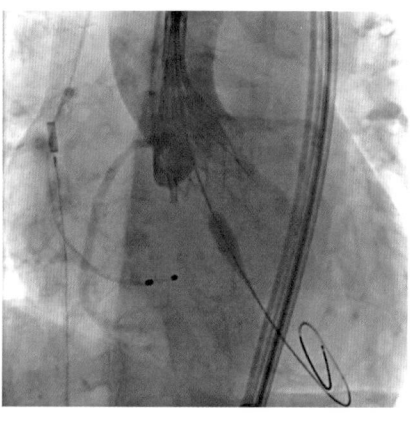
图10-66-18　多角度确认深度满意

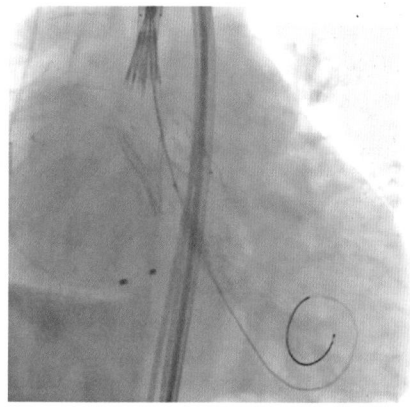
图10-66-19　瓣膜解锁完全释放

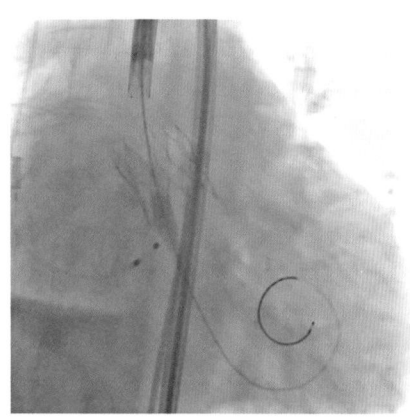
图10-66-20　撤出输送器

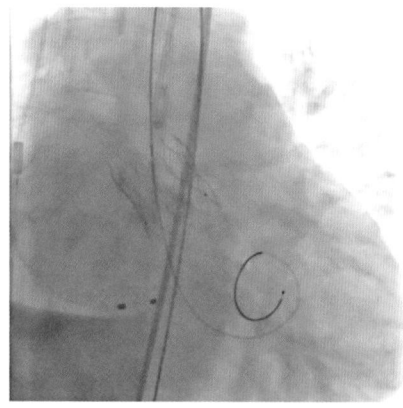
图10-66-21　确认瓣膜形态

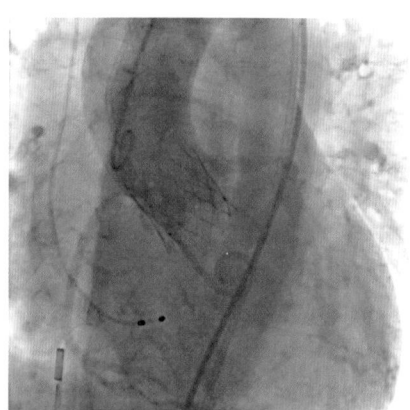
图10-66-22　复查造影

扫码看视频

术后

术后超声（图10-66-23）提示：主动脉瓣口流速：2.99 m/s，平均压差：17 mmHg，LVEF：73%，主动脉瓣位见人工瓣膜支架，瓣架内径18 mm。

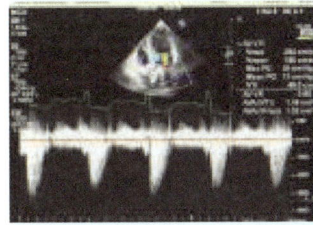 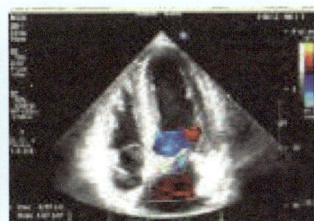 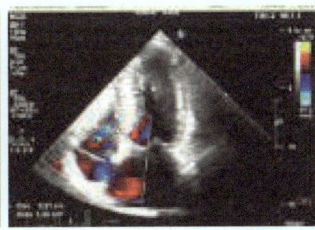 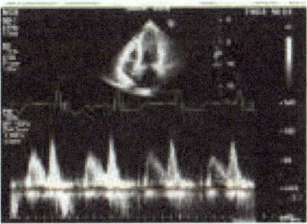

心腔及大血管 (mm)	主动脉 24	左房 32	RVOT 前后径 21	左室舒张末 41	左室收缩末 23
升主动脉	右房上下径 49	右室上下径 61	主肺动脉 21	室间隔 13	左室后壁 13
瓣口血流度 (m/s)	二尖瓣 E 峰 1.1	主动脉瓣 2.99	肺动脉瓣 1.7	三尖瓣 E 峰 0.3	
	二尖瓣 A 峰 1.5	峰值压差 34 mmHg	峰值压差	三尖瓣 A 峰	左室射血分数 73%
	PHT	平均压差 17 mmHg	平均压差		
组织多普勒	S' (cm/s) 9	E' (cm/s) 6	A' (cm/s) 6	E/E' 18	

超声描述：
患者平卧位检查；
主动脉瓣位见人工瓣膜支架，瓣架内径18 mm；
二尖瓣EF斜率减慢，血流频谱呈松弛减退型；其余瓣膜形态尚好；
各房室不大，左室壁增厚，室壁运动尚好；
右房见起搏导丝回声；
心包腔未见液性暗区；

CDFI：二尖瓣反流，彩束面积1.1 cm²；
三尖瓣反流，彩束面积1.3 cm²，估测肺动脉收缩压34 mmHg。

超声提示：
TAVR术后
左室舒张功能减低
临时起搏器植入术后

图10-66-23 术后超声

病例点评

本例患者使用的是乐普的瓣膜，特点是短的自膨瓣，带裙边，完全释放后可完全回收。瓣膜输送系统可以使用20F大鞘，头端自带弯，减少过弓和跨瓣的困难。自膨瓣缩短后对冠脉开口影响较小，相对的径向支撑力会减少。不同于其他自膨瓣，只能释放到70%，该瓣膜可以完全释放到工作状态后回收，观察该状态下整体瓣膜形态及对冠脉开口的影响。长的自膨瓣在脱钩后会面临二次调整，因为瓣膜不同轴，二次调整有不确定性，而短瓣膜+可回收完美解决了这个问题。目前应用经验不多，还需要进一步了解该瓣膜特性。

67 Type0 型+横位心+锐角弓——国产球扩瓣使用体验

术前分析

患者，男，70岁。现病史：患者于1年余前出现活动后气喘气促休息后稍缓解，于外院治疗，具体不详，后症状缓解。1周前患者无明显诱因出现气喘气促加重，外院心超提示主动脉瓣狭窄（重度）并关闭不全（轻度），二尖瓣关闭不全（轻度），三尖瓣关闭不全（轻度）。左室收缩功能正常，舒张功能减退，LVEF57%。给予抗心力衰竭、抗凝、控制心率、抗感染等治疗后，患者病情稳定，近期精神一般，食欲可，睡眠一般，大小便正常，近1个月余体重未见明显变化。既往史：有冠心病病史，房颤病史，高尿酸血症，心功能Ⅳ级，慢性阻塞性肺病。

术前超声（图10-67-1）

AV：5.3 m/s，MPG：76 mmHg，AVA：0.5 cm²，LVEF：61%。

主动脉瓣重度狭窄并轻度反流。

三尖瓣轻度反流。

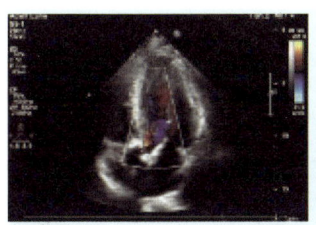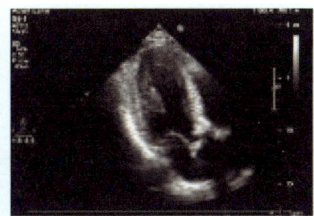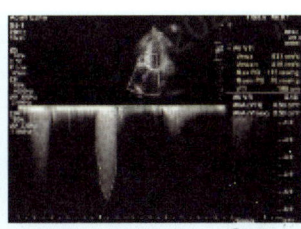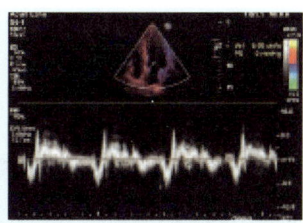

心腔及大血管 (mm)	主动脉 28	左房 30	RVOT 前后径 27	左室舒张末 38	左室收缩末 25
升主动脉	右房上下径 40	右室上下径 52	主肺动脉	室间隔 13	左室后壁 13
瓣口血流度 (m/s)	二尖瓣 E 峰 0.6	主动脉瓣 5.3	肺动脉瓣	三尖瓣 E 峰 0.35	
	二尖瓣 A 峰 1.0	峰值压差 113 mmHg	峰值压差	三尖瓣 A 峰	左室射血分数 61%
	PHT	平均压差 76 mmHg	平均压差		
组织多普勒	S' (cm/s) 6	E' (cm/s) 4	A' (cm/s) 9	E/E' 15	

图10-67-1　术前超声

超声描述：
透声窗差；
升主动脉显示不清；
主动脉瓣明显钙化，瓣叶结构显示不清，开放受限，VTI 测 AVA 0.5 cm^2，关闭不拢；主动脉瓣环内径 21 mm，主动脉弓降显示不清；肺动脉显示不清；
各房室不大，左室壁增厚，室壁运动正常；
房室间隔未见中断，未见 PDA；
心包腔内未见液性暗区；

CDFI：二尖瓣反流，彩束面积 1.0 cm^2；主动脉瓣反流，彩束面积 1.4 cm^2；
三尖瓣反流，彩束面积 1.5 cm^2，估测肺动脉收缩压 28 mmHg。

超声提示：
主动脉瓣钙化，重度狭窄并轻度反流
轻度三尖瓣反流

图10-67-1　术前超声

根部解剖

根据术前CT分析（图10-67-2至图10-67-12），该病例为Type0型二叶瓣，左右异窦，主动脉根部极重度钙化，钙化延伸至瓣环及LVOT，瓣叶增厚明显。瓣环面积423.8 mm^2，平均直径23.2 mm，LVOT面积428.1 mm^2，平均直径 23.6 mm，RCA高度19.9 mm，LCA高度17.1 mm。入路直径<6 mm，主动脉弓62°急转弯。升主动脉瘤样增宽，两侧入路直径均偏小，左侧更接近理想直径，主动脉弓转角急，输送系统过弓难度较大，左右异窦增加跨瓣难度，经团队讨论可调弯系统的球扩瓣更适合该解剖结构，故选用MuguetA 23号瓣膜，XC-SS-23输送系统。

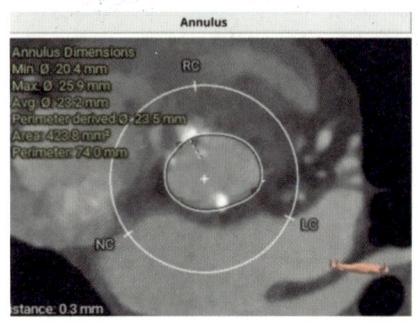 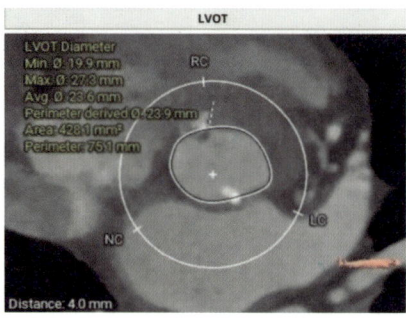 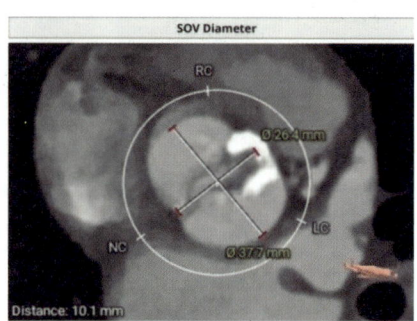

图10-67-2　瓣环平面　　　　图10-67-3　流出道平面　　　　图10-67-4　中缝长度

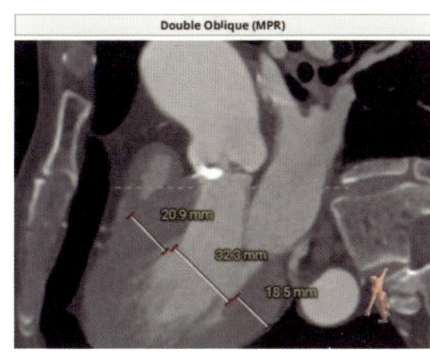
图10-67-5　左室大小

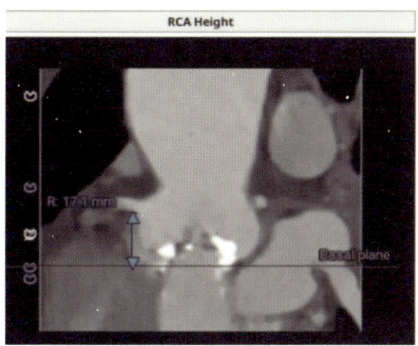
图10-67-6　右冠高度

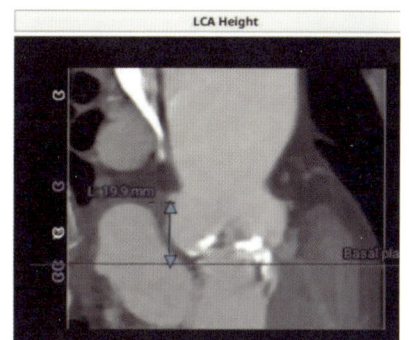
图10-67-7　左冠高度

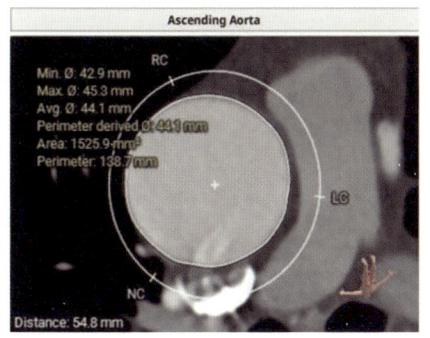
图10-67-8　升主大小

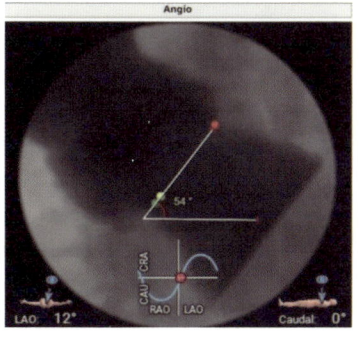
图10-67-9　横位心角度

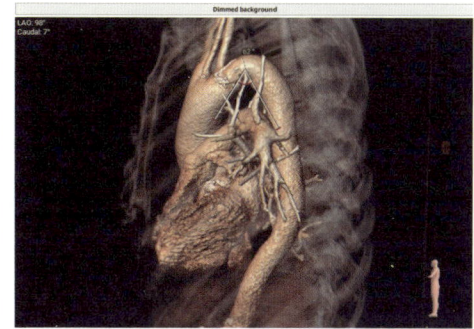
图10-67-10　主动脉可成角

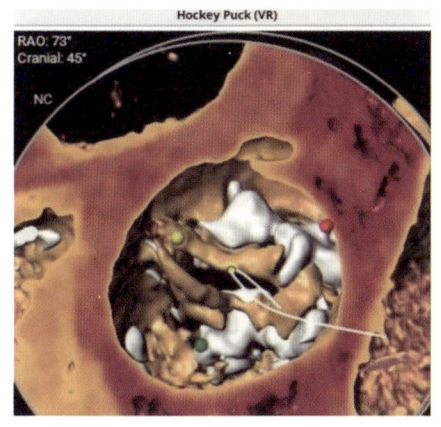
图10-67-11　腔内重建

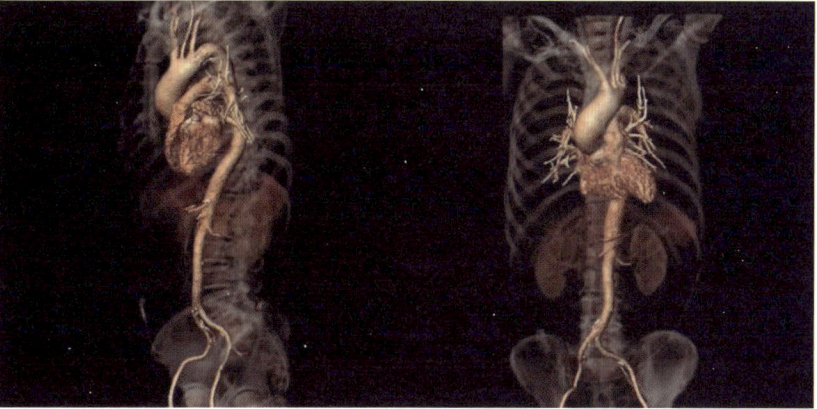
图10-67-12　全主动脉形态

（该图片来源于荷兰 Pie medica imaging公司的3mensio术前评估软件）

手术过程

手术过程（图10-67-13至图10-67-19）。

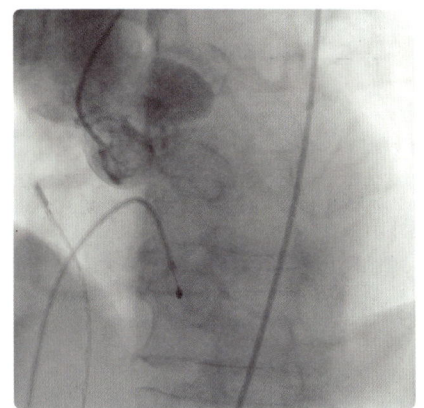
图10-67-13　根部造影

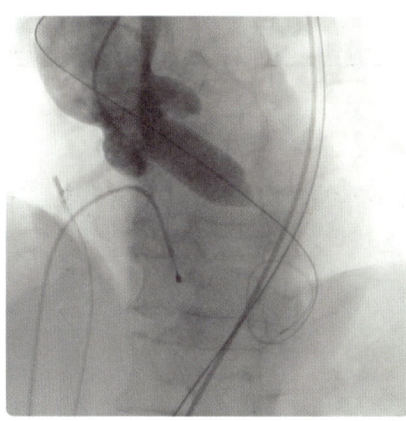
图10-67-14　18 mm球囊预扩

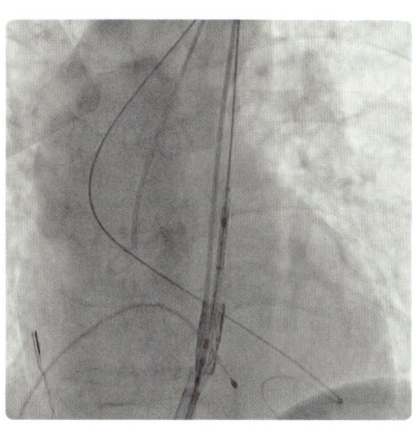
图10-67-15　MuguetA 23号瓣降主组装

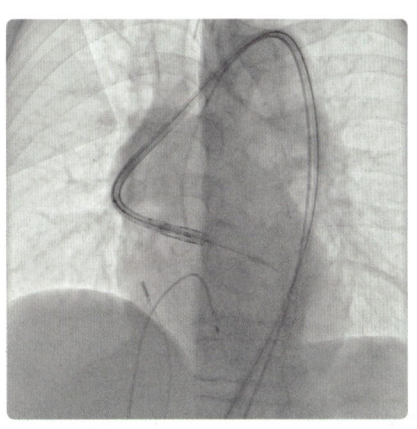
图10-67-16　升主调弯跨瓣

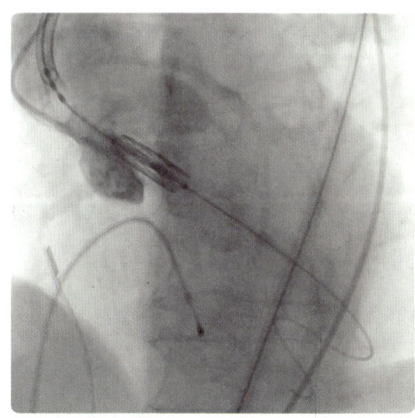
图10-67-17　瓣膜定位

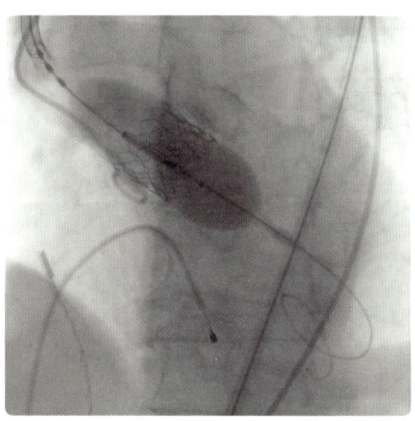
图10-67-18　瓣膜释放

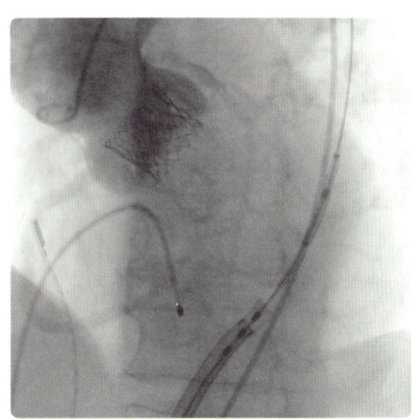
图10-67-19　复查造影

扫码看视频

术后

术后1个月随访超声（图10-67-20）。

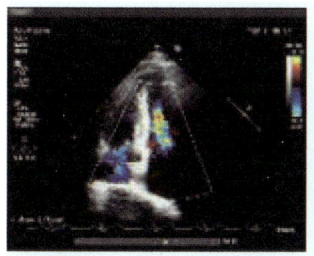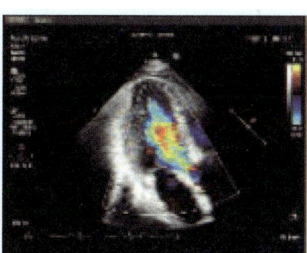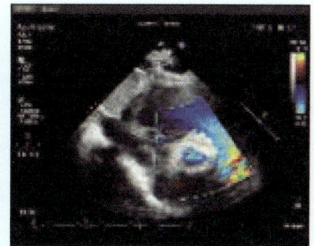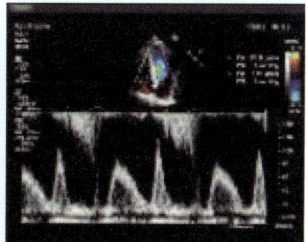

心腔及大血管(mm)	主动脉 30	左房 26	RVOT 前后径 22	左室舒张末 441	左室收缩末 20
升主动脉 42	右房上下径 38	右室上下径 52	主肺动脉 20	室间隔 11	左室后壁 11
瓣口血流度 (m/s)	二尖瓣 E 峰 0.8	主动脉瓣 2.7	肺动脉瓣 0.6	三尖瓣 E 峰 0.5	
	二尖瓣 A 峰 1.1	峰值压差 31 mmHg	峰值压差	三尖瓣 A 峰	左室射血分数 65%
	PHT	平均压差 15 mmHg	平均压差		
组织多普勒	S' (cm/s) 10	E' (cm/s) 5	A' (cm/s) 10	E/E' 16	

超声描述：
胸骨旁透声窗差；
主动脉瓣位人工生物瓣，位置正常，瓣叶活动可，瓣内及瓣周未见异常反流信号，瓣膜工作区内径20.4 mm，连续方程测AVA 1.5 cm^2；升主动脉扩张，降主动脉流速1.0 m/s；余瓣膜形态正常；二尖瓣EF斜率减慢，血流频谱呈松弛减退型；
各房室不大，左室壁运动好；
心包腔未见液性暗区；

CDFI：二尖瓣反流，彩束面积1.0 cm^2；
　　　三尖瓣反流，彩束面积3.8 cm^2，估测肺动脉收缩压37 mmHg。

超声提示：
TAVR术后，主动脉瓣位人工生物瓣位置及功能良好
左室舒张功能减退
轻度三尖瓣反流
升主动脉扩张

图10-67-20　术后1个月超声

病例点评

这是一个比较典型的Type0型二叶瓣，主要挑战在于主动脉弓和主动脉根部有两个比较大的角度，前联合有钙化融合，如果使用长瓣膜，过弓和跨瓣都有一定挑战，可能需要抓捕器辅助，所以考虑可调弯的球扩瓣。二叶瓣预扩不要破坏瓣上结构，所以我们使用18 mm的球囊预扩张。瓣环面积落在23号瓣膜，但是考虑瓣膜钙化重，瓣上结构限制，所以−1 mL进行downsize。术中总体感觉Muguet可调弯性能达到预期，过弓跨瓣比较平顺，裙边的设计也最大程度减少了瓣周漏，尝试例数较少总体还是非常值得期待的一款瓣膜。

68 纯反流的新利器——定位键+球扩瓣

术前评估

患者，男，68岁。患者1年前无明显诱因下出现心悸、气促，休息后可缓解，无夜间阵发性呼吸困难，未行相关治疗。1个月前症状加重，出现夜间阵发性呼吸困难，遂就诊，完善检查后诊断为"主动脉瓣关闭不全，胸主动脉溃疡，冠状动脉粥样硬化性心脏病，糖尿病，肺气肿"，现为进一步治疗收住入院，综合病情，行经导管主动脉瓣置换手术。

术前超声（图10-68-1）

AV：2.38 m/s，MPG：14 mmHg，AVA：2.22 cm^2，主动脉瓣反流彩束面积12.1 cm^2，LVEF：39%。

主动脉瓣重度反流。

室收缩功能减退。

升主动脉增宽。

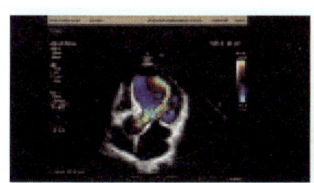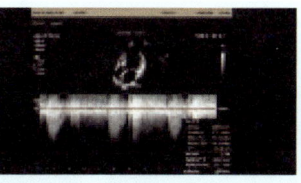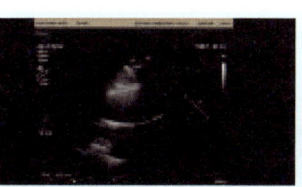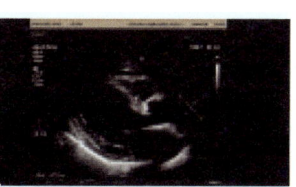

心腔及大血管 (mm)	主动脉 36	左房 44	RVOT 前后径 24	左室舒张末 67	左室收缩末 45
升主动脉 42	右房上下径 46	右室上下径 55	主肺动脉 24	室间隔 10	左室后壁 11
瓣口血流度 (m/s)	二尖瓣 E 峰 0.44	主动脉瓣 2.38	肺动脉瓣 0.78	三尖瓣 E 峰 0.45	
	二尖瓣 A 峰 0.73	峰值压差 23 mmHg	峰值压差	三尖瓣 A 峰	左室射血分数 39%
	PHT	平均压差 14 mmHg	平均压差		
组织多普勒	S'（cm/s） 6.6	E'（cm/s） 6.6	A'（cm/s） 7.5	E/E' 7	

图10-68-1　术前超声

超声描述：
透声窗欠佳；
升主动脉增宽；主动脉瓣为三叶瓣，瓣缘增厚，局部回声增强，开放尚可，关闭见缝隙；主动脉瓣口AVA（VTI）2.22 cm^2；主动脉瓣环内径20 mm，主动脉弓内径25 mm，降主动脉内径20 mm，降主动脉流速0.9 m/s；余瓣膜形态尚可；
左心扩大，左室壁运动普遍减弱；房室间隔未见中断，未见PDA；
心包腔内未见液性暗区；

CDFI：主动脉瓣反流，彩束面积12.1 cm^2。

超声提示：
主动脉瓣病变，重度反流
左室收缩舒张功能减退
升主动脉增宽

图10-68-1 （续）

根部解剖

根据术前CT分析（图10-68-2至图10-68-11），该病例为三叶式主动脉瓣，无钙化，瓣环直径24.5 mm，窦直径37~42 mm，左室流出道直径24.8 mm，左冠开口高度12.6 mm、右冠开口高度16.0 mm，STJ高度31.9 mm、直径37.6 mm，心脏角度66°。主动脉弓、胸腹主动脉、髂总动脉、股动脉散在少量钙化分布，选用Hanchor Valve TAV 26号的瓣膜。左侧股动脉血管平均最小内径6.3 mm，右侧股动脉血管平均最小内径7.9 mm，入路条件可，选择右股入路。

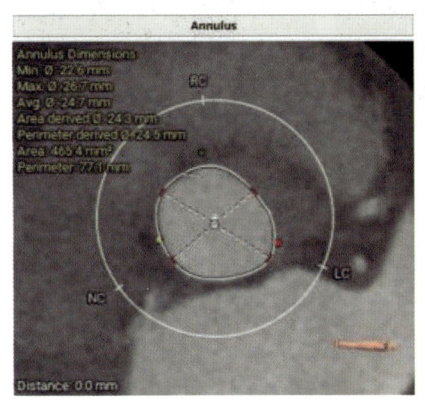 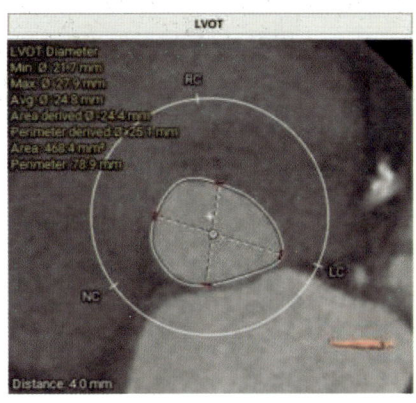 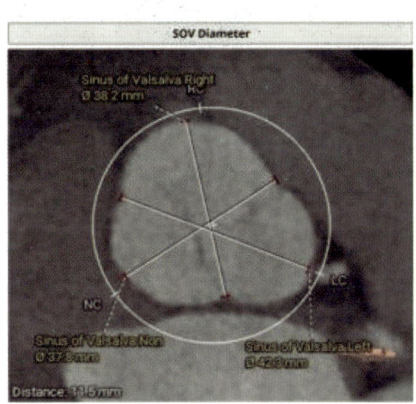

图10-68-2 瓣环平面　　图10-68-3 流出道平面　　图10-68-4 瓦氏窦

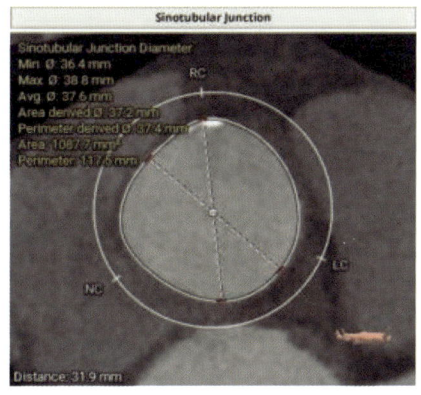 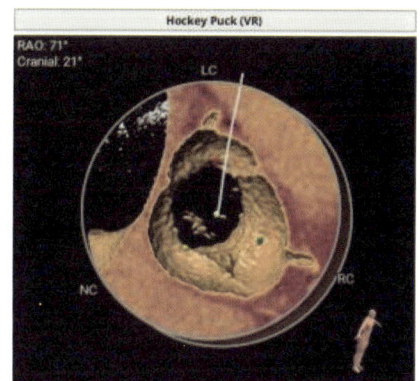

图10-68-5　窦管交界平面　　　图10-68-6　瓣上40 mm处升主平面　　　图10-68-7　腔内重建

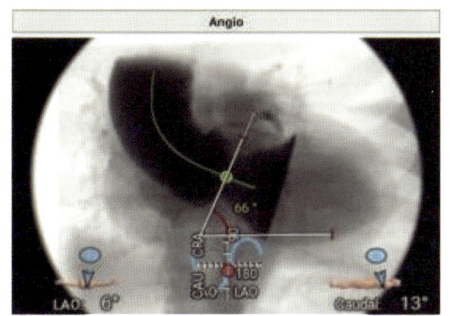 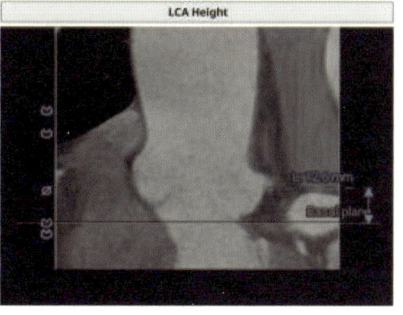 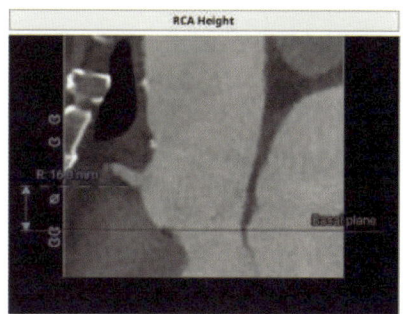

图10-68-8　横位心角度　　　图10-68-9　左冠高度　　　图10-68-10　右冠高度

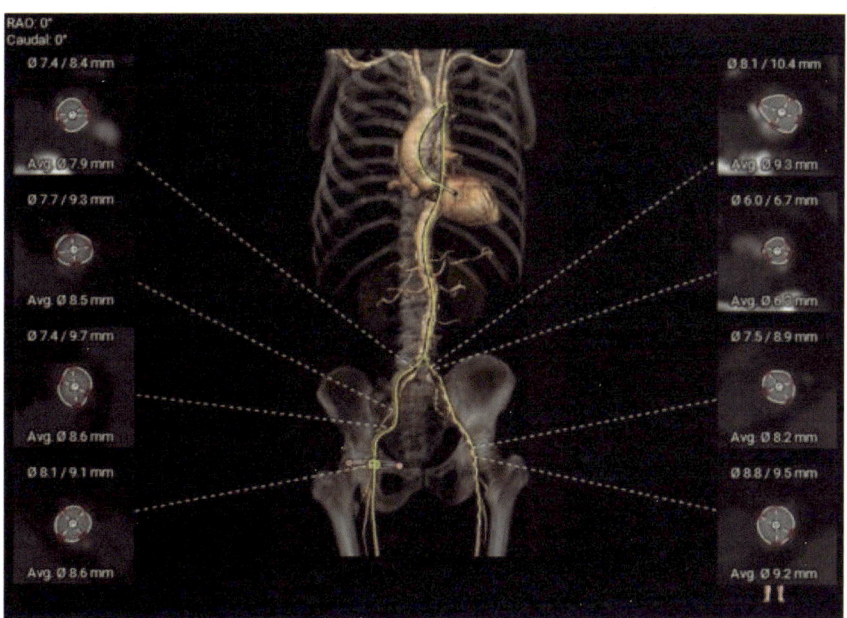

图10-68-11　全主动脉形态

（该图片来源于荷兰 Pie medica imaging公司的3mensio术前评估软件）

手术过程

手术过程（图10-68-12至图10-68-25）。

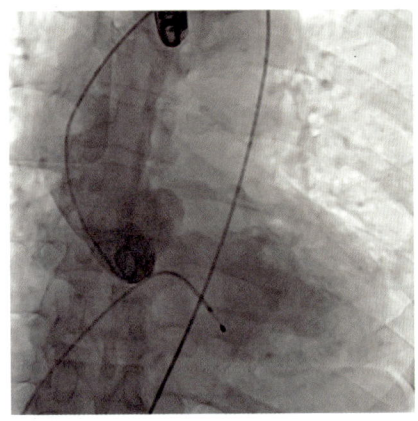

图10-68-12 主动脉根部造影

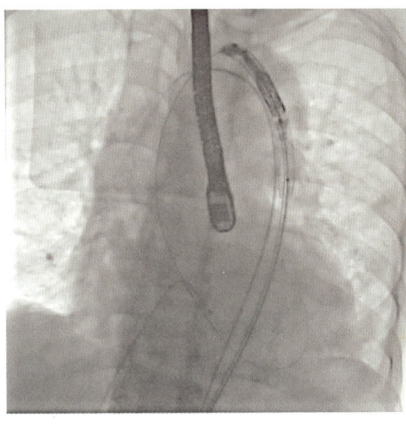

图10-68-13 Hanchor Valve TAV 26号瓣膜系统过弓

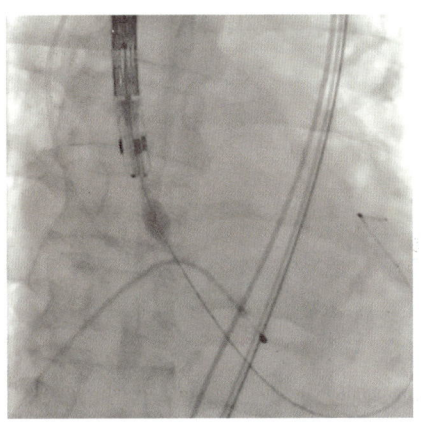

图10-68-14 释放定位键

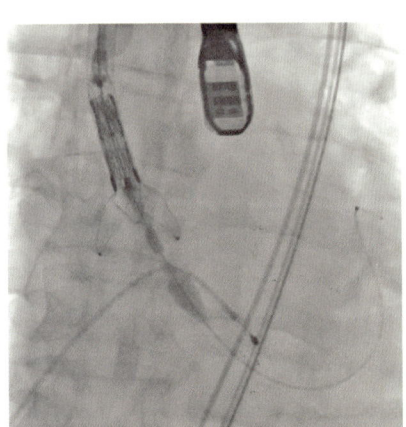

图10-68-15 定位键探至窦底

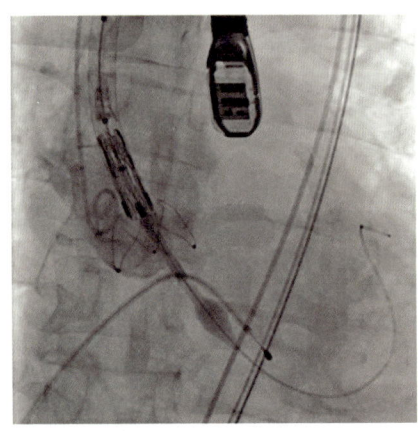

图10-68-16 造影确认定位键是否到位

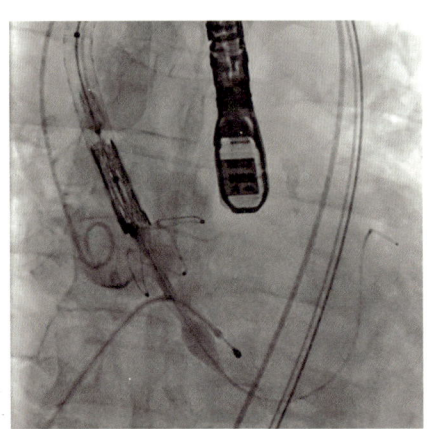

图10-68-17 调整后造影确认定位键到位（辅助食管超声确认到位）

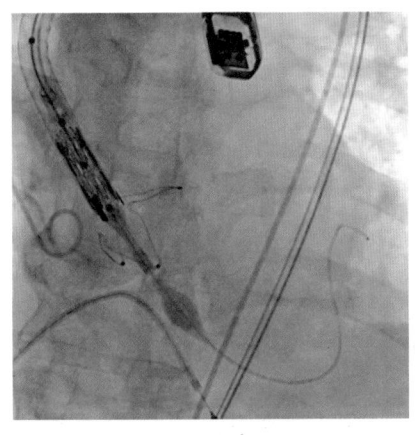
图10-68-18　右无窦重叠位确认

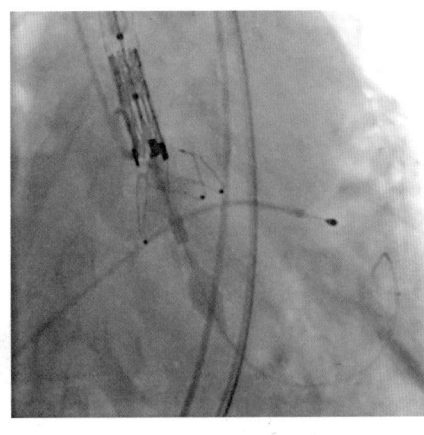
图10-68-19　左右窦重叠位确认

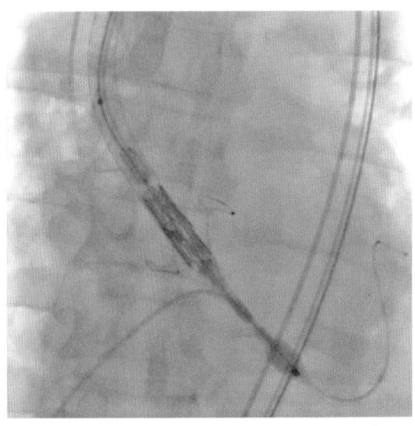
图10-68-20　瓣膜跨瓣到位

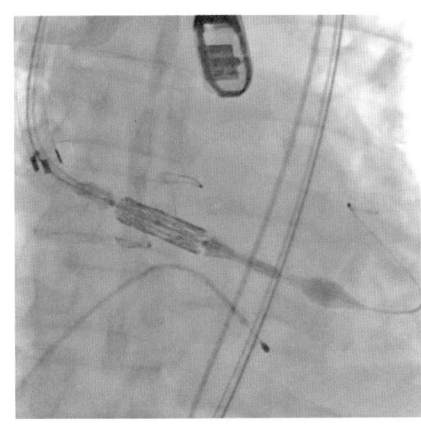
图10-68-21　调弯保证同轴

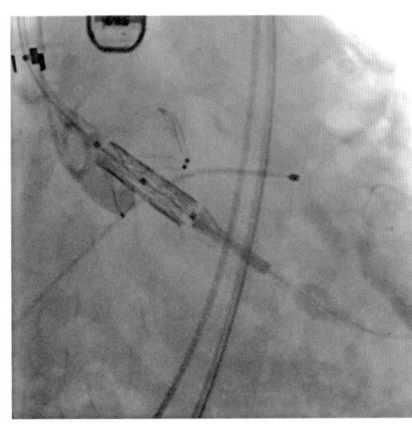
图10-68-22　造影确认植入深度

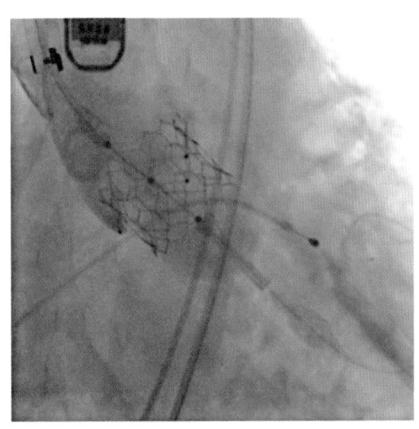
图10-68-23　球囊扩张释放瓣膜

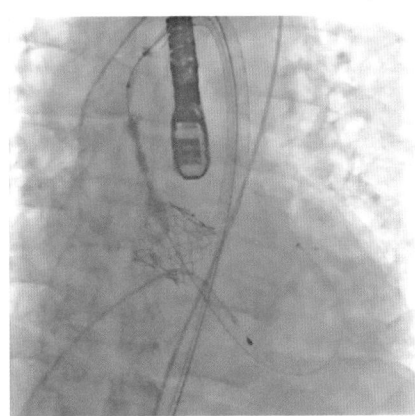
图10-68-24　撤出输送系统

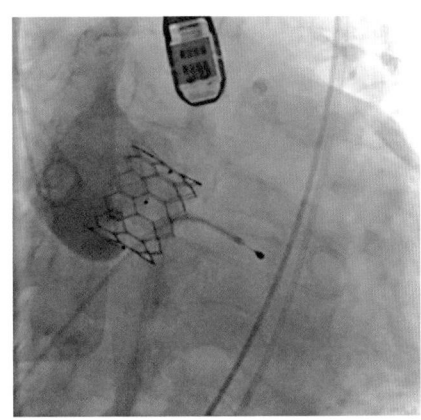
图10-68-25　复查造影

扫码看视频

术后

术后1个月超声（图10-68-26）。

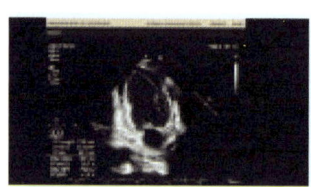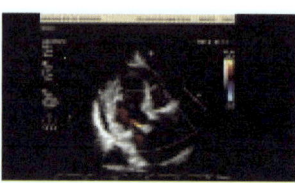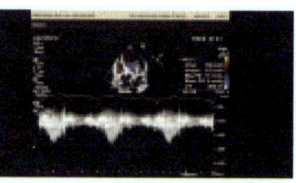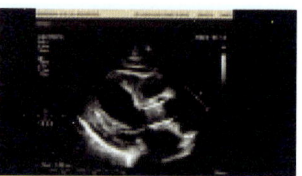

心腔及大血管 (mm)	主动脉	左房 37	RVOT 前后径 22	左室舒张末 58	左室收缩末 45
升主动脉 45	右房上下径 47	右室上下径 57	主肺动脉 25	室间隔 11	左室后壁 11
瓣口血流度 (m/s)	二尖瓣 E 峰 0.57	主动脉瓣 1.64	肺动脉瓣 0.95	三尖瓣 E 峰 0.62	
	二尖瓣 A 峰 0.98	峰值压差 11 mmHg	峰值压差	三尖瓣 A 峰	左室射血分数 41%
	PHT	平均压差 6 mmHg	平均压差		
组织多普勒	S' (cm/s) 7	E' (cm/s) 5	A' (cm/s) 9	E/E' 11	

超声描述：
主动脉瓣位见人工瓣膜支架，瓣膜工作区内径22 mm，位置固定，大动脉短轴10点瓣周可见少量反流信号，彩束面积约1.3 cm²，主动脉瓣环内径21 mm，主动脉人工瓣有效开口面积2.7 cm²；升主动脉扩张，搏动低平；
余瓣膜形态尚好；
左心扩大，左室收缩幅度减弱；
心包腔见液性暗区：左室后壁后5.3 mm，右室前壁前7.1 mm，左室侧壁旁3.6 mm；

CDFI：二尖瓣反流，彩束面积1.9 cm²。

超声提示：
TAVR术后，少量瓣周反流
左室收缩舒张功能减低
轻度二尖瓣反流
少量心包积液

图10-68-26　术后1个月超声

病例点评

本例患者属于重度单纯主动脉瓣反流，心功能Ⅲ级，伴有胸主动脉溃疡、冠状动脉粥样硬化性心脏病、糖尿病、肺气肿等基础疾病，一般情况差，且年龄较大，不适宜外科手术，考虑行经导管主动脉瓣置换手术。

单纯主动脉瓣膜反流患者由于存在着钙化定位点缺乏、瓣环较大及升主动脉扩张等诸多解剖结构的问题，所以临床上一直缺乏能够有效使用的植入器械及系统。在治疗中，Hanchor Valve的独特设计对自体瓣叶的夹持可以充分防止瓣膜移位和瓣周漏。在主动脉瓣膜单纯反流治疗领域，Hanchor Valve将拥有广阔的应用前景。针对主动脉瓣纯反流的患者终于有经股动脉的器械可以用了，定位键+球扩瓣确实是一个好创意，疗效显著。

69 脑保护SENTINEL

术前分析

患者，女，71岁，因"发现主动脉瓣狭窄3个月"入院。患者3个月前体检查心脏彩超见"主动脉瓣狭窄"，为进一步诊治，查心脏彩超示"二叶主动脉瓣，重度狭窄并轻度反流（主动脉瓣5.72 m/s，平均压差73 mmHg）"，未予以重视及诊治。10余天前，患者无明显诱因出现胸闷、气促，伴有心悸、咳嗽，持续不能缓解，遂至外院住院，诊断"主动脉瓣狭窄（重度），慢性心功能不全急性加重；肺炎"，给予抗心力衰竭、抗感染、利尿等对症治疗，现胸闷、气促好转，转至我院进一步诊治。

既往史：高脂血症；左氧氟沙星可疑过敏史。

术前超声（图10-69-1）

AV：4.8 m/s，MPG：51 mmHg，AVA：0.44 cm^2，LVEF：42%。

二叶主动脉瓣重度狭窄并轻度反流。

二尖瓣轻度反流。

三尖瓣轻度反流。

轻度肺高压。

左室收缩功能减低，左室壁节段性运动异常。

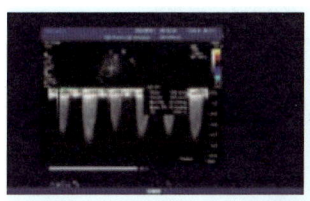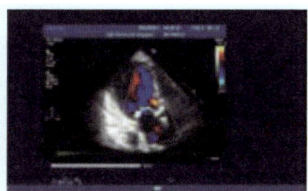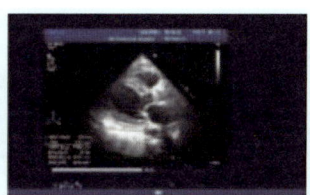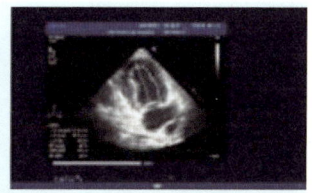

心腔及大血管 (mm)	主动脉 25	左房 42	RVOT 前后径 26	左室舒张末 49	左室收缩末 42
升主动脉 33	右房上下径 48	右室上下径 57	主肺动脉 23	室间隔 12	左室后壁 13
瓣口血流度 (m/s)	二尖瓣 E 峰 1.2	主动脉瓣 4.8	肺动脉瓣 0.68	三尖瓣 E 峰 0.6	
	二尖瓣 A 峰	峰值压差 91 mmHg	峰值压差	三尖瓣 A 峰	左室射血分数 42%
	PHT	平均压差 51 mmHg	平均压差		
组织多普勒	S' (cm/s) 4.6	E' (cm/s) 6.1	A' (cm/s)	E/E' 20	

超声描述：
主动脉瓣为二叶瓣，前后排列，瓣叶增厚，回声增强，并见钙化，开放受限，关闭欠佳，连续方程法测主动脉瓣口面积0.44 cm^2，主动脉瓣环内径23 mm；
二尖瓣后瓣环见钙化，其余瓣膜形态尚可；
左房增大，左室壁增厚，室壁运动弥漫性减弱，以前间壁及左室前壁为著；
房室间隔未见中断，未见PDA；
心包腔内未见液性暗区；

CDFI：二尖瓣反流，彩束面积2.5 cm^2；主动脉瓣反流，彩束面积1.7 cm^2；
三尖瓣反流，彩束面积2.0 cm^2，估测肺动脉收缩压50 mmHg。

超声提示：
二叶主动脉瓣重度狭窄并轻度反流
轻度二尖瓣反流
轻度三尖瓣反流
轻度肺高压
左室收缩功能减低，左室壁节段性运动异常

图10-69-1　术前超声

根部解剖

根据术前CT分析（图10-69-2至图10-69-13），该病例为Type1型二叶瓣，中度钙化主要集中在瓣叶游离缘，冠脉风险相对低危，法式窦结构大小适中，升主动脉未见明显增宽，左室稍增大。计划全麻下行CEP+TAVR，II型主动脉弓，最佳投射角度LAO 30，右桡动脉植入SENTINEL脑保护装置，20球囊预扩，优选VenusA-Pro L26号瓣膜。

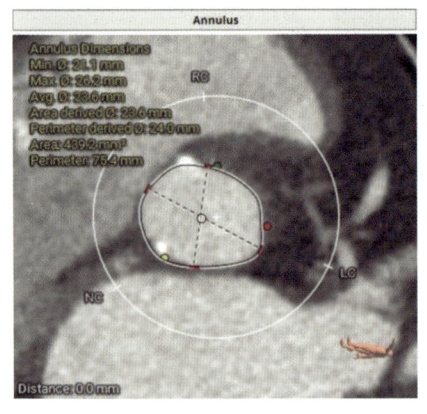

图10-69-2　瓣环平面

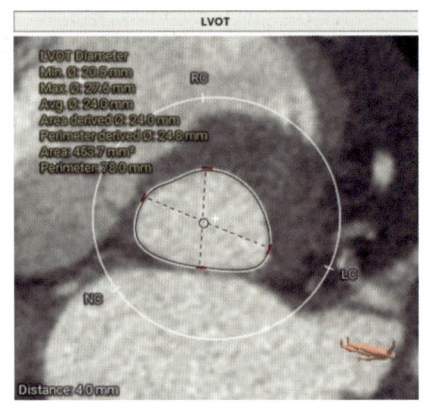

图10-69-3　流出道平面

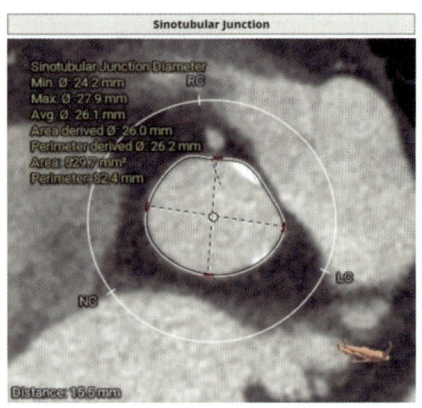

图10-69-4　窦管交界平面

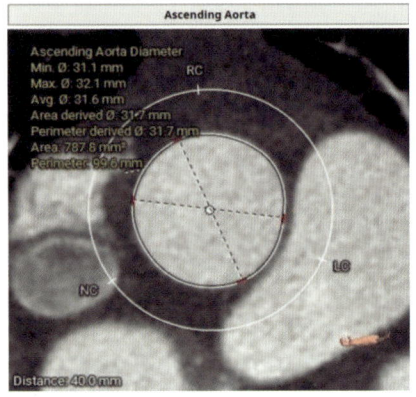

图10-69-5　瓣上40 mm处升主平面

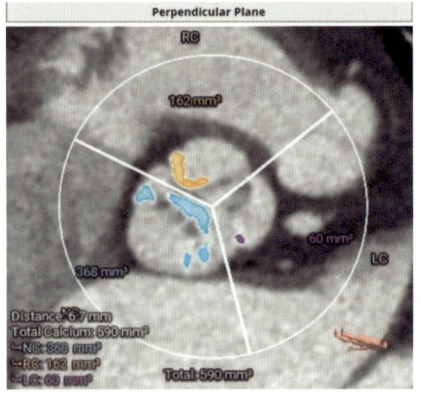

图10-69-6　钙化分布

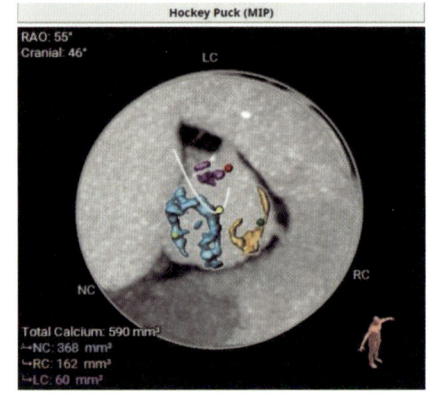

图10-69-7　钙化情况

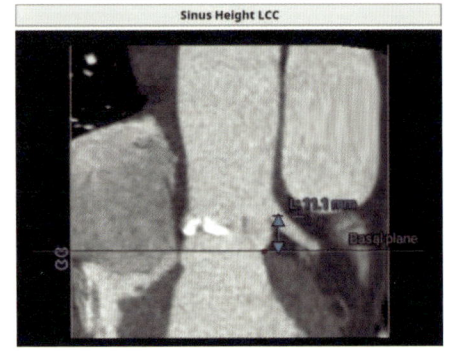

图10-69-8　左冠高度

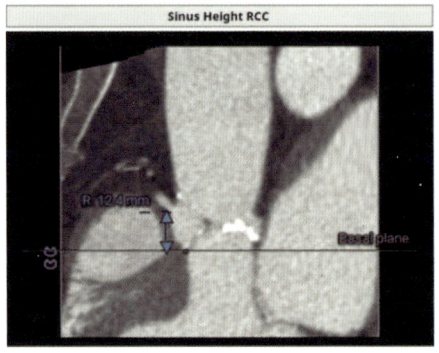

图10-69-9　右冠高度

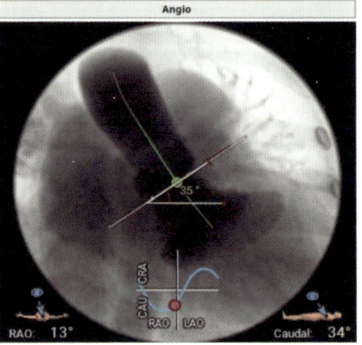

图10-69-10　横位心角度

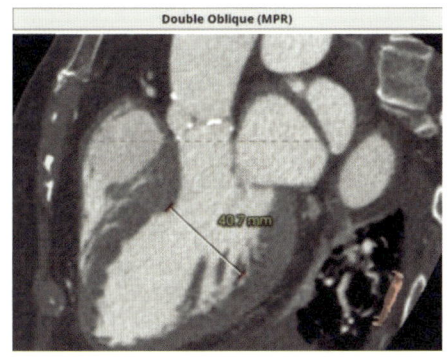

图10-69-11　左室大小

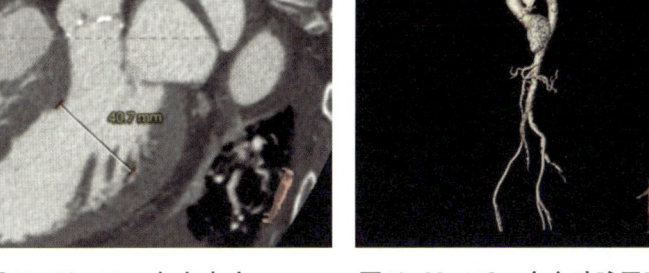

图10-69-112　全主动脉弓形态

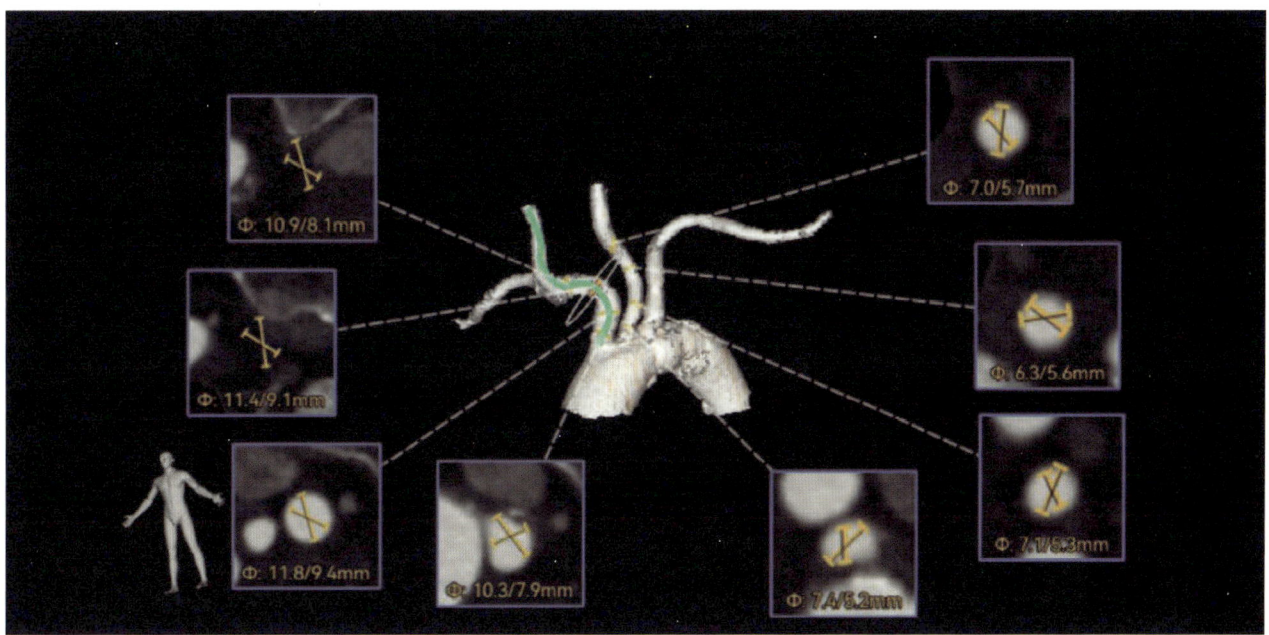

图10-69-13　弓上三分支形态

（该图片来源于荷兰 Pie medica imaging公司的3mensio术前评估软件）

手术过程

手术过程(图10-69-14至图图10-69-30)。

扫码看视频

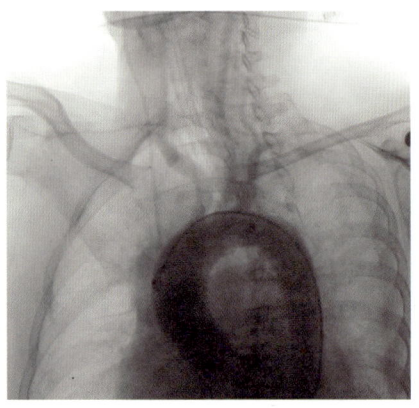

图10-69-14　主动脉弓造影

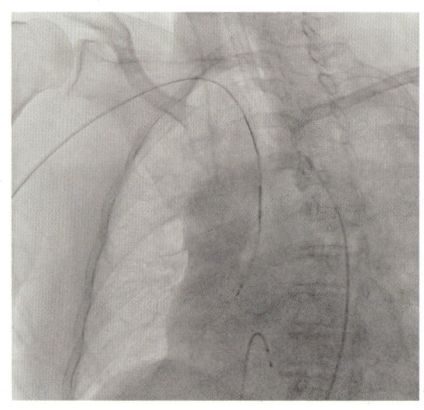

图10-69-15　经右桡送入脑保护装置

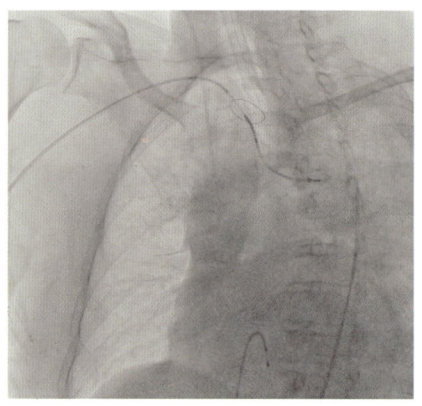

图10-69-16　脑保护头臂干释放后调弯

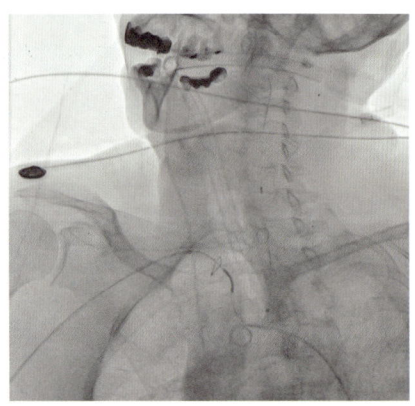

图10-69-17　脑保护左侧颈动脉释放

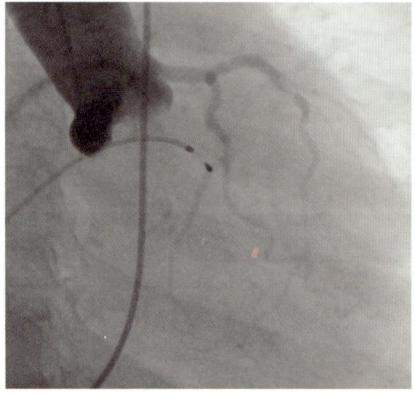

图10-69-18　根部造影

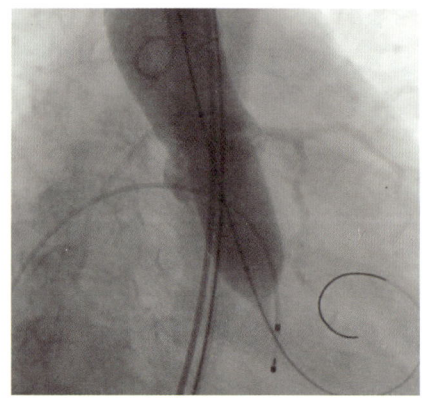

图10-69-19　20 mm球囊预扩

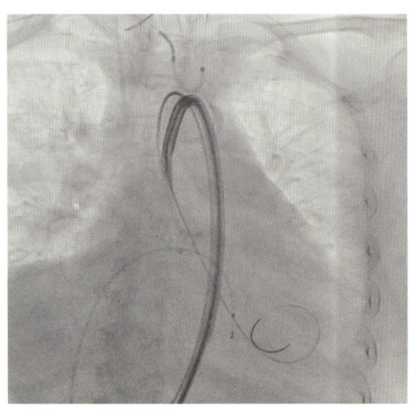

图10-69-20　VenusA 26号瓣膜过弓跨瓣

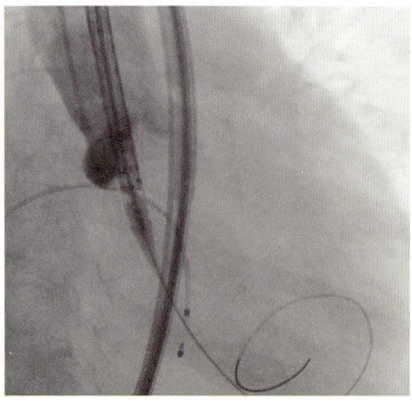

图10-69-21　瓣膜定位

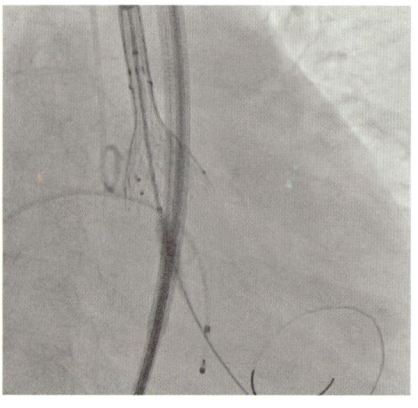

图10-69-22　瓣膜释放

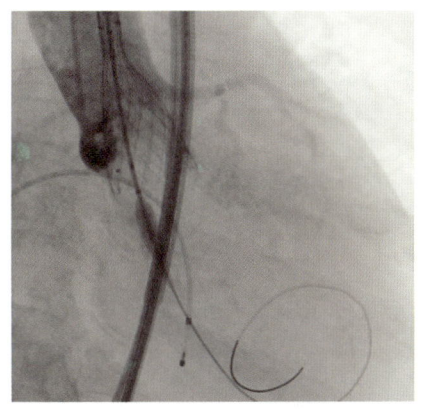
图10-69-23 造影确认深度过深

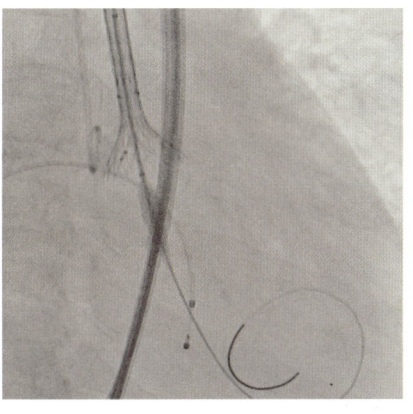
图10-69-24 瓣膜回收再释放

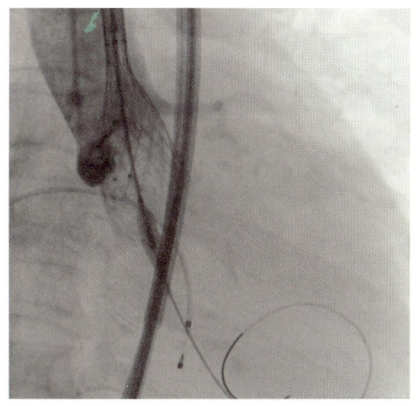
图10-69-25 再次造影确认深度满意思

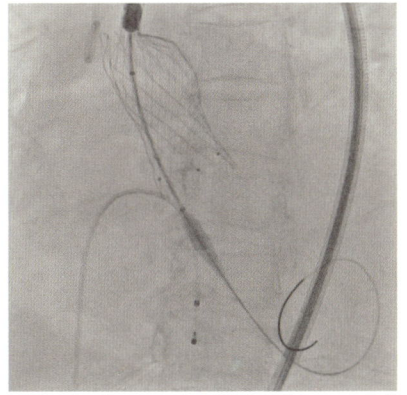
图10-69-26 瓣膜完全释放

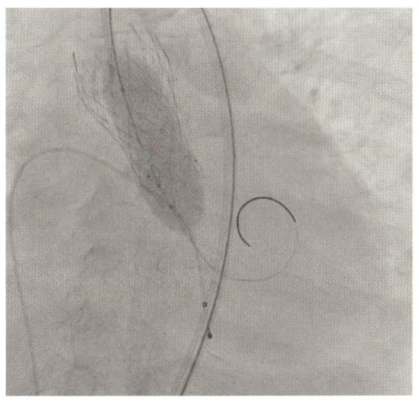
图10-69-27 20 mm球囊后扩

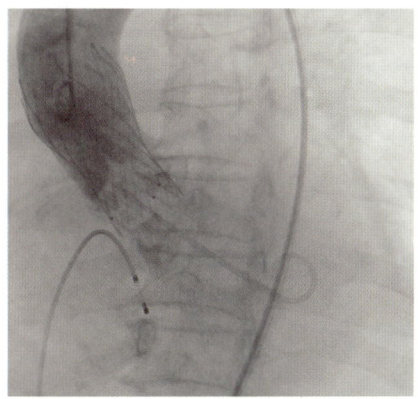
图10-69-28 复查造影

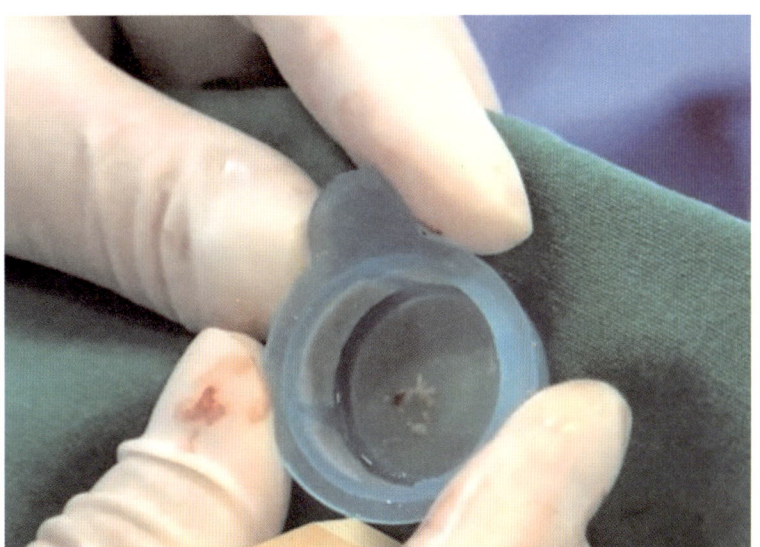
图10-69-29 撤出Sentinal装置可见其捕获的钙化碎屑

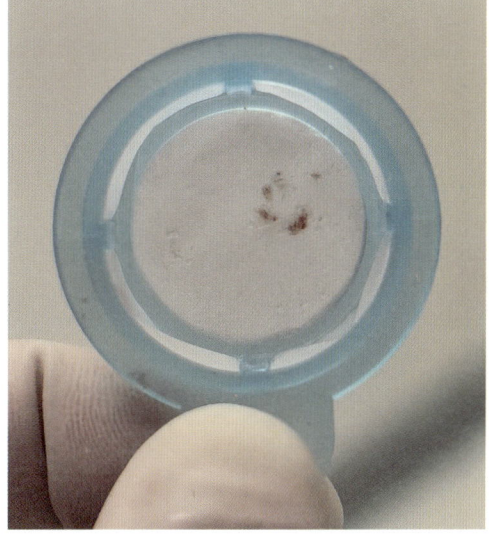
图10-69-30 撤出Sentinal装置可见其捕获的钙化碎屑

术后

患者术后3天于监护室转入普通病房,恢复良好,无并发症。

术后1个月随访超声(图10-69-31)。

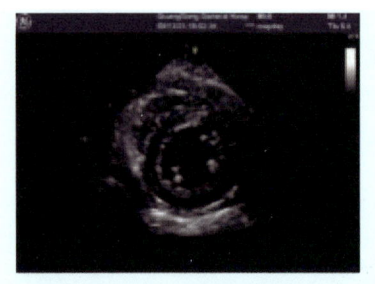
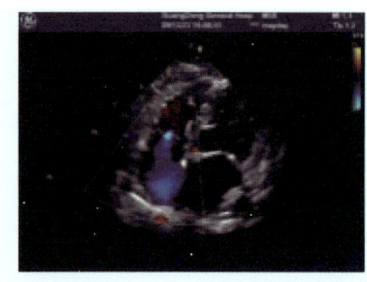
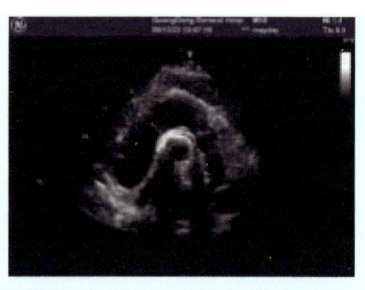

心腔及大血管 (mm)	主动脉 27	左房 43	RVOT 前后径 24	左室舒张末 45	左室收缩末 31
升主动脉 28	右房上下径 43	右室上下径 48	主肺动脉 24	室间隔 11	左室后壁 10
瓣口血流度 (m/s)	二尖瓣 E 峰 1.1	主动脉瓣 1.7	肺动脉瓣 1.2	三尖瓣 E 峰 0.6	
	二尖瓣 A 峰	峰值压差 13 mmHg	峰值压差	三尖瓣 A 峰	左室射血分数 42%
	PHT	平均压差 9 mmHg	平均压差		
组织多普勒	S' (cm/s) 5	E' (cm/s) 5	A' (cm/s)	E/E' 22	

超声描述:
主动脉瓣位探及人工生物瓣膜支架,活动尚可,未见明显瓣周反流;
二尖瓣回声增强,后叶见钙化;三尖瓣关闭不良;
左房增大,左室壁运动减低;
未见心包积液;

CDFI:三尖瓣反流,彩束面积8.1 cm²;估测肺动脉收缩压29 mmHg。

超声提示:
TAVR术后,人工生物瓣膜支架功能良好
中重度三尖瓣反流
左室收缩功能减低

图10-69-31 术后1个月超声

病例点评

目前对脑血管事件（CVA）是TAVR手术相关的严重并发症之一，是患者并发症和手术或瓣膜相关因素共同作用的结果。围手术期卒中主要是由于与手术相关的中枢神经系统（CNS）栓塞所致，而晚期事件可能与器械相关或自发，TAVR后围术期卒中与30天内死亡风险增加6倍相关，TAVR卒中多在围术期发生，>95%属于缺血性卒中（图10-69-32）。

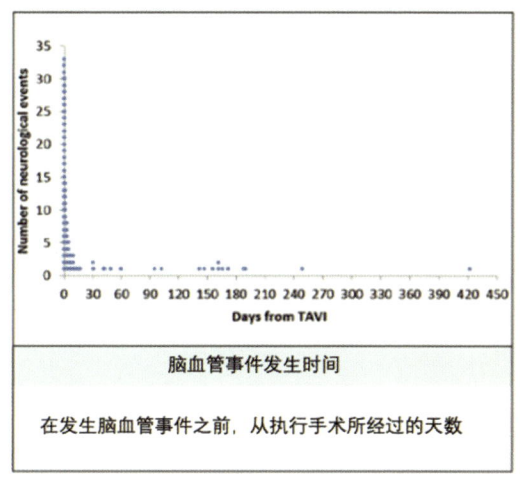
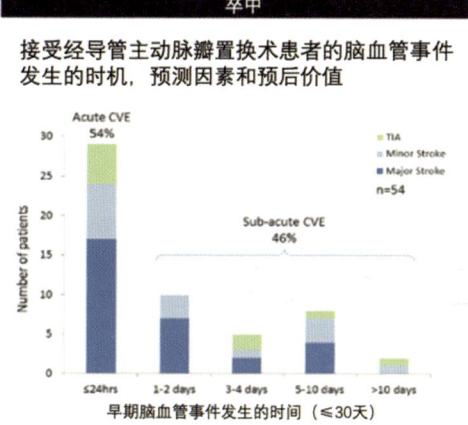

图10-69-32　TAVR卒中

TAVR期间卒中主要病因是栓塞，栓子来源包括主动脉瓣钙化及主动脉入路粥样斑块碎片或血栓等，主要发生在球囊扩张过程、跨瓣导管操作及瓣膜植入过程。其中预防脑卒中的方式之一是使用脑保护装置（CEP）（图10-69-33）。

Ulm Sentinel study研究表明，使用脑保护装置的患者在接受TAVR手术降低了70%的死亡与卒中风险下降。较为大型的Protect TAVR研究共纳入3000名患者，按照1∶1随机分为CEP组和对照组（无CEP）来确认CEP装置的有效性。其中主要终点为CEP组和对照组之间在围手术期卒中发生率无明显差异。但其中值得关注的是CEP组致残性卒中的发生率低于对照组。罗建方教授表示，该研究对于研究人群的筛选相对严格，入排过程中会排除部分高危患者，故可能会对研究结果产生一定影响，后续表示期待后续大型研究可以客观反映CEP装置的有效性。

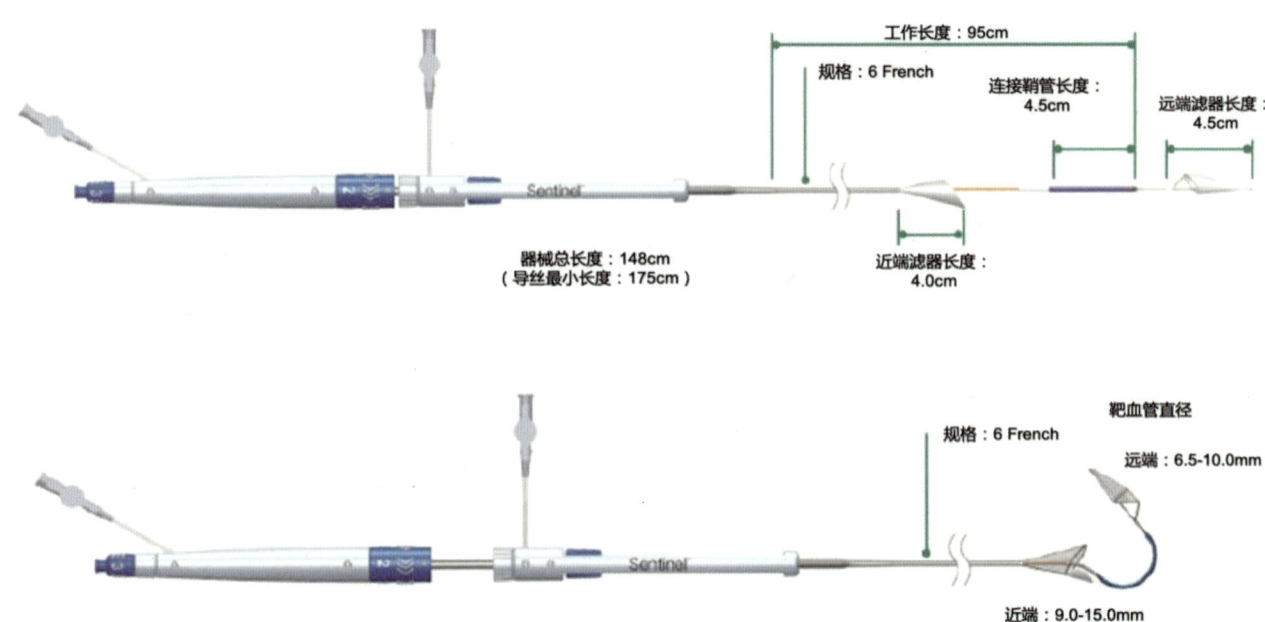

近端滤器尺寸 (mm)	目标近端血管尺寸 (mm)	远端滤器尺寸 (mm)	目标远端血管尺寸 (mm)
15	9.0－15.0	10	6.5－10

图10-69-33　本例患者使用SENTINEL抗栓塞脑保护装置

（付明）